U0397304

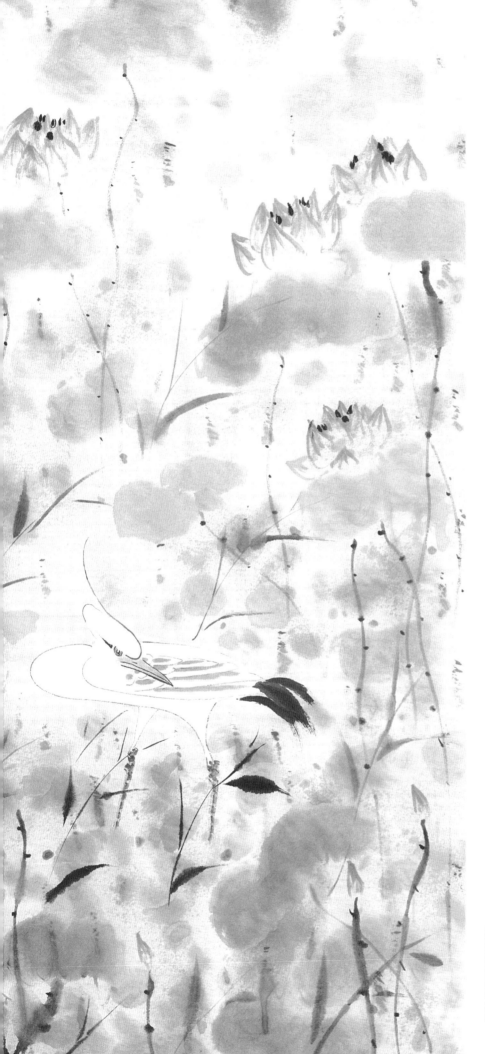

元中医

翟亚春 · 著

东南大学出版社
SOUTHEAST UNIVERSITY PRESS

图书在版编目(CIP)数据

元中医 / 翟亚春著. — 南京 : 东南大学出版社,
2024.8

ISBN 978 - 7 - 5766 - 1316 - 2

Ⅰ. ①元… Ⅱ. ①翟… Ⅲ. ①中医学 Ⅳ. ①R2

中国国家版本馆 CIP 数据核字(2024)第 039346 号

责任编辑:陈潇潇(380542208@qq.com)
责任校对:张万莹　　封面设计:王　玥　　责任印制:周荣虎
封面题字:徐墨然　　扉页插画:曹建宁

元中医
Yuan Zhongyi

著　　者	翟亚春
出版发行	东南大学出版社
出 版 人	白云飞
社　　址	南京四牌楼 2 号　邮编:210096
网　　址	http://www.seupress.com
电子邮件	press@seupress.com
经　　销	全国各地新华书店
印　　刷	南京爱德印刷有限公司
开　　本	890 mm×1240 mm　1/16
印　　张	52.75
字　　数	1350 千字
版　　次	2024 年 8 月第 1 版
印　　次	2024 年 8 月第 1 次印刷
书　　号	ISBN 978 - 7 - 5766 - 1316 - 2
定　　价	599.00 元

* 本社图书若有印装质量问题,请直接与营销部调换。电话(传真):025 - 83791830。

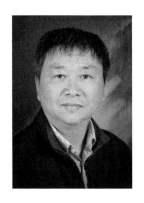

简历

1978. 03. 06—1980. 12. 30 扬州医学专科学校中医专业，读书

1981. 01. 01—1985. 08. 30 扬州医学专科学校中医系，任教（助教、住院医师）

其间 1985. 03. 01—1985. 07. 30 上海中医学院全国高等中医院校第二届中医外科学师资进修班，结业

1985. 09. 01—1988. 06. 30 南京中医学院中医系中医外科专业硕士研究生，毕业并获医学硕士学位

1988. 07. 01—2004. 06. 30 南京中医药大学第一临床医学院，任教（医学博士、教授、主任中医师、硕导）

其间 1997. 09. 01—2002. 06. 30 在职博士研究生，毕业并获医学博士学位

2004. 07. 01—2006. 06. 30 新加坡中医学院，任教（教授、教研部主任）

2006. 10. 11—2008. 04. 15 新加坡科艺私人有限公司，任职（高级医药顾问）

2008. 08. 15—2010. 10. 26 马来西亚同善医院，任职（中医总监）

2010. 11. 01—2013. 02. 28 马来西亚拉曼大学，任教（教授、中医系主任、中医药研究中心主席、博导）

2013. 03. 01—2019. 02. 28 中国中医科学院江苏分院（江苏省中医药研究院、江苏省中西医结合医院），任职（教授、主任中医师、男科主任、院级名医）

2019. 03. 01 退休

目
录

药剂篇·地

无论是从个人中医经历,抑或是目前的临床现实来看:中医的优势在药、在临床经验、在治疗效果,更在于独特的中医临床思维、人文以及哲学元素的融合与灵动。西医虽较中医晚了数千年,但后生可畏,其在体系的整体性、严谨性和临床广泛应用性等方面都已是无法与之比肩的了。然而,中医的未来如何? 生存? 发扬光大? 重铸辉煌? 每思及此,有如芒刺在背、骨鲠在喉。四十年来,学习,再学习;临床,再临床;思考,再思考。忧学识之不逮,未敢有所懈怠。尤其是近二十年来国内外从业的经历与感触,促成在退休以降,静下心来,构思、推敲,僭越式地来完成这本姑且称为《元中医》的册子。其实,即便写不出什么像样的东西亦无所谓的,权且当着撞南墙或抛砖引玉罢了。

翟亚春
己亥年正月初七日辰时

　　余有幸成为改革开放后首届大学生，与中医结缘且孜孜汲汲，惟其是务，从风华正茂到斑白两鬓，已逾四十载。人生虽匆匆然一甲子过隙，但对中医之热忱并未泯灭。回首往昔，既有苦读之艰辛，坚守之不易；更有与海内外大批智者、病患同游中医之域，共享惠泽医旅之幸。何快能喻？！

　　中医源于生活。首先是在人们找寻食物的过程中发现了植物、动物、矿物等的药用功能。迭经证效并口传书载，逾千年方得点滴经验积累，撰书如《神农本草经》等。继在易学等哲学思潮影响下，以易学思维、阴阳五行理论为架构将中医对人体生理、病理、诊断、治疗和保健的片段式临床经验汇成一体而成《黄帝内经》等。尤其是在经历了东汉、明清数度瘟疫流行及不计其数急危重患应对的洗礼后，使中医产生了蜕变与质的飞跃，逐步形成了非常强大且高效的临床医疗体系，出现了《伤寒论》《温病条辨》等伟大著作。

　　中医植根于中华民族沃土，在数千年的历史长河中，曾独立支撑着中华儿女的卫生、健康大业，护佑着民族的繁衍与昌盛。即便是西医高度发达、主导医学体系的年代，中医仍有着不可替代的作用。毋庸置疑，进入青春期的中医也面临着重重困难，甚至是生存危机。危在中医当下已经不具有完整、切用的防疫、医疗、康复、保健体系，重回片段化、局域性优势状态；机却在西医重生物轻社会理念，重理化轻自然治疗手段，重科技轻人文哲学思维等方面给中医以舞台并施展才华的机会。然而，结果有两种可能：一是中医与时俱进，保持和发展优势，补齐短板，进化并完善其理论体系，形成独特、务实、高效，服务全医学周期，涵盖人文、哲学等特色的新中医学（或中西医结合医学）体系。二是西医在保持和发展自身优势的同时，吸纳并融入中医临床思维、人文与哲学特色等优势，完善、拓展并形成新的医学体系。倘为后者，中医之危就真真实实地来临了。

临床篇·人

"神农尝百草,一日而遇七十毒。"这大概是论述中医特别是中药起源耳熟能详的经典说法。数千种中药的发现、反复证效,最后归纳、总结并加以记载,绝非一位神农可以完成,托名是为了重视和传承的传统做法。譬犹水稻,不仅已有五千年的栽培历史,至今仍是人们的主要食物,也一定有着发现、培植、选育、优胜劣汰的过程;陆上动物、河(海)鱼虾蟹类等食物亦是如此;而植物类叶、皮、根茎、花、种子等,也是通过人类不断试食才被部分确认为食物的。在如此漫长的历史进程中,在发现和确认具有营养价值食物的同时,也逐步发现了可以药用的植物、矿物和动物。可以想象的是,当人们挖取到大黄当食物时,吃后会腹泻不止,尝尽苦头。而在当时以植物粗纤维类食物为主,肉、油脂类食物比较匮乏的生活场景下,便秘的可能性大,此时再刻意地找寻、食用大黄来治疗便秘便可将其上升到了药物的层面。也可能在寻找岩盐的过程中,误食砒霜而导致了死亡。起初或许并未意识到是砒霜的原因而责之于其他因素,但反复且排他性出现食用砒霜而死亡后才认识砒霜"可以杀人"。正如鲁迅在《伪自由书·推背图》里所云:"本草家提起笔来,写道:砒霜,大毒。字不过四个,但他却确切知道了这东西曾经毒死过若干性命的了。"中医临床治疗的最后落脚点除了少数手法、刺灸、手术等借助器械、技艺以及祝由等方法外就是药物。迭经数千年人体反复验证的药物疗效能存在多少可以借以怀疑的理由呢?诚然,有些药物可能与文献记载名同而实异。但更多可能药还是那个药,但用之是否得法、得当则常因施医者而异。这便是处方者中医思维模式、学术造诣和个人临床经验等综合素质的问题了。

中医是在渐进中,以集腋成裘的模式发生、发展和形成起来的。起初只是个人经历、点滴积累的经验和感知。在反复证效的同时也传授于人,但更多的可能是复验无效或绝传。即便如此,随着时间的流逝,经验也会越积越多。但如何聚沙成塔,形成完整理论体系便也成了瓶颈。古巴比伦、古埃及、古印度和中国合称四大文明古国,在历史发展的长河中都在有着灿烂文化的同时有着自身医学经验的积累和记载,但现今为何独有中医形成体系并被保存下来继续福泽于民众?

体系的形成主要取决于材料与架构,后者有时是至关重要的。医学的初始经验积累犹如一堆材料,但要形成作品,比如或房子,或宝塔,或桥梁等,要有设计,要有架构和支撑材料。在设计可行、架构合理、材料丰沛的前提下,至多是有些反复,最终总是能形成作品的。这就必须提及易学、阴阳和五行学说等。

易学在中国古代哲学史上的地位是至高无上的,公论《易经》是群经之首,是一切学术的源泉。"易"有不易、变易、简易之义。故孔子云:"《易》者,易也,变易也,不易也。"它不仅仅是一部哲学著作,更能运用二元论思维对事物运行规律加以辨述,从整体的角度去认识和把握世界,并把人与自然看作是一个互相感应的有机整体,即"天人合一。"

易之后才有了"阴阳""太极"之说。

阴阳及太极学说继承了易学的衣钵，强调阴阳、太极不仅有对立的一面，更有统一和变化的一面。既有相对恒定的稳态，更是处于不断变化、动态平衡之中。阴阳是中国古代哲学的一对范畴。阴阳的本来含义是很朴素的，只指示阳光的向背，向日为阳，背日为阴。后来被引申为方位的上下、性别的男女、气温的寒热、状态的动静、运动的升降等。阴阳学说认为，世界是物质性的整体，自然界的任何事物都包括阴和阳相互对立的两个方面。而对立的双方又是相互统一的。阴阳的对立统一运动，是自然界一切事物发生、发展、变化及消亡的根本原因。

五行学说是论述"金""木""水""火""土"各自特性及其相互关系及规律的学说。该学说除了用生、克、乘、侮来表述对立统一的性质之外，更多是从物质构成角度来诠释世界的本源。类似学说在其他古代文明中亦有表述。如古印度认为世界的构成源于"水""风""地""火"四种物质。古希腊前苏格拉底时期，毕达哥拉斯派以"数"为世界的本源，认为由数产生点、线、面、体，再由体生出"水""火""土""空气"四大元素，最终构成世界万物。

在五行学说中，尤其重视"土"和"水"两种物质。土为万物之母，厚德载物，是万物生长之基。水，《管子·水地》有论："水者何也？万物之本原也，诸生之宗室也。"在古希腊，米利都学派的泰利斯亦指出"水为万物本原"，并成为自然哲学本原观的发展之源。

在易、阴阳、五行等哲学思潮的影响下，中医自然不能摆脱哲学的指导和浸淫。也正因于此，中医片断式的经验才得以借助易学思维、阴阳五行架构完成了中医理论体系的初步构建。换言之，中医数千年来积累的中医素材，在易学思维的统领下，注入阴阳五行等框架便成就了中医理论体系。这也是世界文明古国中唯有中医保存下来的肯綮所系。《内经》不仅是代表作，也标志着中医由单纯民间经验上升到理论、体系和学科层面，完成了奠基。

《内经》以降，由于基础理论的确立与指导，中医有了飞速的发展。主要体现在两个方面：其一，对药物的种类、功效研究不断深入，从起初的《神农本草经》的简单功效罗列到《本草纲目》乃至《中华本草》的集大成者，为临床运用提供了有力保障。其二，临床能力得到了极大提高。各家学说、各种流派的形成，在理论及指导临床中都起到了补充和细化作用。其中尤为重要的是东汉张仲景在应对因感寒发生流行疾病所形成的辨证体系及伤寒学派，以及明清时期叶天士等人在应对因感温热病源而致流行疾病所形成的辨证体系及温病学派。

1949 年后，政府提倡的"西学中"不仅使西医认识并接纳了中医，而且对推动中医的发展起到了极大的作用。"肾阳虚""活血化瘀"等中西医结合研究高潮，特别是中医在 2002 年应对严重急性呼吸综合征（SARS、传染性非典型性肺炎）、2020 年应对新型冠状病毒肺炎（COVID-19）医疗实践中的突出表现与成就都充分地说明了这一点。

纵观中医的发展过程和当下的状况，我们毋庸讳言的是：自明清中医鼎盛时期以降，中医的发展是滞后的，与社会进步及西医的发展差距在加大。临床上中医和西医基本上还是各自独立，没有形成体系层面上的有机融合。

再过十年、二十年、四十年，将会如何？其实在恢复与发展传统炮制规范外，解决中药诸如原产地（道地药材）、重金属残留、化肥农药污染及标准化问题等，在政府强有力的干预下短期内不难做到。但中医理论完善与更新，切实做到与现代临床的融通与结合，中医人才，特别是中医思维能力、临床能力的培养却并非易事。

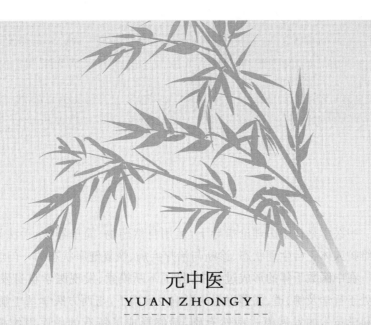

元中医
YUAN ZHONGYI

基础篇

天

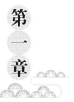

　　中医学是在中医理论指导下,运用自然药物、简单器械、手法等治疗手段为主用以维护人体正常生理状态、诊断与治疗疾病、恢复健康状态的一门学问。

　　在中医数千年的形成过程中,除了不断摸索、发现医学自身发展的规律外,因长期处于哲学及佛、道、儒等思想的影响及浸濡下,与西方医学基于解剖、实验及融合现代科学技术的发展模式截然有别,最终形成了特有的中医思维模式指导下的医学体系。

　　中医学的特征,从临床特点而言,有效性、圆通性、安全性非常突出;从思维及方法论角度而论,天人合一、法象思维、阶段性诊疗、个性化原则、动态平衡观等意识绝无仅有。

第一节　临床特点

一、有效性

　　中医是在实践中不断发展和形成的医学,历经数千年的临床实践,其治病的有效性毋庸置疑。比如:在药物治疗方面,便秘只要不存在先天肠道闭锁、肠梗阻保守治疗禁忌证者,使用大黄或为主配方均能达到通便效果。其他诸如:青蒿抗疟、硫黄治疗疥疮、砒霜治疗急性早幼粒细胞白血病、麻黄发汗、贝母止咳、防己利尿、陈皮助消化等。又如:针灸治疗痛症和中风后遗症;手术或挂线治疗痔疮和肛瘘;小夹板固定治疗四肢骨折;推拿治疗颈椎病、肩周炎、腰肌劳损等。均比西医有明显治疗优势。

二、圆通性

　　中医学的圆通性主要体现在对病人、病症的思辨和灵活处置上。同一种疾病在于不同的患者可能采用不同的治疗原则和处方;即便是同一位患者,在同一疾病的不同阶段也不会僵硬地使用同一种治疗方法和药物。而是依据疾病矛盾的主要方面的转化特征施以不同的治疗方法和药物。中医是从生病的人出发,与现代医学是以病为中心迥然有异。比如前述便秘使用大黄的问题,便秘的原因有许多,病人的体质状况也各不相同。大黄的性质是苦寒的,可通过清热泻下解除便秘,但同时可能耗损人体正气。大黄的主要临床适应证是:便秘的同时,多伴有发热、口干、口苦、舌质偏红、舌苔黄腻、脉象滑数等。生用时药力峻猛;虽可通过炮制使其在功效及可能出现的副作用方面有所削弱,但毕竟是剋伐之类,运用时应多加注意。而在大黄运用的圆通性处置方面：如果患者便秘且伴高热、口臭等，生大黄配合黄连等使用就能在通便的同时加强清热祛邪之功；如果病人同时伴有怕冷、手足不温等虚寒体质特征，贸然使用生大黄，可能会在通便的同时戕伤阳气。若将大黄炮制后再配制附子等同时应用，不仅能通便并能照顾阳气、顾护体质；如有些患者看上去也有体热，但并不是大黄主治的那种实热，是低热、潮热，或伴有盗汗等出于体质虚弱而呈现的虚热时，大黄就需要配合麦冬、蜂蜜、海参等同时使用，希望在通便的同时顾护津液并尽可能地弥补上业已存在或因通便所造成的阴液损耗。

圆通性是中医临床的灵魂之一，古称"机圆法活"，有点类似谚语："条条大路通罗马"。

三、安全性

安全性是中医学的临床特点之一。

医学安全的核心问题主要是药物应用的安全性问题。且不说中药是经过数千年的人体反复验证才得以记载和延用至今，单从药物管控体系自身就能借以说明：

1. 严格的炮制规范　中药从产地、种植、采收、药用部分取舍，到炮制等方面均有一套严格的管理规范，并形成了一门独特的学问——《炮制学》。经过炮制的中药不仅可以保证临床药用效能，而且在控制药物毒性、减少副作用等方面有所规范。

2. 复合处方体系　临床中药处方多以三味以上药物组合成方施用。这种组合原则非常科学、合理、有效，十分安全。

（1）对于同一种病症有治疗作用的药物可能有若干种，但各自作用的路径、特点、力度，特别是毒副作用也不尽相同。如果处方只用一味药物去进行治疗，在获得最佳治疗效果的同时也就意味着需用较大的剂量，患者可能必须承受随之而来的毒副作用。但如果把类似功效的药物配搭、组方后加以使用，各取其有利于病症治疗的作用予以叠加，而降低和分散其不同的毒副作用。其结果则是在有效提升临床治疗效果的同时，极大地降低了可能出现的毒副作用。

（2）其次，任何一个患者个体，由于体质的特征和生活起居习惯不同，即使是一个单纯的疾病，抑或是疾病处在不同的发展阶段，临床并可能出现多种征象且主次不同。在临床治疗时就须在针对主要矛盾的同时顾及其它。复合处方就非常巧妙地解决了这个问题。因为，药物的作用常常是多重性的，也就是说一种药物并不只是一种作用。在处方主治功效为主的前提下，一个药的次要功效或复方中的其他药物就可以在兼有病症的治疗方面施力，在解决临床主要矛盾的同时可以很好地顾及次要矛盾和病症。

（3）药物在彰显治疗作用的同时也一定会呈现某些与预期效果相悖的作用。而这些作用的出现取决于药物的偏性与毒性。药物的偏性通常是指药物自身具有的寒、热、温、凉、燥、润、攻、补等方面的特性。这些药物偏性具备与病症特点相对立的特征，组方后能达到借以实施对冲、消除病症偏性的目的。但不可否认的是，组方药物客观上或多或少地存在着与治疗所需特性的偏差，甚至相悖的可能。而在相关药物必须使用的前提下，除了通过在不影响疗效前提下减轻用量来降低药物偏性外，通常还能通过配合其他药物，甚至是改变药物组合次要方向等方式来既保证治疗效果，又希望药物的偏性能得到有效制约。如使用黄连配少许生姜同用治疗热性呕吐，在共有止呕作用的前提下，生姜并可抑制黄连的过寒之性；细辛性质辛热，治疗因于受凉引起的感冒时，常配少许性凉的白芍以抑制细辛的辛热发散之性；寒痰在肺引起的咳嗽一般需用温化的药物，但肺脏又比较娇嫩，不耐燥热。所以，通常在使用燥湿化痰的半夏时配合凉润的贝母同用以制其燥性；又如便秘日久，干硬如羊屎的患者适合使用泻下的方法，但若年老体弱之人恐攻之易过，伤及正气。所以，常在使用大黄时配用蜂蜜和甘草以缓和大黄攻下之峻猛，保护正气少受伤害；而对于气虚体弱之人，黄芪是常用的补药，但有些患者服用之后易出现脘腹胀气，食欲下降等征象。因此，常配合陈皮同用，避免出现虚不受补、滞气碍胃等不适。

3. 规章制度约束　在中药临床使用过程中,发现有些药物合并使用后会出现不良药物反应。所以,将这些药物的配合应用规定为禁忌;有些药物互相配伍后会出现药物效能明显下降的变化,认定为"相畏"。为了方便记忆还编成了口诀体"十八反"和"十九畏",用以规范临床用药行为和方便医者记忆。此外,对于妊娠用药禁忌和小儿用药禁忌等也都有明确规定。

4. 积极的补救措施　由于中药具有一名多品(种)、多来源特点,以及在炮制、使用习惯等方面存在地域性差异。即使是在规范用药的情况下,有些中药对于某些特定人群,抑或是正常人群使用偏性较为明显的药物,服用后仍然可能出现某些不良反应。处方规范明确有在第一时间实施相对应的催吐、泻下、中和、解毒等处置方法,力求在最短的时间内解除药物的不良作用。如在服用生半夏或炮制不佳的制半夏后出现脘腹疼痛、面色苍白等症状时,急用鹅翎以盐水探喉催吐,尽快将尚停留在胃的药汁吐出以减缓吸收,同时并服用生姜汤以解毒;对于服药稍久,腹痛、便秘的患者,可用泡饮大黄水的方法通便以解除不适;对于服用过于寒凉或温热药物后出现不适者,前者用生姜、红枣茶,后者用绿豆汤等饮服以中和药物的偏性而祛除或减轻不适;又比如在使用巴豆等峻泻功效药物后腹泻不止、腹痛较剧者,可急饮绿豆粥、蜂蜜、米汤等。一则解毒,另则顾护胃肠以免受戕。

第二节　思维与方法论特点

一、天人合一观

天人合一观是一种哲学思想,源于庄子。庄子说:"天地一指也,万物一马也。"所谓"一指"是说宇宙万物乃一整体而已。并运用马来阐述这个观点:马从头到尾,由马头、马颈、马蹄、马身、马毛等构成,而世间万物譬如马之头、颈、蹄、体和毛,分则不可谓马,合则方称为马。孔子说"天"就是自然界。"天何言哉,四时行焉,百物生焉,天何言哉!"天也可以被理解为"道"、"规律"和"法则"。老子说:"人法地,地法天,天法道,道法自。然。"天、地、人被认为是宇宙最重要的三个构成要素。天、地、人自身是一个独立的整体,但同时也融合在自然这个整体之中。天、地、人都必须顺从自然的规律,遵循自然的法则。这就是天人合一观。

延伸至人体而言,组织结构由表而里:分别是皮毛、脂、肌、筋、脉、骨、脏腑;器官有眼、耳、鼻、舌、耳、手、足等;脏腑则分心、肝、脾、肺、肾、胆、胃、大小肠、膀胱、脑和精宫等;从系统功能而言,则分呼吸、消化、循环、免疫、泌尿、生殖、感官、运动等不同。每一个脏腑、组织、器官和系统既有其独立的特征,又必须是人体结构与功能不可或缺的一部分。各自独立且联系的理论体系是天人合一观的具体体现与应用。

二、法象思维

象,形象、现象、表象之谓。法象思维是中医学从自然现象、动植物形象、人体表象与内在脏腑等联系着手,认识与诠释人体与自然的象联系,探讨其对应关系,借以发现药物、阐释功效,最终构建中医脏象理论体系的重要思维模式。

在人体构造及分类上模仿及效法自然。如从日月而论,男性类日,属阳;女性类月,属阴。在古人依据自然现象精准地测算出年、月、闰月、二十四节气等规律后,将人体主要脏器向四季特点归属(肝与春应,心与夏应,肺与秋应,肾与冬应,脾与长夏应)、经络依十二月相应而设定十二经、针灸穴位以一年365日而定365个正穴、女子每月来潮之例事称为月经等等。

人体功能的内外联系则是通过观察彼此间生理、病理间的联系,以及通过临床验证,建立其排他,或叠加类关系理论。如皮肤、鼻、咽等与肺及呼吸系统的联系;血、口、唇、舌、肌肉、大便等与脾胃及消化系统的联系;骨、耳、发、小便、月经、精液等与肾及生殖系统的联系;血、舌、脉等与心及循环系统的联系;筋、指趾甲、眼等与肝的联系等。

在生理病理的阐述方面,从自然现象中诸如火热致生的温热感、红色、口干、小便黄赤、大便干结,以及寒冷致生的凉(不温、寒冷)感、白色、口淡、小便清长、大便溏薄等生理反应与身体发生病症时出现的症状法象联系、类比,从而得出病症的温热或寒凉属性,再处以相对应的"以寒治热""以热治寒"的治疗原则与方法。

药物则以形象(部位)来发掘和阐释药理作用。如从形象而论,以皮治皮(如五皮饮治皮水);以节治骨,以藤治筋(如续断治疗骨折,鸡血藤、络石藤治疗筋骨不舒);以核治丸(如橘核、荔枝核治疗乳腺和睾丸肿块)。如从颜色而论,青色入肝(如青皮、青黛);红色入心(如丹参、赤芍);黄色入脾(如黄精、大黄);白色入肺(如桑白皮、白及);黑色入肾(如熟地、黑附片)。如从部位而论,以肝补肝(以动物肝脏补肝);以心补心(以动物心脏补心);以胃(脾)补胃(脾)(以动物胃脏补胃);以肺补肺(以动物肺脏补肺);以肾(生殖器)补肾(以雄性动物生殖器补肾);以脑补脑(以动物脑髓补脑)等。

在理论体系构建过程中,将体表的外象(器官、组织的生理功能以及病症表现等)与内在脏腑的关联性联系在一起予以系统表述。如:依据情绪以及对其他系统的调节与影响(如血液、胆汁、月经、性与生殖等)、眼及视光学改变等关联性,并将胁、胆、眼、指(趾)甲、筋等实体归纳为肝(胆)系统;依据心的节律、情志、睡眠等关联性,并将血、舌、脉、心等实体归纳成心系统;依据食欲、进食、消化、大便等关联性,并将口、唇、食管、胃、脘、腹、肠、肛门等实体归纳而成脾(胃)系统;依据咳嗽、气喘、气短、易感冒、鼻塞、喷嚏、流涕等关联性,并将鼻、喉、气管、肺、皮毛、汗窍等实体归纳成肺系统;依据性与生殖功能、寿命、记忆力、听力、牙齿、头发、小便等关联性,并将齿、耳、骨(髓)、头发、内外生殖器等实体归纳成肾系统等。

中医学法象思维的过程经历了两个阶段。

一是起始阶段。人们只从形象、现象等表象按"取类比象"原则去找寻类似的药物试用于人体,或将体表组织、器官的现象与内在的脏腑相维系来试图解释、构建人体的脏象理论。用现代"科学"眼光来剖析这种法象思维模式,可能无法接受并难以想象其具有的内在必然与正确概率。诚然,也许大部分的药物都未被证实此类象形功能的存在;而在组织、器官的生理功能、病理改变方面也一定存在一方面将许多不相干的现象归结在一个系统;另一方面,在不同的系统中归纳进了相同的类象。但此阶段也是必须经历的一个去伪存真,去粗取精,逐步摸索、建立和完善的初始过程。

二是当下阶段。经过数千年来的日积月累,大部分通过法象研究的药物可能通过其他理论阐释路径找到了归途。但也的的确确通过法象路径发现了不少药物并由此形成了《法象药理学》。而脏象理论也在不断扬弃、归纳中得以逐步完善,形成独特的中医理论体系。

对于法象思维模式应该客观、正确地来看待。上古时期,学科形成与独立之初,有相应合适于当时的多种"科学"思维模式,法象思维便是其中之一。即便是现代社会,冥冥世界还是未知多多,谁也无法凭借某种"科学途径"而做出终一的解释和判断。就如三大固有的物质形态(固体、液体、气体)受到液晶挑战,经典物理学受到量子理论挑战一样,世界总归是在多重"科学"路径、取长补短中不断创新与发展的。诚然,这种仅从外象去探索药物功效和归集脏腑理论的做法未必完全正确,但作为对客观存在的、彼此内在联系规律的这种特殊表述方式也确是"科学"的诠释路径之一。在以临床为核心,结合循证和数据管理等综合研究方法的同时,不仅应保留其一席之地,而且还值得予以研究,犹如对待仿生学一样。

三、阶段性诊疗

临床在疾病的认知(诊断)与应对过程中,对当下的病症辨识细致而精准,而对疾病整体规律的把握略显不足也是客观存在。这既有思维惯性的历史原因,也有方法论和科学技术结合方面(比如对疾病的诊断能力)的欠缺。

阶段性治疗的优点是能在缺乏疾病诊断总体能力欠缺的同时,扬长避短,及时、准确地解决当下的临床病症问题,使患者有满意的获得感。但不可否认的是,在疾病发生、发展规律不能预见时,各阶段的诊疗有片段性、割裂性特征,缺乏对疾病针对性的、贯彻始终的治疗原则与措施。

四、个性化原则

个性化原则是中医学的灵魂。中医认为:即便同为健康的人,体质也有着彼此不同的个性化倾向。个性化的特征不仅决定着个体的生理活动、性格特点,而且在疾病的易发性、发展趋势,以及治疗原则的取向上亦存在差异。

1. 生理个性化特征　由于秉承父母之精的差别导致不同个体除了体形、体态的胖、瘦、高、矮外,在体质分类上也存在着个性化特征。传统和现代研究把体质类型分为三种或更多,奠定了对体质特征、生理趋向、疾病易患(变)倾向、诊断及治疗趋势等完整的理论体系。

(1)平和型体质:体型匀称,体态适中,性格温和,情绪稳定,语速平稳,交际不卑不亢,行事不急不缓,对外界气候、情绪干扰等环境改变适应性较强。

(2)偏动型体质:体型、体态通常偏瘦、偏高,性格开放,遇事情绪容易激动(急躁)、反应过于敏感,语速较快(应答常欠周密思考),善交际,兴趣广泛且易冲动,专注性、持久性不足,喜主动性贪凉、饮冷。

(3)偏静型体质:体型、体态偏于矮胖,性格内向,情绪过于沉静,遇事反应缓慢、应对不主动,少言寡语(应答慎重、常模棱两可),不喜交际,行事较为低调、稳重,欠积极,但做事认真、有耐性、很少改弦更张,对寒冷比较敏感、趋于主动性向暖。

2. 病理个性化特点　相对应于生理上不同体质的个性化特征,在疾病的发生、发展等规律上亦有各异的表现。

(1)平和型体质:个体抗病能力较强,生病后按疾病一般传变规律发展,治疗后较易康复。

(2)偏动型体质:易为温热类病因致病。生病后有易热(如发热、易汗、小便黄赤、舌偏红、苔黄而干、脉象数等)、易动(烦躁、多言多语、手足躁动等)、易燥(口干口渴,咽喉、鼻、皮肤干燥,大便秘结等)和容易出血(齿衄、鼻血、便血、尿血等)倾向,疾病发展速度及变化相对较快,如治疗得当病程亦相对较短。

(3)偏静型体质:易为寒冷类病因致病。生病后有易寒(如恶寒、畏寒、怕冷、小便清长、舌质偏淡、苔白而润、脉象缓等)、趋静(少动、蜷卧、少言寡语、畏光喜暗、喜静独处等)和容易生痰、生湿(痰质清稀,肢体水肿,大便稀溏,阴囊潮湿,白带增加,皮肤糜烂,渗流滋液等)倾向。病症发展、变化相对缓慢,病程易缠绵、冗长。

3. 治疗个性化原则　在临床医疗过程中,疾病虽说是矛盾的主要方面,有其一定的发生、发展规律。但中医是把疾病放在患者个体特征上来把握的。简单地说,中医临床应对的对象是生病的人,而西医应对的是人所生的病,迥然有别。这背后其实是整体观和局部观、联系或孤立看问题等方法论间的差异。比如同样一个单纯性腹泻,西医大概就是补充液体和电解质、止泻和复建肠微生态等综合措施。而中医不仅要了解单纯性腹泻发生的原因,分析患者的体质倾向,从病症表现等外象来分析除了肠之外,是不是与脾、肾,甚至肝、肺等功能失调相关。继而制定个性化治疗方案。换句话说,如果同时有数个单纯性腹泻患者就诊中医,医生给予每个人的治疗原则和方案是不尽相同、因人而异的。而西医的治疗应对则基本雷同。

另一方面,就上述三种不同体质特征的病变个体而言,平和型体质患者一般只需按照疾病的普遍规律加以应对就行;而偏动型体质特征患者在患病之初及应对过程中,要针对体质特征及疾病固有传变规律重视"热化"和"伤阴"的趋势予以应对;对于偏静型体质特征患者在患病之初及应对过程中,则应针对体质特征及疾病固有传变规律重视"寒化"和"伤阳"的趋势与应对。

五、动态平衡观

动态平衡观是中医学的另一大特色。无论种族、男女、高矮、胖瘦等差别,正常生理状态时个体都处在各自相对平衡的状态之中,并在一定的阈值区间内维持着动态平衡。一旦这种平衡状态被打破且未能及时修复并持续存在便有可能导致疾病的发生。这种生理平衡状态也是因人而异。可以是正常人群水平的平衡状态;也可能是相对强壮状态下的高水平平衡;也可以是相对较弱状态下的低水平平衡。有体质因素,有年龄因素,每个人都有适合自己生理状态下的平衡阈值空间。因此,我们没理由要求每个人都具备马拉松运动员般的体质和耐力所具有的高水平平衡状态。

天平的绝对平衡状态就是两边砝码完全等重,但相对平衡(未倾覆)时的砝码未必完全等重。砝码的重量与维护平衡的能力,亦即是抗御外界干扰平衡的力量并成正比。但只要改变的阈值仍在可以维持相对平衡而不至于失衡时便不会导致天平的倾覆(失衡)。就如同我们不同体质(低水平和高水平)人群的状态一样。因此,可以这样认为:即便是能维持相对平衡的倾斜状态也是一种广义上的"平衡"。而类比到人体来说,无论是正常平衡状态,还是高水平平衡抑或是低水平平衡状态,正常健康或亚健康状态下的人体总体是处于相对平衡状态的。

人体的动态平衡平时体现在两个方面:一是日常生活中,人体脏腑、组织、器官自身以及之间的生理平衡;二是应对外来以及内生的致病因素干扰所需维持的平衡。

人体在生理状态下,消耗物质产生动能,动能并通过饮食、饮水、呼吸等来源产生新的物质,维持着机体的新陈代谢和健康储备物质的动态平衡。健康储备质量因人而异,存在着足与相对不足的可能状态。表现为健康与相对健康,亦即是平衡质、偏动质、偏静质三种体质状态。生理状态下,人体的功能与结构的动态变化是客观存在的。只要运转在相对平衡的区间就不会失衡而发生疾病。可视作人体自身具备一定的自复、自稳功能。

疾病的发生一是机体的自复、自稳功能低下,相对平衡的区间变小,失却了自身的平衡维持功能。二是外来或内生的致病因素相对强大,超出了人体的自稳和自复能力而发生平衡失调。

体质在一定阈值范围内的亢进(偏动质)和不足(偏静质)状态有如天平略显倾斜但仍维持在平衡状态一样是可以接受的生理(亚健康)状态,但过于亢进和不足便会失去人体的平衡状态而发生疾病。亢进,一定是同时存在过于消耗健康储备的亢进;而不足一定是对物质利用能力的不足和(或)新健康储备产生匮乏的不足。因此,原则上气、血、津、液、精等精华物质没有"过"的问题,只嫌不足;但外界的消耗因素却因生活、工作、环境、气候,以及其他不可预知的情况存在持久地、低能量的消耗,抑或是瞬间、骤然性消耗的发生。这对人体维护健康而言看似有序、静态,其实是动态,甚至是随时可能出现一种在较短时间内极端地、达到或超过极限状态的短暂动态过程。因此,一方面我们要加强人体、脏腑、组织、器官的结构和功能维护,保持良好精神心理状态、保证睡眠、注意营养、加强运动,养成良好的生活起居习惯,增加健康储备,提高抗御疾病的能力。另一方面,在日常生活中,要尽可能地保持有序生活状态,能量进出有度,维持机体动态平衡。避免出现瞬间、过度、超出人体自稳功能的事件发生。

此外,动态平衡观对临床的应用指导亦非常重要。疾病的发生、发展、好转、康复过程实质上也是人体与疾病斗争的动态过程。从正气方面而言：正常生理状态下，正气充足，人体具有一定的抗御疾病的能力。而在疾病发生时，正气存在绝对或相对不足，无法抵御病邪入侵而发生疾病。疾病发生后，正气一方面有自我修复的能力，如邪气不是太强，少数疾病有自愈（自限性疾病、轻症类疾病等）可能。另一方面，正气在药物对人体的良性作用下受到鼓舞，重新振作，协力祛除病邪，促使疾病向愈。而从平衡的对立面——邪气方面而论：邪气进入人体后导致疾病发生，在不断深入的同时也不停地消耗正气致使疾病得以往纵深发展。但邪气的不良刺激同时也激发了机体的抗争能力。尤其是药物进入人体后，一方面有消除邪气的作用，但更主要的还在于药物能调动、恢复机体的自复功能，在提升正气的同时也能振奋机体脏腑、组织、器官的功能，促使受损结构的修复，重建抵御病邪的藩篱而使疾病走向痊愈。此外，对于脏腑、组织、器官已然出现了难以修复的器质性损害，或年老体弱，或机体无力自复、自愈类的慢性器质性病变、残疾、肿瘤等疾病，低水平、能维持生命基本特征的与疾病共存，而非零和状态，亦当视作另一种层次、特殊状态下的天人合一、自然和谐的平衡状态。诚然，如果病邪足够强悍且药物对其缺乏治疗作用，抑或是随着机体自复、自稳能力耗竭，正气日衰而病邪日深，终至病入膏肓而导致生命殒失。

第一节　气

气有不同涵义。

在哲学范畴,气是物质的,是构成万事万物的基础。王充《论衡》谓:"天地气合,万物自生。"气是解释世界来源的一元论学说。与其后的二元论之阴阳、多元论之五行等学说等都是用来说明物质世界构成的学说之一。

在医学范畴,气具有物质和功能双重涵义。

物质性的:物质之气是人赖以生存的营养要素之一。所谓人有气则生,无气则亡。其来源有三:从父母禀受的先天精气;从口鼻吸入的空气;通过饮食,经消化吸收产生的水谷精气。

功能性的:人之所以能健康地活着缘于各脏腑、组织、器官以及系统的功能的正常。在脏腑、组织、器官结构正常的前提下,正常运作时产生的功能则分别冠以脏腑之气[如心气、肝气、肺气、脾(胃)气、肾气等]、防御之气(正气、卫气、营气等)等。心气统帅血液循环;肝气维持情绪稳定、枢机畅达;胃气维持食欲并接纳食物;脾气促使消化吸收;肾气维持性与生殖、繁衍功能;正气(卫气、营气等)并能抵御病邪等。

诚然,气的物质性和功能性有时也是不能截然分开且是互为依存的。没有空气、食物精气和先天精气,生命将不复存在。但即使有足够的空气、食物精气和先天精气,但如果脏器、系统之功能之气不足,不能化生新物质,也无法维系生命及日常生活。简而言之,物质之气是功能之气的能量来源,而功能之气又是新的营养物质产生的动力与保障。两者相互依存、循环往复、生生不休。

气的分类,除了五脏之气外,并有元气、中气、卫气、营气、阳气、阴气等区分。

一、元气

元气本亦是哲学概念,元者,原也。气之本原之意。指衍生与构成天地万物的原始物质。法象类比到人,则人体的元气禀受于父母,来源于生殖之精,藏匿于肾。

元气是人体最重要、最根本的气。不仅是人体组织、脏器等构成的基本物质,而且也是机体及生命的原动力。元气得到后天精气(脾胃消化吸收的水谷精气与肺吸入的空气相合)的不断补充而伴随一生。先天不足可引起发育不良、体质禀赋异常、生殖能力低下(或缺陷);后天失养、元气失充者不仅体弱多病、严重影响生活质量,并能导致性与生殖功能减退或低下、寿命较短。

二、中气

中气指脾胃之气。因脾胃位于人体中部,故名中气。源于饮食,经消化吸收而产生的水谷精微之气。中气不仅具有营养功能,而且具有托持腹内脏器、维持各自位置功能。如饮食不济,或营养不良,或脾胃功能虚弱、运化不健,不能从食物中得到充分的营养物质,导致中气虚弱,不仅表现为语声低微、肌肉瘦削等症状,而且并可以出现胃、肾、子宫等脏器下垂类病症。

三、卫气

卫气与营气是一对概念。因有护卫体表、防御疾病之功,故称卫气。也是脾胃所生成,来源于饮食。卫气行于脉外,运行疾速,其性刚悍,具有动、疾、利的特征。主要作用是护卫肌表,温养内外,参与调节汗窍开阖。与营气有协同防御、滋养肌表作用。《灵枢·本脏》谓:"卫气者,所以温分肉,充皮肤,肥腠理,司开阖者也。"卫气失健者,容易感冒、染易外邪,并出现恶寒(恶风、畏寒)、出汗异常(无汗或汗多)、喷嚏、寒战等症状。

四、营气

营气与卫气是一对范畴。营气,因有滋润、营养作用,故又称荣气。也是脾胃所生成,来源于饮食。营气行于脉中,相对于卫气运行缓和,其性柔顺,具有静、缓、滋的特征。主要作用是滋养肌肤,濡养内外。与卫气有协同滋养、防御作用。《素问·痹论》谓:"营者,水谷之精气也,和调于五脏,洒陈于六腑,乃能入于脉也,故循脉上下,贯五脏络六腑也。"营气既有与卫气协调,共同防御外邪的作用,更有在脉内护卫心营的功能。营气不健者,除可因营卫失调而出现上述体表症状外,并可因邪犯营分而出现心烦、低热、失眠、多梦,甚至是斑疹、出血等病症。

五、阳气

阳气是物质与功能复合式概念。阳气意味着气的物质性充沛与阳刚类功能表现正常。物质之气充足时所表现的阳刚功能主要体现在温煦和喜动两个功能性方面。阳气维持正常体温,脏腑、组织、器官及机体各系统的功能正常,白天工作或生活时具备兴奋、动作的良好状态。因此,如阳气不足或衰弱,除有物质不足的基本特征外,主要表现为功能不足或低下。如表现为趋静、寡语、倦怠、少气乏力、肢冷等,并可出现相应脏腑、组织、器官及系统的功能失调、低下、衰弱等特征。

六、阴气

阴气也是物质与功能复合式概念。阴气意味着气的物质性充沛与阴柔类功能的表现正常。物质之气充足时所表现的阴柔功能主要体现在物质性充沛和滋养、静谧状态两个方面。阴气维护人体脏腑、组织、器官的结构完整与损后自复,也是脏腑、组织、器官产生功能的物质基础,阴气并有柔制阳气躁动的功能。因此,白天或工作时阳气虽起主导作用,但阴气的制衡作用能使兴奋、动作、情感、言语等表达恰当、有度;而在休息或睡眠等静息时阴气负有主导作用。表现为安静、平息等状态。因此,如阴气不足或衰弱,除有物质明显匮乏的特征外,并可出现相应脏腑、组织、器官及系统的虚性亢奋特征。如消瘦、口燥咽干、舌瘦、心烦、头痛、易汗、肤热、手足心热、小便黄赤等病症。

第二节　血

血是血液的简称。血是红色液体，主要来源于饮食。饮食经过脾胃消化吸收形成精微物质，交换于脉中后变生血液。此外，肾精化生血液也是一种补充机制。血行于脉中，具有营养和藏神的功能。

一、血的生成

血的生成主要有两个途径：

（1）来源于饮食：饮食进入消化系统，通过胃的接纳、腐熟、消磨；脾的吸收生成水谷之精。水谷之精渗入脉内与营气相合，赤变即成为血液。如饮食缺乏、结构不合理、营养不良，或消化系统结构缺陷、功能低下等，可导致血液的生成障碍而出现贫血等。

（2）肾精所化：肾精始则来源于父母先天生殖之精，后天禀受脾胃及其他脏器及系统精气的奉养。精藏于肾，在生命构造之初，决定着人体脏腑、组织、器官、禀赋等结构与功能。出生之后，则行使性与生殖、主骨髓、养脑等生理之责。但当血液匮乏等特别之需时则可从肾精滋化而补其不足。如重病、久病之后，肾精亦乏，即使血液亏虚，也未必能从肾精化血之途获得及时补充。

二、血的运行

血运行于脉中。血液的正常运行一般涉及动力、脉道及调节系统三个要素。

1. 动力　血在心气的推动下运行。故又称"心主血"。血在心节律性搏动、推动下运行全身。不仅依赖于心脏结构的完整性前提，而且赖以心气的正常推动。日常功能的维系并需要阴气滋养和阳气推动的共同作用。如心之阳气不足，则出现心悸、怔忡、胸闷、面色淡白、肢冷、小便清长、便秘或大便溏薄、舌淡脉缓无力，或沉细，或结代等。如心之阴气不足，一方面可以出现消瘦、舌瘦、口干咽燥、小便短赤、大便秘结等阴液不足的征象，另一方面并可见虚性亢进的表现，如心悸、心烦、失眠、多梦、面赤唇红、脉细数，或结代等。

2. 血量调节　在日常工作与生活中，人体对血液的需求总是处在动态变化中。动作、安静时的血量差异通过心脏的搏动频率及肝脏的调节作用而得以实施。肝脏犹如人体的蓄血池，当身体运动等状态需求血液大量供给时，肝脏便释放更多的储藏血量参与循环；而当安静等血液需求显著减少时，则富余的血液回归肝脏储藏。此外，肝脏并有防止血液激动、出血的作用。故又称"肝藏血"。如肝脏藏血功能失常，泄而不藏则易出现面红目赤、头晕头胀、心烦易怒、吐血、咯血、血尿、崩漏，舌红苔黄，脉弦，或弦数等；藏而瘀结则易出现腹壁青筋盘曲，肝脏肿大，面色晦暗，发青，舌淡紫苔白，脉弦滑，或弦细等。

3. 脉道　血运行于脉道系统中。脉道系统有二种构成体系：一是有形的脉道系统；一是无形的脉道系统。有形脉道系统包括心脏——动脉——孙脉——静脉——心脏的闭环结构。血在心的推动下于脉道中循环往复运行。无形系统是指脾气对血液特别的裹摄作用而形成的脉道系统，使血液在脾气的裹摄下在往复运行中不至于出现逸脱。如有形脉道系统受外力损伤、割破，动脉出血量大而色鲜；静脉出血色暗而势缓，但都有可能危及生命；而脾气虚弱，固摄无权，可出现齿衄、肌衄（肌肤稍受撞击便易出现皮下瘀血、瘀斑），血色淡红、量少，常伴有少气懒言、倦怠乏力、食欲不振、消化不良、失眠多梦、心悸，舌淡苔薄，脉细，或沉细等。

三、血的功能

血液的功能主要是营养和濡润作用。血液是人体赖以生存、健在,贯穿一生,最为重要的营养物质。从外在的皮毛、肌肤,到内在的脏腑、组织、器官,均在血液的营养下发挥生理功能。毛发、肌肤、脏腑、组织、器官的润泽、弹性等均是血液濡润的结果。如血液贫乏多表现为:面色无华、萎黄,视物昏花,眼睛、皮肤干涩,指(趾)甲苍白、易脆,心悸、失眠、多梦、头晕、耳鸣、记忆力减退,月经量少,甚至闭经,舌淡苔薄,脉细,或沉细等。

第三节 津 液

津液是人体内生理活动所必需的、具有营养功能的无色液体的总称。津与液均来源于饮食水谷,是构成人体结构及维持生命活动的基本物质之一。津稀液稠,分布于不同组织,对机体有润泽、滋养作用。

一、津

质地较为清稀,流动性大。分布于体表、皮肤、肌肉与孔窍,出于肤表即为汗,行于体内即为津。并借助于脉与血液交通互换。津入脉中与营气合,变化而赤即为血;血液渗脉外与营气分离、脱色而出于肤即为汗。故有"汗血同源"之说。

二、液

质地较为黏稠,多局限于脑髓、关节等相对闭合性腔隙部位。流动性及交互性小。

三、津液生成

津液均来源于饮食水谷,从口而入,纳于胃中,经脾消化吸收后,水液精华部分上输于肺,经肺的布散后,津洒陈于脏腑、组织、器官。在脑髓、关节等相对闭合性腔隙,津浓缩为液而充填其间。

四、津液的机能

津液同源异赋,分布不同,均有营养作用。津质地清稀,主要起润泽作用,且与血液有互相替补、调节作用。当血液浓稠、流动性差时,津可通过脉入血与营气合,补充血量;当汗出津亏时,血液中津又通过脉与营气脱离而渗出脉外,补充津之不足。液质地黏稠,主要对脑髓、关节腔等起充填、润滑和濡养作用。因此,无论是饮入不足,吸收、生成障碍,抑或是吐泻过度、汗出津伤,临床上可表现为:肌肤干燥、弹性差,口燥、咽干、目涩,关节不利,小便黄赤、大便燥结,舌红干瘦苔薄少,脉细,或细数等。

第一节　皮

皮，又称皮肤。是人体最大的器官，覆盖于体表，具有对外界温觉与触觉的感知功能，不仅具备保护身体免受外邪入侵的防御功能，也是身体与外界的交互界面。

一、皮肤的生成

皮肤由肺气所生成。皮肤的色泽有禀赋差异，取决于先天父母之精。出生之后，皮肤受肺气所温煦、濡养。其功能、致密程度，以及抵抗外界致病能力等并与生存环境等密切相关。

二、皮肤的机能

皮肤覆盖于人体表面，不仅能感知环境的温度、湿度等变化，通过出汗或寒战来调节体温。也能经由抚摸、掐、捏等动作感知情感信息。皮肤具有重要的防御功能，是肺主导之呼吸系统外在的防御屏障。同时，水火、外伤、虫兽等外来对机体的侵袭也须突破皮肤的防线后方能对肌肉、筋骨，甚至是脏腑构成实质性损害。

三、内合于肺

依据法象理论，皮肤与肺的关系最为密切，习称肺主皮（毛）。生理上，皮肤有赖肺气的温煦、润泽，外象上才能表现出光泽且富有弹性；功能上不仅与外界具有良好的交互作用，而且并能抵御外因对肺及人体的入侵。病理上，由于皮肤与肺脏密切的关联性，气候及其他致病因素也可通过皮肤入侵体内、直达肺所，导致肺与呼吸系统疾病的发生。外邪通过皮肤入侵体内，可直达于肺，造成肺气失宣、上逆，肺部蕴热、出血等病变。表现为：咳嗽、哮喘、吐痰、咯血、胸痛等。而肺及呼吸系统病症也会引起皮肤的病理表现，如导致皮肤干燥、灼热、瘙痒、红斑、丘疹等。

第二节　毛　发

毛发生于体表,除生于头皮称发外,身体其余部位均称为毛。

一、毛发的生成

毛发由肺、肾之气生成。毛发随形而生,常伴人一生。毛发的色泽、疏密、粗细、卷曲等自然状态多与种族、遗传相关,系于先天父母禀赋差异。中老年后逐渐稀少、变细、变淡,甚至发白、脱落等既是自然过程,也与先天禀赋及后天养护等密切相关。毛发由肺气、肾精供养,与肺的关系最为密切。血与肾精互化亦对毛发起滋养作用,故有称"发为血之余"。

二、毛发的机能

毛发不仅具有美化体表的装饰作用,而且与皮肤一起构成机体的体表防御屏障。突遇寒凉,或受到惊吓时,毛发簇立,与皮肤协同抵御外邪,是机体自然防卫功能的本能表现。此外,通过毛发的变化不仅能感知肺脏、呼吸系统的功能状况。也能间接反映肾精的盈亏与否。

三、内合于肺肾

依据法象理论,毛发与肺脏关系最为密切,与肾精亦有相关。一方面,毛发禀受肺气温煦和滋养,且与皮肤共同构筑起呼吸系统的外在屏障,抵御疾病的外来侵袭。另一方面,肾精对毛发的充养作用体现在毛发与性及生殖功能、生长衰老等状况密切相关。因此,肺气及肾精充沛时,毛发致密、光泽,病邪不易从皮毛而入。若肺气、肾精衰弱时,不仅容易感受外邪,而且毛发亦变得色泽暗淡、稀疏、质地变脆或容易脱落。

第三节　筋　骨

筋骨是人体赖以直立和运动的支撑系统。筋附于骨且多在关节周围。

骨骼的长短、粗细因人而异,既缘于先天禀赋,也与后天营养、运动等因素相关。齿附属于骨;龈粘合于齿;爪甲附属于筋。

一、骨

1. 骨的生成　骨及骨骼系统由肾气生成。父母赋予的先天之精决定着骨及骨骼系统的种族、性别等特异性差别。出生之后,骨及骨骼系统受脾胃消化吸收所产生的后天之精填充之肾精供养。肾精的滋养、肾气的温煦,营养及维持着骨与骨骼系统,伴随人生经历生长、强壮、疏松、衰弱的自然过程。齿为骨之余,龈粘合于齿,皆为肾气所生成。齿从龈获取肾气、肾精滋养。牙齿光泽、美观、排列整齐、坚固耐用及牙龈丰满等不仅有赖于后天的营养与保健,更取决于先天父母的禀赋遗传。

2. 骨的机能　骨及骨骼形成支撑系统,是人体赖以直立、弯腰、行走以及运动的基本条件,所形成的胸部、脊柱、骨盆外廓也构成对体内脏腑、组织和器官的保护体系。此外,骨及骨骼孔隙间还是筋脉、脉道的运行及保护通道。齿起咀嚼、磨碎食物的作用,以利消化吸收。龈能够顾护牙齿并输送肾气、肾精供养牙齿。齿与龈也是人美体外观的一部分。

3. 内合于肾　依据法象理论,骨及骨骼系统与肾的关系最为密切。习称肾主骨。禀赋于父母的先天之精匿藏于肾,对个体骨及骨骼系统的形成起决定性作用,因此形成了高矮、性别差异的骨与骨骼系统。齿为骨之余,龈粘合于齿,皆为肾所主。出生时牙齿的光泽、排列状态、坚固耐用程度以及牙龈的丰满程度等皆与先天禀赋有关。出生后,并与肾气的强弱及养护密切相关。一生中骨与骨骼系统、齿、龈的壮实、坚固、强健、丰盈等,以及中老年后的骨及骨骼系统、牙齿的疏松,牙龈的萎缩,乃至导致体形的衰老改变、牙齿脱落等也取决于肾中的精气盛衰。诚然,饮食营养、运动及保健、养护等对于骨及骨骼系统、齿、龈的健康亦至关重要。如肾气不足、肾精匮乏,易表现为:腰膝酸软、骨质疏松、不耐久立、牙齿松动,甚至脱落等。

二、筋

筋附着于骨与关节周围。筋不仅维系肌肉,并与骨共同组成关节。爪甲附属于筋。

1. 筋的生成　筋由肝气生成,受肝血濡养。饮食水谷经消化吸收,生成水谷之精,化生肝气、肝血。肝气与肝血,滋养筋系,维系着其结构与功能。肝之余气生成爪甲,指、趾甲不仅有赖于肝气、肝血的濡养与温煦,也能从其质地、光泽、韧脆度等客观反映肝气、肝血的盈亏状况。

2. 筋的机能　筋附着于骨,与骨共同构成关节。在形成骨骼系统,支撑人体、维持人体姿势的同时,构成关节,维系着关节的活动。指、趾甲覆盖于手足末端,不仅能很好地护卫指、趾端不受伤害与磨损,也是身体装饰物之一。

3. 内合于肝　依据法象理论,筋与肝的关系最为密切。习称肝主筋。筋之本体强弱、运动灵活与否,均有赖于肝气的温煦、濡养与调节。中老年后,肝气渐弱、肝血不足,则筋亦弹性变差,容易僵硬,运动欠利。多表现为:筋骨痿软、行走不利,或关节僵硬、酸痛、腿脚不便等。指(趾)甲在肝气、肝血的濡养与温煦下,表面光滑、平整、韧脆适度,透过甲面能窥见甲下气色红润。按压后变为苍白,松开后能即刻复原。如肝气、肝血虚弱,失却对其营养,则指(趾)甲色泽变淡、表面不平、甲下淡红或淡白,按压后色泽复原不明显,指(趾)甲变脆、易折。

第一节　口

口由肌肉围匝而成。口不仅是食物的入口,也是呼吸通道的端始,且与发声有关。

一、口的生成

口由脾气所生成。口唇之厚薄、色泽、形态与父母先天禀赋有关。口通于胃,唇为皮肤黏膜交界处。口唇与舌、咽喉等共成发声器官。人出生后,口唇受脾气供养。

二、口的机能

口是饮食水谷的入口之处,也是呼吸的交通要道。此外,口唇也参与发声,与舌、喉共同完成发声动作。脾气旺盛时,口唇丰泽,口味、口气正常,是脾(胃)主导的消化系统功能健康的表征。

三、内合于脾

依据法象理论,口唇与脾的关系最为密切。口唇丰满、红润等均有赖于脾气的滋润与充养。脾气升腾、营养于口,则口唇红润、有滋味、食欲旺盛。中气充足,则讲话有力。若脾气虚弱,口唇失却濡养,则唇薄、色淡、干燥;消化不良,则食欲不振、口臭、便溏,或便秘、口疮等。

第二节　眼

眼为视觉器官。眼及周围组织可分为:白睛、黑睛、瞳仁、两睑和两眦。眼与肝肾关系最为密切,也与脾、肺、心等脏腑相关。

一、眼的生成

眼由肝气所生成,受肝血、肾精所濡养。眼的外形、大小,尤其是黑睛的颜色(黑色、蓝色,或褐色等)等取决于父母先天之精禀赋。除先天性视觉障碍外,视力及眼的结构等随着老龄化亦会有相应的衰退性改变,主要缘于肝血、肾精的供养不足,也与营养状况、用眼卫生、环境影响、疾病等因素相关。

二、眼的机能

眼的主要机能为视觉功能。通过光感来感知、识别外界事物的形象、色彩和运动变化。眼也是情感交流的窗口,是心、肝、脑等脏腑情志活动的表征器官。幼年时期,既有先天之精的濡养,又得肝血、肾精的充分供给。加之少有情志戕伤,故可表现为视力良好、转动灵活、纯真流露等。人过中年,生理机能逐渐减弱,肝血、肾精匮乏,濡养不济。加之迭经生活磨炼,多表现为视疲劳、视力下降、视物不清、眼睛干涩、迎风流泪等,眼神亦表现为深沉、滞钝等。

三、内合于肝

依据法象理论,眼与肝的关系最为密切。肝气、肝血不仅生成眼,而且在出生之后,眼的视觉、运动、表达等功能均有赖于肝气的温煦与肝血的濡养。此外,肾精的上滋也是眼结构与功能维系的必须。肾精与肝血,不仅互滋,且能互化。保持着对眼的供养与调控,尤其体现在瞳仁、黑睛的结构与功能方面。心、脑等主要在眼神的表达、交流上有所体现。肝血、肾精充沛,心、脑功能正常,则瞳仁、黑睛纯净、水灵、视物清晰、反应灵敏、炯炯有神。反之,则浑浊、暗淡、昏花、视物模糊、干涩、转运不利,甚至反应迟钝、目光呆滞。

第三节 鼻

鼻位于呼吸道的始端参与呼吸,也是嗅觉器官,并参与发音。

一、鼻的生成

鼻为肺气所生成。鼻之外形、大小与父母先天禀赋有关。鼻道通于肺,受肺气温煦与滋养,功能正常方能嗅别气味。鼻并与舌、咽喉、口腔等共同构成发音器官。鼻之外形并与脾(胃)相关,脾(胃)之气熏蒸、濡养于鼻。

二、鼻的机能

鼻是肺呼吸新鲜空气的端口之一。外界空气经过鼻的过滤、湿润、调温后进入于肺。起调节空气品质、阻断外邪入侵的初步作用。鼻并有嗅觉功能,能辨别气味。鼻腔并与舌、咽喉、口腔等共同构成发音结构。

三、内合于肺

依据法象理论,鼻与肺的关系最为密切。鼻由肺气所生成,也受肺气温煦与滋养。肺气充足,鼻的功能正常,方能协助肺司呼吸,保证空气的滤过、湿润并正常吸入,同时并能阻止外邪进入于肺。如肺气虚弱,养鼻不周,滤过、湿润空气之职失司,则混浊、干燥等不洁空气直接入肺,易致外感病症发生;鼻病而窍欠通利,则呼吸欠畅、嗅觉迟钝且发音闷沌不清。肺热炽盛之时,熏蒸于鼻,则鼻翼扇动、涕浊黄稠。

第四节　舌

舌为一肌性器官。舌不仅具有味觉功能,而且是语言表达的器官之一。舌的表面附着有舌苔。

一、舌的生成

舌为心气所生成。舌的大小、厚薄、外形与先天禀赋有关,也与牙齿排列状态(整齐等)有关。心血、心气对舌体滋养、温煦作用使其保持淡红、湿润状态;心神的有序调控作用使其运转灵活、言语表达清晰。附着于舌面的舌苔主要与脾胃及消化系统功能相关,舌苔薄白是脾胃之气上达、濡润的表征。

二、舌的机能

舌有味觉感知、协助咀嚼和吞咽食物,以及辅助发音等功能。此外,舌体充满脉道,可直接反映心与循环系统的功能状态。因此,舌色、舌质等也是临床诊断的重要依据。

三、内合于心

依据法象理论,舌与心的关系最为密切。一则舌体由心气所生成,受心气、心血所濡润与温养。舌体血脉充沛,与心及循环系统相通,是其外在表征。二则言为心声,语言正常表达及舌体转动灵活均有赖于心神之宁。如心血不足、心气虚弱,则舌淡或胖;心火旺盛,则舌红而赤;心血流行不利,则舌暗,或见瘀紫;营血受热煎熬、耗损,失却肝肾精血滋化,则舌体瘦小、干燥;心神不宁,则言语错乱,甚或发狂。

第五节　耳

耳为听觉器官。且与人体平衡功能有关。

一、耳的生成

耳由肾气所生成,耳的形状、大小等与先天禀赋有关。耳受肾气、肾精所供养。

二、耳的机能

耳是听觉器官,对声音有良好的分辨能力。肾气的温煦与肾精的濡养,维系着耳的听觉功能。进入中老年后,自然衰老导致肾气、肾精匮乏,则听力随之减退。耳对人体的平衡功能既与肾气、肾精的充养有关,更与肾所主导对水液的代谢(习称肾主水)功能密切相关。

三、内合于肾

依据法象理论,耳与肾的关系最为密切。肾气、肾精充沛,滋养于耳,则听力聪敏、耳廓润泽、步态正常、人不晕眩。如肾气不足、肾精匮乏,则听力减退、脑眩耳鸣;热病耗血伤精,肾水不能上滋,则耳廓甚可干枯、焦黑;肾水上泛,扰动清阳,则如坐舟车、眩晕欲吐。

第六节　咽

咽与喉相邻而居,是食物从口转运至胃的重要门户。

一、咽的生成

咽由脾(胃)气所生成。

二、咽的机能

咽参与食物的吞咽动作。食物经口而入,经牙齿咀嚼后顺咽下行,过食管到胃。共同完成食物的摄入过程。

三、内合于脾(胃)

依据法象理论,咽与脾(胃)关系最为密切。脾胃消化功能正常,咽得脾胃之气温煦与濡养,则吞咽正常。如脾胃气弱,痰湿中阻,通降不利,则可出现食欲不振,吞咽无力或困难。

第七节　喉

喉与咽相邻而居,是口鼻吸入之气进入肺的门户,也是重要的发声器官。

一、喉的生成

喉由肺气所生成,喉的基本属性及对声调的影响等与先天禀赋有关。喉受肺气所供养。

二、喉的机能

喉是新鲜空气进入人体的要道,前有鼻和口两个入口,以鼻为主。后经气管而连于肺。吸入之新鲜空气与水谷之气、肾精所化之气相合,是维系人体脏腑、组织、器官结构完整、功能正常的基本营养要素。故云:人就一口气,有气则生,无气则死。

三、内合于肺

依据法象理论,喉与肺的关系最为密切。肺气充沛,温煦、濡养于喉,则喉的开阖功能正常,饮食时闭合,呼吸时开启,保证新鲜空气顺利吸入,并防饮食物误入气道。喉得肺气温煦、濡养,则湿润有度,发声圆润、流畅。若肺气虚弱,则吸气无力、呼吸困难;喉关开阖不利,则或呛或咳;喉失滋润,则喉中干痒、灼痛,或声音嘶哑。

精、卵均源于先天之精,禀受于父母,出生后藏匿于肾,受后天之精充养而赋有生殖之能。

第一节 精

精有两层内涵。一是泛指蕴藏于脏腑、组织、器官中的精华物质,源于饮食、呼吸等外界途径,经过脾胃、肺等消化、呼吸系统的接纳、吸收、转运等所产生的精华物质。起营养脏腑、组织、器官,维持脏腑、组织、器官机能等作用。二是专指男子生殖之精。禀赋于父母,藏匿于男子之肾,并受后天水谷之精供养与补充,起维系生殖、繁衍功能。此节所论之精为男子生殖之精。

一、精的生成

精禀赋于父母,故又称先天之精。先天之精功分二途:一则专司生殖;一则继承父母特征,在脏腑、组织、器官等生成过程中,复制出与父母高度相似的个体。生殖之精出生后藏匿于肾,并接受后天水谷精气等滋养、补充,司生殖之能。

二、精的机能

生殖之精专司生殖之功。出生后藏匿于外肾(睾丸),受水谷之精等供养,待天癸至而激活。成年之后,阴阳和,精液溢射,将携带父母特征之精与女子之卵结合,遂能产生子代,繁衍宗脉。

三、内合于肾

依据法象理论,生殖之精与肾的关系最为密切。生殖之精禀赋于父母,藏匿于肾。出生后呈蛰伏状态,并受水谷等后天之精供养而日趋盈满。生理状态下,天癸至,男女交媾,则有繁衍之功。若精未盈满,或成年后过于耗损,则精液匮乏,或稀少、孱弱,难成生殖之能。生殖之精盈满、盛衰,既有先天禀赋之别,更有后天养生之异。然进入中老年之后,生殖之精相对衰弱亦是生理常态。《素问·上古天真论》谓:"帝曰:人年老而无子者,材力尽耶?将天数然也?……丈夫八岁肾气实,发长齿更。二八肾气盛,天癸至,精气溢泻,阴阳和,故能有子。三八肾气平均,筋骨劲强,故真牙生而长极。四八筋骨隆盛,肌肉满壮。五八肾气衰,发堕齿槁。六八阳气衰竭于上,面焦,发鬓斑白。七八肝气衰,筋不能动,八八天癸竭,精少,肾脏衰,形体皆极。八八则齿发去。肾者主水,受五脏六腑之精而藏之,故五脏盛,乃能泻。今五脏皆衰,筋骨解堕,天癸尽矣,故发鬓白,身体重,行步不正,而无子耳。帝曰:有其年已老而有子者,何也? 岐伯曰:此其天寿过度,气脉常通,而肾气有余也。此虽有子,男不过尽八八,女不过尽七七,而天地之精气皆竭矣。帝曰:夫道者,年皆百数,能有子乎? 夫道者,能却老而全形,身年虽寿,能生子也。"

卵禀受先天父母之精,藏匿于女子之肾。司生殖、繁衍之职。故当视为女子生殖之精。

一、卵的生成

卵禀赋于父母,藏匿于肾之巢穴。出生后受水谷之精气等滋养,第次成熟而司繁衍后代之职。

二、卵的机能

卵专司生殖之功。出生后定数之卵藏匿于肾之巢穴中,受水谷等后天精气供养。待天癸至而激活,阴阳和,与男子生殖之精相合,孵化子代,繁衍宗脉。卵与月经、白带紧密相关,月经与白带并可视为卵之外象。卵之形质如常,则月事以时下,经前无明显乳房胀痛,行经时无明显痛经,经血量、色正常;平素白带量少、阴道湿润,交媾时滋液量增,排卵期拉丝状白带明显。卵未与男子生殖之精合,则如约行经。孕则经停而孵化子代。

三、内合于肾

依据法象理论,卵与肾的关系最为密切。出生后卵藏匿于肾之巢穴,受水谷精气之濡养而渐次成熟。待天癸至激活后方能逐月排出。阴阳和,与男子生殖之精合则能繁衍子嗣。卵之形质优劣,既有先天禀赋之别,亦有后天奉养之异。若肾精先天匮乏,或后天供养失职,则卵难成熟,形质不佳,艰于受孕。然进入中老年之后,卵之数量、形质渐衰亦是生理常态。故《素问·上古天真论》谓:"女子七岁肾气盛,齿更发长。二七而天癸至,太冲脉盛,月事以时下,故能有子……七七任脉虚,太冲脉衰少,天癸竭,地道不通,故形坏而无子也。"

此外,肝血与肾精存在着互滋互化关系,也对卵的生长与成熟过程也产生一定影响。

脏
腑

第一节 心

心脏位于胸中,主血液运行。参与精神意识、思维活动。《医学入门·脏腑》谓:"有血肉之心,形如未开莲花,居肺下肝上是也。有神明之心……主宰万事万物,虚灵不昧是也。"

一、心主血脉

血脉系于心,心脏搏动则将归血搏出、运行脉中,滋养脏腑、四肢百骸。

心主血脉功能的正常发挥常须具备下列三个前提:

1. 循环系统的闭合及完整性 心脏与脉管形成一个闭合的环形系统。心将血液搏出,血液在脉管系统中运行,营养脏腑、四肢百骸后复归于心。从父母生殖之精相遇、诞生生命到生命终结,周而复始、循环往复。心脏自身的结构正常、脉管环形结构的完整及管道内壁的光滑、顺畅等至关重要。

2. 心脏自身的良好状态 心脏搏动从生命诞生到生命终结,一生无休。首先必须具备完整的结构。其次,心脏自身的营养与维护离不开血的滋养。而心脏搏动则来源于心气的推动。心脏的搏动随人的动静等对血液的需求而会有快慢等节律性变化。心脏除了依赖心血的滋养、心气的推动外,也依赖心神的调控。

3. 血液的充沛与良好质地 血液运行于脉管之中,籍心脏的搏动而周游并营养全身。血量适中、富含营养、黏稠有度、滑利畅达是血液循环应有的良好状态。不仅能达到营养的目的,还能减轻心脏负荷,提高心脏运行效率。

二、心主神明

心主神明,又称心主神志、心藏神。

心神的具体表现主要在精神状态、言语表达、睡眠、记忆与思维等诸多方面。

1. 精神状态 精神状态的表现是多方面的,如:神情、面色、眼神、肢体动作,以及语言、应答、人际交往等方面。是人体总的对外精神心理的交互状态。

2. 言语表达 舌内合于心、与心相通,故有"舌为心之苗"之说。言语表达的有序、有度、技巧及流畅程度等均与心神相关,亦有"言为心声"之说。

3. 睡眠 睡眠是人体安静、休息的状态,是与前述精神状态、言语表达等相对兴奋状态相互对立、相反相成的另一个生理层面。既能兴奋,也能抑制,才是神明有序、常态的功能状态。

4. 记忆与思维 依据法象理论,记忆与思维常归于与心的联系,但与脑、肾的关系更为密切。

三、生理特性

1. 欢喜恶惊 心宜喜而恶惊。心情愉悦则脉率和缓、律匀而整;惊则心慌气乱,脉率急促、律不齐平。喜则安眠;惊则失眠,或噩梦纷纭。

2. 动静适度 在一定范畴内,脉率随运动、工作、生活节奏等相应变化,过快、过缓均非所宜。快则气血逆乱;缓则气血不达。终皆影响主血、营养功能。

3. 血利忌瘀 心主血功能良好与否除心脏本身和脉管系统的良好支撑外,在很大程度上取决于血液的品质。血液过稀则精华不足、营养不济;过稠、黏滞则流行不畅、脉道瘀阻、灌注不良。

第二节 肝

肝位于胁下,藏血,主枢机。

一、肝主枢机

肝主枢机,是指肝脏具有参与调节机体情绪、消化功能、水液代谢、性功能、生殖、关节活动等诸多方面的作用。

1. 调节心理 肝主枢机最重要的就是对精神、心理和情绪的调节。肝为刚强之脏,赋禀直之性。惟肝藏血,肝体阴柔,能抑制肝脏刚烈之性。因此,正常状态下,精神、情绪、心理状态虽随体内及周遭环境影响而出现波动,但由于存在肝的调节,故总体平衡可控。若调节功能失常,过刚则易致动怒、暴躁;过柔则易生忧郁、焦虑、恐惧。

2. 协助消化 肝协助消化主要体现在两个方面:① 分泌胆汁。肝气之余输于胆而产生胆汁。胆汁有助于消化。② 调节脾胃气机。肝主枢机体现于消化系统,是指肝有调节脾胃气机的作用。胃气通降为顺,食物方能纳入、消磨;脾气宜升,消化吸收之水谷精华才能转输于肺并布散全身。因此,肝主枢机,保证气机畅达是胃的接纳、脾的消化、吸收、转运等功能的前提与保障。

3. 调节水液代谢 人体的水液代谢主要是肺、脾、肾等脏器主导。但水液从饮入、分泌清浊,到吸收、转运至不同的脏器发挥不同的作用,均有赖于各脏腑气机的升降、出入功能正常,与肝密切相关。《读医随笔》谓:"凡脏腑十二经之气化,皆必籍肝胆之气化以鼓舞之,始能调畅而不病。"《医原》亦谓:"气行水亦行。"《血证论》并谓:"水者气之子,气者水之母。气行则水行,气滞则水滞。"

4. 辅助生殖 虽然肾主生殖,但肝与生殖的关系至关密切,尤其是女性。因此,有"女子以肝为先天"之说。① 支配生殖器官:肝主筋,循少腹,络阴器。男子阴茎属筋,为肝所主,肝经布散于男子阴茎、子系(睾丸、附睾、精索等);女性的乳房、胞宫(子宫、卵巢、输卵管)亦为肝经所系。② 调节性功能:性功能的正常发挥除了性器官的完整性外,亢奋的情绪、良好的性欲及情感的互动等均有赖于肝的疏泄功能正常。《类经·藏象类》谓:"肝……强则好色,虚则妒阴,时憎女子。"③ 参与生殖:精、卵为肾所主,但精卵发生与成熟、排出调节却与肝密切相关。《格致余论·阳有余阴不足论》谓:"主闭藏者,肾也。司疏泄者,肝也。"

5. 疏利关节 关节由筋骨构成。骨为肾主,筋为肝主;然关节之用,主要取决于筋。肝不仅使筋生,而且筋之养亦有赖于肝血的濡润。因此,关节结构正常与否,尤其是运转是否灵便等与肝主筋功能正常与否直接相关。

二、肝藏血

肝藏血是指肝脏有调节血量的功能。运动或有需要时,血从肝出,由心加速搏出以供身体之需;睡眠等安静之时,需血量少,心跳趋缓,余血复归藏于肝。

三、生理特性

1. 体阴用阳　肝藏血,质重而静;肝主枢机,有刚劲、趋动特征。体静而用动,故称体阴用阳。藏血为肝柔基础,亦能抑制肝阳;肝动是枢机之常,也能使肝血藏而不瘀。体阴与用阳互相依存、互为制约。

2. 喜畅恶郁　肝主枢机除调节全身气机外,并对心理、情绪的调节至关重要。肝为刚性特征,宜开放、畅达,忌闭锁、郁滞。枢机通利则气血畅行、情绪安宁,诸脏腑气机平顺、畅达,饮食、水液代谢、性事等功能正常。但如肝血(阴)不足,不能制(肝)阳,并会出现肝阳上亢、肝火上炎等变象;若刚性不足,则忧郁、焦虑状况迭出。

3. 劳逸有度　肝主筋,司关节运动。关节活动有节,则利落而轻灵,不致劳伤。肾藏精而肝主施泄,藏而不泄则精不更新,缺乏活力;但施欲过度,亦戕害非常。

第三节　脾

脾居腹中。主消化吸收,化生水谷精气,为后天之本。

一、消化吸收

脾对食物有消化、吸收和转输营养的功能。

1. 消化食物　饮食、水谷经口入胃后,经过胃的腐熟、消磨作用,初步形成食糜。传于脾后,在脾气作用下,食物进一步腐熟、分解。并通过脾的分清泌浊、升腾气化功能,将水谷精微与糟粕予以分离。精华部分形成水谷精气、津液转输给肺,由肺布散于脏腑、组织、器官以供养周身;糟粕部分则下传而形成二便。

2. 生成后天之精　相对于禀受于父母的先天之精,通过摄入之饮食、水谷,经脾消化、吸收所生成的水谷精微被称为后天之精。后天之精不仅是脏腑、组织、器官等营养、生命活动所必需,而且也是供养、补充先天之精,维系先天之精品质的主要来源。

二、转运输送

脾不仅是后天之精的生成器官,而且也是水谷精气和水液的转运中枢。

1. 精气转输　从饮食中生成的后天之精,借助脾气主升的特性,上输于肺,由肺布施于诸脏。

2. 水液代谢　饮食中的水液经脾吸收,分清泌浊后形成津液和浊液。津液随脾气升腾于肺,借肺布津液于脏腑、组织、器官,营养四肢百骸。津并可出入于脉。浊液下走于大小肠,液者经小肠、膀胱而生成尿;滓则归于大肠形成粪。

三、生血统血

1. 生血 血乃津与营气化生。而津与营气皆为脾消化吸收水谷精微所化生。津,行于脉外,濡养周身,入于脉中与营气合,则化赤而为血。此为血液生成的主要来源与途径。此外,肾精亦能化生血液。然肾精亦须后天之精不断供养与补充方致不竭。因此,精血互化之血实质亦与脾相关。《景岳全书》谓:血"源源而来,生化于脾"。

2. 统血 脾统血是指脾气有裹摄、约束血液运行于脉道中的功能。脾统血在形成无形脉道、维持血液循环正常功能方面与完整、环形闭合的有形脉道系统一样不可或缺。脾统血功能正常则血行有序,不致溢出脉外产生出血。《金匮翼》谓:"脾统血,脾虚则不能摄血;脾化血,脾虚则不能运化,是皆血无所主,因而脱陷妄行。"

四、脾主肌肉

依据法象理论,肌肉与脾及消化系统功能密切相关。脾所化生之后天水谷之精是肌肉营养的重要来源。后天之精充沛则肌肉健壮有力。此外,维持肌肉良好的功能状态并与保持肌肉适度的运动密切相关。

五、生理特性

1. 喜燥恶湿 喜燥恶湿是指脾在生存与运作环境方面的一种适应性喜好。过分潮湿的内外环境不仅影响脾主运化、转输等功能的发挥,而且会损及脾脏自身及整个消化系统功能,生湿、聚湿生痰继而产生相应病理改变。

2. 升清举陷 脾虽有分清泌浊、引导浊物下行的功能。但无论是水谷之精、津液、中气等的转运和输送则都是呈现向上的趋势。故有"脾主升清"之说。而且,由于脾气的升提特性,不仅表现为言语有力、呼吸平稳等中(脾)气充足之势,同时也借以脾气的升提作用,升举、保持着脏腑、组织、器官等在机体中的正常生理位置,避免因脾气虚弱导致肌肉菲薄、无力等导致脏腑、组织、器官的下陷或脱垂。

3. 居中承运 脾主消化,从生命之始至生命之终,运化不休。其前承饮食水谷经胃充分消磨、熟腐之食糜。后则有赖于肺为之转输生成之水谷之精气、津液。因脾居于中,故与胃合称为中或中焦。然枢机虽在于脾,但亦须胃、肺、肝合力运作方能完成对水谷精微的生成、转输与布散。

第四节　肺

肺位于胸中。司呼吸,主一身之气。朝百脉,助心主血。

一、司呼吸

呼吸是肺最主要的功能。肺通过口鼻将自然之清气吸入,并将身体代谢产生之浊气排出。正如《医宗必读·改正内景脏腑图》所谓:"肺……虚如蜂窝,下无透窍,吸之则满,呼之则虚,一呼一吸,消息自然。司清浊之运化,为人身之橐籥。"

二、肺主一身之气

肺主一身之气有两个层面含义:其一,肺从自然界源源不断吸入清气以维系生命活动而不可或缺。其二,吸入之清气与脾生成并上输之水谷精气相合,形成营养全身的精气(中气、卫气、营气、脏腑之气等)。精气对保持和修复脏腑、组织、器官的结构完整,营养并激发脏腑、组织、器官的功能,维持机体的新陈代谢、保持生命健康等皆至关重要、命运攸关。因此,无论是肺从自然吸入的清气还是与脾水谷精气合成之精气,对于生命而言,有气则生,无气则亡。《素问·五脏生成论》谓:"诸气者,皆属于肺。"《医门法律·明胸中大气之法》亦谓:"肺主一身之气"。

三、肺朝百脉,助心主血

百脉汇于肺而归于心,肺是脉道闭环结构完整的重要节段,也是心主血的基础与前提之一。因此,称肺为心的"相傅之官"。肺主气,特别是与脾水谷精气合成之营气能生成血液,血液并能滋养心脏,保障心脏有力推动血液在脉道中循环往复、运营无休而营养脏腑、组织和器官,维持生命活动。《素问·经脉别论》谓:"食气入胃,浊气归心,淫精于脉,脉气流经,经气归于肺,肺朝百脉,输精于皮毛。"

四、生理特性

1. 清虚娇嫩　肺居胸中,其位在上,脏体空虚而娇嫩。性喜温润,不耐寒热。因此,较易受外界及内生寒、热、燥、痰等邪气伤害而致病。《临证指南医案·卷四》有谓:"其性恶寒、恶热、恶燥、恶湿,最畏火、风。邪著则失其清肃之令,遂痹塞不通爽矣。"

2. 宣扬肃降　肺虽位居于上,但由于司呼吸的功能与特性,在气机升降和水液代谢作用上有着升与降两种不同的运动方式。

(1)宣发与张扬:肺的宣发与张扬特性主要体现在对营养物质的布施上。津液通过肺的洒陈,可以似雾露般滋润全身;卫气通过肺的宣发而布散于体表与脏腑周围,起温煦和护卫作用。此外,卫气的宣发作用,并能及时将从口鼻、皮毛而入之轻微邪气从皮毛借寒战、出汗等方式发散出去,以防止外感病症发生。《医学实在易》有谓:"气通于肺脏,凡脏腑经络之气,皆肺气之所宣。"

(2)清肃与通降:肺的清肃与通降特性是与宣发与张扬特性相反相成的另一方面。肺居高位,气以下降为顺,水以渗下为利,血以疾行为健。无论是气、血、津液,在肺布散、通调、相傅之后,皆以旁散、下趋、畅利为上。若肺气上逆则易生呛咳;水液积滞则水肿由生;血液瘀滞,流行不畅,则易致脉痹、胸痹诸疾。《血证论·肿胀》谓:"肺为水之上源,肺气行则水行。"《类经·脏象类》谓:"肺主气,气调则营卫脏腑无所不治。"

第五节　肾

肾居腰部,脊柱两侧,左右各一。肾为先天之本。肾主水,主生殖,藏精。肾主骨,添髓益脑。

一、肾为先天之本

肾为先天之本有两层涵义:一是强调每个人的许多生命特征,诸如:身高、体型、肤色、五官表型、体质特性、声音、易患疾病、寿命等都带有明显的父母遗传特征；二是精卵结合产生新生命后，脏腑、组织、器官的生成只是依肾之先天信息特征的复制过程而已，而执行或表达这种特征的物质与能力皆禀赋于先天之精。

二、主水

肾主水是指肾脏是体内水液代谢的主要器官。主要体现在肾对水液代谢的终极出口起决定性的调控作用。肾通过气化作用对脾分清泌浊后转输给小肠的浊液再次升清降浊，清者升腾而上、传于脾，脾升清而转输于肺、布施全身；浊者下输膀胱并通过膀胱开阖功能将尿排出体外。诚然，在脾分清泌浊、升腾转输，肺布津、肃降的过程中，脾、肺功能的正常发挥是必须的，但也离不开肾气的温煦与推动作用。因此，在水液代谢过程中，其标在肺，其制在脾，其本在肾。

三、主生殖

肾主生殖是指肾在性功能、生殖繁衍过程中起着决定性作用。

1. 生殖器官　生殖器官的形态、结构、功能是否正常主要取决于先天之精的禀赋与遗传。出生后，由肾精所供养。后天之精虽对肾所藏先天之精有供养、补充作用，但对生殖器官的结构与功能影响仍由肾中所藏之肾精所主宰。

2. 性事能力　男女青春期时，肾精丰、天癸至，启动性事功能。从青春期到老年期，天癸由至、盛，到衰，一是缘于人体性生理自然规律，二也是受肾精所支配。肾精的充盈与否及后天之精充养状况，以及是否过于耗损、戕伤等密切有关。故有谓："肾……伎巧出焉。"

3. 精卵　精子和卵子的产生与排出是男女性成熟的主要标志。藏匿于肾的先天生殖之精在后天之精的供养下，渐盛渐丰，生精育卵，天癸至而触发排泄之机。诚然，精卵之常，亦受后天水谷之精、肝血等物质滋育及肝气枢机调节之影响。

4. 生殖繁衍　生殖繁衍功能通常应具备四个要素：一是生殖器官的结构完整性；二是良好的性事能力；三是正常形态与功能的精与卵；四是女性卵子排出的时机（古称"的候"）的交媾活动。诚然，也有一定的运气成分。而这四个要素均主要系于肾精充盈、肾气旺盛。

四、藏精

肾所藏之精统称肾精。但有先天之精和狭义肾精两个层面的涵义。一是先天之精，是指肾藏有禀受于父母的先天之精。先天之精的主要职能：① 保留父母的遗传信息，在胚胎孕育时复制出差异不大的子辈个体。② 导引生命在周期内遵循父母的遗传特性成长和衰老。③ 维持性功能与生殖功能。④ 在脏腑、组织、器官等结构、形态损伤且无法自复时提供肾精所具备之先天禀赋修复能力帮助其修复损伤。二是狭义肾精，亦即是肾中所藏之后天之肾精。不同于先天生殖之精的肾精是肾脏在结构完整及功能正常时所产生的精气，后天之精与其他脏腑所生之精同类。由于狭义肾精的特殊支配地位，因此，平时脏腑功能正常时盈余之精常奉养（类似于进贡）于肾；而在其他脏腑屡弱甚至是衰竭之时，狭义肾精将给予救助。古人谓"穷必及肾"（是指其他脏腑在病症严重、衰竭之时肾精回馈救援而致自身衰弱）。狭义肾精受先天之精激发而发生、维系肾脏的功能活动，并受水谷之精的供养而敷用一生。

五、肾主骨，添髓益脑

1. 肾主骨　肾主骨有两层涵义：一是骨由肾气所生成；二是骨的滋养有赖于肾气、肾精。齿乃骨之余，因此，牙齿的生成、养护亦与肾气、肾精密切相关。骨之长短（身高）、牙齿之排列状况等均与先天禀赋有关。青壮年时期骨坚、齿健（全）也是肾气、肾精盈满的标志。进入中老年阶段后，骨质疏松、脆弱，牙齿松动、脱落等亦是肾气渐弱的具体表现。

2. 添髓益脑　髓附于骨,亦由肾气、肾精所生。髓满则骨得其滋,健壮、支撑有力;髓消则骨弱、萎软,支撑无力,甚至骨枯、齿落。脑,外为骨裹,其中充髓。故有谓:"脑为髓之海。"脑髓充满,不仅能滋其外廓以养骨,而且内能益脑、生智。若肾气、肾精匮乏,脑髓不足,则神情钝滞、智慧缺乏、记忆力衰退,甚至脑神混乱、意识不清。

六、生理特性

1. 本元之司　肾在人体脏腑中处于至高无上的地位,是其他脏腑的本元之司。

2. 结构之基元　在精卵相遇、结合之初,寄寓父母先天禀赋信息之精便藏匿于肾。因此,在人体脏腑、组织、器官等结构的成型、完善过程中便依赖于此"模板"。因此,身高、形态、肤色等诸多特征常不致被僭越,这便是遗传。

3. 功能之源泉　在脏腑、组织、器官形成之后,各个功能的启动与发生也是缘于肾气的激发。换言之,肾脏是身体一切机能活动的原动力与启动者。

4. 衰竭之复旧　在整个生命周期中,生命的存续也是以脏腑、组织与器官的耗损为代价的,同时还需面对疾病及其他的伤害。在正常情况下,脏腑、组织、器官都有一定的自我修复能力。即在后天之精的供养及各系统其他脏腑的协助下,对自身功能的障碍及一定程度的形态损伤能在一定的范围和时间内得以修复。但当这种损伤和衰弱状态超过脏腑、组织、器官自身及系统的修复能力时则最终须动用肾的精气储备,修复其形态、恢复其功能。诚然,若受损脏腑、组织、器官的结构损伤、功能衰竭难以恢复;抑或肾脏自身业已受损,甚至衰竭,则脏腑、组织、器官及系统结构乃至生命将油尽灯灭、归于终结。

5. 潜藏蛰伏　肾主水,主生殖是其动的一面。通过肾精、肾气的滋养、激发,产生肾的功能运动,完成水液代谢、性及生殖繁衍功能。而对于肾中所藏之精气而言则基本上处于潜藏、蛰伏状态。静为养,动则耗。除应对及时之需外,自身的静谧状态加之后天之精的不断供养,才能永葆先天之精不致匮乏而相伴生命走向寿域。

第六节　胃

胃居腹中、膈之下,又称胃脘。上为贲门,连于食道,分称上脘;下为幽门,连结小肠,分称下脘;上下之间名胃体,分称中脘。胃主受纳、腐熟食物,协助脾行消化吸收功能。

一、主受纳

饮食物经口而入,通过食道到达胃部,以满足人体食欲及日常生理需要。碳水化合物、脂肪、蛋白质、纤维素、维生素、微量元素、水等人体必需的营养物质均通过口,经过食道而聚集于胃。故又称胃为"太仓""水谷之海"。胃的结构与功能正常方能有食欲(胃口),才能接纳食物并获得欣快和满足感。

二、熟腐食物

食物入胃后,在胃气熏蒸、沤制以及胃体消磨之下,进入腐熟、糜化过程。食物充分混匀、制糜后转输于小肠(脾)是保证脾为主消化吸收功能的前提与必需过程。

三、生理特性

1. **通降为顺** 胃处于腹之上位,食物进入胃中,经过腐熟、制糜后,传递于小肠,脾再予以分清泌浊、消化吸收。食入则胃实而肠虚,糜下则胃虚而肠实。更实更虚,周而复始,循环往复。与脾共同完成消化吸收功能。若皆实则壅塞不通,无以运化;皆虚则食物、营养匮乏,体无以养。《素问·五脏别论》谓:"水谷入口,则胃实而肠虚;食下,则肠实而胃虚。"《灵枢·平人绝谷》亦谓:"胃满则肠虚,肠满则胃虚,更虚更满,故气得上下。"

2. **喜润恶燥** 胃为食物受纳之所,食入、容纳为其始,腐熟、糜化方是目的。胃动(磨)、热(腐)是生理之常,无动、无热,则食物呆滞、僵而不腐、难化。然而,热甚则易耗液、生燥,不利于食物沤、烂、腐熟过程。因此,胃在动、热之生理过程中,需保持一个良好的湿润、蒸腾、氤氲的工作状态与环境氛围。故胃生理习性喜润而恶燥。

第七节　胆

胆附于肝,位于胁下。贮藏与排泄胆汁,协同肝脏调理枢机。

胆附于肝并与之相通,肝之余气化生胆汁,输、贮于胆。胆汁是肝气化生之精华物质,有助消化之力。古有将胆称为"中精之腑""清净之腑"和"中清之腑"者。

一、贮藏与排泄胆汁

由肝生成的胆汁贮藏于胆:藏时静谧,泄时动作。在熟腐、消化食物过程中,胆接受肝之枢机调节而按需排泄胆汁与食糜相混,帮助消化食物、析出水谷之精,并由小肠(脾)分清泌浊、吸收转运。《脉经》谓:"肝之余气,泄于胆,聚而成精"为胆汁。《难经正义》亦谓:胆汁"感肝木之气化而成,人食后小肠饱满,肠头上逼胆囊,使其汁流入小肠之中,以融化食物,而利传渣滓。若胆汁不足,则精粗不分,粪色白洁而无黄。"

二、协调枢机

肝胆相附,主仆隶属,脏气相通。因此,在枢机调节上,胆亦随肝而动。一方面,气机开阖管理胆汁贮藏与排泄。另一方面,肝胆协调,疏泄正常,则性格、情绪呈开放、自然、愉悦状态,并对消化吸收、血液循环、水液代谢、性与生殖等功能调节良好、有序,行为决断畅达。《类经·脏象类》谓:"胆附于肝,相为表里,肝气虽强,非胆不断。肝胆相济,勇敢乃成。"

三、生理特性

1. **藏泄有度** 胆接受肝产生的胆汁而贮藏之。藏是形式,用是目的。藏则为闭,泄则为开。胆之开阖,胆汁贮、泄是肝(胆)对消化系统调控机制的重要环节。胆汁品质,孰贮孰泄,主要取决于肝。胆得令配合、施行而已。

2. **法度中正** 中正即不偏不倚之谓。首先,胆气似肝,既不能过亢,亦不能过抑。否则,易生怒、生郁。其次,是藏匿与排泄有度,适需而施。肝(胆)气郁结、胆道不畅,藏而不(艰)泄,易瘀而混浊,失却清精之性,且易煎熬成石;胆失所贮(如手术摘除)、调节不能、排泄无序,则易消化不良,营养缺失。此外,胆性随肝,有喜升、舒畅之性,但亦有自身宁谧寂静特点。若胆失宁静,则可见虚烦不眠、呕苦、惊悸等病症表现。

第八节　膀　胱

膀胱位于小腹正中,上承于肾,下通尿窍。膀胱又称脬、尿胞。储尿并司排泄。

一、储尿

水液代谢过程中,脾分清泌浊后将浊液由小肠下输于肾,肾再度分清泌浊后将浊液归于膀胱形成尿。《诸病源候论·膀胱病候》谓:"津液之余者,入胞脬则为小便。""小便者,水液之余也。"

二、排尿

尿虽藏于膀胱,但膀胱开阖、排尿却由肾所掌控。膀胱中有一定容量尿液时,肾气鼓动、气化膀胱后,开启尿窍,小便排出体外。《笔花医镜》谓:"膀胱者,州都之官,津液藏焉,气化则能出矣。然肾气足则化,肾气不足则不化。入气不化,则水归大肠而为泄泻。出气不化,则闭塞下焦而为癃肿。小便之利,膀胱主之,实肾气主之也。"此外,"一定容量"的感觉在病症中并受心(脑)神明、肝(胆)情志干扰,可"虚报"而出现"尿频";钝而不报则过蓄而为"潴留"。

三、生理特性

藏泄有节。膀胱所藏所泄均为尿。所藏来源于脾水液代谢所产生之浊液,其质其量均有一定之规。饮水量正常,则小便淡黄、无浊;如饮水量少、出汗多,则小便浓缩、色黄赤,日久甚能煎熬积砂、成石。排泄则除了膀胱自身的开阖功能外,主要受肾气鼓动和气化调节。肾气鼓动无力则潴留,肾气约束不能则余沥不尽甚或遗尿。此外,在肾气鼓动、气化主导调节外,膀胱自身的开阖功能且与中(脾)气有关,中气足则排尿有力、畅达;中气不足则排尿无力,甚或滴沥不尽。而尿意感知能力且与心、脑、肝等神明、情志表达功能有关。《素问·宣明五气篇》有谓:"膀胱不利为癃,不约为遗尿。"

第九节　小　肠

小肠位居于腹中,上接幽门,下出阑门连于大肠。受盛胃之下传食糜,替脾行消化吸收之职。

一、受盛食糜

食物经胃腐熟、消磨形成食糜之后,经幽门下传于小肠。在小肠内适度留滞,再糜化、细化。

二、消化吸收

小肠替脾行权,司消化吸收之职。食物在小肠留滞过程中,得以进一步糜化、分解,使精华与糟粕逐步分离、层析。最终,水谷精气呈奉于脾,由脾上输于肺;渣滓则下传于大肠。

三、生理特性

1. 承上启下　小肠是消化系统的重要组成部分,上承胃所初步熟腐的食糜,下传于大肠者几为食物糟粕。无上承则物无以下,无下传则物阻无以通。

2. 分清泌浊　食物经过胃的初步腐熟、消磨后所形成的食糜,尚不足以达到精华与渣滓分离、被人体能吸收利用的程度。因此,胃之食糜传输到小肠后,需在小肠内适度留滞,以便进一步糜化、分解、层析后,使其精华与糟粕完全分离,便于吸收。食物在小肠内进一步糜化、分解、清(水谷精华)浊(食物糟粕)分离、水谷精华被吸收、转输的过程被称为"分清泌浊"或"消化吸收"。毋庸置疑的是:脾是分清泌浊、消化吸收的主导脏腑,是消化系统的统帅。小肠只是其消化系统组成的重要一员,具体司职进一步糜化、分解、层析食物的功能,是具体实施分清泌浊的责任器官,须在脾气供养、温煦,以及统一健运下才能发挥小肠的分清泌浊、消化吸收功能。因此,小肠抑或是脾具有分清泌浊、消化吸收功能的理解和表述都是正确的,只是主次不同、表述角度差异而已。《类经·脏象类》谓:"小肠居胃之下,受盛胃中水谷而分清浊,水液由此而渗入前,糟粕由此而归于后,脾气化而上升,小肠化而下降,故曰化物出焉。"《医原》有谓:"人纳水谷,脾化精微之气以上升,小肠化糟粕传于大肠而下降。"

第十节　大　肠

大肠位居腹中,上从阑门接小肠,下接肛门(亦称魄门)出体外。主传化糟粕、吸收水液。

一、传化糟粕

传化糟粕是指食物经过脾(小肠)分清泌浊后,将食物渣滓下传于大肠,形成大便并排出体外。故又称大肠为"传导之官"。

二、吸收水液

传导至大肠的食物糟粕仍是糜化后的糊状质地,在形成大便过程中,从糊状到条状(成形),需将其中的水液析出并加以重吸收利用。大肠将水液吸收后转输于脾,经脾分清泌浊后,清者(津液)上输于肺,由肺布散于全身。浊者归于肾,在肾主水、气化、蒸腾作用下,清者升腾、利用,浊者下归膀胱、生成尿液。《脾胃论》中"大肠小肠五脏皆属于胃,胃虚则俱病论"谓:"大肠主津,小肠主液,大肠、小肠受胃之荣气,乃能行津液于上焦,灌溉皮肤,充实腠理。"

三、生理特性

1. 循律通降　饮食经过消化吸收后,最终将糟粕形成大便后排出体外。不同的人群有不同的饮食和排便习惯,一日1～2次大便,抑或是2～3日一次大便,并无所苦者则亦当视为正常。而"便意"通常是大便形成且有一定粪量的信号,常不能忽视,否则排便规律以及大便质地会被影响。而便意频仍,抑或钝而不报则与小便"尿意"机理一样,并受脾(中)气虚弱,升提、固摄功能不佳,以及心(脑)神明、肝(胆)情志等因素所扰,出现"虚报"而便意频仍;钝而不报,延久而秘结。

2. 荣枯有度　食物的种类、品质,以及摄入量因人而异,对大便的形成有所影响,但在大肠吸收水分功能正常,以及饮水及排便习惯相应调整下,基本上能保持大便质地荣枯适度,不至于过稀(不成形),亦不至于秘结。但如果在饮食结构、排便习惯(如出差等)改变明显情况下,即便出现短暂、一过性大便质地改变也属常态。

第十一节 精 宫

精宫男女有别,然均由内外生殖器官构成。外生殖器官主要行交媾之职,内生殖器官主要行生殖之能。《中西汇通医经精义》谓:"女子之胞,男子为精室,乃血气交会,化精成胎之所,最为紧要。"

一、精室

男性多称之为精室。阴茎为性交器官,尿道亦从中通过。睾丸、附睾、前列腺、精囊腺等则多与精子的生成、成熟与授精有关。《血证论》谓:"男子之胞,一名精室,乃藏精之处。"

二、胞宫

女性习称为胞宫。阴道为性交器官。子宫、输卵管、卵巢等则与卵子的发生、成熟、受精、着床有关。《景岳全书·妇人规》中引朱丹溪谓:"阴阳交媾,胎孕乃凝,所藏之处,名曰子宫,一系在下,上有两歧,中分为二,形如合钵,一达于左,一达于右。"

三、性事功能

首先,性事功能首先取决于性器官的完整性。其次,在生长发育过程中,青春期肾气充实,天癸至,方能激活男女性事能力。再次,性欲的发生,男性阴茎持续、良好勃起;女性阴道的充分准备,以及性事活动中双方的积极互动、协调等亦是正常性生活的重要内涵。此外,除肾的主导外,心、肝等神志、情绪的适度兴奋与调节状态也是至关重要的。故朱丹溪有谓:"主闭藏者,肾也;司疏泄者,肝也。二脏皆有相火,而其系上属于心。"

四、生殖功能

生殖是人类繁衍的遗传属性。禀赋于父母的先天之精藏匿于肾。出生后,受水谷等后天之精充填与供养,得以渐长渐丰。青春期时,肾气盛,天癸至。精子与卵子渐次成熟、排泄。若男女交媾、的候相遇、精卵结合,则能孕育新的生命而行生殖、繁衍功能。依据法象理论,生殖犹如种植,不仅需要良好的种子,而且,土地、阳光、水、空气、肥料等均不可或缺。相对应于人体,影响精子、卵子的诸因素,如肾精(先天之精)、脾精(后天之精)、肝血等精微物质的丰沛,良好的性功能(心、肝、神志、情欲状态),以及精卵结合后着床时需要的胞宫结构与孵化功能正常以及妊娠十月的供养与维持,犹若一个浩繁的系统工程,物质与功能皆缺一不可。

第十二节 脑 髓

脑位颅中,下部与髓相接。

一、脑

脑与颅骨合体称为头,功能藏元神,主意识、思维、记忆与运动。

1. 藏元神 元神禀赋于父母,与生俱来,藏于脑。人是形神结合体。脏腑、组织、器官及四肢百骸所结构而成的是躯体之形;而躯体出现生命活动(精神、意识、思维、语言、运动、代谢等)则为元神所驱动。因此,常用形神兼备来形容人体的正常生命状态。《武术汇宗》有谓:"先天神,元神也。"《本草纲目》亦谓:"脑为元神之府。"

2. 主意识、思维与记忆 脑主意识、思维与记忆,是指人的精神意识、思维与记忆活动均与脑密切相关,受其主导。人的一切精神、意识、思维、情感、记忆等活动都是客观外界事物反映于脑的结果。而诸功能正常不仅受制于脑的元神支配,而且需肾精的不断充填和供养,使脑髓盈满、功能正常。《医林改错》谓:"灵性记忆不在心而在脑,……所以小儿无记性者,脑髓未满。高年无记性者,脑髓渐空。"《类证治裁》亦谓:"脑为元神府,精髓之海,实记忆所凭也。"然而,人是一个有机的整体,脑的营养物质也依赖于后天水谷之精的不断补充。在功能协调上亦与心主神明、肝主枢机等密切相关。

3. 脑主聪慧,司运动 聪慧即聪明且有智慧,是精神意识、思维活动对外界事物敏捷、逻辑正常的反应。聪明程度与父母禀赋之先天之精有关,也与教育、领悟及后天供养密切相关。脑主运动是说明肢体虽是运动主体,但由脑髓所统领。《医学原始》有谓:"脑颅居百体之首,为五官四司所赖,以摄百肢,为运动知觉之德。"

二、髓

髓位于脊椎之中,上始于颅,下达尾骶。主充脑、养骨。脑与髓合称为脑髓。《医学入门·天地人物气候相应图》谓:"脑者髓之海,诸髓皆属于脑,故上至脑,下至尾骶,髓则肾主之。"

髓主充脑、养骨:髓为肾精所化,充脑而补其日常所耗。髓在骨中,对骨有营养、滋润之功,葆其坚韧、不疏不脆。《中西汇通医经义》谓:"盖髓者,肾精所生,精足则髓足;髓在骨内,髓足则骨强,所以能作强而才力过人也。"《医述》引《医参》亦谓:"脑为髓海……髓本精生,下通督脉,命火温养,则髓益之。"

三、生理特性

1. 性喜冷静 脑为元神之府,从寒温、动静而言,喜凉、喜冷,喜安静。凉(冷)、静则神安、沉着,精神、意识、思维等活动有条不紊,应对正确。过热则易头晕、昏瞀,精神、意识、思维等活动精力难以集中,错误迭出。

2. 空灵无瑕 脑为元神之府,为髓所充满。空灵无瑕意指物质上脑中仅髓能容;功能上清静为本,难容胡思乱想。因此,即便是气血过旺、升腾冲动亦能干扰元神,出现头晕、头痛、眩晕、耳鸣等症。更莫论痰、瘀、水、火(热)等邪气并走于上,导致出血、瘀滞、痰凝、水肿等占据清位、扰乱元神之变。精神、意识、思维、语言、运动等脑的功能必随之出现障碍,甚至不能维系生命活动的基本功能而导致死亡。

第七章 系统

系统是中医自身独特的,以心肝脾肺肾等主要脏器为中心,以呼吸、消化、循环、免疫、泌尿、生殖、感官、运动等功能体系为架构所形成的理论体系。源于脏象学说。人体的器官在生理活动中,参与不同的系统而运作。各个系统并由两大层面构成:一是组织体系,一是调控体系。

第一节 呼吸系统

呼吸是人体营养精气产生、运营和交换的生理过程,而不仅仅是人体与外界空气的交换。呼吸系统包括口、鼻、喉、肺等,肺是主要脏腑,并受肾的参与与调控。

一、呼吸过程

1. 气的来源 肺主气所提供给脏腑、组织、器官的营养之气由三部分合成。即肺吸入的新鲜空气,脾消化吸收生成的水谷精气和肾精所化生之气。

(1) 新鲜空气吸入:通过口鼻、咽喉等器官入口,肺从外吸入新鲜空气。肺的结构与功能决定大气进入人体时的呼吸频度和吸入量。口鼻咽喉结构正常、通道顺畅是新鲜空气进入肺脏的前提和基础。此外,口鼻咽喉并能对进入肺的空气预先有调温、湿润、缓冲和滤过等作用。

(2) 水谷精气的汇入:食物经口入胃,经胃、小肠、胆的作用形成食糜,再由小肠(脾)分清泌浊、析出水谷精华之气。水谷精气转输于脾,由脾上输于肺与吸入之新鲜空气混合。

(3) 肾精化气:肾精化生之气在所形成的肺主气(供养生命之需的营养之气)中占比并不高,但作用非常。其一,肾气的受纳作用是呼吸功能正常的根本;其二,肺吸入新鲜空气,脾化生水谷精气的动力均源于肾气。因此,在肺、脾功能正常时肾精化气作用并非必须。但当肺、脾功能相对不足时,则常启动肾精化气功能,借以激发肺、脾功能。此即古人尝谓:"穷必及肾。"

2. 吸入呼出 新鲜空气从口鼻吸入,经气道而进入肺脏。经过气体交换后,再由肺从气管呼出,这个过程又称之为呼吸吐纳。古人谓肺似"橐龠"(风箱的意思)。

3. 气的布散与交换

(1) 气的布散:新鲜空气、水谷精气、肾气汇合于肺所形成的精气经肺布散于脏腑、组织、器官,并形成生理作用各异的脏腑之气、卫气、营气等。诸气虽有各自的特点与运行规律,但营养脏腑、组织、器官,维护结构完整以及激发其功能等作用则同。

（2）气的交换：气的交换活动在肺体现为呼与吸。肺吸入的新鲜空气既是人体营养之气的重要组成部分，更是水谷精气、肾精所化之精气由肺布散周身的载体。同时，也是脏腑、组织、器官代谢后所形成废气转运回肺并呼出体外的载体。因此，气的交换过程也是维持人体生命活动，新陈代谢的运动形式之一。

二、系统调控

1. 肺的宣肃　肺具有宣发与肃降的生理功能。宣发功能主要体现在肺由内向外、布散肺气的生理特性；肺的位置较高，有华盖之称。因此，肺向下布散肺气，以及在水液代谢过程中将津液向下布施便体现出肃降的生理特性。而呼与吸也是宣发和肃降的一种特殊表现形式。

2. 肾主纳气　肾主纳气是指肾在呼吸运动中具有导引、维持呼吸平稳、深浅适度的作用，不致出现呼吸平浅、低效状态。呼吸不仅要求有新鲜空气的正常吸入，关键且在于要在肺中适度停留，吸缓、呼缓，能充分完成清浊之气交换。依据法象理论，呼吸平浅、短促若水面漂萍者谓之无根；而呼吸和缓而略深者称之有根。并认定这种将吸入之气向下（丹田）导引、归纳的作用是肾的纳气功能。故称之为"肾主纳气。"

三、临床要点

1. 生理标志　正常人在安静时呼吸呈平稳而均匀的呼吸状态，每分钟呼吸频率约为12～18次。小儿较快，老人较慢。呼吸顺畅，鼻、（咽）喉无不适，无咳、无喘、无痰。

2. 病理特征　呼吸系统病症的主要临床特征为呼吸困难。呼吸困难可表现为主观上有空气不足或呼吸费力的感觉，如鼻塞、喉紧、咳嗽、喘息等。从发作特点上可分为急性呼吸困难和慢性呼吸困难；从发生的原因可分为外源性和内源性呼吸困难。

（1）急性呼吸困难：引起急性呼吸困难的病症有呼吸系统病症及非呼吸系统病症两大类。

① 呼吸系统病症：突然发生且较为严重的喘息状态常是禀赋异常，对食物、气体等发生过敏反应所致。持续且渐次加重的呼吸困难状态也见于外感寒、热、燥等病邪以及内生痰热、痰浊、积液等引起的咳嗽、哮喘、积水、胸（胁）痛等。

② 非呼吸系统病症：对于非呼吸系统病症出现的呼吸困难应引起足够重视，不能囿于呼吸困难而局限于呼吸系统内找寻病因。诸如发生于心脏、分娩后、肾脏等病症者，以及气管异物（幼儿与老人多见）等。

（2）慢性呼吸困难：慢性呼吸困难多见于呼吸系统自身病症，尤其是肺脏本身的病症。即便是由于其他系统病症所并发，但呼吸系统本身多存在结构与功能性病理基础。

① 外源性呼吸困难：由于呼吸系统的开放性特征，在机体免疫能力相对低下或外邪相对较强的前提下，风、寒、燥、热等外邪从口鼻而入，侵袭呼吸系统而发生鼻塞、流涕、咽痒（痛）、咳嗽、哮喘、痰多、胸痛等病症而引发慢性呼吸困难。

② 内源性呼吸困难：相对于外邪感染，内生痰浊、痰热、燥、火、积水、瘀血等侵扰以肺为主的呼吸系统也会引起慢性呼吸困难。此外，肺失濡养、温煦等引起肺脏为主的呼吸系统结构异常与功能障碍亦会引起慢性呼吸困难。

四、保养宜忌

1. 环境因素　肺为娇脏，不耐寒热。因此，日常工作、生活应尽可能避免暴露在过寒、过热、过燥、高粉尘等恶劣环境中。

2. 过敏源　对于已知过敏源者,要避免接触,如一旦误触,应及时处理,以防不测。过敏体质者,应注意调节饮食结构与改善环境空气质量,维护肺及呼吸系统的结构与功能。

3. 日常起居　在空气质量良好的环境下,通过深呼吸训练可提高系统功能、增强抵御外邪的能力。平时注意以常温水清洗鼻腔不仅能清除尘垢,并能提高对外界空气的适应(减轻过敏反应)能力。饮食清淡、凉润且富含营养,忌食过寒、过热、辛辣、煎炸类食物,防止痰浊(热)内生。

第二节　消化系统

消化是一个围绕食物的摄入、消化吸收,到渣滓排泄的生理过程。消化系统主要由口、咽、脾、胃、胆、大小肠、魄(肛)门等主要脏腑、器官组成。消化功能由脾所主导,在机能调节方面并受心、脑、肝、肾等脏腑的调控。

一、消化过程

1. 食物的摄入　食物主要包括碳水化合物、脂肪、蛋白质、维生素、纤维素、微量元素和水等,经口进入人体,有形食物经牙齿咀嚼后通过食管到达胃中。

2. 食物的消化　食物进入胃中,经过沤制、消磨、腐熟,形成食糜,传输于小肠。食糜在小肠中与胆汁混合,并在小肠中进一步得到糜化、分解和层析,变成更为细腻的食糜,为食物中精华与糟粕的分离做好充分准备。

3. 食物的吸收　小肠(脾)将细化后的食糜予以分清泌浊。将其中的清(精华部分)者吸收、转运给脾,由脾升提转输给肺,并由后者布散以供全身营养之需。

4. 渣滓的排泄　小肠将浊(糟粕部分)者下输给大肠。大肠吸收其中的水液,并在脾、肾的温运、气化、升腾作用下,将水液重新利用,浊滓逐渐析干后生成大便,并规律性地、以软硬适中状态从魄(肛)门排出体外。

二、系统调控

消化系统正常运转,不仅需要消化系统自身结构与功能正常,并须有一个良好的机体康健状态。

1. 心脑主宰　心脑所主者精神、意识。心脑功能正常,神清志明,方知饥知饿,有所食欲。

2. 肝主枢机　肝不仅参与情绪的调节,更是机体气机的主要调节者。对消化系统功能的枢机调节作用主要体现在三个方面:

(1)胃降:食物进入胃后,气机主降,食糜才能得以顺利传输小肠。如肝气不疏,胃失和降,轻则胃胀、脘痞,甚则嗳气、呃逆、泛酸、呕吐等胃逆种种。

(2)脾升:脾气主升,水谷精华才能上输于肺,并借肺布散功能而营养全身。如肝强脾弱,脾失健运,分清不能则清浊相混,营养不良。常表现为腹胀、飧泄等病症。

(3)胆泄:胆为肝属,不仅承肝之余气化生胆汁,而且,胆汁藏泄亦为肝之所主。肝气疏泄正常,则胆汁藏泄有序,运行无碍,有助消化、吸收。若胆失藏泄,则胆汁郁滞、瘀结生石;或胆汁泛溢、横流,致生黄疸。

3. 肾气温煦　肾对消化系统的作用主要体现在温煦和气化两个方面。

(1) 温煦:肾阳的温煦作用是机体功能的能量来源。对消化系统而言,胃的腐熟、脾的升清、浊液的重吸收与利用均须在肾阳的温煦作用下才能得以运行。若肾阳不足,则脾不健运,清浊相混,易出现营养不良、脘腹冷(胀)痛、泻下完谷不化、五更泄泻等。

(2) 气化:在饮食物构成中,主要为食物和水两大类。肾气化作用主要体现在消化过程中对水液代谢的影响。在形成食糜进入小肠后,通过小肠(脾)的分清泌浊功能,将浊(糟粕)滓部分下传至大肠,由大肠的吸收水液并形成大便。而大肠这种将浊滓中的水液分离、重吸收、再利用过程其实是在肾气化作用主导下完成的。肾气升腾,清升浊降;清者为液,浊者成粪。其次,肾的气化作用还体现在完成水液代谢的最终节点,即通过肾的气化作用于膀胱,开启尿窍、排出尿液。

三、临床要点

1. 生理标志　对于消化系统而言,具备良好的食欲,营养丰富的食物结构,顺畅而良好的纳入、消化、吸收,以及排泄过程是健康的标志。

2. 病理特征　消化系统的病理特征主要体现为食欲、受纳、消化、吸收与排泄诸环节。

(1) 食欲:食欲改变除了消化系统自身脏腑、器官的结构与功能异常外,并与心、脑、肝等精神意识、情绪调节相关。食欲亢进、消谷善饥和食欲不振、厌食等均非正常。

(2) 受纳:食物的受纳是指从口到胃的生理过程。如心脑神明障碍,可表现为吞咽功能减弱、丧失,抑或吞咽异常(如咽关失约、误入气道等)。口腔、咽、食管、贲门等结构与功能失常亦能表现为受纳障碍或异常。

(3) 消化:消化是指食物消磨、碎化、糜化的过程。牙齿的咀嚼,胃的消磨、沤制、腐熟,胆汁的泄入、助糜,小肠的进一步糜化、层析,最终形成分清泌浊前的细糜状态。在消化过程中,气机对整个过程影响较大。气机顺畅则过程有序、从上而下,不致逆乱。其次,胃、胆、小肠,各司其职,逐层消磨、糜化、层析,井井有条。如果气机逆乱,下行无序,则脘腹胀满(痛)、嗳气、呃逆、呕吐、泛酸等病症迭现。如果饮食不洁,或过食生冷、油腻、煎炸食物,则胃痛、恶心、呕吐、腹泻病症易生。

(4) 吸收:食物经过充分糜化、层析后,为脾(小肠)的分清泌浊功能发挥奠定了良好的物质基础。分清泌浊不仅是吸收、升提转运水谷精华的过程,同时也是将浊滓下泄大肠形成大便的过程。如果脾(小肠)的结构与功能异常,则分清泌浊功能不健,清浊相混,并走大肠,不仅导致营养不良,而且易出现便溏、飧泄等病症。此外,分清泌浊功能还受到肾气温煦与气化作用的推动,如肾气不足、气化无力,则易出现五更泻泄及小便清长等病症。

(5) 排泄:在胃、小肠、胆、脾等腐熟、糜化、分清泌浊功能正常的前提下,浊滓进入大肠,经过水液的重吸收及肾的气化作用后,大便变得软硬适中,便于定时排出。如果大肠吸收水液功能异常,抑或肾的气化功能不佳,则易滋生大便秘结,或便溏、五更泄泻、小便清长等病症。如有湿热、湿毒外邪入侵大肠,灼伤肠膜则会产生腹痛、痢疾等病症。

四、保养宜忌

1. 保持食欲　保持良好食欲是消化系统功能正常的重要前提与基础。在良好的精神、情绪状态下,对食物有一种良好的期望,能唤起进食欲、增加唾液分泌(是消化功能与能力的一种具体体现)、使咀嚼变得津津有味,对于饮食物的消化十分重要,也是充分吸收营养的基础。如情绪不佳、厌食、味如嚼蜡,则进食量少、易生饱胀,影响消化吸收。

2. 注意营养　饮食物由蛋白质、脂肪、碳水化合物、纤维素、维生素、微量元素和水等构成。根据自身体质特点,注意食物结构平衡、保证充分营养,是消化系统运作正常,确保身体健康、品质生活的前提。

3. 平衡饮食 在保证食物多样性和营养要素的前提下,还应根据不同年龄、体质以及工作性质等要素调整合适的食物构成比例和摄入量。以食物摄入量与人体日常消耗量作为平衡两端而论,青春期前,应该摄入量大于消耗量,以照顾躯体生长发育需要,使身体处于正氮平衡状态;青壮年时期,摄入量与消耗量宜基本持平,使身体处于基本平衡状态;而中老年时期,摄入量应略小于消耗量,使身体处于负氮平衡状态。而对于体形偏胖人群应摄入量小于消耗量;而体形偏瘦人群则摄入量应大于消耗量。从食物构成角度而论,体形偏瘦及体力劳动人群宜适当偏重脂肪和碳水化合物摄入;而脑力劳动人群则适宜偏重蛋白质和碳水化合物的摄入量。

4. 习惯良好 所谓的良好饮食习惯不仅包括良好的食欲,也包括养成饮食构成、饮食量、定时进食、细嚼慢咽等方面的良好习惯。不暴食、不偏食、按时、定量(按需调整)进餐,并保持良好的排便习惯等。

第三节 循环系统

循环系统是以血液为中心,由心脏、血管构成的一个循环无休,为脏腑、组织、器官提供血液营养供给的闭环体系。

一、循环过程

1. 血液的生成与代谢

(1) 血液生成:血液主要由津与营气在脉中相合而成。此外,肾精所化生之血亦是其生成来源。津与营气均来源于水谷饮食,经过消化吸收而生成水谷精气。肾精源于先天父母禀赋,受后天之精所供养、充填。

(2) 血液代谢:血液的生理功能在于提供人体脏腑、组织、器官的营养,其主要代谢过程就是生成、消耗、再补充的过程。除此之外,血液与津的互换功能也是代谢的一种特殊方式。水谷精华之津由脾转输给肺,由肺布散周身。津与营气于脉中相合生成血。血液从动脉运行至静脉的过程,不仅营养能力渐次降低,而且还表现在血液自身运行于脏腑、组织、器官的过程中也会因融入代谢废物而相对变浊。血液常从脉中与营气分离、渗出脉外还原为津。此津与刚入于脉中与营气相合生成血的津相比,已经相对含浊。于是进入水液代谢再由脾分清泌浊、肾气化升腾,清者被再度利用,而浊者生成尿,下贮膀胱,排出体外。

2. 循环系统构成 循环系统构成与运营有心脏、血液和脉道三个要素。

(1) 心脏:心脏是血液循环系统的动力源泉,通过心脏的节律性搏动将血液在脉管中推动前行。肺朝百脉,汇集全身之血并融入脾上输之营气一并输送于心。心脏搏出后通过动脉灌注于全身脏腑、组织和器官,行营养之职。新陈代谢后血液经静脉复归于肺,通过呼吸吐纳作用,复归于心,再进入下一轮循环往复运动而生生不息。

(2) 血液:血液是循环系统的运营核心。血液中的津与营气是濡养脏腑、组织、器官的主要营养物质。血液主要来源于饮食物。因此,饮食的构成对于血液品质至关重要。其次,在机体虚弱(穷必及肾)情况下并能通过激发肾精化血功能生成并补充血液容量。因此,肾精充沛也是在特定环节时血液得以征集与补充的基础。血量充沛,滑利性好,富含营养是良好血液品质的基本要素。

（3）脉道：心脏、动脉、静脉构成一个闭环式的脉道系统。脉道系统不仅具备闭环的完整性，同时还具有气（营气）、津（液）的交换功能。气体通过肺朝百脉，吐故纳新、新陈代谢。津液则在脉管内外交换，出则与营气分而为津；津入则与营气合而变为血。闭环的完整性、畅利度及良好的交换性能是脉道的基本要素。

3. 心主行血　心主行血，是指心脏乃推动血液在血管中循环往复运行的主要脏器。心主行血得以行使有赖于心脏结构与功能的正常。良好的血液质地、富含营气、水谷精华（津），以及滑顺的脉道是提供心脏自身营养、维护心脏结构、保证心脏搏动功能的前提与保证。心气是推动血液运行的主要动力，也与后天水谷精华的源源不断供养，以及肾气的温煦、激发有关。

4. 肺相傅运行　肺为"相傅之官"具有二层含义。一是将心脏搏动出去的血液通过肺朝百脉的功能汇集回来，复输于心，助心完成循环往复的行血功能。二是利用吸及布散水谷精华的功能，完成营气与津注入脉中完成"新"的发生。同时，也利用呼及津血的代谢过程将机体新陈代谢中的"旧"或呼出体外，或肃降下行，进入津液再分清泌浊过程。

二、系统调节

循环系统的调节主要体现在心脏搏动节律、血量和约束血液正常运行等三个方面。

1. 节律秩序　在心脑神明、肝主疏泄等影响精神、意识、情绪等因素正常状态下，心脏依据脏腑、组织、器官等对血液的需求量大小而自主调整搏动节律，或略缓，或略速，按需供给。病理时，如心、脑、肝主神明、情志等功能逆乱，拂扰于心，则心脏悸动不宁、局促不安；当心脏结构与功能出现异常，心脏搏动提供的血液不足以应对机体脏腑、组织、器官营养的生理需求时，通常会通过加快心脏搏动频率来力图增加血液供给。若长此以往，则心脏会因机械性疲劳而进一步加重其结构与功能损害。此外，血液质地、脉道弹性、畅利度等影响血液供给需求之缺陷通常也是通过加快心搏节律来代偿其不足；邪热、内火、阴虚等因素亦常扰动于心，出现数脉或细数脉改变；而心脏节律变缓则多见于心脏结构与功能衰弱、阳气不足、内寒凝滞等因素。因此，临床上脉象呈现心脏搏动的数、迟、促、结、代等节律性改变，既可能是心脏功能性改变，也存在心脏结构、血液质地以及脉管系统等器质性病变的基础。

2. 血量调节　虽然上述心脏节律性改变也能在一定程度范围内达到调节血量的作用，但人体血量的调节脏腑主要在肝。肝藏血，人静时血归于肝而藏之；动则血从肝出、经心搏动而运行周身。病理时，肝脏结构与功能异常，导致藏血功能失常，既可表现为郁滞于肝、藏蓄过度，腹壁青筋暴露，甚至呕血、吐血等。也常表现为血受肝阳、肝火（热）扰动，血失静藏，随肝阳、肝火（热）升腾，表现为目赤、头痛（胀）、眩晕、出血等病症。

3. 闭环运行　循环系统的闭环运行除了循环系统的结构完整外，并依赖于血量调节和脾气统摄作用的正常发挥。所谓闭环系统实际上既有有形脉道系统，也有脾气统摄血液运行形成的无形闭环系统。因此，在生理情况下，即便心脏搏动加快、搏出量陡增，抑或是循环系统运营中血液与津、营气在脉内外，或动静脉交汇相对薄弱处交换与新陈代谢，都不会导致出血的发生。脾气的统摄作用使血液既能在脉内外完成交换和新陈代谢，又不至于逃逸而出血。若脾气虚弱，统摄不能，则血溢脉外，易出现紫癜、衄血等出血病症。

三、临床要点

1. 生理标志　在血液、心脏、脉道系统结构与功能正常状态下，循环系统为周身提供良好的血液供应，营养脏腑、组织、器官，延续生命活动。具体可表现在面色红润，舌淡红，脉象和缓有力、节律规整，呼吸平稳。循环系统与呼吸系统、消化系统在血液生成、运行，以及营气、津与血液间新陈代谢的合作维系并保障着人体的生命活动。

2. 病理特征　循环系统的病理性改变通常亦可归纳为心脏、血液和脉道三个方面。

（1）心脏：心脏是循环系统的动力源泉。心脏的病理改变主要体现在强弱和节律方面。

① 强弱变化：强大且有力的心脏虽说是人体维持生命活动的基础和必须，但随着年龄的增长、衰老的发生，心脏功能亦随之发生相应渐弱趋势。临床中应对心脏功能不健与衰老相匹配的衰弱现象给予足够的重视。主要原因不外心脏结构改变、调节系统障碍及心脏自身的康养问题。而其他脏腑、组织与器官的病变亦可殃及于心，导致心脏的结构与功能病变而出现心脏衰弱。常表现为心悸、怔忡、胸闷、胸痛，唇舌发绀，肢端麻木、发凉，失眠多梦，脉涩、细弱等。外感热（火）邪内扰，抑或内生火（热、肝火、心火、肝阳上亢、阴虚火旺）等所致者较为习见。

② 节律不整：心脏节律不整可表现为心跳缓慢、过快，或快或慢，节律不齐等。脉象呈现缓、迟、促、结、代等改变。既可以是精神、情志等一过性干扰所致，更多则是心脏结构与功能的病理性改变。除了心脏自身的病变外，也与血液质地改变，脉管，以及痰浊、瘀血、积水等相关。常涉及肺、脾、肝、肾等脏腑。

（2）血液：循环系统是围绕血液这个核心在运作的，通过血液将营养送至脏腑、组织与器官并进行新陈代谢。因此，循环系统无论是哪个环节出现病变，血液的病理变化总是不会置之度外的。而血液的病理变化不外血量、品质和出血等方面的改变。

① 血量变化：血量减少可由于生成减少或（和）耗损太多所造成。水谷精华（营气、津）生成不足，导致血液原料匮乏；抑或是机体病变殃及于肾时，肾精不能化血予以补充。耗损则以出血为多见。出血有急性、大量出血和慢（隐）性、小（微）量出血区分。此外，热病或严重吐、泻等伤津耗液导致体液大量丢失时血液之津渗出脉道以补其不足时亦可造成血量不足。血量"增加"主要由于肝藏血功能减弱或失常，导致血液不能按需收储肝中而瘀于脉道；或肺朝百脉，相傅功能减弱，助心行血之力减弱或缺失等，也是造成血量相对增加（实为郁血）的因素之一。

② 品质改变：血液品质病理改变的主要因素有三：其一是来源因素。饮食营养摄入不足则水谷精气生成不足，血液原料匮乏而致血液品质下降、稀化。相反，饮食过于油腻、富营养化等，导致脾（小肠）分清泌浊功能不及、失常，津不能清，浊混其中，致使血液黏稠、浊而不清；其二是心脏搏动、肺相傅不力，血液缓慢、滞行，易生阻滞。疾行薄而缓行稠。其三是血液新陈代谢中，廓清不健，津浊相混，脾（肾）再度分清泌浊功能减弱或失常。血液品质改变除血中营养不足（贫血）外，血液黏稠发生率相对较高，如不能得到及时改善，则血液将由黏稠渐次向淤滞、瘀血、血栓形成过度，造成更为严重的临床病症。血液品质改变所致临床表现可见舌淡、暗、紫滞、瘀斑，舌下脉络迂曲、增粗，心悸、怔忡、胸闷、胸痛，肢端发麻、发凉、发绀、疼痛，痛经、月经色淡、色暗、量少、血块等。

③ 出血：出血的原因诸种，常见的有：外伤、肝不藏血、迫血妄行、脾不统血等。从出血的形势分有急性出血和慢性出血不同。急性出血通常量大、来势凶猛，如不能及时止血常能危及生命。如外伤，肝不藏血之呕血、吐血、便血、崩漏、咯血等。慢性出血通常量小、持续。如齿衄、紫癜、痔血、咳血等。火热（迫血妄行）之邪所致出血者，血色鲜红、量大、势涌；脾气虚弱、气不摄血所致出血者，血色淡红、量小、势缓而持续。

（3）脉道：脉为心主，但为血养。因此，血液不清、清浊相混，浸淫于脉，日积月累，非但营养不济、脉道失柔，且道中瘀阻渐成，影响血行。轻则营养脏腑、组织、器官功能失健；重则脉道瘀阻、闭塞，造成脏腑、组织、器官缺血、坏死，不仅能影响各个功能，若发生在重要脏腑（器）（如心、脑、肺等）其可危及生命。此外，脉道并随心之搏动、肝之藏血功能调节而张弛有度，若血液疾行，抑或郁滞无度，延久则脉道受戕，或弹性失却，或迂曲变粗，或成出血、瘀血、郁血助因，终将影响血液正常循环功能。

五、保养宜忌

循环系统的保养也是基于心脏、血液及脉道三个方面施行:

1. **调适情绪**　精神与情绪常会涉及心脏搏动节律。正常精神、情绪状态下,心脏随情绪冷静与激动而节律缓急有所变化属于生理范畴。若精神过于紧张,情绪过于激动,则心脏常搏动快速且激烈;而精神过于松弛,情绪过于抑郁,则心脏搏动常趋于过度和缓。

2. **平衡饮食**　饮食是人体获得营养的重要途径。但营养不良与富营养化均是不利于血液构成及人体健康的。营养不良者,水谷精华产生不足,导致血液的主要组成物质营气与津之不足;而富营养化饮食者,肥甘有余,影响脾(小肠)的分清泌浊功能,致使津浊相混、并走于血,导致血液黏稠、混浊,既不畅利于血行,又能造成脉道瘀滞、堵塞。然而,人不只是一个生物的人,而且更是一个社会的人。因此,偶尔饮食的供给不足,抑或是富营养状态都是不可避免的。但亦不能听之任之,应早日使其改善,或增加营养,或加大消耗(如增加运动等),寄希望于尽可能短的时间内重新恢复到相对平衡状态。

3. **适度运动**　运动对于调节心脏搏动节律与改善血液运行状态均有积极意义。适度运动时心脏搏动随之加快,增加血液对自身及机体需求与供给。而且血液的加速流动也能在对脏腑、组织、器官提供营养的同时,防止并冲刷血液瘀滞,加快血液与津(液)之间的交换与代谢。

第四节　免疫系统

免疫,顾名思义就是免除病疫。免疫系统是指人体避免遭受疾病入侵与发生的防御系统。

人体的免疫系统主要有体表有形的防御体系和内在无形的防御体系两道屏障组成。一是防御疾病的发生,二是在疾病的早期阶段,通过身体的自稳系统将疾病消除于萌芽状态。

一、系统构成

1. **体表体系**　人体与外界接触而导致疾病发生的途径主要有三:一是呼吸,二是饮食,三是体表接触。因此,鼻、口、喉对于病邪之气入侵形成了呼吸系统病症的防御体系;口、咽对于不洁、污染、腐败食物等入侵形成了消化系统病症的防御体系;皮肤除外伤、蛇虫、水火等外来侵害致生疾病外,也常常是其他生物、物理、化学等致病因素侵入并引发病症的防御体系。

2. **内在体系**　除了前述呼吸、消化和皮肤三大体表体系外,体内脏腑、组织、器官都存在有维护自身结构完整、功能正常,既能抵御病症发生,更能不断廓清内生致病因素(如痰、湿、瘀、水、热、火、寒等)的功能。特别是在病症的发生、发展过程中,能通过自稳、自复功能行使祛邪、恢复功能、完善结构等功能。体内免疫体系功能的正常发挥离不开完整的结构、正常的功能,以及良好的精气供给及动态的系统调控能力。

3. **免疫核心**　人体的免疫功能得以正常发挥的核心在于正气。正气与邪气是一对范畴,相对存在。当一切能够导致疾病发生的因素被冠之为邪气时,那么一切能够抵御、消除邪气的入侵,康复邪气所造成损害的能力便被称为正气。人体良好的精神心理状态、健康的体魄、充足的睡眠、均衡且营养的饮食、适当的运动等都是正气形成的基础与表征。因此,前述体表免疫体系与内在免疫体系不仅须具备脏腑、组织、器官的正常结构,充沛且运作正常的脏腑、组织、器官之气也是必需的,而核心在于正气。《素问·刺法论》有谓:"正气存内,邪不可干。"

二、系统功能

1. **防御功能**　免疫系统的防御功能主要体现在体表及内在体系的结构与功能正常时,正气能防御外邪入侵,及时廓清内生病邪而避免疾病的发生。

2. **自稳功能**　所谓自稳功能就是免疫系统稳定与修复机体脏腑、组织、器官等功能失调的能力。人在日常工作和生活中,免疫系统不可能每时每刻都处在完好无损状态。呼吸系统、消化系统和皮肤组织也无时不与病邪处于频繁接触之中,而内在脏腑、组织、器官的结构与功能亦并非无懈可击。况且,机体在新陈代谢中产生的病理产物如痰、湿、水、瘀血等,以及功能失调可能产生的内热、内寒等因素均能导致病症的发生。但现实中却是不病者多而发病者少。因为,在病症是否发生的正邪角力中,除了取决于病邪的性质和强度外,免疫系统的自稳功能功不可没。

(1)结构与功能维护:脏腑、组织、器官的结构在机体生命活动中不仅有老化的现象,而且无论是外邪,抑或是内生病理产物亦能造成其结构受损,并因此损伤功能。因此,正气不仅能激发脏腑、组织、器官的功能,而且对于结构损伤亦能及时予以维护与修复。

(2)廓清病邪:免疫功能正常运作时,呼吸系统可通过喷嚏、微咳、流涕等;消化系统可通过厌食、呕吐、轻泻等;皮肤可通过寒战(鸡皮疙瘩)、出汗等主动防御现象反应性地将外感病邪拒之于呼吸、消化和皮肤等屏障之外。至少也能减少病邪入侵总量、减轻或延缓疾病的发生而起到了主动免疫作用。此外,身体的内在体系也在正气的作用下,在一定的调节阈值范围内,增加脏腑、组织、器官的功能活动,在减少内生病理产物的同时,对既已形成的痰、湿、瘀血、积水等予以廓清。

(3)功能提升:机体免疫系统通过外在与内在体系在与病邪的接触、抗争过程中也获得了机体对病邪免疫能力的提升。在以后对同类型病邪识别、应对方面可逐步形成完善、正确的免疫机制。表现为在此类病邪再次侵犯机体时既不缺失反应,也不至于反应过度。

3. **自复功能**　免疫系统的自我修复功能,亦即是古人所说的"复旧"过程。是指疾病在发生、发展过程中,脏腑、组织、器官的组织结构及功能受到病症损伤,在治疗过程中及治愈后,机体在药物及其他治疗手段的协助下,在一定范畴内有自我修复能力。如不仅能完全修复脏腑、组织、器官受损结构,同时并能恢复其功能,则为疾病完全被治愈;如虽制止或减缓了疾病的发展势头,但结构与功能的损害并未完全修复,则被视为好转;如若结构损害和功能障碍未能修复甚至在持续加重,则疾病则可能进入慢性发展或加速进程。

三、系统调控

1. **藩篱固密**　人体的免疫系统犹如藩篱,疏而不漏。既要保持人体与外界的接触、体内外物质的交换以维持新陈代谢,又不能被外感病邪大肆入侵,或内生病理产物大量积聚而致生疾病。

(1)体表体系:在体表体系中,对呼吸和皮肤路径的维护主导脏腑在肺,具体功能单位在营气与卫气。鼻、喉、皮肤(毛窍、汗窍)等在营卫防御功能正常时,不仅保证气体的吸入与呼出,而且并能通过喷嚏、寒战、出汗等方式将病邪抵御或排斥在外。营气、卫气虽有脉内、脉外之别,但两者疏密有致,一守一宣,共同完成体表的防卫职能,防止病从肺卫而入。咽为食物入口,不仅是营养物质的来源径路,同时也是病邪入侵人体的途径之一。胃(脾)气正常是把关病从口入的关键。胃气旺而病邪轻微者则消而化之;误食不洁、腐败食物,或过饮、过量,饮食不节,亦能通过胃气的反应性御邪能力,产生呕吐或腹泻反射,将病邪尽速排出体外。

(2)体内体系:体内体系的功能正常也是以结构的完整性和功能的正常发挥为前提的。而主导各系统免疫功能的便是脏腑的正气(肺气、胃气、肝气、心气、肾气等)。脏气正常,则结构与功能亦正常,各系统功能便能得以正常发挥。因此,无论是呼吸系统、消化系统,抑或是泌尿系统、生殖系统,结构如有缺损,则病邪便易从破损处直入系统、产生病症。而结构存在缺陷,功能必有减弱甚至障碍。功能障碍一则不能有效抵御与阻止病邪侵入;二是功能失常,内生病理因素,诸如痰、湿、瘀、积水、内热、内寒等不仅容易发生,而且囿于功能减弱或障碍,系统的廓清功能亦弱。内生病理产物的堆积无疑将显著增加系统病症发生的概率。

2. 不卑不亢　免疫系统的功能特性还体现在不卑不亢。所谓不卑不亢,是指病邪入侵后,机体的免疫反应相对温和、应对得当。既不会因为正气虚弱,脏腑、组织、器官的御邪能力低下,任由病邪长驱直入、气势嚣张;也不会反应过激、应对有余而反损自身。前者多见于气虚、阳虚之时;后者则较多见于阴虚或阴虚火旺。而且,后者体质病患在再次遭遇同类病邪或病症时的反应会更为激进。

四、临床要点

1. 生理标志　免疫功能正常通常有以下几点:

(1) 御邪抗病:免疫功能正常时,对于少量外感病邪以及内生病理产物均有及时防御、廓清功能,减少生病概率。

(2) 生病轻微:免疫功能正常者一般较少生病,即便生病也较为轻微,容易康复,且在生病过程中获得免疫能力,对今后同类病症有一定的抵御能力。

2. 病理特征　免疫系统异常时不仅容易生病,而且可能出现特有的自身免疫性疾病。

(1) 免疫功能低下:免疫功能低下或缺失,预示正气的孱弱,容易发生疾病。既可以表现为对一般疾病的易感性,也或表现为对某些特定疾病的易感性。正气不足有其相对性,也有绝对性。既有人体整体意义上的正气不足,也有某个系统正气不足的局部特点。因此,人体整体正气不足是易生病、常生病的基础;而某个特定系统的正气不足,则是该系统疾病经常发生,或易演变为慢性持续过程的基础。如呼吸系统免疫功能低下,口、鼻、皮肤御邪能力不足,则易发生感冒、咳嗽、哮喘等病症;消化系统免疫功能低下,消化、吸收功能不健,则易发生脘腹胀满、呕吐、腹泻等病症。如正气不能得到及时补充,免疫功能不能得到良好修复,则不仅容易反复发生同类疾病,且易演变为慢性持续状态。

(2) 免疫功能亢进:所谓免疫功能亢进是指机体的免疫系统常处于过激的病态亢奋之中,对某些外源性的致病物质较为敏感,失去生理功能状态下的可接触、缓适应,借以形成相应免疫能力的应对模式。表现为激进式、强烈排他性临床特征。比如鼻、喉对温度、湿度的敏感反应易致鼻塞、流涕、喷嚏等。咽、胃对某些食物的敏感反应易致胃痛(痉挛)、腹泻等。皮肤在进食某些食物后出现红斑、丘疹、风团、瘙痒、糜烂、水泡等病理改变等。临床这种免疫过激、亢进状态多见于肝血、肾精等阴液不足状态。临床一方面表现为机能的虚性亢奋;另一方面是机体物质储备的匮乏。如面色潮红、盗汗、手足心热、烦躁、失眠多梦、疲倦易乏、胃中嘈杂、干咳少痰、月经量少色鲜、精液量少、小便短赤、大便秘结,舌红少津苔薄少,脉细数、细弦数等。

五、保养宜忌

1. 精神内守　精神心理层面位居机体调节的最高层次。精神内守、气定神闲,则机体运作有方、秩序井然。免疫系统亦能不卑不亢、从容应对外感及内生病邪。

2. 增强体质　免疫系统功能正常与否与体质状况息息相关。良好的生活习惯是健康体质的基础,如保持良好的精神心理状态、充足并有质量的睡眠、营养且平衡的饮食、适度的运动等。

3. 有理有节　免疫系统对于人体而言,并非愈强愈好,有时倒是成也萧何,败也萧何。既不能免疫功能低下,亦不宜免疫机能亢进。正所谓"过犹不及"。在生理状态下,免疫系统护佑着人体免遭病邪侵害,并在与病邪的接触、识别中建立、提升和完善人体的免疫功能。但如偶感外邪、稍有不适就马上药物等治疗,可能不仅抑制了机体的自身免疫反应及修复能力,而且过度干预,容易导致免疫系统功能紊乱,或免疫力下降,今后出现同类病症时或应对迟缓、无力,或表现为免疫功能亢进、反应过度。因此,在免疫应对上,战略上宜藐视之。在小病、邪微之时,可暂不治疗干预,让机体在与病邪接触、应对中建立、提升、完善免疫系统功能。而在战术上,要重视疾病的发生与发展,不延误和错失战机,在治疗时注意中病即止、留有余地,让机体自身免疫系统在与病邪交争中获得免疫能力、完成复旧,发挥机体自稳、自复功能。

第五节　泌尿系统

泌尿系统是围绕小便生成与排泄而形成的一个体液代谢体系。泌尿系统由脾胃、肺、小肠、膀胱、肾等脏腑组成。在小便生成与排泄中并受脑之元神、心、肝等的调控。

一、小便生成

1. 来源　小便主要来源于饮入的水液和体内代谢中产生的浊液。

(1) 饮水:水液与食物由口而入。饮入于胃,由脾(小肠)吸收、分清泌浊,精华上输于肺,肺气布散以供养脏腑、组织、器官。浊者下输膀胱成为小便。

(2) 代谢浊液:在血液的生成与代谢中,浊津溢于脉外,经肾蒸腾气化后再分清浊,清者为津,或行于脉外、孔窍,或再入脉中与营气合、生成血液;浊者为小便,储于膀胱。

二、小便排泄

小便储于膀胱,待积聚到一定量后产生尿意,由肾气化,膀胱司开阖而排出体外。

三、系统调控

1. 脾(小肠)分清泌浊　饮用水液及食物中的水液经过胃的接纳,由脾(小肠)分清泌浊,清者上输于肺,经肺布散而营养周身。浊者下输膀胱。

2. 肾气蒸腾气化　水谷精华之清津者入于脉中与营气合而生成血液。血液随脉流行,营养周身脏腑、组织和器官。在新陈代谢中,营气被耗,清津变浊,溢出脉外,渗透下趋,经肾气蒸腾气化后,升清降浊,清者或行于脉外、孔窍,或再入脉中与营气合、生成血液,循环往复;浊者注入膀胱,变为小便。

3. 心脑神明意识调控　精神意识与小便的感知与排泄密切相关。心脑神明如常,则膀胱中小便储藏到一定量时便能产生尿意,指令肾气开阖膀胱,排出尿液。若心脑神明无常,或尿意频仍、量少数溲;或尿意不锐,储蓄过度,成潴留之疾;或意识模糊,控制不能而致失约不禁。前者并可见于心肝不宁者,情绪不稳、心烦易躁,或忧郁不安;后者多表现为心脑失智,意识、感觉迟钝或丧失。

4. 肾主开阖　小便蓄于膀胱,积量后形成尿意,唯心脑能知,且指令于肾才得排泄。肾气司膀胱开阖之职,气化后开启尿窍而泄小便于体外。若肾气不足,开阖失司,或开泄不能,小便积蓄而成潴留之疾;或关闭不敏,尿液淋漓不净,甚或遗尿、失禁。

一、临床要点

1. 生理标志　正常人每日需饮水 1～1.5 L,小便量在 1～2 L,每次小便约 400 ml,淡黄色,静置时无泡沫。小便通畅、无明显等待及尿道不适感。老年男性夜间小便在 3 次以下,无等待、中断、排尿困难者亦属常态。女性比男性尿量略少。

2. 病理特征

(1) 尿量改变:在正常饮水前提下,每日尿量超过 2.5 L 称为多尿;低于 400 ml 称少尿。无论是多尿还是少尿都常是肾脏气化及蒸腾功能障碍所致。也可能与肺(心)、脾代谢水液功能失常有关。

(2) 频次改变:正常人小便次数随饮水量及出汗等其他浊液排出方式相关。小便频次增加且伴有尿量减少,如伴有尿急、尿痛、小便黄赤,甚至有砂石夹杂者,多为湿热下注,蕴结膀胱所致;如尿频量少,但无所苦,小便质地亦无变化者,多因心肝失调,神志不宁所致;如老年男性夜尿频仍,同时伴有尿等待、排尿不畅、中断、尿线变细等变化者,多为痰瘀互结、尿窍壅阻(前列腺增生)所致;如尿意窘迫、小腹胀满、欲解不能者,多因膀胱开阖失利,尿液潴留所致;如心脑失智、神明不昌,或脊柱外伤、脉络受损,政令不通,肾失开阖,则小便潴留或失禁。

(3) 性状改变:正常人小便淡黄,晨尿稍深。如色白如有膏脂、清浊相混,多责之于脾失健运,泌浊分清失司;如小便混浊、沉渣如灰,或是砂石随下,多为饮食不当且饮水量少所致;如小便深黄似赤,兼肤黄、目黄者,多为黄疸病症;如小便有血,无痛多为脾不统血,或脉道受损所致。疼痛较剧者,常为砂石滞窍、损伤尿管所致;如尿窍流脓,常为交媾不洁、染易性病所致。

二、保养宜忌

1. 饮水习惯　正常成年人小便的来源无论是从口而入的水,抑或是血液与津交互后产生的浊液,起点都是饮入的水液。而生理状况下,每天需通过一定量的小便方能将身体新陈代谢中的浊质排出体外。因此,除了有饮水禁忌的患者,正常成年人的饮水量需在每天 1.5 L 左右,且以温开水为最宜。饮水宜多次、少量饮用,尽量避免在餐前(会影响胃腐熟功能)和临睡前(尤其是老年人,会影响睡眠质量)大量饮水。

2. 排尿习惯　良好的排尿习惯是指频次、尿量正常,以及合适的排尿方式。

(1) 频次和尿量:正常成年人一次排尿量大约在 400 ml,如少于 150 ml,甚至 100 ml 以下则频次会明显增加,且容易造成疑病的心理障碍。

(2) 排尿方式:除了男女不同的排尿姿势外,排尿时应采用顺其自然而非努责式排尿方式。正常人只需在有明显尿意时,稍微增加点腹压以协助排尿就行。而过度用力、努责式的排尿方法,尤其是老年体弱者很容易诱发痔疮、疝气等病变。老年男性前列腺增生后,采用坐姿、流水声背景下,用手轻轻助压小腹等方法能有助于排尿及达到尽可能排空膀胱的目的。

第六节　生殖系统

生殖系统主要具备男女各个的生殖器结构及相应的性与生殖功能。男性生殖器官主要由睾丸、附睾、前列腺、精囊腺、阴茎等组成。女性生殖器官主要由卵巢、输卵管、子宫、阴道等组成。

一、系统功能

1. **生成精卵** 男女在先天之精的介导以及肾气的激发下,生殖器官逐步发育。天癸至,男性出现泄精,女性的月经来潮便成为生殖系统成熟、具有生殖能力的标志性事件。精卵的发生既源于先天之精的禀赋,又得益于后天之精的供养。肾精、肝血、水谷之精是滋生、康健精卵的重要物质基础。

2. **性事功能** 男女在生长发育到一定年龄阶段后,肾气充实,天癸至,便有了性事功能。诚然,完整的性事器官结构是前提,其次是正常的心智、两性的吸引、性欲的发生和健康合度的性事方式。

3. **生殖功能** 优质的精卵、正常的性功能,加之恰当(的候)时机的交媾,是胚胎发生、生殖繁衍的基本要素。但孕期十月、顺利分娩,除肾之外,并与其他脏腑、组织和器官的健康、协同息息相关。

二、系统调控

1. **先天禀赋** 先天禀赋是生殖系统结构能否得以正常构建、发育并具有功能的决定性因素。如存在先天缺陷,无论后天如何滋补与调养也是难以产生本质性改变的。因此,健康父母的先天之精是子代生殖系统是否具备性事与生殖功能的前提与基础。

2. **后天供养** 生殖之精虽禀赋于父母,但出生之后,既要维护生殖器官结构的完整性,又需应对生理性耗损。因此,先天之精有依赖于后天之精的供养与充填。后天之精供养先天之精来源有二:一是饮食所产生的水谷之精;二是肝血所化生。

3. **心肝调摄** 生殖系统的生殖器官完整性、功能性特征呈现,以及精卵的正常发育与排出仅是系统功能的物质基础。而性事活动需心肝调摄,在性事过程中方能次第完成兴欲、阴茎勃起/阴道准备、阴道容纳,以及诱发性欲高潮。此于男性尤为重要。一则,肝主筋,司阴茎之勃起;二则,男子性反应过程,特别是射精之控制与肝密切相关。故古人有云:"精藏制在肾……疏泄在肝。"而生殖繁衍过程亦需在心情愉悦状态下,于女性排卵(的候)期进行性事生活方能有机会让精卵相遇、相合,产生新的生命。

三、临床要点

1. **生理标志**

(1) 结构完整:无论男女,内外生殖器官的完整性是维系性事和繁衍功能的基础。原则上认为:生殖系统结构缺陷几乎是无法通过药物治疗(畸形矫正等除外)获得解决的。

(2) 功能正常:在肾气盛,天癸至,男性有精液排(射)泄、女性有月经来潮,标志着男女已经进入性成熟期,进入婚嫁、正常性生活和繁衍后代阶段。性事功能正常通常表现为:在两情相悦下,有性欲发生、男性阴茎勃起、女性阴道湿润,顺利完成阴道容纳,在交媾过程中并能产生各自性欲高潮。而生殖繁衍功能正常还应包括精卵的正常发生,的候相遇并受孕及正常分娩。

(3) 精卵发生与结合:生殖繁衍功能除了具备正常性生活外,品质良好的精卵,以及的候相遇也是必须。精卵之源均禀赋于父母先天之精。出生后,并受脾胃水谷之精以及肝血供养、充填。

① 精(子)发生与排泄:精子之源在于先天父母禀赋。出生后,蛰伏于肾,在肾精(气)、水谷之精的充养下茁壮成长。当肾气盛、天癸至,生殖系统被激活后,不仅具备了性事功能,精子也由有形完成向形能兼备的根本性转变。

② 卵(子)发生与排泄:卵子之源亦在于先天父母禀赋。出生后匿藏于肾,受后天水谷之精及肝血濡养、发育、成熟。肾气盛、肝血旺、天癸至,月事(经)以时下,说明卵子已经具备受精、孕育功能。肝血化肾精而成卵,肾精生肝血而成经。肝血、肾精互相滋化,故月经、卵子通常月有一行。

③ 的候相遇,精卵结合:精卵的终极目标在于两者相遇、融合,产生新的生命,完成繁衍之职。生殖

器官结构与性事功能正常是精卵结合、孕育新生命的基础与前提。而良好的精卵在的候相遇、结合才是关键。肾精化肝血而成经,血丰则经得以行。旧血始去,新血复生;肝血滋肾精而育卵,肾精丰而卵出而泄。肾精自复且渐丰,又复化生肝血。月经经月而至,前半月其值在经,后半月其值在卵。如此,肾精、肝血,互化经卵,各值半月,周而复始,直至肾气弱、天癸竭、卵(子)尽。经血有形易鉴,卵似无物难辨。其实不然。卵虽受肝血供养而生,然肾精是其本质,肾精丰盛、卵熟之时,肾精外泄,白带黏稠如锦丝便是外象。因此,月半之际,白带从无(少)到有(多)、质地黏稠、锦丝状改变是为的候,适时交媾方成孕育之事。

2. 病理特征

(1)结构缺陷:因为先天禀赋有异,导致男女生殖器官结构缺陷,轻则能影响性事活动,甚至并能影响生育,丧失繁衍能力。此外,男性外生殖器外伤(残缺)以及痄腮(流行性腮腺炎)并发卵子瘟(睾丸炎)等病症亦能形成生殖器官形态及实质性损害而影响性事与生殖功能。

(2)功能障碍:男女性功能障碍主要表现在起欲、性交及性高潮体验等不同环节。

① 性欲障碍:性欲障碍既可以表现为性欲低下,也可以表现为性欲亢进。前者可见于肾气不足、心肝怯弱,后者多见于阴虚火旺、湿热滋扰。

② 性交障碍:可与性欲障碍同时存在。男性表现为阴茎勃起障碍(痿软、举而不坚、交时痿软等);女性表现为性交痛(阴道干燥、痉挛等)。男性多因于心肝不调、肾气不足;女性多见于肝肾不足、阴虚火旺。

③ 高潮障碍:男性性高潮障碍主要表现为性交过程中阴茎萎软及不射精;女性则表现为高潮缺失。除肾气不足、精窍未开之外,并与性知识及性技巧缺失有关。

(3)精卵孱弱:若先天缺陷,即使生殖器官结构正常,能有正常性生活,囿于无精卵发生,亦不具备繁衍功能。倘若先天怯弱、后天不足,抑或湿热、痰瘀滋扰,致使精卵少、弱、孕基不健,如能分清原委,调理复康,亦有恢复繁衍可能。

四、保养宜忌

1. 结构维护　生殖系统结构对于维持性生活及繁衍功能极为重要。外生殖器部分主要是防止外来伤害,避免造成结构性伤害,甚至缺损。对于内生殖器官也应尽量避免相关外邪侵袭及内生病理因素滋扰。

2. 愉悦心情　无论是性欲催生,抑或是性生活、孕育过程,均需要在良好心态下实施。如感情失睦、和谐不再,不仅能引起性功能障碍,亦会影响精卵品质,最终羔及家庭和睦与优生优育、子代繁衍。

3. 疏密有度　《礼记》有云:"饮食男女,人之大欲存焉。"《孟子·告子上》曰:"食色,性也。"说明古人认为男女性事活动与饮食一样是生活不可或缺的基本元素。繁衍需要延续,生活需要丰富多彩,自不别言。但根据不同的年龄,不同的体质状况,以及男女不同时期的情感需求,安排恰当的性事活动也是生理必须。肾,"伎巧出焉",也是这层含义。男女婚嫁之后,有一定规律的性生活是夫妻融洽、家庭和睦的构成元素,也是生活、心理等问题化解的一种特殊、有效的方式。若过疏会影响情感交流,容易出现失和谐与性功能障碍;过密则可能耗气伤精,影响睡眠,虚弱体质。

第七节　感官系统

人体的感官系统主要包括视觉、听觉、嗅觉、味觉、触觉等感知体系。眼、耳、鼻、舌、手等器官形成感官系统的架构,而相关的调控系统涉及肝、肾、肺、脾、心、脑等脏腑。

一、视觉

1. 结构与功能　眼为视觉器官,视觉系统为肝肾所主导。眼能"视万物、别黑白、审短长。"

2. 系统调控　眼虽为肝气所生,但外形及黑睛特征等禀赋于先天父母之精,为肾精所囿。如先天结构及功能异常(失明、色盲等)则颇为棘手,甚至无能为力。此外,所视之物形成正确影像且有赖于心脑功能正常。

(1) 肝肾为基:出生之后,眼的结构与功能主要依赖肝血、肾精的滋养。除却疾病与人为因素外,眼的日常物质保障及中老年后的老化代偿均与肝血与肾精相关。

(2) 心脑为神:眼仅为视觉器官,视而识之,分辨则在于心脑。心脑神明,则所视形态、大小、色泽等与实物相符,所谓心明眼亮。此外,眼亦是心脑之门户,即所谓心灵之窗,是情感交流、心绪外露的表征器官。

3. 临床意义

(1) 生理标志:结构无缺陷且可出现与年龄相适应的生理性变化。功能上视物清晰、形态与色彩准确,眼部无干涩、疲劳等不适。

(2) 病理特征

① 结构性改变:眼组织结构可因外伤、外感以及内生病理因素滋扰等造成其损伤、变性,甚至失常。多数可能是不可逆的。

② 功能性改变:主要体现在对物体的视距、清晰度、色彩还原等方面的改变。也可出现视觉不适方面的改变,如干涩、胀痛、灼痛、痒感、疲劳等。外感风热、肝(心)火上炎可见目赤肿痛、刺痒等;肝肾阴虚多见视物昏花、模糊、重影、飞蚊现象、干涩、视疲劳等;痰(湿)瘀内结则可能出现黑睛混浊、视野变化、生障、生翳等病症。如心脑失聪,神志不明,非但不能形成正确的影像,有时还会产生错觉、幻觉。

4. 保养宜忌

(1) 注意卫生:注意用眼卫生对于视觉的保护是非常重要的。一是用眼习惯方面:如视物的距离、光线的强弱、用眼的时长等。二是用眼保健:如强光下及时佩戴墨镜(工作防护面罩等)、养成做眼保健操的习惯、干燥环境下保持眼的湿润状态、不用手揉搓眼部以及保证充足睡眠等。

(2) 加强营养:注意保证一定量水果、蔬菜(维生素等)的摄入。在均衡饮食的前提下,宜多食营养、滋润、甘凉类食物,忌(少)食辛辣、煎炸、油腻类食物。

二、听觉

1. 结构与功能　耳为听觉器官,听觉系统为肾所主导。耳能"闻五音。"

2. 系统调控　听觉系统的结构与功能取决于肾。肾精不仅决定耳的结构与功能的先天性特征,而且,听觉系统结构的维护及功能也源于肾精的供给与滋养。

3. 临床意义

(1) 生理标志:出生后,在肾精滋养、肾气鼓动下,以耳为主导的听觉系统对声音有良好的分辨能力。而在进入中老年后,随着肾气、肾精的日益匮乏,听觉系统的结构与功能亦随之出现相应变化,听力有所减退。

(2) 病理特征

① 异常听觉:异常听觉既可以表现为无任何音源下的耳中鸣响感受,也可以表现为对正常(甚至是较低音量)声音的过度敏感。通常见于心肝火扰、肾精失滋。如表现为耳鸣(表现多样,尖调、低调、轰鸣、音声低微等)、厌音(可表现为对某类或某人声音的正常音量,甚至是低音量产生厌恶),多伴有心烦、头晕(胀)、心悸、失眠、多梦,舌偏红苔干少,脉细弦数,或沉细数等。

② 听力减退:听力减退常是听觉系统结构与功能因外伤及内生病理因素导致听力出现不同程度的减退,甚至完全丧失听力(耳聋)的病症。主要由于肾精(气)不足、耳失滋养而致功能减退。亦可见于前述异常听觉日久未愈者。多伴有头晕目眩、腰膝酸软、记忆力减退、舌淡苔薄、脉细尺弱等。亦可见于肾阳虚弱、气化失常、水液上泛等,可表现为听力减退、重听,甚至失聪,多伴畏寒、肢冷、头目晕眩、泛泛欲吐、如坐舟车,小便清长、大便溏薄,舌淡苔白腻,脉弦滑,或弦细尺弱等。

4. 保养宜忌

(1) 结构维护:注意耳廓及耳道保护,避免外伤、冻伤,以及挖耳(清除耵聍)时的损伤。

(2) 功能保养:一是要注意尽量避免高音量声源,短时间、适中音量下使用耳机;二是养成补肾护肾意识,嚼食核桃、芝麻等坚果;避免痰浊、积水等内生病理因素上泛、浸淫。

三、嗅觉

1. 结构与功能　鼻是嗅觉器官,嗅觉系统为肺所主导。鼻能"知香臭"。

2. 系统调控　鼻为肺气所生,出生后亦有赖于肺气温煦与滋养,维护其结构与功能。"肺气通于鼻,肺和则鼻能知臭香矣。"

3. 临床意义

(1) 生理标志:鼻及嗅觉系统结构与功能正常时,能嗅知并正确分辨气味。

(2) 病理特征

① 结构异常:因于外伤、病变或挖鼻等不良习惯均能导致鼻腔及嗅觉结构发生损伤;如长期在温差较大、干燥、粉尘(气味)刺激等环境中工作、生活且未加防护,抑或肺气孱弱、供养不及等,均能引起鼻腔及嗅觉结构异常,从而影响嗅觉功能。

② 功能异常:嗅觉减退甚至丧失是嗅觉功能异常的主要表现。呼吸系统外感类病症以及肺胃热甚、肝胆湿热蕴蒸等内生病理因素均能迨于鼻,导致嗅觉功能减退。肺气不足,濡养失司,鼻之气味分辨能力亦会随之减退。此外,久居气味浓烈处所亦能致鼻分辨能力敏感性下降。即所谓"入芝兰之室,久而不闻其香;入鲍鱼之肆,久而不闻其臭"。

4. 保养宜忌

(1) 避寒温,防外感:鼻同时也是呼吸系统器官,与外界直接相通。应避免在没有防护的严寒和高温环境下较长时间工作与生活,减少对鼻及嗅觉系统结构与功能损伤。同时并需注意增强体质,顾护肺气,防止或减少感冒等外感类病症发生。

(2) 勤洗涤,护鼻腔:鼻在参与呼吸活动中,会接触并吸附空气中的灰尘等异物。因此,每天坚持清洗鼻腔,不仅能清除灰尘等异物,也能达到保持鼻腔湿润、提升对外界温度变化等适应能力,减少灰尘等异物对鼻腔的损害,维护嗅觉功能。

四、味觉

1. 结构与功能　舌为味觉器官。味觉系统为脾(胃)所主。舌能"尝(辨)五味"。

2. 系统调控　舌为一肌性器官,是消化系统食物进入的门扉,脾(胃)气不仅维护着舌的结构完整性,也通过对舌的温煦与濡养令其发挥正常的味觉功能。

3. 临床意义

(1) 生理标志:舌的结构与功能正常,能正确分辨食物的味道。

(2) 病理特征

① 味觉减退:脾(胃)气虚弱,或痰湿中阻、气机郁滞等导致消化系统结构异常与功能减退,可引起味

觉减退,同时可伴有食欲不振、消化不良等消化系统病症。表现为食欲减退、纳呆、脘腹胀满、便溏、消瘦、舌淡苔薄,脉濡细,或缓而无力等。脾(胃)气虚所致味觉减退俗称"淡而无味"。

② 味觉异常:患者主诉之味觉异常通常是指在非食物接触时自觉口中有异常味觉体验。如苦、酸、咸、甜味等。苦多见于脾胃、心肝(胆)热盛,常伴有口干口臭、心烦易怒、面红目赤、小便短涩、大便秘结,舌红苔黄,脉数或弦数,或滑数等;酸则多见于肝(胆)气郁滞或上逆,恙及胃腑所致,常伴有胁肋不舒、胃中嘈杂、嗳气呃逆、泛吐酸水等,舌淡苔薄腻或薄黄腻,脉弦数或细弦数等;咸多见于肾气不足、肾水上泛,常伴有腰膝酸软、头晕耳鸣、夜尿频仍、带下清稀、性欲减退、肢体水肿等,舌淡胖苔薄白,脉沉细或沉迟等;甜则多为脾(胃)湿蕴蒸,或气阴不足所致,常伴有口感甜腻、口渴喜饮或饮水不多、善食易饥、体倦易疲、纳谷不馨,或见口唇生疮、小便黄赤、大便干结,舌红苔薄腻或燥,脉细濡数或细弦数,或细数等。

4. 保养宜忌

(1) 进食习惯:不同的种族,不同的地域都有不同的饮食习惯。饮食习惯除饮食结构外,进食习惯也民风各异。从口味而言,有喜食甜、咸、酸、辣、煎炸、油腻之不同;从食物质地而言,有喜硬、脆、软、烂之异;从进食温度而言,有喜冷、温、热、烫之不同;从进食速度而言,有喜细嚼慢咽、进食快捷之异。久而久之,轻则造成味觉减退或失灵,重则易造成舌、口腔、食管、胃等味觉及消化器官结构性损伤与功能性损害。因此,养成良好的进食习惯是十分重要的,食材以新鲜、洁净、营养,并充分烹饪后食用为上;进食时速度、温度适中,并充分咀嚼、细细品味,保持味觉的灵敏性。

(2) 口腔卫生:舌居口中,进食后多有食物残渣存在,发酵后并易对舌之味蕾形成损伤,影响味觉正确体验。因此,餐后漱口,及时清除食物残渣,保持口腔清洁,对于保持舌对食物的味觉灵敏性是非常有益且必需的。但也要注意口腔卫生习惯,不提倡使用牙刷或其他物体刮刷舌面(舌苔)的做法。一是容易造成机械性损伤,二是祛除了舌面上正常的舌苔易造成舌诊信息缺失,在诊疗病症时易产生错误信息,误导医生判断,干扰治疗。

五、触觉

1. 结构与功能　触觉器官为皮肤,尤以手指腹侧的感觉最为敏锐。触觉系统由肺主导,与心、脑关系密切。

2. 系统调控　皮肤对温度与湿度均有较强的感知能力。指腹部并能对物体的质地有所感知。肺气对皮肤结构与功能的维护、保养至关重要。而心脑功能正常也是皮肤对物体感知后印象正确表述的前提与基础。

3. 临床意义

(1) 生理标志:皮肤能感知身边环境温度及湿度的变化,尤其是在有所接触时。指腹并能对被接触物体的表面温度、湿度以及质地等产生非常精细的感知。也能形成较为接近已知物体性状与特征的全面感知。

(2) 病理特征:无论是皮肤结构缺陷还是功能障碍,均可以导致触觉减退或障碍。表现为对物体的温度、湿度,以及物体性状的感知异常。心脑失常则多表现为对接触物体的无感或错误描述。肺气虚弱,脉络失养,以及自身寒热不调时,除会出现触觉减退,并可以存在对环境及所接触物体表面温度、湿度及性状描述的误差。

4. 保养宜忌

(1) 皮肤防护:皮肤是触觉系统的主要器官,注意对皮肤尤其是指腹部皮肤的保护更为重要。在日常工作及生活中应防止意外伤害,不仅要避免皮肤的伤残,也要注意防止冻害及烧伤的发生。

(2) 体质维护:皮肤是全身最大的组织器官,除了触觉功能外,并与营气、卫气、汗、毛发等代谢密切相关。因此,除了皮肤自身结构与功能的养护之外,也依赖于肺及其他脏腑、组织、器官间的联系与协调。肺气、肺阴、卫气、营气对皮肤有直接养护作用。此外,肌肉(脾)、脉络(心、肝)、毛发(肾)等也是与皮肤相互依存且是皮肤发挥正常触觉功能的参与者。

运动系统主要由肌肉、筋、骨组成的基础结构和调控体系构成。整个系统除具备运动功能外,并对人体有支撑和保护作用。肌肉、筋、骨在脑的元神、心神、肝、脾、肾等脏腑功能协调下完成与控制运动功能。

一、系统构成

1. 肌肉　肌肉由脾气所化生,并受脾(胃)水谷精气供养以维持结构完整与功能。
2. 筋　筋由肝气所化生,并受肝血、肝气滋养与维系其结构完整与功能。
3. 骨　骨由肾气所化生,并受肾精、肾气濡养、温煦而维护其结构完整与功能。

二、系统功能

1. 支撑与保护　运动系统以骨骼为核心,以筋相维系,以肌肉为固护,三者结合形成了人体的骨架及支撑系统。并对脑、胸(心肺等)、腹(脾胃、肝胆、肾、大小肠、膀胱、精宫等)形成了固密性、包围性、半包性结构体系。三种结构体系与脏腑、组织、器官在人体中的重要性地位也恰是一种对应性安排。肌肉、筋、骨骼三者结合不仅形成了人体的支撑系统,也对内在的脏腑、组织、器官保持生理位置、防止外来伤害起到保护作用。
2. 运动　骨骼、筋、肌肉三者构成关节,不仅使人体具备屈伸、旋转、俯仰、行走、奔跑、攀爬、游泳等简单运动能力。并可以配合产生说话、写字、绘画、刺绣等精细运动。

三、系统调控

1. 肾、肝、脾协调　肾主骨,肝主筋,脾主肌肉。三脏功能正常则骨骼坚强、筋腱(膜)柔韧、肌肉丰满,不仅支撑作用强大,而且能使关节灵活、步履轻盈、运动自如。
2. 心脑神明　骨骼、筋、肌肉构成运动系统的硬件部分,而能否形成支撑(直立)和运动状态则取决于心脑神明。心脑神志彰明、运动协调,则支撑(直立)无碍,行走、运动的频率、姿态以及平衡能力皆为正常。

四、临床要点

1. 生理标志　运动系统正常不仅表现为骨骼健壮、筋健柔韧和肌肉丰满。而且,立得直、站得稳(支撑功能)、步态轻盈、运动灵活、平衡感好。
2. 病理特征
(1) 结构不健
① 外伤劳损:外伤暴力以及运动过度等均能造成骨骼、筋、肌肉的疲劳或伤损。《素问·宣明五气论》有谓:"久坐伤肉,久立伤骨,久行伤筋。"
② 营养不良:骨由肾精、肾气供养;筋由肝血、肝气供养;肌肉由脾(胃)之水谷精气供养。如三脏不

健,供养失司,则可致骨质疏松、筋失柔顺、肌肉不丰,造成骨骼痿软、肌肉(筋)瘦削、支撑无力、关节活动不利。

（2）功能减退（障碍）

① 疾病所累:肝、脾、肾的病症均可能对骨、筋和肌肉的坚强、柔韧、满壮造成伤害。如果肾气不足、肾精匮乏,易出现腰膝酸软、行走乏力等,多伴有头晕耳鸣、记忆力减退、性欲减退、夜尿频仍,舌淡苔薄,脉沉细或沉细数等;如肝血不足、肝气不充,易出现筋骨痿软、关节僵直、变形、转动不利等,多伴有烦躁易怒、目涩羞明,舌暗苔薄,脉细弦或细弦数等;如脾气虚弱,水谷精气不足,肌肉失却营养,则肌肉萎缩、无力等,多伴有纳谷不馨、腹胀便溏、面色少华、失眠多梦、月经量少、短气懒言,舌淡胖苔薄白,脉细或沉细等。

② 心脑(肾)失调:心脑主神明,神志清楚方能意识并驱动肢体完成站立、行走等运动功能。肾精充髓、养脑、壮骨。肾并主耳,耳得肾气充养并有平衡肢体感觉功能。若肾气不足、肾精匮乏,脑髓不充;或痰蒙清窍、脑神受损;或肾水上泛、蒙蔽清阳,易出现意识不清;或不能站立、不能行走;或偏废、步履维艰难、步态不稳等,常伴有头晕目眩、如坐舟车、泛泛欲吐、耳鸣、记忆力减退、腰膝酸软,甚或意识不清,舌暗红少苔,脉沉细或沉细数等。

五、保养宜忌

1. 劳逸结合　运动系统为人体支撑与运动功能所必须。本着达尔文"用进废退"原则,根据年龄与体质差异适量进行运动、锻炼是十分必要的。既可以保持运动系统的结构正常、运转灵活,又能增强骨骼、筋和肌肉的活力与新陈代谢。

2. 保健体质　构成运动系统的肌肉、筋、骨三大构件分别隶属于脾、肝和肾。脾主肌肉,饮食营养充沛,消化吸收良好,则肌肉丰满、健壮;筋得肝血濡养方能滑利、柔韧相兼;肾主骨,骨得肾精化髓、濡养滋润,则密而不疏。然三者均得益于后天饮食水谷精华。因此,注重食物营养,均衡饮食结构十分重要。

导致疾病发生的原因称为病因。病因一般分为从口鼻、皮肤等由外而入的外因，以及因先天遗传缺陷，机体体质及抗病能力下降、脏腑、组织、器官结构受损以及功能失调等所致内生病理产物等内因两大类。

第一节 内 因

内因是大部分疾病发生的重要因素。内因有两层涵义：一是指狭义的内在致病因素，如由于脏腑、组织、器官结构受损及功能障碍所致生的痰、湿、气郁、瘀血、食积、积水等内在病理因素；而较为广义的概念是指除了内生病理因素外，并存在着机体抗病（免疫）能力下降和脏腑、组织、器官功能失调。而机体内在抗病（免疫）能力下降及脏腑、组织、器官功能失调并是外因或内因发生疾病的重要因素或前提。此也正因应了哲学的论断："内因是根本，外因是条件"。

一、先天遗传缺陷

先天遗传缺陷多责之于父母先天之精缺失或异常，导致脏腑、组织、器官的结构与功能存在先天性的生理缺陷。因此所表现出的病症通常治疗难度较大，有些是难以治愈的。

二、抗病（免疫）能力下降

体质下降是导致机体抵抗疾病（免疫）能力减弱的重要因素，有时甚至是决定性因素。造成体质下降、抵抗疾病（免疫）能力减弱的客观原因大致有以下几种：

1. 精神心理状态不佳　精神、心理、情绪等因素与心、脑、肝等脏腑密切相关，对于人体各系统而言，处于高端的支配地位。精神涣散、心理失衡、情绪波动等不仅会影响人的思维能力、决断能力和执行能力，而且并对机体脏腑状态调控能产生不良影响，影响机体功能的正常发挥。精神、心理、情绪的不佳状态可表现为亢奋、抑制，抑或是亢奋与抑制兼作的状态。

（1）亢奋状态：多见于偏动型体质人群。常与睡眠不足、喜食辛辣刺激、煎炸类食物等因素有关。表现为容易激动、急躁，体形偏瘦、怕热，面目红赤、口干、心烦、多梦，小便黄赤、大便秘结等，舌边尖红苔薄，脉细数，或细弦数。

（2）抑制状态：多见于偏静型体质人群。常与缺乏运动，喜食甜、肥、黏腻食物等因素有关。表现为喜欢独处、少言寡语、不爱交际，体形偏胖、时或畏寒，面色少华，小便频仍、大便溏薄，舌淡胖，边有齿印，苔微腻，脉濡，或滑，或沉细。

2. 睡眠失常　睡眠通常包括入睡时间、睡眠时长和睡眠质量三个要素。在正常生活工作(非夜间工作制)状态下,一般以晚上 11 点前就寝、睡足七到八个小时、无(或少)梦、无(或少)醒,次日起床后无疲倦、精力恢复明显等表现者为佳。睡眠是人体修身养息的重要环节,如睡眠质量不能得到保证,不仅人体的体力、精力难以得到恢复,并能对精神、心理、情绪产生不良影响。这种状况如不能在短期内得到纠正的话,不良循环的结果便会造成体质下降和对疾病抵抗能力的削弱。

3. 营养不良　营养不良主要有三种表现形式:一是营养匮乏,二是富营养化,三是营养不均衡。人体从饮食获取身体必需的营养物质主要包括碳水化合物、脂肪、蛋白质、维生素、纤维素和微量元素等。前三者主要为身体提供能量,如摄入不足会出现营养匮乏。但如果长期摄入过度,超出身体需求则易造成富营养化问题。后三者则是机体正常结构与功能运转所必须,亦不可或缺。而饮食偏嗜或客观供求不足则易产生各种营养物质摄入的均衡失调。营养匮乏易出现体形消瘦、体质虚弱、毛发不荣、精力不济、抵抗力下降等;而富营养化则易出现肥胖、喜静懒动、声音重浊、痰多、舌暗及舌下络脉瘀阻等;而对于营养失衡,则可能出现相应的体质变化及易患疾病特点。如气瘿、雀盲、贫血等。

4. 运动不足　运动与静息、睡眠可看作是以"动静"为特征的一对范畴。日常生活与工作相对于运动而言,基本可看作是一种静息的状态。在这种状态下,人体的运动机能基本上处于一个较窄幅度的调节与适应状态。如长此以往,身体运动机能会向惰性的趋势延伸。而通过适量、有规律的运动,身体不仅能在运动机能上保持良好的状态,而且对外界动静变化的差异也能有较好的适应性。不会因短期内过逸而惰性,亦不会因稍劳而疲倦不堪。如果我们把日常生活与工作视为有序状态,而将适当运动的加入视为无序状态。建立良好的有序为主,无序为辅的日常生活与工作习惯,则既能保持身体运动机能的良好状态,并能对于超出日常生活与工作状态的变化亦能应付自如。因此,长期缺乏运动,身体易处于一种惰性状态,身体机能的调节能力将逐渐减弱,体质亦会出现显著下降。而且,现代社会生活条件下身体内过于富裕、堆积的垃圾(脂肪等)不仅不能在运动时被燃烧(消耗)反而易变生为对健康有害的致病因素(痰、浊、瘀等)。最终在体质下降、抵抗力减弱的同时,影响并致生脏腑、组织、器官的新陈代谢障碍,滋生痰浊、湿热、瘀滞等病理产物。

三、机体功能失调

1. 局部功能失调　在日常生活中,如在粉尘环境下不注意防护口鼻;寒冷或高温时不注意皮肤防寒、防晒;饮水少,不定时排便等。均可能出现脏腑、组织、器官的局部功能障碍,虽也能影响局部的呼吸、消化、泌尿系统等的局部功能,但对整个系统乃至机体的影响却相对较小,形成疾病的概率也较低。但如果不及时纠正,久而久之,则不仅可殃及系统的功能,也可能因此而导致疾病的发生。

2. 系统功能失调　系统功能失调导致体质下降、致生疾病主要基于两种状态。一是系统中主导的脏腑功能低下;二是整个系统的功能低下。前者主要表现有呼吸系统的肺,消化系统的脾,循环系统的心,生殖系统的肾等主要脏腑功能处于低下水平,导致整体系统的功能低下。后者则体现为构成整个系统的脏腑、组织与器官的功能水平低下。比如呼吸系统易出现运动或爬楼后呼吸费力、少气懒言、对外界温度等适应性差,容易喷嚏、鼻塞等;消化系统则易出现食欲不佳、食后饱胀、大便习惯与性状改变(或一日数次,或数日一次,或便秘,或便溏)、消瘦乏力等;生殖系统表现为性欲淡薄、高潮缺乏、小便频仍、夜尿增多、阴道干涩等。系统功能低下虽可能仅是亚健康表现,但在影响机体协调性,以及与其他系统、脏腑、组织及器官的关联性方面是存有不足的,也是导致内生致病因素的契机。

四、内生病理因素

脏腑、组织、器官乃至系统的功能障碍,以及随之可能出现的器质性损害,不仅影响系统、脏腑、组织、器官的生理功能,降低机体的体质与疾病抵抗(免疫)力,而且并能滋生气郁、痰浊、瘀血、积水等病理因素,在加重系统、脏腑、组织、器官的功能障碍的同时,并能致生相关疾病。

1. 气郁 气郁是气机郁滞的简称。是指脏腑、系统的机能郁滞、运转不畅,有滞涩不顺之意。肝主疏泄,功能畅达气机。故气郁以肝脏最为常见。又因肝主调节气机,参与消化、呼吸、生殖等系统及水液、血液等生理过程。因此,气郁并能体现于脏腑、系统的机能与代谢环节,并易致生痰浊、食积、积水、瘀血等病理产物。临床以肝气郁滞与脾胃气滞最为常见。

(1)肝气郁滞:肝气郁滞好发于偏静型体质人群。常在精神、情绪低落时发生,表现为精神不振、情绪低落、唉声叹气、沉默寡言、胸胁(乳房)胀痛等,以临床症状与体征随喜怒而消长为主要特征,舌淡或暗苔薄白,脉弦或细弦等。

(2)脾胃气滞:多见于消化系统机能较弱,饮食等生活起居不规律,且常同时伴有肝气郁滞者。表现为食欲不振、胃脘饱胀、嗳气、呃逆、泛酸、腹胀便溏(或痛泻),舌淡苔薄白或微腻,脉濡或弦细等。

2. 痰浊内生 痰浊内生常见于两种机制:一是饮食不当,过食肥甘、油腻等食物,超出身体所需,久之则滋生为痰浊。二是消化系统功能不健,分清泌浊能力下降,致使清浊相混,化生痰浊。二者相对而论,前者是条件,后者是根本内在因素。痰浊随气流行,浸淫脏腑、组织、器官,致生有形与无形痰病。

(1)有形痰浊:有形之痰浊扰于肺则表现为:咳嗽(哮喘)、痰多、胸闷、气息不畅等;停于胃则表现为:呕吐痰涎、泛恶、脘胀等;结于脏腑、组织、器官则表现为:结节、肿块(瘤)、质地中等、边缘较清楚、发展缓慢等。

(2)无形痰浊:无形痰浊为患常无形可征,但受累脏腑、组织、器官有"痰浊"阻滞气机、影响功能之实。如痰气结于咽中,似有炙脔梗塞,吞之不下、吐之不出,并随喜怒而消长;痰蒙于脑,或目不识人、反应迟钝,或神志不清、意识不能、语言、运动功能丧失;痰蒙心窍,或表现神情淡漠、自言自语、喋喋不休,或表现为心神不安、语无伦次、笑骂狂言、登高而歌、弃衣而走、不避亲疏;痰浊留滞经络,则可表现为麻木不仁,或肌肉瞤动,或疼痛,或抽掣痛等。

3. 瘀血内阻 内生瘀血与血液系统的运营环境密不可分。从血液构成的角度而论,津液不净、痰浊相混,渗入血脉致使血液质地黏稠、流动性差是瘀血形成的主要机制;其次,脉道不利,或有伤损,也可导致血液流而不畅而继发瘀滞(阻);再则,心脏不健,搏动乏力、射血不良等也是造成远端脉道血液流动缓慢、形成瘀阻的成因。而从瘀血的程度和性质特征而言,从血液黏稠、血流缓慢瘀滞,到血液黏滞、附着、结块、阻塞,常提示瘀血的进展和程度加重。瘀血并因停滞于脑、心及脉之不同而表现各异。

(1)瘀血于脑

① 瘀滞脑络:多见于中老年人,由于血液黏滞,运行不畅、脑失所养,常表现为:头晕、头昏、头痛等,可伴有心烦、耳鸣、烦躁易怒、记忆力减退、注意力不集中、健忘等,舌暗红苔薄、舌下脉络变粗、扭曲、色紫,脉细弦涩,或弦细,或沉细等。

② 瘀阻脑脉:上述瘀滞脑络症状延久且渐次加重,并可因瘀阻脑脉而出现:短暂意识丧失或智力衰退,或嗜睡,或失眠,或沉默寡言,或多语急躁,或词不达意,甚至丧失正常判断力等;或突然出现口眼歪斜、流涎、说话困难、吐字不清、失语、吞咽困难,一侧肢体无力或活动障碍,走路不稳或半身不遂,或出现肢体痉挛或抽动等。舌暗或见紫斑苔薄或腻,脉弦滑,或弦细,或细涩等。

③ 出血脑中:多见于脑脉畸形,或瘀血阻滞,脉失所养、硬化,加之情绪激动等诱因,致使血液横行、溢于脉外而成。病症因出血量和部位表现各异。轻则出血得止,仅造成局部功能障碍,如头痛、头晕、意识障碍、肢体不遂、语言艰涩等;重则意识丧失、呼吸不能、黑睛异常(不等大),甚至危及生命。舌偏红苔薄黄,脉弦数,或弦滑,或细弦数等。

(2)瘀血于心:心脉瘀阻轻重有别,轻则心脉失养、心脏受损;重则心脏失养、搏动不能。临床表现因人(体质与耐受程度等)而异,常不能从症状轻重判别病症轻重。可表现为:胸闷、压迫感,亦能牵涉肩背、腋下、上臂等处,可时作时休;剧者胸痛突然发作、痛如刀绞、汗出肢凉、面色青白,平素心悸、怔忡、舌唇紫黯、舌暗红有瘀斑、舌下脉络变粗、扭曲、色紫,脉细涩,或结,或代,或促、结、代交替或并现。

(3)瘀血于脉:瘀血所成必肇始且殃及于脉。因此,瘀血证广义上均涵括瘀血于脉。此瘀血于脉乃狭义所指,专指肢端动脉瘀阻而言。常表现为:肢端苍白、发绀、发凉、麻木、疼痛等,舌淡苔薄白,脉细,或沉迟而细,足背动脉搏动减弱或消失等。

4. 积水 人体正常水液代谢主要由肺、脾、肾三脏参与,肾起主导作用。水在人体内既可表现为弥散状态(如肺布散而呈"雾露之溉"),也可表现呈水液的有形(津、液)状态。若水液代谢系统结构与功能障碍,则可出现水液代谢异常,产生湿、积水等病理产物及相应病症。

(1)肺失宣肃:肺失宣肃,津液不布,则可表现为:起病较急、晨起面目浮肿、恶风、汗少或汗出不畅、小便量少等,舌淡苔薄,脉浮,或濡,或浮数。

(2)脾湿弥漫:脾失转输,分清泌浊不能,湿浊弥漫,则可表现为:周身困重、肌肉酸楚、倦怠易乏、小便量少、阴部潮湿、白带缠绵,或见皮肤湿疮、滋水淋漓等,舌淡苔薄腻,脉濡,或缓,或细滑等。

(3)肾水停积:肾主水,是水液代谢的主导脏腑。肾失气化,尿液生成与排泄障碍,水液泛滥、漫溢,则可表现为:肢体水肿、腹水、胸水、小便短少,或喘,或腹胀,疲倦乏力、行走不便、畏寒肢冷、心悸气短,舌淡胖苔白,脉沉细,或沉迟无力,或细数尺弱等。

第二节 外 因

外因常包括气候、饮食、外伤、瘟疫等因素。常从皮肤、口鼻侵入人体致生疾病。外因涵盖现在的生物、物理、化学等致病因素范畴。

一、气候因素

气候致病因素通常包括风寒、风热、凉燥、温燥、暑、湿等。既可以是反时令的异常气候表现,也可以是正常时令的自然气候表现。异常气候表现是指在正常时令出现过度,或不应有的气候表现。此类因素致生疾病一是防护不及,二是体质孱弱,抑或兼而有之。

1. 风寒 风寒易从口鼻、皮肤而入。常出现恶风、恶寒、寒战、鼻塞、咳嗽、咽痛、流清涕、头痛、项背不舒、肌肉酸痛,舌淡红苔薄白,脉浮紧,或浮等。

2. 风热 风热易从口鼻、皮肤而入。常出现发热、恶风(寒)、易汗、目赤、咽干而痛、咳嗽、鼻流黄涕、肌肉酸痛、头痛、小便黄赤,舌淡红苔薄干,脉浮数,或浮等。

3. 凉燥 凉燥易从口鼻、皮肤而入。常出现恶风、恶寒、鼻干、咽痒、咽燥、咳嗽、痰少、少汗、声音沙哑、头痛,舌淡红苔薄白而干,脉浮紧,或浮等。

4. 温燥 温燥易从口鼻、皮肤而入。常出现发热、恶风、鼻息热气、咽干口燥、咽痛、音哑、咳嗽痰少,或痰中带血,溲赤、便秘,舌边尖红苔薄少而干,脉浮数,或细数等。

5. 暑 暑易从肌肤而入。常出现发热,或高热,头痛、口干、恶热、肌肤灼热、乏力、大汗或汗少、溲赤便秘、面色潮红,或苍白,舌红而干苔薄少,脉浮数,或洪,或滑数等。

6. 湿 湿易从肌肤而入。常出现皮肤糜烂、瘙痒、流滋、肌肉酸痛、肢体重着,或肢体肿胀,舌淡红苔薄腻,脉濡,或缓等。

7. 毒　毒有含义有二：一指毒性之毒；二指事物的偏性特征,如热(火)毒,痰(阴毒)等。毒物为患,或从口鼻而入,或从肌肤而入。毒物从口鼻而入者,或损之于胃,或伤及于肺,轻则肺胃受损,重则可危及生命。从肌肤而入者,既可以是毒性之毒,也可以是表现为以化脓为特征的特殊病邪。热(火)毒可引起皮肤、肌肉、体表腺体等局部红、肿、热、痛、化脓等特征,如在指趾部位易损筋伤骨,如发生在脏腑、器官则易走散入血(走黄),甚或危及生命;痰(阴)毒可引起体表腺体(如淋巴结)及骨与关节的化脓性感染,起病比较缓慢、肿势不显、无明显红热特征,溃脓后脓液稀薄如痰、色泽晦暗,或夹有败絮状物质,常损筋伤骨,形成溃道,不易收口,甚至发生残疾,或危及生命。

二、饮食因素

饮食因素通常包括不洁、不节,以及过于生冷、黏滞、油腻、特异性食物等因素。对于正常人群而言,在体质健康、消化系统功能正常情况下,即便有偶然、少量之以上因素,虽可引起短暂不适,但亦不易引发疾病。但对于体质虚弱,尤其是消化系统功能低下,特别是对于特异性饮食易发生特异反应的患者而言,稍有不慎,便能引发消化系统为主的疾病。

1. 饮食不洁　轻者出现胃中泛恶、欲吐、脘胀、腹中肠鸣、矢气频转等症状;重者出现呕吐频繁、腹痛如绞、泻下黄糜、汗出肢冷、心慌疲倦等。

2. 饮食不节　常出现胃脘胀闷、嗳气酸腐、腹胀厌食,或呕吐,或便秘,或泻下不爽、气味腐臭等。

3. 生冷　常出现胃中窒塞、挛缩、疼痛等或恶心欲吐、畏寒、大便溏薄或泻下稀水等。

4. 黏滞　常出现胃胀、不知饥饿、纳呆,甚至胃痛、泛酸、嗳气等。

5. 油腻　常出现恶心欲吐、脘胁撑胀或隐痛、恶闻油味、大便秘结或溏薄而味臭等。

6. 特异性饮食　食用花生、豆类、虾、海鲜等特异性食物后,常出现皮肤起疹(块)、瘙痒、腹痛、腹泻等,严重者可出现喉头窒塞、呼吸困难等。

三、外来伤害

外来伤害因素以突然发生、猝不及防者为多。诸如水火烫(烧)伤、重物击打、跌仆、蚊虫毒蛇蜇(咬)伤、高空坠落、溺水等。此类伤害轻则皮肉筋骨受苦,重则脏器受损,甚至危及生命。

四、瘟疫

瘟疫通常是由疠气(致病性微生物)引发的烈性传染病,常从口鼻、肌肤而入,具有特发性、流行性,以及发病急、传变快、致死率高等特点,是威胁人类生存的最为严重的疾病门类。

世界医学史上有记载的2 400年前的雅典瘟疫;1580年后的数十次流感;6世纪、14世纪和19世纪末的鼠疫;17世纪和18世纪的天花,以及登革热、西尼罗病毒、艾滋病病毒、埃博拉病毒、SARS病毒、2019-nCoV病毒等均曾导致区域性,甚至是全球性流行,人类生命与财产损失难以估量。有些疾病虽有疫苗可以预防接种,但新的、变异了的病毒仍会构成对人类生命与健康新的、严重威胁。中医有记载应对的三次大的瘟疫除了流行性、泛发性、易感性、高致命性等共性特点外,《伤寒论》时期的瘟疫具有寒(中原地区、气候变冷)和体质孱弱(自然灾害、营养状况极度低下)的特征;明清的瘟疫则具有温热(江浙地区、气候转暖)和生活富饶(康乾盛世、体质正氮平衡状态)特征;而2003年SARS病毒和2019年2019-nCoV病毒所致瘟疫都具有秽(山岚瘴气等)的特征。

第一节　发病机理

　　疾病的发生，一般不外两方面因素。一是致病因素的客观存在与作用；一是身体自身的防御能力的相对不足。引起疾病的诸因素可以统称为"邪"，而人体自身的防御能力则可统称为"正"。在外伤因素中似乎可以忽视"正"的存在？其实并非如此。安全意识、职业素养、防护措施等也是一定意义上个体"正"能力的具体体现。

一、邪气

　　邪气是疾病发生的主要因素。但是，同样量的邪气作用于不同的个体则会有病者，有不病者。说明对于不同的个体引发疾病所需的邪气致病量是不同的。这不仅取决于不同人体的正气抗邪能力，且与个体对于不同邪气是否具备易感性体质等有关。

二、正气

　　正气在疾病的发生、发展过程中至关重要。相对于邪气较为轻浅类所致疾病而言，正气的强弱决定着是否发病及疾病发生后的轻重转归。而且，正气也是机体自稳、自复的决定性力量。因此，顾护正气，保持正气旺盛和抗邪能力不仅能减少疾病的发生，即使发生疾病亦会因正气的强大存在而能遏制疾病快速往纵深发展及不良转变，使人体得以尽早康复。

三、邪气与正气的交争

　　正气与邪气代表着致病与抗病这一对矛盾的两个方面。即便是人体的健康状态，正气与邪气的交锋亦从未停止过。轻微的邪气与强大的正气在健康状态下的交争结果不外是未发生疾病，并使人体在交争过程中始终保持着对邪气的识别与消除的敏锐反应，同时使机体获得对邪气的识别与防御能力。而一旦正气对邪气的制约失利后，疾病便会应期而至。在疾病的发生、发展、结局，抑或痊愈的过程中，正气与邪气交争结果不外有三种归属：一是邪进正退，疾病得以发生、发展，甚至走向终极（死亡）；二是正胜邪退，疾病发生、发展的进程势头得以遏制、延缓、停顿、逆转、向愈；三是正气与邪气僵持、胶着、时有胜负，处于慢性、时发时止、共存状态。

第二节　病理层次

人体疾病的发生、发展,自始而终,一般可分为两个疾病层次。即疾病初期或轻浅阶段的机体功能失调和疾病发展、重笃,甚至死亡的器质性损害、功能衰竭阶段。同一种疾病的不同病理层次,对于治疗、预后迥然有别。因此,在不可避免发生疾病时,一定要重视早诊断、早治疗,尽量将疾病控制在功能失调阶段,并争取早日痊愈。即使进入器质损害阶段,亦应不遗余力、医患合作,努力减缓疾病的发展速度,减轻器质性损害程度,尽早将疾病造成的轻度器质性损害在尽可能短的时间内修复或延缓发展,阻止疾病进入不可逆转或重症阶段。

一、功能性失调

无论疾病发生于任何脏腑、组织、器官,抑或是某个系统,总是首先出现被累及脏腑、组织、器官或系统的功能失调与障碍。功能失调和障碍的结果就是,不仅不能正常行使生理功能,而且会出现与功能失调相对应的症状与体征,亦会产生病理产物、加重功能障碍程度。如呼吸系统可能出现:流涕、喷嚏、咳嗽、痰液,以及鼻塞、咽痒咽痛等;消化系统可能出现:食欲不振、纳呆、恶心、呕吐、便泄(秘),以及口臭、胃痛、腹痛等。诚然,在不同系统或器官发生疾病的功能失调阶段不是没有器质损害,而是二者相对而言,偏于功能失调为主,器质性损害处于相对较轻程度。

二、器质性损害

无论是因为邪气的重笃、正气的薄弱,抑或是延误诊断、治疗,或误治、失治。疾病未能中止在功能失调或障碍阶段而得以发展与深入,病变的脏腑、组织、器官以及系统的病理便会发生根本性的变化,即由以功能失调或障碍为主的病理特征转而成为器质性损害的层面。在器质性损害逐步加重的同时,功能性失调与障碍亦愈发加重且难以改善。因此,脏腑、组织、器官以及系统的器质性病理损害远较功能失调与障碍为重且治愈难度增大、疗程延长,常预后不佳,甚至凶险。病变脏腑、组织、器官及系统可出现炎性、增生、变性、出血、梗塞(死)、化脓、穿孔、恶变等不同器质性病理改变。

第三节　病理性质

疾病的病理性质,可以分析归纳为表、里、寒、热、虚、实六大类别。

一、表病

表病的含义有二:一是狭义的表病,指以呼吸系统为主,或其他脏腑、组织、器官病变的早期阶段,具有恶寒发热、脉浮等肺卫皮毛病变表现者。即"有一分恶寒便有一分表证"之谓。二是广义的表病。在一些系统、脏腑、组织、器官疾病中,如水肿、疹痘、疮疡、痢疾、头痛、风湿等初期阶段,具有起病较速,或位于人体浅表、上部部位,或可用后述"汗法"得以治愈者亦有归于表病者。广义的表证未必有恶寒发热、脉浮的特征,或者是仅处于临床症状与体征表现的次要地位。

二、里病

里病是相对于狭义的表病而言,非表(病)即里(病)。换言之,没有恶寒发热、脉浮特征的疾病均可归属于里病的范畴。

三、寒病

疾病以寒冷为本质特征的总属于寒病。如恶寒、畏寒、怕冷;趋热、喜热;四肢不温、蜷卧、小便清长、大便泄泻(无肛热与热臭味);舌质淡润;头痛、胃痛、腹痛、肢体疼痛等遇寒加重,得热减轻者等。而虽有畏寒等外在表现而身体灼热、躁动、口臭、大渴、溲赤、便秘、舌红而干等内热炽盛之假寒者应注意辨别,不属此列。

四、热病

疾病以温热为本质特征的总属于热病。如发热、畏热;趋凉、喜冷;四肢胸腹灼热、袒胸露背而卧、小便深黄、大便秘结或泻痢(肛门灼热、大便热臭或夹有脓血);舌质偏红(或红、绛、暗紫)而干;头痛、胃痛、腹痛、肢体疼痛等遇热加重,得凉(寒)减轻者等。而虽有畏热等外在表现而蜷卧、喜静、口淡、肢末欠温、舌淡而润等内寒假热者应注意辨别,不属此列。

五、虚病

在疾病过程中以正气不足为主要特征者属于虚病。如神疲乏力、面色少华、肌肉瘦削、少气懒言、头晕目眩、心悸失眠、脉搏无力等。古人谓"正气不足为虚"。虚病通常都出现在疾病的中晚期阶段。而对于有神情倦怠、懒言、肢凉汗出等"虚"的表现,却伴有潮(高)热、口干口臭、腹胀便秘、舌红苔黄而干,脉象有力等实病内涵的真实假虚更应注意辨别。此被古人谓之"大实有羸状"。

六、实病

在疾病过程中以邪气盛为主要特征者属于实病。如呼吸喘促、畏寒、高热、言语声高、胀满疼痛、大便秘结,脉象有力等。古人谓"邪气盛则实"。实病虽说可出现在疾病的不同时期,但常以初中期为主。对于年老、体质素弱病患,如虽有胃胀纳呆、腹胀便秘、咳喘痰涌、肢体水肿等"实"的临床表现,但同时却伴有明显的气短懒言、精神疲惫、食欲不振、四肢不温、舌淡脉弱等虚病内涵的假实真虚应注意辨别。此亦古人所谓"至虚有盛候"。

第四节　病理转化

疾病发生之后,其病理转归除有其一定的自身规律外,并受正邪关系、表里层面、虚实性质、治疗干预等几个方面因素的影响。

一、一般规律

一般规律常包涵二个层面的含义：一是疾病的发生与发展总是由功能性障碍向器质性损伤进展。二是疾病自身总是由开始、进展，向结局发展。如果致病因素较弱、正气不虚、诊断及时、治疗干预充分有效，疾病可以在未形成明显器质性损害前得到控制并治愈。即使是进入器质性损害后，疾病仍然受到致病因素强弱、个体体质差异、诊断及时与否、治疗效果优劣等诸因素制约，或病变进展延缓，或停止发展、逐步向愈；抑或是进行性加重，或同时产生其他系统、脏腑、组织、器官的并发症而危及生命导致病亡。

二、正邪关系

疾病的发生、发展、向愈，抑或是进展、病危、死亡。其实是正邪力量相互较力的结果。正包含着遗传优势、体质强壮、正气充盛、诊断及时、治疗有效，以及精神愉悦、饮食合理、起居有时、颐养得当、护理精细等诸多因素。邪则包含着遗传缺陷、体质孱弱、正气不足、避邪不及、诊断治疗不及时、误治失治，以及精神、饮食、起居、护理欠佳或失当等诸多因素。亦有正邪交争僵持、互有进退而导致疾病呈现慢性、反复，而处于带病（瘤、癌）生存的共生状态。

三、表里层面

从疾病的表里层面分析，疾病在发生、发展的过程中，病理的表里层面不外三种情况。一是疾病为单纯在表，如伤风感冒、婴儿急疹、过敏性鼻炎等；二是疾病只在于里，如胃脘痛（如胃十二指肠球部溃疡等）、围绝经期综合征等；三是疾病的本质属性为里，但在疾病初期阶段表现为表病，随着疾病的发展与深入，本质性特征方逐步显现。如风水（急性肾炎）、感冒（急性支气管炎）、咳嗽（急性肺炎）等。因此，临床中不少疾病在疾病初期表现出来表的现象常具有局限性和欺骗性。况且，同样表病的特征可以是许多里病共同的过程性表现，并不是疾病本质的特征。因此，在认识与正确处理表病征象时一是期望能将病遏制在表的阶段，但更为重要的是须从表病的征象中尽早识别出里病的本质特征来，对隐匿于表病后的里病做到早诊断、早治疗，切不可一味认作表病而贻误病情，争取将疾病治愈于向里发展之前。诚然，也不能因为以上规律而把在表的现象想得过于复杂，犹豫不决、治疗不果断而坐失治愈于表的良机。

四、虚实性质

疾病从虚实性质而论，不外三种情况：属实、属虚、虚实夹杂。正气旺盛而感受邪气致病者多表现为实病。多见于从外部感受邪气所致疾病，且常处于疾病的初中期阶段。如外感性伤风感冒、咳嗽、呕吐、腹泻等；对于素体虚弱，抑或因病体虚的患者，如罹患系统及脏腑、组织、器官功能失调及器质损害类疾病；或进入病程之中后期者，则易出现虚病特征。如盗汗、骨痿、虚劳等。临床中最为多见的则是虚实夹杂类病，无论是疾病的初、中、后期均有可能发生。疾病于初期者，多表现为因虚感病或因虚致病。病发于中后期者，则随着正气与邪气的交争与相互耗损，则疾病有邪气受挫，正气亦受损的正虚邪恋、正虚邪盛特征。因此，在疾病的初期，疾病可表现为实病、虚实夹杂病。而疾病的中后期，则既可以见实病，但较多见虚实夹杂和虚病。从疾病虚实转化的角度分析，实病可以转化为虚实夹杂和虚病；虚病也可以呈现为虚实夹杂病；但虚病不可能转化为实病。

五、治疗干预

医者的正确诊断、及时治疗，加上优质护理，特别是患者自身的正确认识、依从性好、积极配合治疗等是取得治疗良好预期的前提与保障。

疾病的诊断,尤其是复杂疾病的早期诊断是十分不易的。除了丰富的临床经验外,恰当和必需的辅助检查也是必不可少。诊断明确后,疾病不同时期的临床症状与体征可能出现不同的变化,但在应对变化实施的治疗中,针对疾病本质特征与主要矛盾的治疗主线则可以,也必须贯彻始终。此外,在疾病发生、发展及向愈过程中,忽视患者内在、强大的自稳、自复能力,片面地夸大医者作用的思维亦是不正确的。

因此,正确、恰当的治疗与干预,注重调动患者的主观能动性,重视机体自稳、自复能力等是遏制疾病发展,促使早日向愈的不二法宝。反之亦然。

六、多病并存

在临床中常有多病并存的状况。从病理的角度分析,可分为二种:一是一病未愈,或长期有基础性疾病的患者,又发生了新的疾病;如伤风感冒未愈,又因饮食不当出现胃脘痛、腹泻病症;抑或慢性肾病患者出现感冒等。二是一种疾病在先,容易发生与前病有一定相关联系的疾病。如头晕、头痛患者,因情绪波动出现中风等。第一种是两种或两种以上疾病的并存,之间并无内在、必然联系;第二种的情况则虽不是必然的结果,但先后可能有内在的联系。也就是说,头晕、头痛不一定必然中风,但中风患者病前的头晕、头痛很有可能便是中风的先兆与基础(瘀血症、高血压、高脂血症等)。而这种多病并存的情况,从正邪关系而论,则同样符合邪进病重、正胜病退的规律;从表里层面而言,则不外表里同病,或里里并病;从虚实角度分析,则可能此虚彼实、此实彼虚、同虚同实,抑或虚实夹杂。

诊法是指医者通过询问、观察、听（闻）和切（触）等临床检查，收集与患者所患疾病相关的信息，为诊断提供依据的方法。包括问诊、望诊、听（闻）诊、切（触）诊等。

<h2 style="text-align:center">第一节 问 诊</h2>

问诊是医者与患者接触的首要环节。通过问诊不仅能了解患者的临床信息，也能通过彼此互动，建立医患之间的信任，增加患者对诊疗的依从性，树立患者对诊疗的信心。

一、问诊的基本要求

1. 认真、亲切　认真的态度、亲切的语言是给予患者信心，取得患者合作，争取收集到完整、准确临床资料的前提与必须。

2. 倾听、细致　在问诊之初要学会倾听，让患者将欲表述的简短内容说完，并注意将患者引导向正确的陈述方向。对患者陈述的内容要仔细听取，从中找出诊断的蛛丝马迹。

3. 尊重、保护　须尊重患者的人格与隐私。患者之所以是患者，不仅仅是有身体上的病理改变，也同时可能存在心理上的病理改变。因此，即便是患者的思维、语言出现混乱状态，亦需注意尊重患者的基本人格，不冷淡、不斥责，在家属等的配合下妥善接待，或转诊到相关科室处置。其次需注意尊重与保护患者及其家人的隐私，任何隐私均不得透露给无关人员，亦不得有蔑视、嘲讽之举。

二、问诊内容

古有问诊歌："问诊首当问一般，一般问清问有关，一问寒热二问汗，三问头身四问便，五问饮食六问胸，七聋八渴俱当辨，九问旧病十问因，再将诊疗经过参，个人家族当问遍，妇女经带病胎产，小儿传染接种史，痧痘惊疳嗜食偏。""十问歌"虽有不同版本，但说明问诊自古得到重视且有规范，要求医者在临床时就疾病的相关情况与患者征询与甄别。

1. 一般项目　一般项目包括并不止于：姓名、性别、年龄、民族、出生与成长（现居住）地、职业、婚姻、通信或联络地址与方法等。

如患者不能（年幼、缺乏能力等）自述，则需注明陈述人（与患者关系）及可靠程度。

2. 主诉　主诉包含两个要素:一是就诊的苦楚(症状或体征);二是持续时间。主诉未必直接采用患者的陈述词及顺序,需医者根据患者完整诉述后择要采纳。

3. 现病史

(1) 临床表现与过程:注意询问患者症状或体征出现的时间、变化情况、原因或诱因、加重或减轻的因素,以及诊疗经过等。

(2) 其他情况

① 寒热:有无恶寒(畏寒、恶风、寒战)、发热(低热、高热、超高热、潮热、烦热)等。

② 出汗:有无出汗。以及出汗的具体特征:如微汗、大汗、动则易汗(自汗)、夜间睡眠中出汗(盗汗)等。

③ 饮食:包括食欲、进食量、喜好改变,以及进食后对症状与体征的影响等。

④ 二便:小便应注意询问频度、量、色泽(淡黄、黄、深黄、淡红、鲜红等)、混浊度(清、浑浊、乳糜状、夹有砂石、血块等),以及可能伴有的通畅程度改变、不适、疼痛、灼热等。大便应注意询问次数、质地(软硬适中、硬结、状若羊屎、溏便、稀水样、夹有黏液、柏油状等)、色泽(黄色、陶土色、脓血等),以及可能伴有的肛门异常感觉(里急后重、灼热、坠胀、脱垂感)等。

⑤ 睡眠:包括入睡难易、睡眠时长、睡眠深浅(多梦)等。以及夜间是否易醒、再入睡难等。

⑥ 情绪:既应了解症状与体征是否因情绪而发生,也要注意询问症状与体征的轻重程度是否与情绪密切相关(随喜怒而消长)等。

4. 既往史　既往史一是注意询问既往健康状况、预防接种史、传染病史,以及既往手术史、外伤史、过敏(食物、药物等)史等;二是要注重了解与此次主诉相关的既往疾病、症状(体征)史等。

5. 系统回顾　所谓系统回顾是指在初步完成围绕主诉问诊后,为了避免患者的忽略或疏漏,而由医者在短时间内、扼要地对可能涉及的系统状况通过问诊作一次简洁梳理,排除一下当下所患病症之外有无其他系统疾病存在的可能。如发现有价值问题可记入现病史或既往史中。

(1) 呼吸系统:有无呼吸困难、咳嗽、哮喘、咳痰、咯血、咽痒、咽痛,以及咳时胸(胁)痛等。

(2) 消化系统:有无食欲减退、厌食、嗳气、呃逆、恶心、呕吐、泛酸、脘腹胀痛、便秘、腹泻、便下脓血、里急后重、黄疸等。

(3) 循环系统:有无心悸、怔忡、胸痛(闷、压榨感等)、头晕、头痛、肢端麻木、发绀、唇舌紫暗等。

(4) 免疫系统:有无体质下降、倦怠乏力、失眠多梦、容易感冒、鼻塞(痒)、咽痒(痛)、皮肤瘙痒等。

(5) 泌尿系统:有无尿频、尿急、尿痛、排尿困难、小便短赤、尿道灼热、血尿、脓尿、砂石尿、余沥不尽,以及尿量、颜色、清浊度、尿潴留、尿失禁等改变。

(6) 生殖系统:有无性欲改变、勃起障碍、性交疼痛、不射精、阴道痉挛、高潮缺失,以及不孕不育(精、卵发生异常,无精子、精子稀少、精子孱弱、精子形态异常、卵子发育不良、胚胎发育不良、流产)等。

(7) 感官系统:视觉系统有无视力下降、模糊不清、失明,以及眼睛干涩、瘙痒、肿痛、头痛、呕吐等。听觉系统有无听力下降、重听、耳鸣、眩晕欲吐、如坐舟车等。嗅觉系统有无嗅觉灵敏度降低、嗅觉丧失、嗅觉异常、嗅觉敏感、鼻痒、鼻流浊涕等。味觉系统有无味觉减退、丧失、异常,以及食欲不振、口淡无味、消化不良等。触觉系统有无触觉敏感、迟钝(有戴手套接触物体之隔离感觉,或对温度等感觉异常),以及有无指趾麻木、发凉、苍白、发绀等。

(8) 运动系统:有无筋骨酸楚、痿软,明显消瘦、直立困难、行走不利、关节活动受限、肿胀疼痛等。

6. 个人史　个人史包括并不止于出生地、久居地、教育程度、经济状况、兴趣爱好、种族信仰等。流行病期间应询问有无疫区旅行史。

7. 月经史　对于女性相关类疾病需询问月经初潮年龄,月经周期,经期天数,月经量、色、质改变,经前、经间反应(乳房胀痛、痛经、情绪变化、睡眠改变、大便质地改变等),白带色、质、量改变,排卵期有无拉丝状白带(量及持续天数),末次月经日期,闭经日期,绝经年龄等。

8. 婚姻史　对相关疾病需了解婚姻状况、持续时间、配偶(或性伴)身体状况、性生活状况(频度、质量等)、感情状况等。

9. 生育史　对女性相关疾病需了解孕育状况(孕、育次数,子女存活状态等)、目前有无孕育需求等。

10. 家族史　对于相关疾病需了解父母、同胞及子女的健康状况。遗传类疾病需回溯三代家系(直系与旁系)相关疾病及健康状况。

第二节　望　诊

　　望诊是指医生在听取患者对主要痛苦表述后对相关的全身及局部的征象进行有目的的观察、了解及收集病症信息,期望对诊断提供有价值证据的一种诊查手段。

　　望诊包括望一般状态、体形体质、舌象、五官、皮肤、排泄物等内容。

一、一般状态

　　患者的精神状态是医生与患者接触时可以得知的首要视觉感官信息。对初步判断疾病的性质、程度和轻重缓急意义重大。

　　1. 痛苦面容　如呈现急性痛苦面容通常提示疾病为急性过程、有局部明显不适(疼痛、胀急、痉挛、抽掣等),以及有进行性加重可能。

　　2. 步态　能以正常步态就诊者通常提示疾病尚轻,或处于慢性过程,或基本上可以排除腰及下肢、胸腹内急性器质性病变可能。步态短而快,并出现阵发性加速,不能随意停止或转向,上肢摆动或停止(又称慌张步态或前冲步态)常提示脑病(如帕金森病或基底节病变)可能;半身不遂常提示脑脉病变可能;步态摇晃不稳、不能走直线,状若醉汉者(又称酩酊步态)常提示脑失其养(如小脑共济失调)可能;又腰,或弯腰捧腹缓行者常提示脊椎、腰部肌肉或腹内病患可能。

　　3. 精神　精神良好、言语有序、应答正确者常表示疾病轻浅,或呈慢性过程;精神萎靡、懒于应答者常提示疾病较重,或病久正气消耗较甚;精神抑郁、沉默寡言、表情板滞或僵硬者常提示有精神心理问题,或情绪状态不佳;面无表情、不愿言语或语言错乱、动作粗鲁、精神亢奋或暴戾者常提示有严重精神心理障碍可能。

　　4. 面色　面色如常者常提示疾病轻浅或为新病;面色潮红常提示热病。红色鲜明而满脸通透者常提示实热病;红色浮艳或较为局限(如颧部)者常提示虚热病。面色苍白常提示寒病或疼痛类疾病,如有出血征象者常提示短期内失血较多。面色少华、无华不仅常提示虚损类疾病,而且多提示病久、病重可能。面色泛青、表情痛苦,伴有冷汗者常提示急性疼痛(如胃十二指肠穿孔、心肌梗死、动脉夹层等)且重病可能。

二、体形体质

　　患者的体形除了可以提示其体质特征外,并对易患疾病,以及疾病的发展规律有一定的预示性作用。

　　1. 常态体形　常态体形的患者通常见于平和型体质,对于疾病的抵抗能力相对较强,即使发生疾病后也容易治愈。病程的进展通常也是按照疾病固有的规律进展。

2. 偏瘦体形　偏瘦体形的患者通常见于偏动型体质,皮肤干燥、紧实,此类患者平素多动少静,生活起居习惯常饮水少、夜睡、贪凉怕热,饮食习惯偏热、喜辣及煎炸类食物。患病后易发热、口干、溲赤、便秘、舌偏红、苔黄而干,脉数等。病症发展进程通常偏快,且易出现高热、动血等热化倾向。

3. 偏胖体形　偏胖体形的患者通常见于偏静型体质,皮肤湿润、松弛,此类患者平素少动喜静,生活起居习惯喜安逸,嗜食甘甜、油腻、浓羹类食物。患病后易畏寒、便溏、腹泻、脘腹胀满、小便清长、舌淡苔腻、脉濡(滑)等。疾病发展进程常呈慢性、寒化过程。

三、舌象

望舌象通常包括望舌(舌形、舌质、颜色、运动状态等)、望舌苔(厚薄、色泽、燥润、真假等)和舌下脉络等内容。通过望舌,特别是舌及舌苔在疾病过程中的动态变化,对判断疾病性质、正邪进展、治疗效果及预后等都具有重要意义。

1. 望舌　生理状态下,舌是一个肌性器官,表面覆盖有黏膜。正常时颜色(淡)红润、大小适中、运动灵活。

(1) 形态:正常时呈后宽前窄、后厚前薄的扁平状形态,前三分之二为游离可活动部分,称为舌体,前端为舌尖;后三分之一固定于舌骨和下颌骨等处,称为舌根。舌形与体质类型有一定的相关性,平和型体质特征者舌形大小适中;偏动型体质特征者舌形略瘦小;偏静型体质特征者舌形略胖大。从疾病寒热而论,热病者舌形渐瘦小;寒病者舌形渐胖大。从疾病虚实而论,中毒、痰饮、水湿、里寒等寒、实病常见舌形胖大。热结、瘀血等热、实病常见舌形瘦小。寒、实病中后期,脏腑、组织、器官受损、系统功能低下,内生痰浊、水湿、瘀血等出现虚病,或虚实夹杂征象者,常见舌形胖大;热、实病中后期,脏腑、组织、器官受损、系统功能低下,出现津液耗损、瘀血内生等出现虚病,或虚实夹杂征象者常见舌形瘦小。

(2) 舌质:舌质正常时呈现淡红色、润泽、老嫩适中状态。嫩胖、色淡、湿润者多见于实寒病、虚寒病;老瘦、色红(暗红、紫、绛)、干(甚则干枯)者多见于实热病、虚热病。舌体有裂纹,甚至有较深的多条裂纹(呈碎舌状)除了可能是先天性外,多见于热病,常提示津液受损较重。

(3) 舌色:舌色正常时呈现淡红色。色偏红、鲜红、绛、紫且舌体较干,不胖大者多见于热病(渐次为重);实热病苔黄,或黄腻,灰黑、黑且干;虚热病苔少而干,或花剥而干,或无苔。舌紫(蓝)且胖大者可见于中毒。舌淡而少红,多见于血虚、气血不足;舌淡红而胖苔白润者多见于虚、寒病。

(4) 运动状态:正常时舌体居中、伸展自如、运动灵活。舌体歪斜、僵硬、转动不利,多见于脑及脑脉器质性病变后;舌体颤动、吐舌、弄舌常见于心脾热病,也可以见于脑器质性病变;舌体弛纵不收多见于中风之后;婴幼儿言语不利、伸舌不远有可能是舌下系带较短所绊。

2. 舌苔　正常时舌面上有一层薄白而润的苔状物,舌面中部、根部稍厚,称为舌苔。是消化系统结构与功能正常时由脾胃之气所滋生。发生疾病后,舌苔白色且湿润,常提示寒病;白色而干,可能是凉燥,或寒病伴有津液不足,也可能是寒病开始化热,抑或可能是热病初期。舌苔色黄多提示为热病。黄而且干燥、燥而起芒刺表示热盛或热极;黄渐变灰、灰黑而干,也多是热盛且津液受损,甚至是热极的表现;淡黄而润,或是湿热病;灰、灰黑且湿润则常是虚寒病且可能较重。舌苔厚腐、垢腻者常提示有食积,或为痰壅,或为中毒。至于有些偏苔、剥脱苔等表现,常须结合临床加以综合分析。

舌苔的一般病理转变规律是:由薄转厚常提示邪气渐深,疾病可能呈现由表入里,或由轻加重的趋势;反之,舌苔由厚转薄则常提示疾病出现好的转机,呈现减轻、向愈可能。但正常薄苔在疾病过程中变少且欠润泽则多提示津液不足、受损。舌苔由润转燥,既可能是由寒转热,亦常与伤及津液程度成正比;反之,如舌苔干燥,甚至焦燥起芒刺者转见湿润,则常提示津液来复,是邪气退却、疾病可能向好的标志。

3. 舌下脉络　张口、舌尖上卷,或上翘抵上齿根后可观察到舌底向舌尖循行的两根静脉,又称舌下脉络。正常时色泽暗红、粗细适中、长度不超过舌根到舌尖的五分之三。如脉络色泽暗紫(或紫黑)、变粗、迂曲、向舌尖部延伸常提示脉络不健、血液黏滞、心气不佳、瘀血阻滞等可能。

四、五官

五官不仅是独立的器官,同时也是身体某些系统内在信息的外展窗口。通过对五官形态、色泽等的观察,既可以了解五官自身的病变,也能借以掌握内在相关脏腑的病变信息。

1. 眼象 眼与肝的关系最为密切。肝气生眼,肝血、肝气养眼。此外,黑仁并与肾精、肾水上滋有关;眼胞为肉,受脾(胃)气滋润与温煦;眼神则是心脑之神明的具体体现。

眼睑红肿结块、糜烂,常为肝胃有热上扰。眼胞肿胀、晨起为甚,多为水泛为患,起势急、病程短者多因之于肺;久而不退者多责之于肾。眼睑松弛、无力、下垂,多为虚病,脾气不足最为常见。若仅见于单眼,则多是脑病征兆与后遗。眼圈灰滞、黧黑,常提示肝肾不足可能。巩膜色黄而匀,多是肝胆湿热熏蒸,颜色深浅常预示病势重轻;近内外眦处红丝呈现,多是火热上燎。外因常责之于温燥,内因实则缘于肺热、肝火、心火(虚烦不眠等);虚则多因肝肾不足。巩膜出现圆形、半月形、三角形蓝色、灰色或黑色斑点,多见于儿童,常提示有肠蛔虫病可能。迎风流泪,或泪水常溢,除了泪道不畅外,多缘于水液代谢异常。

目光呆滞常见于重病、久病,精气耗损者,且以心脑疾病为多;目光凶狠多见于精神心理异常,以肝火亢盛、痰热壅滞居多。眼球转动频繁者,多为胆气怯弱、心神不定;眼球转动不灵者,多为重病气弱,抑或心脑不济、痰浊(瘀血)阻络。眼球突出者,多囿于瘿病。眼窝下陷者,常见于津液暴脱,或久病重病、精气匮乏之人。

2. 耳象 耳与肾的关系最为密切。肾气生耳,肾气、肾精养耳。耳廓形似倒置(臀上头下)胎儿,有研究认为,在相应位置与相关脏腑、组织、器官方面可能存在某种病理契合(亦称全息效应),临床可资参考。

耳廓红肿较为少见,可因局部外伤,或蚊虫叮咬染毒,或针灸消毒、操作不规范等所致。如不及时治疗,恙及软骨后易致耳廓萎缩。耳廓瘦小、缺乏光泽者,或因于先天不足,或因于后天失调,肝肾不足;抑或脾气不健,供养失司所致;耳廓红热者,多见于实病、热病;耳廓发凉,淡红或白者,多见于寒病、虚病。耳廓发黑(焦枯)者,可见于温热病后期,精亏液耗者。耳道流溢滋水、脓液者,常为损伤(或挖耳等)染毒所致。

3. 鼻象 鼻与肺的关系最为密切。肺气生鼻,肺气温煦于鼻。鼻并与脾(胃)关系较密,受脾胃之气熏蒸、濡养。

鼻流清涕多见于外感风寒之疾。鼻流浊涕可见于风热外感,亦可因肺、胃、肝、胆热盛所致。晨间,或所处环境瞬时由热趋冷时清涕频流者,多因卫气不足、鼻腔敏感所致。鼻腔干燥、流血、结血痂者,实病外因可缘于燥邪所感,内因则多受肺、胃、肝热相扰;虚病则常为津液不足、滋润不及。鼻尖范围红肿、有硬结者,多为肺胃热炽,亦可因螨虫感染所致。鼻尖冷汗外沁、色泽苍白者,多见于急性痛症,抑或暴寒内侵,阳气被遏之疾。鼻翼扇动,呼吸急促者,多见于肺热炽盛。

4. 唇象 唇与脾的关系最为密切。脾气生唇,脾(胃)之气滋养、温润于唇。

唇深红多见于热病;唇淡多见于寒病、血虚;唇暗红、紫滞多见于血瘀;唇深红而干多见于热病且伤津者。唇红而肿胀多为胃热炽盛。唇干且皱、薄,多见于肝肾阴虚。色红肿甚多见于肝胃热毒炽盛,或见于中毒。唇(口腔)内溃疡常见于心肝火旺,亦可见于虚热病,正虚邪恋、免疫系统功能低下者。

五、皮肤

皮肤与肺的关系最为密切。肺气生皮,皮肤并有赖于肺的温煦与滋润。

皮肤黄染常提示黄疸病可能。皮肤色红而灼热者多提示实病、热盛;潮红且干燥者多提示虚热,或见于温燥。皮肤色白而恶风、恶寒者多见于寒病。皮肤苍白且湿冷者可见于虚脱、疼痛者。皮肤(肢端常见)皲裂者常提示燥甚或养护失司。烧(烫)伤后皮肤会依据受伤程度轻重而出现相应的红斑、水疱,甚至焦痂等病理改变。

此外,皮肤局部病变常有不同的皮损表现。如:

1. 丘疹　为局限性高于皮肤表面的实质性损害。可呈扁平、圆形、乳头状改变,可生于湿、痰、瘀等。

2. 斑疹　皮肤损害不隆起、不凹陷,大小、形状不一,常小于 2 毫米,也常连成斑片状。红斑、紫斑常见于热病或出血;黄褐斑多见于肝肾不调。

3. 疱疹　高出皮肤、含有液体的水疱。米粒大小者称小水疱;大于 1 厘米者称大疱;疱内容为血液者称血疱。浆液性水疱多为湿浊、湿热为患;血疱多见于血热,亦有脾气虚弱、气不摄血所致者。

4. 脓疱　表现为一局限性皮肤隆起,疱内为黄白色脓液,疱周多有红晕,破后结成脓痂。多为湿热、湿毒所致。

5. 风团　为皮肤急性水肿引起的局限性、一过性、隆起性损害,大小不等、边缘不规则,常伴有剧痒。多骤然发生,消退亦速,消退后皮肤不留痕迹。多见于皮肤敏感之人,皮损苍白者多为风寒引发;潮红者多为风热引发;亦与脾胃不健、湿蕴有关。

6. 结节　为大小不一、境界清楚的实质性、局限、深在性损害,质地较硬,可稍高出皮面,或深在皮下。若大于 2 厘米则称为肿块。常因痰瘀互结而成。色红、压痛、灼热者多因于热;色白,或皮色不变者多因于寒,或湿浊凝结。

7. 抓痕　多见于瘙痒性皮肤病。常呈线条状,或点状改变,可有渗出、脱屑或血痂。伴有黄稠滋水者,多为湿热,或为虫淫;伴见血水者,多为血热;伴有干燥脱屑者,多为血虚风燥。

8. 糜烂　皮肤表皮或黏膜的缺损称为糜烂。表面色白,或淡红,附着滋液者,常提示脾虚湿滞;表面红色、湿润者,常提示湿热;表面较为干燥者,常提示燥邪,或血虚风燥。

9. 溃疡　皮肤或黏膜深在的局限性缺损称为溃疡。疮周红肿,疮面附着黄白色脓腐者,常提示热毒较盛;疮面色红,肉芽新鲜,有少许滋液者,说明邪退正复,是向愈的表现;疮面淡红,脓腐量少、胶着难脱,常提示气血不足,正虚邪恋;疮面板滞,少知痛痒,甚至干燥无脓者,常提示正气虚弱较甚;疮周色暗、变黑者,常提示瘀血阻络,或肝肾不足。

10. 脱屑　皮肤出现糠秕状脱屑多因于燥邪,或血虚风燥;淡黄色油腻性脱屑多因于湿热内蕴、痰浊较盛;蛎壳状、云母状脱屑常见于银屑病;如皮肤出现大面积、片状脱落应警惕剥脱性皮炎的发生。

11. 窦道　在体表可见的通向体内的潜性盲管称为窦道。常见于组织感染、坏死所致,可发生于皮下、肌层,甚至骨骼。因手术后感染、引流不畅、异物遗留,或骨折等发生骨质坏死而形成的慢性窦道,脓液黏稠量少、时夹有异物(手术线结、坏死骨片等)者,多为热毒余邪留滞;脓液稀薄似水量多、色泽晦暗者,多为痰毒(结核感染)壅滞。对于腹部、肛周的窦道须注意与瘘管鉴别。

12. 瘘管　体表或体内二个以上开口的病理性管道称为瘘管。可以表现为:体表两个及以上外口;体表外口加腔(体)内内口;体内两个及以上内口等多种形式。亦有先天发育异常所致的甲状舌骨瘘、直肠阴道瘘、膀胱阴道瘘、耳前瘘管等。

六、排泄物

排泄物除大小便外,还包括汗、痰液、呕吐物、涕、带下、皮肤渗液、脓液等。

1. 汗

(1)黄汗:多见于黄疸、湿热疾病。

（2）微汗：多见于表病，亦可见于正气虚弱者，动则易出。

（3）大汗：多见于热病，汗出如雨、质地似水者以肺胃热盛最为常见；大汗且汗出如油（质黏）者，常为虚脱征象。

（4）自汗：多见于体质虚弱及慢性疾病患者，动则微汗出，常多见于卫气虚弱。

（5）盗汗：寐时汗出，醒时歇止，常提示津液不足、虚热所致。

（6）战汗：疾病过程中，出现畏寒甚（颤抖，习称寒战），或伴高热者，当畏寒甚（寒战）以大汗出而歇止者，称为战汗，常提示正邪交争，亦可见于疟疾。

2. 痰液　痰液多见于里病、肺病。

（1）痰少：痰少、色淡黄，多见于表热病，或肺热轻症；痰质稀薄、色白，多见于表寒病，或肺寒轻症；咯痰稀薄、量少、夹有泡沫、动则易喘者，多见于虚寒病。

（2）黏痰：痰黏、量少、色白，或呈结块状，多见于凉燥；痰少，不易咯出，或带血丝，多见于温燥；痰黏量少，伴有咳嗽胸痛，甚或咯血，潮热盗汗者，多见于虚热病。

（3）痰多：咯痰量多、质地稀薄，或夹有泡沫，多见于寒痰蕴肺；痰色黄黏、量多，多见于肺热壅盛；痰呈铁锈色，伴高热、胸痛者，多见于肺热炽盛；痰色秽浊、量多，置水有分层析出者，常见于肺痈。

3. 呕吐物　呕吐多见于里病、胃病。

（1）食入即吐：食入（或不久）即吐，或伴有脘痛不适者，多见于食物不洁，或食物中毒。亦可见于脾胃素弱，进食冷、硬，或饮食过量时。

（2）呕吐量少：呕吐清水，或稀薄黏液，量少，伴有畏寒、喜温者，多见于脾胃虚寒病；呕吐物色黄、量少，或为黏液，多见于胃热炽盛；干呕少物，多见于虚病，或肝胃不和者。

（3）呕吐量较多：呕吐物带有黄疸、味苦者，多见于胆胃湿热蕴滞；呕吐物味酸臭者，多提示伤食、消化不良；呕吐见于腹痛、腹胀、便秘之后者，常提示肠道梗阻可能；呕吐呈喷射状者，应考虑颅压增高、青光眼等疾病可能。

（4）呕血：呕吐物呈咖啡色，或伴鲜血，多提示食道、胃络伤损，或见于肝病后期。

4. 涕　涕从鼻出，又称鼻涕。常提示鼻及呼吸系统疾病。

（1）清涕：鼻流清涕，伴有恶寒者，多见于表寒病。晨起，或从温热环境陡然进入寒凉环境，温差较大时出现清涕长流者，多提示卫气屡弱、鼻腔敏感可能。

（2）浊涕：鼻流浊涕、色黄而腥（臭）者，或因于风热侵袭，或肺热上扰所致鼻渊（鼻窦炎）可能。

（3）涕中带血：涕中带血多见于热病。干燥而痒者，常提示温燥可能，亦见于虚热病；出血量大者，多提示鼻络受损，抑或是挖鼻等不良习惯所致。

5. 小便

（1）清长：小便清长者，多见于寒病、虚病。夜尿频仍者，多属于肾气虚弱，或肾阳虚亏、摄约失司。

（2）黄赤：小便黄赤者，多见于热病、实病。黄赤而浊者，多因湿热滋扰；夹有脓血、污物者，常是湿毒侵袭；黄赤夹有砂石者，多为湿热与砂石互蕴。

（3）血尿：小便色赤，或检测见红细胞者，如伴有尿道不适、灼热、砂石等，多为湿热下注，或泌尿系结石所致；如仅见血尿、量多、无明显不适者，应警惕膀胱等泌尿系肿瘤可能；仅表现为血红蛋白尿者，如有外（挤压）伤、输血及内科疾病史者，应引起足够重视。尿中有血或无血、色如牛奶状者，应考虑乳糜（血）尿可能。

6. 大便

（1）颜色：大便色灰白如陶土者，常提示胆道梗阻可能，多伴有黄疸，常因湿热蕴结、砂石阻滞，或痰瘀互结、肿瘤阻塞；大便见有红白黏冻者，多见于湿热、湿毒，或虫毒（阿米巴原虫感染）所致痢疾；大便夹有血液者,如便秘且便时疼痛明显,多见于肛裂;无痛者或为内痔、息肉;大便色黑,或呈柏油状者,多为胃、十二指肠溃疡出血可能;大便夹有腐肉状秽物(坏死组织)者,应警惕恶性肿瘤可能。

(2)质地:大便干结,甚或如羊屎状者,既可见于实热病,亦可见于肠道津亏液耗、血虚等。大便前干后溏者,多见于脾虚气弱、津液失常。大便溏薄(不成形),既可以见于脾虚湿盛,也可见于湿浊蕴滞。前者便次正常,或略多;后者便次明显增加。稀水便,实则湿浊、湿热、湿毒侵袭所致;虚则脾(胃)虚气弱、肾气(阳)不足而成。前者便次频仍,甚至日行数十次;后者便次稍有增加,以凌晨(五更)排便为主。

7. 白带　白带为女性阴道分泌物,通常月经干净后,白带量少、色白,呈糊状。絪蕴(排卵)期白带增多、透明、微黏,常呈蛋清样拉丝改变。排卵后2～3天白带变混浊、量少。经前白带往往增多。病症发生时,白带有可能发生色、质等变化。

(1)颜色:色白、量多,无明显周期变化特点者,多因于寒或脾虚湿盛。常伴有体质孱弱、畏寒肢冷、小便清长、大便溏薄、舌淡苔白、脉缓,或沉迟等;灰白色、稀薄、鱼腥臭味者,多为湿毒染易所致。色黄,或黄绿色,伴有臭味者,多为湿热、湿毒浸淫,常伴有口干口苦、小便黄赤、阴部瘙痒,舌偏红苔薄黄,或黄腻,脉滑数,或弦数等。血性白带多见于接触(如性交)后出血,或肿瘤(亦可表现为间歇性血性白带,但出现频率及量有增加趋势)。此外,女性放置宫内节育环及男性血精时亦会呈现血性白带改变。

(2)质地:质地稀薄,无明显气味改变者,多见于体质虚弱,尤以脾肾两虚较为多见,常伴有少气懒言、疲倦乏力、小便清长、大便溏薄、舌淡苔薄白、脉细,或沉细等。白带呈乳酪状、脓性,或豆腐渣样改变者,多为湿热、湿毒,或虫淫(霉菌、滴虫、性传播疾病等)为患,常伴有阴部瘙痒、灼痛、小便黄赤、混浊等改变,舌偏红苔黄腻,脉滑数,或弦数等。白带夹有血、腐肉样物质者应警惕肿瘤等不良病症可能。

8. 脓液　脓乃气血所化生,是体表感染、化脓后所形成的病理性产物。从脓液的量、质地和色泽等分析能有助于研判正邪双方的形势。

(1)颜色:脓色黄白、明净,局部肿势高突者,多为正气未虚、邪势尚盛,常伴有发热、口干、小便黄赤、大便秘结,舌偏红苔黄,脉数,或滑数,或弦数等。脓色青绿、色滞,多为湿毒为患,容易出现变证。脓色灰暗、稀薄如水,或夹有败絮状物质,疮周凹陷,其色不泽者,多为阴毒为患,易伤筋损骨、病势缠绵。常伴有体质虚弱、倦怠乏力、潮热盗汗、大便溏薄、舌偏红苔薄少,或舌淡苔薄少,脉细数,或弦细数,或细等。

(2)质地:脓由气血所化,乃正气与邪气交争、两败俱伤的产物。从正气而论,气血充足,则脓液稠厚;气血虚弱,则脓液稀薄。从邪气而论,阳毒之邪化生之脓,质地稠厚,其色黄,或黄白相间;阴毒之邪化生之脓,质地稀薄,其色灰白、晦暗,或夹有败絮状物质。脓中夹有丝线、骨片等异物者,多提示相近手术切口有感染可能,或术后有缝扎线结脱落(排异),或疮疡伤及骨骼,致骨质腐蚀、坏死所致。近肛门处病灶脓液带有粪臭味者,常提示有肛瘘可能。

第三节　闻　诊

闻,包括听和嗅两种方法。闻诊是指借助听觉和嗅觉手段,通过患者发出的声响及体气、排泄物气味等信息来诊断疾病的方法。

一、听声音

1. 语声　语声高亢、频率较快,常提示正气旺盛、邪气亦盛,多属热病、实病;语声低微、懒言,常提示正气已虚、邪气亦衰,多属虚病、寒病。语声重浊,多见于体胖、痰盛之人,亦见于鼻病患者。声音沙哑,实病见于外感初期;虚病多因肺肾虚病,亦可见于教师、播音员、演员等职业患者,以及其他咽喉局部病变患者。语声平缓、舒畅,表明神志清晰;语声高亢、错乱,或语声低微、喃喃自语、不知所云者,常表明心脑无主、神明不清。

2. 呼吸声　呼吸气粗、喘促,多属实病、热病;呼吸无力、低微,多属虚病、寒病。以呼、吸为别,呼出为舒者多为实病;以吸入为快者多为虚病。先天禀赋不足、既往哮喘病史,或过敏性体质患者突然出现呼吸困难、气息窒塞时须警惕喉头水肿、气道闭阻可能,应及时施救。

3. 鼾声　鼾声,俗称打呼噜。是指睡眠时从喉发出的与呼吸联动的低沉而异常的一种声响。痰浊内盛影响气道畅通可致鼾声频作;若昏迷不醒者多表示高热神昏、脑失清明,或因中风所致。正常人群亦有因连日疲劳、用枕不当所致眠时偶作鼾声者。

4. 咳嗽声　咳声重浊、有力者多为实病;咳声低微、无力者多为虚病。咳嗽、痰声辘辘,多为痰浊壅肺;咳声嘶哑、痰少而黏,多为燥病,或见于肺肾阴虚。

5. 呕吐声　呕吐声高有力者多为实病;呕吐声低无力者多为虚病。

6. 呃逆声　呃逆多提示胃病。呃逆声脆而频者,多为实病;呃逆声低、间作者,多为虚病。呃逆伴口臭者,多为热病;呃逆因寒而作,得温呃减者,多为寒病。饮食过快,食后呃逆,稍后自止者,多为生理性现象。久病、重病出现呃逆者,除饮食不当外,更应注意可能是胃气将绝(病危)之象。

7. 哮喘声　喘,又称气喘。是指呼吸急促、困难,鼻翼扇动,甚至张口抬肩、端坐呼吸,不能平卧的现象。哮,是指呼吸急促、喉中有哨(哮)鸣音者。哮、喘常同时并现,故合称哮喘。发病急骤,气粗、急促者,多见于实病;发病缓慢,气息低微、短促不相接续者,多见于虚病。哮喘(喘),伴有高热、口干、痰黄黏稠者,多见于痰热实病;哮喘(喘),伴有畏寒、口淡、咯痰清稀者,多见于寒痰实病;喘息低微、断续者,多见于虚病,或虚实夹杂病症。此外,心气不足、瘀血阻肺者,亦可出现呼吸困难貌似哮喘改变者,应注意鉴别与明确诊断。

8. 嗳气声　嗳气声发自于胃。生理情况下,饱食后有一两声简短嗳气多于进食过快有关。嗳气频作、声短、响亮者,多为实病;嗳气声低、沉闷且伴食欲不振者,多提示虚病。嗳气且伴有酸腐气味者,多提示伤食、消化不良。嗳气频作、低沉,嗳后脘腹胀满减轻且与情绪变化密切相关者,多因肝气郁结、横逆犯胃所致。

9. 腹(肠)鸣声　正常人偶有腹(肠)鸣声(每分钟约 4～5 次),饥饿时较为明显。腹(肠)鸣声减弱、低微者多见于虚病,常伴有食欲不振、纳呆、消瘦等,或因于脾胃气虚,或因于脾肾阳虚。腹(肠)鸣频作、腹痛,伴见腹泻稀便、次频,畏寒,得温痛缓症减者,多因于寒;伴泻痢红白黏冻、里急后重,或肛门灼热者,多因于湿热(毒);伴矢气频频、腹隐痛、便秘者,或因于寒,或因于热,或因于气虚,或因于肠燥,大便秘结肠府、不得畅行所致;如伴有呕吐,腹痛呈阵发性加剧者,腹(肠)鸣音可呈金属音调,应警惕肠结(肠梗阻)可能。

二、嗅气味

1. 体气　人的体气因种族、饮食习惯等存在差异。体有油腻味者,多见于湿热,或痰浊壅盛之人;体有臊臭气,出汗后明显,尤以腋下、阴部为甚者,多为臭汗症(又名腋臭、狐臭);体有烂苹果味、尿臊味者,多见于糖尿病等病重之人。

2. 口气　口臭,多见于口腔局部病症,或胃中热盛者;有血腥味者,多见于齿衄,可见于胃热(火)上扰,或阴虚火旺者。

3. 排泄物气味　排泄物包括汗液、涕、痰、呕吐物、带下及二便。

（1）汗气：汗气多见于出汗之体，气味轻微者，多属于运动后常态，或见于表病；如气味较重多见于湿热病，或气分热盛。

（2）涕气：涕气微腥且涕液稀薄者，多见于寒病；涕气臭秽且黄浊稠厚者，多见于风热、痰热，或肺胃热盛。

（3）痰气：痰气微腥且稀薄者，多见于寒病；痰气臭秽者，多见于痰热、肺热，或肺胃热盛、肺脏腐坏（肺痈）。

（4）呕吐物气：呕吐物腥臭且多为不消化食物残渣者，多见于胃寒病；呕吐物酸臭且为食物残渣者，多见于伤食，或过食辛辣、醇酒厚味，或胃热、湿热壅滞者；呕吐物呈血腥味，或夹有血液，或为鲜血者，多见于肝火炽盛，或损伤胃络所致。

（5）带下气：气味微腥量少者，或见于正常；量多稀薄无味者，多见于虚病；臭秽、色黄，或呈豆腐渣样者，多见于湿热，或见于虫（霉菌、滴虫）淫、染毒（性传播类疾病）；夹有血腥味，且带下黄浊，或夹血丝者，多见于湿热、湿毒，或复因于交媾不当，损伤所致，亦可见于肿瘤。

（6）小便气：小便臊气重，且色黄而浊者，多见于实病、热病；小便无味，或微腥臭，且清长者，多见于虚病、寒病。

（7）大便气：气味臭秽、干结者，多见于实病、热病；气味不重、稀薄者，多见于虚病、寒病；臭秽、稀薄、肛门灼热，且便下不爽者，多见于湿热、湿毒；臭秽、红白黏冻，且里急后重者，多见于痢疾；酸臭、味如败卵，且便下不爽者，多见于伤食、消化不良；大便臭秽、夹有败腐物质者，应警惕直肠肿瘤的可能。

第四节　脉　诊

脉诊是通过触摸、按压特定部位脉动，收集相关病理信息以协助病症诊断的诊查方法。

一、脉诊的理论基础

脉，指动脉[现多采用腕后掌、拇侧动脉（寸口脉），即桡动脉]。诊脉是指按一定的规则触摸与按压该动脉，通过所采集到的脉动信息，来协助完成病症诊断的方法。仅从表面脉象分析，此类感知信息来自三个方面：即心脏、血管及动脉中流动着的血液。心脏的节律、强弱；血管的粗细、软硬；血液的盈亏、质地等是直接构成脉象的影响因素，但心脏、血管和血液在生理上不仅受制于气、血、津液、先天和后天之精等的供养，并与肺、脾、肝、肾等脏腑的功能密切有关。病理上并受到外因、内因，以及病变脏腑、组织、器官的纷扰。因此，通过脉诊不仅能比较直接地了解心脏、血管和血液的相关病理信息，而且能对疾病的成因、性质，以及不同脏腑、组织、器官存在的不同程度的病理改变有所反映。对于临床而言，尤其重要的还在于：通过疾病过程中脉象动态变化信息的收集与综合比较分析，能提供非常有价值的，对疾病、脏腑、组织、器官等变化形成趋势判断的诊断信息。

二、诊脉的方法

1. 静息　诊脉时要求医生与患者都须处于相对平静、呼吸匀称的精神心理与身体状态。

2. 姿势　患者平卧、半卧、端坐等姿势均可以，一切以患者舒适且能够为前提。被诊脉时双手放松、先后平伸至医生前面、侧方且保持手腕高度与心脏基本相同水平。

医助或护士需在患者被诊脉之前臂腕后、背侧放置一软硬适中的、长方形的"脉枕（亦可以毛巾等折叠后替代）"，让患者手腕自然下垂，手指放松、微屈（不用握拳）。

医生诊脉时应端坐，位于患者左（或右）侧前方或对面。

3. 诊法

（1）布指、调指：医生将左（或右）手食、中、无名指指尖与指腹过渡之圆弧处并齐后按压于患者的寸口脉（桡动脉）处。三指先以中指定位于腕后高骨（桡骨茎突）脉（关脉）动处，食指与无名指再根据患者身高及前臂长度比例不同而相应调整，分开一定距离后分别按压于中指的远端（寸脉）与近端（尺脉）脉动处。三个手指略呈弓形。

此外，因有桡动脉解剖变异的存在，有些患者在寸口脉的走向上会出现斜行（斜飞脉），或者行走于背侧（反关脉）的改变。

（2）运指：在诊脉过程中三指应以不同力度（从轻到重分称举、按、寻）同时或分别按压指下动脉以感知脉动信息的变化。为排除诊脉时出现一过性的干扰信息，一般要求诊脉时长需脉动 50 次以上。

（3）脉位意义：传统理论上，左手寸、关、尺脉位分别因应心、肝、肾（阴）；而右手寸、关、尺脉位则分别因应肺、脾、肾（阳）。此外，在需要急速、简易判断有无脉动（如心跳骤停）信息，以及评估心肺复苏效果时，可采用人迎（颈侧颌下颈动脉处）部位诊脉法。对于判断、评估外周血管疾病（如脱疽）下肢动脉脉动信息时，可采用跌阳脉（足背动脉）、太溪脉（胫后动脉）的诊脉方法。

三、正常脉象

正常脉象又称平脉。如以医生正常呼吸节律计算，一呼一吸之中患者脉动大概四至五次（约每分钟 72~80 次），且节律平稳；脉形不大不小；脉位不浮不沉，沉取有一定力度；脉动柔和有力。

此外，脉象并与患者的性别、身高、胖瘦、体质特征等相关。平脉见于健康者，但健康人与亚健康人不一定都是平脉。如：女性常较男性脉象濡弱而略快（孕后脉呈滑脉）。身材高大者脉位（从寸到尺距离）较一般人为长。胖者脉位深沉；瘦者脉位较浅。偏动型体质脉率略快；偏静型体质脉率略缓。因此，非平脉并不意味着生病。

四、病态脉象

当人体脏腑、组织、器官等出现功能性及器质性病理改变时，寸口脉象亦可出现相应的变化。可分别从脉象深浅、频率、形态、强弱和节律等方面的变化加以感知与识别，并可借此推理病症的表里、寒热、虚实属性。

1. 深浅分类　　脉位的深浅主要是指脉象呈现于皮下，抑或是深现于筋骨不同而言。

（1）浮脉：诊脉时轻取（举法）即清晰得到脉象，重按（按法、寻法）稍减而不空。浮脉有力多见于表病；浮而无力多见于正气不足。

具有浮脉特征的类似脉尚有洪脉、濡脉、散脉、芤脉和革脉数种。

① 洪脉：洪脉脉形宽大，似海浪来潮，有来盛去减之势。常主里热、实病。多见于正气亢奋，邪热鸱张，正盛邪炽之时。其脉有力，按后仍盛。如浮取洪盛，按、寻取之无力者常提示正虚邪盛之险象。多见于气虚、虚劳、失血、失液等正虚而邪势仍盛之时。

② 濡脉：濡脉表现为浮而细软。既可代表虚病，亦可见于湿病。

③ 散脉：散脉表现为浮而无力且节律不齐。常提示重病，多见于正气耗散、疾病危重之时。

④ 芤脉：芤脉脉形浮大中空，如按葱管（脉形清晰但中空、状若无物）。多见于短时间内血液、津液丢失过多，脉中血液匮乏，心之搏动逞强代偿所致。

⑤革脉:革脉脉形与芤脉中空类似,惟触指稍硬似革若弦。亦多见于失血、失液等疾病。

(2)沉脉:诊脉时重按(按法、寻法)方得脉象清晰,轻取(举法)时脉象反而不显。多见于里病。沉而有力多见于里实病;沉而无力多见于里虚病。

具有沉脉特征的类似脉尚有伏脉、牢脉、弱脉。

①伏脉:伏脉需寻法方得触及,甚则伏而不显。实病多见于暴疾邪闭,或急剧疼痛之时。虚病多见于久病、正气衰败。

②牢脉:牢脉寻法可得,脉形实大弦长,清晰不移。多见于实病,可见于寒积、痰凝、瘀血胶结等病症。

③弱脉:弱脉按法可得,寻法更显。其脉沉细而无力。多见于久病、重病,正气衰微之时。

2. 脉率分类 脉率是指脉动的速率(快慢)。

(1)数脉:数脉指脉率一息五六至(每分钟 90～120 次左右),表示热病。实热病数而有力;虚热病数而无力。

具有数脉特征的类似脉尚有疾脉、动脉。

①疾脉:脉率一息七八至(每分钟 120 次或以上)。实病,疾而有力,见于热病,表示热(火)毒鸱张;虚病,疾而无力,见于血耗津伤,正气欲脱之时。

②动脉:脉形较短,跳动似豆、数而有力。多见于疼痛或惊吓之时。

(2)迟脉:脉率一息不足四至(约每分钟 60 次或以下)。表示寒病。实寒病,迟而有力;虚寒病,迟而无力。

具有迟脉特征的类似脉尚有缓脉、涩脉。

①缓脉:脉率一息四至,来去势缓。多见于脾胃虚弱、气血不足之人。亦见于湿病。

②涩脉:涩脉迟而脉形短,按之有滞手(类轻刀刮竹)之感。实病,涩而有力,多见于痰食积滞、气滞血瘀;虚病,涩而无力,多见于津亏血少、血行不畅。

3. 强弱分类 脉象依据强弱可分为实脉、虚脉二类。

(1)实脉:实脉于寸、关、尺三部用举、按法诊脉,脉象均往来有力。实脉见于实病。

具有实脉特征的类似脉尚有滑脉、弦脉、紧脉和长脉。

①滑脉:脉动往来流畅,指下有滑利之感。见于里病、实病。多因痰饮、积滞所致。孕妇滑脉为正常脉象。

②弦脉:脉形柔软不足,按似琴弦。为肝(胆)之病脉。多见于肝气郁滞、疏泄失常;亦见于肝热(火)滋扰。其他如痰浊阻脉,或肝肾不足、脉失所养等,亦多见弦脉。实病,弦而有力;虚病,弦而无力。

③紧脉:脉形绷急,指下有转动之感。常见于寒病、疼痛之时。

④长脉:脉形较长,脉动超逾寸、尺两端边际。见于实病、里病。常因阳热过盛所致。

(2)虚脉:虚脉于寸、关、尺三部用举、按法诊脉,脉象皆显无力。虚脉见于虚病。

具有虚脉特征的类似脉尚有细脉、微脉和短脉。

①细脉:脉形较细,但指下清晰。多见于虚病。常因气血不足,或久病虚损所致。

②微脉:按、寻法诊脉时,脉形似有若无,极为细软。见于虚病。多表示正气衰微。

③短脉:脉形较短,脉动不及寸、尺之际。短而有力者,多见于气血郁滞、痰浊、食积;短而无力者,多见于气血不足、鼓动无力。

4. 节律分类 前述脉象无论深浅、快慢、强弱,除散脉外,一般都表现为节律规整。但促脉、结脉和代脉却缺乏规整的节律性。

(1)促脉:表现为脉率数且节律不齐。此脉见于心病。促而无力者,多因气血不足,心失所养;或痰瘀阻滞,或虚热(火)扰心,心失其常所致。促而有力者,多因热病、疼痛、积滞等实邪侵扰于心而出现短暂性促脉。

（2）结脉：表现为脉率迟且节律不齐。此脉见于心病。结而无力者,多因气血不足,心失所养;或痰瘀阻滞,或虚寒扰心,心失其常所致。结而有力者,多因实寒、积滞、痰浊、瘀血等实邪侵扰于心而出现短暂性结脉。

（3）代脉：表现为脉率不齐,但止歇有规律可循。此脉见于心病。代而有力常因瘀血、痰浊阻络脉络所致;代而无力则因气血不足,或心阳不振,或瘀血阻滞所致。

五、相兼脉类

在临床脉诊过程中,有关脉象并不只是单独出现,常呈两种或以上脉象并现(相兼脉)的状态,又称之为合脉。

1. 浮紧脉　多见于风寒表病,亦见于风寒痹病。
2. 浮缓脉　多见于表病正气不足者。
3. 浮数脉　多见于风热表病。
4. 浮滑脉　多见于表病夹痰,亦见于风热表病。
5. 沉迟脉　多见于里寒病。
6. 沉弦脉　多见于肝气郁滞,或痰(寒)饮内盛。
7. 沉涩脉　多见于血瘀病,亦见于阳气不足、寒凝血滞。
8. 沉缓脉　多见于脾肾阳虚,或水湿内停。
9. 沉细脉　多见于阴血亏虚。
10. 沉细数脉　多见于肝肾阴虚、血虚之虚热病。
11. 弦数脉　多见于肝热(阳、火)内扰,亦见于肝胆湿热。
12. 弦紧脉　多见于寒病、疼痛类疾病寒滞肝脉者。
13. 弦细脉　多见于血虚肝郁、肝肾不足,或肝郁脾虚。
14. 弦滑数脉　多见于肝胆湿热、肝热(火)夹痰,或肝火内扰。
15. 洪数脉　见于里病、热病。常见于肺胃热盛,或温病气分热盛。
16. 滑数脉　多见于痰(湿)热病,或食积郁热。

六、脉诊临床要点

1. 脉象与疾病性质　疾病有表里、寒热、虚实之不同,脉象亦有相应的规律可循。

（1）浮沉分表里:浮脉多见于表病;沉脉多见于里病。

（2）迟数分寒热:迟脉多见于寒病;数脉多见于热病。

（3）虚实分虚实:虚脉多见于虚病;实脉多见于实病。

脉象浮沉、迟数、虚实分表里、寒热、虚实,看似简单易懂,其实,衡中有变,不可概论。《医学集成》有载:"脉法所言,浮为表,沉为里;迟为寒,数为热;微细为虚,弦强为实。是故然矣。然疑似中尤有真辨,不可不察。如浮虽属表,而凡阴虚血少,中气亏损,脉必浮而无力,是浮不可以概言表;沉虽属里,而凡表邪初感,寒束皮毛,脉不能达,脉必沉紧,是沉不可以概言里。迟虽为寒,凡伤寒初退,余热未清,脉多迟滑,迟不可以概言寒;数虽为热,而真热者未必数。凡虚损之证,阴阳俱困,气血张皇,虚甚者数必甚,是数不可以概言热。虚与微细相类,凡痛极气闭,营卫壅滞不通,脉必伏匿,是伏不可以概言虚;实与强弦相类,而真阴胃气大亏及阴阳关格等证,脉必豁大而弦强,是强不可概言实。凡此六脉,临证者必反复推求,庶无误矣"。

2. 脉象亦应知常达变,做到具体情况具体分析。

(1) 正常人亦可见病态脉象:除了前述正常人的脉象可因性别、身高、胖瘦、体质特征等有一定的差异外,存在着的遗传、饮食、运动习惯等个体差异,因此,正常人也可表现为濡脉、缓脉、迟脉、数脉、动脉、滑脉、实脉等脉象。

(2) 观察脉象的动态变化尤其重要:在疾病的发生、发展过程中,随着脏腑、组织、器官等病变从功能性障碍向器质性损害进展,疾病的性质也会出现表里、寒热、虚实,甚至是寒热错杂、虚实夹杂的复杂变化。脉象亦会出现相应的变化。无论是诊断还是治疗,疾病过程中出现的脉象变化比初诊时脉诊所得到的脉象信息更重要并具有临床参考意义。

(3) 注意与其他诊法互参、取舍:由于不同人群在疾病发生前后脉象存在较大的差异性特点,正常脉象与病态脉象在疾病初始阶段可能不具备特征性诊断意义。因此,在认真诊脉、分析脉象特征的同时,要注重倾听患者主诉,抓住临床症状与体征要点,配合其他诊断方法的综合运用,及时对病变部位(脏腑、组织、器官)、疾病性质(表里、寒热、虚实)等做出正确的诊断,及时实施治疗。切不可执迷于脉诊,并须在脉象与其他诊断意见出现矛盾时能客观分析、进行正确取舍。比如:平时缓脉的患者在感受热邪致病因素后未必能及时出现数脉的病态脉象改变;而平时数脉的患者感受寒凉之邪后也未必能及时呈现迟脉的病态脉象改变。如果一味因应脉象而作出诊断与治疗,则可能适得其反,甚至会出现误治、失治的严重后果。但从发热、口干、肤热、小便黄赤、便秘、舌质偏红苔薄干,以及恶寒、口淡不渴、肢凉、小便清长、大便溏薄、舌淡红苔薄润等症状与体征来诊断病症的寒热属性则一般不会出现失误与大的偏差。

第五节　按　诊

按诊又称触诊,是指医者用手直接按压或触摸患者病变部位以了解和掌握疾病信息的一种诊断方法。按诊中应特别关注对肿块(物)的发现与甄别。

一、诊前准备

1. 知情与合作　按诊前应告知患者或监护人按诊检查的目的、方法,以及可能出现的不适等事项。在充分理解和合作的前提下方能进行相关按诊检查。

2. 隐私保护　对于身体非裸露部位(尤其是异性乳房、外阴等)的检查,除了注意遮闭门窗等可窥视因素外,医者须有一位以上医护人员全程在侧。

3. 体位要求　患者应选择合适体位。头、面、颈、胸、背部等检查可采取坐姿;腹部、外阴、下肢(需屈伸、旋转试验)检查时应采取仰卧位。室温及医者手温应让患者感觉舒适。

二、方法与注意事项

1. 方法　手的感觉以指腹及掌面较为敏锐。因此,通常以手指指腹及掌指关节掌面进行按诊。按诊手法大致可分为触、摸、推、按四类。

(1) 触:触是以手指或手背轻触患者额部或四肢皮肤等,以感知诸如温度(凉、热)及润燥等。

(2) 摸:摸是以手抚摸病变局部,以了解较为浅表部位的肿胀、疼痛,以及肿块等情况,如皮肤(皮表、皮内、皮下)、体表腺体(如淋巴结、甲状腺、乳腺、睾丸)等。

（3）推：推通常是以食、中、无名三指指腹稍用力于病变局部，并作前后或左右移动，以探测肿块的活动度及与周边脏腑、组织、器官之间的关系等。

（4）按：按是指比较用力地对深在的肿块、病变部位的诊查，以了解肿块的大小、质地、形态、活动度，以及有无疼痛、肌卫、反跳痛及与其他脏腑、组织、器官的关系等。

2. 检查事项　通过按诊主要了解病变脏腑、组织、器官产生的形质性病理变化，如温度、有无肿物（位置深浅、大小、活动度、质地、与周边的关系等）、疼（压）痛等，为疾病的诊断与治疗提供依据。

3. 注意事项　医者诊查动作应轻柔，检查顺序应从健侧（与病变对应的健康部位，如另一侧乳房、甲状腺等）或病变周边开始，逐渐向病变部位切换、对照检查。避免检查之初就接触病变部位而引发疼痛等不适，造成患者恐惧，致使后续按诊因患者产生本能抗拒而不能很好配合，以致难以采集到正确的病变信息。

三、肿块按诊

1. 体表肿块按诊　体表肿块按诊时须注意了解肿块发生的部位、深浅、数目，是否伴有疼痛，以及与周边组织的关系等。

（1）肿块部位：肿块有发生于皮表、皮内、皮下、体表腺体内、腹腔内等不同。

① 皮表肿块：皮表肿块中以疣较为常见。寻常疣表面粗糙呈刺状，质硬、灰黄或污褐色，好发于手指、手背、足缘等处。丝状疣为单个细软的丝状突起，好发于眼睑、颈部等处。正常肤色或棕灰色，通常无自觉症状。尖锐湿疣单个或群集分布，湿润柔软，表面凹凸不平，呈乳头状、菜花状或鸡冠状突起，红色或污灰色，根部常有蒂，易发生糜烂、渗液，触之易出血。多因性接触染易。男性多见于冠状沟、包皮、系带、尿道口和肛门周围；女性多见于大小阴唇、前庭、阴蒂、宫颈和肛门周围。

② 皮内肿块：皮内肿块最为常见的是粉瘤（皮脂腺囊肿），肿块质地中等、类圆形、可大可小，肿块表面皮肤有一小黑点（皮脂腺开口阻塞所致），好发于头面、颈项或胸背部等皮脂腺丰富部位。肿块可常年无变化，也可因感染毒邪后突然变大、红肿、疼痛、化脓，破溃后常较易收口。如感染之囊袋未能摘出，则愈后肿块可以复现。

③ 皮下肿块：皮下肿块最为常见的是肿大的淋巴结、脂肪瘤。单个淋巴结肿大最常见于皮肤黏膜破损病变的周边，淋巴结肿大、触压痛，一般不化脓。原发病变痊愈后淋巴结常自行回归正常。全身淋巴结泛发性肿大、硬橡胶质地、不痛者，应警惕淋巴系统或血液系统肿瘤类疾病的可能。脂肪瘤可以单发，也常多发。从几毫米到几十厘米大小不等，生长缓慢、质地柔软、边界清楚、呈分叶状，活动度良好、推移时可出现局部皮肤凹陷，多无疼痛，性质良好。

此外，在两少腹（腹股沟处）、脐下、耻骨上（腹直肌鞘）及大腿根部（卵圆窝）处有时出现的肿块，常在直立及用力时出现，而在平卧时消失者，应考虑疝气（斜疝、直疝、股疝）的可能。

④ 体表腺体：甲状腺、乳腺等体表腺体中的肿块按诊时切忌捏起诊查，应手指平摊，以指腹部于肿块表面触、按、推诊查。甲状腺肿块常随吞咽动作而上下移动。肿块呈弥漫性肿大、质地较软者，常见于缺碘地区年轻女性或孕妇，应考虑气瘿（地方性甲状腺肿）可能；肿块呈球形或囊性者，多考虑肉瘿（甲状腺腺瘤、甲状腺囊肿）；肿块质地韧或硬感、边缘欠清者，应警惕石瘿（甲状腺癌）可能。乳房肿块按诊宜按乳房、乳晕、乳头、腋下的顺序进行。乳房并以乳头为中心垂直、水平分区后按外上、外下、内下、内上顺序分别按诊。要注意区分肿块来自乳腺内、胸壁处之异同。乳腺内肿块随乳腺移动而滑动，胸壁处肿块固定于胸壁而不随乳腺移动而动。年轻女性乳腺内单个或多个球形肿块、边缘光滑、活动度好、无明显疼痛等表现者，多考虑为乳核（乳腺纤维瘤）；乳腺内单一或多发性肿块，可呈结节状、片状、条索状、颗粒

状等不规则状态,肿痛以经前显著,常随喜怒而消长者多考虑为乳癖(乳腺囊性增生)可能;乳腺内肿块,质地韧或较硬,无明显疼痛,边缘欠清晰,活动度渐次不佳者,应警惕乳岩(乳癌)之可能;哺乳期乳房内肿块,始胀痛、哺乳疼痛,继则皮肤灼热、变红,伴发热等症状者,多为乳痈(急性乳腺炎);乳窍偶有溢血,乳晕下似可扪及肿物者,应考虑乳衄[乳腺导管内乳头状瘤(癌)]的可能。

(2)肿块深浅:体表肿块因从皮肤到骨骼深浅不同而有不同表现。皮内肿块常可随皮肤捏起且同时移动;皮下肿块在皮肤或肌肉运动时肿块一般不随之而动;腺体内肿块常随腺体的移动而移动;肌肉内肿块常随肌肉收束、运动而移动;体神经肿块按诊时常有酸麻、触电样及放射性不适;骨骼肿块常固定不移、质地较硬。

(3)肿块数目:肿块单个出现者,多为局部病变;而呈多发性特征者,常提示系统(血液系统、免疫系统、淋巴系统等)性病变可能。

(4)肿块疼痛:肿块伴有自发性疼痛、按(触)诊加重者,常提示炎性可能;平时无痛,按压后呈酸、胀、麻、触电样感觉者,多为外周神经或其边际肿块,或肿块对外周神经形成侵犯或压迫。

(5)肿块性质:肿块从炎性与非炎性角度可分为炎性肿块和非炎性肿块。非炎性肿块又可分为良性肿块(良性肿瘤)和恶性肿块(恶性肿瘤)。良性肿瘤通常生长缓慢、质地较软或呈囊性、边缘清楚、活动度良好;恶性肿瘤通常生长较快或近期生长明显加快、质地较硬、边缘不清,且呈外侵性生长态势、活动度不良或近期活动度明显变差。良性肿瘤除体积较大外,一般不对周边脏腑、组织和器官产生压迫而导致其功能障碍;恶性肿瘤即便体积不大也较容易对周边脏腑、组织和器官产生侵入性生长、压迫而产生其功能障碍。

2. 体内肿块按诊 体内肿块多见于腹(盆)腔内。有生理性和病理性不同;其次并有炎性和非炎性之分。非炎性肿块中又有良性和恶性肿块之分。

(1)生理性肿块:对于体质瘦弱之人,剑突下、脐周,甚至是脐下,直立时(尤其是饱餐后)可按触到的肿块有可能是下垂的胃;若肿块出现于脊柱两侧、脐下水平,应考虑肾脏下垂可能。便秘患者有时可于左少腹乙状结肠部位触摸到团块,稍加用力后可发生变形者,多为滞留的粪便,通常在大便后消失。

(2)炎性肿块:腹内炎性肿块常出现于右胁肋部和盆腔。右胁下可按触到的肿块多见于肿大的胆囊。右下腹肿块可能是炎性阑尾或阑尾脓肿。女性两少腹单发或并发肿块可能是附件炎性肿块。炎性肿块多伴有疼痛,按诊时疼痛加重,或表现为拒按(肌卫)或反跳痛。

(3)非炎性肿块:腹内肿块无明显触压痛者均应考虑肿瘤可能。易触及的肿瘤可见于肝、胃、肠、子宫与附件等处。

此外,肿大的肝、脾,尿液潴留时的膀胱也常易被当作肿块(瘤)。

四、疼痛按诊

按诊中患者出现疼痛反应时常提示病变所在,或提示为病变所累及处。多见于炎性病变,或见于伤损。以实病居多。若患者主诉某处疼痛,但按压后未见加剧,反而缓解者,多属于虚病。

五、肤温按诊

通体皮肤灼热者多见于实病、热病。局部皮肤灼热者,多为局部病变所致,皮肤色红者,多为热病、实病。手足心烘热者,常为虚热病。手足部凉感,冬日尤盛者,多为寒病。单侧或双侧先后或同时足部凉感、皮肤苍白改变,伴趺阳脉(足背动脉)搏动减弱甚至消失者,多见于寒凝血滞、虚寒病(如脱疽)。

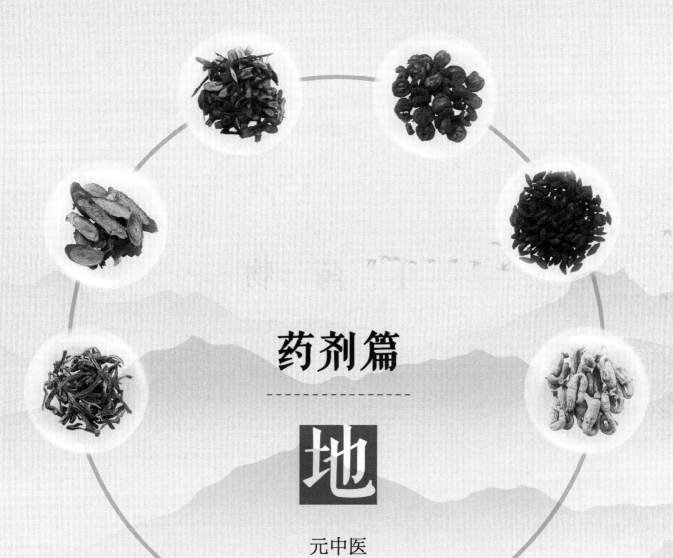

药剂篇

地

元中医
YUAN ZHONGYI

I　药　物

总　论

相对于西药而言,把经过数千年应用、积累的传统药物,通过中医理论系统阐明其药性、药效,并指导运用于临床的药物被称为中药,习称本草。中药以植物类药物为主,包涵矿物、动物及合成类药。《蜀本草》谓:"药有玉、石、草、木、虫、兽,而云本草者,为诸药中草类最多也。"

第一节　药物的寒温特性

药物的寒温属性是药物自身的天然属性。发现、总结、归纳、标识药物寒温属性的过程通常有两种途径。一是在临床治疗中发现有一类药物内服后可以治疗发热(高热)、口干、口苦、小便黄赤、大便秘结,舌质偏红苔黄且干,脉数等病症。外用可以消除皮肤红肿、灼热等征象。能使得温热性质类疾病得以减轻甚至被治愈。因此,认为此类药物具有寒凉属性。而另一类药物却作用相反。内服后可以治疗畏寒(恶寒、恶风)、肢冷、口不干、不渴、小便清长、大便稀溏、舌质淡红苔白而润,脉迟等病症。外用感觉有温热感,能缓解局部发凉、苍白等征象。能使得寒凉性质类疾病得以减轻甚至被治愈。因此,认为此类药物具有温热属性。二是药物在内服或外用后,使人体发生因药物而带来的寒凉或温热效应。如产生口干、燥热、烦躁、小便黄赤、便秘,甚至鼻出血等不适症状,或外用所接触之皮肤出现灼热、红赤、干燥、疼痛等不适体感,通过饮用凉水或寒凉类药物以及皮肤冷湿敷及敷用寒凉类药物后能使不适感减缓或消除。便由此推定此类药物的温热属性。反之,寒凉类药物亦因内服后出现畏寒肢冷、胃脘冷痛、便溏等不适症状,或外用所接触之皮肤出现冰凉、苍白等不适体感,复经温热类食物或药物内服以及皮肤温水洗浴及使用温热类药物外敷而得以缓解或消除而被认识。

诚然,在同一种药物的寒温属性认可过程中也不是一成不变的。有开始认为其属于寒凉属性,继而被认可为温热属性者(如:天南星,《名医别录》:"微寒,有大毒";《中华本草》:"味苦、辛,性温,有毒");也有开始认为其属于温热属性,最终被认可为寒凉属性者(如:薄荷,《备急千金要方》:"味苦、辛,温,无毒";《中华本草》:"味辛,性凉")。因为,药物的寒温属性并无定性指标,也缺乏量化与标准。只是在使用过程中不断地被大多数的医者共识和认可而已。

其次,药物在对寒凉类或温热类病症的治疗效力上,彼此间也存在客观差异。换言之,寒凉类药物中,有寒凉特性比较猛烈的,也有相对比较缓和的。因此,历代医者便有了将寒凉类药物划分为大寒、寒、微寒、凉等级次。同样,温热类药物也存在大热、热、温、微温等级差。从纵向比较分析,医者对大寒、寒、微寒、凉等的寒凉类药物,以及大热、热、温、微温等的温热药的定性虽也能较易形成一致认识,但对彼此间定量划分的取舍原则却很难制定标准且形成共识。更何况从药物彼此间横向比较、衡量其寒温级次则更为错综复杂、难上加难。

此外,不少的药物在运用中自身未必能显现出来明显的寒温特性,因此,此类药物更为准确的表述该是平性。虽然理论上绝对的平性是不存在的,但鉴于级次间的定量标准从来未曾有过,今后也难以建立的事实,药物的寒温特性以寒、温、平三类加以区别和认识则较为实际。并可在此基础之上,根据前人经验、共识以及临床研究成果等对大寒、大热类药物加以区别并能正确运用。如此,无论是相对规范药物的寒温特性归类,还是对于学习、掌握药物寒温特征,更好地服务于临床组方和医疗实践皆有益处。

第二节　药物的补泻特性

药物的补泻特性也是药物自身的功效特性。将具有补充人体虚弱正气、改善体质虚损状况的药物归为补益类药;而将具有消除或削弱致病邪气、减轻或延缓病症发展势头的药物归为祛邪类药。前者谓补,后者谓泻。

诚然,药物的补泻特性界定也不是一成不变的,除了在临床实践中通过对药效的不断了解与重新认识外,也会从原本受到其他学术体系(如佛、道、儒)的影响中逐步回归到医学体系中来。如:朱砂,在现存第一部本草学专著《神农本草经》中朱砂称为丹,被排在上品(补药)第一的位置,谓其:"味甘,微寒。主身五脏百病,养精神,安魂魄,益气,明目,杀精魅邪恶鬼,久服通神明不老。"道家以此为主用来炼制长生不老丹。《中华本草》谓其:"味甘,性凉,有毒。主治心烦,失眠,惊悸,癫狂,目昏,疮疡肿毒。"其补泻特性从补变更为泻,出现了大逆转。豚卵(仔猪)却从泻转正为补。《神农本草经》将其列为下品,谓之:"主惊痫,癫疾,鬼注,蛊毒,除寒热,贲豚,五癃,邪气,挛缩。一名豚颠,悬蹄,主五痔,伏热,在肠,肠痈,内蚀。"现代生活中,猪肉补益之效当无异议,而列入下品示以辟邪却病之功,殆缘于宗教活动征其为祭祀供品之故。

此外,不少药物并不能简单地归结于补或泻的范畴。换言之,其补或泻的特性并不特别明显,却都具有调整脏腑、组织、器官和系统功能,协助机体恢复正常状态作用。诚然,仅从补泻理论而言,药物特性非补即泻,但客观上却是除了有明显补泻特性的药物之外,不少药物更具有调和的特性。

因此,从药物补泻特性分类而言,除了具有补泻特性的药物之外,也同时存在不少具有调和特性的药物。

第三节　药物的气味特性

药物的气味特性是药物自身所具备的,并能通过人的嗅觉、味觉体验得到的客观存在。如花类药物的芳香、动物类药物的腥臊气味,以及口舌舔尝后体验到的辛辣、苦涩、甘甜、酸咸等滋味。

在药物被认知的过程中,发现药物的效用与气味间存在着一定的联系。如苦味的药物多有清热、泻火、燥湿等作用，如黄连、知母、黄柏等；辛味的药物多有发汗、兴奋、祛寒、活血、行气等作用，如生姜、细辛、丁香、胡椒、荜澄茄等；甘味的药物多有补益、缓和等作用，如龙眼肉、蜂蜜、甘草等；酸味的药物多有敛汗、安神、止泻等作用，如山茱萸、五味子、乌梅等；咸味的药物多有泄下、软坚等作用，如芒硝、昆布等。基于这个实践与认识，在药物理论的形成中，反过来又把具备以上各类药效的药物赋予其本身可能并不具备的气味，以达到方便归类与记忆。

因此，本草学中有关药物气味的论述客观上存在两种可能：一是药物自身所具备的气味，而且其气味与药效理论存在一致性；二是药物自身并不具备明显的气味特性，但却依据其药效而赋予其某种气味（普遍存在），如：磁石、代赭石、石决明、珍珠母等本身并无明显气味特性，却因为具备重镇安神、平肝抑阳等作用而被赋予咸、苦等气味特性。

第二章

药物的毒性

本草学著作所涉及的药物毒性通常有两层含义：一是指药物的偏性；一是指药物的毒性。

第一节 药物的偏性

药物的偏性是指药物自身所具备的寒温、补泻、气味等方面的特性。但即使是同为寒凉类药物，其寒凉的程度也是存在明显差异的。利用这种差异性特征去治疗不同程度的温热性质病症；或利用药物的温热偏性去治疗寒凉性质的病症恰好就起到了以偏纠偏的治疗效果。所谓"热者寒之"，"寒者热之。"诚然，药物的偏性越明显治疗效果越速，但矫枉过正，甚至出现反作用的情况亦有可能。因此，《素问·五常政大论》强调："大毒治病，十去其六；常毒治病，十去其七；小毒治病，十去其八；无毒治病，十去其九。"

第二节 药物的毒性

一、基本概念

1. 毒性与毒药　毒性是指药物对机体所产生的不良影响及损害性。包括急性毒性、亚急性毒性、亚慢性毒性、慢性毒性和特殊毒性（如致癌、致突变、致畸胎、成瘾）等。所谓毒药则指对机体发生的化学或物理作用能损害机体，引起功能障碍、疾病甚至死亡的物质。

2. 副作用　副作用是指在常用剂量时出现与治疗需要无关的不适反应，一般比较轻微，对机体危害不大，停药后可自行消失。如服药后出现恶心、呕吐、胃痛、腹泻或皮肤瘙痒等。

二、认知现状

但凡是药物就一定存在着赋有毒性和副作用的可能。有些药物如常山有催吐作用，对于需要催吐来治疗的病症而言是药效，而用常山治疗疟疾时出现的呕吐不适则是副作用。因此,中药的副作用也存在一定的相对性特点。

此外,药物的毒性除了可能存在与被使用者的体质状况个体差异等因素外,药物的给药途径、剂量,以及与其他药物的叠加使用等也是可能出现毒性作用的机理所在。而值得注意的是,本草学著作中对药物毒性的认识和记载基本局限在急性毒性反应范畴,而对药物慢性毒性等作用类型的认识与总结则较为匮乏。

第三节　中毒的临床特征

中药中毒的发生多为用量过大、炮制不规范、煎服法错误、配伍不当,以及误服伪品、假药等所致。不同药物成分中毒后的临床特征有所不同,对临床识别与急救尤其重要。

一、含生物碱类植物中毒

临床常用及容易引起中毒的含生物碱类中药有乌头、附子、马钱子等。此类毒性成分药理及毒理作用强烈且反应迅速,常在服用后2～3小时内发生。易侵害中枢神经系统及自主神经系统而表现为中枢神经系统、自主神经系统功能紊乱。如乌头或附子中毒后,首先感到唇舌辛辣灼热,继而发痒麻木,从指尖逐渐蔓延至四肢及全身,痛觉减弱或消失、头晕眼花、恶心呕吐、腹痛腹泻、耳鸣、瞳孔先缩小后放大、呼吸急促困难、心律失常,严重者导致心功能不全甚至发生阿-斯综合征,呼吸因痉挛而窒息、死亡。马钱子中毒最初出现头痛、头晕、烦躁不安、吞咽困难、呼吸不畅、全身发紧,对听、视、味等感觉过度敏感,继而发生典型的西药士的宁惊厥症状,从阵发性到强直性呈角弓反张姿势,双拳紧握、两眼睁视、口角向后牵引呈苦笑状态,呼吸肌痉挛引起窒息、发绀而致命。

二、含毒苷类植物中毒

在含毒苷类中药中毒中常见的有强心苷类、氰苷类和皂苷类。常用药物如北五加皮(香加皮);苦杏仁、桃仁和天南星、川楝子、黄药子等。北五加皮服用过量后会出现类西药洋地黄类中毒表现。可表现为胃肠道反应:食欲不振、恶心、呕吐、腹痛、腹泻等;心律失常:快速性心律失常伴传导阻滞;神经系统:头痛、头晕、耳鸣、嗜睡、倦怠乏力、烦躁不安;视觉改变:视物模糊、弱视、黄视、绿视等。心室颤动或心室静止常为致死原因。苦杏仁、桃仁类中毒除胃肠症状外,主要表现为组织缺氧,如呼吸困难、发绀、心悸、头昏、头痛、昏迷抽搐等,严重者多因窒息及呼吸中枢麻痹而致死亡。天南星所含苛辣性毒素对皮肤和黏膜有强烈的刺激作用,表现为口舌麻辣、黏膜轻度糜烂或部分坏死、脱落,继而口舌肿大、流涎、声音嘶哑、头晕、心悸、四肢麻木,严重者痉挛、惊厥、窒息、昏迷、呼吸停止。小儿误食经抢救后,有导致神经、智力发育障碍的病例。川楝子用量过大,或以苦楝子药用,对胃肠道有刺激作用,对肝脏有损害,会阻断神经肌肉接头的正常传递功能,还会造成急性循环衰竭和中枢呼吸衰竭而死亡。中毒较轻时表现为头晕、头痛、嗜睡、恶心、呕吐、腹痛等,严重时可出现呼吸中枢麻痹、中毒性肝炎、内脏出血、精神失常等。黄药子过量使用对口、咽、胃肠道黏膜有刺激作用,并对中枢神经系统和心脏有毒害作用,表现为:口、舌、咽喉烧灼感,流涎、恶心、呕吐,腹痛、腹泻,瞳孔缩小,严重时心悸、惊厥、昏迷、呼吸困难及心脏停搏等。

三、含毒性蛋白类植物中毒

毒蛋白主要含在种子中,如巴豆、苍耳子等。巴豆油中含有强刺激物质和致癌成分,巴豆油和树脂口服后在肠内与碱性液体作用,析出巴豆油酸和巴豆醇双酯类化合物,能剧烈刺激肠壁,对肠道腐蚀引起炎症,有时引起肠出血等。苍耳子过量能损害肝、肾等实质细胞,并可引起全身广泛性出血,同时可引起消化系统及神经系统机能障碍。

四、其他有毒植物中毒

其他如白果、细辛、鸦胆子、甘遂等亦可引起药物中毒。白果中毒主要表现为胃肠道及中枢神经系统症状,如腹泻、呕吐、烦躁不安、惊厥、昏迷、对光反应迟钝或消失。细辛的主要毒性成分是挥发油,可直接作用于中枢神经系统,开始兴奋,继则抑制,特别是对呼吸系统的抑制。可表现为头痛、气急、呕吐、烦躁、颈项强直、体温及血压升高、肌肉震颤、全身紧张,可迅速转入痉挛状态,牙关紧闭、角弓反张、神志昏迷,最后死于呼吸麻痹。鸦胆子的毒性成分存在于水溶性苦味成分中,对中枢神经产生抑制作用,对肝肾实质有损害作用,并能使内脏动脉显著扩张,引起出血。其挥发油对皮肤及黏膜有强烈的刺激性。中毒时主要表现为恶心、呕吐、食欲不振、头晕、乏力、腹痛、便血、尿少、体温升高、球结膜充血、四肢麻木或软瘫、昏迷、抽搐等。甘遂用量过多其中毒表现为腹痛、剧烈腹泻,或呈霍乱样米汤状大便,恶心、呕吐、头晕、头痛、心悸、血压下降、脱水、呼吸困难、脉搏细弱、体温下降、谵语、发绀等,可因呼吸循环衰竭致死。

五、动物性药物中毒

动物类易发生中毒的中药有蟾酥、全蝎、斑蝥等。蟾酥可使心、脑、肝、肾产生广泛性损害,进而导致死亡。以心血管系统症状最为明显,如心动过缓、窦房传导阻滞、异位节律及窦性心动过速和心室纤颤。全蝎中毒可出现头痛、头昏、血压升高、心悸、烦躁不安,亦可引起蛋白尿、神经中毒症状,表现为面部咬肌强直性痉挛,严重者血压突然下降、呼吸困难、发绀、昏迷,可因呼吸麻痹而致死。斑蝥可引起剧烈的消化道症状和神经系统损害,发生恶心、呕吐、呕血、腹部绞痛、便血、发音困难、口唇及四肢末端麻木、复视、咀嚼无力、双下肢瘫痪、二便困难等。

六、矿物类药物中毒

矿物类中药中毒常见于砒霜、雄黄、朱砂等。砒霜即三氧化二砷,有剧毒。若吸入其粉尘引起中毒,首先见咳嗽、喷嚏、胸痛、呼吸困难等呼吸道刺激症状,神经系统可见头痛、眩晕、肌肉痉挛、谵妄、昏迷,最后可死于呼吸及血管运动中枢麻痹;若消化道进入中毒,首先出现口干、咽痛、吞咽困难、剧烈吐泻,严重者似霍乱而出现脱水、休克。最后多死于出血或肝肾衰竭和呼吸中枢麻痹。雄黄主要含二硫化二砷(煅烧后生成三氧化二砷)。朱砂中毒由硫化汞引起,内服急性中毒主要表现为对消化道黏膜的刺激、腐蚀和坏死,并引起肾脏损害。对神经系统的损害表现为头昏、嗜睡或兴奋,重者昏迷、休克而致死。慢性中毒的主要症状之一是肌肉震颤。

药材从原材料到符合临床运用的药物必须经过符合一定规范和品质要求的加工、处理程序,这一过程被称为炮制。

第一节　目的与要求

一、目的

1. 规范　药材无论是源于植物、矿物,还是动物。原始药材的形态与临床配方要求规范相差甚远。因此,需通过标准流程进行加工、处理,以达到临床配方使用的形态要求。如切片、捣碎、磨粉等。

2. 减毒增效　药材无论是毒性,还是含水量、杂质、气味等不利因素都可通过炮制手段达到降低毒副作用、纯净药材、矫味等目的,有些药材并可通过增加辅料炒制等手段达到提高药效的作用。药材经过炮制后,既可降低毒副作用、增加治疗效果,且利于服用、便于贮藏。

二、具体要求

1. 洁净、分类、分级　无论是植物类药材,抑或是矿物类、动物类药材,首先需要去除杂质及非药用部分。并通过晒干、烘干、炒制等手段使药材在干燥、便于贮藏的同时,防止果实类药材发芽、动物类药材腐败。对于同一植物的不同药用部位要仔细区分和归类处理,如紫苏的叶、梗、子则应分别属于苏叶、苏梗和苏子三种作用不同的药物而予以归类。对于人参、鹿茸、三七等名贵类药材还需进行等级分类,以适应临床不同的品质需求。

2. 减毒、增效、矫味　对于一些药物偏性过强,副作用大,甚至是有毒的药材需通过加工炮制来降低其毒性及副作用。如压榨巴豆去油、制霜;醋煮甘遂、大戟;酒炒常山;甘草银花水煮川乌、草乌;姜矾水制南星、半夏等。均能达到降低毒副作用效果。有些药材通过加入辅料炮制后可以增强药物的效能。如蜜炙枇杷叶、酒制大黄、矾制郁金等。对于动物及海产类等存在异味的药材,则通过酒、醋、麸炒,水漂等处理消除异味、便于服用,如麸炒僵蚕、醋炒五灵脂、酒制乌梢蛇、水漂海藻等。

第二节 炮制的方法

一、水制

所谓水制，是指用以水为主等液体对药材的炮制方法。

1. 漂洗　主要用于根类植物及海产品等，以长流水方式达到去除泥土和盐分等的作用。如芦根、白茅根的去泥土、杂质，昆布、海藻的去除盐分等。

2. 浸泡　对于药材质地较为松软，容易被水带走有效成分的植物，采取入水稍微浸湿就取出的浸法。一是去除表面浮尘等，二是便于切制，以免过于干燥，切制碎裂而影响饮片品质。泡是指将药材泡入水中，以消除或减轻药材的毒性成分。如白矾水泡半夏、天南星等。

3. 润制　润制的程度介于漂洗和浸泡之间，主要用于根、皮等较为厚韧类植物类药材的炮制。通过水、酒、姜汁等液体的浸润，使药材得以浸透、软化而又不至于液体过剩而致药效流失，且方便切制。如姜汁浸润厚朴、酒洗当归等。

二、火制

1. 单炒　是将药物放置锅中加热、不断翻炒至一定程度时取出。根据药材状态分为：

(1) 炒黄：将药物炒至表面微黄或能嗅及药物固有气味为度。如炒牛蒡子、炒苏子等。

(2) 炒焦：将药物炒至表面焦黄，内部淡黄为度。如焦山楂、焦白术、焦麦芽等。

(3) 炒炭：将药物炒至表面炭化，内部焦黄为度（保留药物自身的部分药性，称之"存性"）。如地榆炭、大黄炭、炮姜炭等。

2. 炙　炙是在炒制过程中添加液体共制的炮制方法。常用的液体有蜜、酒、醋、姜汁、盐水等。如蜜炙百部、酒炙川芎、醋炙香附、姜炙半夏、盐炙杜仲等。

3. 煅　将药物直接或间接置于猛火上煅烧，使其质地变得松脆，方便粉碎处置。直接煅烧炮制法多用于坚硬的矿物类药材及贝壳类药材。如紫石英、石决明、牡蛎等。间接煅烧是将药材置于耐高温的密闭容器内煅烧，如棕榈炭、血余炭等。

4. 烫　将药物放置已经加热到一定温度（通常 150～300 ℃）的砂、滑石、蛤粉等物料中，使其均匀受热、膨胀、松脆，冷却后便于配方应用。如滑石粉烫制刺猬皮、砂烫穿山甲、蛤粉烫阿胶珠等。

5. 煨　将药物用湿面团或湿纸包裹后置入余烬火灰中使其受热，达到去除、减轻药物的刺激性或改变药效作用。如煨肉豆蔻、煨木香、煨生姜、煨葛根等。

三、其他制法

其他炮制方法还有蒸、煮、炖、制露、发酵、药拌等。

第一节　剂量与剂型

一、剂量

1. 称量标准　在中药使用的数千年历史中,随着朝代的更迭,度量衡标准亦有所不同。目前基本上已将既往斤、两、钱、分、厘,斗、合、升、钱匕、字、枚、条、只、尺、寸等分别以重量、体积、数量、长度等计量单位并用的称量体系统一归于以克为计重单位的为主标准称量体系。

2. 剂量与药效的关系　就单味药物而言,在常用剂量范围内,剂量较大比剂量较小时作用明显、药效增强。

3. 剂量与毒性的关系　药物的偏性与毒性除自身性质特点外,与使用剂量成正比关系。在追求更佳药效的同时也意味着毒性、副作用的增加。尤其是有毒类中药,往往有效剂量与中毒剂量仅在于毫厘之间,需特别警惕。

4. 剂量与个体的关系　人有种族、男女、老少、胖瘦、体质强弱之别,更有地域、居住环境、气候条件、饮食习惯等诸多差异。因此,不同个体对同一剂量药物的反应亦不相同。用药后,有的可能无动于衷,没有药效反应;有的则可能会出现明显不适,甚至毒、副作用。

二、剂型

1. 汤剂　汤剂是临床最常用剂型。优点:针对性强。处方可以随着病症变化迅速做出调整;起效快。服用次数、药量等均可按临床需求作出相应改变。但费时、繁琐和不够方便等缺点亦显而易见。

(1) 煎法

① 用具:传统的煎煮器具以紫砂等陶罐为佳。现代则可以使用铜、不锈钢等器具,传统忌用铁器。目前有家用电子自动煎药器产品,使用比较方便。

② 用水:传统有不同的病症应用不同的水来煎煮药物的记载。现通常以饮用自来水煎煮药物。

③ 浸泡:药材煎煮前通常需要一定时间的浸泡,如有先煎、后下等煎法要求者需分别浸泡处理。首先加少量的水将药材浸透,然后依据药效要求不同(需大火急煎者加水宜少,小火慢煎者加水略多)再增加相应的水量。

④ 火候:依据煎药时的火势大小、急缓而有大火、中火、小火和急火、慢火之别。需要速成时多取急火、大火;需要慢炖者常取慢火、小火。

⑤ 煎煮过程:如有矿物类、贝壳类药物等需先行煎煮者,先单独放入器具中煮沸 20～30 分钟;然后加入没有特别煎煮要求、已经浸泡好的药物,按要求(如大小火)煮沸一定时间后才加入需要后下,且已浸泡好的药物。通常后下药物入煮后小沸 3～5 分钟即可。一剂药通常煎煮 2～3 次,可以合并煎汁后分次服用,也可分别服用。

(2)服法

① 兑服:有些贵重药物,如人参、西洋参等宜另外器具单独煎煮,于服药前将药液兑入服用。对于液体类药物,如竹沥、鲜地黄汁、姜汁等,也宜在服药前直接兑入一并服用。

② 冲服:事先已经磨粉处理的贵重药材,如麝香、牛黄、珍珠粉、阿胶、鹿角胶、龟甲胶等,则宜在服用前冲入一并服用。

③ 服用次数:一般情况下,一剂药使用一天,可以服 2～3 次。急、重性病症则可一天 2 剂,甚至 3 剂,可每隔 4～6 小时服用一次。

④ 药液温度:一般以温服为佳。需要发汗治疗时宜热;热性类病症宜凉或冷服;寒凉类病症宜温服。对于嗅觉、味觉比较敏感的患者可借助吸管饮服,也可少量、分次服用。而对于吴茱萸等有特别要求的药物则按医嘱要求服用(凉服,如温热服用有可能出现头痛等不适)。

2. 丸剂　丸剂是指将药物煎煮、浓缩,或粉碎后,或两者结合,以水(药汁)、水(药汁)和蜂蜜,或蜂蜜作为赋形剂制成丸形(水泛丸、水蜜丸、蜜丸)以便服用的剂型。丸剂的药物组成有《中国药典》固定方和根据患者需求专门拟定两种。临床应用常分急救用与平常使用二类。

(1)急救类:主要用于温热类病症,邪入营血、冒犯于心,高热神昏、谵语、抽搐、惊厥等症的急救,如安宫牛黄丸、紫雪丹、至宝丹等;也有用于痰浊蒙蔽心窍的苏合香丸等;有用于心脉梗阻的速效救心丸等;有用于跌仆损伤,紧急救治时的云南白药保险子等;有用于毒蛇咬伤的各类蛇药等。

(2)常用类:此类丸剂无论是《中国药典》方还是自拟方,一般都是针对慢性病症,或亚健康状态,或患者保健需求而服。如用于呼吸系统的清肺抑火丸、定喘止嗽丸等;用于消化系统的藿香正气丸、香砂六君丸、理中丸、麻仁丸等;循环系统的人参养荣丸、营心丹、强心丹等;用于免疫系统的补中益气丸、参苓白术丸、无比山药丸等;用于泌尿系统的分清五淋丸、缩泉丸、龙胆泻肝丸等;用于生殖系统的赞育丹、青娥丸、调经促孕丸、安坤赞育丸等;用于感官系统的左慈耳聋丸、石斛夜光丸、辛夷丸等;用于运动系统的壮腰健肾丸、虎潜丸、养血壮筋健步丸等。

3. 散剂、粉剂　散剂与粉剂有内服(煮散、内服散)外用之别。内服的如银翘散、乌芍散、六一散、参苓白术散、小儿惊风七厘散、珍珠粉等。外用的如冰硼散、如意金黄散、青黛散等。

4. 膏剂　膏剂有内服膏滋与外用膏药之别。内服膏剂有《中国药典》固定方与根据患者需求专门熬制,以供秋冬季节养生保健两类。常规制作方法有药物浸泡、煎煮、浓缩、收膏等过程。外用膏剂又有软膏与硬膏区别。常规制作方法有熬制与调制的不同。内服膏剂如龟鹿二仙膏、十全大补膏、补脾健胃膏、美容养颜膏等。外用硬膏如阳和解凝膏、千捶膏、太乙膏等;软膏如如意金黄膏、生肌玉红膏、烧(烫)伤膏等。

5. 其他剂型　现代中药剂型更有颗粒剂、口服液、胶囊、片剂、针剂等类型。如胃苏颗粒、玉屏风口服液、藿香正气软胶囊、黄连素片、清开灵注射液等。

第二节 药物配伍

药物的配伍应用是中医临床治疗处方学的灵魂和绝对优势所在。可以充分表达并实践中医临床思维的论治逻辑。

药物通过作用相同或类似的药物配伍应用,能提高疗效,减低毒、副作用。此外,为了解决临床病症的非单一性、复杂性存在,在一张处方中并可以容纳治疗方向与作用不完全一致甚至是相反类的药物。药物通过配伍后不仅可以出现协同性、制约性等变化,亦能出现增毒性后果。

一、配伍协同性

1. **同向协同性** 此类配伍多为相同(似)功效药物的配合作用。如解表时麻黄配桂枝,桑叶配菊花;清热时黄连配黄芩,黄柏配知母;温里时附子配肉桂,荜茇配干姜;化湿时藿香配佩兰,苍术配厚朴;泻下时大黄配芒硝,火麻仁配苦杏仁;行气时香附配枳壳,陈皮配青皮;活血时桃仁配红花,乳香配没药;止血时小蓟配大蓟,艾叶配炮姜;化痰时半夏配天南星,海藻配昆布;补气时人参配党参,黄芪配白术;补血时当归配阿胶,熟地黄配龙眼肉,补阴时天冬配麦冬,石斛配玉竹;补阳时淫羊藿配巴戟天,菟丝子配沙苑子等。

2. **异向协同性** 此类药物大多有两种情形:一是药物的功效方向并不完全一致,但配伍后可以增强治疗方向的协同性、提升治疗效果。如黄芪配茯苓治疗脾虚水肿。黄芪健脾益气、利水水肿,与治疗方向完全一致;而茯苓长于淡渗利湿,与黄芪配伍可增强黄芪的益气利水作用;枸杞子配菊花治疗肝肾不足之目暗昏花。枸杞子补肾益精、养肝明目,与治疗方向完全一致;菊花则清肝明目,兼能益阴明目。能治疗肝肾不足时潜在的肝火,坚固业已不足之阴。一是利用寒温药性不同、补泻作用迥异的药物进行配伍,最终达到能使原本与临床病症相反属性的主要药物被去性存用、担当起解决主要矛盾的作用,发挥临床治疗效能。如麻黄药性本辛、微苦,温,征之于肺热壅盛、高热喘急时配以石膏等(《伤寒论》麻杏石甘汤)则共成辛凉宣泄、清肺平喘之效。又如大黄药性本苦、寒,具有泻下、攻实之功,征之于虚性便秘:气血不足所致便秘者,配人参、当归等(《伤寒六书》黄龙汤);津液不足所致便秘者,配麦冬、生地黄、玄参等(《温病条辨》增液承气汤);阳气不足所致便秘者,配附子、干姜等(《备急千金要方》温脾汤),通过大黄与不同药性补益药物的配伍,攻补兼施,不仅未使正气再受戕伤,还利用大黄的泻下之性,在正气鼓动之下可顺利解决便秘病症。

二、配伍制约性

1. **偏性制约** 药物偏性是药材自身的禀性,也是之所以用来发挥治疗作用的内核所在。但从另一个角度而论,过度的药物偏性也是导致脏腑、组织、器官及系统功能乃至器质性损害的客观因素。因此,既期望其充分有效,又希望其不良反应尽可能地减少已成为临床处方用药的普遍追求。

(1)同类组合:同类是指具有共同的药效方向,如泻下类药物中,大黄和芒硝都具有泻下作用,径直大量应用大黄一味药物亦能达到清热、泻下、祛实目的,但同时会出现腹痛、胃痛,损伤人体正(阳)气,久而便秘等副作用。如在大黄行使清热泻下作用且副作用较小的合适剂量下,配伍芒硝同用则不仅使泻下作用如期而至,且副作用亦将变得不甚明显。因为大黄不仅具有泻下作用的蒽醌类衍生物,同时也含有鞣质、有机酸等易引起便秘的物质。而芒硝富含硫酸钠,能在肠道内存留形成高渗溶液,达到软化大便、协同大黄清热、泻下、祛实作用。又如全蝎、蜈蚣同属息风止痉类药,均有息风镇痉、攻毒散结、通络止痛作用,但又都有毒性。二者之一若单独使用,即便用量很大亦难以倍效,且易产生较强毒性反应,甚至致死。反之,当二者适量合用时(《经验方》止痉散)不仅止痉效果较单独大剂量应用时明显增强,且毒性作用并不明显。因为二者功效相同,但毒性物质与作用机理不完全相同。全蝎含类蛇毒神经毒样蛋白质;而蜈蚣含两种类蜂毒样成分(组胺样物质和溶血性蛋白质)。因此,配伍应用时药效呈叠加效应,但毒性作用因成分不同而未见叠加。

(2)异类协调:在寒热、虚实类病症的临床治疗中,常在相对应的温热类药物中配伍寒凉类药物;在寒凉类药物中配伍温热类药物;在补虚类药物中配伍消散类药物;而在泻实类药物中配伍补益类药物。目的在于:一是防止药性太过、矫枉过正,产生新的相反方向的病症问题;二是此类配伍不仅能缓制主治类药物偏性,并能收到相反相成的药效。如治胃热吞酸,以黄连为主,适量配伍吴茱萸(《丹溪心法》左金丸)使用;如祛风除湿、通阳散寒治疗痹症(风湿、类风湿性关节炎等),主药使用附子、麻黄、桂枝等温热类药,配伍苦寒药性的知母(《伤寒论》桂枝芍药知母汤)却收效甚奇;六味地黄丸(《小儿药证直诀》)是滋阴补肾之名方,其中除了熟地黄、山茱萸、山药三味滋补肾、肝、脾阴及精血外,同时并配伍有泄肾浊的泽泻,泄相火的牡丹皮和淡渗脾湿的茯苓三味。三补配伍三泻,不仅补阴无出其右者,而且并无清泄、淡渗配伍使用后阴虚益损之弊。补益类药,其性壅塞、枢机违和,得疏利之药相助,可收事半功倍、相得益彰之效。再如以枳实、厚朴行气、消满、除痞为主的枳实消痞丸(《兰室秘藏》)配伍人参、白术不仅有益气健脾之用,更主要的是防止枳实、厚朴剋伐太过,于消痞除胀之后,正气受损,变生因虚致实所致痞满复杂局面。

2. 毒性制约 对于制约药物的毒性,除了炮制环节外,在配伍方面也积累了丰富经验。

(1)直接制约形式:临床中有不少两两相伍、配合使用的药对组成,除了协同、增效等作用的药对外,其中也有不少为制约药物毒性而设。如半夏配生姜、细辛配白芍、吴茱萸配黄连、常山配陈皮等。

(2)间接制约形式:此类药物配伍的毒性制约机理缘于以甘缓毒、以润缓毒。如半夏配甘草、乌头配蜂蜜、甘遂配大枣等。此外,毒性的显著特征在于损伤人体正气,循未雨绸缪、防患于未然之思于方中配伍人参、黄芪等药亦能制约药物毒性。如附子配甘草、黄芪能显著减低附子的心脏毒性作用。又如干姜半夏人参丸(《伤寒论》),方中半夏本有下胎之害,但此方却用之于妊娠呕吐,得益于人参补中益气,并能监制半夏之毒,方不致有殒。陈修园谓:"半夏得人参,不唯不碍胎,且能固胎。"

第三节 使用禁忌

一、配伍禁忌

文献中载有药物配伍绝对禁忌,俗称"十八反"。"相反"一词出于《神农本草经》,历代医家认为此类药物配伍后会产生剧烈的毒性作用。《蜀本草》称《神农本草经》载药物配伍相反者有18种。《儒门事亲》载有"十八反歌":"本草明言十八反,半蒌半蔹及攻乌,藻戟遂芫俱战草,诸参辛芍叛藜芦。"即:乌头反贝母、瓜蒌、半夏、白及;甘草反甘遂、大戟、海藻、芫花;藜芦反人参、丹参、玄参、沙参、细辛、芍药。

关于相反药物的临床配伍应用历来争议不断、众说纷纭。虽说无论是名医(如朱丹溪等)、名著(如《金匮要略》等)中有个别应用记载,抑或是当代临床有使用经验报道,但仍建议在药物本源、炮制方法、组方技巧等方面未达通识前,以不用为妥,以免发生意外和医事纠纷。

二、病症禁忌

一般而言,除了少数药物药性平和、补泻特性不明显者外都有病症使用禁忌。原则上,寒药不用于寒性病症;热药不用于热性病症;泻实类药不用于虚病;补益类药不用于实病等。即使需用特别应用(去性存用等),亦应配伍得当,使治疗总体的寒热、补泻原则得以正常发挥。

三、妊娠禁忌

妊娠期间原则上应该少用药、短程用药,避免对胎元及母体产生不利影响。即便用药亦应尽量避免过寒、过热、大补、峻泻之品,且不可过剂。一般慎用类药物有:桃仁、红花、牛膝、大黄、枳实、附子、肉桂、干姜、木通、冬葵子、瞿麦等;而禁用类药物有:巴豆、牵牛、大戟、商陆、麝香、三棱、莪术、水蛭、斑蝥、雄黄、砒霜等。

第五章 存在的问题

中药自药食同源被发现、认识、再认识已经历数千年,在取得充分认知和应用的同时也不可避免地存在着某些不足和问题。尤其是对药物的种源、品质、药理、毒理等系统研究较为匮乏。

一、种源与品质

中药虽有植物、动物、矿物及少量合成类不同药材来源,但以植物类药物为主。就单味药物而言,相对于矿物类、动物类药物的来源品种较为单一外,植物类药物的来源则相对繁杂,对于标准化研究其基础药理、毒理以及临床作用机制等带来诸多问题。

1. 矿物类药　矿物类药的来源相对单一,除了品质优劣不同外,其所含杂质甚至是有毒物质差异却存在一定的不可控性。石膏与代赭石不仅是常用药,而且未标注有毒。但石膏来源于硫酸盐类矿物硬石膏族石膏,含水硫酸钙是其主要成分,药用时要求其含量不少于 95%,但尚含有微量的 Fe^{2+} 及 Mg^{2+}。《中国药典》规定其重金属含量不得超过 10%,含砷量不得超过百万分之二。代赭石系三方晶氧化物类矿物赤铁矿矿石,主要含三氧化二铁且铁含量要求在 60% 以上。但通常含有镉、铬、铜、锰、镁等多种微量元素,也含有铅、砷、钛等微量元素。不同的矿脉与产地存在着的客观差异,可能不只是品质问题,也会潜藏着有害甚至是毒性问题。

2. 动物类药　动物类药的种源虽相对比较单一,但由于药材成本比较高,有些属于稀缺品种,会因为其高经济价值等在来源、炮制等过程中出现以次充好、高辅料充填等问题。如全蝎为钳蝎科动物东亚钳蝎的干燥体。药品要求蝎体空腹(置清水中待其吐尽泥土)、沸水或沸盐水中烫死、干燥(通风处阴干)。然市售全蝎的腹内常有干燥泥浆内结、蝎体内外结晶盐满附等现象。又如菌类药物冬虫夏草,虽都是麦角菌科植物冬虫夏草菌寄生在蝙蝠蛾昆虫幼虫上的子座及幼虫尸体的复合物,不但有产于西藏、青海、甘肃、云南、贵州、四川等不同地域、气候条件下所存在的固有品质差异,而且在炮制过程中,虫体表面被附着非药用成分、虫体内以竹签甚至铁丝内穿等增重情况亦不少见。

3. 植物类药

(1) 药名变迁:在药物使用的数千年中,犹如语言的变迁出现词义扩大、缩小、转移一般,中药药物名称也会出现一些变迁。如白芍、赤芍,最早记载芍药入药的文献是长沙马王堆汉墓的《五十二病方》,处方名"勺药",并不分白芍和赤芍,将两者区分是南北朝梁代陶弘景的《本草经集注》和宋金元时期的《太平惠民和剂局方》(将白芍、赤芍分别处方达 105 首)。又如巴戟天,当下的药用植物与历史上的任何记载均不相符。再如防己,防己原名防巳,后可能笔误为防己,又派生出汉防己和木防己之别。

(2) 种源差异:历史上,由于地大物博、药材形态近似、信息交流不畅、难以形成共识与规范等原因,在药材基原的择用上存在地域性或习惯上的差异。因此,植物类中药的基原极少是单一植物来源。一个药物来自多个同科属基原甚至不同科属基原的现象普遍存在。如麻黄，有麻黄科植物草麻黄、中麻黄和木贼麻黄的不同。因同科属基原、化学成分相同或相近，临床使用中可能仅存在有效成分含量不同等品质等次上的差异。而防己则不同，药材既有来源于防己科植物的粉防己，又有来源于马兜铃科植物的广防己。后者因含有马兜铃酸，具有明显的肾脏毒性，如用量过大可引起急性肾衰竭甚至导致死亡。同时，也有少数药物是一源多名的。如《中华本草》所列：郁金的药源为姜科植物温郁金、姜黄、广西莪术、莪术和川郁金的块根；姜黄的药源为姜科植物姜黄的根茎；莪术的药源则为姜科植物莪术、广西莪术和温郁金的根茎。相对于西药明晰到药物化学结构而言，中药未必有能力和必要去做，但对于从临床与标准化研究、保障临床用药安全角度而言，在药材基原上尽量做到同科属，直至单一来源、主要化学成分相同（近）仍然是十分必要的。

（3）产地区别：同一种中药，由于产在不同的地域和自然环境，其品质间的差异较大。因此，在特定地域、自然生态环境下生产出的、品质优良、临床疗效佳的中药被称为道地药材，又称地道药材。道地药物也是优质药材的代名词。之所以能被称为道地药材，除了地域与自然环境的主要因素外，药材良种选育、日常种植管理等也是一个系统工程。因此，发挥地域优势、分工负责，扩大道地药材的种植和应用，不仅是医患对良好医疗品质的客观需求，也是药材资源整合、现代化的必然趋势。

（4）有害残留：随着中医药市场的兴旺、人工种植药材的广泛开展，加之防治病虫害，以及环境、气候等不利因素的叠加影响，药材中重金属及农药残留已经成为客观事实。相信未来在政策、法规的管控下，特别是种植基地化运作后，一切都将会变好。

二、毒性研究

临床的首要问题是安全，其次才是疗效、性价比等。

凡是药物均有毒、副作用可能。虽然对中药药物偏性的认识与研究由来已久，并已形成一系列通过炮制配伍、使用技巧等方法加以灵活处置的成熟经验与临床应用规范。但对于中药毒性的认识和研究还是处在相对薄弱甚至基本缺如的状态。

1. 缺乏系统认知　文献记载中对中药毒性的描述通常仅限于急性毒性作用层面。如砒霜、马钱子等剧毒药物，以及雄黄、硫黄等有毒药物在用量过大，或使用方法不当时所造成中毒，甚至威胁生命的毒理及应对措施与方法等在现代中药研究中已经解决。但对大多数被标注的毒性药物，尤其是配伍后形成毒性作用的毒理以及应对规则却多为空白，处于"宁可信其有，不可信其无""绕道走"的被盲从状态。

而对于中药的亚急性毒性、亚慢性毒性、慢性毒性，以及诸如致癌、致畸胎、成瘾等特殊毒性的研究则尚在起步或有待起步阶段。

2. 历史经验存疑　"十八反"的概念肇始于《神农本草经》，认为相关药物配伍后能产生毒性反应，属于配伍禁忌。《中国药典》目前规定十八反的药物不宜配伍应用。

然而，自古以来，无论是理论研究、临床应用，抑或是实验研究，都客观存在着认可与存疑两大阵营，莫衷一是。既有现代临床或实验研究报道贝母与乌头同煎、巴豆与牵牛同用引起中毒的例证，也有现代文献甘遂与甘草配伍治肝硬化及肾炎水肿，芫花、大戟、甘遂与甘草配伍治疗结核性胸膜炎取得较好临床疗效的报道。更有乌头与半夏的配伍研究结果显示：乌头中有毒成分主要为双酯型生物碱毒性，无论是生川乌还是制川乌，在其与生半夏共煎后的双酯型生物碱含量都明显高于单煎液的，而其与法半夏的共煎液中的双酯型生物碱含量则明显降低甚至检测不出，实验表明川乌与半夏是否可以共用与半夏的炮制方法存在密切联系。因此，一方面历史的经验值得临床尊重与重视；另一方面，想要揭开这层神秘面纱的唯一途径非科学研究莫属。

各 论

第一章 解表药

凡以发散表邪、治疗表病为主的药物称为解表药,也称发表药。

解表药因药性及作用趋向不同而分为:发散风寒和发散风热药二类。

表病既可以是以恶寒、发热、无汗或汗出不畅、脉浮为主的外感表病,也可以是多种病症的早期阶段。如水肿、咳喘、风湿病、皮肤瘙痒等病症的初始阶段。

表病常见表寒、表热两类,亦有兼燥,兼湿不同,体质虚弱者治疗时须兼顾扶助正气。

表病多为新病、轻病,处方用药宜轻灵、不宜久煎,更不能过剂、过汗。应该中病、得减即止,不必拘于药剂尚未尽服,以免伤正气,亦不利于机体自复功能发挥。

现代药理研究证明解表类药通常具有解热、镇痛、发汗作用,以及抗病毒、抗菌、止咳、平喘、祛痰、利尿等作用。部分药物尚有调整血压、改善血液循环等作用。

第一节 发散风寒药

发散风寒药药性多辛、温,能治疗风寒类表病。症见:恶寒、发热、无汗或汗出不畅,头身疼痛,鼻流清涕,口不渴,舌苔薄白,脉浮紧等。

麻 黄

【文献记载】

《神农本草经》:"味苦,温。""主中风,伤寒头痛,温疟。发表出汗,却邪热气,止咳逆上气,除寒热,破癥坚积聚。"

《名医别录》:"主五脏邪气缓急,风胁痛,字乳余疾。止好唾,通腠理,疏伤寒头痛,解肌,泄邪恶气,消赤黑斑毒。""不可多服,令人虚。"

《药性论》:"主壮热,解肌发汗,温疟,治温疫。"

《日华子本草》:"通九窍,调血脉,开毛孔皮肤,逐风,破癥痕积聚,逐五脏邪气,退热,御山岚瘴气。"

《本草蒙筌》:"劫咳逆,痿痹。"

《本草纲目》:"凡用须佐以黄芩,则无赤眼之患。"

《药鉴》:"君羌活,能散风邪;佐独活,能消脚气;同杏仁,能去寒邪,兼理哮喘;臣甘菊,能清肺热,更明眼目。"

《得宜本草》:"得射干,治肺痿上气。得桂心,治风痹冷痛。"

沈文彬《药论》:"肺脏火邪内郁,以致喘促痰升不得眠,助以石膏、苏子;膀胱寒毒外拘,以致战慄头痛不得汗,佐以甘草、黄芩;配花粉,治乳痈,下乳汁,血脉令通;同半夏,定喘哮,止咳嗽,气闭堪散。"

李东垣:"饮食劳倦,及杂病自汗,表虚之证用之,则脱人元气,不可不禁。"(引自《本草纲目》)

【药性】辛、微苦,温。

【功能】发汗解表,宣肺平喘,利水消肿。

【临床应用】

1. 风寒感冒:本品发汗力强,宜用于风寒外束、恶寒无汗、头身疼痛之风寒感冒,与桂枝配伍药效更强(如《伤寒论》麻黄汤)。

2. 咳嗽气喘:本品有很好的平喘作用,无论寒、热、虚、实均可配伍应用。风寒喘嗽,与杏仁等配伍应用(如《太平惠民和剂局方》三拗汤);外有风寒,内有水饮,与细辛、干姜、半夏等配伍应用(如《伤寒论》小青龙汤)。兼挟内热者再加石膏(如《金匮要略》小青龙加石膏汤);外寒已解,寒饮郁肺,与射干、半夏、细辛等配伍(如《金匮要略》射干麻黄汤);肺热壅盛,与石膏、杏仁、甘草配伍应用(如《伤寒论》麻杏石甘汤);痰热内蕴,复感风寒,与桑白皮、黄芩等配伍应用(如《扶寿精方》定喘汤)。

3. 风水水肿:本品有良好的利尿作用。风水水肿轻症,与甘草配伍应用(如《伤寒论》麻黄甘草汤);风水恶风,一身悉肿,与石膏、生姜等配伍(如《金匮要略》越婢汤);水肿日久,阳气虚亏,与附子等配伍(如《金匮要略》麻黄附子汤);湿热黄疸,兼挟表病,与连翘、赤小豆等配伍(如《伤寒论》麻黄连轺赤小豆汤)。

4. 其他:本品并有散寒通阳作用,常配伍治疗风寒痹病、阴疽、瘰疬、痰核等病症(如《金匮要略》麻杏苡甘汤、《外科证治全生集》阳和汤)。治眼目偏痛及头风,配芒硝、麝香等研末嗅鼻(如《普济方》如圣散)。

【现代研究】本品主要成分为麻黄碱,并含少量伪麻黄碱、挥发油、黄酮类化合物、麻黄多糖等。

提取物有发汗、解热、抗炎、利尿、抗微生物等作用,表现有心血管系统(血压及心搏数升高)、呼吸系统(平喘、镇咳)、抗变态反应、中枢兴奋、神经肌肉传递等的药理作用。

【用法用量】

1. 炮制:生用,捣麻黄绒用,蜜炙用。

2. 用法:内服:煎汤,或入丸、散。外用:研末调敷。生用发汗力强,捣绒次之。生用,发汗、利水;炙用,发汗力弱,兼能润肺。用于止咳、平喘。

3. 用量:煎服:2～9克。外用:适量。

注意事项:本品发汗力强,体虚自汗、盗汗、虚喘及高血压患者禁用。过量可引起中毒反应,表现为:头痛、烦躁、失眠、心悸、胸闷、发热、大汗、血压升高、心动过速、早搏等。

桂 枝

【文献记载】

《神农本草经》:"味辛,温。""主上气咳逆结气,喉痹吐吸,利关节。"

《名医别录》:"(主)心痛,胁风,胁痛,温筋通脉,止烦,出汗。""主温中,利肝肺气,心腹寒热、冷痰,霍乱转筋,头痛,出汗,止烦,止唾,咳嗽,鼻衄。"

《医学启源》:"其用有四:治伤风头痛,一也;开腠理,二也;解表,三也;去皮风湿,四也。"

《伤寒附翼》:"桂枝本营分药,得麻黄、生姜,则令营气外发而发汗,从辛也;得芍药,则收敛营气而止汗,从酸也;得甘草,则内补营气而养血,从甘也。"

《绛雪园古方选注》:"桂枝轻扬走表,佐以甘草留恋中宫,载还阳气,仍寓一表一里之义,故得以外止汗而内除烦。""建中汤是桂枝佐芍药,义偏得于酸甘,专和血脉之阴。"

《得配本草》:"得茯苓,御水气之上犯以保心;得龙骨,使肾由经脉以出表;得黄芩,转少阳之枢;佐人参,发阴经之阳;佐干姜,开阳明之结;得石膏,和表里之郁。""阴虚血乏,素有血证,外无寒邪,阳气内盛,四者禁用。"

《药雅》:"得芍药则和营,得麻黄则发汗,佐附子而壮阳,佐人参而补虚,桃仁、大黄配之则破血,阿胶、地黄配之则通脉,胶饴、甘草配借之调中,术与茯苓借之逐湿。《名医别录》曰:桂枝宣导百药,良有以也。"

《本草从新》:"阴虚之人,一切血证,不可误投。"

《药义明辨》:"助热伤阴,最易堕胎、动血,须防慎之。"

【药性】辛、甘,温。

【功能】散寒解表,温通经脉,通阳化气。

【临床应用】

1. 风寒感冒:本品发汗力较麻黄弱且温和,风寒感冒无论有汗、无汗,有无体虚均可应用。表寒轻、有汗、恶风者,与白芍等配伍应用(如《伤寒论》桂枝汤);风寒兼有头项强痛,与葛根等配伍应用(如《伤寒论》桂枝加葛根汤);风寒感冒,咳嗽气喘,与厚朴、杏仁等配伍应用(如《伤寒论》桂枝加厚朴杏子汤);风寒未解,里热已盛,与黄芩等配伍应用(如《古今录验方》阳旦汤);风寒未解,寒热往来,与柴胡等配伍应用(如《伤寒论》柴胡桂枝汤);风寒未解,里实便秘,与大黄等配伍应用(如《伤寒论》桂枝加大黄汤)。

2. 寒凝血滞:本品辛散温通,能祛寒邪、通经脉。寒湿痹痛,与附子等配伍应用(如《伤寒论》桂枝加附子汤);寒滞、血痹肌肤,与黄芪、芍药等配伍应用(如《伤寒论》黄芪桂枝五物汤);血虚寒凝,与当归、细辛等配伍(如《伤寒论》当归四逆汤);血瘀经闭,癥瘕积聚,与桃仁、牡丹皮等配伍应用(如《金匮要略》桂枝茯苓丸);少腹急结,蓄血于下,与桃仁、大黄等配伍应用(如《伤寒论》桃核承气汤)。

3. 痰饮、蓄水:水湿停滞,痰饮支满,与茯苓、白术等配伍(如《伤寒论》茯苓桂枝白术甘草汤);气化失司,小便不利,与茯苓、猪苓等配伍(如《伤寒论》五苓散)。

4. 胸痹、腹痛:心阳痹阻,心悸胸痛,与枳实、薤白等配伍(如《金匮要略》枳实薤白桂枝汤);心动悸,脉结代,与炙甘草、人参、阿胶等配伍(如《伤寒论》炙甘草汤);脐下悸,欲作奔豚,与茯苓、甘草等配伍应用(如《伤寒论》茯苓桂枝甘草大枣汤);心阳不足,心神浮躁,与甘草、龙骨、牡蛎等配伍应用(如《伤寒论》桂枝甘草龙骨牡蛎汤);虚寒腹痛,与芍药、饴糖等配伍应用(如《伤寒论》小建中汤)。

【现代研究】本品含挥发油,主要成分为桂枝醛等。另外尚含有酚类、有机酸、多糖、苷类、香豆精及鞣质等。

挥发油及提取物有降温、解热、镇痛、抗菌、抗流感等病毒、抗炎、抗过敏、抗惊厥、止咳、祛痰,以及健胃、缓解胃肠道痉挛及利尿、强心等作用。

【用法用量】

1. 炮制:生用,炒用,蜜炙用。

2. 用法:内服:煎汤,或入丸、散。外用:研末调敷。

3. 用量:煎服:6～9克。外用:适量。

注意事项:本品辛温助热,易伤阴动血。孕妇及月经量多者慎用。

细 辛

【文献记载】

《神农本草经》:"味辛,温。""主咳逆,头痛脑动,百节拘挛,风湿痹痛,死肌……利九窍。"

《本草衍义》:"味极辛。""治头面风痛。"

《本草正》:"有小毒。"

《名医别录》:"温中下气,破痰,利水道,开胸中,除喉痹,齆鼻、风痫、癫疾,下乳结,汗不出,血不行,安五脏,益肝胆,通精气。"《医学启源》:"治少阴经头痛如神。《主治秘要》云:止诸阳头痛,诸风通用之。辛热,温阴经,散水寒,治内寒。"

《本草经疏》:"同石膏能治阳明火热上攻以致齿痛;得藁本、芎藭、白芷、荆芥、防风治风头痛,得紫苏、防风、甘草、桔梗、杏仁、薄荷、桑白皮能解利伤风寒鼻塞。"

《本草汇言》:"细辛,佐姜、桂能驱脏腑之寒,佐附子能散诸疾之冷,佐独活能除少阴头痛,佐荆、防能散诸经之风,佐芩、连、菊、薄,又能治风火齿痛而散解诸郁热最验也。"

沈文彬《药论》:"佐升麻而齿痛捐,共辛夷而鼻渊住。"

【药性】辛,温。有小毒。

【功能】散寒祛风,止痛,温肺化饮,通窍。

【临床应用】

1. 风寒感冒:本品辛温发散,芳香透达,治疗寒邪束表,头身疼痛较甚者,与麻黄、防风、柴胡等配伍(如《太平圣惠方》细辛散);阳虚外感,恶寒发热、无汗、脉沉者,与麻黄、附子配伍(如《伤寒论》麻黄附子细辛汤);阳气虚弱,外感风寒,脉弱者,与附子、人参等配伍(如《伤寒六书》再造散)。

2. 头痛、牙痛、风湿痹痛:本品善于散寒止痛,治疗外感风邪,偏正头痛,与川芎、白芷、羌活等配伍(如《太平惠民和剂局方》川芎茶调散);风寒性头痛、牙痛、痹痛等多种寒痛,脉沉细者,与独活、川芎等配伍(如《症因脉治》独活细辛汤);风冷头痛,痛甚欲破,脉微弦而紧者,与川芎、麻黄、附子等配伍(如《普济方》细辛散);风痰头痛,与南星、半夏等配伍(如《证治准绳》芎辛导痰汤);风热头痛,与石膏,或黄连、黄芩等配伍(如《卫生宝鉴》川芎散、《兰室秘藏》细辛散);风冷牙痛,《御药院方》等单用或配白芷、荜茇等煎水漱口;风火牙痛,与石膏或黄连等配伍(如《证治准绳》升麻散、白芷散);风湿痹痛,与独活、秦艽、防风等配伍(如《备急千金要方》独活寄生汤);阳虚寒盛,与乌头、附子等配伍(如《备急千金要方》乌头汤);胸痹心阳不振者,与瓜蒌、桂枝、地黄等配伍(如《备急千金要方》细辛散);现代治疗冠心病心绞痛,与荜茇、冰片、檀香等配伍(如宽胸丸)。

3. 肺寒咳喘:本品既能发散风寒,又能温肺化饮,治疗咳嗽气喘、痰多清稀者,有表寒者,与麻黄、桂枝、干姜等配伍(如《伤寒论》小青龙汤);外有风邪、内有寒饮,与半夏、五味子等配伍(如《太平惠民和剂局方》细辛五味子汤);无表寒者,与茯苓、干姜、五味子等配伍(如《金匮要略》苓甘五味姜辛汤)。

4. 鼻渊:本品辛香走窜,善于通关利窍,治疗鼻塞、鼻渊,与辛夷、白芷等配伍(如《小品方》香膏)。并治风眼泪下、目生翳障,与防风、地黄、羚羊角等配伍(如《眼科龙木论》细辛丸、《银海精微》细辛汤);治口舌生疮,与黄柏配伍外用(如《重订严氏济生方》赴筵散);治耳闭,与石菖蒲、木通等配伍(如《仙拈集》细辛丸)。

5. 其他:本品并有温经通脉之功,治血脉凝滞、手足厥冷,与当归、桂枝等配伍(如《伤寒论》当归四逆汤);口舌生疮,与黄柏配伍外用(如《景岳全书》细辛黄柏散)。

【现代研究】本品含有挥发油,其主要成分为甲基丁香油酚、细辛醚、黄樟醚等多种成分。另含有N-异丁基十二碳四烯胺、消旋去甲乌药碱、谷甾醇、豆甾醇等。

挥发油及提取物有解热、镇痛、抗惊厥、抗炎、抗菌、抗组胺和抗变态反应作用,并有免疫抑制、抗肾病变及麻醉作用,表现有对呼吸系统、心血管系统、平滑肌等的药理作用。

毒性主要来自挥发油,动物实验提示:中毒后先兴奋后抑制,随意运动及呼吸减慢,反射消失,最后因呼吸麻痹致死,心跳停止于呼吸停止之后。过量使用并有致癌作用,可诱发大鼠肝癌发生。

【用法用量】

1. 炮制:生用,蜜炙用。

2. 用法:内服:煎汤,或入丸、散。外用:煎水漱口,或吹鼻,或塞耳,或研末调敷。

3. 用量:内服:煎服,1～3克;研末服,每次0.5～1克。外用:适量。

注意事项:阴虚、血虚、气虚多汗及火升炎上者禁服。反藜芦。用量过大或煎煮时间过短可引起中毒,其主要表现为:头痛、呕吐、烦躁、出汗、颈项强直、口渴、体温及血压升高、瞳孔轻度放大、面色潮红等,如不及时治疗,可迅速转入痉挛状态,牙关紧闭、角弓反张、意识不清、四肢抽搐、尿闭,最后死于呼吸麻痹。

急救方法:早期可催吐、洗胃处理;有痉挛、烦躁时可予以安定或巴比妥类药物对症处理;危重时综合救治。

羌 活

【文献记载】

《药性论》:"味苦、辛,无毒。""治贼风,失音不语,多痒血癫,手足不遂,口面㖞斜,遍身顽痹。"

《本草品汇精要》:"主遍身百节疼痛,肌表八风贼邪,除新旧风湿,排腐肉疽疮。"

《会约医镜》:"治邪闭憎寒,壮热无汗。"

《本经逢原》:"昔人治劳力感寒,于补中益气汤中用之,得补中寓泻之意。"

《本草约言》:"若血虚不能荣筋,肢节筋骨酸痛者宜审用。""汗多过膝者,不宜多服。"

【药性】辛、苦,温。

【功能】散寒解表,祛风胜湿,止痛。

【临床应用】

1. 风寒感冒:本品辛温发散,气味雄烈,有较强的解表散寒、祛风除湿、止痛之功。治疗风寒兼湿,恶寒、无汗、身痛,与防风、细辛等配伍(如《此事难知》九味羌活汤);四时伤寒,鼻塞头痛,与柴胡、川芎等配伍(如《朱氏集验方》羌活散);风湿在表、一身尽痛,与川芎、白芷、藁本等配伍(如《内外伤辨惑论》羌活胜湿汤)。

2. 风寒湿痹:本品辛温且走窜力强,善于治疗头项肩背痛症,与防风、姜黄、当归等配伍(如《是斋百一选方》蠲痹汤);风寒、风湿头痛、身痛、齿痛,与附子、黄芪等配伍(如《东垣试效方》羌活附子汤);风湿相搏,身肿身痛,小便不利,与防风、苍术、黄柏等配伍(如《伤寒大白》羌活胜湿汤);行痹、痛痹,与防风、秦艽、威灵仙等配伍(如《重订通俗伤寒论》引顾松园经验方"羌防行痹汤");体虚风湿,身痛骨痛,与防风、人参、杜仲等配伍(如《活人心统》羌活续断汤)。

3. 其他:风水,与防风、四苓散配伍(如《顾松园医镜》羌防四苓散);水肿、腹水,上下表里俱病,与泽泻、商陆、赤小豆等配伍(如《济生方》疏凿饮子);瘰疬初起,寒热肿痛,与夏枯草、连翘、黄芩等配伍(如《证治准绳》羌活连翘汤);阳痿、精浊,与升麻、柴胡等配伍(如《兰室秘藏》固真汤);翳障,与防风、木贼、谷精草等配伍(如《证治准绳》羌活防风散)。

【现代研究】本品主要含挥发油、β-谷甾醇、香豆素类化合物、酚类化合物、胡萝卜苷、欧芹属素乙、有机酸及生物碱等。

挥发油及提取物有解热、镇痛、抗炎、抗过敏、抗菌作用,表现有对心血管系统、神经系统,以及抑制磷酸二酯酶活性等的药理作用。

【用法用量】

1. 炮制:生用,酒炙用。

2. 用法:内服:煎汤,或入丸、散。外用:研末调敷。

3. 用量:煎服:3～9克。外用:适量。

注意事项:本品辛香温燥之性明显,阴血亏虚者慎服。用量过大易致恶心呕吐,胃气虚弱者忌。

紫苏叶

【文献记载】

《名医别录》:"味辛,温。""主下气,除寒中。"

《日华子本草》:"补中益气。治心腹胀满,止霍乱转筋,开胃下食,并一切冷气,止脚气,益脾胃。"

《履巉岩本草》:"止金疮出血,疗痔疾,煎汤洗之。"

《滇南本草》:"发汗,解伤风头疼,定吼喘,下气,宽膨,消胀,消痰。"

《本草纲目》:"解肌发表,散风寒,行气宽中,消痰利肺,和血,温中,止痛,定喘,安胎,解鱼蟹毒,治蛇犬伤。"

《本草汇言》:"茹仲贞先生曰:紫苏,同橘皮、砂仁,则行气温中;同苍术、白术,则健脾散湿;同防风、前胡,则发汗解肌;同荆芥、薄荷、升麻,则升达巅顶之阳;同连翘、木香、黑栀子,则启拔沉滞之郁,乃宜通四旁之药也。"

《本草崇原》:"紫苏配杏子,主利小便,消水肿,解肌表,定喘逆,与麻黄同功而不走泄正气。"

【药性】 辛,温。

【功能】 散寒解表,行气和中。

【临床应用】

1. 风寒感冒:本品性虽辛温,但散寒、发汗之力较为缓和。恶寒发热,头痛无汗,与羌活、防风等配伍(如《通俗伤寒论》苏羌达表汤);恶寒发热,项背不适,与柴胡、葛根等配伍(如《古今医彻》紫苏饮);感冒兼胸闷、噫气,与香附、陈皮等配伍(如《太平惠民和剂局方》香苏散);感冒,咳嗽痰稀,与杏仁等配伍(如《温病条辨》杏苏散,《普济本事方》紫苏散);体质虚弱,感冒风寒,与人参等配伍(如《太平惠民和剂局方》参苏饮)。

2. 脾胃气滞:本品行气和中,有疏理脾胃气滞之功。外有风寒,内有脾胃气滞,与藿香、陈皮、半夏等配伍(如《太平惠民和剂局方》藿香正气散);寒湿中阻,呕吐呃逆,与吴茱萸、橘皮配伍(如《圣济总录》紫苏汤);痰气郁结,与半夏、厚朴等配伍(如《金匮要略》半夏厚朴汤)。

3. 其他:妊娠恶阻,胎动不安,与人参、陈皮等配伍(如《普济本事方》紫苏饮);脾胃素有虚寒,食虾、蟹后腹痛吐泻,单用本品煎汤内服,或与生姜、大枣、陈皮等配伍应用。

【现代研究】 本品含挥发油,主要为紫苏醛、柠檬烯、β-丁香烯、α-香柑油烯,及芳樟醇等。

挥发油及提取物有较弱的解热作用,并表现有镇静、对消化系统、呼吸系统、止血、抗凝血、升高血糖,以及抗微生物、抗诱变及免疫调节等的药理作用。

【用法用量】

1. 炮制:生用。

2. 用法:内服:煎汤。外用:捣敷,煎水洗涤。

3. 用量:煎服:5～9克。外用:适量。

荆 芥

【文献记载】

《神农本草经》:"味辛,温。""主寒热,鼠瘘,瘰疬生疮,破结聚气,下瘀血,除湿痹。"

《药性论》:"治恶风贼风,口面㖞斜,遍身顽痹,心虚忘事,益力添精。主辟邪毒气,除劳,治丁肿。"

《本草图经》:"治头风,虚劳,疮疥,妇人血风。"

《滇南本草》:"荆芥穗,上清头目诸风,止头痛,明目,解肺、肝、咽喉热痛,消肿,除诸毒,发散疮痈。治便血,止女子暴崩,消风热,通肺气鼻窍寒闭。"

《本草纲目》:"散风热,清头目,利咽喉,消疮肿。治项强,目中黑花,及生疮,阴癞,吐血、衄血、下血、血痢,崩中,痔漏。"

《得配本草》:"配灵脂炭止恶露不止;配槐花炭,治大便下血;配缩砂末,糯米饮下,治小便尿血;佐桃仁,治产后血晕;调陈皮汤,治口臭出血如涌泉。"

【药性】辛、微苦,微温。

【功能】祛风解表,透疹消疮,止血。

【临床应用】

1. 感冒:本品微温不燥,辛散风邪,故感冒风寒、风热均可配伍应用。风寒感冒,与防风、羌活等配伍(如《摄生众妙方》荆防败毒散);风热感冒,与银花、连翘等配伍(如《温病条辨》银翘散);风热、肺热,鼻流浊涕,与黄芩、桑白皮等配伍(如《杂病源流犀烛》荆防泻白汤)。

2. 疹痦、疮疡:急性荨麻疹,与防风、僵蚕、蝉蜕等配伍(如《赵炳南临床经验集》荆防汤);乳痈初起,与防风、牛蒡子、蒲公英等配伍(如《医宗金鉴》荆防牛蒡汤);风热壅肺,咽喉肿痛,语声不出,与桔梗、甘草配伍(如《三因极一病证方论》荆芥汤);风虫牙痛、牙槽浮肿,与薄荷、细辛等配伍(如《杨氏家藏方》荆芥散);痔疮,与枳壳、槐花等配伍(如《仁斋直指方论》荆枳汤)。

3. 出血:本品炒炭,长于止血,可配伍应用于多种出血病症。劳伤并风热致崩漏、腹痛,与生地黄、血余炭、棕榈炭等配伍(如《医略六书》荆芥散);外有风热,内有血虚,与四物汤、香附等配伍(如《医略六书》荆芥四物汤);尿血,与生地黄、白茅根等配伍;痔疮出血,与地榆、槐花等配伍。

4. 其他:偏正头痛及洗头伤风,与细辛、全蝎等配伍(如《杨氏家藏方》荆黄煎);头风,与天南星配伍(如《朱氏集验方》卷九引定斋霍喆夫方"南荆散");血虚头晕,与四物汤配伍(如《医宗金鉴》荆穗四物汤);风热齿痛,与升麻、细辛等配伍(如《仁斋直指方论》荆芥汤);产后风湿,遍体浮肿,与防风、通草、香附等配伍(如《医略六书》荆防散)。

【现代研究】本品含挥发油,主要成分为右旋薄荷酮、胡椒酮及少量右旋柠檬烯。另含荆芥苷、荆芥醇、黄酮类化合物等。

挥发油及提取物有较明显的抗炎、抗菌、镇痛及祛痰、平喘、镇静作用,解热作用微弱;荆芥炭能缩短出血时间。表现有对磷酸二酯酶和腺苷酸环化酶抑制作用及对心脏、肠管和子宫平滑肌、免疫系统等的药理作用。

【用法用量】

1. 炮制:生用,炒炭用。

2. 用法:内服:煎汤,或入丸、散。外用:煎水熏洗,或研末调敷。一般生用,止血炒炭。

3. 用量:煎服:3~9克。外用:适量。

防 风

【文献记载】

《神农本草经》:"味辛,温。""主大风头眩痛,恶风,风邪,目盲无所见,风行周身,骨节疼痹,烦满。久服轻身。"

《雷公炮炙论》:"愈头风而抽胁痛。"

《名医别录》:"胁痛胁风,头面去来,四肢挛急,字乳金疮内痓。"

《医学启源》:"疗风通用,泻肺实,散头目中滞气,除上焦风邪之仙药也。《主治秘录》云,身去上风,稍去下风。其用主治诸风及去湿也。"

《长沙药解》:"行经络,逐湿淫,通关节,止疼痛,舒筋脉,伸急挛,活肢节,起瘫痪,清赤眼,收冷泪,敛自汗、盗汗,断漏下、崩中。"

《药鉴》:"与条芩同用,能解大肠之风热;与杏仁同用,能散肺经之风邪;佐甘菊,善清头目之风热;臣羌活,善解巨阳之风寒。"

沈文彬《药论》:"收汗作黄芪之捍卫,发汗为羌活之追随;鼻衄鼻塞,例从夷、细;目疼目泪,法并菊、荆。"

【药性】辛、甘,微温。

【功能】祛风解表,胜湿止痛,止痉。

【临床应用】

1. 感冒:本品微温不燥,辛散风邪,故感冒风寒、风热均可配伍应用。风寒感冒,无汗恶寒,与葛根、麻黄等配伍(如《医学纲目》防风葛根汤);风寒挟湿感冒,与羌活、苍术等配伍(如《此事难知》九味羌活汤);风热、风温感冒,与连翘、薄荷、牛蒡子等配伍(如《麻症集成》防风解毒汤);感冒表里俱热,与葛根、石膏等配伍(如《伤寒大白》防葛石膏汤);体虚易感,与黄芪、白术配伍(如《丹溪心法》玉屏风散)。

2. 风湿痹痛:本品善于祛风湿、止痹痛。风寒湿痹,与羌活、独活等配伍(如《医学心悟》蠲痹汤);风湿热痹,胫足红肿,与防己、赤芍、秦艽等配伍(如《医略六书》防风赤芍汤);湿热腰痛,与独活、白术、黄柏等配伍(如《症因脉治》防独神术汤);痹症日久,肝肾不足,与独活、桑寄生、牛膝等配伍(如《备急千金要方》独活寄生汤)。

3. 疹瘖、疮疡:本品能祛风止痒。皮肤痒疹得之风寒者,与麻黄、白芷等配伍(如《太平惠民和剂局方》消风散);皮肤痒疹得之风热者,与升麻、薄荷、玄参等配伍(如《片玉心书》防风升麻汤);皮肤瘙痒得之血虚风燥者,与当归、地黄等配伍(如《外科正宗》消风散);疮疡初起,表里俱实,与大黄、芒硝、黄芩等配伍(如《黄帝素问宣明论方》防风通圣散);风毒瘰疬,与连翘、牛蒡子、薄荷等配伍(如《外科正宗》防风解毒汤)。

4. 止痉:本品能息风止痉。发汗过多,肢体痉挛,背反张者,与当归、川芎、地黄配伍(如《此事难知》防风当归散);产后气血不足,复受风邪,肢体挛痛,背项强直,与羚羊角、川芎、羌活等配伍(如《济阴纲目》防风羊角汤)。

5. 其他:腹痛腹泻(腹痛即泻,泻后痛稍减、复至),与白术、白芍配伍(如《丹溪心法》痛泻要方);久泻脾虚脱肛,与黄芪、枳壳配伍(如《普济方》三奇散);牙疼,与升麻、细辛等配伍(如《良朋汇集经验神方》防风升麻汤);目睛痒极、眼睑不收,与川乌、川芎等配伍(如《医学入门》防风一字散);头部软组织跌打损伤,与川芎、当归、乳香、没药等配伍(如《中医伤科学讲义》防风归芎汤);便血,与枳壳配伍(如《妇人良方大全》防风如神散);眉棱骨痛,与羌活、细辛、黄芩等配伍(如《眼科全书》防风羌活汤);风湿热头痛,与苍术、甘草、石膏配伍(如《伤寒大白》防风神术汤);妇人肝热出血(吐血、衄血、便血、尿血、血崩、漏胎),与黄芩配伍(如《校注妇人良方大全》防风黄芩丸)。

【现代研究】本品含挥发油、甘露醇、β-谷甾醇、苦味苷、酚类、多糖类及有机酸等。

挥发油及提取物有解热、降温、镇痛、镇静、抗惊厥作用,对小鼠迟发超敏反应(细胞免疫)及平滑肌收缩有明显抑制作用,并有一定的抗炎、抗菌和抗过敏作用。

【用法用量】

1. 炮制:生用,炒用,炒炭用,蜜炙用。

2. 用法:内服:煎汤,或入丸、散。外用:煎水熏洗。一般生用,止泻炒用,止血炒炭用。

3. 用量:煎服:5～9克。外用:适量。

生 姜

【文献记载】

《名医别录》:"味辛,微温。""主伤寒头痛鼻塞,咳逆上气。"

《医林纂要》:"煨姜,辛、苦、大热。"

《本草再新》:"煨姜,味辛,性温平,无毒。"

《本草拾遗》:"汁,解毒药,破血调中,去冷除痰,开胃。"

《日用本草》:"治伤寒伤风头痛,九窍不利,去腹中寒气,解臭秽,解菌蕈诸物毒。"

《本草纲目》:"生用发散,熟用和中。解食野禽中毒成喉痹。捣汁和黄明胶熬,贴风湿痛。"

《药性论》:"生姜和半夏主心下急痛;若中热不能食,捣汁和蜜服之;又汁和杏仁作煎,下一切结气实,心胸壅隔,冷热气,神效。"

《伤寒明理论》:"姜枣味辛甘,固能发散,而又不特专于发散之用。以脾主为胃行其津液,姜枣之用,专行脾之津液而和荣卫也。"

邵起寰:"生姜为治寒之药,而治火尤佳,若芩连之剂以姜拌炒,使苦寒之剂,因其从而治其热也"(引自《本草汇言》)。

《本经逢原》:"同蜂蜜熬熟,治风热咳逆痰结,取蜜之润,以和辛散之性。"

《得配本草》:"得梓皮,泄肌表湿热;佐半夏,治心痞呕吐;和梨汁、竹沥,能横行散结;入二陈、四君,止呕吐水泻。"

【药性】辛,温。

【功能】散寒解表,温中止呕,温肺止咳。

【临床应用】

1. 风寒感冒:本品辛温,能发散风寒。感冒轻症,加大枣、葱白、红糖煎服即可。感冒重症,常辅助麻黄、桂枝、紫苏叶等同用。

2. 胃寒呕吐:本品能温中散寒,降逆止呕。用于多种呕吐病症,有呕家圣药之称。胃寒呕吐,与半夏配伍(如《金匮要略》小半夏汤);胃热呕吐,与黄连、竹茹等配伍(如《六因条辨》黄连温胆汤);痰滞呕吐,与橘皮配伍(如《类证活人书》生姜橘皮汤);水热互结,胃中不和,肠鸣下利,与半夏、黄连等配伍(如《伤寒论》生姜泻心汤);胃有寒饮,中脘痞闷,与桂枝、枳实配伍(如《金匮要略》桂枝生姜枳实汤)。

3. 肺寒咳嗽:风寒客肺,与麻黄、甘草配伍(如《伤寒论》三拗汤);痰多者,与陈皮、半夏等配伍(如《太平惠民和剂局方》二陈汤)。

4. 其他:生姜对生半夏、生南星以及鱼蟹等中毒均有一定的解毒作用;霍乱欲吐不吐,欲泻不泻,与盐配伍(如《赤水玄珠》姜盐饮);胸中似喘不喘,似呕不呕,似哕不哕,彻心跳愦愦然无奈者,生姜汁与半夏配伍(如《金匮要略》生姜半夏汤);晨泄者,与黄连等配伍(如《证治准绳》香姜散);脓血下痢不禁,与半夏、附子等配伍(如《普济方》生姜丸);腰痛者,生姜捣汁与水胶熬成膏贴患处(如《串雅内编》贴腰膏)。

【现代研究】本品含挥发油,主要成分为姜醇、α-姜烯、β-水芹烯、柠檬醛、芳香醇、甲基庚烯酮、壬醛、α-龙脑等,尚含有辣味成分姜辣素。

挥发油及提取物有解热、镇痛、抗炎、止咳、抗过敏、镇静和抗惊厥作用,有止吐、保护胃黏膜及护肝、利胆作用,并表现有对心血管系统、免疫系统等的药理作用。

【用法用量】

1. 炮制:生用,捣汁用,煨制用。

2. 用法:内服:煎汤,捣汁,或入丸、散。外用:捣敷,或炒热熨,或捣汁调搽。一般风寒感冒、呕吐、咳嗽用生姜,呕吐或服药不受者用姜汁,泄泻用煨姜。

3. 用量:煎服:3～9克。外用:适量。

香 薷

【文献记载】

《名医别录》:"味辛,微温。""主霍乱腹痛吐下,散水肿。"

《本经逢原》:"辛,温,先升后降。"

《本草经集注》:"霍乱煮饮无不瘥者。作煎除水肿尤良。"

《本草经疏》:"治水肿,以之为君,同人参、术、木瓜、茯苓、橘皮、白芍药、车前子良。"

《本草纲目》:"香薷乃夏月解表之药,如冬月之用麻黄,气虚者尤不可多服。""其性温,不可热饮,反致吐逆。饮者惟宜冷服,则无拒格之患。"

《得配本草》:"火盛气虚,寒中阴脏,阴虚有热者禁用。"

【药性】辛,微温。

【功能】发汗解暑,化湿和中,利水消肿。

【临床应用】

1. 感冒:本品辛温发散,芳香化湿。夏日乘凉饮冷,外感于寒,内伤于湿,恶寒无汗,头痛脘闷,与厚朴、扁豆配伍(如《太平惠民和剂局方》香薷散);伤暑伤湿,发热头痛,呕吐恶心,腹痛腹泻,与紫苏、藿香等配伍(如《北京市中药成方选集》香薷丸);暑温初起,复感于寒,发热恶寒,无汗头痛,口渴面赤,与银花、连翘、厚朴等配伍(如《温病条辨》新加香薷饮)。

2. 水肿:风水,周身皆肿,小便不利及脚气浮肿,可单味应用(如《本草图经》引胡洽"香薷煎"),或与白术配伍(如《外台秘要》深师薷术丸)。

3. 其他:中暑烦渴,研末煎服(如《圣济总录》香薷散);霍乱腹痛吐痢,与大蒜、厚朴、生姜配伍(如《救急方》香薷汤)。

【现代研究】本品含挥发油,主要成分有香荆芥酚、百里香酚等。另含甾醇、黄酮苷等。

挥发油及提取物有解热、镇痛、镇静以及广谱的抗菌作用,对亚洲甲型流感病毒和孤儿病毒有显著抑制作用,能抑制平滑肌蠕动、使肾脏滤过性增大而起利尿作用,并有免疫增强、降血压、降胆固醇及镇咳、祛痰等作用。

【用法用量】

1. 炮制:生用。

2. 用法:内服:煎汤,或入丸、散。外用:研末调敷。

3. 用量:煎服:3～9克。外用:适量。

注意事项:内服宜放凉饮服,热饮易致呕吐。汗多者忌用。

白 芷

【文献记载】

《神农本草经》:"味辛,温。""主女人漏下赤白,血闭阴肿,寒热,风头侵目泪出,长肌肤,润泽,可作面脂。"

《药性论》:"能治心腹血刺痛,除风邪,主女人血崩及呕逆,明目,止泪出,疗妇人沥血腰痛;能蚀脓。"

《本草纲目》:"治鼻渊、鼻衄、齿痛、眉棱骨痛,大肠风秘,小便出血,妇人血风眩运,翻胃吐食;解砒毒,蛇伤,刀箭金疮。"

《得配本草》:"通窍发汗,除湿散风,退热止痛,排脓生肌。"

【药性】辛,温。

【功能】散寒解表,祛风除湿,通窍止痛,止带消痈。

【临床应用】

1. 感冒:本品辛温,能发散风寒。风寒感冒,与防风、羌活等配伍(如《此事难知》九味羌活汤);外有风寒,里有蕴热,与荆芥、防风、石膏等配伍(如《古今医鉴》白芷汤)。

2. 痛症:本品长于止痛,尤善于治疗前额痛、牙(龈)痛。因于风寒者,可单用(如《是斋百一选方》都梁丸),或与防风、细辛、川芎等配伍(如《太平惠民和剂局方》川芎茶调散);因于风热者,与薄荷、菊花等配伍(如《御药院方》一捻金散),或与石膏、荆芥等配伍(如《仙拈集》风热散)。寒甚痛剧,与生乌头配伍(如《普济方》引《朱氏集验方》白芷散);胃热炽盛,头痛、便秘,与石膏、薄荷、芒硝等配伍(如《兰室秘藏》白芷散)。

3. 鼻渊:本品善于通鼻窍,疗鼻渊。鼻流清涕不止,与葱白配伍(如《证治准绳》白芷丸);鼻渊、额痛,与细辛、杏仁、全蝎配伍(如《普济方》白芷散)。

4. 带下:本品燥湿止带。湿热带下,与椿根皮、制香附、黄柏等配伍(如《嵩崖尊生全书》解带汤);脾虚湿盛,与白术、薏苡仁、乌贼骨等配伍(如《医级》白芷散);治赤白带下,与海螵蛸、血余炭配伍(如《妇人良方大全》白芷散);肾虚不固,久带不止,与鹿角霜、山药、煅牡蛎等配伍(如《万氏女科》补宫丸);肾虚血少,经带不调,与卷柏、当归、熟地黄等配伍(如《杨氏家藏方》卷柏丸);

5. 痈疡:本品有消疮、托脓之功。热毒疮疡,红肿疼痛,与银花、赤芍等配伍(如《校注妇人良方大全》仙方活命饮);口舌生疮,久不愈合,与僵蚕、铜绿等配伍外用(如《圣济总录》白芷散);乳痈、乳疖,与浙贝母、乳香、没药等配伍(如《外科证治全生集》白芷散);乳疳、乳头溃烂,与牡蛎、冰片配伍外用(如《外科真诠》白芷散);风毒流注,骨节疼痛,与附子、防风、细辛等配伍(如《太平圣惠方》白芷膏);疮疡脓已成,正气虚弱,不能托毒外出,与人参、黄芪、当归等配伍(如《医宗金鉴》托里透脓散,《陈氏小儿痘疹方论》托里消毒散)。

6. 其他:面部色斑,与白蔹、白及、细辛等外用(如《圣济总录》白芷膏);老人气虚头晕,与石斛、干姜、细辛等配伍(如《寿亲养老》白芷丸);崩漏不止,与龙骨、荆芥配伍(如《杨氏家藏方》芳香散);大便秘涩,本品研末调蜜、米饮服(如《杨氏家藏方》通秘散)。

【现代研究】本品主要含挥发油,并含欧前胡素、白当归素等多种香豆素类化合物,另含白芷毒素、花椒毒素、甾醇、硬脂酸等。

挥发油及提取物有解热、镇痛、抗炎、抗微生物作用,表现有对心血管系统、中枢神经系统、平滑肌、脂肪代谢等的药理作用。其光敏作用被利用于治疗白癜风及银屑病。

【用法用量】

1. 炮制:生用。

2. 用法:内服:煎汤,或入丸、散。外用:研末调敷。

3. 用量:煎服:3～9克。外用:适量。

藁 本

【文献记载】

《神农本草经》:"味辛,温。""主妇人疝瘕,阴中寒,肿痛,腹中急,除风头痛,长肌肤,悦颜色。"

《珍珠囊》:"治巅顶痛,脑、齿痛。"

《全国中草药汇编》:"发散风寒,祛风止痛。主治风寒感冒头痛,头顶痛,腹痛泄泻。"

《药性集要便读》:"热痛不相宜,血弱头疼忌,肝风火禁之。"

【药性】辛,温。

【功能】散寒解表,除湿止痛。

【临床应用】

1. 风寒感冒:本品辛温发散,长于散寒止痛。风寒感冒,巅顶头痛,与羌活、川芎等配伍(如《太平惠民和剂局方》神术散);风寒兼湿,恶寒、头身疼痛,与羌活、独活、防风等配伍(如《内外伤辨惑论》羌活胜湿汤)。

2. 风湿痹痛：本品香燥走窜，善行筋骨。风湿相搏，一身尽痛，与羌活、防风、苍术等配伍（如《内外伤辨惑论》除风湿羌活汤）。

3. 其他：风湿浸淫，皮肤瘙痒，与防风、刺蒺藜等配伍（如《圣济总录》藁本散）；寒湿内侵，腹痛腹泻，与苍术配伍（如《素问病机气宜保命集》藁本汤）；治漏、疝、虫蚀，与当归、杏仁研末外用（如《普济方》藁本散）；治牙疳及宣露，与升麻、皂角、石膏研末外用（如《博济方》黑散子）。

【现代研究】本品含挥发油，主要成分是 3-丁基苯肽、蛇床子内酯。另含生物碱、棕榈酸等。

挥发油及提取物有镇静、镇痛、解热及抗炎作用，表现有中枢抑制及对心血管、平滑肌、耐缺氧等的药理作用。

【用法用量】

1. 炮制：生用。

2. 用法：内服：煎汤，或入丸、散。外用：煎水洗，或研末调敷。

3. 用量：煎服：3～9 克。外用：适量。

苍耳子

【文献记载】

《神农本草经》："味甘，温。""主风头寒痛，风湿周痹，四肢拘挛痛，恶肉死肌。"

《本草拾遗》："浸酒，去风补益；又烧作灰，和腊月猪脂封疔肿出根。"

《日华子本草》："治一切风气，填髓暖腰脚，治瘰疬，疥癣及瘙痒。"

《本草正》："治鼻渊。"

《本草备要》："善发汗，散风湿，上通脑顶，下行足膝，外达皮肤。治头痛，目暗，齿痛，鼻渊，去刺。"

《玉楸药解》："消肿开痹，泄风去湿。治疥疬风瘙瘾疹。"

【药性】辛、苦，温。有毒。

【功能】散寒解表，通鼻窍，祛风湿，止痛。

【临床应用】

1. 风寒感冒：本品辛温发散。风寒感冒，鼻塞头痛，可与防风、羌活等配伍应用。

2. 鼻渊：本品通鼻窍、除鼻塞、止额痛，善治鼻渊头痛、不闻香臭。风寒者，与辛夷、白芷等配伍（如《济生方》苍耳子散）；风热者，与薄荷、牛蒡子等配伍；肺热上壅，与黄芩、栀子等配伍（如《医门补要》清肺饮）；湿热上蒸，与茯苓、石斛等配伍（如《罗氏会约医镜》清化饮）。

3. 风湿痹痛：本品辛香走窜，善治风湿痹痛。《本草汇言》谓本品为"上中下一身风湿众病不可缺"之药。风寒湿痹，四肢拘挛，可单用（如《证类本草》苍耳饮），或与羌活、独活、防风等配伍应用。风湿走窜，寒湿凝滞，与仙灵脾、威灵仙、肉桂等配伍（如《证治准绳》仙灵脾散）。

4. 其他：皮肤隐疹、瘙痒，与苦参、刺蒺藜、蝉蜕配伍（如《太平圣惠方》苍耳丸）；紫白癜风，与蚕砂、五加皮等配伍（如《慎斋遗书》苍耳酒）；治目暗、耳鸣，与粳米煮粥食用（如《太平圣惠方》苍耳子粥）。

【现代研究】本品含苍耳苷、脂肪油、生物碱、苍耳醇、蛋白质、维生素 C 等。

脂肪油及提取物有较强抗微生物和降血糖作用，有一定的抗炎、镇痛作用，表现有对心血管系统、血液系统、呼吸系统等的药理作用。

【用法用量】

1. 炮制：炒用。

2. 用法：内服：煎汤，或入丸、散。外用：煎水洗，或研末调敷。

3. 用量：煎服：3～9 克。外用：适量。

注意事项：过量服用易致中毒。血虚头痛者忌服。

辛 夷

【文献记载】

《神农本草经》:"味辛,温。""主五脏身体寒热,风头脑痛,面䵟。久服下气,轻身明目,增年耐老。"

《名医别录》:"无毒。温中解肌,利九窍,通鼻塞、涕出,治面肿引齿痛,眩冒,身兀兀如在车船之上者。生须发,去白虫。"

《日华子本草》:"通关脉,明目。治头痛,憎寒,体噤,瘙痒。"

《本草纲目》:"鼻渊,鼻鼽,鼻窒,鼻疮及痘后鼻疮。"

【药性】辛,温。

【功能】散寒解表,通鼻窍。

【临床应用】

1. 感冒:本品辛温发散。风寒感冒,与荆芥、防风等配伍;风热感冒,与银花、连翘等配伍(如《秋温证治》辛凉清解饮)。

2. 鼻塞、鼻渊:本品善通鼻窍。治鼻渊,与鹅儿不食草配伍外用滴鼻(如《中医耳鼻喉科学》滴鼻灵);治鼻窒、鼻槁、鼻渊,与鱼脑石粉、冰片配伍外用吹鼻(如《中医耳鼻喉科学》鱼脑石散);风寒者,与羌活、防风、白芷等配伍(如《简明医彀》辛夷汤);风热者,与黄芩、薄荷、桔梗等配伍(如《杂病源流犀烛》辛夷消风散);风热兼痰者,与柴胡、栀子、贝母等配伍(如《辨证录》取渊汤);痰热者,与南星、半夏、黄柏等配伍(如《证治准绳》辛夷丸);肺热壅盛者,与栀子、黄芩、石膏等配伍(如《外科正宗》辛夷清肺饮);正虚邪恋者,与人参、黄芪、黄芩等配伍(如《寿世保元》辛夷散)。

【现代研究】本品主要含挥发油、生物碱等。

挥发油及提取物对黏膜有收敛、刺激和麻醉作用,有抗炎、抗过敏、抗微生物、抗血小板和抗凝作用,并表现有降压、兴奋子宫等的药理作用。

【用法用量】

1. 炮制:生用,炒用,蜜炙用。

2. 用法:内服:煎汤,或入丸、散。外用:研末搐鼻,或煎(蒸馏)液滴鼻,或研末调敷。

3. 用量:煎服:3～9克。外用:适量。

注意事项:生用有毛,宜包煎。

第二节　发散风热药

发散风热药药性多辛苦而偏寒凉,能治疗风热感冒或温病初起邪在卫分类表病。症见:发热、微恶风寒、咽干口渴、头痛目赤、舌边尖红、苔薄黄、脉浮数等。

薄 荷

【文献记载】

《备急千金要方》:"味苦、辛,温。"

《履巉岩本草》:"性极凉。"

《新修本草》:"主贼风伤寒,发汗。治恶气腹胀满,霍乱,宿食不消,下气。煮汁服,亦堪生食。人家种之,饮汁发汗,大解劳乏。"

《本草图经》:"治伤风、头脑风,通关格及小儿风涎,为要切之药。"

《滇南本草》:"上清头目诸风,止头痛、眩晕,发热,祛风痰。治伤风咳嗽,脑漏鼻流臭涕,退男女虚劳发热。"

《本草纲目》:"利咽喉,口齿诸病。治瘰疬,疮疥,风瘙隐疹。捣汁含漱,去舌苔语涩;挼叶塞鼻,止衄血,涂蜂螫蛇伤。"

《医林纂要》:"愈牙痛,已热嗽,和口气,开声音,解郁暑,止烦渴,生津液,止血痢,通小便。"

《药鉴》:"与地骨皮同用,能退骨蒸之热;与桑白皮同用,能泻肺经之邪;佐甘菊,并能清心明目。"

《得配本草》:"配生地、春茶,治脑热鼻渊;配花粉,治热痰;配蝉蜕、僵蚕,治风瘙隐疹;配生姜汁,治眼弦赤烂;配白蜜、白糖,化痰利膈。入逍遥散疏肝郁。捣取自然汁,滴聤耳;捣取自然汁和姜汁、白蜜,擦舌苔语涩。"

【药性】辛,凉。

【功能】疏散风热,清利头目,利咽透疹,疏肝行气。

【临床应用】

1. 风热感冒,温病初起:本品辛凉发汗,能发散风热。张锡纯称之"其力内至脏腑筋骨,外至腠理皮毛,皆能透达。"用"治温病初得,头疼,周身骨节酸疼,肌肤壮热,背微恶寒,无汗,脉浮滑者",与蝉蜕、石膏、甘草配伍(如《医学衷中参西录》清解汤);风热感冒,或温病初起轻症,与粳米煲粥服食(如《长寿药粥谱》薄荷粥);发热、咽痛,与桔梗、防风等配伍(如《太平惠民和剂局方》薄荷煎丸);痰热交结,头目不清,与白檀、荆芥等配伍(如《黄帝素问宣明论方》薄荷白檀汤)。

2. 头痛,目赤,咽喉肿痛:风热上扰,头痛眩晕,与川芎、石膏等配伍(如《丹溪心法》上清散);心肺壅热,头目不清,与桔梗、防风、甘草配伍(如《扁鹊心书》薄荷散);风热攻目,昏涩、疼痛,咽喉肿痛,与牛蒡子、菊花等配伍(如《圣济总录》薄荷散);目赤、胞烂,与黄连、芒硝等外用(如《墨宝斋集验方》无上光明丹);风热上壅,咽喉肿痛,与桔梗、生甘草等配伍(如《喉科指掌》六味汤);咽喉肿痛,鼻息不利,与桔梗、硼砂、甘草为丸嚼化(如《活人方》上清丸)。

3. 疹痦,疮疡:本品辛凉透散,祛风止痒,并治疮疡。风热束表,麻疹不透,与蝉蜕、牛蒡子、柽柳等配伍(如《先醒斋医学广笔记》竹叶柳蒡汤);发背初起,红肿热痛,与乳香研末外用(如《刘涓子鬼遗方》乳香膏);瘰疬溃后不敛,与皂角配伍(如《太平圣惠方》薄荷丸)。

4. 肝郁气滞:本品并能疏肝理气,胸胁胀痛,月经不调,与柴胡、白芍、当归等配伍(如《太平惠民和剂局方》逍遥散);肝郁化热,胁痛心烦,与牡丹皮、栀子等配伍(如《女科指掌》加味逍遥散)。

5. 其他:夏日感受暑湿秽浊之气,呕吐腹泻,与香薷、厚朴等配伍(如《痧胀玉衡》薄荷汤);牙痛,与樟脑、花椒配伍外用(如《医学统旨》擦牙定痛散)。

【现代研究】本品含有挥发油,主要成分为薄荷醇、薄荷酮、异薄荷酮、薄荷脑、薄荷酯类等,另含有异端叶灵、薄荷糖苷及多种游离氨基酸等。

挥发油及提取物有较强发汗、解热、镇痛作用,具有良好的透皮吸收及局部清凉、消炎、止痛和止痒作用,有抗炎、解痉、抗微生物、保肝利胆作用,并表现有对心血管系统、呼吸系统等的药理作用。

【用法用量】

1. 炮制:生用,蜜炙用。

2. 用法:内服:煎汤,或入丸、散。外用:煎汁,或捣汁洗涤、涂搽,捣敷,或研末调敷。

3. 用量:煎服:3~6克。外用:适量。

注意事项:本品发汗力强,体虚多汗者慎用。

桑　叶

【文献记载】

《神农本草经》:"除寒热,出汗。"

《本草纲目》:"治劳热咳嗽,明目,长发。"

《得配本草》:"清西方之燥,泻东方之实,去风热,利关节,疏肝,止汗。""得生地、麦冬,治劳热;配生地、阿胶,治嗽血。"

《药笼小品》:"桑叶泻肝经气热,与丹皮同用,大能泄木;同石膏、生地,能疗肺燥;同地骨皮,又治盗汗。"

【药性】苦、甘,寒。

【功能】疏散风热,清肺润燥,清肝明目。

【临床应用】

1. 风热感冒,温病初起:本品轻清宣散。发热恶风,汗出微渴,与菊花、薄荷等配伍(如《温病条辨》桑菊饮);发热口渴,寒热往来,与柴胡、黄芩、薄荷等配伍(如《温病刍言》桑柴饮)。

2. 肺热咳嗽:本品甘寒凉润。咳嗽少痰,咽喉干燥,或痰中带有血丝,与沙参、麦冬等配伍(如《温病条辨》沙参麦冬汤);燥热化火,干咳无痰,舌红无苔,与石膏、麦冬、枇杷叶等配伍(如《医门法律》清燥救肺汤);阴虚劳嗽,潮热盗汗,与熟地黄、百部、阿胶等配伍(如《医学心悟》月华丸)。

3. 目赤,眩晕:本品善于平泻肝阳。肝热上扰,目赤肿痛,头晕耳鸣,便秘,与大黄、香附、麦芽等配伍(如《中国药典》清宁丸)。

4. 其他:肝阴不足,眼目昏花,咳久不愈,肌肤甲错,与胡麻仁、蜂蜜配伍(如《医级》桑麻丸);血不养筋,肢体瘫痪、挛痹,与黑芝麻、糯米、黑枣配伍(如《同寿录》桑麻丸)。

【现代研究】本品含蜕皮固酮、芸香苷、桑苷、槲皮素、异槲皮素、东莨菪苷及挥发油、生物碱等。挥发油及提取物有抗菌、降血糖等的药理作用。

【用法用量】

1. 炮制:生用,蜜炙用。

2. 用法:内服,煎汤,或入丸、散。外用:煎水洗涤,或研末调敷。生用,解表、清肝;炙用,止咳。

3. 用量:煎服:5～9克。外用:适量。

菊　花

【文献记载】

《神农本草经》:"味苦,平。""主诸风头眩,肿痛,目欲脱,泪出,皮肤死肌,恶风,湿痹,久服利血气,轻身,耐老延年。"

《汤液本草》:"苦而甘寒。"

《日华子本草》:"治四肢游风,利血脉,心烦,胸膈壅闷,并痈毒,头痛;作枕明目。"

《本草衍义》:"专治头目风热。"

《本草汇言》:"祛风清热,养肝明目。"

《本草拾遗》:"治诸风头眩,解酒毒疗肿。""黄茶菊,明目祛风,搜肝气,治头晕目眩,益血润容,入血分;白茶菊,通肺气,止咳逆,清三焦郁火,疗肌热,入气分。"

【药性】苦、甘,微寒。

【功能】疏散风热,平肝明目,清热解毒。

【临床应用】

1. 风热感冒,温病初起:本品轻清凉散。发热恶风,头痛、微咳,与桑叶、薄荷等配伍(如《温病条辨》桑菊饮);发热无汗,恶风口渴,与升麻、葛根、石膏等配伍(如《圣济总录》菊花汤);表里俱实,发热口渴,便秘溲赤,与薄荷、连翘、大黄等配伍(如《证治准绳》菊花通圣散)。

2. 目赤,眩晕:风热、风温上扰,头目昏重,偏正头痛,鼻塞,与川芎、荆芥、僵蚕等配伍(如《丹溪心法附余》菊花茶调散);目赤、头晕、头痛,与石膏、川芎、甘草配伍(如《圣济总录》菊花汤);肝阳兼痰,目眩欲仆,与天麻、蔓荆子、天竺黄等配伍(如《圣济总录》菊花丸);阴血虚亏,肝热上扰,与地黄、决明子等配伍(如《普济方》菊花丸);风痰气厥,头疼昏眩,与白附子、防风等配伍(如《圣济总录》菊花散);肝虚目暗内障,与熟地黄、白芍、细辛等配伍(如《秘传眼科七十二症全书》菊花补肝散);肝肾不足,眼目昏花,与枸杞子、巴戟天、肉苁蓉等配伍(如《太平惠民和剂局方》菊睛丸),或与熟地黄、山茱萸、山药等配伍(如《医级》杞菊地黄丸)。

3. 疮疡肿毒:皮肤癌,与海藻、马钱子、蜈蚣等配伍(如《中医皮肤病学简编》菊藻丸);治肿毒疔疮,与生甘草、黄酒配伍(如《仙拈集》二妙汤),或与银花、生甘草配伍(如《揣摩有得集》甘菊汤)。

4. 其他:头发脱落,与蔓荆子、侧柏叶等配伍外用(如《御药院方》洗发菊花散);目不痛,瞳神日加紧小,口干舌苦,与女贞子、麦冬配伍(如《辨证录》菊女饮);能近视,不能远视,与生地黄、刺蒺藜、甘草配伍(如《银海精微》菊甘散);治斑疮入目,内生翳障,与绿豆皮、谷精草等配伍(如《证治准绳》通神散)。

【现代研究】本品含挥发油,主要成分为龙脑、樟脑、菊油环酮等。并含有菊苷、腺嘌呤、胆碱、黄酮、水苏碱、维生素 A、维生素 B、维生素 E、氨基酸及刺槐素等。

挥发油及提取物有解热、镇静、抗炎、抗菌、抗病毒等作用,表现有对心血管系统等的药理作用。

【用法用量】

1. 炮制:生用,微炒用,炒炭用。

2. 用法:内服:煎汤,或入丸、散。外用:煎水洗涤,或捣敷,或研末调敷。疏散风热宜用黄菊花;平肝明目宜用白菊花;清热解毒宜用野菊花。

3. 用量:煎服:5～9 克。外用:适量。

牛蒡子

【文献记载】

《名医别录》:"味辛,平。"

《药性论》:"除诸风,去丹石毒,主明目,利腰脚,又散诸结节,筋骨烦热毒。"

《药品化义》:"牛蒡子能升能降,力解热毒,味苦能清火,带辛能疏风,主治上部风痰,面目浮肿,咽喉不利,诸毒热壅,马刀瘰疬,颈项痰核,血热痘,时行疹子,皮肤瘾疹。"

《本草正义》:"牛蒡之用,能疏散风热,起发痘疹,而善能大便。苟非热盛,或脾气不坚实者,投之辄有泄泻,则辛泄苦降,下行之力为多。"

《医学衷中参西录》:"牛蒡子与山药并用,最善止嗽。"

【药性】辛、苦,寒。

【功能】疏散风热,利咽透疹,解毒消肿。

【临床应用】

1. 风热感冒,温病初起:本品辛散清泄,善于清利咽喉。发热恶风,咽喉肿痛,与荆芥、甘草配伍(如《圣济总录》恶实散);头面风热,或颈项痰毒,风热牙痛,与薄荷、荆芥、连翘等配伍(如《疡科心得集》牛蒡解肌汤);表里俱热,咽喉肿痛,与玄参、升麻、山豆根等配伍(如《证治宝鉴》牛蒡子饮)。

2. 疹痦,疮疡:本品清泄透散,善治疹痦。麻疹不透,或透而复隐,与薄荷、柽柳等配伍(如《先醒斋医学广笔记》竹叶柳蒡汤);热毒蕴结,咽喉肿痛,与升麻、黄药子、玄参、生甘草配伍(如《奇效良方》牛蒡子丸);颈痛,与薄荷、玄参、夏枯草等配伍(如《疡科心得集》牛蒡解肌汤);乳痈、乳疽,与金银花、黄芩、皂角刺等配伍(如《外科正宗》牛蒡子汤);风热毒壅,悬痈肿痛,与生甘草配伍(如《普济方》启关散);时毒、痄腮,与贯众、葛根、淡豆豉配伍(如《外科正宗》牛蒡子汤)。

此外,牛蒡子富含油脂、能润肠通便,对上述诸病症兼见便秘者尤宜。

【现代研究】本品含牛蒡子苷、脂肪油、拉帕酚、维生素 A、维生素 B$_1$ 及生物碱等。

提取物有解热、抗菌、抗病毒、降血糖、抗肾病变作用,并有抗肿瘤、抗诱变及轻度利尿、泻下等作用。

【用法用量】

1. 炮制:生用,炒用。
2. 用法:内服:煎汤,或入丸、散。外用:煎水含漱。
3. 用量:煎服:6～12克。外用:适量。

注意事项:本品性寒,润肠通便,脾虚便溏者忌服。

葛　根

【文献记载】

《神农本草经》:"味甘,平。""主消渴,身大热,呕吐,诸痹,起阴气,解诸毒。"

《名医别录》:"无毒。生根汁,大寒。""疗伤寒中风头痛,解肌发表,出汗,开腠理,疗金疮,止痛,胁风痛。""生根汁,疗消渴,伤寒壮热。"

《药性论》:"治天行上气,呕逆,开胃下食,主解酒毒,止烦渴。熬屑治金疮,治时疾寒热。"

《开宝本草》:"小儿热痞,以葛根浸捣汁饮之良。"

《本草蒙筌》:"生根汁止热毒吐衄,去热燥消渴。"

《药鉴》:"入柴胡疗肌表,功为第一;同升麻通毛窍,效实无双。"

《药品化义》:"佐健脾药有醒脾之力,且脾主肌肉,又主四肢。如阳气郁遏于脾胃之中,状非表证,饮食如常,但肌表及四肢发热如火,以此同升麻、柴胡、防风,羌活升阳散火,清肌退热,薛立斋常用神剂也。若金疮,若中风,若痉病以致口噤者,捣生葛根汁同竹沥灌下即醒。"

【药性】甘、辛,凉。

【功能】散热解肌,发表透疹,生津止渴,升阳止泻。

【临床应用】

1. 感冒:本品辛凉解肌,善于发散。风寒感冒,无汗,项背强痛,与麻黄、桂枝等配伍(如《伤寒论》葛根汤);发热恶风,汗出项强,与桂枝、白芍等配伍(如《伤寒论》桂枝加葛根汤);外感风寒,郁而化热,热重寒轻,头痛无汗,口渴鼻干,与柴胡、黄芩、白芷等配伍(如《伤寒六书》柴葛解肌汤);温病初起一二日,与麻黄、大青叶、黄芩等配伍(如《肘后方》葛根解肌汤);表里俱热,与石膏、知母等配伍(如《医级》葛根白虎汤);时行感冒,脉浮数,与升麻、牛蒡子、麻黄、连翘、玄参、桔梗、甘草配伍(如《外科大成》葛根牛蒡子汤)。

2. 麻疹:麻疹初起,透发不畅,与升麻、芍药、甘草配伍(如《太平惠民和剂局方》升麻葛根汤);麻疹初起,发热咳嗽,乍凉乍热,与荆芥、牛蒡子、蝉蜕等配伍(如《张氏医通》葛根解肌汤);发热转甚,与连翘、牛蒡子等配伍(如《麻科活人全书》葛根疏邪汤)。

3. 口渴,泻利:本品甘凉,能"鼓舞胃气上行,生津液。"热病后,口渴心烦,可单独煎汤饮用,或与粟米煲粥服食(如《太平圣惠方》葛粉粥);内热消渴,阴津不足,与天花粉、芦根、知母等配伍(如《仁斋直指方论》天花散);内热消渴,气阴不足,与乌梅、党参等配伍(如《沈氏尊生书》玉泉丸);湿热痢伴有表证,与黄

114

元中医

YUAN ZHONG YI

连、黄芩等配伍（如《伤寒论》葛根黄连黄芩汤）；脾虚泄泻，与人参、白术、木香等配伍（如《小儿药证直诀》七味白术散）。

4. 其他：外感壮热头痛，与柴胡、石膏等配伍（如《太平圣惠方》葛根散）；酒热吐衄，与黄连配伍（如《医学入门》葛连丸）；产后外感，发痉，脉浮数大，与防风、石膏、人参等配伍（如《医略六书》葛根汤）；嗜酒，生热生痰，头眩头痛，与枳椇子、茵陈、黄芩等配伍（如《笔花医镜》葛花清脾汤）；眼痒睑急，与木通、桑白皮、地骨皮、白鲜皮配伍（如《圣济总录》葛根汤）；咽喉、口舌，虚火肿痛生疮，与升麻、桔梗、人参等配伍（如《外科大成》升葛补中汤）。

【现代研究】本品主要含黄酮类物质，如大豆苷、大豆苷元、葛根素等，并含大豆素-4,7-二葡萄糖苷、葛根素-7-木糖醇、葛根藤素及异黄酮苷和淀粉等。

提取物有解热作用，表现有对心肌、血管及微循环、平滑肌、血糖、血压、血脂，以及抗氧化、抗缺氧、益智、解毒、类雌激素等的药理作用。

【用法用量】

1. 炮制：生用，煨用。

2. 用法：内服：煎汤，或入丸、散。外用：研末调敷。生用，解表、透疹、生津；煨用，止泻。

3. 用量：煎服：9～15克。外用：适量。

柴　胡

【文献记载】

《神农本草经》："味苦，平。""主心腹、肠胃结气，饮食积聚，寒热邪气，推陈致新，久服轻身明目益精。"

《名医别录》："除伤寒心下烦热，诸痰热结实，胸中邪逆，五脏间游气，大肠停积，水胀，及湿痹拘挛。"

《药性论》："治热劳骨节烦疼，热气，肩背疼痛，宣畅血气，劳乏羸瘦，主下气消食，主时疾内外热不解，单煮服良。"

《日华子本草》："补五劳七伤，除烦止惊，益气力，消痰止嗽，润心肺，添精补髓，天行温疾，热狂乏绝，胸胁气满，健忘。"

【药性】苦、辛，微寒。

【功能】解表退热，调理枢机，疏肝解郁，升举阳气。

【临床应用】

1. 解表退热：本品辛散发表，善治外感。风寒感冒，恶寒发热，头身疼痛，与荆芥、黄芩配伍（如《圣济总录》解毒汤），或与防风、生姜等配伍（如《景岳全书》正柴胡饮）；外感风寒，恶风汗出，与桂枝、白芍等配伍（如《伤寒论》柴胡桂枝汤）；寒邪化热、入里，与葛根、黄芩、石膏等配伍（如《伤寒六书》柴葛解肌汤）；天行热气，头痛身痛，壮热不已，与麻黄、石膏、葛根等配伍（如《外台秘要》引《救急方》柴胡汤）；经后感冒，与黄芩、当归等配伍（如《瘟疫论》柴胡养荣汤）；虚人外感，与人参、葛根、荆芥等配伍（如《景岳全书》柴胡败毒散）。

2. 清理枢机：本品善于燮理枢机，调和关系。表里不和，寒热往来，口苦咽干，与黄芩、半夏等配伍（如《伤寒论》小柴胡汤）；肝胃不和，口苦、脘痛、呕恶，与枳壳、黄芩、半夏等配伍（如《伤寒全生集》柴胡枳桔汤）；肝脾不和，肝旺脾虚，胁胀、腹痛、泄泻，与白芍、钩藤、人参、白术等配伍（如《医宗金鉴》柴芍六君子汤）；肝肺不和，肝强肺弱，咳嗽、咽痛，与黄芩、桔梗、人参等配伍（如《杂病源流犀烛》柴桔汤）；肝肾不和，骨蒸潮热，与青蒿、地骨皮、鳖甲等配伍（如《医略六书》柴胡鳖甲饮）。

3. 疏肝解郁：本品善于条达肝气、疏肝解郁。肝气郁结，胁肋胀痛，与枳壳、香附、川芎等配伍（如《景岳全书》柴胡疏肝散);肝郁血虚,月经不调,与当归、白芍等配伍(如《太平惠民和剂局方》逍遥散);肝郁化火,胁痛、目赤,与龙胆草、栀子等配伍(如《万病回春》柴胡汤);肝郁阳痿、月经不调,与枳壳、白芍、甘草配伍(如《伤寒论》四逆散);胸满、烦闷,阳痿、早泄,与龙骨、牡蛎、桂枝、黄芩等配伍(如《伤寒论》柴胡加龙骨牡蛎汤);流产后肝郁闭经,与香附、郁金、丹参等配伍(如《中医症状鉴别诊断学》柴附汤)。

4. 升举阳气:本品善于升举清阳。体倦疲乏,脏器下垂,与人参、黄芪、升麻等配伍(如《脾胃论》补中益气汤);气短懒言,脉象沉迟微弱,与生黄芪、知母、桔梗、升麻配伍(如《医学衷中参西录》升陷汤)。

5. 其他:急性水肿型胰腺炎,与忍冬藤、蒲公英、大黄等配伍(如《急腹症方药新解》柴芩承气汤);肝郁气滞、脾胃湿热、便结腑实型胰腺炎,与黄芩、木香、大黄等配伍(如《中西医结合治疗常见外科急腹症》清胰汤Ⅰ号);湿热黄疸,与茵陈、茯苓、木通等配伍(如《景岳全书》柴胡茵陈五苓散);治肝黄,面色青,四肢拘急,言语謇涩,与甘草、决明子、车前子、羚羊角配伍(如《太平圣惠方》柴胡散);骨蒸潮热,与地骨皮、甘草配伍(如《补要袖珍小儿》柴胡散);风湿发黄,发热身痛,小便不利,中寒泄泻,脉紧,与猪苓、泽泻、肉桂等配伍(如《景岳全书》柴苓饮);风湿,下体疼痛不止,与黄芩、茯苓、苍术、黄柏等配伍(如《医学传灯》柴苓二妙汤);脑震伤呕吐,与细辛、薄荷、地鳖虫等配伍(如《中医伤科学讲义》柴胡细辛汤)。

【现代研究】本品含 α-菠菜甾醇、春福寿草醇及柴胡皂苷 a、c、d,另含挥发油、柴胡醇等。

挥发油及提取物有抗炎、解热、抗菌、抗病毒、抗肿瘤、镇痛、镇静、抗惊厥及镇咳作用,表现有对肝脏、消化系统、免疫系统、心血管系统及抑制磷酸二酯酶等的药理作用。

【用法用量】

1. 炮制:生用,鳖血炒用,(蜜、酒、醋)炙用。

2. 用法:内服:煎汤,或入丸、散。外用:煎水洗涤,或研末调敷。生用,解表退热;醋、酒炒,疏肝、清肝;生用,或酒炒,升阳、提陷,用量宜小;阴虚、血虚,鳖血炒;止咳,蜜炙。

3. 用量:煎服:3～9克。外用:适量。

注意事项:本品辛散、走窜,有"柴胡劫肝阴"之说,阴虚、血虚者慎用。

升 麻

【文献记载】

《神农本草经》:"味甘,平。""主解百毒,杀百精老物殃鬼,辟温疾,障气邪气,毒蛊。"

《名医别录》:"苦,微寒。""主中恶腹痛,时气毒疠,头痛寒热,风肿诸毒,喉痛口疮。"

《药性论》:"治小儿风惊痫,时气热疾,能治口齿风䘌肿疼,牙根浮烂恶臭,热毒脓血,除心肺风毒热壅闭不通,口疮,烦闷;疗痈肿,豌豆疮,水煎绵沾拭疮上。"

《本草要略》:"能解脾胃肌肉间热。"

《本草纲目》:"清斑疹,行瘀血。治阳陷眩运,胸胁虚痛,久泄下痢后重,遗浊。带下,崩中,血淋,下血,阴痿足寒。"

《本草备要》:"表散风邪,升发火郁,能升阳气于至阴之下,引甘温之药上行,以补卫气之散而实其表。治久泄,脱肛,目赤,风热疮痛,解百药毒。"

《本草经疏》:"佐参、芪引清阳之气上升,行阳道,故补脾胃药中不可缺;入升阳散火汤治阳气郁遏及元气不足阳气下陷;同荆芥、防风、黄芪、甘草、白芷能去皮肤风邪;同葛根、荆芥、菊花、甘草解肌肉间风邪兼发浮汗;同葛根、连翘、玄参、甘草、生地黄、麦冬治牙根浮烂恶臭。"

【药性】辛、微甘,微寒。

【功能】解表透疹,清热解毒,升举阳气。

【临床应用】

1. 感冒：本品辛散祛风，善于发表。风热感冒，温病初起，与葛根、黄芩等配伍（如《类证活人书》升麻黄芩汤）；风寒感冒，无汗身痛，与麻黄、桂枝、防风等配伍（如《伤寒六书》升麻发表汤）；夏月兼湿感冒，与苍术、荷叶配伍（如《素问病机气宜保命集》升麻汤）；时行感冒，咽喉肿痛，与大青叶、射干、玄参等配伍（如《圣济总录》升麻汤）；妊娠感冒，壮热不退，与栀子、大青叶、杏仁、黄芩配伍（如《类证活人书》升麻六物汤）。

2. 疹痘，疮疡：本品既能辛散透表，又能清热解毒。麻疹初起，透发不畅，与葛根、白芍、甘草配伍（如《太平惠民和剂局方》升麻葛根汤）；表虚里实，热毒发斑，与玄参、甘草配伍（如《类证活人书》玄参升麻汤）；风热上扰，咽喉肿痛，与玄参、桔梗、甘草等配伍（如《东垣试效方》普济消毒饮）；胃热炽盛，牙龈肿痛，口舌生疮，与黄连、生地黄等配伍（如《兰室秘藏》清胃散）；妊娠咽喉肿痛，与桔梗、甘草配伍（如《普济方》三合汤）；肺痈，与黄芩、薏苡仁、桔梗等配伍（如《普济方》升麻汤）；阳毒为病，面赤斑斑如锦文，咽喉痛，唾脓血，与当归、川椒、甘草、鳖甲等配伍（如《金匮要略》升麻鳖甲汤）；齿风宣露，与白附子、生地黄汁配伍外用（如《太平圣惠方》川升麻散）；乳吹、乳毒、乳痈、乳疽，与葛根、炮山甲、南星等配伍（如《外科大成》升葛汤）；骨槽风，并咽喉、耳内痛，与桔梗、昆布、连翘、射干、甘草配伍（如《外科大成》升桔汤）。

3. 气虚下陷：本品轻宣，善于升提。脘腹坠胀，脏器下垂，与黄芪、人参、柴胡等配伍（如《脾胃论》补中益气汤）；气息低微，大气下陷，与黄芪、柴胡、桔梗等配伍（如《医学衷中参西录》升陷汤）；气虚下陷，月经量多，或崩漏，与人参、白术、黄芪等配伍（如《景岳全书》举元煎）；气虚泄泻，与黄芪、人参、益智仁等配伍（如《嵩崖尊生全书》升胃散）；产后气虚尿频，或小便不禁，与人参、黄芪、益智仁、甘草配伍（如《万氏女科》升阳调元汤）。

4. 其他：气虚便秘，与人参、黄芪、当归、麦冬等配伍（如《辨证录》升阳降浊汤）；肥人湿闭不孕，与南星、苍术、羌活等配伍（如《医略六书》升阳利湿汤）；产后恶露不尽，与清酒配伍（如《备急千金要方》升麻汤）；产后崩漏，与血余炭、白芷、四物汤配伍（如《医略六书》升阳四物汤）；湿盛崩漏，与苍术、猪苓、柴胡等配伍（如《脾胃论》升阳除湿汤）。

【现代研究】本品含升麻碱、水杨酸、咖啡酸、阿魏酸、鞣质，并含有升麻苦味素、升麻醇、升麻醇木糖苷、北升麻醇、异阿魏酸、齿阿米醇、升麻素、皂苷等。

提取物有解热、降温、镇静、抗炎、解痉作用，表现有对免疫系统、护肝以及对平滑肌抑制等的药理作用。

【用法用量】

1. 炮制：生用，炒炭用，（蜜、酒）炙用。

2. 用法：内服：煎汤，或入丸、散。外用：煎汤含漱，或洗涤，或研末调敷。生用，发表透疹、清热解毒；蜜炙，升阳举陷；炒炭，止血。

3. 用量：煎服：3～9克。外用：适量。

注意事项：过量服用可产生头晕、震颤、四肢拘挛等不适。

蝉　蜕

【文献记载】

《医学入门》："甘、咸，气清凉。""主风邪头眩，皮肤瘙痒疥癫，小儿惊痫、夜啼，癫痫，杀虫。"

《本草纲目》："治头风眩运，皮肤风热，痘疹作痒，破伤风及疔肿毒疮，大人失音，小儿噤风天吊，惊哭夜啼，阴肿。"

《药鉴》："同荆芥，能除风热；入姜蚕又却风痰。痈疽外肿者，同麻黄以散之；痘疮未实者，同麻黄以疏之。"

【药性】甘、咸,凉。

【功能】疏散风热,透疹利咽,退翳明目,息风止痉。

【临床应用】

1. 风热感冒,温病初起:本品辛凉发散。发热恶风,咽喉肿痛,头痛口渴,与薄荷、前胡、牛蒡子等配伍(如《时病论》辛凉解表法);表里俱热,脉洪兼浮,与薄荷、石膏、生甘草配伍(如《医学衷中参西录》凉解汤)。

2. 咽喉肿痛,退障消翳:本品善于明目退翳。风热上扰,黑睛生翳,与菊花、刺蒺藜、决明子等配伍(如《银海精微》蝉花散);风眼、热眼,昏涩肿疼,与菊花、栀子、谷精草、木贼等配伍(如《仁斋直指方论》蝉花散);眼睑赤烂,目生翳障,与茯苓、防风、苍术、蛇蜕等配伍(如《明医指掌》蝉花无比丸)。

3. 麻疹不透,皮肤瘙痒:本品宣散透发。风热外束,麻疹不透,与麻黄、牛蒡子、升麻等配伍(如《杂病源流犀烛》麻黄散);风湿浸淫,皮肤瘙痒,与荆芥、防风、苦参等配伍(如《外科正宗》消风散)。

4. 急慢惊风:本品能定惊解痉。急惊风,与天竺黄、栀子、僵蚕等配伍(如《幼科释迷》天竺黄散);慢惊风,与全蝎、南星、甘草配伍(如《仁斋直指小儿方论》蝉蝎散);肚疼惊啼,与钩藤、天麻、川芎等配伍(如《婴童百问》蝉蜕钩藤饮);小儿撮口,面目黄赤,气息喘急,与僵蚕、全蝎、茯苓、朱砂、竹沥配伍(如《医林纂要》蝉蚕散);痘疮黑陷,项强直直,腹胀喘急发搐,与地龙、乳香配伍(如《医学入门》周天散)。

5. 其他:头风,与细辛、天麻、防风等配伍(如《医方类聚》蝉花饼子);口眼㖞斜,与苍术、荆芥、细辛、刺蒺藜等配伍(如《杂病源流犀烛》蝉花无比饮);风湿或虫咬,阴囊忽肿,单品煎汤洗涤(如《婴童类萃》蝉退散);因风,头旋脑转,与温酒调服(如《太平圣惠方》蝉壳汤);肺气喘促,倚息不得卧,并治鮀鮀嗽,与杏仁、马兜铃、人言(砒霜,明矾煅)等配伍枣肉为丸,葱茶汤送服(如《古今医统》定喘丹);因热,翻胃吐食,与滑石、蜂蜜配伍(如《普济方》引《卫生家宝》清膈散)。

【现代研究】本品含大量甲壳质,并含异黄蝶呤、赤蝶呤、蛋白质、氨基酸、有机酸、酚类化合物等。提取物有解热、镇痛、镇静、抗惊厥、抗过敏和免疫抑制等作用。

【用法用量】

1. 炮制:生用。

2. 用法:内服:煎汤,或入丸、散。外用:煎水洗涤,或研末调敷。

3. 用量:煎服:5~9克。外用:适量。

注意事项:《名医别录》有"主妇人生子不下"记载,故孕妇慎用。

蔓荆子

【文献记载】

《神农本草经》:"味苦,微寒。""主筋骨间寒热,湿痹拘挛,明目,坚齿,利九窍,去白虫。"

《药性论》:"治贼风,能长髭发。"

《日华子本草》:"利关节,治赤眼、痫疾。"

《珍珠囊》:"凉诸经血,止头痛,主目睛内痛。"

《医林纂要》:"散热,祛风,兼能燥湿。"

【药性】辛、苦,微寒。

【功能】疏散风热,清利头目。

【临床应用】

1. 风热感冒:本品辛散凉泄。外感风热,发热恶风、咳嗽、头痛,与菊花、前胡、桑白皮等配伍(如《仁斋直指方论》蔓荆子汤)。

2. 目赤肿痛:本品辛、微寒,善清头目。风热上壅,目睛疼痛,上连头痛,与菊花、黄芩、羌活、石膏等配伍(如《圣济总录》蔓荆实汤);赤肿涩痛,多泪,与土瓜根、荆芥、甘草、栀子配伍(如《世医得效方》蔓荆散);风毒攻眼,赤肿痒痛,与黄连、五味子煎水外洗(如《银海精微》涤风散洗眼方)。

3. 其他:耳聋,微炒,以酒煎汤任饮(如《普济方》蔓荆酒);眼昏暗,不能远视,与五味子、枸杞子、楮实子等配伍(如《太平圣惠方》蔓菁子丸);眼昏暗不明,与黄精配伍(如《太平圣惠方》蔓菁子散);风瘙瘾疹,手足麻木,与何首乌、羌活、苦参等配伍(如《圣济总录》蔓荆实散);皮痹不仁,与防风、羌活、白附子等配伍(如《圣济总录》蔓荆实丸);肺热壅盛,咳嗽喘急,与大黄、威灵仙、天麻配伍(如《圣济总录》蔓荆实散);劳役,饮食不节,内障眼病,与黄芪、人参、黄柏等配伍(如《兰室秘藏》蔓荆子汤);产后,乳汁不泄,乳痈欲成,与皂角刺为散,温酒调服(如《圣济总录》二灰散)。

【现代研究】本品含挥发油,主要成分为茨烯、薇烯,并含蔓荆子黄素、脂肪油、生物碱和维生素A等。

挥发油及提取物有抗炎、镇痛、抗微生物作用,表现有祛痰、平喘、降血压,以及抗肿瘤、抗凝等的药理作用。

【用法用量】

1. 炮制:生用,炒用,炒炭用。

2. 用法:内服:煎汤,或入丸、散。外用:煎水外洗。疏散风热,生用;清阳不升,目暗昏花,耳窍失聪,炒用。

3. 用量:煎服:5~9克。外用:适量。

淡豆豉

【文献记载】

《名医别录》:"味苦,寒,无毒。""主伤寒头痛,寒热,瘴气恶毒,烦躁满闷,虚劳喘急,两脚疼冷。"

《本草纲目》:"温。""下气,调中。治伤寒温毒发痘,呕逆。""得葱则发汗,得盐则能吐,得酒则治风,得薤则治痢,得蒜则止血,炒熟则又能止汗。"

《本草经集注》:"暑热烦闷,冷水渍饮二三升;患脚人恒将其酒浸,以渣敷脚,皆瘥。"

《药性论》:"主下血痢如刺者,治时疾热病发汗,又寒热风,胸中疮生者。"

《珍珠囊》:"去心中懊憹,伤寒头痛,烦躁。"

【药性】苦、辛,平(凉或温)。

【功能】疏风解表,宣发郁热,和胃。

【临床应用】

1. 感冒:本品辛散发表。风热感冒,与银花、连翘等配伍(如《温病条辨》银翘散);风寒感冒,与葱白配伍(如《肘后备急方》葱豉汤)。

2. 懊憹:本品轻宣和中。外感热病,热郁胸中,懊憹不眠,与栀子配伍(如《伤寒论》栀子豉汤);风热攻心,烦闷不已,与青竹茹煮粥食(如《太平圣惠方》豉粥);伤寒,心狂欲走,与芒硝配伍(如《圣济总录》香豉汤);湿热郁蒸之黄疸,心胸烦闷,甚或懊憹,与大黄、栀子配伍(如《金匮要略》栀子大黄汤);寒痰久郁,阴雨天便作,响嗽,晨夕不得眠,坐卧不安者,与砒石配伍(如《普济方》紫金丹)。

3. 其他:伤寒暴下及滞痢腹痛,与薤白配伍(如《范汪方》豉薤汤);小儿疳积,面色萎黄,不进饮食,腹胀如鼓,或生青筋,日渐羸瘦,与巴豆配伍作丸(如《普济方》淡豆豉丸);口疮,单用本品,炒、研末,噙(如《圣济总录》豆豉散);头疮不瘥及白秃,与龙胆草、芜荑配伍调敷(如《世医得效方》如圣黑膏)。

【现代研究】本品含脂肪、蛋白质和酶类等(因炮制配方不同,而有参与发酵药物的药理成分影响)。

提取物有轻微的发汗作用,并有健胃、助消化等的药理作用。

【用法用量】

1. 炮制：淡豆豉是大豆成熟种子经药物浸泡、发酵、晒干后制成。由于各地习惯选用不同的浸泡药物配方，因此，淡豆豉的药性有平、微寒、微温之别。尽管如此，其寒温偏性都较微弱。《中国药典》药物浸泡配方为：桑叶、青蒿；《本草纲目》配方为：青蒿；《中药大辞典》所载配方药物尚有：辣蓼、佩兰、苏叶、藿香、麻黄、青蒿、羌活、柴胡、白芷、川芎、葛根、赤芍、桔梗、甘草等。

2. 用法：内服：煎汤，或入丸剂。外用：捣敷，或研末调敷。

3. 用量：煎服：6～12 克。外用：适量。

凡以清解里热,治疗里热病症为主的药物称为清热药。

清热药因药性及作用趋向不同而分为:清热泻火药、清热解毒药、清热凉血药和清虚热药四类。

里热病症有实热、虚热之分。实热之中,又有热在气分、血分、脏腑等不同。

里热病症兼有表病时,当先解表、后清里,或表里同解;里热兼有积滞、便秘时,与导滞、泻下药同用,有事半功倍之效。

清热药药性寒凉,不仅易伤人体阳气,而且苦寒化燥,亦易耗损气阴。脾胃素弱及气阴不足者宜慎。

现代药理研究证明:清热类药通常具有解热和抗病原微生物作用,部分药物有增强机体特异性或非特异性功能、抗肿瘤、抗变态反应及镇静、降血压等作用。

第一节 清热泻火药

清热泻火药药性苦寒,或甘寒,清热力强,主要用于治疗气分火热炽盛类病症,并能治疗肺热、胃热、心火、肝火等脏腑火热类病症。临床常见:高热、口渴、汗出、烦躁,甚至神昏谵语,舌红苔黄、脉洪数实等。

黄 连

【文献记载】

《神农本草经》:"味苦,寒。""主热气目痛,眦伤泣出,明目,肠澼腹痛下痢,妇人阴中肿痛。"

《名医别录》:"主五脏冷热,久下泄澼、脓血,止消渴,大惊,除水,利骨,调胃,厚肠,益胆,治口疮。"

《本草经集注》:"胜乌头,解巴豆毒。"

《医学启源》:"泻心火,除脾胃中湿热,治烦躁恶心,郁热在中焦,兀兀欲吐,心下痞满。""《主治秘要》云:其用有五:泻心热,一也;去上焦火,二也;诸疮必用,三也;去风湿,四也;赤眼暴发,五也。"

《本草通玄》:"泻心火而除痞满,疗痢疾而止腹痛,清肝胆而明目,祛湿热而理疮疡,利水道而厚肠胃,去心窍之恶血,消心积之伏梁。"

《本草正义》:"黄连大苦大寒,苦燥湿,寒胜热,能泄降一切有余之湿火,而心、脾、肝、肾之热,胆、胃、大小肠之火,无不治之。上以清风火之目病,中以平肝胃之呕吐,下以通腹痛之滞下,皆燥湿清热之效也。又苦先入心,清涤血热,故血家诸病,如吐衄溲血,便血淋浊,痔漏崩带等证,及痈疡斑疹丹毒,并皆仰给于此。"

朱丹溪:"以猪胆汁拌炒,佐以龙胆草,则大泻肝胆之火;下痢胃热噤口者,用黄连、人参煎汤,终日呷之,如吐,再强饮,但得一呷下咽便好。"(引自《本草纲目》)

《药鉴》:"与木香同用,为腹痛下痢要药;与吴茱萸同用,乃吞吐酸水神方;同枳壳治血痔;同当归,治眼疾。"

《本草经疏》:"同五味子、甘草煮浓汁漱口,治口糜口疮良。同麦门冬、五味子治卒消渴小便多良。同人参、莲子,治虚人患滞下及老人、产妇滞下不止。"

【药性】苦,寒。

【功能】清热泻火,解毒,燥湿。

【临床应用】

1. 火热亢盛:本品苦寒,泻火力强,善于清泄心胃之火。外感热病,心火亢盛,与黄芩、黄柏、栀子配伍(如《外台秘要》黄连解毒汤);温病、瘟疫,高热神昏,与石膏、知母、玄参等配伍(如《疫疹一得》清瘟败毒饮);胃火上炎,牙痛难忍,与升麻、石膏、牡丹皮等配伍(如《兰室秘藏》清胃散);邪火内炽,迫血妄行,吐血、衄血,与大黄、黄芩配伍(如《金匮要略》泻心汤);肺火内炽,鼻塞烦热,与栀子、淡豆豉配伍(如《类证治裁》黄连清肺饮);热盛伤阴,心烦不眠,与黄芩、白芍、阿胶等配伍(如《伤寒论》黄连阿胶汤);心火亢盛,心肾不交,失眠等,与肉桂配伍(如《韩氏医通》交泰丸);消渴,胃热炽盛,气阴不足,与黄芩、生地黄、人参、石斛等配伍(如《证治宝鉴》黄连白术饮)。

2. 热毒壅结:本品清热解毒力强。脑疽、背疽、附骨疽、喉外生痈,与黄芩、黄柏、生地黄、连翘、黄芪等配伍(如《东垣试效方》黄连消毒散);疮疡疔毒,红肿热痛,里热蕴结,与黄芩、连翘、薄荷等配伍(如《素问病机气宜保命集》内疏黄连汤);目赤肿痛,头痛、咽痛、牙痛,口舌生疮,便秘溲赤,与黄柏、大黄、天花粉等配伍(如《饲鹤亭集方》黄连上清丸);心火妄动,重舌、木舌、紫舌、肿胀坚硬,语言不利,与栀子、荆芥、木通等配伍(如《外科正宗》黄连泻心汤);喉痹,连头项肿,与牛蒡子、柴胡、射干等配伍(如《嵩崖尊生全书》黄连消毒饮);痈疡初起,肿痛大热,烦渴引饮,与金银花、赤芍、浙贝母等配伍(如《医醇賸义》黄金化毒汤)。

3. 湿热内蕴:本品苦寒,有燥湿之功。伤暑汗出,身不大热,烦闭欲呕,舌黄腻,与温胆汤配伍(如《六因条辨》黄连温胆汤);痢疾初起,表里俱热,与葛根、黄芩配伍(如《伤寒论》葛根黄芩黄连汤);肠风下血,与木香、枳壳配伍(如《医方类聚》引《经验秘方》黄连木香汤);痢疾,与黄芩、白芍、槟榔等配伍(如《嵩崖尊生全书》黄连芍药汤);虚人痢疾,与人参、当归、芍药、木香等配伍(如《伤寒全生集》黄连胃风汤);妊娠腹痛,下利脓血,与黄柏、厚朴、阿胶、艾叶等配伍(如《产科发挥》黄连厚朴汤);夏日霍乱,身热烦渴气粗,口苦齿燥,小便短赤,与香薷、扁豆、厚朴、甘草配伍(如《杂病源流犀烛》黄连香薷饮)。

4. 其他:脏痈初起,肛门结肿疼痛,小便不利,大便秘结,与连翘、防风、大黄、牛蒡子等配伍(如《嵩崖尊生全书》黄连消毒饮);阳厥,日间忽然发热,一时厥去,手足冰冷,语言惶惑,痰迷心窍,头晕眼昏,与玄参、浙贝母、石菖蒲等配伍(如《辨证录》黄连定厥汤);实火目赤肿痛,与大黄、栀子、菊花等配伍(如《费伯雄医案》黄连降火汤);目赤肿痛,单用本品研末外用(如《圣济总录》黄连点眼方);便秘,脏腑燥结,与大黄、芍药、当归等配伍(如《摄生众妙方》黄连芍药方);白淫、遗精、精滑,与生地黄、石莲肉、远志等配伍(如《内经拾遗》黄连清心饮);下肢溃疡(臁疮)、女阴溃疡(阴蚀)、脓疱疮(黄水疮),与乳香、炉甘石等配伍外用(如《赵炳南临床经验集》黄连甘乳膏);痔漏及遍身诸漏,与胡黄连、穿山甲、石决明、槐花配伍(如《外科正宗》黄连闭管丸)。

【现代研究】本品主要含小檗碱(黄连素)、黄连碱、甲基黄连碱、掌防己碱、非洲防己碱、吐根碱等多种生物碱,并含黄柏酮、黄柏内酯等。

提取物有较强的抗菌作用,并有抗炎、抗病毒、抗原虫、利胆、抗溃疡、抗肿瘤、抗放射、抑制血小板凝集等作用,表现有对心血管系统、平滑肌、神经系统等的药理作用。

【用法用量】

1. 炮制:生用,清炒用,炒炭用,(酒、姜汁、胆汁、吴茱萸水)炙用。

2. 用法:内服:煎汤,或入丸、散。外用:煎水洗涤,或研末调敷。清热泻火、燥湿,生用、清炒;胃热呕吐,姜汁炒;肝胆郁火,吴茱萸水、胆汁炙用;头面部病症,酒炙用。

3. 用量:煎服:2~5克。外用:适量。

注意事项:本品大苦大寒,体虚者慎用。

黄 芩

【文献记载】

《神农本草经》:"味苦,平。""主诸热黄疸,肠澼、泄痢,逐水,下血闭,恶疮、疽蚀、火疡。"

《名医别录》:"大寒,无毒。疗痰热,胃中热,小腹绞痛,消谷,利小肠,女子血闭,淋露下血,小儿腹痛。"

《药性论》:"能治热毒,骨蒸,寒热往来,肠胃不利,破壅气,治五淋,令人宣畅,去关节烦闷,解热渴,治热腹中疗痛,心腹坚胀。"

《珍珠囊》:"酒炒,上颈,主上部积血。"

《滇南本草》:"上行泻肺火,下行泻膀胱火,男子五淋,女子暴崩,调经清热,胎有火热不安,清胎热,除六经实火实热。"

《本草正》:"枯者清上焦之火,消痰利气,定喘咳,止失血,退往来寒热,风热、湿热,头痛,解瘟疫,清咽,疗肺痛、乳痈、发背,尤祛肌表之热,故治斑疹、鼠瘘、疮疡、赤眼;实者凉下焦之热,能除赤痢,热蓄膀胱,五淋涩痛,大肠闭结,便血,漏血。"

《本草经集注》:"得厚朴、黄连,止腹痛;得五味子、牡蒙、牡蛎,令人有子;得黄芪、白蔹、赤小豆,疗鼠瘘。"

《本草纲目》:"得酒上行,得猪胆汁除肝胆火,得柴胡退寒热,得芍药治下痢,得桑白皮泻肺火,得白术安胎。"

《本草经解》:"同白芍、甘草,名黄芩汤,治湿热肠痈及泻痢;同白芍、甘草、半夏,治吐泻;同白芍、麦冬、白术,治胎动不安内热。"

【药性】苦,寒。

【功能】清热泻火,燥湿解毒,止血,安胎。

【临床应用】

1. 火热亢盛:本品苦寒,善于清泄肺、肝(胆)之火热。肺热壅盛,咳嗽痰黄,与贝母、知母、桑白皮等配伍(如《医学集成》黄芩知母汤),或单用本品以"泻肺火,降膈上热痰"(如《丹溪心法》清金丸);热痰,其色赤,结如胶而坚,烦热心痛,脉洪,与天南星、半夏、姜汁配伍(如《杂病源流犀烛》半夏丸);咳嗽痰涌,咽喉肿痛,与射干、枳实、半夏、升麻等配伍(如《圣济总录》黄芩射干汤);肺热内壅,兼腑所不通,与大黄、杏仁等配伍(如《张氏医通》黄芩清肺汤);肺热兼小便不利,与栀子配伍(如《卫生宝鉴》黄芩清肺饮);发热、胁痛、黄疸、便秘,舌红苔黄,脉弦数有力,与柴胡、大黄、芍药、枳实等配伍(如《伤寒论》大柴胡汤);胸中热,膈上痰,与半夏、黄连、南星、泽泻等配伍(如《兰室秘藏》黄芩利膈丸);胃经有热,牙龈作肿,出血不止,与黄连、生地黄、牡丹皮、石膏、升麻配伍(如《外科正宗》清胃散)。

2. 湿热内蕴:本品苦寒,燥湿止泻。湿热内蕴,热重寒轻,胸胁胀疼、口苦膈闷,与青蒿、竹茹、碧玉散等配伍(如《重订通俗伤寒论》蒿芩清胆汤);或水痢,心腹痛甚,与食无妨,食后即痢,与黄连、黄柏、黄芪、龙骨配伍(如《外台秘要》引《许仁则方》黄芩五物散);下利臭秽,胸脘烦热,与葛根、黄连等配伍(如《伤寒论》葛根黄芩黄连汤);湿热两伤,脉缓身痛,舌淡苔黄而滑,与滑石、猪苓、白豆蔻等配伍(如《温病条辨》黄芩滑石汤);蛊毒痢如鹅鸭肝,腹痛不可忍,与黄连配伍(如《圣济总录》黄芩汤)。

3. 热毒壅结:本品能清热解毒。热毒疮疡,红肿疼痛,与黄连、黄柏、栀子配伍(如《肘后备急方》黄连解毒汤);牙龈肿痛,与石膏、升麻、芍药等配伍(如《四圣心源》黄芩石膏汤);鼻孔发热生疮,与贝母、柴胡、玄参等配伍(如《医学摘粹》黄芩贝母汤);肺风粉刺、鼻齄,与葛根、防风、天花粉等配伍(如《外科正宗》黄芩清肺饮);乳蛾、咽喉肿痛,与射干配伍(如《医钞类编》黄芩射干汤);阴囊生毒烂破,睾丸脱出,与黄连、当归、木通等配伍(如《圣济总录》黄芩汤)。

4. 止血,安胎:月经过多,别无余证,与四物汤、白术配伍(如《医垒元戎》黄芩六合汤);妇人四十九岁后,天癸却行,或过多不止,本品醋制为丸,以酒送服(如《瑞竹堂经验方》芩心丸);妊娠感冒,发热,或潮热,脉数濡弦,与柴胡、人参、甘草、四物汤配伍(如《济阴纲目》黄龙四物汤);妊娠感湿,发热,骨节烦痛,身体重著,头痛鼻塞,与苏叶、白术配伍(如《万氏女科》黄芩白术汤);妊娠吐衄,与人参、天冬、地骨皮等配伍(如《叶氏女科》黄芩清肺饮);治妇人月水过多,将成暴崩,与黄柏、香附、白芍、龟甲、椿根皮、土艾叶配伍(《滇南本草》);酒毒大肠蓄热下血,与防风、黄连配伍(如《景岳全书》聚金丸)。

5. 其他:遗精有热,与黄柏、大黄配伍(如《古今医鉴》三黄丸);男子五劳七伤,消渴不生肌肉,妇女带下,手足寒热,与黄连、大黄配伍(如《备急千金要方》三黄丸);小儿心热惊啼,与人参、竹叶配伍(如《圣济总录》黄芩散);感冒腰痛头痛且重,遍身骨痛,小便短赤,寒从背起,先寒后热,热止,汗出难已,与羌活、陈皮、前胡、知母等配伍(如《杂病源流犀烛》羌活黄芩汤);头痛,不拘偏正,单用本品酒浸、晒干、研末,茶、酒送服(如《兰室秘藏》小清空膏);胬肉攀睛,与大黄、防风、薄荷配伍(如《证治准绳》二黄散)。

【现代研究】本品含黄芩苷元、黄芩苷、汉黄芩素、汉黄芩苷、黄芩新素、苯乙酮、棕榈酸、油酸、脯氨酸、苯甲酸、黄芩酶、β-谷甾醇等。

提取物有抗菌、抗病毒、解热、抗炎和抗变态反应、保肝利胆作用,并有降血压和利尿、降血脂、抗血小板聚集和抗凝、抗氧化、抗肿瘤等作用,表现有对免疫系统、中枢神经系统等的药理作用。

【用法用量】

1. 炮制:生用,炒用,炒焦用,炒炭用,酒炙用。

2. 用法:内服:煎汤,或入丸、散。外用:煎水洗涤,或研末调敷。清热泻火、解毒、燥湿,生用;安胎,炒用;头面部病症,酒炙用;止血,炒焦、炒炭用。

3. 用量:煎服:3~9克。外用:适量。

黄 柏

【文献记载】

《神农本草经》:"味苦,寒。""主五脏肠胃中结热,黄疸,肠痔,止泄利,女子漏下赤白,阴伤蚀疮。"

《药性论》:"主男子阴痿。治下血如鸡鸭肝片及男子茎上疮,屑末敷之。"

《医学启源》:"蜜炒此一味,为细末,治口疮如神,瘫痪必用之药也。《主治秘诀》云:其用有六:泻膀胱龙火,一也;利小便热结,二也;除下焦湿肿,三也;治痢先见血,四也;去脐下痛,五也;补肾气不足,壮骨髓,六也。"

《药性考》:"泻火,利湿,坚阴,凉肠,痈肿敷良。"

《珍珠囊》:"下焦有疮须用黄柏、知母、防己,俱酒洗。"

《药鉴》:"佐黄芪,入牛膝,使足膝气力涌出,痿躄即瘳;同苍术、独活,又能除腰膝以下至足分之风湿肿痛痈疽;佐泽泻、茯苓,又能利小便之赤滞;解毒汤用之,取其引热毒下从膀胱经出也;与破故纸同用,治血崩大有其功;与生蜂蜜同用,敷口疮极有神效。"

《本草经疏》"以柴胡引之则入胆;以黄连、葛根、升麻引之则入肠胃及太阴脾经,治湿热带下;佐牛膝、枸杞、地黄、五味子、鳖甲、青蒿则益阴除热;佐甘菊、枸杞、地黄、蒺藜、女贞实则益精明目;得猪胆汁、水银粉则主诸热疮有虫久不合口;得铅丹则生肌止痛;得木瓜、茯苓、二术、石斛、地黄则除湿健步;佐白芍药、甘草则主火热腹痛。"

【药性】苦,寒。

【功能】清热泻火,燥湿,解毒。

【临床应用】

1. 火热亢盛:本品苦寒、质润,善于清泄肾(火)热。实热火盛,大热烦躁,与黄连、栀子等配伍(如《伤寒总病论》黄连黄柏汤);肺热咳嗽,与贝母、百合、款冬花等配伍(如《囊秘喉书》柏花丸);阴虚火旺,潮热盗汗,与知母、生地黄等配伍(如《医宗金鉴》知柏地黄丸),或与熟地黄、龟甲等配伍(如《丹溪心法》大补阴丸);阴虚火旺,头晕目眩,腰膝无力,与熟地黄、天冬、人参等配伍(如《医学发明》三才封髓丹)。

2. 湿热内蕴:本品清热燥湿,善于泄利下焦。湿热下注,泻痢,与白头翁、黄连、秦皮等配伍(如《伤寒论》白头翁汤);湿热恶痢、血痢,与芍药、当归、黄连配伍(如《兰室秘藏》芍药柏皮丸);湿热泄泻,下利脓血,与黄连、黄芩配伍(如《仁斋直指方论》柏皮汤);小儿热痢下血,可单用本品研末米饮调服(《十全博救方》),或与当归、大蒜配伍(如《太平圣惠方》黄柏丸),或与栀子、黄连、矾石、大枣配伍(如《外台秘要》栀子丸);不渴而小便闭,热在下焦血分,小便点滴不通,与知母、肉桂配伍(如《兰室秘藏》通关丸);湿热下扰膀胱,下浊不止,与猪苓、茯苓、益智仁配伍(如《医学正传》治浊固本丸);湿热下注,足膝肿痛,痿证、湿疮,与苍术配伍(如《医学纲目》引朱震亨方"二妙散"),或再加牛膝(如《谦斋医学讲稿》三妙丸),或再加薏苡仁(如《成方便读》四妙丸);阳强(阴茎异常勃起),与知母、生地黄为丸,盐汤送服(如《婴童百问》泻肾丸);湿热下注,带下色黄,与白果、芡实、山药、车前子配伍(如《傅青主女科》易黄汤);湿毒内蕴,带下秽浊,与栀子、泽泻、车前子配伍(如《世补斋不谢方》止带汤);洞泄寒中,寒热错杂,与黄连、附子、干姜、乌梅、甘草配伍(如《圣济总录》二黄丸);脏毒便血,疼痛呕哕,与黄连、芍药、槐花配伍(如《医方类聚》柏皮丸);伤寒后下利脓血,与黄连、栀子、阿胶配伍(如《外台秘要》引《范汪方》柏皮汤);急性湿疹,与寒水石、青黛配伍外用(如《中医皮肤病学简编》三妙散)。

3. 热毒壅结:本品清热解毒。脑疽、背疽、附骨疽,壮热口渴、红肿热痛,与黄连、黄芩、连翘、黄芪等配伍(如《东垣试效方》黄连消毒散);毒热上攻,口中生疮,与细辛研末外用(如《严氏济生续方》赴筵散);疔疮脓窠痛甚,与轻粉配伍外用(如《外科证治全书》二黄丹);痔疮,与黄蜀葵花、白及、青黛等配伍外用(如《圣济总录》二黄散);疮疡,红肿热痛,与大黄配伍外用(如《疡疽神秘验方》二黄膏);喉证,阴虚火盛,与干姜配伍外用(如《喉证指南》柏姜散);湿疮,小儿脐风,与墨、血余炭配伍外用(如《太平圣惠方》柏墨散)。

4. 其他:吐血,日夜不止,与生地黄、黄芩、阿胶、黄芪、甘草配伍(如《太平圣惠方》柏叶黄芪散);冲任气虚,脐腹疼痛,漏下赤白,与当归、干姜、阿胶、鹿茸配伍(如《鸡峰普济方》柏叶鹿茸丸);衄血、吐血、呕血后,形气不理,羸瘦不能食、心悸少气、燥渴发热,与生地黄、白芍、甘草配伍(如《医垒元戎》柏皮汤);赤眼障翳,与(慈)竹沥配伍外用(如《眼科龙木论》柏竹沥膏)。

【现代研究】本品含小檗碱、黄柏碱、木兰花碱、药根碱、掌叶防己碱等多种生物碱,并含黄柏内酯、黄柏酮、黄柏酸及7-脱氢豆甾醇、β-谷甾醇、菜油甾醇等。

提取物有抗微生物和原虫、降血糖、抗血小板凝集、镇咳、祛痰等作用,表现有对心血管系统、消化系统、中枢神经系统等的药理作用。

【用法用量】

1. 炮制:生用,炒用,炒炭用,(盐水、酒)灸用。

2. 用法:内服:煎汤,或入丸、散。外用:煎水洗涤,或研末掺、调敷。清热泻火、解毒、燥湿,生用、炒用;治肾,盐水炒用;止血、止久痢,炒炭用。

3. 用量:煎服:3～9克。外用:适量。

栀 子

【文献记载】

《神农本草经》:"味苦,寒。""主五内邪气,胃中热气,面赤,酒炮,皶鼻,白癞赤癞,疮疡。"

《名医别录》:"疗目热赤痛,胸心大小肠大热,心中烦闷,胃中热气。"

《药类法象》:"治心烦懊憹而不得眠,心神颠倒欲绝,血滞而小便不利。"(引自《汤液本草》)

《本草新编》:"止心胁疼痛,泄上焦火邪,祛湿中之热,消五瘅黄病,止霍乱转筋,赤痢。用之吐则吐,用之泻则泻。"

《本草药性大全》:"加生姜、橘皮,治呕哕不止;加厚朴、枳实,除腹满而烦;加茵陈,治湿热发黄;加甘草,治少气虚满;倘除烦躁于心内,须加香豉建功;若加生姜绞汁,尤治心腹久疼。"

《得配本草》:"得滑石,治血淋溺闭;得良姜,治寒热腹痛;得柏皮,治身热发黄;配连翘,治心经留热;佐柴胡、白芍,治肝胆郁火;使生地、丹皮,治吐衄不止。"

【药性】苦,寒。

【功能】泻火解毒,清热利湿,凉血,解毒。

【临床应用】

1. 清热泻火:本品苦寒清泄。善治热病心烦,躁扰不宁,与淡豆豉配伍(如《伤寒论》栀子豉汤);肝郁化火,胁肋胀痛,怔忡不宁,与牡丹皮、白芍等配伍(如《内科摘要》加味逍遥散);胃脘火痛,与生姜配伍(《丹溪纂要》);小儿热结于内,烦躁闷乱,与竹叶、薄荷、大黄等配伍(如《小儿药证直诀》泻青丸);脾胃伏火,口疮口臭,烦渴易饥,与藿香、石膏、防风、甘草配伍(如《小儿药证直诀》泻黄散),肺热咳嗽,咽喉干痛,与黄芩、桔梗等配伍(如《症因脉治》栀连清肺汤)。

2. 肝胆湿热:本品善于清利肝胆湿热,对肝炎、胆囊炎、胰腺炎等出现黄疸之病症疗效确切,常与茵陈、大黄等配伍(如《伤寒论》茵陈蒿汤),或与黄柏配伍(如《金匮要略》栀子柏皮汤);脾热口苦,身黄困倦,与茵陈、泽泻、黄芩等配伍(如《医统》泻黄散)。

3. 凉血,解毒:本品清热凉血。血热妄行,吐血衄血,与白茅根、大黄、侧柏叶等配伍(如《十药神书》十灰散);小便血淋,涩痛,与木通、车前子等配伍(如《太平惠民和剂局方》八正散),或与滑石配伍(《经验良方》);肺热咳血,与青黛、海浮石、诃子等配伍(如《丹溪心法》咳血方);鼻出血,与血余炭配伍吹鼻(如《片玉心书》吹鼻散);肝热目赤肿痛,与大黄配伍(如《圣济总录》栀子汤),或与荆芥、大黄、甘草配伍(如《仁斋直指方论》泻肝散);热毒下血,单用煎服(《梅师集验方》);热毒内蕴,壮热腹痛,泻下黄汁及烂肉,与薤白配伍(《太平圣惠方》);阳证疮疡,红肿热痛,与金银花、连翘、蒲公英等配伍,或与白芷配伍(如《普济方》缩毒散);火疮未起,研末麻油调敷(《备急千金要方》);臁疮久不收口,与乳香、轻粉配伍外用(如《普济方》奇妙栀子散);下疳疮,与明矾配伍外用(如《奇效良方》栀子散);肺风鼻赤酒皶,醋末与黄蜡配伍(《普济方》)。

4. 其他:子肿湿多,炒、研末,米饮吞服(《丹溪心法》);热水肿,与木香、白术配伍(《丹溪心法》);气实心(胃)痛,与香附、吴茱萸等配伍(《丹溪心法》);胸痹切痛,与附子、薤白配伍(《苏沈良方》);阴阳痞结,咽膈噎塞,状若梅核,妨碍饮食,久而不愈,即成翻胃,与炮姜配伍(如《杨氏家藏方》二气散)。

【现代研究】本品含异栀子苷、栀子酮苷、山栀子苷、京尼平苷及黄酮类栀子素、三萜类化合物藏红花素和藏红花酸、熊果酸等。

提取物有抗菌、消炎及泻下作用,表现有对消化系统、中枢神经系统、心血管系统,促进胆汁分泌、促进胰酶分泌,改善胃功能、胰腺功能等的药理作用。

【用法用量】

1. 炮制:生用,炒焦,炒炭用。

2. 用法:内服:煎汤,或入丸、散。外用:研末掺,或调敷。清热泻火,生用;凉血止血,炒焦、炒炭用。

3. 用量:煎服:5～10克。外用:适量。

石 膏

【文献记载】

《神农本草经》:"味辛,微寒。""主中风寒热,心下逆气,惊喘,口干舌焦,不能息,腹中坚痛,除邪鬼,产乳金疮。"

《名医别录》:"甘,大寒。无毒。""除时气,头痛身热,三焦大热,皮肤热,肠胃中膈热,解肌发汗;止消渴烦逆,腹胀暴气喘息,咽热。""除荣卫中去来大热,结热,解烦毒,止消渴及中风痿痹。"

《药性论》:"治伤寒头痛如裂,壮热,皮如火燥,烦渴,解肌,出毒汗,主通胃中结,烦闷,心下急,烦躁,治唇口干焦。"

《珍珠囊》:"止阳明头痛,止消渴,中暑,潮热。"

《医学衷中参西录》:"石膏,凉而能散,有透表解肌之力。外感有实热者,放胆用之,直胜金丹。""是以愚用生石膏治外感实热,轻症亦必至两许;若实热炽盛,又恒用至四五两或七八两,或单用,或与他药同用,必煎汤三四杯,徐徐温饮下,热退不必尽剂。"

【药性】甘、辛,大寒。

【功能】清热泻火,除烦止渴;敛疮生肌。

【临床应用】

1. 气分实热:本品辛、甘、寒,能清热泻火。外感病症,壮热、烦躁、汗出、口渴、舌红、脉洪数,与知母等配伍(如《伤寒论》白虎汤);温热病症,气血两燔,神昏谵语、发斑,与知母、玄参、犀角等配伍(如《温病条辨》化斑汤);小儿挟惊伤寒,头痛壮热,惊悸气粗,与寒水石、冰片、麝香配伍(如《普济方》桃红散)。

2. 肺胃实热:肺热喘咳,发热口渴,与麻黄、杏仁、甘草配伍(如《伤寒论》麻黄杏仁甘草石膏汤);痰火伏肺,多年哮喘,与贝母、牙皂配伍(如《仙拈集》石贝丸);风热胃热上攻,头痛、牙痛,与川芎、白芷配伍(如《赤水玄珠》石膏散);胃火上炎,牙痛、龈肿、口臭,与黄连、升麻等配伍(如《外科正宗》清胃散);胃火头痛,与川芎配伍(如《云岐子保命集论类要》石膏川芎汤);胃热龈浮,肾热齿蛀,肿胀疼痛,与细辛配伍煎汤含漱(如《医级》二辛煎);胃热上冲,牙龈肿痛、化脓,与升麻、地骨皮等配伍(如《古今医统》石膏升麻散);胃热阴虚,牙痛、齿衄、牙龈肿痛、牙齿松动、烦热口渴、口臭,与知母、熟地黄、麦冬、牛膝配伍(如《景岳全书》玉女煎);热病余热未清,气阴两虚,身热多汗、心胸烦热、口干喜饮,或虚烦不眠、舌红少苔、脉虚数,与竹叶、麦冬、人参等配伍(如《伤寒论》竹叶石膏汤)。

3. 疮疡:本品煅用能生肌敛疮。湿疹瘙痒,与枯矾配伍(如《景岳全书》二味隔纸膏);或与黄柏配伍(如《青囊秘传》石黄散);天疱日久作烂,疼痛不已,脓水淋漓,与轻粉、青黛、黄柏配伍外用(如《外科正宗》石珍散);疮疡脓腐未净,依据疮面脓腐多寡,与不同比例红升配伍外用(如《中医外科学》五五丹、七三丹、八二丹、九一丹);热毒丹肿,游走不定,与寒水石、黄柏、甘草配伍外用(如《证治准绳》拔毒散);牙疳、牙痛、口疮、齿衄、喉痹,与月石、冰片、僵蚕配伍外用(如《景岳全书》冰玉散)。

4. 其他:小儿身热不除,与青黛配伍(如《普济方》青丸子);痰热而喘,痰涌如泉,与寒水石等分配伍(如《素问病机气宜保命集》双石散);骨蒸,唇干口燥,欲得饮水,与乌梅配伍(《外台秘要》引张文仲方)。

【现代研究】本品主要成分为含水硫酸钙。

提取物有解热作用,复方使用时较为明显。并表现有解渴、调节免疫、缩短凝血时间、利尿等的药理作用。

【用法用量】

1. 炮制:生用,煅用。
2. 用法:内服:煎汤,或入丸、散。外用:研末掺、调敷。内服,生用。外用,煅用。
3. 用量:煎服:15～60克。外用:适量。

注意事项:打碎,先煎。

知　母

【文献记载】

《神农本草经》:"味苦,寒。""主消渴热中,除邪气,肢体浮肿,下水,补不足,益气。"

《药性论》:"主治心烦躁闷,骨热劳往来,生产后蓐劳,肾气劳,憎寒。虚损患人虚而口干,加而用之。"

《医学启源》:"治足阳明火热,大补益肾水、膀胱之寒。《主治秘要》云:其用有三:泻肾经火一也;作利小便之佐使二也;治痢疾脐下痛三也。"

《用药法象》:"泻无根之肾火,疗有汗之骨蒸,止虚劳之热,滋化源之阴。"

《本草纲目》:"知母之辛苦寒凉,下则润肾燥而滋阴,上则清肺金而泻火,乃二经气分药也。"

《得宜本草》:"得麦冬则清肺止渴;得地黄则滋肾润燥;得人参治妊娠子烦。"

《得配本草》:"得莱菔子、杏仁,治久嗽气急。"

《本草述钩元》:"与茯苓同用,清下焦热;与黄芩同用,清上焦热。"

【药性】苦、甘,寒。

【功能】清热泻火,生津润燥。

【临床应用】

1. 热病烦渴:本品苦寒泻火。外感热病,身热不恶寒,而反恶热,与石膏、葛根、甘草配伍(如《症因脉治》知母石膏汤);气分壮热,面赤多汗,唇焦喘咳,与石膏、半夏、麦冬等配伍(如《伤寒大白》知母石膏汤);胃中有热,心中懊憹,六脉洪数,与黄芩、甘草配伍(如《扁鹊心书》知母黄芩汤);温热病,或夏月时邪,头痛,骨肉烦疼,口燥心闷,与麻黄、石膏、葛根、甘草配伍(如《外台秘要》引《古今录验》知母解肌汤);热盛伤津,气阴不足,与石膏、人参等配伍(如《伤寒论》白虎加人参汤);温疟,但热不寒,口渴喜冷饮,呕不能食,与鳖甲、地骨皮等配伍(如《延年方》知母鳖甲汤)。

2. 肺热燥咳:本品性寒而润。肺热咳嗽,咯痰黄稠,与贝母、黄芩、栀子等配伍(如《古今医鉴》二母宁嗽汤);肺热燥咳,与贝母配伍(如《证治准绳》二母散);肺热阴伤,燥咳无痰,咽干喘逆,与石膏、桔梗、甘草、地骨皮配伍(如《症因脉治》石膏泻白散);远年近日,一切咳嗽、喘嗽,不得眠卧,与贝母、葶苈子、杏仁配伍(如《普济方》知母丸);肺燥久嗽,气急,与杏仁、莱菔子配伍(如《奇方类编》宁嗽煎);劳证久嗽,肺痿肺痈,与麦冬、贝母、京墨、阿胶等配伍(如《北京市中药成方选集》宁嗽太平丸);肺痿,喘咳不已,往来寒热,或时有咳血、自汗,与茯苓、五味子、款冬花、麦冬等配伍(如《黄帝素问宣明论方》知母茯苓汤);喘嗽久不愈,与贝母、细辛、杏仁、紫菀、款冬花、麻黄、猪肺配伍(如《活人心统》二母丸)。

3. 阴虚内热:本品质甘润燥。阴虚内热消渴,与天花粉、葛根等配伍(如《医学衷中参西录》玉液汤);

肝肾阴虚,虚火上炎,骨蒸潮热、头晕耳鸣、五心烦躁、盗汗、遗泄、血淋尿痛、舌红少苔、脉细数,与黄柏、六味地黄配伍(如《简明医毅》知柏八味丸)。

4. 其他:子烦,因服药致胎气不安,有似虚烦不卧,与枣肉为丸,人参汤送服(如《妇人良方大全》益母丸),心虚有火,与麦冬、黄芪、甘草配伍(如《叶氏女科》知母饮);子淋,小便频数涩少,尿黄、尿痛,体瘦面红,舌红苔黄燥或光剥无苔,脉虚数,与黄柏、黄芩、生地黄等配伍(如《中医妇科治疗学》知柏地黄饮);冲任受损,血枯经闭,或血热,月经先期,与熟地黄、当归、川芎、赤芍、黄柏等配伍(如《叶氏女科》知柏四物汤);脾瘅,身热口甘,咽干烦渴,与石膏、升麻、竹叶、枇杷叶等配伍(如《圣济总录》知母汤);虚劳,身体壮热,皮毛干枯,痰唾稠粘,四肢疼痛,食少无力,渐加羸瘦,与秦艽、人参、紫菀、地黄、鳖甲、黄芩等配伍(如《太平圣惠方》知母散);小儿心热弄舌,欲作痫,与钩藤、升麻、葛根、黄芩等配伍(如《普济方》知母散);风湿,身体灼热甚者,与葛根、石膏、防风、麻黄等配伍(如《类证活人书》知母干葛汤);肝肺积热,目生翳障,与茺蔚子、桔梗、芒硝、细辛等配伍(如《秘传眼科龙木论》知母饮子)。

【现代研究】本品含多种知母皂苷、知母多糖,尚含芒果苷、异芒果苷、胆碱、烟酰胺、鞣酸、烟酸及多种金属元素、黏液质、还原糖等。

提取物有解热、抗微生物、抗血小板凝集、降血糖作用,表现有抑制 Na^+、K^+,ATP 及磷酸二酯酶活性、抗肿瘤等的药理作用。

【用法用量】

1. 炮制:生用,(盐、酒)炒。

2. 用法:内服:煎汤,或入丸、散。清热泻火,滋阴润燥,生用;清降肾火,滋肾润燥,盐水炒用。

3. 用量:煎服:6～12 克。外用:适量。

注意事项:本品性寒质润,便溏者慎用。

芦 根

【文献记载】

《神农本草经》:"主消渴客热。"

《名医别录》:"味甘,寒。""主消渴客热,止小便利。"

《本草经集注》:"(解)食诸鱼中毒。"

《药性论》:"能解大热,开胃,治噎哕不止。"

《新修本草》:"疗呕逆,不下食,胃中热,伤寒患者,弥良。"

《日华子本草》:"治寒热时疾烦闷,妊孕人心热,并泻痢大渴。"

《玉楸药解》:"清降肺胃,消荡郁烦,生津止渴。"

《医林纂要》:"渗湿行水,疗肺痈。"

《天宝本草》:"清心益肾,以去目雾与头晕,耳鸣,疮毒皆可治,夜梦颠倒并遗精。"

《重庆草药》:"治骨蒸潮热,虚热头痛,风火牙痛。"

时逸人《中国药物学》:"配西河柳,透发斑疹;配茅根,清肺热,利小便;配栀子、麦冬等治心烦口渴。"

《本草钩沉》:"配杏仁、甘草、车前草,治肺热咳血;配竹叶、石膏、玄参等,治咽喉、口腔炎;配紫苏叶、生姜等,治鱼类等食物中毒。"

【药性】甘,寒。

【功能】清热泻火,止呕除烦,生津止渴。

【临床应用】

1. 肺胃热盛:本品甘寒,清热且能生津。肺热壅盛,蕴毒成痈,与薏苡仁、冬瓜仁等配伍(如《备急千金要方》苇茎汤）；肺胃热盛，壮热口渴，与黄芩、麦冬、天花粉、甘草配伍（如《太平圣惠方》芦根散）；胃热呕吐，轻症可单独煎汤服用，亦可与竹茹、生姜、粳米等配伍（如《备急千金要方》芦根饮子）；骨蒸肺痿，与地骨皮、麦冬、黄芩等配伍（如《太平圣惠方》芦根散）；心脾中热，消渴，与黄芪、天花粉、知母等配伍（如《圣济总录》芦根汤）；热病之后，心胸烦闷，呕吐不食，与生姜、陈皮、枇杷叶配伍（如《伤寒总病论》芦根汤）。

2. 麻疹，淋证：本品清肺泄热，能透疹利尿。麻疹不透，与柽柳配伍（《青岛中草药手册》）；猩红热，鲜品与鲜白茅根、白糖配伍代茶饮（《河南中草药手册》）；小便淋沥涩痛，与车前子、白茅根等配伍应用。

3. 其他：胆胃郁热黄疸，与茵陈、黄芩、栀子等配伍（如《幼幼新书》芦根汤）；妊娠呕吐不食，与橘红、生姜、枇杷叶等配伍（如《济阴纲目》芦根汤）；妊娠头痛壮热，心烦呕吐，不下食，与知母、竹茹、粳米配伍（如《备急千金要方》芦根汤）；产后大渴不止，与人参、天花粉、麦冬等配伍（如《经效产宝》芦根饮）；小儿呕吐，心烦热，与红米煲粥（如《食医心鉴》生芦根粥）；口疮，与黄柏、升麻、生地黄配伍（《外台秘要》引《集验方》）；治河豚中毒，单品 120 克煎服（《广东省惠阳地区中草药》），或本品 150 克、蜀葵根 60 克捣烂冲水内服（《青岛中草药手册》）。

【现代研究】本品含木聚糖等多种多聚糖化合物，并含有多聚醇、甜菜碱、薏苡素、游离脯氨基酸、天门冬酰胺及黄酮类化合物苜蓿素等。

提取物有解热、镇痛、镇静、免疫促进、降血压、降血糖、抗氧化及雌激素样作用，并表现有对骨骼肌、平滑肌等的药理作用。

【用法用量】

1. 炮制：生用，鲜品为佳。
2. 用法：内服：煎汤，或捣汁饮。外用：煎水洗涤。
3. 用量：煎服：干品，15～30 克；鲜品，60～120 克。

天花粉

【文献记载】

《神农本草经》："味苦，寒。""主消渴，身热，烦满大热，补虚，安中，续绝伤。"

《名医别录》："除肠胃中痼热，八疸身面黄，唇干，口燥，短气，通月水，止小便利。"

《日华子本草》："通小肠，排脓，消肿毒，生肌长肉，消扑损瘀血。治热狂时疾，乳痈，发背，痔瘘疮疖。"

《医学启源》："《主治秘要》云：心中枯渴，非此药不能除。"

《本草汇言》："天花粉，退五脏郁热，如心火盛而舌干口燥，肺火盛而咽肿喉痹，脾火盛而口舌齿肿，痰火盛而咳嗽不宁。若肝火之胁胀走注，肾火之骨蒸烦热，或痈疽已成未溃，而热毒不散，或五疸身目俱黄，而小水若淋若涩，是皆火热郁结所致，惟此剂能开郁结，降痰火，并能治之，又其性甘寒，善能治渴，从补药而治虚渴，从凉药而治火渴，从气药而治郁渴，从血药而治烦渴，乃治渴之要药也。"

《本草经解》："同川连，治心火乘金消渴；同人参、麦冬，治肺津枯消渴；同麦冬、竹叶，治心火烦渴。"

《得配本草》："得乳香治乳痈，得白蜜治发黄，配牡蛎为散治百合病渴，配淡竹沥治伤寒烦渴，配赤小豆敷痈毒，入辛酸药导肿气，入滋补药治消渴。"

《医学衷中参西录》："疗痈初起者，与连翘、山甲并用即消；疮疡已溃者，与黄芪、甘草（皆须用生者）并用，更能生肌排脓。"

【药性】甘、微苦，微寒。

【功能】清热生津，消肿排脓。

【临床应用】

1. 热病烦渴:本品甘寒,清热邪,除烦渴。热病烦渴,诸脏不安,单用本品生者,捣、绞汁频饮(《太平圣惠方》),或与生地黄、五味子配伍(如《仁斋直指方论》天花散);燥伤肺胃,咽干口渴,与沙参、麦冬、玉竹等配伍(如《温病条辨》沙参麦冬汤);虚劳烦热,口干舌燥,烦渴,与甘草、乌梅配伍(《太平圣惠方》);下痢,口干咽燥,常思饮水,烦躁,与茯苓、甘草、麦冬配伍(如《证治准绳》栝楼根汤);小便不利,有水者,其人苦渴,与茯苓、山药、附子、瞿麦配伍(如《金匮要略》栝楼瞿麦丸);肾虚消渴,与大黑豆配伍(如《卫生家宝》救活丸);燥热伤肺,干咳少痰,或痰中带血,与天冬、麦冬、生地黄等配伍(如《杂病源流犀烛》滋燥饮);虚热咳嗽,与人参研末服(《濒湖集简方》);内热痰多咳嗽,与杏仁、桑白皮、贝母等配伍(《本草汇言》);小儿久嗽,咯唾鲜血,单用本品研末、蜜调频服(如《普济方》独胜散)。

2. 疮疡肿毒:本品善于排脓消疮。疮疡初起,红肿疼痛,与金银花、白芷、炮山甲等配伍(如《妇人良方大全》仙方活命饮);疮属纯阳,肿痛发热,与姜黄、白芷、赤芍配伍外用(如《外科枢要》抑阳散);风热上攻,咽喉肿痛,与薄荷、西瓜汁配伍(如《外科百效全书》银锁匙);喉风,牙关紧闭,与薄荷、嫩艾配伍(如《国医宗旨》银钥匙);男妇大小,不拘壮盛老弱,一切疽疾,与茵陈配伍代茶饮(《本草汇言》);蜃虫及蛲虫侵蚀下部,与葶苈子、艾汁配伍外用(如《医心方》栝楼散);产后吹奶(乳痈),与乳香、酒配伍(如《妇人良方大全》瓜蒌散);病核不拘久近,已破未破,与苦参、皂刺、土茯苓配伍代茶饮(如《仙拈集》四妙散);大风疾,内热积毒,与大黄、朴硝、甘草配伍(如《古今医统大全》解毒丸)。

3. 其他:跌仆损伤,瘀血内停胁下,疼痛不可忍,与柴胡、当归、炮山甲等配伍(如《医学发明》复元活血汤);太阳痉病,兀兀然,脉反沉迟,与桂枝汤配伍(如《伤寒论》栝楼桂枝汤);难产,落胎,与肉桂、牛膝、瞿麦配伍(《妇人良方大全》);疮疹入眼成翳,与蛇皮(蜕)配伍(《阎氏小儿方论》)。

【现代研究】本品主要含淀粉、皂苷、多糖类、氨基酸类、酶类和天花粉蛋白等。

提取物有抗癌、抗艾滋病病毒作用,天花粉蛋白注射有致流产和抗早孕作用,表现有对免疫系统及血糖的双向调节等药理作用。

【用法用量】

1. 炮制:生用,鲜用。

2. 用法:内服:煎汤,或捣汁服,或入丸、散。外用:煎水洗涤,或研末调敷。

3. 用量:煎服:9～15克。外用:适量。

注意事项:不宜与乌头类药物同用。

夏枯草

【文献记载】

《神农本草经》:"味苦、辛,寒。""主寒热、瘰疬、鼠瘘、头疮,破癥,散瘿结气,脚肿湿痹。"

《滇南本草》:"祛肝风,行经络。治口眼歪斜,止筋骨疼,舒肝气,开肝郁。治目珠胀痛,消散瘰疬、周身结核、手足周身筋骨酸疼。"

《玉楸药解》:"凉营泄热,散肿消坚,治瘰疬瘿瘤,扑伤,血崩带下,白点汗斑诸证。"

《重庆堂随笔》:"夏枯草,微辛而甘,故散结之中,兼有和阳养阴之功,失血后不补痪者服之即痪,其性可见矣。陈久者尤甘,入药为胜。"

《本草经疏》:"得蒲公英,治一切乳痈、乳岩。"

《本草通玄》:"久用亦防伤胃,与参、术同行,方可久服无弊。"

【药性】苦、辛,寒。

【功能】清肝泄热,散结消痈。

【临床应用】

1. 清肝明目:本品苦寒,善于清泄肝热(火)。肝火上炎,头痛眩晕,目赤肿痛,口苦咽干,与钩藤、桑叶、菊花等配伍;风热上扰,头目不清,与桑叶、连翘、决明子等配伍(《临证指南医案》);肝郁化火,目睛夜痛,或用苦寒药点上反疼甚者,与香附、甘草配伍(如《简要济众方》补肝散);肝热气滞,目珠痛,至夜疼剧,与香附(童便浸)、炙甘草配伍,痛久血伤,加当归、白芍、生地黄、黄芪(如《张氏医通》夏枯草散);眼痛痒,翳膜,与木贼、蝉蜕等配伍(如《仁斋直指方论》夏枯草散)。

2. 散结消痈:本品清痰火,散郁结,善治瘰疬、痰核。瘰疬,痰凝气滞,单用本品(如《摄生众妙方》夏枯草汤),或与玄参、海藻、贝母等配伍(如《医学启源》内消瘰疬丸),或与连翘、射干、泽兰等配伍(如《玉机微义》内消连翘丸),或与玄参、黄芩、薄荷、贝母等配伍(如《古今医彻》夏枯草汤);瘰疬马刀,不问已溃未溃,或日久成漏,单用本品内外并用(如《增补内经拾遗》引《经验良方》夏枯草汤),体质虚弱,渐成痨瘵,与当归、白术、茯苓、柴胡、香附、白芍等配伍(如《外科正宗》夏枯草汤);男妇小儿,忧思气郁,肝旺血燥,瘰疬、瘿瘤坚硬,与当归、白芍、玄参、乌药、僵蚕等配伍(如《医宗金鉴》夏枯草膏);乳痈初起,与蒲公英酒煎服(《本草汇言》)。

3. 其他:口眼歪斜,与胆南星、防风、钩藤配伍(《滇南本草》);心昏塞,多忘,喜卧,单品研末服(《药性考》);肺结核,与青蒿、鳖甲配伍(《全国中草药汇编》);溲血,本品烧存性,研末米饮送服(《证治准绳》);赤白带下,单用本品研末服(《本草纲目》引《徐氏家传方》);汗斑白点,单用本品煎汤外洗(《本草纲目》引《乾坤秘韫》);脚气烦疼,肿痛难履,与木瓜配伍(《本草汇言》引《门明集》);小儿菌痢,与半枝莲配伍(《全国中草药新医疗法展览会资料选编》)。

【现代研究】本品含三萜皂苷、芸香苷、金丝桃苷等苷类物质及熊果酸、咖啡酸、游离齐墩果酸等有机酸及飞燕草素、矢车菊素的花色苷、d-樟脑、d-小茴香酮等。

提取物有降血压、降血糖、抗菌、抗病毒、抗炎及免疫抑制、抗细胞毒等作用。

【用法用量】

1. 炮制:生用。

2. 用法:内服:煎汤,或入丸、散,或熬膏。外用:煎水洗涤,或捣敷。

3. 用量:煎服:9~15克。外用:适量。

(淡)竹叶

【文献记载】

《名医别录》:"味辛平,大寒。""主胸中痰热,咳逆上气。"

《滇南本草》:"味苦,性寒。""治肺热咳嗽,肺气不逆。治虚烦,发热不眠。退虚热,止烦热,煎点童便服。"

《药性论》:"味甘,无毒。""主吐血热毒风,消渴。"

《本草纲目》:"甘,寒,无毒。""去烦热,利小便,清心。"

《日华子本草》:"消痰,治热狂烦闷,中风失音不语,壮热,头痛头风,并怀妊人头旋倒地,止惊悸,温疫迷闷,小儿惊痫天吊。"

《本草正》:"退虚热烦躁不眠,止烦渴,生津液,利小水,解喉痹,并小儿惊痫。"

《药品化义》:"竹叶,清香透心,微苦凉热,气味俱清。经曰:治温以清,专清心气,味淡利窍,使心经热血分解。主治暑热消渴,胸中热痰,伤寒虚烦,咳逆喘促,皆为良剂也。"

《重庆堂随笔》:"内息肝胆之风,外清温暑之热,故有安神止痉之功。"

《得宜本草》:"得麦冬,去烦热,利小便。"

《本草钩沉》："配知母、石膏等治中暑烦渴;配白茅根、车前草等,治尿路感染;配元参、甘草、升麻等,治咽喉、口腔炎;与鸭跖草同用,解热之功更著。"

【药性】甘、淡,寒。

【功能】清热除烦,生津利尿。

【临床应用】

1. 热病烦渴:本品甘寒,清热生津,善于清心。热病心烦,口干口渴,与茯苓、石膏、小麦、栝楼配伍(如《外台秘要》竹叶汤),或与黄芩、知母、麦冬配伍(如《医学心悟》淡竹叶汤);热病后,虚羸少气,气逆欲吐,与石膏、半夏、人参、麦冬、甘草、粳米配伍(如《伤寒论》竹叶石膏汤);霍乱利后,烦热燥渴,卧不安,单用本品(如《圣济总录》竹叶汤);产后中风发热,面正赤,喘而头痛,与葛根、防风、桔梗等配伍(如《金匮要略》竹叶汤);小儿心脏风热,精神恍惚,与粳米、茵陈配伍煲粥食(如《太平圣惠方》淡竹叶粥)。

2. 口疮尿赤:本品上清心热,下利小便。口舌生疮,小便淋涩,与木通、生地黄等配伍(如《小儿药证直诀》导赤散),或与车前子、大枣、乌豆、灯心、甘草配伍(如《奇效良方》淡竹叶汤);温热病,心神受扰,谵语,与玄参、莲子心、连翘等配伍(如《温病条辨》清宫汤)。

3. 其他:麻疹初起,发而未透,发热重,恶寒轻,烦闷躁乱,咽喉肿痛,与西河柳、牛蒡子、薄荷、蝉蜕等配伍(如《先醒斋医学广笔记》竹叶柳蒡汤);湿温初起及暑温夹湿之湿重于热证,头痛恶寒,身重疼痛,肢体倦怠,面色淡黄,胸闷不饥,苔白不渴,与杏仁、白蔻仁、薏苡仁、滑石等配伍(如《温病条辨》三仁汤);产后血气暴虚,汗出,单用本品煎、频饮(《经效产宝》);小儿夜啼,与蝉蜕、甘草、黄芩等配伍(《本草汇言》);头疮乍发乍瘥,赤焮疼痛,本品烧炭与鸡子白调敷(《太平圣惠方》)。

【现代研究】本品含三萜类化合物,如芦竹素、白茅素、蒲公英赛醇及甾类物质如β-谷甾醇、豆甾醇、菜油醇、蒲公英甾醇等。

提取物有解热、利尿、抗菌作用,并有升血糖等作用。

【用法用量】

1. 炮制:生用,鲜品为佳。

2. 用法:内服:煎汤。鲜品较干品清热生津力强,竹叶卷心善于清心。

3. 用量:煎服:6～15克,鲜品,15～30克。

龙胆草

【文献记载】

《神农本草经》:"味苦,寒。""主骨间寒热,惊痫邪气,续绝伤,定五脏,杀蛊毒。"

《药性论》:"主小儿惊痫入心,壮热骨热,痈肿,治时疾热黄,口疮。"

《医学启源》:"治两目赤肿睛胀,瘀肉高起,痛不可忍。《主治秘要》云:其用有四,除下部风湿,一也;除湿热,二也;脐以下至足肿痛,三也;寒湿脚气,四也。"

《药品化义》:"专泻肝胆之火,主治目痛颈痛,两胁疼痛,惊痫邪气,小儿疳积,凡属肝经热邪为患,用之神妙。其气味厚重而沉下,善清下焦湿热,若囊痈、便毒、下疳,及小便涩滞,男子阳挺肿胀,或光亮出脓,或茎中痒痛,女人因癥作痛,或发痒生疮,以此入龙胆泻肝汤治之,皆苦寒胜热之力也。"

《医学衷中参西录》:"凡目疾、吐血、衄血、二便下血、惊痫、眩晕,因肝胆有热而致病得皆能愈之。"

《得宜本草》:"得柴胡治目疾,得苍耳治耳中诸实证。"

《得配本草》:"配防风,治小儿盗汗;佐大麦芽,治谷疸;和鸡子清,治伤寒发狂;拌猪胆汁,治病后盗汗。生用下行;酒炒中行;猪胆汁拌炒,降火愈速。"

【药性】苦,寒。

【功能】清泻肝火,清热燥湿。

【临床应用】

1. 肝火炽盛:本品苦寒,善于清泄肝火。肝火上炎,头痛眩晕,胁痛口苦,目赤肿痛,与黄芩、柴胡、栀子等配伍(如《医方集解》引《太平惠民和剂局方》龙胆泻肝汤);肝火扰心,目不得瞑,与黄连、麦冬等配伍(如《伤寒大白》龙胆泻肝汤);肝经热盛,热极生风之高热惊厥、手足抽搐,与钩藤、黄连、牛黄等配伍(如《保婴集》凉惊丸)。

2. 肝经湿热:本品清肝燥湿,善于治疗肝胆及下部湿热病症。口苦生疮,筋痿爪枯,小便赤涩,与黄芩、黄连、栀子等配伍(如《卫生宝鉴》龙胆泻肝汤);阴痒肿痛,小便赤涩,遗精白浊,与柴胡、泽泻、车前子等配伍(如《兰室秘藏》龙胆泻肝汤);谷疸,劳疸,与苦参配伍(如《杂病源流犀烛》龙胆苦参丸);肝经湿热,阴部生疮,阴囊肿痛,小便赤涩,便毒悬痈,妇人阴挺,与泽泻、车前子、木通等配伍(如《外科发挥》加减龙胆泻肝汤);阴黄,与秦艽、升麻配伍(如《圣济总录》龙胆汤)。

3. 其他:蟹睛症(虹膜凸出)、鱼子石榴症(滤泡性结膜炎),与木通、蝉蜕等配伍(如《眼科临证笔记》龙胆泻肝丸);急性湿疹,带状疱疹(缠腰火丹),亚急性湿疹,传染性湿疹样皮炎,接触性皮炎,脂溢性皮炎等,与连翘、栀子、牡丹皮等配伍(如《赵炳南临床经验集》加减龙胆泻肝汤);肝胆湿热,目生云翳,或瘰疬,或耳内生疮,或牙龈溃烂,或下部生疮,与芦荟、胡黄连、白芍等配伍(如《审视瑶函》龙胆芦荟丸);瘰疬,不论新久,有热,单用本品,研末,酒或米饮送服(如《圣济总录》清凉散);咽喉肿痛及缠喉风,粥饮难下,与胆矾、乳香配伍(如《圣济总录》龙胆膏);子痫偏于风热者,未发之前,头痛甚剧,面色发红,头昏眼花,脘腹疼痛,大便秘结,或有呕吐;病发后抽搐神昏,舌质红,脉弦滑而数,与羚羊角、黄芩、丹参等配伍(如《中医妇科治疗学》龙胆羚羊角汤);疳病发热,与黄连、青皮、使君子配伍(如《太平惠民和剂局方》龙胆丸);小儿夜间通身多汗,单用本品,或与防风配伍(如《幼科类萃》通神方);目睑赤烂,热肿痒痛,多泪难开,与防风、生甘草、细辛等煎水外用(如《兰室秘藏》广大重明汤)。

【现代研究】本品含龙胆苦苷、獐牙菜苦苷、三叶苷、苦龙苷、苦樟苷、龙胆黄碱、龙胆碱、秦艽乙素、秦艽丙素、龙胆三糖、β-谷甾醇等。

提取物有保肝、利胆、健胃及抗炎、抗过敏、抗病原体作用,表现有中枢神经系统等的药理作用。

【用法用量】

1. 炮制:生用,酒炙用,炒炭用。

2. 用法:内服:煎汤,或入丸、散。外用:煎水洗涤,或研末调敷。清热燥湿,生用;清头面及肝胆实火,酒炙用;清肝凉血,炒炭用。

3. 用量:煎服:3～6克。外用:适量。

苦　参

【文献记载】

《神农本草经》:"味苦,寒。""主心腹结气,癥瘕积聚,黄疸,溺有余沥,逐水,除痈肿,补中,明目止泪。"

《本草蒙筌》:"疗温病狂言,致心燥结胸垂死。""止卒暴心疼,除痈肿,杀疥虫。"

《本草纲目》:"治肠风泻血,并热痢。"

《本草从新》:"治梦遗滑精。"

《药鉴》:"同菊花明目,止泪益精;同麦冬解渴,生津利窍;同槐花除肠风下血,及热痢刮痛难当;同茵陈疗湿病狂言,致心燥结胸垂死;少入麻黄,能扫遍身麻疹;佐以栀子,能止卒暴心疼。"

《得配本草》:"得枯矾,治齿缝出血,鼻疮脓臭;配牡蛎,治赤白带下;配白术、牡蛎、雄猪肚,治梦遗;配生地、黄芩,治妊娠尿难;佐荆芥,治肾脏风毒。"

【药性】苦,寒。

【功能】清心泻火,清热燥湿。

【临床应用】

1. 心火炽盛:本品苦寒,善于清心。徐大椿谓:"此以味为治也,苦入心,寒除火,故苦参专治心经之火。与黄连功用相近。但黄连似去心脏之火为多,苦参似去心腑小肠之火为多。则以黄连之气味清,而苦参之气味浊也。"心悸怔忡,热扰于心,与栀子豉汤配伍;气阴两虚,与参麦饮配伍;阴虚内热,与天王补心丹配伍;血虚肝旺,与四物汤配伍;气虚血少,与炙甘草汤配伍;治时气壮热不解,心神烦闷,毒气在胸膈,与黄芩、升麻配伍(如《太平圣惠方》苦参散);治卒头痛,非中冷,又非中风,与桂、半夏等分研末以酒涂用(《肘后备急方》);嗜睡,与白术、大黄配伍(《医心方》)。

2. 湿热蕴结:本品苦寒,清热燥湿,并能杀虫止痒。湿热黄疸,与龙胆草、牛胆配伍(如《严氏济生方》谷疸丸),或与龙胆草、栀子、人参配伍(如《三因极一病证方论》谷疸丸);血痢不止,单用本品炒焦、研末为丸、米饮送服(《仁存堂经验方》);妊娠小便难,饮食如故,与当归、贝母配伍(如《金匮要略》当归贝母苦参丸);赤白带下,与牡蛎配伍(《积善堂经验方》);心肺积热,肾脏风毒攻于皮肤,时生疥癞,瘙痒难忍,时出黄水,及大风手足烂坏,眉毛脱落,一切风疾,与荆芥配伍(如《太平惠民和剂局方》苦参丸);皮肤瘙痒,与防风、蝉蜕、防风等配伍(如《外科正宗》消风散),或与皂角、荆芥等配伍(如《鸡峰普济方》参角丸);痔漏出血,肠风下血,酒毒下血,与地黄配伍(如《外科大成》苦参地黄丸);赤白带下,与牡蛎、猪肚配伍(《积德堂经验方》);漏脓肥疮,脓窠疮,腊梨(癞痢)头,遍身风癞,瘙痒异常,麻木不仁,诸风手足酸痛,皮肤破烂,阴囊痒极,并妇人阴痒、湿痒,与朱砂、鹅毛配伍(如《王秋泉家秘》神功至宝丹)。

3. 其他:瘰疬,与土牛膝配伍(《附身备急方》);鼠瘘诸恶疮,与露蜂房配伍(《补缺肘后方》);汤熨火烧疼痛,单用本品研末、麻油调敷(如《卫生宝鉴》绿白散);齿缝出血,与枯矾配伍外用(《普济方》);小儿口疮,与黄丹、五倍子、青黛配伍外用(《外科理例》);毒热足肿、作痛欲脱,单用本品酒煮渍之(《姚僧垣集验方》);酒渣鼻,与当归配伍(如《古今医鉴》参归丸);白癜风,与露蜂房、刺猬皮配伍(如《疡医大全》白癜风酒)。

【现代研究】本品含苦参碱、氧化苦参碱、异苦参碱、槐果碱、异槐果碱、槐胺碱、氧化槐果碱等生物碱,并含苦醇 C、苦醇 G、异苦参酮、新苦参醇等黄酮类化合物。

提取物有明显的减慢心律、抗心律失常、抗心肌缺血作用,有平喘及抗过敏、抗炎、抗微生物、抗肿瘤等作用,表现有对中枢神经系统、免疫系统、血液系统等的药理作用。

【用法用量】

1. 炮制:生用,炒炭用。

2. 用法:内服:煎汤,或入丸、散。外用:煎水洗涤,或研末掺、调敷。清热泻火、燥湿止痒,生用;止血,炒炭用。

3. 用量:煎服:3~10 克,用于心律失常量较大。外用:适量。

注意事项:本品苦寒,体虚者慎用。反藜芦。

决明子

【文献记载】

《神农本草经》:"味咸,平。""治青盲,目淫,肤赤,白膜,眼赤痛,泪出,久服益精光,轻身。"

《名医别录》:"苦、甘,微寒。"

《药性论》:"明目,利五脏,除肝家热。朝朝取一匙,挼令净,空心吞之,百日见夜光。"

《食疗本草》:"主肝家热毒气,风眼赤泪。"

《日华子本草》:"助肝气,益精;水调末涂,消肿毒;协太阳穴治头痛。又贴脑心止鼻洪;作枕胜黑豆,治头风,明目。"

《本草求真》:"决明子,除风散热。凡人目泪不收,眼痛不止,多属风热内淫,以致血不上行,治当即为驱逐;按此苦能泄热,咸能软坚,甘能补血,力薄气浮,又能升散风邪,故为治目收泪止痛要药。并可作枕以治头风。"

《本草经疏》:"得沙苑蒺藜、甘菊花、枸杞子、生地黄、女贞实、槐实、谷精草补肝明目益精,除肝脏热之要药;得生地黄、甘菊花、荆芥、黄连、甘草、元参、连翘、木通,治暴赤风眼泪痛。"

《得配本草》:"得生甘草治发背初起;配地肤子治青盲雀目。"

【药性】苦、甘、咸,微寒。

【功能】清肝明目,润肠通便。

【临床应用】

1. 清肝明目:本品能清泄肝火。肝火上炎,目赤肿痛,羞明多泪,与黄芩、赤芍、木贼配伍(如《银海精微》决明子散);风热上攻,头痛目赤,与菊花、青葙子、茺蔚子等配伍(如《证治准绳》决明子丸);风热毒气上攻,眼目肿痛,或卒生翳障,或眦出胬肉,羞明多泪,或始则昏花,渐成内障,及一切暴风客热,与黄芩、石膏、石决明、蔓荆子等配伍(如《济生方》决明子散);视物不清,与刺蒺藜、防风、猪肝配伍(如《冯氏锦囊》还明散);肝虚膈热,眼目昏暗,渐成联蔽,或见黑花,不能远视,与青葙子、茺蔚子等配伍(如《圣济总录》决明丸);肝肾阴亏,视物昏花,目暗不明,与山茱萸、生地黄等配伍(如《银海精微》决明散);眼见黑花不散,与菊花、防风、川芎、细辛等配伍(如《银海精微》决明散);小儿疳积害眼,及一切童稚翳障,与骟鸡肝为丸(如《张氏医通》决明鸡肝散)。

2. 润肠通便:慢性便秘及卒中后顽固便秘,单用本品炒黄、研末为丸(《本草推陈》);习惯性便秘,与郁李仁代茶饮(《安徽中草药》);习惯性便秘、高血压病、高脂血症,目赤肿痛、怕光多泪、头痛头晕,与冰糖、菊花、粳米煲粥食(如《药粥疗法》引《粥谱》决明子粥)。

3. 其他:风热偏头痛,与野菊花、川芎、蔓荆子、全蝎配伍(《浙江药用植物志》);高血压,单用本品炒黄、研末服,或与夏枯草配伍(《全国中草药汇编》);头痛,单用本品外敷(如《医统》决明散);口腔炎,单用本品煎水漱口(《安徽中草药》);真菌性阴道炎,单用本品煎水洗涤(《浙江药用植物志》);发背,与甘草配伍(《普济方》)。

【现代研究】本品含大黄酸、大黄素、芦荟大黄素、决明子素、橙黄决明子素、决明素等蒽醌类物质及决明苷、决明酮、决明内酯等萘并吡咯酮类物质。尚含甾酮、脂肪酸、糖类、蛋白质等。

提取物有抗菌、抗真菌、泻下与保肝作用,表现有降血脂、降血压、抗血小板凝集及对免疫系统、调节胃液分泌等的药理作用。

【用法用量】

1. 炮制:生用,炒用。

2. 用法:内服:煎汤,或泡茶饮,或入丸、散。外用:煎水洗涤,或研末调敷。

3. 用量:煎服:10~15克。外用:适量。

注意事项:润肠通便,不宜久煎。便溏者忌用。

鸭跖草

【文献记载】

《本草拾遗》:"味苦,大寒,无毒。""主寒热瘴疟,痰饮,疔肿,肉癥涩滞,小儿丹毒,发热狂痫,大腹痞满,身热气肿,热痢,蛇犬咬,痈疽等毒。"

《日华子本草》:"和赤小豆煮,下水气湿痹,利小便。"

《本草品汇精要》:"去热毒,消痈疽。"

《滇南本草》:"补养气血,疗妇人白带、红崩。生新血,止尿血、鼻衄血、血淋。"

【药性】甘、淡,寒。

【功能】清热泻火,解毒,利水消肿。

【临床应用】

1. 风热感冒,高热烦渴:本品甘寒,泻火力强。风热感冒初起,与薄荷、牛蒡子、桑叶等配伍;高热烦渴,与石膏、知母、芦根等配伍;流行性感冒,与紫苏、马兰根、竹叶、淡豆豉等配伍(《全国中草药汇编》);高热惊厥,与钩藤配伍(《福建药物志》)。

2. 疮疡肿毒:本品善于清热解毒。疮疡初起,红肿热痛,与金银花、连翘、紫花地丁、野菊花等配伍;喉痹肿痛,单用本品煎水含服(《江西草药》);流行性腮腺炎,鲜品与板蓝根、紫金牛捣敷患处(《浙南本草新编》);关节肿痛,痈疽肿毒,疮疖脓疡,鲜品加少许烧酒捣敷(《浙江民间常用草药》);蛇头疔,鲜品加雄黄捣敷(《泉州本草》)。

3. 淋症,水肿:本品甘淡而寒,清利而不伤阴。小便淋沥涩痛、尿血,与车前子、淡竹叶、白茅根、鱼腥草等配伍;小便不通,与车前草配伍(《濒湖集简方》);水肿、热淋,与车前草、天胡荽配伍(《江西草药》)。

4. 其他:黄疸型肝炎,本品煲猪瘦肉服汤食肉(《江西草药》);疟疾,单用本品(《湖南药物志》);咯血、吐血,与地星宿配伍(《贵州草药》);高血压,与蚕豆花配伍代茶饮(《江西草药》)。

【现代研究】本品含花色素糖苷类化合物飞燕草素、飞燕草素双葡萄糖苷-飞燕草苷、阿伏巴苷等,并含鸭跖黄酮和多肽苷等。

提取物对金黄色葡萄球菌、大肠杆菌有抑制作用,有明显的解热等作用。

【用法用量】

1. 炮制:生用,鲜品为佳。

2. 用法:内服:煎汤。外用:捣汁饮或捣敷。

3. 用量:煎服:15~30克,鲜品,60~90克。

谷精草

【文献记载】

《本草拾遗》:"味甘,平。"

《开宝本草》:"味辛,温。无毒。""主疗喉痹,齿风痛及诸疮疥。"

《滇南本草》:"为清热明目之品。退翳障,散火热,疗疮疥。"

《本草纲目》:"谷精草体轻性浮,能上行阳明分野。凡治目中诸病,加而用之,甚良。明目退翳之功,似在菊花之上也。"

《得宜本草》:"得羖羊肝,治小儿雀目。"

《得配本草》:"配地龙、乳香熏鼻,治脑痛;配蛤粉、猪肝治痘后目翳。"

【药性】辛、甘,平。

【功能】疏散风热,明目,退翳。

【临床应用】

本品辛散风热,善于治疗风热上扰,目赤肿痛、目涩羞明、眼生障翳,与荆芥、决明子等配伍(如《审视瑶函》谷精草汤);痘后目翳,与蝉蜕、绿豆衣配伍(如《证治准绳》谷精草散);风热上扰,头痛、牙痛,与薄荷、牛蒡子、菊花等配伍;雀目,与猪肝、苍术等配伍;风热隐疹,可单用本品煎水洗涤患处。

【现代研究】本品含谷精草素。

提取物有抗微生物等作用。

【用法用量】

1. 炮制:生用。

2. 用法:内服:煎汤,或入丸、散。外用:煎水洗涤。

3. 用量:煎服:5～10 克。外用:适量。

注意事项:忌用铁器煎煮。

密蒙花

【文献记载】

《开宝本草》:"味甘,平、微寒,无毒。""主青盲肤翳,赤涩多眵泪,消目中赤脉,小儿麸痘及疳气攻眼。"

《医林纂要》:"甘,寒。""缓肝凉血。"

《滇南本草》:"祛风明目退翳。"

《本草经疏》:"密蒙花为厥阴肝家正药,所主无非肝虚有热所致。盖肝开窍于目,目得血而能视,肝血虚则为青盲肤翳,肝热甚则为赤肿眵泪,赤脉,及小儿痘疮余毒,疳气攻眼。此药甘以补血,寒以除热,肝血足而诸证无不愈矣。"

《得配本草》:"配川柏根,治翳障。"

《本草求真》:"味薄于气,佐以养血之药,更有力焉。"

【药性】甘,微寒。

【功能】清热疏风,养肝明目,退翳。

【临床应用】

本品甘寒,清肝热而不伤阴。肝火上炎,目赤肿痛,与菊花、甘草配伍(如《圣济总录》密蒙花散);风火上扰,羞明多泪,与木贼、菊花、石决明等配伍(如《太平惠民和剂局方》密蒙花散);肝火郁滞,目生障翳,与蝉蜕、刺蒺藜等配伍(如《原机启微》拨云退翳丸);肝虚有热,目暗干涩,视物昏花,与菟丝子、山药、肉苁蓉等配伍(如《医宗金鉴》绿风还睛丸),或与黄柏配伍(如《圣济总录》密蒙花丸);一切目病,因积视久,专睛著视,有劳目睛,以致昏胀,肿痛不明者,与甘菊花、麦门冬(去心)、当归、玉竹配伍(《本草汇言》);治肝虚,视力减退,与枸杞子、菊花、生地黄、楮实子等配伍(《四川中药志》);治头晕,本品蒸小鸡,去渣服汤与肉(《苗族药物集》)。

【现代研究】本品含刺槐苷,密蒙皂苷 A、B,对甲基氧桂皮酰梓醇,梓苷,梓醇,刺槐苷水解后得刺槐素等。

提取物有抗炎、解痉作用,表现有轻度的促进胆汁分泌及利尿等的药理作用。

【用法用量】

1. 炮制:生用,蜜炙用。

2. 用法:内服:煎汤,或入丸、散。

3. 用量:煎服,6～15 克。

青葙子

【文献记载】

《药性论》:"味苦,平。无毒。""治肝脏热毒冲眼,赤障青盲翳肿。"

《神农本草经》:"疗口唇青。"

《日华子本草》："治五脏邪气,益脑髓,明耳目,镇肝,紧筋骨,去风寒湿痹。"

《本经逢原》："青葙子,治风热目疾,与决明子功同……其治风瘙身痒,皮肤中热,以能散厥阴经中血脉之风热也。"

《本草正义》："青葙,即鸡冠花之同类。其子苦寒滑利,善涤郁热,故目科风热肝火诸症统以治之。"

【药性】苦,微寒。

【功能】清肝泄热,明目退翳。

【临床应用】

1. 肝热,目赤:本品苦微寒,善于清肝明目,为治目疾之要药。肝火上炎,目赤肿痛、视物昏花,与决明子、茺蔚子、羚羊角等配伍(如《证治准绳》青葙子丸);肝阳化火,头痛眩晕、烦躁不安,与石决明、栀子、夏枯草等配伍;肝虚血热,视物昏花,与生地黄、玄参等配伍(如《医宗金鉴》青葙子丸);肝肾亏损,目昏干涩,与菟丝子、肉苁蓉、山药等配伍(如《医宗金鉴》绿风还睛丸);目生黑花,渐成内障及肝睛偏视;风毒攻眼、肿痛涩痒、短视、倒睫、雀目,与羌活、独活、菊花配伍(如《银海精微》煮肝散);虹膜睫状体炎(瞳孔缩小),与柴胡、寒水石、刺黄柏、生地黄配伍(《新疆中草药》)。

2. 其他:肝阳亢盛型高血压,与草决明、野菊花、夏枯草、大蓟配伍(《四川中药志》);妇人血崩,与夏蚕蛹灰、棕皮灰配伍(《普济方》);鼻衄不止,单用本品捣汁灌鼻中(《广昨方》);疳湿䘌蚀口齿及下部,与苦参、甘草配伍(如《圣济总录》青葙子散);干癣积年生痂,搔之黄水出,每阴雨即痒,可单用本品调敷。

【现代研究】本品含对羟基苯甲酸、棕榈酸胆甾烯酯、烟酸、β-谷甾醇、脂肪油及丰富的硝酸钾等。提取物有轻度降眼压、降血压及抗菌作用。

【用法用量】

1. 炮制:生用,炒用。

2. 用法:内服:煎汤,或入丸、散。外用:捣汁灌鼻,或研末调敷。

3. 用量:煎服:10～15克。外用:适量。

注意事项:本品有扩瞳作用,青光眼患者禁用。

第二节　清热解毒药

清热解毒药药性寒凉,具有清解火热毒邪的作用。主要用于治疗瘟疫、外感热病,以及疮疡肿毒、蛇虫咬(螫)伤、水火烫(烧)伤、癌肿等毒热壅盛者。

金银花

【文献记载】

《滇南本草》："味苦,性寒。""清热,解诸疮、痈疽发背,无名肿毒、丹瘤、瘰疬。"

《雷公炮制药性解》："主热毒血痢,消痈散毒,补虚疗风,久服延年。"

《本草纲目》："一切风湿气及诸肿毒、痈疽疥癣、杨梅诸恶疮。散热解毒。"

《本草汇言》："驱风除湿,散热疗痹,消痈止痢。"

《本草拾遗》："主热毒、血痢、水痢,浓煎服之。"

《本经逢原》："金银花,解毒去脓,泻中有补,痈疽溃后之圣药。但气虚脓清,食少便泻者勿用。"

《重庆堂随笔》:"清络中风火湿热,解温疫秽恶浊邪,息肝胆浮越风阳,治痉厥癫痫诸证。"

《得宜本草》:"得当归治热毒血痢。"

《得配本草》:"得黄芪、当归、甘草,托痈疽。得粉草,解热毒下痢。"

【药性】甘,寒。

【功能】清热解毒,疏散风热。

【临床应用】

1. 外感风热,温病初起:本品甘寒,气味芳香,善于清透、疏散热邪。外感风热,温病初起,发热、头痛咽痛,与连翘、薄荷、牛蒡子等配伍(如《温病条辨》银翘散);暑热挟湿,头痛无汗、发热烦渴,与香薷、厚朴、连翘等配伍(如《温病条辨》新加香薷饮);暑温汗后,余邪未尽,微感头胀、视物不清,与西瓜翠衣、鲜荷叶等配伍(如《温病条辨》清络饮);温病热在营分,与犀角、生地黄、黄连等配伍(如《温病条辨》清营汤);阳明温病,气阴不足,无汗烦渴,与连翘、竹叶、麦冬、生地黄等配伍(如《温病条辨》银翘汤);湿温病,咽阻喉痛,与连翘、牛蒡子、射干、马勃配伍(如《温病条辨》银翘马勃散)。

2. 疮痈肿毒:本品善于清热解毒,消痈散肿。疮痈红肿热痛,轻症可单用本品内服并外敷,亦可与皂角刺、白芷等配伍(如《校注妇人良方》仙方活命饮);稍重,与紫花地丁、蒲公英、野菊花等配伍(如《医宗金鉴》五味消毒饮);毒热壅盛,与黄连解毒汤合用;疮痈痛甚,色紫变黑,金银花(连枝、叶)与黄芪、甘草配伍(如《活法机要》回疮金银花散);痈疽发背初起,与当归配伍(如《洞天奥旨》归花汤);痈疽溃或未溃,正虚不能托毒外出,与人参、黄芪、当归等配伍(如《校注妇人良方大全》托里消毒散);脱疽,热毒内蕴,皮色黯红、灼热微肿、疼痛夜剧,与玄参、当归、甘草配伍(如《验方新编》四妙勇安汤);乳痈,疼痛不可忍,与当归、炙黄芪配伍水酒煎服(如《济阴纲目》金银花散);乳岩积久渐大,色赤出水、内溃深洞,与生黄芪、甘草、枸橘叶配伍(如《竹林女科》银花汤);肺脓疡成脓期,高热、痰腥臭,与桔梗、鲜芦根、鱼腥草等配伍(如《方剂学》银苇合剂);胃脘成痈,胸下拒按、呕脓,与银杏、瓜蒌仁、天花粉、贝母等配伍(如《医级》银杏瓜蒌散)。

3. 热毒血痢:本品有凉血止痢之功。热毒痢疾,单用本品煎服或炒存性研末调服,亦可与白头翁、秦皮、赤芍等配伍;痢疾日久,湿热蕴蒸,血络受损,瘀血内留,大便带有瘀块、肛门下坠,与樗根皮、地榆等配伍(如《温病条辨》断下渗湿汤);肠炎、痢疾,单用本品炒、研末冲服(《青岛中草药手册》)。

【现代研究】本品含挥发油、木犀草素、黄酮类、肌醇、皂苷、鞣质等。

提取物有广谱抗菌、抗炎、解热作用,表现有对免疫系统、中枢神经系统、降血脂、抗生育等的药理作用。

【用法用量】

1. 炮制:生用,炒、炒炭用。

2. 用法:内服:煎汤,或入丸、散。外用:鲜品捣敷。清热解毒,生用;止痢止血,炒炭用。

3. 用量:煎服:6~15克。外用:适量。

附:忍冬藤(银花藤)

药性甘,寒。功效与金银花相似,解毒力逊于金银花,善于通络止痛。适用于风湿热痹,关节红肿热痛病症。煎服用量:9~30克。

连 翘

【文献记载】

《神农本草经》:"味苦,平。""主寒热,鼠瘘、瘰疬、痈肿、恶疮、瘿瘤、结热、蛊毒。"

《本草崇原》:"味苦,性寒。"

《药性论》:"主通利五淋,小便不通,除心家客热。"

《日华子本草》:"通小肠,排脓,治疮疖,止痛,通月经。"

《珍珠囊》:"连翘之用有三:泻心经客热,一也;去上焦诸热,二也;为疮家圣药,三也。"

《汤液本草》:"与鼠粘子同用,治疮疡别有神效。"

《本草汇言》:"连翘从荆芥而治风热;从芩、连而治火热;从大黄而治燥热;从苍、柏而治湿热;从归、地而治血热;从贝、半而治痰热;从山栀而治郁热;从甘、麦而治烦热;从金银花、紫花地丁而治疔肿疮毒之热。"

《用药心得十讲》:"连翘与莲子同用,可入心经;与金银花同用,清热解毒散风热;与赤小豆同用,可清利湿热;与荆芥、薄荷同用,可辛凉解表。"

【药性】苦,微寒。

【功能】清热解毒,疏散风热。

【临床应用】

1. 外感风热,温病初起:本品苦微寒,善于清心火,疏散热邪。外感风热,温病初起,发热,头痛咽痛,与防风、栀子、甘草配伍(如《类证活人书》连翘饮),或与金银花、薄荷、牛蒡子等配伍(如《温病条辨》银翘散);表未解而里热已盛,与蝉蜕、石膏、知母配伍(如《医学衷中参西录》寒解汤);瘟病初起,咽喉肿痛,与葛根、牛蒡子、玄参、桔梗等配伍(如《喉证指南》连翘饮);温热病热入心包,高热神昏,与麦冬、莲子心等配伍(如《温病条辨》清宫汤);热入营血,烦热斑疹、舌绛神昏,与犀牛角、生地黄、金银花等配伍(如《温病条辨》清宫汤);胸膈热聚,身热口渴、面赤唇焦、烦热便秘、舌红苔黄、脉滑数,与大黄、朴硝、栀子、薄荷等配伍(如《太平和剂局方》凉膈散)。

2. 疮疡肿毒:本品有"疮家圣药"之称。痈疽疮疡,红肿热痛,与金银花、天花粉、牡丹皮等配伍(如《疡医大全》连翘解毒汤);肿而未溃,与蒲公英、皂角刺、穿山甲等配伍(如《外科真诠》加减消毒饮);疮疡久溃不敛,与黄芪、当归等配伍(如《证治准绳》连翘黄芪饮);瘰疬红肿疼痛,与射干、玄参、赤芍等配伍(如《太平圣惠方》连翘散);瘰疬结核不消,与鬼箭羽、瞿麦、甘草配伍(如《杨氏家藏方》连翘散)。

3. 其他:目中溜火,恶日与火,隐涩难开,小角紧,视物昏花,迎风有泪,与柴胡、蔓荆子、当归、黄芩等配伍(如《兰室秘藏》归黄汤);眼目昏暗,不睹光明,与青葙子、木贼、菊花等配伍(如《医方类聚》连翘散);一切牙痛,与黄芩、黄连、天花粉等配伍(如《外科大成》连翘汤);生谷嘴疮,与葛根、黄芩、栀子等配伍(如《外科正宗》连翘散)。

【现代研究】本品含三萜皂苷、甾醇、连翘酚、齐墩果酸、香豆精类、维生素P及少量挥发油。

提取物有广谱抗微生物、抗炎、解热作用,表现有镇吐、抗肝损伤、强心、利尿、降血压等的药理作用,并有抑制磷酸二酯酶及脂氧酶作用。

【用法用量】

1. 炮制:生用

2. 用法:内服:煎汤。

3. 用量:煎服,6～15克。

蒲公英

【文献记载】

《新修本草》:"味甘,平,无毒。""主妇人乳痈肿。"

李东垣:"微苦寒。"(引自《本草发挥》)

《本草衍义补遗》:"化热毒、消恶肿结核有奇功。解食毒,散滞气。"

《滇南本草》:"治妇人乳结、乳痈,红肿疼痛,乳筋梗硬作胀,服之立效。敷诸疮肿毒,疥癞癣疮,利小便,祛风,消诸疮毒,散瘰疬结核;止小便血,治五淋癃闭,利膀胱。""解毒。主治小儿痘疹后感疗毒,痈疽锁喉,偏肿或杨梅等症。"

《医林纂要》:"补脾、和胃、泻火、通乳汁,治噎膈。"

《上海常用中草药》:"清热解毒,利尿,缓泻。治感冒发热,扁桃体炎,急性咽喉炎,急性支气管炎,流火,淋巴腺炎,风火赤眼,便秘,胃炎,肝炎,骨髓炎。"

【药性】苦,寒。

【功能】清热解毒,消痈散结,利湿通淋。

【临床应用】

1. 疮痈肿毒:本品苦寒,善于消疮散痈,为治乳痈要药。乳痈初起,肿痛未成脓,鲜品捣烂酒煎热服、渣敷患处(如《外科正宗》治乳便用方);乳痈初起,与忍冬藤、甘草配伍(如《洞天奥旨》英藤汤);产后未哺乳,蓄积乳汁,结作痈,鲜品捣敷,日三四次(《梅师集验方》);天蛇头,乳痈,与忍冬藤配伍(如《医学纲目》蒲公英忍冬酒);痈疽发背或生头项,或生手足臂腿、腰脐之间、前阴粪门之际,无论阴毒阳毒,未溃即消,已溃即敛,与金银花、当归、玄参配伍(如《洞天奥旨》立消汤),治肺痈,大小肠痈,无不神效;疗疮,燃赤肿痛,与野菊花、紫花地丁、金银花等配伍(如《医宗金鉴》五味消毒饮);骨髓炎,与全蝎、蜈蚣研末、浸酒服(《青岛中草药手册》);急性炎症非化脓期及淋巴结结核,鲜品与雄黄、冰片捣敷(如《中医皮肤病学简编》蒲黄膏);天蛇头,与苍耳草等分研末、醋煎、浸洗患处(《证治准绳》);急性阑尾炎,与地耳草、半边莲、泽兰、青木香配伍(《全国中草药汇编》);肺脓疡,与冬瓜子、鱼腥草、鲜芦根、桃仁配伍(《湖北中草药志》)。

2. 湿热内蕴:本品清热利湿。尿道炎,与车前草、瞿麦、忍冬藤、石韦配伍(《青岛中草药手册》);急性黄疸型肝炎,与茵陈蒿、土茯苓、白茅根、田基黄配伍(《长白山植物药志》);肝炎,与茵陈蒿、柴胡、栀子、郁金等配伍(《南京地区常用中草药》);急性胆道感染,与刺针草、海金沙、连钱草、郁金、川楝子配伍(《全国中草药汇编》);热淋涩痛,与白茅根、车前子、鸭跖草等配伍;湿热黄疸,与茵陈、黄芩、栀子等配伍。

3. 其他:眼疾肿疼,或胬肉遮睛,或赤脉络目,或目睛胀疼,或目疼连脑,或羞明多泪,一切虚火实热之证,单用鲜品煎汤服并熏洗(如《医学衷中参西录》蒲公英汤);慢性胃炎、胃溃疡,与青藤香、白及、鸡蛋壳研末服(《贵州草药》);胃弱,消化不良,慢性胃炎,胃腹痛,与橘皮、砂仁研末服(《现代实用中药》);烧烫伤,捣汁涂患处(《长白山植物药志》)。

【现代研究】本品含蒲公英固醇、蒲公英素、蒲公英苦素、肌醇和莴苣醇、蒲公英赛醇、咖啡酸及树脂等。

提取物有较强的抗微生物、抗肿瘤、抗胃溃疡、利胆及保肝等作用。

【用法用量】

1. 炮制:生用,捣汁、捣烂用。

2. 用法:内服:煎汤。外用:捣敷。

3. 用量:煎服:10～30克,鲜品加倍。外用:适量。

注意事项:用量过大有缓泻现象。

紫花地丁

【文献记载】

《本草纲目》:"苦、辛,寒。""主治一切痈疽发背,疗肿,瘰疬,无名肿毒,恶疮。"

《药性纂要》:"气凉。""补肝燥脾,平血热,去壅湿。"

《玉楸药解》:"微寒。""行经泻火,散肿消毒。"

《药性切用》:"泻热解毒,为外科敷治专药。"

《要药分剂》:"能治黄疸内热。"

《本草用法研究》:"通营破血。"

《上海常用中草药》:"治目赤肿痛,麦粒肿,乳痈,肠炎腹泻,毒蛇咬伤。"

《贵州民间方药集》:"外治刀伤,跌打;内服止内出血。"

《长白山植物药志》:"治烫火伤。"

【药性】苦,寒。

【功能】清热解毒,凉血消肿。

【临床应用】

本品苦寒,善于治疗疔疮肿毒。局部焮热肿痛,根盘紧束,可单用本品捣汁服并渣敷患处,亦可与金银花、蒲公英、野菊花等配伍(如《医宗金鉴》五味消毒饮),或与野菊花、连翘、栀子、半枝莲、草河车等配伍(如《朱仁康临床经验集》地丁饮),或与金银花、白矾、甘草配伍(如《验方新编》地丁饮);乳痈,并一切毒,与蒲公英配伍熬膏外用(如《惠直堂经验方》地丁膏);疮毒气入腹,昏闷不食,与蝉蜕、贯众、丁香、乳香配伍(《证治准绳》);腮腺炎,本品鲜品与白矾捣敷患处(《青岛中草药手册》);黄疸内热,单用本品研末酒调服(《乾坤秘韫》);热病发斑,与生地黄、赤芍、牡丹皮等配伍(《安徽中草药》);目赤肿痛,与菊花、薄荷、赤芍配伍(《青岛中草药手册》);毒蛇咬伤,本品鲜品与鲜瓜子金、鲜半边莲捣敷患处。

【现代研究】本品含软脂酸、对羟基苯甲酸、反式对羟基桂皮酸、琥珀酸等。

提取物有抗微生物及细胞毒性等作用。

【用法用量】

1. 炮制:生用,捣汁、捣烂用。

2. 用法:内服:煎汤。外用:捣敷。

3. 用量:煎服:10～30克,鲜品加倍。外用:适量。

野菊花

【文献记载】

《本草纲目》:"苦、辛,温。有小毒。""治痈肿,疔毒,瘰疬,眼瘜。"

《本草汇言》:"气凉。""破血疏肝,解疔散毒之药也,主妇人腹内宿血,解天行火毒丹疔,捣汁和生酒服之;或取滓敷罨亦效。煮汤洗疮疥,又能去风杀虫。"

《本草正》:"散火散气,消痈毒、疔肿、瘰疬,眼目热痛,亦破妇人瘀血。"

朱丹溪:"野菊花,服之大伤胃气。"(引自《本草纲目》)

《江苏植物药材志》:"治霍乱腹痛。"

《山西中药志》:"疏风热,清头目,降火解毒。治诸风眩晕,头痛目赤,肿毒。"

《内蒙古中草药》:"清热,解毒,消肿。主治疮痈肿毒,乳腺炎,淋巴结结核,毒蛇咬伤。"

【药性】苦、微辛,寒。

【功能】清热解毒。

【临床应用】

1. 热毒疮疡:本品苦微寒,善于清热解毒,为治疗疔痈之良药。疮疡初起,红肿热痛,与金银花、蒲公英、紫花地丁等配伍(如《医宗金鉴》五味消毒饮);急性乳腺炎,与蒲公英配伍煎服并捣敷患处(《安徽中草药》);痈疽脓疡,耳鼻咽喉口腔诸阳症脓肿,与蒲公英、紫花地丁、连翘、石斛配伍(《本草推陈》);疔疮,与黄糖捣敷患处(《岭南草药志》);夏令热疖及皮肤湿疮溃烂,单用本品煎服并捣敷患处(《本草推陈》);肠风,与熟地黄、炮姜、苍术配伍(《本草汇言》);头癣,湿疹,天疱疮,与苦楝根皮、苦参煎水洗涤(《江西草药》)。

2. 其他:本品并有疏风、清热、平肝之功。风热感冒,咽喉肿痛,与连翘、牛蒡子、玄参等配伍,或与金银花、紫花地丁配伍(《浙江药用植物志》);流行性感冒,可单用本品煎服,或与鱼腥草、金银花藤配伍(《四川中药志》);目赤肿痛,与夏枯草、千里光、桑叶、甘草配伍(《四川中药志》);尿路感染,与海金沙配伍(《江西中草药》);肝热型高血压,与夏枯草、决明子配伍(《四川中药志》)。

【现代研究】本品含刺槐素-7-鼠李糖葡萄糖苷、野菊花内酯、苦味素、挥发油、维生素 A 及维生素 B_1 等。

提取物有抗微生物、抗炎、解热作用,表现有对心血管系统、抑制磷酸二酯酶及增强吞噬细胞功能等的药理作用。

【用法用量】

1. 炮制:生用。

2. 用法:内服:煎汤;外用:捣敷。

3. 用量:煎服:10～15 克,鲜品加倍。外用:适量。

大青叶

【文献记载】

《名医别录》:"疗时气头痛,大热,口疮。"

《本草纲目》:"主热毒痢,黄疸,喉痹,丹毒。"

《本草正》:"气味苦寒,微甘。""善解百虫、百药毒,及治天行瘟疫,热毒发狂,风热斑疹,痈疡肿痛,除烦渴,止鼻衄、吐血,杀疳蚀、金疮箭毒。凡以热兼毒者,皆以蓝叶捣汁用之。"

《得配本草》:"降火解毒,能使败血分归经络,愈疔肿金疮,追鳖瘕腹痛,解百药诸毒,止瘟疫热狂,消赤眼暴发,退小儿壮热。"

【药性】苦,寒。

【功能】清热解毒,凉血消斑。

【临床应用】

本品苦寒,善于清解瘟疫时毒。风热外感,温病初起,发热头痛、口渴咽痛,与葛根、连翘等配伍(《中国药典》清瘟解毒丸);温热病,热入营血,气血两燔,高热神昏、发斑,与犀牛角、玄参、栀子等配伍(如《医学心悟》犀角大青汤);温热内蕴,心胃火盛,咽喉唇肿、口舌糜烂、口干面热,与大黄、升麻、生地黄配伍(如《圣济总录》泻脾大黄汤);唇边生疮,经年不瘥,单用本品煎水洗涤(《太平圣惠方》);小儿血痢、烦躁,并治蛊毒痢,赤痢,单用本品捣汁服(《普济方》);天疱疮,与生地黄、栀子、大黄等外用(《外科证治全书》)。

【现代研究】本品含色氨酸、靛玉红 B、葡萄糖芸苔素、新葡萄糖芸苔素、葡萄糖芸苔素-1-磺酸盐及靛蓝等。

提取物有抗微生物及内毒素等作用。

【用法用量】

1. 炮制:生用,捣汁、捣烂用。

2. 用法:内服:煎汤,或捣汁服。外用:捣敷。

3. 用量:煎服:9～15 克。外用:适量。

板蓝根

【文献记载】

李东垣:"苦,寒。"(引自《东垣试效方》)

《日华子本草》:"治天行热毒。"

《本草便读》:"凉血,清热,解毒,辟疫,杀虫。"

《分类草药性》:"解诸毒恶疮,散毒去火,捣汁,或服或涂。"

上海中医学院《中药临床手册》:"配岗稔根,治传染性肝炎。"

《中药临床应用》:"配狗肝菜、金盏银盘,治乙型脑炎。"

《抗癌中药的临床效用》:"治热毒壅盛型的咽喉部肿瘤,症见声音嘶哑、咽喉红肿疼痛或口舌糜烂,与射干、马勃、栀子、连翘等配用;治肿瘤患者因感热毒火邪或放疗、化疗后出现咽喉红肿溃烂等,与金银花、蒲公英、连翘、地骨皮等配用。"

【药性】苦,寒。

【功能】清热解毒,凉血,利咽。

【临床应用】

本品苦寒,善于清解瘟疫时毒。风热外感,温病初起,发热、头痛、咽痛,与金银花、薄荷、牛蒡子等配伍,或与羌活配伍(《江苏验方草药选编》),或与大青叶、荆芥配伍(《甘肃中草药手册》);时行瘟病,高热发斑,舌绛紫暗,与犀牛角、玄参、紫草、生地黄等配伍(如《温热经纬》神犀丹);预防流行性感冒、猩红热、流行性脑炎、乙型脑炎,与贯众配伍(《河北中草药》);治乙型脑炎轻型或中型,与大青叶、金银花、连翘、玄参等配伍(如中山医学院《中药临床应用》板蓝根大青汤);腮腺炎,单用本品煎服并敷患处,或与夏枯草配伍(《常见病验方研究参考资料》);大头天行,初觉憎寒体重,次传头面肿盛,目不能开,上喘,咽喉不利,舌干口燥,与黄芩、黄连、牛蒡子、僵蚕等配伍(如《东垣试效方》普济消毒饮);丹毒,与金银花、甘草配伍(《内蒙古中草药》);疮(一作痘)疹出不快及倒靥,与甘草等配伍(如《阎氏小儿方论》蓝根散)。

【现代研究】本品含靛蓝、靛玉红、β-谷甾醇、棕榈酸、尿苷、次黄嘌呤、尿嘧啶、青黛酮和胡萝卜苷等。提取物有抗微生物、抗内毒素、抗癌、解热作用,表现有免疫调节等的药理作用。

【用法用量】

1. 炮制:生用。

2. 用法:内服:煎汤,或入丸、散。外用:煎水洗涤。

3. 用量:煎服:9～15克。外用:适量。

青　黛

【文献记载】

《药性论》:"味甘,平。""解小儿疳热消瘦,杀虫。"

《开宝本草》:"味咸,寒,无毒。""主解诸药毒,小儿诸热,惊痫发热,天行头痛寒热,煎水研服之。亦摩敷热疮、恶肿、金疮、下血、蛇犬等毒。"

《本草蒙筌》:"泻肝,止暴注,清上膈痰火,驱时疫头痛,敛伤寒赤斑。"

《本草述》:"治中风,头风,胁痛,瘈疭,颤振,眩晕,咳嗽,久嗽,呕吐,舌衄,咳嗽血,癫疝。"

《本经逢原》:"青黛,泻肝胆,散郁火,治温毒发斑及产后热痢下重。"

《要药分剂》:"除热解毒,兼能凉血。"

《萃金裘本草述录》:"解肺胃热,治鼻、口、唇、齿、舌、咽喉诸病。"

《岭南采药录》:"可涂疮及疳腮。又治眼热有膜及吐血。"

《得配本草》:"配川连,洗风热眼;佐蒲黄,治重舌胀;入四物汤,治产后发狂;入马齿苋,捣敷瘰疬未穿;合黄柏末,掺耳疳出汁。"

《本草求原》:"和溺白垢、冰片吹口疳妙;同杏仁、牡蛎、黄蜡入柿饼中煨食,治肺热咯血。"

【药性】咸,寒。

【功能】清热解毒,凉血止血,清肝泻火。

【临床应用】

1. 温病发斑:本品咸寒,善于清热解毒,凉血止血。伤寒热壅阳明,热极而发紫黑斑、脉洪数,与鲜生地黄、生石膏、栀子等配伍(如《通俗伤寒论》青黛石膏汤);温病热入营血,身热发斑、口渴烦躁,与生地黄、生石膏等配伍(如《伤寒六书》消斑青黛饮);血热妄行之吐血、衄血,轻者可单用本品调服(如《端效方》青金丹);鼻衄,与血余炭配伍塞鼻;咳嗽咯血,与杏仁配伍(如《华佗中藏经》圣饼子);肝火犯肺,咳嗽胸痛,痰中带血,与海蛤粉配伍(如《卫生鸿宝》黛蛤散),咳嗽痰黄,与海浮石、瓜蒌仁、川贝母等配伍(如《症因脉治》青黛海石丸);肺痿咳吐脓血,或自汗呕吐消渴,大小便不利,与蜂蜜、红枣、猪肺配伍(如《外科启玄》千金煮肺汤)。

2. 热盛惊风:本品有息风止痉之功。暑热惊痫,与甘草、滑石配伍(如《黄帝素问宣明论方》碧玉散);小儿惊风抽搐,与钩藤、牛黄等配伍(如《小儿药证直诀》凉惊丸);急惊身热,唇赤引颈,手足抽掣,大小便黄,与轻粉、天竺黄、牵牛等配伍(如《活幼全书》利惊丸)。

3. 其他:大头瘟,项肿腮大,形如蝦蟆,与鸡子清、酒调服(如《惠直堂经验方》福靛散);两腮肿、发颐,与金银花、甘草配伍(如《松峰说疫》青黛散);热毒脓肿,与煅寒水石研末调敷(如《普济方》青金散);小儿斑疮及疹豆疮,心神烦躁、眠卧不安,单用本品调服(如《太平圣惠方》青黛散);久疟,与雄黄研末服(如《仙拈集》久疟散);膈上凝结老痰,单用本品调服(如《众妙仙方》青黛散);口舌生疮,与硼砂研末掺(如《疡科选粹》青黛散);走马牙疳,与黄柏、枯矾、五倍子研末掺(如《古今医统》立效散);面疮有黄水,与松香、雄黄研末掺或调敷(如《众妙仙方》三金散);慢性粒细胞性白血病、鼻咽癌、原发性肝癌等多种恶性肿瘤,可单用本品,或与雄黄、白花蛇舌草等配伍。

【现代研究】本品含靛蓝、靛玉红、靛棕、靛黄、鞣酸、β-谷甾醇、蛋白质和大量无机盐等。

提取物有抗菌、抗癌等作用,有一定的保肝作用。

【用法用量】

1. 炮制:研细用。

2. 用法:内服:冲服,或入丸、散。外用:掺或调敷。

3. 用量:煎服:1.5~3克。外用:适量。

注意事项:本品难溶于水,煎服乏效。

穿心莲

【文献记载】

《泉州本草》:"味苦,性寒,无毒。""清热解毒,消炎退肿,利咽喉。治一切咽喉炎症,痢疾,高热。"

《岭南采药录》:"能解蛇毒,又能理内伤咳嗽。"

《江西草药》:"清热凉血,消肿止痛。治胆囊炎,支气管炎,高血压,百日咳。"

《青岛中草药手册》:"利尿解毒。治肾炎,血淋,膀胱炎,尿道炎。"

《湖北中草药志》:"主治肺脓疡,急性肠胃炎,中毒性消化不良,胆囊炎,肠伤寒,急性盆腔炎,麻疹。"

【药性】苦,寒。

【功能】清热解毒,消痈,止痢。

【临床应用】

1. 外感风热,温病初起:本品苦寒清泄,善于治疗外感风热、实热、热毒、湿热诸证。发热头痛,可单用本品(如《中国药典》穿心莲片);亦可与薄荷、菊花等配伍;热盛,与金银花、连翘等配伍;治疗流行性脑炎、乙型脑炎、流行性腮腺炎、麻疹等，邪在气分，与石膏、知母、金银花、连翘等配伍，气血两燔，与生地黄、牡丹皮、大青叶等配伍；肺热咳嗽，痰黄舌红，可单用本品，或与十大功劳、陈皮等配伍（《福建药物志》）；肺炎、肺脓疡，则与鱼腥草、黄芩、桔梗等配伍。

2. 疮疡，泻痢：本品苦寒，长于清热解毒。疮疡初起，红肿热痛，本品鲜用捣敷患处，并与金银花、连翘、蚤休等配伍内服；口舌生疮，咽喉肿痛，可与薄荷、冰片研末外用（如广州军区《中草药制剂手册》喉风散）；烧烫伤，与大黄、地榆、冰片等研末外用；阴囊湿疹，研末与甘油配敷（江西药科学校《草药手册》）；蛇虫咬（螫）伤，可用鲜品捣敷患处；湿热泻痢，淋浊带下，黄疸，可单用本品，或与黄芩、秦皮、马齿苋等配伍；肠痈，与红藤、败酱草、牡丹皮、大黄等配伍。

3. 其他：高血压，单用本品代茶饮（《江西草药》）；鼻窦炎，中耳炎，结膜炎，胃火牙痛，单用鲜品煎服或捣汁滴耳。

【现代研究】本品含穿心莲内酯、去氧穿心莲内酯、新穿心莲内酯、穿心莲烷、穿心莲酮、穿心莲甾醇及多种黄酮成分。

提取物有抗菌、抗炎、解热、抗肿瘤、保肝利胆、抗蛇毒及毒蕈碱样作用，表现有对中枢神经系统、垂体、肾上腺皮质功能、免疫功能、抑制血小板凝集及抗血栓、抗生育等的药理作用。

【用法用量】

1. 炮制：生用，捣用。

2. 用法：内服：煎汤，或研末服。外用：捣敷，或研末调敷。

3. 用量：煎服：6～9克。外用：适量。

注意事项：本品甚为苦寒，不宜多服久服。脾胃虚弱者忌服。

鱼腥草

【文献记载】

《名医别录》："味辛，微温。"

《履巉岩本草》："性凉，无毒。""大治中暑伏热闷乱，不省人事。"

《滇南本草》："治肺痈咳嗽带脓血者，痰有腥臭。亦治大肠热毒，疗痔疮。"

《本草纲目》："散热毒痈肿，疮痔脱肛，断痁疾，解硇毒。"

《本草经疏》："治痰热壅肺，发为肺痈吐脓血之要药。"

《本经逢原》："治咽喉乳蛾，捣取自然汁，灌吐顽痰殊效。"

《分类草药性》："治五淋，消水肿，去食积，补虚弱，消膨胀。"

《草本便方》："解暑清热逐水停，利水消胀除痞膈，热毒肿涂沙石淋。"

《中国药用植物图鉴》："治梅毒、淋浊、便涩、尿道炎、水肿胀满、胃病及各种化脓性疾病，如蜂窝织炎、中耳炎、乳腺炎、肺脓疡、肺结核及子宫病等，又可作急救服毒的催吐剂。"

《福建药物志》："利湿清热，化痰止咳。主治肺脓疡，大叶性肺炎，疟疾，百日咳，痢疾，阑尾炎，尿道炎，小儿腹泻，中暑，感冒，扁桃体炎，胆囊炎，疮疖，顽癣，毒蛇咬伤。"

【药性】辛，微寒。

【功能】清热解毒，消痈排脓，利尿通淋。

【临床应用】

1. 肺热壅盛：本品辛微寒，善于清散肺热。风热犯肺，或肺热壅盛，发热口渴，咳嗽痰多，咽喉肿痛，与薄荷、金银花、桑叶等配伍；痰黄而稠，甚则痰中带血，与芦根、黄芩、桔梗等配伍；痰热喘嗽，与知母、贝母、杏仁、桑白皮等配伍；肺痈，单用本品捣汁服（《本草经疏》），吐脓、吐血，与天花粉、侧柏叶配伍（《滇南本草》）；疮疡热毒，与野菊花、蒲公英、连翘等配伍，或单用本品研末调敷（《江西民间草药》）；肛门边痔核肿硬，痒痛不可忍，以鲜品煎水洗涤，并捣敷患处（《急救良方》）；恶蛇虫伤，与皱面草、槐树叶、草决明配伍杵烂外用（《救急易方》）。

2. 湿热内蕴：湿热淋证，尿频、尿急、尿痛、舌红苔黄、脉数，与车前子、白茅根、鸭跖草等配伍；湿热痢疾，可单用本品，或与白头翁、黄连、黄柏等配伍，或与山楂炭配伍（《岭南草药志》）；小儿腹泻，与炒山药配伍（《福建药物志》）；热淋、白浊、白带，单用本品煎服（《江西民间草药》）；尿道炎、膀胱炎，与灯心草配伍（《中草药学》）。

3. 其他：食积腹胀，单用本品煎服（《陕西中草药》）；荨麻疹，单用本品捣敷患处（《中草药学》）；慢性鼻窦炎，单用本品煎服，并用鲜品捣汁滴鼻；妇女外阴瘙痒，肛痈，单用本品煎水洗涤（《上海常用中草药》）。

【现代研究】本品含鱼腥草素、挥发油、蕺菜碱、槲皮苷、氯化钾等。

提取物有抗菌、抗病毒、利尿及免疫增强作用，并有镇痛、止血、促进组织再生和伤口愈合及镇咳等作用。

【用法用量】

1. 炮制：生用，捣用。

2. 用法：内服：煎汤，或捣汁服。外用：捣汁滴鼻、耳，捣敷患处。

3. 用量：煎服：15～25克，鲜品加倍。外用：适量。

注意事项：不宜久煎。

金荞麦

【文献记载】

《新修本草》："赤白冷热诸痢，断血破血，带下赤白，生肌肉。"

《本草拾遗》："主痈疽恶疮毒肿，赤白游疹，虫、蚕、蛇、犬咬，并醋摩敷疮上，亦捣茎叶敷之；恐毒入腹，煮汁饮。"

《本草纲目拾遗》："治喉闭，喉风喉毒，用醋磨漱喉。治白浊，捣汁冲酒服。"

【药性】微辛、涩，凉。

【功能】清热解毒，排脓消痈。

【临床应用】

本品辛凉，善于治疗肺痈。肺热壅盛，肺痈，咯痰浓稠、腥臭，可单用本品，或与鱼腥草、甘草配伍（《四川中药志》），或与芦根、桔梗、浙贝母等配伍；风热咳嗽，可与桑叶、杏仁、黄芩等配伍；瘰疬、疮疖，与蒲公英、紫花地丁等配伍；咽喉肿痛，与玄参、山豆根、射干等配伍；妇女经痛，单用本品加红糖煎服（《湖南药物志》）；细菌性痢疾，阿米巴痢疾，与焦山楂、生甘草配伍（《湖北中草药志》）；腰痛，与兰香草配伍（《湖南药物志》）；喉风喉毒，单用本品醋磨汁漱喉（《本草纲目拾遗》）；跌打损伤，与算盘子根、菊叶三七配伍（《湖南药物志》）；痰核瘰疬，本品鲜根捣汁兑酒服，并用茎叶煮烂和米粉作饼饵食（《本草纲目拾遗》）；蛇虫咬（螯）伤，单用本品，或与紫花地丁、蚤休等捣敷患处。

【现代研究】本品含香豆酸、阿魏酸等。

提取物有祛痰、解热、抗菌、抗炎、抗肿瘤等作用。

【用法用量】

1. 炮制：生用。

2. 用法：内服：煎汤，亦可用水，或黄酒隔水密闭炖服。外用：捣汁，或捣敷。

3. 用量：煎服：15～45克。外用：适量。

白头翁

【文献记载】

《神农本草经》:"味苦,温,无毒。""主温疟狂易寒热,癥瘕积聚,瘿气,逐血止痛,疗金疮。"

李东垣:"味苦,性寒。"

《药性论》:"止腹痛及赤毒痢,治齿痛,主项下瘰疬。"

《心印绀珠经》:"其用有四:傅男子阴疝偏肿,治小儿头秃膻腥,鼻衄血无此不效,痢赤毒有此获功。"

《伤寒蕴要》:"热毒下痢紫血鲜血者宜之。"

《本草汇言》:"凉血,消瘀,解湿毒。"

《本草纲目拾遗》:"去肠垢,消积滞。"

《本草汇纂》:"泻肠胃热毒。"

《新本草纲目》:"用于月经闭止及热性下痢。"

《现代实用中药》:"根为消炎收敛止泻药。疗咽肿。涂外痔肿痛。"

【药性】苦,寒。

【功能】清热解毒,凉血止痢。

【临床应用】

1. 痢疾:本品苦寒,解毒力强,善于治疗热毒痢疾。热痢,腹痛、里急后重、下痢脓血,可单用本品,或与黄连、黄柏、秦皮配伍(如《伤寒论》白头翁汤);产后血虚下痢,与阿胶、甘草等配伍(如《金匮要略》白头翁加阿胶甘草汤);赤痢下血,日久未愈,腹中冷痛,与阿胶、干姜、赤石脂等配伍(如《备急千金要方》白头翁汤);冷劳泄痢,产后带下,与艾叶配伍(《圣济总录》)。

2. 其他:本品善于清热燥湿。湿热下注,带下臭秽、黄浊,与苦参、薏苡仁、樗根皮等配伍;滴虫性阴道炎,与苦参、蛇床子等配伍煎水洗涤;温疟发作,昏迷如死,与柴胡、半夏、黄芩、槟榔配伍(《本草汇言》);不问男妇,遍身疙瘩成块如核,不红不痛,皆痰流注而成结核,单用本品以酒煎服(如《寿世保元》醉仙翁方);外痔,单用本品捣敷患处(《卫生易简方》);男子疝气,或偏坠,与荔枝核配伍(《本草汇言》)。

【现代研究】本品含皂苷、水解产生三萜皂苷、葡萄糖、鼠李糖等,并含有白头翁素、2,3-羟基白桦酸、胡萝卜素等。

提取物有抗菌、抗阿米巴原虫作用,能杀灭阴道滴虫,并有镇静、镇痛等作用。

【用法用量】

1. 炮制:生用。

2. 用法:内服:煎汤,或入丸、散。外用:煎水洗涤,或捣敷。

3. 用量:煎服:9～15克,鲜品加倍。外用:适量。

鸦胆子

【文献记载】

《本草纲目拾遗》:"治冷痢久泻……外无烦热躁扰,内无肚腹急痛,有赤白相兼,无里急后重,大便流利,小便清长。"

《本草求原》:"能腐肉,止积痢。"

《岭南采药录》:"治冷痢,久泻。去皮肤恶毒,又能杀虫。"

《医学衷中参西录》:"味极苦,性凉。""为清热解毒之要药,善治热性赤痢,二便因热下血,最能清血分之热及肠中之热,防腐生肌,诚有奇效。""连皮捣细,醋调,敷疔毒甚效,立能止疼。其仁捣如泥,可以点痣。"

《科学的民间药草》："是截疟和治阿米巴性痢疾的特效药。""制成油质,可治外耳道乳状瘤、乳头瘤,以及尖锐性湿疣。"

《广西中药志》："味极苦,性寒,有毒。""治疳䘌。外用(油亦可)治皮肤瘤。"

《抗癌本草》："治直肠癌,食管癌,外耳道皮肤鳞状上皮癌,大肠癌、子宫颈癌。"

【药性】苦,寒。有小毒。

【功能】清热解毒,止痢,截疟,腐蚀赘疣。

【临床应用】

1. 痢疾:本品苦寒,清热燥湿解毒,善于止痢。热性赤痢及二便因热下血,单用本品去皮白糖水送服(《医学衷中参西录》);湿热下痢,热毒血痢,便下脓血,与金银花、白芍、三七等配伍(如《医学衷中参西录》解毒生化丹);痢久,脓血腥臭,肠中欲腐兼下焦虚惫,气虚滑脱者,与生山药、三七煲粥服食(如《医学衷中参西录》三宝粥);冷积久痢,并可用本品内服加灌肠治疗;久痢久泻,迁延不愈,与木香、乌梅、诃子等配伍。

2. 赘疣:本品有较强腐蚀作用。赘疣,乳头状瘤,鸡眼,本品捣烂敷于局部,或以鸦胆子油局部涂敷(如《经验方》至圣丹)。

3. 疟疾:本品有杀虫截疟作用。各种类型疟疾均可应用,尤以间日疟、三日疟效果较好,本品10粒去皮以龙眼肉包裹吞服(《广西中草药》)。

4. 其他:滴虫性阴道炎,本品20粒煎水冲洗(《河北中医药集锦》);毒蛇咬伤,与半边莲、七枝莲、对面针配伍捣敷患处(《岭南草药志》)。

【现代研究】本品主要含苦木苦味素类,生物碱(鸦胆子碱、鸦胆子宁等),苷类(鸦胆灵、鸦胆子苷等),酚性成分,黄酮类成分,香草酸,鸦胆子甲素以及鸦胆子油等。

提取物有杀灭阿米巴原虫作用,对鞭虫、蛔虫、绦虫及阴道滴虫等也有驱杀作用,有抗疟、抗肿瘤及抑制流感病毒作用,对赘疣细胞可使细胞核固缩,细胞坏死、脱落。

【用法用量】

1. 炮制:生用,制霜用。

2. 用法:内服:不入煎剂,以龙眼肉包裹吞服,或装胶囊服。外用:煎水洗涤,或捣敷,或以油涂敷患处。

3. 用量:内服:0.5～2克。外用:适量。

注意事项:本品有毒,对胃肠道及肝肾均有损害,应严格控制剂量及服用方法,不宜多服久服。孕妇及小儿忌服。脾胃虚弱及肝肾功能不全者慎服。

其挥发油对胃肠道黏膜及皮肤有强烈的刺激性,能引起充血、出血,并能对肝肾产生实质性损伤。据临床报道,成人服用12粒即有中毒可能,主要表现为恶心、呕吐、食欲不振、头昏、乏力、腹痛、便血、尿量减少、体温增高、眼结膜充血、四肢麻木或瘫痪、昏迷、抽搐等。并有过敏反应报道。救治的一般方法为:早期催吐、洗胃,口服牛奶或蛋清,酌用泻药;严重者应及时综合救治。

红 藤

【文献记载】

《浙江民间草药》："性平,味酸、涩。"

《本草图经》："攻血,治血块。"

《简易草药》："治筋骨疼痛,追风,健腰膝,壮阳事。"

《草木便方》："大血藤温入血分,破瘀生新,疗损伤积血,止痰血,膨胀,鼻衄,金疮。"

《草药新纂》:"作收敛药。治妇人月经过多及痛经,疗血痢,肠痈。"

《湖南药物志》:"通经补血,强筋壮骨,驱虫。""治跌打损伤,风湿疼痛,血晕,血淋,疮疖,阑尾炎,血丝虫病。"

《陕西中草药》:"抗菌消炎,消肿散结,理气活血,祛风,杀虫。主治阑尾炎,跌打损伤,风湿疼痛,月经不调,崩漏,小儿疳积,蛔虫、蛲虫症。"

【药性】苦,平。

【功能】清热解毒,活血消痈,祛风止痛。

【临床应用】

1. 肠痈,疮疡:本品清热解毒,善于消散疮疡,为治肠痈要药。肠痈初起,未化脓时,与大黄、牡丹皮、地丁等配伍(如《中医外科学讲义》红藤煎);急、慢性阑尾炎,阑尾脓肿,与紫花地丁配伍(《浙江民间常用草药》);热毒疮疡,与金银花、连翘、贝母等配伍(如《景岳全书》连翘金贝煎)。

2. 跌打损伤,经闭痛经,风湿痹痛:本品能活血散瘀,祛风止痛。跌打损伤,瘀血肿痛,与骨碎补、续断、赤芍等配伍,或以本品与骨碎补捣烂敷患处(《湖南农村常用中草药手册》);痛经,与益母草、龙芽草配伍(《浙江药用植物志》);血崩,与仙鹤草、茅根配伍(《湖南药物志》);风湿腰腿痛,与牛膝、青皮、长春七、朱砂七配伍(《陕西中草药》);风湿性关节炎,与五加皮、威灵仙藤叶配伍(《浙江药用植物志》)。

3. 其他:肠胃炎腹痛,单用本品煎服(《浙江民间常用草药》);小儿疳积,蛔虫或蛲虫症,单用本品或与红石耳拌红白糖服(《湖南农村常用中草药手册》);钩虫病,与钩藤、喇叭花、凤叉蕨配伍(《湖南农村常用中草药手册》)。

【现代研究】本品含大黄素、大黄素甲醚、β-谷甾醇、胡萝卜苷、硬脂酸、毛柳苷、右旋丁香树脂酚二葡萄糖苷、右旋二氢愈创木脂酸、大黄酚、香草酸以及对香豆酸、对羟基苯乙醇酯和红藤多糖、鞣质等。

提取物有抗菌、抑制血小板凝集等作用。

【用法用量】

1. 炮制:生用。

2. 用法:内服:煎汤,或酒煮、浸酒。外用:捣敷。

3. 用量:煎服:9~15克。外用:适量。

注意事项:孕妇慎服。

败酱草

【文献记载】

《神农本草经》:"味苦,平。""主暴热火疮,赤气,疥瘙疽痔,马鞍热痈。"

《名医别录》:"咸,微寒,无毒。""除痈肿,浮肿,结热,风痹不足,产后疾痛。"

《药性论》:"主破多年凝血,能化脓为水及产后诸病。止腹痛,余(《大观本草》作'除')疹,烦渴。"

《日华子本草》:"治赤眼障膜胬肉,聤耳,血气心腹痛,破癥结,产前后诸疾,催生落胞,血运,排脓,补瘘,鼻洪、吐血,赤白带下,疮痍疥癣,丹毒。"

《本草纲目》:"败酱,善排脓破血,故仲景治痈及古方妇人科皆用之。"

《本草正义》:"此草有陈腐气,故以败酱得名。能清热泄结,利水消肿,破瘀排脓。惟宜于实热之体。"

《药性切用》:"泻热解毒,破血排脓,为外科专药。"

【药性】苦,微寒。

【功能】清热解毒,消痈排脓,祛瘀止痛。

【临床应用】

1. 肠痈,肺痈:本品清热解毒,消痈排脓,善于治疗肠痈、肺痈。肠痈初起,腹痛便秘、未化脓时,与红藤、牡丹皮、大黄等配伍;阑尾脓肿、慢性阑尾炎,与薏苡仁、附子配伍(如《金匮要略》薏苡附子败酱散);肺痈、咳吐脓血,与鱼腥草、桔梗、芦根等配伍;疮痈初起,红肿热痛,与金银花、连翘、紫花地丁等配伍。

2. 瘀血腹痛:本品活血散瘀,有通经止痛之功。产后腹痛如锥刺,可单用本品煎服(《卫生易简方》);产后恶露七八日不止,与当归、续断、川芎等配伍(《外台秘要》);产后腰痛,痛不可转,与芍药、桂心、当归、川芎配伍(《本草纲目》引《广济方》);产后宿血内病,与乳香、没药、香附等配伍(《本草汇言》引《产育宝庆集》)。

3. 其他:痢疾,与白头翁、地榆等配伍,或单用本品冰糖炖服(《闽东本草》);吐血、衄血,因积热妄行者,与黑栀子、熟地黄、灯心草配伍(《本草汇言》引《硕虎斋医话》);无名肿毒,单用本品酒水各半煎服并捣敷患处(《浙江药用植物志》);赤眼障痛,并胬肉攀睛,与荆芥、草决明、木贼草、刺蒺藜配伍(《本草汇言》引《硕虎斋医话》)。

【现代研究】本品含挥发油、齐墩果酸、常春藤皂苷元、黄花龙芽苷、胡萝卜苷、莫罗念冬苷、番木鳖苷、白花败酱苷及生物碱等。

提取物有抗菌、抗病毒作用,并有镇静、抗肿瘤、促进肝细胞再生、防止肝细胞变性、改善肝功能等作用。

【用法用量】

1. 炮制:生用。

2. 用法:内服:煎汤。外用:捣敷。

3. 用量:煎服:6～15克。外用:适量。

注意事项:孕妇慎服。

重　楼

【文献记载】

《神农本草经》:"味苦,微寒。""主惊痫,摇头弄舌,热气在腹中,癫疾,痈疮,阴蚀,下三虫,去蛇毒。"

《新修本草》:"醋摩疗痈肿,敷蛇毒。"

《名医别录》:"有毒。"

《滇南本草》:"主治一切无名肿毒,攻各种疮毒痈疽,发背最良,利小便。"

《本草汇言》:"蚤休,凉血去风,解痈毒之药也。但气味苦寒,虽为凉血,不过为痈疽疮疡血热致疾者宜用,中病即止。又不可多服久服。"

《外科证治全生集》:"治乳痈、疗毒。"

《中国药用植物图鉴》:"主治痄腮,肠痈,乳痈,乳癌。"

《医学入门》:"能吐泻人堕胎。"

【药性】苦,微寒。有小毒。

【功能】清热解毒,消肿止痛,凉血定惊。

【临床应用】

1. 疮痈肿毒:本品苦寒,清热解毒,为治疗热毒疮痈的要药。李时珍引俗谚谓本品:"痈疽如遇着,一似手拈拿。"疗疮痈疽及一切无名肿毒,可单用本品内外兼用,或与黄连、赤芍、金银花等配伍(如《外科证治全生集》夺命汤);火毒炽盛,与大黄、紫花地丁、野菊花等配伍;急性咽喉炎、扁桃体炎,单用本品研末吞服,或与牛胆、苦瓜、冰片研末吹喉;风毒暴肿,与木鳖子、半夏研末外用(如《太平圣惠方》重台草散);

一切无名肿毒,与九道箍、生半夏、生南星配伍外用(《四川中药志》);痈疽疔疮,腮腺炎,与蒲公英配伍内外兼用(《宁夏中草药》);咽喉肿痛,与桔梗、牛蒡子配伍(《华山药物志》);女人乳结不通,红肿疼痛,与小儿吹着(外吹乳痈),单用本品水酒煎服(《滇南本草》);李时珍并云:"虫蛇之毒,得此治之即休,故有蚤休、螫休诸名。"虫蛇咬(螫)伤,单用本品研末外敷(《丹溪治法心要》),或与半边莲、半枝莲、白花蛇舌草等配伍;治蛇伤之成药,每以本品为主药。

2. 惊风抽搐:本品清肝泻火,息风定惊。高热神昏抽搐及小儿发热惊痫,可单用本品研末服(《卫生易简方》),或与钩藤、蝉蜕、全蝎等配伍;小儿急惊抽搐,与钩藤、薄荷配伍(《农村常用草药手册》);流行性脑膜炎、乙型脑炎、中暑等高热抽搐,与金银花、白菊花、大青叶、麦冬等配伍。

3. 其他:脱肛,单用本品以醋磨汁外用(《广西民间常用草药》);新旧跌打内伤,止痛散瘀,本品童便浸、洗净、晒干、研末服(《广西药用植物志》);扭伤瘀肿,以醋磨浓汁涂擦伤处(《农村常用草药手册》);慢性气管炎,与地龙、盐肤木配伍(《浙南本草新编》)。

【现代研究】本品含蚤休苷、薯蓣皂苷、单宁酸及 18 种氨基酸、肌酸酐、生物碱、黄酮、甾酮、蜕皮素、胡萝卜素等。

提取物有广谱抗菌作用,并有抗流感病毒、蛇毒作用,表现有镇静、镇痛、镇咳、平喘、抗肿瘤及杀精子等作用。

【用法用量】

1. 炮制:生用。

2. 用法:内服:煎汤,或入丸、散。外用:捣汁涂,捣敷,或研末调敷。

3. 用量:煎服:3～9 克。外用:适量。

注意事项:孕妇忌服。

拳 参

【文献记载】

《神农本草经》:"味苦、辛,寒。""主心腹积聚,寒热邪气,通九窍,利大小便。"

《名医别录》:"微寒,无毒。""疗肠胃大热,吐血衄血,肠中聚血,痈肿诸疮,止咳益精。"

《本草图经》:"捣末,淋渫肿气。"

《广西中药志》:"治肠胃湿热,赤痢。外用治口糜,痈肿,火伤。民间作产后补血药。"

《全国中草药汇编》:"清热解毒,凉血止血。用治肝炎,痢疾,肠炎,痔疮出血,子宫出血。外用治口腔炎,牙龈炎,痈疖肿毒。"

【药性】苦、涩,微寒。

【功能】清热解毒,凉血止血,镇肝息风。

【临床应用】

1. 疮疡肿毒:本品苦寒,清热解毒,消痈散结。痈疽疮疡、瘰疬、虫蛇咬(螫)伤、水火烫(烧)伤、痔疮等红肿疼痛者,与其他清热解毒药配伍同用,并可用本品捣敷患处;咽喉肿痛、口舌生疮,或以本品煎汤含漱。

2. 热病,抽搐:肺热咳嗽,咯痰,与黄芩、知母等配伍;肠中湿热,下痢脓血,本品单用或与芍药、黄连、蒲公英等配伍;热病惊风抽搐、癫痫,与钩藤、僵蚕、全蝎、蜈蚣等配伍;热盛动血,吐血、衄血,与赤芍、牡丹皮、生地黄等配伍。

【现代研究】本品含有鞣质、淀粉、糖类及果酸、树胶、黏液质、蒽醌衍生物、树脂等,并含有没食子酸、鞣花酸等。

提取物有抗菌、抗炎、止血及抗肿瘤等作用。

【用法用量】

1. 炮制：生用。

2. 用法：内服：煎汤，或入丸、散。外用：捣汁涂，或捣敷，或研末调敷。

3. 用量：煎服：3～12克。外用：适量。

漏　芦

【文献记载】

《神农本草经》："味苦、咸，寒。""主皮肤热，恶疮疽痔，湿痹，下乳汁。"

《名医别录》："大寒，无毒。""止遗溺，热气疮痒如麻豆，可作浴汤。"

《本草经疏》："漏芦，苦能下泄，咸能软坚，寒能除热，寒而通利之药也。故主皮肤热，恶疮疽痔，湿痹，下乳汁。"

《本经逢原》："漏芦，滑利泄热，与王不留行功用最近，而寒苦直泄，尤其过之。苟非实热，不可轻用。不独耗阴，尤损正气。"

《本经续疏》："漏芦，《本经》谓其下乳汁，《别录》谓其止遗溺，旨实相反，何欤？夫溺以温化而通，乳以清纯而下。遗溺因乎热，乳不下亦因乎热，非有二也。惟其利水由于除热，是以能使不应行者归于应行，而应行者不得应行而不行，则漏芦者谓为痒证逐湿之剂可也。"

【药性】苦，寒。

【功能】清热解毒，消痈散结，通经下乳，舒筋通脉。

【临床应用】

1. 乳痈：本品苦寒，善于解毒消痈，善治乳痈。产后哺乳不畅，乳络壅塞，与穿山甲、王不留行等配伍；乳痈初起，肿胀疼痛，乳汁不畅，与瓜蒌、蛇蜕配伍（如《太平惠民和剂局方》漏芦散）；疮疡热毒壅滞，与大黄、连翘、紫花地丁等配伍（如《备急千金要方》漏芦汤）；流行性腮腺炎，与板蓝根、牛蒡子、甘草配伍（《新疆中草药手册》）；疽作二日，欲退毒下脓，与黄芪、大黄、连翘等配伍（如《集验背疽方》漏芦汤）；瘰疬，予排脓、止痛、生肌，与夏枯草、贝母、紫花地丁等配伍（《本草汇言》）；瘰疬欲破，与海藻、玄参、连翘等配伍（如《圣济总录》漏芦汤）；湿疹、阴疹、风毒、疮疥，与苦参、蕲蛇、白鲜皮等浸酒蒸饮（《本草汇言》）。

2. 湿痹：本品性善通利，能活络舒筋。历节风，筋脉拘挛、骨节疼痛，与地龙研末、姜蜜调服（如《圣济总录》古圣散）。

3. 其他：小儿无辜疳痢，羸弱，不欲饮食，及腹内虫动作，多吐清水，与猪肝、楮树根白皮研末、蜜丸服（如《太平圣惠和剂局方》漏芦丸）；冷劳泄痢，及妇人产后带下诸疾，与艾叶为丸米饮送服（如《圣济总录》漏芦丸）；室女月经不调，与人参、当归、枳壳等配伍（如《圣济总录》漏芦汤）。

【现代研究】本品含挥发油、牛蒡子醛、牛蒡子醇、棕榈酸、β-谷甾醇、硬脂酸乙酯、蜕皮甾酮、土克甾酮、漏芦酮、漏芦甾酮等。

提取物有抗氧化、抗衰老等作用，表现有对免疫系统等的药理作用。

【用法用量】

1. 炮制：生用。

2. 用法：内服：煎汤。外用：捣敷，或研末调敷。

3. 用量：煎服：9～15克。外用：适量。

注意事项：孕妇忌服。

土茯苓

【文献记载】

《本草图经》:"味甘,性凉,无毒。""敷疮毒。"

《滇南本草》:"气味甘、淡。""健脾胃,强筋骨,去风湿,利关节。杨梅疮,服之最良。"

《医学入门》:"善治久病杨梅痈漏及曾误服轻粉肢体废坏、筋骨疼痛者,能收其毒而祛其风,补其虚。寻常老弱亦可服之,健筋骨。"

《本草纲目》:"止泄泻,治拘挛骨痛,恶疮痈肿,解汞粉、银朱毒。"

《本草正》:"疗痈肿、喉痹,除周身寒湿,恶疮。"

《生草药药性备要》:"消毒疮、疔疮,炙汁涂敷之,煲酒亦可。"

【药性】甘、淡,平。

【功能】解毒,利湿。

【临床应用】

1. 湿浊内蕴:本品甘淡渗利,解毒利湿。湿热下注之热淋,与木通、车前子、萹蓄等配伍;阴痒带下,可单用本品(《滇南本草》);皮肤湿疹、瘙痒,与白鲜皮、生地黄、赤芍等配伍。

2. 疮疡,梅毒:本品解毒利湿,传统用于梅毒治疗。对服用汞制剂治疗梅毒所致肢体拘挛、筋骨疼痛效果明显,可单用本品煎服(如《景岳全书》土萆薢汤),也与金银花、防风、木瓜等配伍(如《本草纲目》搜风解毒汤);疮疡肿毒,单用本品研末以醋调敷患处(《滇南本草》);瘰疬溃后,久不收口,单用本品煎服或入粥服食(《积德堂经验方》);银屑病进行期,与白鲜皮、山豆根、草河车、夏枯草等配伍炼蜜为丸(如《朱仁康临床经验集》土茯苓丸);风气痛及风毒疮癣,单用本品酿酒饮用(如《万氏家抄方》土茯苓酒)。

3. 其他:急性细菌性痢疾,单用本品煎服并煎水保留灌肠;血分热毒红斑狼疮、贝赫切特综合征(白塞病),与槐花、甘草配伍;甲状腺腺癌,与金锁银开、黄药子、乌蔹梅根等配伍;消化道肿瘤,与白花蛇舌草、重楼、黄连、薏苡仁等配伍;骨肿瘤或肿瘤骨转移,与菝葜、川牛膝、乳香、没药等配伍;小儿疳积,与野棉花根配伍加猪肝炖服(《草医草药简便验方汇编》);预防钩端螺旋体病,单用本品煎服(《浙江药用植物志》);治疗钩端螺旋体病,与甘草配伍(《全国中草药汇编》)。

【现代研究】本品含落新妇苷、异黄杞苷、胡萝卜苷、3,5,4′-三羟基芪、表儿茶精 L、β-谷甾醇等皂苷、鞣质、黄酮、树脂类等,并含有挥发油、多糖、淀粉等。

提取物有利尿、镇痛、抗菌、抗肿瘤及拮抗棉酚的作用。表现有 β 受体阻滞样、缓解汞中毒等药理作用。

【用法用量】

1. 炮制:生用。

2. 用法:内服:煎汤。外用:研末调敷。

3. 用量:煎服:15～60 克。外用:适量。

注意事项:服药时忌茶。

射 干

【文献记载】

《神农本草经》:"味苦,平。""治咳逆上气,喉痹咽痛不得消息。散结气,腹中邪逆,食饮大热。"

《名医别录》:"微温,有毒。""疗老血在心脾间、咳唾、言语气臭;散胸中热气。"

《本草经集注》:"疗毒肿。"

《药性论》:"治喉痹水浆不入,能通女人月闭,治疰气,消瘀血。"

《日华子本草》:"消痰,破癥结,胸膈满,腹胀,气喘,痃癖,开胃下食,消肿毒,镇肝明目。"

《本草纲目》:"射干能降火,故古方治喉痹咽痛为要药。"

《滇南本草》:"治咽喉肿痛,咽闭喉风,乳蛾,痄腮红肿,牙根肿烂,攻散疮痈一切热毒等症。"

《生草药性备要》:"行气,敷疮止痛;理蛇伤,生津液。"

《湖南药物志》:"清热解毒,利尿,消肿,杀蛔虫,主治黄疸,水肿,感冒,牙痛。"

【药性】苦,寒。

【功能】清热解毒,消痰,利咽。

【临床应用】

1. 咽喉肿痛:本品清热解毒,利咽消肿。热毒痰火蕴结,咽喉肿痛,单用本品(如《圣济总录》射干汤),或与牛蒡子、连翘、桔梗等配伍(如《世医得效方》射干汤,《小儿痘疹方论》射干鼠粘子汤),亦可单用本品煎汤含咽;风热壅盛,喉痹,与防风、荆芥、桔梗、薄荷等配伍(如《古今医彻》射干汤)。

2. 痰壅咳喘:本品能清肺泻火,祛痰平喘。痰热壅肺,咳嗽气喘,与桑白皮、黄芩、马兜铃等配伍(如《痧胀玉衡》射干兜铃汤);寒饮射肺之咳嗽气喘,喉间辘辘如水鸡(青蛙)声,与麻黄、细辛、半夏等配伍(如《金匮要略》射干麻黄汤);小儿风痰沫,气喘咳嗽,肚腹膨胀,不思饮食,其症肺胀喘满、胸高气急、两胁摇动、陷下作坑、两鼻窍张、闷乱嗽渴、声嗄不鸣、痰涎潮塞,俗云马脾风,与大黄、槟榔、牵牛子、麻黄等配伍(《本草汇言》)。

3. 其他:腮腺炎,单用本品煎服(《福建民间草药》),或与小血藤捣敷患处(《湖南药物志》);瘰疬痰核,因热气结聚者,与连翘、夏枯草研末为丸(《本草汇言》引《类编朱氏集验医方》);恶核结肿不肯散,与升麻配伍煎服并药滓外敷(《医心方》引《葛氏方》);痈肿焮赤,与金银花配伍(《本草汇言》引《永类钤方》);舌本强直,与大青(叶)、石膏等配伍(如《备急千金要方》射干煎);胃热停痰,有血积上吐者,与川贝母、生地、牡丹皮配伍(《永类钤方》);小便淋沥涩痛,与黄芩、大黄、木通等配伍(如《普济方》射干汤);关节炎、跌打损伤,单用本品泡酒饮(《安徽中草药》)。

【现代研究】本品含鸢尾苷元、鸢尾黄酮、鸢尾黄酮苷、射干异黄酮等,并含有射干酮、茶叶花宁、射干醛、射干醇、射干醌等。

提取物有抗炎、抗微生物、解热、祛痰等作用,有较明显的利尿作用。

【用法用量】

1. 炮制:生用。

2. 用法:内服:煎汤,或入丸、散。外用:煎水洗涤,或捣烂、研末调敷。

3. 用量:煎服:3~9克。外用:适量。

注意事项:孕妇忌服。

山豆根

【文献记载】

《开宝本草》:"味甘,寒,无毒。""解诸药毒,止痛,消疮肿毒,急黄发热,咳嗽,杀小虫。"

《梦溪笔谈》:"味极苦。"

《本草正》:"味大苦,大寒。"

《本草图经》:"采根用,今人寸截含之,以解咽喉肿痛极妙。"

《珍珠囊补遗药性赋》:"疗咽痛,头疮,五痔。止咳嗽。"

《本草纲目》:"治腹胀喘满,女人血气腹胀,又下寸白诸虫,止下痢,止卒患热厥心腹痛,五种痔痛,诸热肿秃疮,蛇狗蜘蛛伤。"

《医林纂要》:"泻心火,保肺金。治喉肿、喉风,牙龈肿痛,及喘逆热咳,并治肠澼痢疾。"

《本草经疏》:"入散乳毒药中,能消乳岩。"

《本草求真》:"解咽喉肿痛第一要药。"

《本草备要》:"泻热解毒,去肺大肠风热,含之咽汁,止喉痛、齿肿、齿痛。"

【药性】苦,寒。有毒。

【功能】清热解毒,利咽消肿。

【临床应用】

1. 咽喉肿痛:本品苦寒,清热解毒,为治咽喉肿痛要药。热毒蕴结,咽喉肿痛,轻者单用本品煎服,或醋磨噙服(《永类钤方》);重者,与桔梗、栀子、连翘等配伍(如《增补万病回春》清凉散);乳蛾喉痹,与射干、天花粉等配伍(如《慈幼新书》山豆根汤),或与射干、猪牙皂角、杏仁配伍煎水含漱并稍稍咽之(如《医林纂要》山豆根汤);喉风急证,牙关紧闭,水谷不下,与白药等分煎水噙之、咽下(《外科集验方》);单双喉蛾,与桔梗、甘草、半夏配伍(《喉科集腋》)。

2. 牙龈肿痛:胃火上炎,牙龈肿痛,与白头翁、生石膏配伍(《本草骈比》),牙痛轻者,可单用本品含于痛处。

3. 其他:五般急黄(黄疸),单用本品研末调服(《肘后备急方》);赤白痢,可用本品捣末为丸服(《肘后备急方》);水蛊腹大有水声,皮色黑者,以本品研末酒调服(《太平圣惠方》);疮癣,本品研末调敷(《肘后备急方》);喉癌,与玄参、大青叶、开金锁配伍(《实用抗癌手册》);蛇虫咬(螫)伤,本品研末调敷患处(《肘后备急方》)。

【现代研究】本品含苦参碱、氧化苦参碱、臭豆碱和甲基金雀花碱、柔枝槐酮、柔枝槐素、柔枝槐酮色烯、柔枝槐素色烯等,并含有紫檀素、山槐素、红车轴草根苷等。

提取物有抗癌、抗溃疡作用,表现有对心血管系统、中枢神经系统等的药理作用。

【用法用量】

1. 炮制:生用。

2. 用法:内服:煎汤,或磨汁、研末,或入丸、散。外用:煎水含漱,或捣、研末敷。

3. 用量:煎服:3～6克。外用:适量。

注意事项:本品有毒,不宜过量。

中毒时主要表现为:不同程度的头痛、头晕、恶心、呕吐、腹痛(或腹泻)、四肢无力、心悸、胸闷;重者或出现面色苍白、四肢颤抖、麻木、大汗淋漓、心跳加快、血压升高、步态不稳等;继则呼吸急促、浅表、四肢抽搐、面唇青紫、瞳孔散大,最终可因呼吸衰竭而死亡。轻者,催吐、洗胃;服药超过4小时,可导泻,并服活性炭。严重者需综合救治。

山慈菇

【文献记载】

《本草拾遗》:"疗痈肿疮瘘,瘰疬结核等,醋磨敷之。"

《本草新编》:"山慈菇,玉枢丹中为君,可治怪病。大约怪病多起于痰,山慈菇正消痰之药,治痰而怪病自除也。或疑山慈菇非消痰之药也。不知毒之未成者为痰,而痰之已结者为毒,是痰与毒,正未可二视也。"

《本草正义》:"山慈菇之名,始见于《嘉祐本草》,然陈藏器《拾遗》已有之,则名金灯,即其花也。能散坚消结,化痰解毒,其力颇峻,故诸家以为有小毒,并不以为内服之药。至王谬《是斋百一选方》,乃有太乙紫金丹,亦名玉枢丹,即今通行之紫金锭也,外证可敷,内证可服,其效最捷。则以合大戟、千金子霜、麝香,皆通利迅疾之品,所以行驶极速,取效眉睫。而病重者连服之,则必利下,是以攻逐恶物为专职,药力之猛烈可知。此皆用以荡涤肠胃,驱除积垢,以减邪毒凭陵之势,亦非能通行百脉,消除皮里膜外之坚积也。且气味俱淡,以质为用,所以古来未入煎剂,近人有用入煎方,以为消积攻坚之法,如瘰疬痞积之类皆喜用之,而不能取效者,则以此物止能直下,而不能行,其力虽峻,而无宣络通经之性,何能行于肢体脉络。肠胃之病,如食积气滞,胸脘不舒,服玉枢丹少许,则顷刻即效。此中微义,亦可深长思矣。"

《滇南本草》:"消阴分之痰,止咳嗽,治喉痹,止咽喉痛。治毒疮,攻痈疽,敷诸疮肿毒,有脓者溃,无脓者消。"

《本草纲目》:"主疔肿,攻毒破皮,解诸毒……蛇虫狂犬伤。"

【药性】甘、微辛,凉。

【功能】清热解毒,消肿散结。

【临床应用】

本品解毒散结。痈疽发背,疔疮肿毒,瘰疬痰核,蛇虫咬(螫)伤,与雄黄、朱砂、麝香等配伍内服或外用(如《是斋百一选方》紫金锭);常配伍应用于癥瘕痞块及多种肿瘤。肝硬化,与土鳖虫、穿山甲、蟅虫等配伍;瘰疬,瘿瘤,与蚤休、丹参、浙贝母、夏枯草等配伍。

注:有地区将百合科老鸦瓣和丽江山慈菇入药,称"光慈菇",味甘,寒。有毒。临床被广泛用于癌症治疗。

【现代研究】本品含黏液质、葡配甘露聚糖及甘露糖等。光慈菇含秋水仙碱等多种生物碱。

提取物(秋水仙碱)有抗癌作用。并有镇静、催眠的协同作用,尚有止咳、平喘及止痛等作用。

【用法用量】

1. 炮制:煮(蒸)透后用。

2. 用法:内服:煎汤,或入丸、散。外用:捣敷,或研末调敷。

3. 用量:煎服:3～9克。外用:适量。

注意事项:注意药材来源。光慈菇治疗量与中毒量比较接近,不宜过量(丽江山慈菇每次0.6～0.9克)。久服并能引起胃肠不适、多发性神经炎、白细胞减少以及中枢神经的抑制等,大剂量可引起死亡。

贯 众

【文献记载】

《神农本草经》:"味苦,微寒。""主腹中邪热气,诸毒,杀三虫。"

《名医别录》:"去寸白,破癥瘕,除头风,止金疮。"

《本草纲目》:"治下血崩中,带下,产后血气胀痛,斑疹毒,漆毒,骨鲠。""贯众大治妇人血气。根汁能制三黄,化五金,伏钟乳,结砂制汞。且能解毒软坚。王海藏治夏月痘出不快。"

《本草经疏》:"疫气发时,以此药置水中,令人饮此水则不传染。"

《玉楸药解》:"止血行瘀,破积杀虫,收敛营血,消化瘀蒸。治吐衄崩带,积聚痞癖,杀寸白诸虫。"

《东北常用中草药手册》:"驱虫,止血,清热解毒,驱蛔虫,蛲虫,虫积腹痛;子宫功能性出血,白带。贯众放在水缸中,饮用其水,预防流行性感冒,感冒,流行性脑脊髓膜炎,麻疹。"

【药性】苦、涩,微寒。有小毒。

【功能】清热解毒,凉血止血,杀虫。

【临床应用】

本品有较强的抑制病毒(流感病毒、腺病毒、脊髓灰质炎病毒、乙脑病毒等)作用和杀虫(绦虫、钩虫、蛔虫等)作用,有小毒,服用时忌油腻食物。

1. 风热外感,温毒发斑:风热、时行感冒,瘟疫初起,可单用本品,或与大青叶、板蓝根等配伍作预防之用,亦可与黄连、甘草等配伍(如《普济方》贯众散);热病发斑,与升麻、赤芍等配伍(如《小儿卫生总微论方》快斑散)。

2. 血热出血:血热所致衄血、吐血、便血、崩漏等,可单用本品研末调服(《本草图经》),或与黄连研末,糯米饮调服(如《圣济总录》贯众散);崩漏可单用本品(《海上方》),或与五灵脂、乌贼骨配伍;血痢不止,或如鸡肝片,或如小豆汁,与黄连配伍炒、研末,米饮调服(如《杨氏家藏方》贯众散);外伤出血,可单用本品研末撒敷伤口。

3. 虫疾:对于绦虫、钩虫、蛲虫、蛔虫等多种肠道寄生虫,常与其他驱虫药配伍。

4. 其他:乳痈,未成脓,单用本品研末外敷并内服(《普济方》);风瘙头疮,与白芷研末,调敷患处(如《普济方》决效散);癣,与吴茱萸、官桂研末,调敷患处(《是斋百一选方》);一切热毒,或中食毒、酒毒、药毒等,与黄连、甘草等配伍(《普济方》);诸般痔疾,与萆薢等配伍(如《杨氏家藏方》胜金丸)。

【现代研究】本品主要含绵马素、三叉蕨粉、黄三叉蕨酸、绵马次酸、挥发油、绵马鞣质等。

提取物有强烈抑制流感病毒、杀虫作用。外用有止血、镇痛、消炎等作用。表现有对子宫平滑肌、抗早孕及堕胎、抗肿瘤等的药理作用。

【用法用量】

1. 炮制:生用,炒炭。

2. 用法:内服:煎汤,或入丸、散。外用:研末撒、调敷,或作吹药。杀虫及清热解毒,生用;止血,炒炭用。

3. 用量:煎服:4.5～9克。外用:适量。

注意事项:本品有小毒,不宜过量服用。内服时忌油腻饮食。孕妇忌服。

绵马贯众有毒,肠道有过多脂肪时可促进吸收而致中毒,能麻痹随意肌(包括心肌),对胃肠道有刺激,引起视网膜血管痉挛及伤害视神经,并可引起中枢神经系统障碍,出现震颤、惊厥乃至延脑麻痹。

金果榄

【文献记载】

《药性考》:"味苦,性大寒。""解毒。咽喉痹急,口烂宜服。痈疽发背,焮赤疔疾,蛇蝎虫伤,磨涂痛伏。治目痛耳胀,热嗽,岚瘴,吐衄,一切外证效。"

《柑园小识》:"能祛内外结热,遍身恶毒,消瘴疠,双单蛾及齿痛,切薄片含之,极神效,磨涂疔疮肿毒,立消。"

《百草镜》:"凡肿毒初起,好醋磨傅,露出患头,初起者消,已成者溃。咽喉一切证,煎服一二钱即效。如喉中疼烂,用三钱为末,加冰片一分吹之。"

【药性】苦,寒。

【功能】清热解毒,利咽,止痛。

【临床应用】

1. 咽喉肿痛,疮疡:本品苦寒,清热解毒,善于治疗咽喉肿痛,疮疡肿毒。急性扁桃体炎,与连翘、牛蒡子配伍(《安徽中草药》),或单用本品(《百草镜》),或与八爪金龙、硼砂、冰片研末吹喉(《贵州中草药资料》);咽喉肿痛,肺胃热盛,与栀子、青果、甘草等配伍;喉痹,与八爪金龙、山乌龟配伍(《湖南药物志》);疔疮肿疡,与鲜苍耳草捣汁服(《四川中药志》),或醋磨后敷于患处(《百草镜》)。

2. 其他:胃痛,与两面针、香附配伍,或与重楼、徐长卿、蛇总管配伍(《中国民族药志》);急性痢疾,可单用本品服用(江西药科学校《草药手册》);肾炎,与金钱草、车前草配伍;盆腔炎,与六月雪、羊耳菊配伍(《中国民族药志》);接触性皮炎,单用本品煎水洗涤(《云南中草药选》);水火烫(烧)伤,与土大黄、生地榆研末调敷患处(《安徽中草药》);毒蛇咬伤,蜂蜇伤,与积雪草、半边莲配伍内服并捣敷患处(《四川中药志》)。

【现代研究】本品主要含防己碱、药根碱、非洲防己碱等,并含有萜类及甾醇类。

提取物有抗菌、解毒、止痛、抗肿瘤、降血糖等作用。

【用法用量】

1. 炮制:生用。

2. 用法:内服:煎汤。外用:煎水含漱,或研末吹喉,或捣敷。

3. 用量:煎服:3～9克。外用:适量。

青　果

【文献记载】

《开宝本草》:"味酸、甘,温。无毒。""主消酒。"

《日用本草》:"味微酸、涩、甘,平。"

《日华子本草》:"开胃,下气,止泻。"

《本草纲目》:"生津液,止烦渴,治咽喉痛。咀嚼咽汁,能解一切鱼鳖毒。"

《本草能玄》:"固精。"

《本草再新》:"平肝开胃,润肺滋阴,消痰理气,止咳嗽,治吐血。"

《岭南采药录》:"其果煎水洗,解痱疔毒。"

【药性】甘、酸,平。

【功能】清热解毒,生津利咽。

【临床应用】

1. 咽喉肿痛:本品酸甘,生津利咽。咽喉肿痛,声嘶音哑,口舌干燥,吞咽不利,与桔梗、薄荷、青黛、硼砂、冰片等配伍蜜丸噙服(如《四川中药志》清音丸);肺虚火郁,干咳少痰,与栀子、浙贝母、栝楼、海浮石等配伍;咽喉肿痛,口舌干燥,与生地黄、玄参、麦冬等配伍;咽痛,声音嘶哑,与桔梗、甘草等配伍;热病津伤口渴,可单用本品,或捣汁与梨汁、甘蔗汁等同饮。

2. 其他:孕妇胎动不安,口渴咽干,本品适量置猪肚内炖熟,食肉喝汤(《四川中药志》);醒酒,单用本品十粒煎汤饮(《本草汇言》);河豚、鱼、鳖诸毒,本品捣汁,或煎浓汤饮(《随息居饮食谱》);牙龈溃烂,诸药不效,盐制本品二三个,连皮带核煅存性,加冰片半分搽(《幼幼集成》);湿疹,煎浓汤洗涤患处;痱疮,本品烧存性研末油调敷之,或加儿茶等分(《本草纲目》引《乾坤秘韫》)。

【现代研究】本品果实含蛋白质、脂肪、碳水化合物、钙、磷、铁、维生素 C;种子含挥发油及香树脂醇等。提取物能兴奋唾液腺,增加唾液分泌,并有保肝等作用。

【用法用量】

1. 炮制:生用,炒炭。

2. 用法:内服:煎汤熬膏,或入丸剂。外用:捣汁、研末调敷。清利咽喉,生用;止泻,炒炭用。

3. 用量:煎服:4.5～9克。外用:适量。

木蝴蝶

【文献记载】

《岭南采药录》:"味微苦。""清痰火,除眼热。除小儿邪气,辟恶止惊。"

《本草纲目拾遗》:"治心气痛,肝气痛,下部湿热。又项秋子云,凡痈毒不收口,以此贴之。"

《晶珠本草》:"清热,解毒,治肝病、咽喉病。"

《岭南草药志》:"能宣解郁热,舒肝除烦,治喉痹,赤眼痰火核诸症。"

【药性】微苦、甘,微寒。

【功能】清肺利咽,疏肝和胃。

【临床应用】

1. 喉痹音哑:本品善于清肺开音。风热犯肺,咽喉肿痛,与金银花、薄荷、桔梗等配伍;声音嘶哑,发音困难,与胖大海、桔梗等配伍泡茶饮;肺热壅盛,咽喉肿痛,音哑,与黄芩、桑白皮、麦冬等配伍;干咳、声音嘶哑,咽喉疼痛,与胖大海、蝉蜕、甘草、冰糖配伍(如中山医学院《中药临床应用》木蝴蝶汤);久咳声哑,与玄参配伍,或与浙贝母、菊花配伍,加冰糖煎服(《福建药物志》);慢性咽喉炎,与金银花、菊花、沙参、麦冬配伍代茶饮(《香港中草药》);小儿百日咳,急性支气管炎,与安南子、桔梗、甘草、桑白皮、款冬花配伍(如《现代实用中药》止咳糖浆)。

2. 肝胃气痛:肝胃不和,气滞胃痛,单用本品研末酒送服(《本草纲目拾遗》);或与木香、川楝子等配伍;肝气痛,本品二三十张铜铫上焙燥研细,好酒调服(《本草纲目拾遗》)。

3. 其他:疮疡,久不收口,以本品外贴,或研末掺,或调敷患处;中心视网膜炎,与截叶铁扫帚、鸭肝配伍炖服(《福建药物志》)。

【现代研究】本品含木蝴蝶甲素、乙素,脂肪油,黄芩苷元,特土苷,木蝴蝶苷 A、木蝴蝶苷 B,白杨素及苯甲酸等。

提取物有抗白内障等作用。

【用法用量】

1. 炮制:生用。

2. 用法:内服:煎汤研末服,或泡茶饮。外用:敷贴,或研末调敷。

3. 用量:煎服:1~3 克。外用:适量。

四季青

【文献记载】

《江西草药》:"苦、涩,寒。"

《本草图经》:"烧灰,面膏涂之,治皯疱殊效,兼灭瘢疵。"

《全国中草药汇编》:"清热解毒,活血止血。主治上呼吸道感染,慢性气管炎,细菌性痢疾。外用治烧烫伤,下肢溃疡,麻风溃疡,创伤出血,冻伤,乳腺炎,皮肤皲裂。"

【药性】苦、涩,寒。

【功能】清热解毒,凉血止血,敛疮。

【临床应用】

本品主要外用。水火烫(烧)伤,煎水湿敷,或捣敷或研末调敷患处;外伤出血,鲜品捣敷,或研末撒后包扎止血。

小便淋涩,泄泻,可单用本品煎服;肺热咳嗽,咽喉肿痛,与黄芩、桔梗、牛蒡子等配伍。

【现代研究】本品含原儿茶醛、马索酸、缩合型鞣质、黄酮类化合物及挥发油等。

提取物有广谱抗菌、抗炎及抗肿瘤作用。用于烧伤创面能形成药痂、保护创面、促使愈合。

【用法用量】

1. 炮制：生用。

2. 用法：内服：煎汤。外用：煎水洗涤、湿敷，或研末调敷。

3. 用量：煎服：15～30 克。外用：适量。

白 蔹

【文献记载】

《神农本草经》："味苦，平。""主痈肿疽疮，散结气，止痛，除热，目中赤，小儿惊痫，温疟，女子阴中肿痛。"

《名医别录》："甘，微寒，无毒。""下赤白，杀火毒。"

李东垣："涂一切肿毒，敷疔疮，治发背。"（引自《本草发挥》）

《本经逢原》："同地肤子治淋浊失精，同白及治金疮失血，同甘草解狼毒之毒。"

【药性】苦，微寒。

【功能】清热解毒，消痈散结，敛疮生肌。

【临床应用】

本品主要外用。疮痈肿毒，瘰疬痰核，初起红肿硬痛，与金银花、连翘、蒲公英等配伍内服，并可单用本品研末调敷患处，或与藜芦研末以酒调敷（《补缺肘后方》）；脓成不溃，与苦参、天南星、皂角等制成膏药外贴，能促其溃破排脓；疮疡溃后不敛，与白及、络石藤共研细末外掺（如《鸡峰普济方》白蔹散）；痰核，瘰疬，与玄参、赤芍、大黄等研末以醋调敷（如《太平圣惠方》白蔹散），或与黄连、胡粉研末以油调敷（如《刘涓子鬼遗方》白蔹膏）；水火烫（烧）伤，可单用本品研末调敷（《肘后备急方》）；聤耳出脓血，与黄连、龙骨、赤石脂等研末外用（如《圣济总录》白蔹散）；白癜风，遍身斑点瘙痒，与天雄、商陆、黄芩、干姜、踯躅花研末以酒调服（如《太平圣惠方》白蔹散）；冻耳成疮，或痒或痛，与黄柏研末麻油调涂（如《仁斋直指方论》白蔹散）；手足皲裂，与白及、大黄、冰片配伍调敷患处。

【现代研究】本品含黏液质和淀粉，酒石酸、龙脑酸、24-乙基甾醇及其糖苷，脂肪酸和酚性化合物等。

提取物有很强抗菌作用，并有抗肝毒素及抗癌等作用。

【用法用量】

1. 炮制：生用。

2. 用法：内服：煎汤。外用：研末调敷。

3. 用量：煎服：4.5～9 克。外用：适量。

注意事项：反乌头。

熊 胆

【文献记载】

《唐本草》："味苦，寒。无毒。"

《药性论》："主小儿五疳，杀虫，治恶疮。"

《医学入门》："点眼去翳开盲。涂恶疮、痔瘘。"

《本草纲目》："退热，清心，平肝，明目去翳，杀蛔、蛲虫。"

《本草从新》："凉心，平肝，明目，杀虫，治惊痫五痔。实热则宜，虚家当戒。"

《本草蒙筌》:"治男、女时气热蒸,变为黄疸;疗小儿风痰壅塞,发为惊痫;驱五疳、杀虫,敷恶疮散毒;痔病久发不愈,涂之立见奇功。"

【药性】苦,寒。

【功能】清热解毒,息风止痉,清肝明目。

【临床应用】

1. 热极生风:本品苦寒,善于清泄肝火。高热惊风、癫痫、子痫,手足抽搐,与乳汁、竹沥和服(《食疗本草》)。

2. 目赤肿痛:肝热上扰,羞明、目生障翳,与冰片化水外用点眼(如《本草纲目》熊胆丸),亦可蒸水洗涤患眼。

3. 热毒疮痈:痈疽疮疡、痔疮肿痛、咽喉肿痛等,可单用本品外涂,亦可加冰片调敷患处。

【现代研究】本品含熊去氧胆酸、鹅去氧胆酸、去氧胆酸、牛黄熊去氧胆酸、牛黄鹅脱氧胆酸、牛黄胆酸、胆固醇、胆红素、无机盐、脂肪、磷质及 4~12 种氨基酸等。

提取物有解痉、解毒、抗炎、抑菌以及抗过敏、镇咳、祛痰、平喘、降血压等作用。

【用法用量】

1. 炮制:生用。

2. 用法:内服:装胶囊,或入丸、散。外用:化水点滴,或调敷。

3. 用量:内服:0.25~0.5 克。外用:适量。

绿 豆

【文献记载】

《开宝本草》:"甘,寒,无毒。""主丹毒烦热,风疹,热气奔豚,生研绞汁服。亦煮食,消肿下气,压热解毒。"

《日华子本草》:"益气,除热毒风,厚肠胃;作枕明目,治头风头痛。"

《随息居饮食谱》:"绿豆甘凉,煮食清胆养胃,解暑止渴,利小便,已泻痢。"

《本经逢原》:"明目。解附子、砒石、诸石药毒。"

【药性】甘,寒。

【功能】清热解毒,解暑,利水。

【临床应用】

本品除解痈疽疮毒外,并能解药物诸毒。

1. 痈疽疮疡:热毒疮痈肿痛,轻者,单用本品煎服;预防痘疮及麻疹,与赤小豆、黑豆、甘草配伍(如《世医得效方》三豆饮);小儿遍身火丹并赤游肿,与大黄研末以薄荷、蜜水调敷(《普济方》);解暑,淘净、水煮一滚便停火冷饮(如《遵生八笺》绿豆汤);夏季烦渴,小便黄赤,常以本品煮汤冷饮(如《景岳全书》绿豆饮),或与西瓜翠衣、荷叶、青蒿等配伍。

2. 药物诸毒:本品善解热(药)毒,附子、巴豆、砒霜等辛热毒烈之剂中毒及食物中毒,可单用本品研开加冷开水滤汁顿服,或浓煎频服,或与黄连、葛根、甘草配伍(如《证治准绳》绿豆饮)。

3. 水肿,小便不利:水肿,小便不利,与陈皮、冬麻子配伍(《太平圣惠方》);治十种水气,与附子配伍(《朱氏集验方》)。

【现代研究】本品含蛋白质、脂肪、糖类、胡萝卜素、维生素 A、维生素 B、烟酸和磷脂以及钙、磷、铁等。

提取物有降低胆固醇等作用。

【用法用量】

1. 炮制：生用。

2. 用法：内服：煎服。外用：研末调敷。

3. 用量：煎服：15～30克，解毒可用至120克。外用：适量。

第三节　清热凉血药

清热凉血药药性苦寒，或甘寒，或咸寒。主要用于治疗营分、血分等实热病症，并能止血、生津。临床常见：温热病，热入营分，灼伤营阴，心神被扰，身热、心烦、舌绛，脉细数，甚则出现神昏谵语、斑疹隐隐；若热陷心包，则神昏谵语、舌謇肢厥，舌质红绛；若热盛动血，则吐血、衄血、便血、尿血、斑疹紫暗、躁扰不安、甚则昏狂，舌质深绛等。亦可用于其他因血热而致出血类病症。若气血两燔，可配清热泻火药同用，使气血两清。

鲜地黄

【文献记载】

《名医别录》："大寒。""主妇人崩中血不止，及产后血上薄心闷绝，伤身胎动下血，胎不落，堕坠腕折，瘀血，留血，衄鼻，吐血，皆捣饮之。"

《药性论》："味甘，平，无毒。""解诸热，破血，通利月水闭绝，亦利水道。捣薄（敷）心腹，能消瘀血。病人虚而多热，加而用之。"

《四声本草》："黑须发。"

《医学启源》："《主治秘要》云，性寒，味苦。""凉血补血，补肾水真阴不足。《主治秘要》云，其用有三：凉血一也；（除）皮肤燥二也；去诸湿（热）三也。"

《珍珠囊》："凉心火之血热，泻脾土之湿热，止鼻中之衄热，除五心之烦热。"

《眼科全书》："散血，凉血，活血，生血，及凉心，治眼。"

《本草新编》："凉头面之火，清肺肝之热，热血妄行，或吐血，或衄血，或下血，宜用之为主。"

《本草从新》："泻丙（小肠）火，清肺肝之热，热血妄逆，消瘀通经。治吐衄，崩中，热毒痢疾，肠胃如焚，伤寒瘟疫痘疹，诸大热，大渴引饮，折跌绝筋，利大小便。"

【药性】甘、苦，寒。

【功能】清热凉血，生津润燥。

【临床应用】

本品为清热、凉血、止血、生津之要药。

1. 急性热病，温病邪热入营，高热神昏，斑疹隐隐，舌红绛，或热甚神昏谵语，斑疹透发，黄疸，吐血、衄血，与金银花、赤芍、犀角等配伍（如《温病条辨》清营汤、《备急千金要方》犀角地黄汤）；热病，初觉烦躁头痛，腰脚疼痛，取汁与黄芩、生姜、蜂蜜配伍（如《太平圣惠方》解毒饮子）；小儿热疾，烦渴头痛，壮热不止，取汁与生蜜和服（《太平圣惠方》）。

2. 热盛动血：心肺热盛，吐血、衄血，来势急迫，与生荷叶、生侧柏叶等配伍（如《妇人良方大全》四生丸）；吐血，取汁与白胶配伍（如《医心方》单神方）；小肠实热，心中烦闷，小便出血，与白茅根、葱白配伍

（如《圣济总录》地黄汤）；劳损尿血不止，与车前叶汁、鹿角胶配伍（《太平圣惠方》）；心热肠风脏毒出血，取汁与黄连为丸（如《古今医统大全》千金地黄丸）；产后小便出血，与生刺蓟配伍（《普济方》）；妇人伤血不止，兼赤白带下，取汁与益母草汁配伍（如《普济方》地黄益母草汤）；产后血晕危困，取汁与当归、赤芍、童便配伍（《云岐子保命集》）。

3. 热病津伤：心烦口渴，可单用本品捣汁服，或与藕汁配伍。

4. 其他：劳热咳嗽，四肢无力，不能饮食，取汁与青蒿汁、蜂蜜配伍（如《普济方》地黄汤）；虚劳干咳嗽，好酒而久嗽不愈，取汁与人参、茯苓、琥珀、沉香、蜂蜜熬膏（《古今医统》引《臞仙方》琼玉膏）；伤寒心热，口舌生疮，取汁与蜜熬膏（《圣济总录》）；乳痈，取外敷（《卫生易简方》）；暴赤眼肿痛，与黑豆捣成膏外敷（如《圣济总录》地黄膏）；喉闭，取汁与蜜熬膏、噙化（《普济方》）；骨槽风痛，断肿齿疏，取汁与枯矾、麝香配伍熬膏、涂敷患处（《圣济总录》）；髭发黄赤，取汁与生姜汁、皂角配伍染发（《古今医统》）。

【现代研究】本品主要含苷类，其中以环烯醚萜苷类为主，如益母草苷、桃叶珊瑚苷、梓醇苷等。并含有糖类、20多种氨基酸及葡萄糖胺、磷酸等。

提取物表现有对免疫系统、内分泌系统的药理作用，并有促进造血功能等作用。

【用法用量】

1. 炮制：鲜用。

2. 用法：内服：煎汤，或捣汁，或熬膏。外用：捣，涂、敷。

3. 用量：煎服：10～30克。外用：适量。

干地黄

【文献记载】

《神农本草经》："味甘，寒。""主折跌绝筋，伤中，逐血痹，填骨髓，长肌肉，作汤除寒热积聚，除痹。""久服轻身不老。"

《名医别录》："苦，无毒。""主男子五劳七伤，女子伤中，胞漏下血，破恶血，溺血，利大小肠，去胃中宿食，补五脏，内伤不足，通血脉，益气力，利耳目。"

《日华子本草》："助心胆气，安魂定魄。治惊悸劳劣，心肺损，吐血，鼻衄，妇人崩中血晕，助筋骨，长志。"

《本草经疏》："补肾家之要药，益阴血之上品。"

《本草从新》："养阴退阳，凉血生血。治血虚发热，常觉饥馁，五心烦热，倦怠嗜卧，胸膈痞闷。调经安胎，利大小便。"

《本经逢原》："干地黄，内专凉血滋阴，外润皮肤荣泽，病人虚而有热者宜加用之。戴元礼曰，阴微阳盛，相火炽强，来乘阴位，日渐煎熬，阴虚火旺之症，宜生地黄以滋阴退阳。浙产者，专于凉血润燥，病人元气本亏，因热邪闭结，而舌干焦黑，大小便秘，不胜攻下者，用此于清热药中，通其秘结最佳，以其有润燥之功，而无滋腻之患也。"

《本草纲目》："姜汁浸则不泥膈，酒制则不妨胃。"

《得配本草》："得元参定精意，得竹茹息惊气；麦冬为佐，复脉内之阴，当归为佐，和少阳之血；配地龙治鼻衄交流，佐天冬引肺气入生津之处，使羚羊角起阴气固封蛰之本，使通草导小肠郁热，调鸡子白治胎动，调蜜酒治热传心肺，君茯苓除湿热伤脾，和车前汁治血淋。"

【药性】甘、苦，微寒。

【功能】清热凉血，滋阴补血。

【临床应用】

本品善于清热，凉血，止血，养阴，生津。

1. 清热养阴：温热病症，热入营血，壮热烦渴，神昏舌绛，与玄参、连翘、丹参等配伍（如《温病条辨》清营汤);温热病后,余热未尽,阴液已伤,口干发热、夜热早凉,与知母、青蒿、鳖甲等配伍(如《温病条辨》青蒿鳖甲汤);阳明温病,热结津亏,大便秘结,与玄参、麦冬配伍(如《温病条辨》增液汤);热病伤阴,烦渴多饮,与麦冬、沙参、玉竹等配伍(如《温病条辨》益胃汤);温病阴液亏损,手足心热而脉形虚大,与白芍、麦冬、阿胶、甘草等配伍(如《温病条辨》加减复脉汤);内热消渴,与天花粉、葛根、麦冬等配伍(如《仁斋直指方论》天花散);阴虚内热之消渴,与山药、黄芪、山茱萸等配伍(如《医学衷中参西录》滋膵饮);潮热骨蒸,与知母、地骨皮配伍(如《古今医统》地黄膏)。

2. 凉血止血:热入营血,迫血妄行,吐血、衄血,与大黄配伍(如《伤寒总病论》大黄散);血热便血、尿血,与地榆配伍(如《石室秘录》两地丹);血热崩漏或产后下血不止,心神烦乱,与益母草配伍(如《太平圣惠方》地黄酒)。

3. 其他:喉风初起,风热壅肺,咽喉红肿道道,与赤芍、薄荷、桔梗配伍(如《重楼玉钥》地黄散);风热瘾疹,瘙痒不绝,与当归、荆芥、防风、蝉蜕、胡麻等配伍(如《外科正宗》消风散);中风,四肢拘挛,与麻黄、甘草配伍(如《证治准绳》地黄汤)。

【现代研究】本品含梓醇、二氢梓醇、单密力特苷、乙酰梓醇、桃叶珊瑚苷、密力特苷、地黄苷、去羟栀子苷、辛酸、苯甲酸、苯乙酸、葡萄糖、蔗糖、果糖及铁、锌等 20 多种微量元素和 45 种氨基酸(其中以丙氨酸含量为最高)等。

提取物有降压、镇静、抗炎、抗过敏、抑瘤作用,表现有对心血管系统、免疫系统及骨髓造血系统等的药理作用。

【用法用量】

1. 炮制:生用。

2. 用法:内服:煎汤,或入丸、散,或熬膏。

3. 用量:煎服:10～15 克。

玄 参

【文献记载】

《神农本草经》:"味苦,微寒。""主腹中寒热积聚,女人产乳余疾,补肾气,令人目明。"

《名医别录》:"下水,止烦渴,散颈下核,痈肿。"

《药性论》:"能治暴结热,主热风头痛,伤寒劳复,散瘤瘿、瘰疬。"

《日华子本草》:"治头风、热毒游风,补虚劳损,心惊烦躁,劣乏骨蒸,传尸邪气,止健忘,消肿毒。"

《医学启源》:"治心中懊憹,烦而不得眠,心神颠倒欲绝,血滞小便不得。"

《本草品汇精要》:"清咽喉之肿,泻无根之火。"

《本草纲目》:"清金降火,解斑毒,利咽喉,通小便血滞。"

《玉楸药解》:"清金补水。凡疮疡热痛,胸膈燥渴,溲便红涩,膀胱癃闭之证俱善。"

《本草正义》:"疗胸膈心肺热邪,清膀胱肝肾热结,能制君相浮溢之火,疗风热之咽痛,泄肝阳之目赤,止自汗盗汗,治吐血衄血。"

《本草汇言》:"配荆、防而治火于上;配知、柏而治火于下;配胆星、半夏,祛一切暴发风痰;配知母、麦冬,疗一切虚火咳嗽;配升麻、鼠粘,起痘瘥于将萌之初;配麦冬、竹叶,解伤寒毒于汗下之后。"

《得宜本草》:"得甘草、桔梗,止咽痛;得牡蛎、贝母,治哮喘。"

《玉楸药解》:"清肺与陈皮、杏仁同服,利水合茯苓、泽泻同服。"

《得配本草》:"得花粉,治痰结热痛;配大力子,治急喉痹风;配升麻、甘草,治发斑咽痛。佐二地,除阴虚火劫;煮猪肝,治赤胀贯瞳。"

沈文彬《药论》："助苓冬，除太阴火燥之咳嗽；和升葛，解阳明风湿之斑疹。""咽喉肿痛，同甘梗以相使；眸子赤热，寻荆菊以交行。"

《医学衷中参西录》："以玄参与柏实、枸杞并用，以治肝肾虚而生热，视物不了了者，恒有捷效也。"

【药性】甘、苦、咸，微寒。

【功能】清热凉血，滋阴降火，解毒散结。

【临床应用】

本品清热凉血，并能解毒消痈。

1. 温热病症：热入营分，身热夜甚、心烦口渴、舌绛脉数，与生地黄、丹参、连翘等配伍（如《温病条辨》清营汤）；邪陷心包，神昏谵语，与麦冬、竹叶卷心、连翘心等配伍（如《温病条辨》清宫汤）；气血两燔，发斑发疹，与石膏、知母等配伍（如《温病条辨》化斑汤）；肺肾阴虚，骨蒸劳嗽，与百合、生地黄、贝母等配伍（如《慎斋遗书》百合固金汤）；阴虚火旺，心神不宁、惊悸怔忡、健忘失眠，与生地黄、人参、石菖蒲、天冬等配伍（如《杨氏家藏方》天王补心丸）；阴阳偏，火有余而水不足，遇事或多言则心烦，常感胸中扰攘纷纭而嘈杂，与麦冬配伍（如《辨证录》玄冬汤）；热病伤阴，津伤便秘，与麦冬、生地黄配伍（如《温病条辨》增液汤）。

2. 疮疡肿毒：瘟毒热盛，咽喉肿痛、白喉，与黄芩、连翘、板蓝根等配伍（如《东垣试效方》普济消毒饮）；伤寒发汗吐下后，毒气不散，表虚里实，热发于外，故身斑如锦纹，甚则烦躁谵语，兼治喉闭肿痛，与升麻、甘草配伍（如《类证活人书》玄参升麻汤）；急喉痹风，不拘大人、小儿，与牛蒡子配伍（《太平圣惠方》）；痰火郁结，瘰疬痰核，与浙贝母、牡蛎配伍（如《医学心悟》消瘰丸）；解诸热，消疮毒，与生地黄、大黄等配伍（《补要袖珍小儿方论》）；口舌生疮，久而不愈，与天冬、麦冬配伍（如《圣济总录》玄参丸）；肝经热盛，目赤肿痛，与栀子、大黄、羚羊角等配伍（如《审视瑶函》玄参饮）；湿热、火毒壅滞所致脱疽，与金银花、当归、甘草配伍（如《验方新编》四妙勇安汤）；针眼暴赤成疮，疼痛羞明，熁眼，与黄芩、黄连配伍外用（《太平圣惠方》）。

3. 其他：风热壅滞，眼目涩痛，连头偏疼，与菊花、蔓荆子、羚羊角、黄芩等配伍（如《太平圣惠方》玄参散）；视物昏花，状如蝇翅，与生地黄、赤芍、菊花、青葙子等配伍（如《银海精微》黑参汤）；肺经蕴热，白睛肿胀，遮盖瞳神，开张不得，赤涩疼痛，与桑白皮、栀子、车前子、大黄等配伍（如《审视瑶函》玄参饮）。

【现代研究】本品含哈巴苷，哈巴苷元，桃叶珊瑚苷，6-对甲基梓醇，浙玄参苷甲、乙等环烯醚萜类化合物及生物碱、植物甾醇、油酸、硬脂酸、葡萄糖、天冬酰胺、微量挥发油等。

提取物有解热、抗菌、抗炎、镇静、抗惊厥作用，表现有对心血管系统等的药理作用。

【用法用量】

1. 炮制：生用。

2. 用法：内服：煎汤，或入丸、散。外用：捣、研末调敷。

3. 用量：煎服：10～15克。外用：适量。

注意事项：反藜芦。

牡丹皮

【文献记载】

《神农本草经》："味辛，寒。""主寒热，中风瘈疭、痉、惊痫邪气，除癥坚瘀血留舍肠胃，安五脏，疗痈疮。"

《名医别录》："苦，微寒，无毒。""除时气头痛，客热，五劳，劳气，头腰痛，风嚗，癫疾。""下水，止烦渴，散颈下核，痈肿。"

《药性论》:"治冷气,散诸痛。治女子经脉不通,血沥腰疼。"

《日华子本草》:"除邪气,悦色,通关腠血脉,排脓,通月经,消扑损瘀血,续筋骨,除风痹,落胎下胞,产后一切女人冷热血气。"

《珍珠囊》:"治肠胃积血,衄血,吐血,无汗骨蒸。"

《滇南本草》:"破血,行血,消癥瘕之疾,除血分之热,坠胎。"

《本草纲目》:"滋阴降火,解斑毒,利咽喉,通小便血滞。""和血、生血、凉血,治血中伏火,除烦热。"

《本草汇言》:"张洁古先生曰,(丹皮)能泻阴胞之火。四物汤加之治妇人骨蒸,然须与青蒿子、天麦门冬、沙参、地黄、牛膝、龟胶、枸杞、知母之属(同用),始得其力。""沈拜可先生曰,按《深师方》用牡丹皮,同当归、熟地则补血,同莪术、桃仁则破血,同生地、芩、连则凉血,同肉桂、炮姜则暖血,同川芎、白芍药则调血,同牛膝、当、芎又能调气而和血。若夫阴中之火,非配知母、白芍药不能去,产后诸疾,非配当、芎、益母不能行。又欲顺气疏肝,和以青皮、柴胡,达痰开郁,和以贝母、半夏。若用于疡科排脓、托毒、凉血之际,必协乳香、没药、白芷、羌活、连翘、金银花等,乃有济也。"

《药笼小品》:"同桑叶大能泄木,凡肝火为患,二味如军中之弓矢,不可一日废也。"

《施今墨对药》:"丹参活血化瘀,去瘀生新,消肿止痛,养血安神;丹皮清热凉血,活血散瘀,清肝降压。丹皮长于凉血散瘀,清透阴分伏火;丹参善于活血化瘀,去瘀生新。二药伍用,凉血活血,祛瘀生新,清透邪热之力增强。"

【药性】苦、辛,微寒。

【功能】清热凉血,活血祛瘀。

【临床应用】

本品既清实热,又清虚热,且能凉血消痈。

1. 血热病症:温病热入心营,昏狂谵语,斑色紫黑,舌绛起刺,与犀角、赤芍、生地黄等配伍(如《备急千金要方》犀角地黄汤);温毒发斑,与栀子、大黄、黄芩等配伍(《圣济总录》);血热所致吐血、衄血、便血,与大黄、大蓟、茜草根等配伍(如《十药神书》十灰散);阴虚血热吐衄,与生地黄、栀子等配伍(如《医宗己任编》滋水清肝饮);胎前衄血,与黄芩、蒲黄、白芍、侧柏叶配伍(《秘传内府经验女科》);温病后期,阴液耗伤,邪伏阴分,夜热早凉、热退无汗,舌红少苔,脉细数,与青蒿、知母、鳖甲等配伍(如《温病条辨》青蒿鳖甲汤);妇人骨蒸,经脉不通,渐增瘦弱,与木通、芍药、鳖甲、土瓜根、桃仁配伍(如《圣济总录》牡丹汤);妇人月水不利,或前或后、乍多乍少、腰疼腹痛、手足烦热,与苦参、贝母配伍(如《圣济总录》牡丹丸)。

2. 瘀血,疮痈:血滞经闭、痛经,与桃仁、川芎、桂枝等配伍(如《金匮要略》桂枝茯苓丸);产后腹中恶血不除,苦身强痛,与大黄、(肉)桂、桃仁配伍(如《圣济总录》牡丹饮);腹中癥积,与五灵脂、当归、赤芍等配伍(如《医林改错》膈下逐瘀汤);跌打损伤,与红花、乳香、没药等配伍(如《证治准绳》牡丹皮散);闪挫损伤,瘀血肿痛,与血竭、当归、红花等配伍(如《医宗金鉴》正骨紫金丹);肠痈初起,瘀热互结,与大黄、桃仁、芒硝等配伍(如《金匮要略》大黄牡丹皮汤);肠痈冷证,腹濡而痛、时时利脓,与人参、黄芪、木香、当归、薏苡仁等配伍(如《仁斋直指方论》牡丹散);悬痈生于谷道之前,初发甚痒,状如松子,一月赤肿如桃,迟治则破,而大小便皆从此出,先服国老汤,不消者,与大黄、贝母、白芷、甘草、当归配伍(如《本草汇言》将军散)。

3. 其他:肝郁积热之胁痛,耳聋口苦,或阴痛、淋浊、尿血,与栀子、龙胆草、柴胡等配伍(如《医醇賸义》加味丹栀汤);肝脾血虚发热,或潮热、晡热,与栀子、柴胡、白芍、当归等配伍(如《内科摘要》加味逍遥散);胃经实火牙痛、齿衄、牙龈肿痛、口臭,与黄连、升麻、生地黄等配伍(如《兰室秘藏》清胃散);肾虚腰痛,与萆薢、白术、(肉)桂配伍(如《圣济总录》牡丹散)。

【现代研究】本品含牡丹酚、牡丹酚苷、牡丹酚原苷、牡丹酚新苷，并含芍药苷、氧化芍药苷、苯甲酸芍药苷、没食子酸、挥发油、植物甾醇等。

提取物有抗炎、抗菌、镇痛、解热等作用，表现有对中枢神经系统、心血管系统、免疫系统等的药理作用。

【用法用量】

1. 炮制：生用，酒炙、炒炭用。

2. 用法：内服：煎汤，或入丸、散。清营、凉血、除蒸、消痈，生用；活血祛瘀，酒炙用；止血，炒炭用。

3. 用量：煎服，6～12克。

注意事项：孕妇慎服。

赤 芍

【文献记载】

《神农本草经》："味苦，平。""主邪气腹痛，除血痹，破坚积，寒热疝瘕，止痛，利小便。"

《名医别录》："酸，微寒，有小毒。""通顺血脉，缓中，散恶血，逐贼血，去水气，利膀胱大小肠，消痈肿，时行寒热，中恶腹痛，腰痛。"

《本草汇言》："泻肝火，消积血、散疮疡。目痛赤肿，血脉缠睛，痈疡肿溃，疮疹痛痒，或妇人癥瘕腹痛，月经阻滞，或痢疾瘀积，红紫不清。"

《药性论》："治肺邪气，腹中疗痛，血气积聚，通宣脏腑拥气，治邪痛败血，主时疾骨热，强五脏，治心腹坚胀，妇人血闭不通，消瘀血，能蚀脓。"

《日华子本草》："治风补劳，主女人一切病并产前后诸疾，通月水，退热除烦，益气，天行热疾，瘟瘴惊狂，妇人血运，及肠风泻血，痔瘘，发背，疮疥，头痛，明目，目赤，胬肉。赤色者多补气。"

《本草求真》："赤芍与白芍主治略同，但白则有敛阴益营之力，赤则有散邪行血之意；白则能于土中泻木，赤则能于血中活滞。故凡腹痛坚积，血瘕疝痹，经闭目赤，因于积热而成者，用此则能凉血逐瘀，与白芍主补无泻，大相远耳。"

《本草纲目》："同白术补脾，同芎藭泻肝，同人参补气，同当归补血，以酒炒补阴，同甘草止腹痛，同黄连止泻痢，同防风发痘疹，同姜、枣温经散湿。"

《药性切用》："酒炒活血，醋炒亦能止血。必须炒黑，乃治血瘀经络，不能归经之血。"

《实用中药学》："配白芷、姜黄、花粉，治热疮肿毒，配当归、川芎、干姜治产后瘀血积聚疼痛，配丹皮、茯苓、白芷、柴胡，治妇人血气不和，心胸烦闷，食少肢倦及头昏身痛。"

【药性】苦，微寒。

【功能】清热凉血，活血祛瘀。

【临床应用】

1. 出血、血痢：温热病，热入营血，血热妄行，吐血、衄血、斑疹紫黑，舌绛起刺，与犀角、牡丹皮、生地黄等配伍（如《备急千金要方》犀角地黄汤）；衄血不止，可单用本品（《事林广记》）；肠风下血，单用本品炒炭酒调服（《妇人良方大全》）；赤痢多，腹痛不可忍，与黄柏配伍（如《太平圣惠方》赤芍药散），或再加地榆（如《圣济总录》芍药汤）；非时下血及血痢，与官桂、甘草配伍（如《博济方》芍药散）；妇人赤带下不止，与熟干地黄配伍（《普济方》）。

2. 瘀血，疮痈：血瘀经闭、痛经，与桃仁、红花等配伍（如《医宗金鉴》桃红四物汤）；血瘀气滞，月经不行，小腹疗刺胀痛，与当归、枳壳、刘寄奴、延胡索等配伍（如《太平圣惠方》当归散）；肝郁血滞之胁痛，与柴胡、牡丹皮等配伍（如《博济方》赤芍药散）；血滞经闭、痛经、癥瘕腹痛，与当归、川芎、延胡索等配伍(如《医林改错》少腹逐瘀汤);瘀血蓄胃,心下满,食入即呕血,与半夏、橘红配伍(如《重订严氏济生方》赤芍药汤);跌打损伤,瘀血内阻,腹部胀痛,甚则二便不通,与泽兰、当归、桃仁、青木香等配伍(如《疡医大全》泽兰汤),肢体、瘀肿疼痛,与虎杖配伍(如《圣济总录》虎杖散);一切痈疽发背,疔毒恶疮,与当归、甘草配伍(《卫生易简方》);痈疡肿毒,大热烦渴,与黄连、金银花、土贝母等配伍(如《医醇賸义》黄金化毒汤);腿脚赤肿疼痛及胸膈痞满、气不升降、遍身疼痛,与甘草配伍(如《传信适用方》中岳汤)。

3. 其他:肝热或风热目赤肿痛,与菊花、滑石等配伍(如《证治准绳》菊花通圣散);脾瘅胀热,唇焦口气,引饮不止,与大黄、干地黄等配伍(如《圣济总录》赤芍药汤);月经不调,久不受孕,或难产,胎衣不下,与益母草、当归等配伍(如《医学入门》加味益母丸);皮风、赤白癜风,与当归、苦参配伍(《是斋百一选方》);风湿痹,身体疼痛,恶风微肿,与麻黄、天冬、杏仁配伍(如《圣济总录》芍药散)。

【现代研究】本品含芍药苷、芍药内酯苷、氧化芍药苷、苯甲酰芍药苷、芍药吉酮、芍药新苷、没食子鞣质、苯甲酸、挥发油等。

提取物有抗血栓形成、抗血小板聚集、抗肿瘤、保肝作用,表现有对心血管系统等的药理作用。

【用法用量】

1. 炮制:生用,炒用。

2. 用法:内服,煎汤,或入丸、散。清热、凉血、消痈,生用;活血散瘀,炒用。

3. 用量:煎服,6~12克。

注意事项:反藜芦。

紫 草

【文献记载】

《神农本草经》:"味苦,寒。""主心腹邪气,五疸,补中益气,利九窍,通水道。"

《名医别录》:"疗腹肿胀满痛,以合膏疗小儿疮及面皶。"

《药性论》:"能疗恶疮,瘑癣。"

《本草纲目》:"治斑疹痘毒,活血凉血,利大肠。"

《现代实用中药》:"为皮肤病,湿疹,恶疮,汤火伤及切伤等外用药,内服对疝气等有效。"

【药性】苦,寒。

【功能】清热凉血,活血解毒。

【临床应用】

1. 凉血透疹:温毒发斑,斑疹紫黑,与赤芍、蝉蜕、甘草等配伍(如《张氏医通》紫草快斑汤);痘疹才初出,令减毒轻可,与陈皮配伍(如《小儿卫生总微论方》紫草如圣汤);麻疹不透,疹色紫暗、咽喉肿痛,与牛蒡子、山豆根、连翘等配伍(如《张氏医通》紫草消毒饮);气虚体弱,疹出不畅,与黄芪、升麻、荆芥等配伍(如《证治准绳》紫草解肌汤);疹出不快,大便泄利,与木香、茯苓、白术等配伍(如《仁斋直指方论》紫草木香汤);吐血、衄血不大凶,亦不尽止,起居如故,饮食如常。一岁之间,或发二三次,或发五六次,久必成劳,与生地黄、白果、茯苓、麦冬、蜂蜜熬膏服(《方脉正宗》);血淋,与瞿麦、滑石、甘草配伍(如《千金翼方》治小便淋血方)。

2. 解毒消痈:痈疽初起,红肿热痛,与金银花、连翘、蒲公英等配伍;阴疽,阳气不足,气血两虚,与附子、人参、当归等配伍(如《外科正宗》回阳三连汤);痈疽便闭,与栝楼配伍(《仁斋直指方论》);疮疡溃后,脓腐不净,与轻粉、血竭、当归等配伍外用(如《外科正宗》生肌玉红膏);茧唇,或唇下肿如黑枣、燥烈痒痛者,与当归、麻油熬油外搽(如《外科证治全书》紫草油);白屑风,头面燥痒、白屑叠起,甚则肌肤燥裂,与当归、奶酥油、黄蜡配伍熬膏外搽(如《医宗金鉴》润肌膏);小儿胎毒,疥癣,两眉生疮,或延及遍身瘙痒,或脓水淋沥,经年不愈,与白芷、当归、甘草、麻油、白蜡、轻粉熬膏外用(如《疡医大全》紫茸膏);烫伤,与当归、麻油、黄蜡熬膏外用(如《幼科金针》紫草润肌膏);小儿白秃,单用本品煎水涂之(《太平圣惠方》)。

3. 其他:小便淋沥不通,单用本品研末服(如《圣济总录》紫草散);湿热黄疸,与茵陈配伍(如《本草切要》治五疸热黄方),湿热邪盛者,与黄连、吴蓝(大青叶)等配伍(如《圣济总录》紫草汤)。

【现代研究】本品含紫草素(紫草醌)、紫草烷、乙酰紫草素、去氧紫草素、异丁酰紫草素、二甲基戊烯酰紫草素、β-二甲基丙烯酰紫草素等。

【用法用量】

1. 炮制:生用。

2. 用法:内服:煎汤,或入散剂。外用:熬油、熬膏用。

3. 用量:煎服:3～9克。外用:适量。

犀　角

【文献记载】

《神农本草经》:"味苦,寒。""治百毒,瘴气。杀钩吻、鸩羽、蛇毒。"

《名医别录》:"酸咸,微寒,无毒。""疗伤寒,温疫,头痛寒热,诸毒气。"

《药性论》:"辟中恶毒气,镇心神,解大热,散风毒,能治发背、痈疽、疮肿,化脓作水。主疗时疾热如火,烦闷,毒入心中,狂言妄语。"

《食疗本草》:"治赤痢,研为末,和水服之;又主卒中恶心痛,诸饮食中毒及药毒、热毒,筋骨中风,心风烦闷。又以水磨取汁与小儿服,治惊热。"

《日华子本草》:"治心烦,止惊,退热消痰,解山瘴溪毒,镇肝明目。治中风失音,热毒风,时气发狂。"

《本草纲目》:"磨汁治吐血、衄血、下血及伤寒蓄血发狂谵语,发黄发斑;痘疮稠密,内热里陷或不结痂。泻肝凉心,清胃解毒。"

《本草经疏》:"今人用治吐血、衄血、下血,伤寒蓄血发狂谵语,发黄、发斑,疮疹稠密热极黑陷等证,皆取其入胃入心、散邪清热、凉血解毒之功耳。"

《本草正》:"性升而善散,故治伤寒热毒闭表,烦热昏闷而汗不得解者。磨尖搀入药中,取汗速如响应。仲景云:如无犀角,以升麻代之者,正以此两物俱入阳明,功皆升散,今人莫得其解。每致疑词,是但知犀角之解心热,而不知犀角之能升散,尤峻速于升麻也。倘中气虚弱,脉细无神,及痘疮血虚,真阴不足等证;凡畏汗,畏寒,畏散者,乃所当忌。或必不得已,宜兼补剂用之。"

【药性】清香、苦、酸、咸,寒。

【功能】清热凉血,解毒定惊。

【临床应用】

本品清热凉血、辟秽解毒力强。传统用于瘟疫、温热病等热入营血、高热神昏等病症治疗。

1. 热扰心营:温热病,尤其是瘟疫类病症,热入营血,高热神昏,与生地黄、芍药、牡丹皮配伍(如《外台秘要》犀角地黄汤);高热烦躁,神昏谵语、舌謇肢厥,舌红或绛,脉数有力,或邪热内闭,中风昏迷,小儿惊厥,与麝香、牛黄、黄连、冰片等配伍(如《温病条辨》安宫牛黄丸);温热病,高热烦躁,神昏谵语,惊风抽搐,斑疹吐衄、尿赤便秘,与石膏、寒水石、羚羊角、麝香、朱砂等配伍(如《温病条辨》紫雪);痰热内闭,神昏谵语、身热烦躁、痰盛气粗,舌绛苔黄垢腻,脉滑数,或中风、中暑、小儿惊厥,与琥珀、牛黄、朱砂、麝香、安息香等配伍(如《苏沈良方》引《灵苑方》至宝丹);温热暑疫,痉厥昏狂,舌色干光,或紫绛,或圆硬,或黑苔,与石菖蒲、黄芩、生地黄、金银花、连翘等配伍(如《温热经纬》神犀丹);太阴温病,神昏谵语,与玄参心、莲子心、竹叶卷心、连翘心、连心麦冬配伍(如《温病条辨》清宫汤)。

2. 热毒发斑、出血:伤寒热毒内盛,身发赤斑,与麻黄、石膏、黄连、栀子配伍(如《圣济总录》犀角汤);急黄,心膈烦躁,眼目赤痛,与茵陈、黄芩、栀子仁、升麻、芒硝配伍(如《太平圣惠方》犀角散);治吐血似鹅鸭肝,昼夜不止,与桔梗研末暖酒调服(如《圣济总录》生犀散);下利鲜血,与干地黄、地榆研末蜜丸(《古今录验方》)。

3. 其他:风毒外袭,鼻额间痛,或麻痹不仁,或连口唇、颊车、发际皆痛,不可开口,左额与颊上常如绷急,手触之痛,与升麻、防风、羌活、白芷、黄芩、川芎等配伍(如《普济方》犀角升麻汤);小儿丹毒,遍身游走,风热烦躁昏愦,与牛蒡子、荆芥、防风、黄芪等配伍(如《奇方类编》犀角消毒饮);小儿疮疹,不恶寒,但烦躁、小便赤涩、多渴,或出赤斑点,与黄芩、防风、甘草配伍(如《奇效良方》犀角散);热病咽喉赤肿、口内生疮、不能下食,与升麻、大黄、黄柏、黄芩等配伍(如《太平圣惠方》犀角煎);赤眼肿痛,与秦艽、黄连、滑石等配伍熬膏外用(如《圣济总录》犀角膏)。

【现代研究】本品主要含角蛋白及其他蛋白质、肽类及游离氨基酸、胍衍生物、甾醇类等。

提取物有解热、强心、升血压等作用。

【用法用量】

1. 炮制:磨汁,或研粉用。

2. 用法:内服:磨汁兑服,或研粉冲服,或入丸、散。

3. 用量:0.3~1克。

注意事项:因属于保护动物,现以水牛角代替使用。

172

第四节　清虚热药

清虚热药药性寒凉。主要用于治疗阴虚内热、虚热(火)内扰所致病症。临床一方面表现为:低热躁烦、手足心热,或骨蒸潮热,或午后发热,或夜热早凉,失眠多梦等虚热(虚性亢奋)征象;另一方面表现为:口干、目涩、皮肤干燥、溲赤、便秘等阴液(津)不足征象。舌红(绛)苔少,脉象细数。既可见于温热病症中后期,余邪未尽,阴液受戕;又可见于内伤热病,阴液(血)损耗、机能亢进。此类药物在运用时,既可依据邪气强弱配合使用清热泻火(解毒、凉血)类药,亦需兼顾阴虚程度配合使用养阴类药。本类药物并可用于实热病症。

青　蒿

【文献记载】

《神农本草经》:"味苦,寒。""主疥瘙痂痒,恶疮,杀虱,留热在骨节间,明目。"

《日华子本草》:"补中益气,轻身补劳,驻颜色,长毛发,发黑不老,兼去蒜发,心痛热黄,生捣汁服并傅之。泻痢,饭饮调末五钱匕(服)。"

《履巉岩本草》:"绞汁服,血衄极验。"

《滇南本草》:"去湿热,治痰火嘈杂,消痰,上清头目痰火眩晕,头晕,利小便,凉血,止大肠风热下血,退五种劳热,发烧怕冷。少年气盛者吃之,有进饮食之功,令人善饿。痰气盛者,宽中下气,(治)倒饱,心(嘈)。"

《本草纲目》:"治疟疾寒热。""黄花蒿,治小儿风寒惊热。"

《玉楸药解》:"清肝退热,泄湿,除蒸。"

《医林纂要》:"清血中湿热,治黄疸及郁火不舒之证。"

【药性】苦、微辛,寒。

【功能】清热除疟,解暑消蒸。

【临床应用】

本品为除疟特效药,兼能清虚热、除骨蒸。

1. 疟疾:单用鲜品捣汁服(《肘后备急方》),或以鲜品捣烂塞鼻,或与冬瓜叶、官桂、马鞭草配伍(如《丹溪纂要》青蒿丸),或与常山、人参研末调酒服(《卫生易简方》);肝胆湿热,似疟非疟,寒热往来,热重寒轻,口苦,与黄芩、竹茹等配伍(如《通俗伤寒论》蒿芩清胆汤)。

2. 虚热,骨蒸:阴虚火旺,骨蒸潮热,低热不退,与银柴胡、地骨皮、鳖甲等配伍(如《证治准绳》清骨散);温病后期,阴液耗伤,热留阴分,暮热早凉,与鳖甲、生地黄、知母等配伍(如《温病条辨》青蒿鳖甲汤);劳瘦,本品嫩者与童便熬膏为丸(如《鸡峰普济方》青蒿煎);虚劳,盗汗、烦热、口干,本品熬汁与人参末、麦冬末为丸(如《圣济总录》青蒿丸);急劳,骨蒸烦热,与猪胆汁、杏仁、童便配伍(《太平圣惠方》)。

3. 解暑:外感暑热,头昏头痛、发热口渴,与连翘、滑石、西瓜翠衣等配伍(如《时病论》清凉涤暑汤);中暑,本品嫩叶捣烂为丸(《本草汇言》);暑热夹湿或湿温证,发热、胸闷、肢体困倦,与藿香、佩兰、滑石等配伍。

4. 其他:酒痔便血,单用本品研末调服(《永类钤方》);鼻中衄血,本品捣汁服并塞鼻中(《卫生易简方》);聤耳脓血不止,本品捣末,绵裹纳耳中;牙齿肿痛,单用本品煎水漱口(《济急仙方》);日晒疮,单用本品研末冷水冲饮,并渣敷患处,或以柏黛散(黄柏、青黛)油调敷(如《洞天奥旨》青蒿饮);瘊子,捣汁调蛤粉敷(《是斋百一选方》)。

【现代研究】本品主要含萜(青蒿素、青蒿烯、青蒿酸、青蒿醇、青蒿酸甲酯等)类、黄酮类、香豆素类、挥发性成分及其他 β-半乳糖苷酶、β-葡萄糖苷酶、谷甾醇等。

提取物有明确的抗疟作用,并有抗菌、抗病毒、解热、抗肿瘤作用,表现有对免疫系统、心血管系统等的药理作用。

【用法用量】

1. 炮制:生用。

2. 用法:内服:捣汁、煎汤,或入丸、散。外用:捣、研末敷,煎水洗涤。

3. 用量:煎服:6~10克,鲜品加倍。外用:适量。

注意事项:不宜久煎。

白　薇

【文献记载】

《神农本草经》:"味苦,平。""主暴中风,身热肢满,忽忽不知人,狂惑邪气,寒热酸疼,温疟洗洗,发作有时。"

《名医别录》:"咸,大寒。""疗伤中淋露,下水气利阴气益精。久服利人。"

《本草纲目》:"风温灼热多眠,及热淋、遗尿、金疮出血。"

《药性切用》:"退热益阴,宜于血热。"

《药义明辨》:"益阴清热,古人于调经种子、胎前产后诸证恒用之。"

《重庆堂随笔》:"凉降,清血热,为女科要药;温热证邪入血分者亦宜用之。"

《本草正义》："凡苦寒之药均偏于燥,惟白薇则虽亦属寒而不伤阴液精血,故其主治各病,多属血分之热邪,而不及湿热诸证。""凡阴虚有热者,自汗盗汗者,久疟伤津者,病后阴液未复而余热未清者,皆为必不可少之药,而妇女血热,又为恒用之品矣。"

《广西民族药简编》："捣烂冲温开水浸泡含咽,治咽喉炎(侗族);捣烂酒炒热敷患处,治风湿关节炎(壮族)。"

《福建药物志》："主治水肿,肺炎,肺结核,遗精,产后血晕。"

《得宜本草》："得桂枝、石膏、竹茹,治胎前虚烦呕逆;得人参、当归、甘草,治产后血厥、昏冒。"

【药性】苦、咸,寒。

【功能】清热益阴,利尿通淋,解毒疗疮。

【临床应用】

1. 阴虚发热:阴虚外感发热,与薄荷、豆豉、玉竹等配伍(如《重订通俗伤寒论》加减葳蕤汤);温热病后期,余邪未尽,夜热早凉,或阴虚发热,骨蒸潮热,与地骨皮、知母、青蒿等配伍;产后血虚发热,低热不退及昏厥等,与当归、人参、甘草配伍(如《全生指迷方》白薇汤);肺结核潮热,与萆草果实、地骨皮配伍(《青岛中草药手册》);妇人乳中虚,烦乱呕逆,安中益气,与生竹茹、石膏、桂枝、甘草配伍(如《金匮要略》竹皮大丸);本品并能清实热,温热病症,热入营血,与生地黄、玄参等配伍。

2. 热淋,血淋:膀胱湿热,热淋、血淋,与芍药等分为末(如《世医得效方》白薇散);小便不禁,与白蔹、白芍研末米饮,调服(如《太平圣惠方》白薇散);妇人白带不止,与赤芍、乌贼骨配伍(如《圣济总录》白薇丸)。

3. 疮疡肿毒:血热毒盛,疮疡肿毒,毒蛇咬伤,与天花粉、赤芍、甘草等配伍(如《证治准绳》白薇散);咽喉肿痛,与金银花、桔梗、山豆根等配伍。

4. 其他:伤寒二三日不解,与杏仁、贝母、麻黄配伍(如《备急千金要方》白薇散);肺实鼻塞,不知香臭,与百部、贝母、款冬花配伍(《普济方》);郁冒血厥,与当归、人参配伍(《全生指迷方》);漏睛脓出,与防风、(刺)蒺藜、石榴皮、羌活配伍(《证治准绳》);金疮血不止,研末贴之(《儒门事亲》)。

【现代研究】本品含挥发油、强心苷等。

提取物有抗炎、解热、利尿作用,表现有对心血管系统等的药理作用。

【用法用量】

1. 炮制:生用。

2. 用法:内服:煎汤,或入丸、散。外用:捣、研末敷贴。

3. 用量:煎服:4.5～9克。外用:适量。

地骨皮

【文献记载】

《神农本草经》："味苦,寒。""主五内邪气,热中,消渴,周痹。"

《名医别录》："大寒。""主风湿,下胸胁气,客热头痛。补内伤大劳虚极,坚筋骨,强阴,利大小肠。"

《食疗本草》："去骨热消渴。"

《医学启源》："解骨蒸肌热,主消渴,风湿痹,坚筋骨。"

《滇南本草》："治肺热劳烧,骨蒸客热。"

《本草纲目》："去下焦肝肾虚热。""常以青蒿佐地骨退热,屡有殊功。"

《得配本草》："得生地、甘菊,益肝肾阴血;配青蒿,退虚热;得麦冬、小麦,治骨节虚燔。配红花研末,敷足趾鸡眼,作痛作疮。君生地,治带下。"

【药性】甘,寒。

【功能】清虚热,泻肺火,凉血。

【临床应用】

本品善于退虚热,除骨蒸。

1. 清虚热,退骨蒸:阴虚火旺,潮热骨蒸,与青蒿、鳖甲、银柴胡等配伍(如《证治准绳》清骨散);盗汗骨蒸,肌瘦潮热,与秦艽、鳖甲配伍(如《卫生宝鉴》秦艽鳖甲散);虚劳,口中苦渴、骨节烦热或寒,与麦冬、小麦配伍(如《备急千金要方》枸杞汤);热劳,与柴胡配伍(如《圣济总录》地骨皮散);小儿疳积发热初起,与鳖甲、青蒿、胡黄连配伍(如《医宗金鉴》鳖甲青蒿饮);疳热日久,气血消耗,阴液灼伤,与炙黄芪、鳖甲、生熟地等配伍(如《医宗金鉴》鳖甲散)。

2. 泻肺火,清肺热:肺热壅盛,喘咳,甚则气急,皮肤蒸热,发热日晡尤甚,舌红苔黄,脉细数,与桑白皮、甘草配伍(如《小儿药直诀》泻白散);肺脏实热,喘促上气,胸膈不利,烦躁鼻干,与地骨皮、甘草、紫苏配伍(如《圣济总录》地骨皮汤)。

3. 凉血止血:血热妄行之吐血、衄血、尿血,可单用本品加酒煎服(《经验广集》);吐血及口齿有血,研末、煎汤含漱或内服(《卫生易简方》);尿血,单用本品煎浓汁服(《疑难急证简方》);临床多与生地黄、侧柏叶、大小蓟等配伍运用。

4. 其他:消渴,与石膏、小麦配伍(如《憎深方》枸杞汤);消渴日夜饮水不止,小便利,与土瓜根、栝楼根、芦根、麦冬配伍(如《圣济总录》地骨皮饮);黄疸,与木通、车前子配伍(《仁术便览》),或与砂仁、黑枣配伍(如《仙拈集》愈疸汤);风虫牙痛,单用本品煎汤漱口并饮(《肘后备急方》);耳聋,脓水不止,与五倍子研末掺(《圣济总录》);瘭疮,单用本品研末、外用(《普济方》);汤火伤,与刘寄奴研末,油调敷患处(《心医集》)。

【现代研究】本品含生物碱、桂皮酸和多量酚类物质、亚油酸等。

提取物有解热、抗微生物、降压、降血糖、降血脂等作用。

【用法用量】

1. 炮制:生用。

2. 用法:内服:煎汤。

3. 用量:煎服,9~15 克。

银柴胡

【文献记载】

《本经逢原》:"甘,微寒。""不独清热,兼能凉血。"

《本草经疏》:"治劳热骨蒸。"

《本草从新》:"治虚劳肌热,骨蒸劳疟,热从髓出,小儿五疳羸热。"

《本草求原》:"清肺、胃、脾、肾热,治五脏虚损,肌肤劳热,骨蒸烦痛,湿痹拘挛。"

《本草正义》:"退热而不苦泄,理阴而不升腾,固虚热之良药。"

《本草便读》:"银柴胡,无解表之性。从来注《本草》者,皆言其能治小儿疳热,大人劳热,大抵有入肝胆凉血之功。"

【药性】甘,微寒。

【功能】清虚热,除疳热。

【临床应用】

1. 阴虚发热:阴虚所致劳热骨蒸,潮热盗汗,与地骨皮、青蒿、鳖甲、知母等配伍(如《证治准绳》清骨散）；温证潮热，身体枯瘦、皮肤甲错、消索而不润，与鳖甲配伍（如《温病指归》银甲散）；男妇虚劳发热，或咳或不咳，与沙参配伍（《本草汇言》）。

2. 疳积发热：小儿食滞或虫积所致疳积发热，腹部膨大，口渴消瘦，毛发焦枯，与胡黄连、鸡内金、使君子等配伍，或与栀子、人参、薄荷等配伍（如《证治准绳》柴胡清肝汤）；小儿夏季热，与沙参、西瓜翠衣等配伍。

【现代研究】本品含甾体类、黄酮类、挥发性成分及其他物质。

提取物有解热、杀精子作用，表现有对心血管系统等的药理作用。

【用法用量】

1. 炮制：生用。

2. 用法：内服：煎汤。

3. 用量：煎服，3～9克。

胡黄连

【文献记载】

《新修本草》："大寒。""主骨蒸劳热，补肝胆，明目，治冷热泄痢，益颜色，厚肠胃，治妇人胎蒸虚惊，三消五痔，大人五心烦热。解巴豆毒。以人乳浸点目甚良。"

《药品化义》："独入血分而清热，主治血虚骨蒸，五心烦热，日晡肌热，脏毒痔疮。"

《本草正义》："凡热痢脱肛，痔漏疮疡，血痢血淋，溲血泻血及梅毒疳疮等证，湿火结聚，非此不能直达病所，而小儿疳积腹膨之实证，亦可用之。"

《本经逢原》："胡黄连，苦寒而降，大伐脏腑骨髓邪热，除妇人胎蒸，小儿疳热积气之峻药。"

【药性】苦，寒。

【功能】退虚热，除疳热，清湿热。

【临床应用】

1. 骨蒸潮热：潮热盗汗，低热不退，五心烦热，形瘦唇红，与银柴胡、地骨皮、知母配伍（如《证治准绳》清骨散）；骨蒸劳气烦热，四肢无力，夜卧虚汗，唇口干焦，面无血色，目渐羸瘦，与柴胡、鳖甲配伍（如《太平圣惠方》三圣散）；小儿盗汗，潮热往来，与柴胡配伍（《孙尚药方》）。

2. 小儿疳热：小儿疳积发热，消化不良，腹胀体瘦，大便不调，与党参、白术、山楂等配伍（如《万病回春》肥儿丸），或与猪胆汁配伍（如《全幼心鉴》）；小儿疳痢，腹痛不止，与木香配伍（如《太平圣惠方》胡黄连丸）。

3. 湿热泻痢：可单用本品，并与黄芩、黄柏、白头翁等配伍；血痢，与乌梅、灶心土配伍（如《普济方》黄连丸）；伤寒劳复，身热，大小便赤如血色，与栀子、乌梅、猪胆汁、童便等配伍（《本草图经》）；冷热不调下泻，与炮绵姜研末，以草节汤送服（如《小儿卫生总微论方》草节汤）。

4. 其他：火热迫血妄行之吐血、衄血，与生地黄、猪胆汁配伍（如《普济方》胡黄连散）；目赤肿痛，或睛生翳膜，可以人乳浸汁点眼，或与菊花、夏枯草等配伍；咽喉中壅塞如核，连颊肿痛，与升麻、铅霜配伍噙化（如《普济方》胡黄连汤）；旋耳疮，单用本品研末油调敷患处（《外科证治全书》）；口糜，与细辛、黄连研末掺（如《卫生宝鉴》胡黄连散）；痔疮肿痛，本品研末以鹅胆汁调敷患处（《孙天仁集效方》）；痔漏成管，与刺猬皮、麝香等配伍（如《外科正宗》胡连追毒丸），或与穿山甲、槐花等配伍（如《外科正宗》黄连闭管丸）。

【现代研究】本品主要含环烯醚萜苷、胡黄连苦苷及少量生物碱、酚酸及少量甾醇等。

提取物有保肝利胆、抗真菌作用，表现有对免疫系统等的药理作用。

【用法用量】

1. 炮制：生用。

2. 用法：内服：煎汤，或入丸、散。外用：研末调敷，或浸汁点眼。

3. 用量：煎服：1.5～9克。外用：适量。

凡能引起腹泻,或润滑大肠,促进排便的药物,称为泻下药。

泻下药依据其作用缓峻程度分为:润下药、通下药和峻下药三类。

泻下药主要适用于大便秘结、积水病症,并能在通便的同时达到清热、泻火、散寒、温里、散瘀、利(逐)水、祛痰等作用。

有泻下药使用指征时,并需注意:有表病者,宜先表后里,或表里同治;实热病症者配伍清热泻火(解毒)类药;阴虚者配伍养阴润燥类药;实寒病症者配伍温里类药;阳虚者配伍温补类药;气滞者配伍行气类药等。

泻下药应用当中病即止,不宜久服;其中通下药及峻下药药性刚猛,体质虚弱者谨慎使用,孕妇忌用。

现代药理研究证明:泻下药主要通过不同的作用机理刺激肠道黏膜使蠕动增加而致泻。此外,大多数药物尚有利胆、抗菌、抗炎、抗肿瘤及增强机体免疫功能等作用。

第一节　通下药

通下药药性苦寒,有清热泻下通便作用,其药物效力介于润下药与峻下药之间。主要用于热结便秘病症。并同时具有清热解毒、凉血、消痈等作用,必要时与清热泻火、清热解毒、清热凉血、行气药等配伍应用。

此类药物运用时应中病即止,不宜久服。孕妇及哺乳期忌服;脾胃虚弱者慎服。

大　黄

【文献记载】

《神农本草经》:"味苦,寒。""主下瘀血、血闭、寒热,破癥瘕积聚、留饮宿食,荡涤肠胃,推陈致新,通利水谷,调中化食,安和五脏。"

《名医别录》:"大寒,无毒。""平胃,下气,除痰实,肠间结热,心腹胀满,女子寒血闭胀,小腹痛,诸老血留结。"

《药性论》:"主寒热,消食,炼五脏,通女子经候,利水肿,破痰实,冷热积聚宿食,利大小肠,贴热毒肿,主小儿寒热时疾,烦热,蚀脓,破留血。"

《医学启源》:"《主治秘要》云:其用有四:去实热一也,除下焦湿二也,推陈致新三也,消宿食四也。"

《本草纲目》:"主治下痢赤白,里急腹痛,小便淋沥,实热燥结,潮热谵语,黄疸,诸火疮。"

《药品化义》:"大黄气味重浊,直降下行,走而不守,有斩关夺门之力,故号将军。专攻心腹胀满,胸胃蓄热,积聚痰实,便结瘀血,女人经闭。"

《药性纂要》:"大黄同黄芩、黄连用,泄实火从大便出,治阳证实热发狂,乃釜底抽薪法。同芒硝、枳实用,下燥结宿粪;同归尾、桃仁、红花用,下瘀血,逐死胎;同礞石、沉香用,下顽痰;同莪术、三棱用,消癥瘕积聚。"

《药征》:"张仲景氏用大黄者,特以利毒而已。故各陪其主药而不单用焉。合厚朴、枳实则治胸腹满;合黄连则治心下痞;合甘遂、阿胶则治水与血;合水蛭、虻虫、桃仁则治瘀血;合黄檗、栀子则治发黄;合甘草则治急迫;合芒硝则治坚块也。"

【药性】苦,寒。

【功能】泻下积滞,清热解毒,逐瘀通经。

【临床应用】

本品为治疗实热结滞便秘类病症的要药,通过配伍亦能广泛应用于虚病、寒病等便秘类病症。

1. 积滞便秘:本品苦寒,尤适用于热积便秘。热结便秘,腹满胀痛之腑实病症,与芒硝、枳实、厚朴配伍(如《伤寒论》大承气汤);与火麻仁、杏仁、蜂蜜等配伍(如《伤寒论》麻子仁丸)则泻下力缓和;寒积便秘,与附子、细辛配伍(如《金匮要略》大黄附子汤);热结津伤便秘,与麦冬、生地黄、玄参等配伍(如《温病条辨》增液承气汤);肠胃燥热,气血不足便秘,与人参、当归等配伍(如《伤寒六书》黄龙汤);脾阳不足,冷积便秘,与附子、干姜等配伍(如《备急千金要方》温脾汤)。

2. 热毒壅结:火热内扰,迫血妄行之吐血、衄血、咯血,与黄芩、黄连配伍(如《金匮要略》泻心汤);临床以单用大黄粉治疗上消化道出血疗效确切;热痰胶结,癫狂惊悸,或咳喘痰稠,大便秘结,与金礞石、沉香、黄芩配伍(如《养生主论》礞石滚痰丸);火邪上炎之目赤肿痛、咽喉肿痛、牙龈肿痛,与栀子、黄芩等配伍(如《太平惠民和剂局方》凉膈散);热毒蕴结于肠,肠痈初起,与牡丹皮、桃仁、冬瓜子等配伍(如《金匮要略》大黄牡丹皮汤);痈疽疮疡,红肿热痛,与金银花、连翘、蚤休、赤芍等配伍,或与姜黄、黄柏、苍术、白芷、天南星等配伍研末、外敷患处(如《嵩崖尊生全书》如意金黄散)。

3. 瘀血,湿热:产后瘀阻腹痛,恶露不尽,与桃仁、土鳖虫等配伍(如《金匮要略》下瘀血汤);瘀热互结,少腹急结,大便色黑,经闭、痛经,或产后恶露不下,脉沉实或涩,与桃仁、桂枝、芒硝配伍(如《伤寒论》桃核承气汤);跌打损伤,瘀血肿痛,与当归、天花粉、红花、穿山甲等配伍(如《医学发明》复元活血汤);湿热蕴结所致痢疾,单用本品(《素问病机气宜保命集》),或与黄连、黄芩、白芍等配伍;湿热黄疸,与茵陈、栀子配伍(如《伤寒论》茵陈蒿汤);湿热淋证,与木通、车前子、栀子等配伍(如《太平惠民和剂局方》八正散);脚气,跗肿疼痛,或发热恶寒,湿热大盛者,与黄芩、黑丑、滑石配伍(如《医学正传》导水丸);肝经湿火,淋浊管痛,小便不利,并治下疳湿烂,与西珀配伍(如《疡科心得集》分清泄浊丸)。

4. 其他:治水肿,利小便,与白术、防己配伍(如《普济方》大黄丸);眼暴热痛,眦头肿起,与枳壳、芍药、栀子、黄芩配伍(如《圣济总录》大黄汤);五种喉痹,与白僵蚕配伍(如《医垒元戎》五痹散)。

【现代研究】本品主要含蒽醌衍生物,另含有鞣质类物质、有机酸和雌激素样物质等。

提取物有导泻、利胆、抗胃和十二指肠溃疡、保肝作用,并有抗病原微生物、抗炎、止血、降脂、利尿等作用。

【用法用量】

1. 炮制:生用,酒炒、蒸,炒炭用。

2. 用法:内服:煎汤,或入丸、散。外用:研末外敷,或煎水洗涤。生用泻下较强;熟用泻下力略缓;酒制活血并善于上行头面;炒炭止血。

3. 用量:煎服:3～12克。外用:适量。

注意事项:中病即止,不宜久服;孕妇、哺乳期忌服。

芒 硝

【文献记载】

《名医别录》:"味辛、苦,大寒。""主五脏积聚,久热胃闭,除邪气,破留血,腹中痰实结搏,通经脉,利大小便及月水,破五淋,推陈致新。"

《神农本草经》:"除寒热邪气,逐六腑积聚,结固、留癖,能化七十二种石。"

《药品化义》:"味咸软坚,故能通燥结;性寒降下,故能去火烁。主治时行热狂,六腑邪热,或上焦膈热,或下部便坚。"

【药性】 咸、苦,寒。

【功能】 泻热通便,润燥软坚,解毒消肿。

【临床应用】

本品咸寒,泻下之外,善于润燥软坚。

1. 燥结便秘:大便干燥、秘结,腹痛隐隐,与芍药、黄芩、大黄、杏仁配伍(如《备急千金要方》芒消丸),或与大黄等配伍(如《伤寒论》大承气汤、调胃承气汤);热邪与水饮互结,心下至少腹硬满而痛,与大黄、甘遂配伍(如《伤寒论》大陷胸汤);食物过饱不消,遂成痞满,与吴茱萸配伍(《经验方》);天行壮热,狂言谬语五六日者,配鸡子三枚井水冲服(《外台秘要》引《古今录验方》)。

2. 疮疡肿毒:咽喉肿痛,口舌生疮,与硼砂、冰片、朱砂配伍外用(如《外科正宗》冰硼散),或制成西瓜霜外用;乳蛾,与胆矾、雄黄、明矾研末、吹喉(《医学广笔记》);暴赤眼,涩痛难开,与夜间露水溶后点眼(《圣济总录》);目生翳障,本品制后点眼(《孙真人食忌》);哺乳期乳痈初起,排乳不畅,局部结块,单用本品热熨外敷,或溶后局部湿敷;单纯性阑尾炎初起,可与大黄、大蒜配伍捣敷患处;治一切痈肿,与生地黄、豆豉配伍捣敷患处(《备急千金要方》);疮肿,一切风热,与大黄、甘草配伍(如《卫生宝鉴》破棺丹);火丹毒,单用本品水调外敷(《梅师集验方》)。

3. 其他:走注风脚疼痛筋脉拘急,与草乌、姜汁熬膏外用(《医林类证集要》);隐疹百疗不瘥,与黄连配伍煎水洗涤患处(《备急千金要方》);耳聋,与龙脑、蕤仁、黄蜡为丸、外用(如《圣济总录》牙消散);小便不通,本品以龙眼肉包吞(《香祖笔记》)。

【现代研究】 本品主要含硫酸钠,尚含少量氯化钠、硫酸镁、硫酸钙等无机盐。

药理作用表现为在肠内形成高渗盐溶液、刺激肠黏膜(不损害肠黏膜)、促进肠蠕动而引起排便。外用有消肿止痛等作用。

【用法用量】

1. 炮制:炮制后由粗到精分别为:皮硝、芒硝和玄明(元明)粉。

2. 用法:内服:冲服,或入丸剂。外用:制霜、敷贴、化水点眼。皮硝多外用;内服、点眼分别用芒硝、玄明(元明)粉。

3. 用量:冲服:10～15克。外用:适量。

注意事项:孕妇及哺乳期忌服。

番泻叶

【文献记载】

《饮片新参》:"味苦,凉。""泄热,利肠腑,通大便。"

《现代实用中药》:"治食物积滞,胸腹胀满,便秘不通。"

【药性】 苦、甘,寒。

【功能】泻下通便。

【临床应用】

习惯性便秘,单用本品泡饮即可。热结便秘,与大黄、杏仁、火麻仁等配伍。

【现代研究】本品含番泻叶苷、芦荟大黄素葡萄糖苷、大黄酸葡萄糖苷以及芦荟大黄素、大黄酸、山奈酚、植物甾醇及其苷等。

提取物能刺激大肠蠕动作用而引起腹泻,并有抗菌、止血等作用。

【用法用量】

1. 炮制:生用。

2. 用法:内服,泡饮,煎汤。

3. 用量:泡饮,1.5～3克;煎服,2～6克。

注意事项:宜后下,孕妇及哺乳期忌服。

芦 荟

【文献记载】

《开宝本草》:"味苦,寒,无毒。主热风烦闷,胸膈间热气,明目镇心,小儿癫痫惊风,疗五疳,杀三虫及痔病疮瘘,解巴豆毒。"

《南海药谱》:"兼治小儿诸热。"

《药性论》:"亦可单用,杀小儿疳蛔,主吹鼻,杀脑疳,除鼻痒。"

《本草图经》:"治湿痒,搔之有黄汁者;又治蟨齿。"

《生草药性备要》:"凉血止痛,治内伤,洗痔疮如神,敷疮疥,去油腻,同粉状糖擂作饮,茶送,止咳嗽神药,捶盐少许,敷疮止痛,以入药埋口,治痔疔湿癣。"

《本草汇言》:"芦荟,凉肝杀虫之药也。凡属肝脏为病,有热者,用之必无疑也。但味极苦,气极寒,诸苦寒药无出其右者。其功力主消不主补,因内热气强者可用,如内虚泄泻者禁之。"

《现代实用中药》:"为峻下药,有健胃通经之效。"

《全国中草药汇编》:"主治肝经实热头晕、头痛、耳鸣、烦躁、便秘。"

【药性】苦,寒。

【功能】泻下通便,清肝,杀虫。

【临床应用】

1. 清热通便:热结便秘,与朱砂配伍(如《医学广笔记》引张选卿"更衣丸");肝经火盛,眩晕头痛,目赤烦躁,大便秘结,与龙胆草、黄连、青黛等配伍(如《黄帝素问宣明论方》当归龙荟丸);小儿肝热惊风,与胆南星、天竺黄、贝母等配伍(《本草切要》)。

2. 杀虫:小儿疳积,虫积腹痛,面色萎黄,形体瘦弱,与使君子研末、米饮调服(《儒门事亲》),或与人参、白术等配伍(如《医宗金鉴》肥儿丸);治小儿疳,杀虫,与芜荑、鹤虱研末为丸(如《普济方》芦荟丸);小儿鼻疳,虫蚀鼻、痒痛不止,与黄柏、青黛、雄黄研末掺(如《太平圣惠方》芦荟散);蟨齿,单用本品研末、掺(《海上集验方》);癣疮,与大黄研末、调敷(《丹溪治法心要》)。

3. 其他:慢性肝炎活动期、肝原性低热,与胡黄连、黄柏研末为丸(《浙江药用植物志》);脑痈头痛,与龙脑、瓜蒂、滑石研末,外用(如《圣济总录》吹鼻散);治五种臌胀,与蟾酥、生半夏、巴豆霜配伍为丸(《本草汇方》引《本草切要》)。

【现代研究】本品含芦荟大黄素苷、对香豆素、对香豆酸,少量 α-葡萄糖,多种氨基酸等,并含微量挥发油。

提取物有刺激性泻下作用,并有抗菌、抗肿瘤及对创面的保护作用,表现有对免疫系统、保肝及抗胃损伤等的药理作用。

【用法用量】

1. 炮制:取汁熬制用。

2. 用法:内服:入丸、散,或装胶囊。外用:研末调敷。

3. 用量:内服:0.6~1.5克。外用:适量。

注意事项:不入汤剂。脾胃虚弱及孕妇忌服。

第二节 润下药

润下药多为植物种子、果仁,富含油脂,药性缓和,能起到润肠通便作用。适用于肠燥、阴虚、血虚便秘类病症。并可依据临床病症特点酌配养阴生津、补血润燥类药物同用。

火麻仁

【文献记载】

《神农本草经》:"味甘,平。""主补中益气,肥健不老。"

《新修本草》:"寒。"

《名医别录》:"中风汗出,逐水,利小便,破积血,复脉,乳妇产后余疾;长发,可为沐药。"

《药性论》:"治大肠风热结涩及热淋。"

《食疗本草》:"去五藏风,润肺。治关节不通、发落,通血脉。"

《本草拾遗》:"下气,利小便,去风痹皮顽,炒令香捣碎,小便浸取汁服;妇人倒产吞二七枚即正;麻子去风,令人心欢。"

《日华子本草》:"补虚劳,逐一切风气,长肌肉,益毛发,去皮肤顽痹,下水气及下乳,止消渴,催生,治横逆产。"

《本草纲目》:"利女人经脉,调大肠下痢;涂诸疮癞,杀虫;取汁煮粥食,止呕逆。"

《药品化义》:"麻仁,能润肠,体润能去燥,专利大肠气结便秘。凡年老血液枯燥,产后气血不顺,病后元气未复,或禀弱不能运行者皆治。"

《医林纂要》:"和脾,暖肝,润肠,去风秘。"

【药性】甘,平。

【功能】润肠通便。

【临床应用】

1. 肠燥便秘:年老津枯、产后血虚等所致肠燥便秘,可单用本品研末、米饮送服(《肘后备急方》);大便硬结难解,小便频数,与大黄、厚朴等配伍(如《伤寒论》麻子仁丸);血虚、肠燥便秘,与当归、桃仁、羌活、大黄等配伍(如《兰室秘藏》润肠丸);阴亏血虚,津液枯涸,肠燥便秘,与熟地黄、当归、阿胶、肉苁蓉等配伍(如《类证活人书》益血润肠丸);大便秘涩不通,与芝麻、桃仁、荆芥穗煎汤代茶饮(《卫生易简方》);产后去血过多,津液枯竭,不能转送,大便秘涩,与枳壳、人参、大黄研末、炼蜜为丸(如《济阴纲目》麻仁丸);老人大肠燥结,与紫苏子、松子肉、芝麻、炒杏仁研末、为丸(《鲟溪单方选》);产后便秘及年老体弱之气秘、风秘,与苏子配伍取汁、煲粥食(如《普济方》麻仁苏子粥)。

2. 其他:小儿面疮,研末、水和取汁,调蜜外敷(《华佗神医秘传》);头风痒多白屑,与秦艽、(侧)柏叶汕汁浸以沐发(《医心方》);风痹皮疣,单用本品炒研、浸童便服(《本草拾遗》);骨髓风毒疼痛,不可运动,单用本品浸酒服(如《箧中方》大麻仁酒);偏风手足不随,口眼㖞斜,与黑豆、鸽粪、垂柳枝配伍泡酒饮(如《圣济总录》麻子仁酒);热淋,小便赤、茎中痛,与冬葵子、葱白煲粥食(如《普济方》冬麻子粥);老人水气肿满,身体疼痛,不能食,单用本品与鲤鱼肉煲粥食(如《巡老怀幼书》麻子粥方)。

【现代研究】本品含葫芦巴碱、L-右旋异亮氨酸三甲铵内酯等,油脂约占 30%。

提取物有刺激肠道、促进肠蠕动、通便作用,并有降血压及阻止血脂上升等作用。

【用法用量】

1. 炮制:生用。

2. 用法:内服:煎汤、煲粥,或入丸、散。外用:捣敷,或煎水洗涤。

3. 用量:煎服:10～15 克。外用:适量。

注意事项:入煎前需打碎。

郁李仁

【文献记载】

《神农本草经》:"味酸,平。""主大腹水肿,面目、四肢浮肿,利小便水道。"

《药性论》:"味苦,平。""治肠中结气,关格不通。"

《日华子本草》:"通泄五脏、膀胱急痛,宣腰胯冷脓,消宿食,下气。"

《珍珠囊》:"破血,润燥。"

《用药法象》:"专治大肠气滞,燥涩不通。"

《本草纲目》:"郁李甘苦而润,其性降,故能下气利水。"

【药性】辛、苦、甘,平

【功能】润肠通便,下气利水。

【临床应用】

1. 肠燥便秘:大肠气滞,肠燥便秘,与杏仁、桃仁、柏子仁、松子仁、陈皮配伍(如《世医得效方》五仁丸);产后肠胃燥热,大便秘滞,与朴硝、当归、生地黄配伍(如《圣济总录》郁李仁饮);风热气秘,与陈皮、三棱配伍(如《圣济总录》郁李仁散)。

2. 水气不利:水肿腹满,脚气浮肿,与桑白皮、赤小豆、白茅根等配伍(如《圣济总录》郁李仁汤);四肢浮肿,上气喘急,大小便不通,与杏仁、薏苡仁配伍(《卫生易简方》);气血壅涩,腹胁胀闷,四肢浮肿,坐卧气促,与牵牛子、槟榔、干地黄、木香等配伍(如《鸡峰普济方》郁李仁散)。

3. 其他:积年上气,咳嗽不得卧,与酥配伍(如《圣济总录》郁李仁煎);血汗,本品研末调梨汁服(如《圣济总录》如圣散);赤目,本品烫去皮、研极细与龙脑外用(《本草衍义》);卒心痛,本品烂嚼、温汤送服(《姚和众方》)。

【现代研究】本品含苦杏仁苷、脂肪油、挥发性有机酸、皂苷、植物甾醇等。

提取物有泻下、抗炎、镇痛等作用。

【用法用量】

1. 炮制:生用。

2. 用法:内服:煎汤,或入丸、散。

3. 用量:煎服,6～12 克。

注意事项:孕妇慎服。

松子仁

【文献记载】

《开宝本草》：“主骨节风，头眩，去死肌。”“润五脏，不饥。”

《本草纲目》：“润肺，治燥结咳嗽。”

《药性切用》：“甘温气香，醒脾开胃，解郁润肠，为芳香解郁润燥良药。”

《玉楸药解》：“味甘、辛，气平。”“润燥清风，除湿开痹。”“松子仁与柏子仁相同。收涩不及而滋润过之，润肺止咳，滑肠通秘，开关逐痹，泽肤荣毛，亦佳善之品。研揩须发，最生光泽。”

《得配本草》：“甘，温。润心肺，益阴气。配胡桃肉、蜜，治肺燥咳嗽；配百部、杏仁，治寒嗽；配柏子仁、麻仁，治虚秘。”

【药性】 甘，温。

【功能】 润肠通便，润肺止咳。

【临床应用】

1. 肠燥便秘：老人虚秘，与火麻仁、柏子仁研末、白蜡为丸，黄芪汤送服（《本草衍义》）。

2. 肺燥干咳：肺燥咳嗽，与胡桃仁共捣如泥、加熟蜜调米饮服（《玄感传尸方》）。

【现代研究】 本品主要含脂肪油（74%），尚含掌叶防己碱、蛋白质、挥发油等。提取物有泻下通便等作用。

【用法用量】

1. 炮制：生用。

2. 用法：内服：煎汤，或入丸、散。

3. 用量：煎服，5～10克。

第三节 峻下药

峻下药，又称峻下逐水药。其药力峻猛，服用后能引起剧烈腹泻，有些并有利尿作用，能使体内的积滞、积水从二便排出。适用于积滞、积水类病症。

本类药物攻伐力强，副作用大，并易耗损正气。因此，必须使用时一定是衰其大半即止，不必尽剂；之后选择通下、利水等其他相对缓和类药物善后。在使用中并需顾护正气，或配伍补益药同用。年老体弱、孕妇忌用。

甘　遂

【文献记载】

《神农本草经》：“味苦，寒。”“主大腹疝瘕，腹满，面目浮肿，留饮宿食，破癥积聚，利水谷道。”

《名医别录》：“甘，大寒，有毒。”“下五水，散膀胱留热，皮中痞，热气肿满。”

《珍珠囊》：“味苦气寒，苦性泄，寒胜热，直达水热所结之处，乃泄水之圣药。水结胸中，非此不能除，故仲景大陷胸汤用之，但有毒，不可轻用。”

《本草衍义》：“专于行水，攻决为用。”

【药性】苦,寒。有毒。

【功能】峻下逐饮,消肿散结。

【临床应用】

1. 便秘,水饮:大便祕难,腹热,连日欲死,与芫花、黄芩配伍(《医心方》引《承祖方》);大便不通,与木香配伍(如《圣济总录》甘遂散);饮停胸胁,咳吐引痛,与大戟、芫花为末、枣汤送服(如《伤寒论》十枣汤);水湿停聚,胸腹胀满,与大戟、芫花、牵牛、大黄等配伍(如《太平圣惠方》舟车丸);水饮与热邪互结,结于胸中,与大黄、芒硝等配伍(如《伤寒论》大陷胸汤);妇人产后,血与水结,少腹胀满如敦状,小便微难而不渴,与大黄阿胶配伍(如《金匮要略》大黄甘遂汤);痰饮伏于胸膈,经隧气结、颈项胸背牵引疼痛,与大戟、白芥子配伍(如《三因极一病证方论》控涎丹);水肿腹满,与黑牵牛配伍(《普济方》);卒身面浮肿、喘息气促、小便赤涩,与麻黄、桑白皮配伍(《太平圣惠方》);留饮,与半夏、芍药、甘草配伍(如《金匮要略》甘遂半夏汤);卒肿满,身面皆洪大,与猪腰炙服(《肘后备急方》);酒积面黄、黑色,腹胀不消,与槽头精猪肉制丸、酒服(《普济方》);膀胱气实,腰胯间疼痛不可忍,与杜仲、青橘皮配伍(《普济方》);小便不通,诸药不效,闷乱欲死,本品研末,调敷丹田穴,另服甘草汤(《医便》)。

2. 风痰癫痫:痰迷心窍,风痰癫痫,本品为末,入猪心煨后与朱砂为丸服(如《济生方》遂心丹);伤寒过经,心胸痞满,烦躁狂言,积热毒气,及妇人血风血气,经候不调,寒热有积,与威灵仙、五灵脂配伍(如《普济方》万应散);时气病,烦热如火,狂言妄语欲走,与白芷配伍(如《备急千金要方》水导散)。

3. 疮疡肿毒:乳腺肿瘤,疮痈肿毒,与青核桃枝、参三七、生甘草配伍外用(如《中药学》化瘀膏)。

4. 其他:坠堕闪挫,腰痛不能屈伸,与荷叶、猪腰煲食(如《古今医统》子和益肾丸);耳暴聋,与甘草配伍外用(《仁术便览》);诸湿腰痛,四肢肿满,及酒伤胁肋刺痛,口干目黄,与当归、陈皮配伍(《卫生易简方》);消渴,与黄连、薄荷配伍(如《杨氏家藏方》缩水丸)。

【现代研究】本品含四环三萜类化合物 α-和 γ-大戟醇、甘遂醇、大戟二烯醇,尚含棕榈酸、柠檬酸、鞣质、树脂等。

提取物有刺激肠管、促进肠蠕动、增加肠道内肠液、加速肠内容物推动而出现泻下作用。生品尤剧,醋制后稍缓。并有引产、抗白血病和免疫抑制等作用。

【用法用量】

1. 炮制:生用,醋制用。

2. 用法:内服:入丸、散。外用:研末调敷。内服,醋制。外用,生用。

3. 用量:内服:0.5~1 克。外用:适量。

注意事项:反甘草。体质虚弱及孕妇忌服。

过量服用可引起中毒,出现腹痛、剧烈腹泻水样便、里急后重等症状;严重者可出现霍乱样米汤样大便、恶心、呕吐、头晕、头痛、心悸、血压下降、呼吸困难、脉搏细弱、体温下降、谵语、发绀,可因呼吸衰竭而死亡。一旦中毒应及时处置与救治。

大　戟

【文献记载】

《神农本草经》:"味苦,寒。""主蛊毒,十二水,腹满急痛,积聚,中风皮肤疼痛,吐逆。"

《名医别录》:"甘,大寒,有小毒。""主颈腋痈肿,头痛,发汗,利大小肠。"

《药性论》:"味苦,辛,有大毒。""下恶血癖块,腹内雷鸣,通月水,善治瘀血,能堕胎孕。"

《日华子本草》:"泻毒药,泄天行黄病、温疟,破癥结。"

《本草图经》:"治癍疹风及风毒脚肿,并煮水热淋,日再三便愈。"

《本草正》："性峻利，善逐水邪痰涩，泻湿热胀满。"

【药性】苦，寒。有毒。

【功能】峻下逐饮，消肿散结。

【临床应用】

1. 水肿，痰饮：水肿，本品与大枣同煮仅食枣（《活法机要》）；臌胀、胸胁停饮等，与甘遂等配伍（如《伤寒论》十枣汤、《景岳全书》舟车丸、《三因极一病证方论》控涎丹），水病，无问年月深浅，与当归、陈皮配伍（《政类本草》引《兵部手集》）；通身肿满喘息，小便涩，与干姜等配伍（如《圣济总录》大戟散）；腹胀如石，或阴囊肿大，与芫花、甘遂、海藻等分研末外用（《赤水玄珠》）。

2. 疮疡，痈疽：痈疽肿毒，单用鲜品捣敷患处；颈项、腋下痈疽，与当归、白术、生半夏配伍（《本草汇言》引《方脉正宗》）；淋巴结核，本品煮蛋后食蛋（内蒙古《中草药新医疗法资料选编》），或与山慈菇、五倍子等配伍外用（如《外科正宗》太乙紫金丹）；疮疹黑陷，寒战、咬牙夏齿，单用本品内服（如《医学纲目》百祥丸）。

3. 其他：黄疸，小水不通，与茵陈配伍（《本草汇言》引《大氏方》）；温疟寒热腹胀，与柴胡、姜半夏、陈皮、生姜配伍（《本草汇言》引《方脉正宗》）；中风发热，与苦参等分研末、白酢浆煎水洗涤（如《备急千金要方》大戟洗汤方）；风瘾疹，单用本品煎水涂（《太平圣惠方》）；牙齿摇痛，以本品咬于患处（《本草纲目》引《生生编》）。

【现代研究】本品含大戟苷、生物碱、树胶、树脂等。

提取物有刺激肠管蠕动而产生泻下作用，并有利尿、降血压等作用。

【用法用量】

1. 炮制：生用，醋制用。

2. 用法：内服：入丸、散。外用：煎水洗涤，或研末、熬膏外敷。内服，醋制。外用，生用。

3. 用量：内服：0.5～3克。外用：适量。

注意事项：反甘草。体质虚弱及孕妇忌服。

附：红大戟

药性苦，寒。功用与大戟略同。大戟泻下逐水力强，红大戟消肿散结力胜。内服：煎汤，1.5～5克；研末：1克。外用：适量。反甘草。体质虚弱及孕妇忌服。

芫 花

【文献记载】

《神农本草经》："味辛，温。""主咳逆上气，喉鸣喘，咽肿短气，蛊毒，鬼疟，疝瘕，痈肿，杀虫鱼。"

《名医别录》："苦，微温，有小毒。""消胸中痰水，喜唾，水肿，五水在五脏皮肤及腰痛，下寒毒、肉毒。"

《药性论》："有大毒。""治心腹胀满，去水气，利五脏寒痰，涕唾如胶者。主通利血脉，治恶疮风痹湿，一切毒风，四肢挛急，不能行步，能泻水肿胀满。"

《本草纲目》："治水饮痰澼，胁下痛。""芫花留数年陈久者良。用时以好醋煮数十沸，去醋，以水浸一宿，晒干用，则毒灭也。或以醋炒者次之。"

【药性】辛，苦，温。有毒。

【功能】泻水逐饮，祛痰止咳，杀虫疗疮。

【临床应用】

1. 水肿：治疗水肿、臌胀、胸胁停饮等，与甘遂、大戟等配伍（如《伤寒论》十枣汤、《丹溪心法》舟车丸）；时气饮水过多，心下痞鞕痛，单用本品以醋拌匀、炒热外熨（《太平圣惠方》）。

2. 咳喘:咳嗽有痰,单用本品饴糖熬膏(《华佗神医秘传》);卒得咳嗽,与大枣配伍(《肘后备急方》);治三十年咳,与干姜熬膏,或单用本品为丸(如《外台秘要》引《深师方》芫花煎);实喘,本品醋浸、去醋、炒焦,与大麦曲等分研末、酒调服(《是斋百一选方》);近代以本品研末、胶囊剂,或丸剂用于防治慢性支气管炎效果良好。

3. 头疮:白秃、顽癣、头疮,单用本品研末,或与雄黄配伍熬膏外用;治蛲虫,与狼牙、雷丸、桃仁配伍(如《外台秘要》引范汪方"芫花散");痈疽肿毒,本品研末、胶和如粥,敷之(《备急千金要方》)。

4. 其他:胁痛如打,与菊花、踯躅花配伍熨患处(《肘后备急方》);诸般气痛,与延胡索配伍(如《奇效良方》二圣散);卒心痛连背,背痛彻心,心腹并懊痛,如鬼所刺,绞急欲死,与大黄配伍(《外台秘要》引范汪方);时行毒病七八日,热积聚胸中,烦乱欲死,单用本品煎水、敷胸上(如《备急千金要方》凝雪汤);妇人血气冲心欲死,与吴茱萸研末、姜酒服(《普济方》);痔疾肛门边肿硬痒痛不可忍,与风化石灰、灶突内黑煤配伍外用(《太平圣惠方》)。

【现代研究】本品含芫花酯甲、乙、丙、丁、戊,芫花素,羟基芫花素、芹菜素及谷甾醇,并含苯甲酸及刺激性油状物。

提取物有泻下、利尿、镇咳、祛痰、镇痛、抗惊厥作用,并有终止妊娠、抗肿瘤及对心血管系统等的药理作用。

【用法用量】
1. 炮制:生用,醋制用。
2. 用法:内服:煎汤,或入丸、散。外用:煎水洗涤,或研末调敷。内服,醋制用。外用,生用。
3. 用量:内服:煎汤,1.5～3克,入丸、散,0.6克。外用:适量。
注意事项:反甘草。体质虚弱及孕妇忌服。

牵牛子

【文献记载】
《名医别录》:"味苦,寒。有毒。""主下气,疗脚满水肿,除风毒,利小便。"
《药性论》:"味甘,有小毒。""治痃癖气块,利大小便,除水气逆肿。落胎。"
《日华子本草》:"取腰痛,下冷脓,泻蛊毒药,并一切气壅滞。"
《本草纲目》:"逐痰消饮,通大肠气秘风秘,杀虫。"
《本草正》:"牵牛,古方多为散丸,若用救急,亦可佐群药煎服,然大泄元气,凡虚弱之人须忌之。"
《本草汇言》:"逐积追虫,行水消胀。"
《医林纂要》:"(黑牵牛)补肝,润肾命,行水,破痰癖,去下焦积湿郁热。"

【药性】苦,寒。有毒。

【功能】泻下逐水,消积杀虫。

【临床应用】
1. 便秘,水肿:本品少用通大便,消积滞;重用则泻下逐水。大便秘结,水肿轻者,单用本品研末服(《备急千金要方》),亦可与大黄、槟榔等配伍(如《素问病机气宜保命集》大黄牵牛散);大肠风秘,壅热结涩,与桃仁研末、蜜丸服(《本草衍义》);新久积聚,胸胁胀满,与大黄、甘遂、芒硝配伍(如《普济方》引《海岱居士方》牵牛利膈丸);一切所伤,心腹痞满刺痛、积滞不消,与五灵脂、香附配伍(如《卫生宝鉴》消滞丸);停饮肿满,与茴香(或加木香)研末、姜汁调服(如《儒门事亲》禹功散);体质壮实,水肿、腹水,与甘遂、大戟等配伍(如《景岳全书》舟车丸);气筑奔冲不可忍,与槟榔研末,紫苏生姜汤调服(如《卫生家宝方》牵牛丸);肾虚水肿,与杜仲、肉桂、补骨脂、胡芦巴等配伍(如《医学发明》天真丹);腰脚湿气疼痛,与大黄、白术配伍(如《神效名方》牛黄白术丸)。

2. 痰饮：痰热壅盛之小儿肺胀喘满、胸高气急、两肋扇动、陷下作坑、两鼻窍张、闷乱嗽渴、声嘎不鸣、痰涎潮塞，俗称马脾风者，与大黄、槟榔研末服（如《田氏保婴集》牛黄夺命散）；小儿惊疳，啼哭烦躁、面赤痰喘，与雄黄、天竺黄配伍（《婴童类萃》）；痰湿阻滞，胸膈壅塞、头昏目眩、咳唾痰涎者，与皂角配伍为丸、姜汤送服（如《博济方》利膈丸）。

3. 虫积腹痛：一切虫积，与槟榔、使君子配伍（《永类钤方》）；小儿疳证，与木香研末为丸、米饮送服（如《奇效良方》分气丸）。

4. 其他：伤寒瘀热在内，湿气郁而不散，熏发肌肉，小便不利，身体发黄，与赤茯苓、木香、陈皮配伍（如《圣济总录》消湿散）；小儿热盛动风，急惊抽搐，身热面赤引饮，小便黄赤，与青黛、天竺黄等配伍（如《续易简方论》利惊丸）；冷气流注，腰疼不能俯仰，与延胡索、破故纸配伍（如《杨氏家藏方》牵牛丸）；治肾气作痛，与川椒、茴香配伍煨猪腰食（如《仁斋直指方论》腰子散）；痈疽发背，无名肿毒，单用本品研末、酒送服（如《鲁府禁方》黑白散）；咽喉诸疾肿痛生疮，与甘草、防风、牛蒡子配伍（如《御药院方》利膈散）；膀胱蕴热，风湿相乘，阴㿉肿胀，大小便不利，与白术、桑白皮、陈皮、木通配伍（如《三因极一病证方论》三白散）。

【现代研究】本品含牵牛子苷、牵牛子酸甲、没食子酸及生物碱麦角醇、裸麦角碱、喷尼棒麦角碱、异喷尼棒麦角碱、野麦碱等。

提取物能刺激肠道，增进蠕动，促进排便，并有驱蛔等作用。

【用法用量】

1. 炮制：生用，炒用。

2. 用法：内服：煎汤，或入丸、散。炒用则药性稍缓。

3. 用量：煎服：3～9 克，入丸、散：1.5～3 克。

注意事项：用时捣碎；孕妇忌服。

过量使用后可引起中毒，出现呕吐、腹痛、腹泻及黏液血便，并可出现血尿；严重者可损及神经系统，发生语言障碍、昏迷等。须及时处置与救治。

商　陆

【文献记载】

《神农本草经》："味辛，平。""主水胀，疝瘕，痹；熨除痈肿，杀鬼精物。"

《名医别录》："酸，有毒。""疗胸中邪气，水肿，痿痹，腹满洪直，疏五脏，散水气。"

《药性论》："甘，有大毒。""能泻十种水病。喉痹不通，薄切醋熬，喉肿处外薄之差。"

《日华子本草》："通大小肠，泻蛊毒，堕胎，熁肿毒，傅恶疮。"

《本草纲目》："苦寒。""其性下行，专于行水，与大戟、甘遂盖异性而同功。"

【药性】苦，寒。有毒。

【功能】泻下逐水，消肿散结。

【临床应用】

1. 水肿，臌胀：水气肿满与赤小豆配伍煮鲫鱼汤食（如《圣济总录》商陆豆方）；水肿，臌胀，大便秘结，小便不利，与泽泻、茯苓皮等配伍（如《济生方》疏凿饮子）；肿甚势急，与甘遂等配伍（如《杨氏家藏方》商陆散）；阳虚水泛，四肢浮肿，与火麻仁、附子、防风等配伍（如《太平圣惠方》麻仁散）；卒肿满身面皆洪大，与羊肉煨食（《肘后备急方》）；石水病，腹光紧急如鼓，大小便涩，与槟榔、生姜、桑白皮、甘草配伍（如《奇效良方》槟榔散）；亦可将本品捣烂、加麝香少许，敷贴脐部以取效且避内服伤胃之弊（《本草纲目》）；治卒暴癥，单用本品捣烂、蒸熟，热敷患处（《备急千金要方》）。

2. 疮疡肿毒：癥瘕、疝癖、瘰疬、疮毒，均可用鲜品加盐少许捣敷患处；胁下痛硬如石之疝癖，以本品捣汁与杏仁配伍服（《太平圣惠方》）；瘰疬结核肿硬，单用本品作饼灸（如《圣济总录》商陆饼子）；喉中卒被毒气攻痛，本品切段、灸热，隔布熨之（《本草图经》）。

3. 其他：中风邪狂惑，单用本品熬膏服（《圣济总录》）；跌打损伤，本品研末、调热酒擂患处（《滇南本草》）；功能性子宫出血，鲜品 60～120 克煨猪肉 250 克，吃肉喝汤（《神农架中草药》）。

【现代研究】本品含商陆碱、三萜皂苷、加利查酸、甾族化合物、生物碱和大量硝酸钾。

提取物有抗炎、抗菌、抗病毒、抗肿瘤作用，表现有对免疫系统、呼吸系统、消化系统及肾脏等的药理作用。

【用法用量】

1. 炮制：生用，醋制用。
2. 用法：内服：煎汤，或入散。外用：捣、研末调敷。内服，醋制。外用，生用。
3. 用量：煎服：5～10 克。外用：适量。

注意事项：孕妇忌服。

本品过量可以引起中毒，出现恶心、呕吐、腹泻、头痛、语言不清、躁动、肌肉抽搐等症状；严重者血压下降、昏迷、瞳孔散大、心脏和呼吸中枢麻痹而死亡。一旦发生中毒应及时处置与救治。

巴 豆

【文献记载】

《神农本草经》："味辛，温。""主伤寒温疟寒热，破癥瘕结聚坚积，留饮痰癖，大腹水胀。荡涤五脏六腑，开通闭塞，利水谷道，去恶肉，除鬼毒蛊疰邪物，杀虫鱼。"

《名医别录》："生温，热寒，有大毒。""疗女子月闭，烂胎，金疮脓血不利，丈夫阴癩，杀斑蝥毒。"

《本草拾遗》："主癥瘕痃气，痞满，腹内积聚，冷气血块，宿食不消，痰饮吐水。"

《医学启源》："导气消积，去脏腑停寒，消化寒凉及生冷硬物所伤，去胃中寒积。"

《汤液本草》："可以通肠，可以止泄。"

《本草通玄》："巴豆禀阳刚之性，有斩关夺门之功，气血未衰，积邪坚固者，或有神功，老羸衰弱之人，轻妄投之，祸不旋踵。巴豆、大黄，同为攻下之剂，但大黄性冷，腑病多热者宜之；巴豆性热，脏病多寒者宜之。故仲景治伤寒传里恶热者，多用大黄。东垣治五积属脏者，多用巴豆。"

【药性】辛，热。有大毒。

【功能】峻下寒积，逐水消肿，祛痰利咽；外用蚀疮。

【临床应用】

1. 寒积便秘：寒邪食积，阻结肠道，大便不通，腹满胀痛，可单用本品入胶囊服，也可与大黄、干姜配伍（如《金匮要略》三物备急丸）；寒癖宿食，久饮不消，大便秘，可单用本品酒煮为丸（《备急千金要方》）。

2. 腹水，痰饮：腹水腹胀，与杏仁配伍（如《肘后备急方》治水蛊腹大动摇有水声方）；近代与绛矾、神曲配伍（含巴绛矾丸）用治晚期血吸虫肝硬化腹水；痰饮、两胁满胀、羸瘦不能饮食、食不消化、喜唾干呕、大小便或涩或利或赤或白、腹内有热、唇口不焦、好饮冷水、卒起头眩欲倒、胁下疼痛，与杏仁、皂角蜜丸，粥饮送服（《普济方》）；痞结癥瘕，与红曲、小麦麸皮配伍（《海上方》）。

3. 喉痹痰阻：喉痹痰涎壅塞气道、呼吸困难，甚则窒息欲死者，可单用本品穿线入喉中再牵出用以涤痰；喉痹，可与白矾配伍外用（《是斋百一选方》）；咽喉闭塞，取巴豆一枚穿孔，绵裹，塞鼻中，随时左右、时吸气令入喉中（《太平圣惠方》）；寒痰气喘，以青橘皮包裹本品一粒，煅存性、研末，以姜汁、酒送服（《医说》）；寒实结胸，痰涎壅塞，胸膈室闷，肢冷汗出，与贝母、桔梗配伍（如《伤寒论》三物小白散）；小儿乳食停积，便秘腹胀，痰多惊痫，与胆南星、朱砂、六神曲等配伍（如《全国中药成药处方集》万应保赤散）。

4. 痈疽疮疡：痈疽脓成不溃，或一切疮毒及腐化瘀肉，本品炒焦研末，点肿处则解毒，涂瘀肉则自腐化（如《痈疽神秘验方》乌金膏）；鼻痔，与阳起石、石莲心研末外用（《医学纲目》）；瘰疬痰核，与艾叶配伍灸用（《太平圣惠方》）；荷钱癣疮，捣烂、绢裹外擦（《秘传经验方》）。

5. 其他：伏暑伤冷，冷热不调，霍乱吐利，口干烦渴，与黄丹、黄蜡配伍（如《太平惠民和剂局方》水浸丹）；水泻不止，与杏仁、铛墨、糯米粥为丸（如《圣济总录》黑神丸）；治痢，与绿豆等配伍（《卫生易简方》）。

【现代研究】本品含巴豆油酸和甘油酯，并含巴豆醇二酯和多种巴豆醇三酯及巴豆毒素、巴豆苷、生物碱、β-谷甾醇等。

巴豆油外用有强烈的刺激作用。口服半滴至 1 滴，即能引起口腔、咽及胃黏膜的烧灼感及呕吐，短时间内可发生多次大量水泻，伴有剧烈腹痛和里急后重；并有抗病原微生物、抗肿瘤、抗炎作用，小鼠实验并提示有致突变性和弱致癌性。

【用法用量】

1. 炮制：生用，制霜用。

2. 用法：内服：入丸、散。外用：捣涂、研末调敷。内服，制霜。外用，生用。

3. 用量：内服：0.1～0.3 克。外用：适量。

注意事项：体质虚弱及孕妇忌服。

巴豆油系一种峻泻剂，对胃肠道黏膜具有强烈的刺激和腐蚀作用，可引起恶心、呕吐与腹痛，重则发生出血性肠炎，大便内可带血和黏膜。皮肤接触巴豆油后，能引起急性皮炎。中毒表现：症状为咽喉肿痛、呕吐、肠绞痛、腹泻，甚则腐蚀肠壁，出现霍乱样米汤样大便，头痛、眩晕、皮肤湿冷、脱水、呼吸或循环衰竭而死亡。外用巴豆霜可产生接触性皮炎，局部烧灼成脓疱状红疹、水疱。均须及时处理与救治。

千金子

【文献记载】

《蜀本草》："治积聚痰饮，不下食，呕逆及腹内诸疾。"

《日华子本草》："宣一切宿滞，治肺气水气，敷一切恶疮疥癣。"

《开宝本草》："辛，温，有毒。""主妇人血结月闭，癥瘕疝癖瘀血，蛊毒……心腹痛，冷气胀满，利大小肠。"

江西药科学校《草药手册》："治晚期血吸虫病，肝脾肿大。"

【药性】辛，温。有毒。

【功能】逐水消肿，破血消癥。

【临床应用】

1. 水肿，臌胀：二便不利，水肿，臌胀，可单用本品（《斗门方》），或与大黄配伍（《摘玄方》）；通身肿满，喘闷不快，与槟榔、汉防己、葶苈子等配伍（如《证治准绳》续随子丸）；近代有用单品研末服治疗晚期血吸虫病、肝硬化腹水。

2. 癥瘕，经闭：癥瘕痞块，与轻粉、青黛为末、糯米饭为丸服（如《圣济总录》续随子丸）；瘀滞经闭，与丹参、制香附配伍（《安徽中草药》）；治积聚癥块及涎积等，与青黛、腻粉为丸，与枣及冷腊茶同服（如《圣济总录》续随子丸）。

3. 其他：血黄，病人三日鼻中出血，大小便亦下血，心间烦闷，腹中有块，痛如虫咬，吐逆喘粗，可单用本品（如《圣济总录》续随汤）；治黑子，去疣赘，捣烂涂之（《普济方》）；蛇咬肿毒闷欲死，与重台配伍以酒送服并涂伤处（《海上集验方》）。

【现代研究】本品含脂肪油 40%～60%，其中含毒性成分，如千金子甾醇、巨大戟萜醇-20-棕榈酸酯等，并含白瑞香素、续随子素、马栗树皮苷等。

提取物能刺激胃肠黏膜引起峻泻，作用强度为蓖麻油的 3 倍。

【用法用量】

1. 炮制：生用，制霜用。

2. 用法：内服：入丸、散。外用：捣、研末，涂，或调敷。内服，制霜。外用，生用。

3. 用量：内服：1～2 克。外用：适量。

注意事项：体质虚弱及孕妇忌服。

凡能祛除风湿,治疗风湿痹症为主的药物,称为祛风湿药。

祛风湿药因药性不同而分为:祛风寒湿药、祛风湿热药和祛风湿强筋骨药三类。

祛风湿药主要适用于肢体、关节痹痛、拘挛、活动不利,肿胀,甚至关节畸形等病症。

使用祛风湿类药时,首先应分清病症寒热属性而分别使用祛风寒湿药或祛风湿热药。其次尚须辨别:病症初起、风盛在表者,配祛风解表类药;湿邪偏盛者,配燥湿或利湿类药。对于素体虚弱或久病体虚者,则选择祛风湿强筋骨类药,并与补血类药或补肝肾类药配伍。

祛风湿类药药性多辛燥,易耗伤阴血,如需长期服用时以丸剂为妥。

现代药理研究证明:祛风湿药一般具有不同程度的抗炎、镇痛作用。常用于风湿性关节炎、类风湿性关节炎、强直性脊柱炎、坐骨神经痛、纤维组织炎、肩周炎、腰肌劳损、骨质增生、跌打损伤、神经痛、半身不遂及某些皮肤病症等。

第一节　祛风寒湿药

祛风寒湿药药性多辛、苦,温,燥,有较好的祛风、散寒、除湿、止痛、通络等作用,尤以散寒止痛为其特点,主要适用于风寒湿痹,肢体关节疼痛,筋脉拘挛,痛有定处,遇寒加重等。经配伍后亦可用于风湿热痹类病症。

独　活

【文献记载】

《神农本草经》:"味苦,平。""主风寒所击,金疮止痛,奔豚,痫痉,女子疝瘕。"

《名医别录》:"甘,微温,无毒。""疗诸贼风,百节痛风无久新者。"

《药性论》:"味苦,辛。""能治中诸风湿冷,奔喘逆气,皮肤苦痒,手足挛痛,劳损。主风毒齿痛。"

《医学启源》:"《主治秘要》云:治风须用,及能燥湿。又云:苦头眩目运,非此不能除。""若与细辛同用,治少阴经头痛。"

张元素:"散痈疽败血。"(引自《本草纲目》)

《珍珠囊补遗药性赋》:"其用有二:诸风掉眩,颈项难伸;风寒湿痹,两足不用。"

《本草正》:"善行滞气。""专理下焦风湿,两足痛痹,湿痒拘挛。"

《本草求真》:"独活,辛苦微温,比之羌活,其性稍缓,凡因风干足少阴肾经,伏而不出,发为头痛,则能善搜而治矣,以故两足湿痹,不能动履,非此莫瘳,风毒齿痛,头眩目晕,非此莫攻……因其所胜而为制也。且有风自必有湿,故羌则疗水湿游风,而独疗水湿伏风也……羌有发表之功,独有助表之力。羌行上焦而上理,则游风头痛、风湿骨节疼痛可治,独行下焦而下理,则伏风头痛、两足湿痹可治。"

《药鉴》:"主苍术,治两足之湿肿;君荆翘,散下身之痛毒,佐黄柏,止血崩如神;臣查根,逐痘毒极验。"

《本草用法研究》:"佐血药,活血舒筋,殊为神效。"

【药性】辛、苦,微温。

【功能】祛风胜湿,散寒止痛。

【临床应用】

本品长于祛风湿,止痹痛,为治风湿痹症之要药。

1. 风寒湿痹:寒湿痹阻,腰腿疼痛,活动不利,与当归、白术、牛膝等配伍(如《活幼新书》独活汤);痹症日久,体质虚弱,与桑寄生、杜仲、人参等配伍(如《备急千金要方》独活寄生汤);八风十二痹,与石南、防风、附子、乌头、天雄等配伍浸酒服(如《备急千金要方》独活酒);治骨节风冷,耐寒暑,益气血,与干姜、山茱萸、(肉)桂配伍(如《圣济总录》四味丸);寒湿腰痛,不能转侧,头痛身疼,无汗拘紧,脉左尺细紧,与苍术、防风、细辛、川芎、甘草配伍(如《症因脉治》独活苍术汤);历节风痛,与羌活、松节等分酒煎(《本草纲目》引《外台秘要》)。

2. 头痛,齿痛:风寒外袭,头痛、头重,一身尽痛,与羌活、藁本、防风等配伍(如《内外伤辨惑论》羌活胜湿汤);寒郁头痛,与防风配伍(《本草汇言》);牙痛,可单用本品,或以酒煎含漱(《肘后备急方》),或与细辛、川芎、羌活、生地黄等配伍(如《证治准绳》独活散),或与黄芩、川芎、细辛、荜茇、当归、丁香配伍煎水含漱(如《备急千金要方》含漱汤);痛在脑齿,与细辛、生地黄、川芎等配伍(如《症因脉治》独活细辛汤)。

3. 其他:风疹,与荆芥穗配伍(如《全生指迷方》独活汤);风著人面,引口偏著于耳,牙车急,舌不得转,与生地黄汁、竹沥配伍(《备急千金要方》);产后中柔风,举体疼痛,自汗出,与当归配伍酒煎服(《备急千金要方》引《小品方》);中风不语,酒煎与大豆配伍服食(《本草纲目》引《小品方》);卒中急风,口噤不开,与桂、酒水共煎(《肘后备急方》);风头眩运,倒仆不定,与石膏、枳实、麻黄配伍(如《圣济总录》四神汤);一切痈疽,与黄芩、莽草、大黄、赤芍等配伍煎水洗涤患处(如《普济方》独活散)。

【现代研究】本品含二氢山芹醇及其乙酸酯、欧芹酚甲本醚、异欧前胡内酯、香柑内酯、花椒毒素、二氢山芹醇当归酸酯、二氢山芹醇葡萄糖苷、毛当归醇、当归醇 D、C、B,γ-氨基丁酸及挥发油等。

提取物有抗炎、镇痛、镇静、解痉、抗菌、抗肿瘤作用,表现有对心血管系统、影响血小板聚集等的药理作用。

【用法用量】

1. 炮制:生用。

2. 用法:内服:煎汤,或入丸、散。外用:煎水洗涤。

3. 用量:煎服:3～9 克。外用:适量。

威灵仙

【文献记载】

《开宝本草》:"味苦,温,无毒。""主诸风,宣通五脏,去腹内冷气,心膈痰水久积,癥瘕痃癖气块,膀胱蓄脓恶水,腰膝冷痛及疗折伤。久服之,无温疫疟。"

《本经逢原》:"苦、辛,温。小毒。"

《新修本草》:"腰肾脚膝,积聚,肠内诸冷病,积年不差者,服之无不立效。"

《本草汇言》："大抵此剂宣行五脏,通利经络,其性好走,亦可横行直往。追逐风湿邪气,荡除痰涎冷积,神功特奏。"

《药品化义》："灵仙,其猛急,善走而不守,宣通十二经络。主治风、湿、痰壅滞经络中,致成痛风走注,骨节疼痛,或肿,或麻木。"

《现代实用中药》："为利尿、通经药,有镇痛之效。治偏头痛,颜面神经麻痹,痛风等。"

《药品化义》："酒拌治两臀(臂)痛。因其力猛,亦能软骨,以此同芎、归、龟、甲、血余,治临产交骨不开,验如影响。"

《得配本草》："配鸡冠花,治肠风泻血;佐木瓜,治腰脚病;佐川乌,治手足麻;佐补气药,为宣通之助。"

《医学衷中参西录》："灵仙与人参并用,治气虚小便不利甚效。"

【药性】辛、微苦,温。

【功能】祛风除湿,通络止痛。

【临床应用】

1. 风湿痹痛:风湿痹症,风邪偏盛,肢体麻木,筋脉拘挛,屈伸不利,可单用本品研末服(如《太平圣惠方》威灵仙散);风寒湿痹,腰背疼痛,与当归、肉桂配伍(如《证治准绳》神应丸);肾藏风壅积,腰膝沉重,单用本品研末、蜜丸服(姚僧垣《集验方》);一切风痹瘫痪,筋骨疼痛,并大麻恶风,与甘草配伍先熏后洗(如《仙拈集》二妙汤洗法);手足麻痹,时发疼痛,或打扑伤损,痛不可忍,或瘫痪,与生川乌、五灵脂研末、醋糊丸(《普济方》);脚气不遂,与牛膝配伍酒糊丸,木瓜汤送服(如《普济方》仙灵丸)。

2. 其他:男妇气痛,不拘远近,与生韭根、乌药等配伍(《本草纲目》引《摘玄方》);肠风病甚不瘥,与鸡冠花配伍醋、鸡子清制为末、米饮调服(如《圣济总录》灵仙散);痞积,与楮桃儿等分研末、酒送服(如《普济方》化铁丸);停痰宿饮,喘咳呕逆,全不入食,与半夏研末、皂角水熬膏为丸服(《本草纲目》);膈噎,大便秘结,饮食良久复出,及朝食暮吐,暮食朝吐者,其功甚捷,鲜用本品捣汁与生姜汁、麻油、白砂蜜熬膏服(如《医学正传》润肠膏);年高之人,津液枯燥,无以润养,肠间干涩,气血俱衰,艰于运化,其脉躁大,与黄芪、枳壳研末蜜丸服(如《鸡峰普济方》威灵仙丸);疝气、腰疼风冷,手足顽麻,与当归、肉桂研末、酒糊丸服(《卫生易简方》);五痔肿痛,与木香研末、蜜丸,荆芥汤送服(如《普济方》能消丸);癜风、囊风、紫云风、头风、历节风、破伤风、皮肤风痒,及疥癣、瘰疬肿毒,单用本品九蒸九晒研末、酒调,或米糊为丸服(如《外科大成》威灵仙散)。

传统认为能消鱼骨鲠喉。

【现代研究】本品含原白头翁素、白头翁内酯、甾醇、糖类、皂苷等。

提取物有镇痛、抗微生物、抗利尿、抗疟、降血糖、降血压、利胆等作用。醋浸液对鱼骨刺有一定的软化作用,并使咽及食道平滑肌松弛、增强蠕动、促使骨刺松脱;醇提取物有引产等作用。

【用法用量】

1. 炮制:生用。

2. 用法:内服:煎汤,或入丸、散或熬膏。外用:捣敷,或煎水洗涤。

3. 用量:煎服:6～9克。外用:适量。

川　乌

【文献记载】

《神农本草经》："味苦,温。""主中风,恶风洗洗出汗,除寒湿痹。咳逆上气,破积聚寒热。"

《名医别录》："乌头,甘,大热,有大毒。""乌头,消胸上痰冷,食不下,心腹冷疾,脐间痛,肩胛痛不可俯仰,目中痛不可久视,又堕胎。""乌喙,主风湿,丈夫肾湿阴囊痒,寒热历节掣引腰痛,不能行步,痈肿脓结,又堕胎。"

《药性论》:"乌头,能治恶风憎寒,湿痹,逆气,冷痰包心,肠腹疗痛,痃癖气块,益阳事,治齿痛,主强志。""乌喙,能治男子肾气衰弱,阴汗,主疗风温(应作'寒'),湿邪痛,治寒热痈肿,岁月不消者。"

《珍珠囊》:"祛寒湿风痹,血痹。"

《医学启源》:"疗风痹半身不遂,引经药也。《主治秘要》云:其用有六:除寒疾一也;去心下坚痞二也;温养脏腑三也;治诸风四也;破积聚滞气五也;治感寒腹痛六也。"

《本草纲目》:"助阳退阴,功同附子而稍缓。"

《本经逢原》:"阴疽久不溃者,溃久疮寒,歹肉不敛者,并宜少加以通血脉。"

《长沙药解》:"乌头,温燥下行,其性疏利迅速,开通关腠,驱逐寒湿之力甚捷,凡历节、脚气、寒疝、冷积、心腹疼痛之类并有良功。"

《本草正义》:"乌头主治温经散寒,虽与附子大略相同,而温中之力较为不如。且专为祛除外风外寒之响导者。"

【药性】辛、苦,热。有大毒。

【功能】祛风除湿,温经止痛。

【临床应用】

1. 风寒湿痹:寒湿侵袭,历节疼痛,不可屈伸,与麻黄、芍药、甘草等配伍(如《金匮要略》乌头汤);寒湿、瘀血滞留经络,肢体筋脉挛痛,关节屈伸不利,日久不愈,与草乌、地龙、乳香等配伍(如《太平惠民和剂局方》活络丹);风寒湿痹,气虚血凝,手足拘挛,与防风、细辛、黄芪、当归等配伍(如《张氏医通》改定三痹汤);寒湿外侵,血气不运,手足麻痹、疼痛或瘫痪,与威灵仙、五灵脂研末,醋糊丸服(如《普济方》仙桃丸),或与草乌、马钱子等配伍制膏外用(伤湿止痛膏)。

2. 诸冷疼痛:外感风寒,恶风头痛,及新久头风,与川芎、细辛、白芷、薄荷等配伍(如《太平惠民和剂局方》通关散),或与细辛、茶叶配伍(如《备急灸方》乌辛茶),或与天南星、生姜等配伍(《是斋百一选方》),或与南星研末、葱汁调敷太阳穴(《卫生易简方》);阴寒内盛,心痛彻背,背痛彻心,与赤石脂、干姜、蜀椒等配伍(如《金匮要略》乌头赤石脂丸);寒疝,绕脐疼痛,手足厥冷,与蜂蜜同煎(如《金匮要略》大乌头煎),或与桂枝汤配伍(如《金匮要略》乌头桂枝汤)。

3. 外伤疼痛:跌打损伤,骨折瘀肿疼痛,与自然铜、地龙、乌药等配伍(如《跌损妙方》回生续命丹);骨折整骨时麻醉、止痛,本品生用与生草乌、羊踯躅、姜黄等配伍(如《医宗金鉴》整骨麻药方),并可与生南星、蟾酥等配伍外用(如《医宗金鉴》外敷麻药方)。

4. 其他:中风瘫痪,口眼㖞斜,与当归、五灵脂等配伍(如《医林类证集要》四生丸);痈疽肿毒,与黄柏研末,外敷(如《僧深集方》);痈疽、恶毒肿痛,久不出头,与木鳖子水磨,外涂(如《疡医大全》代针散);出脓不快,与五灵脂、全蝎等研末,外掺(如《外科集验方》追毒散)。

【现代研究】本品含乌头碱、次乌头碱、中乌头碱、消旋去甲乌药碱、酯乌头碱、酯次乌头碱等多种生物碱及乌头多糖 A、B、C、D 等。

提取物有明显抗炎、镇痛、抗癌、降糖作用,表现有对心血管系统、神经系统等的药理作用。

【用法用量】

1. 炮制:生用,制用。

2. 用法:内服:煎汤,或入丸、散。外用:研末掺,或调敷。内服,制用。外用,生用。

3. 用量:煎服:1.5～3 克。外用:适量。

注意事项:内服须先煎;酒煎、浸酒服,易中毒,应慎用;孕妇忌服。

乌头服用不当可引起中毒,其症状为口舌、四肢及全身麻木,流涎,恶心,呕吐,腹泻,头昏,眼花,口干,脉搏减缓,呼吸困难,手足搐搦,神志不清,大小便失禁,血压及体温下降,心律失常,室性期前收缩和窦房停搏等。中毒严重者,可死于循环、呼吸衰竭及严重心律失常。一般中毒救治为:早期催吐、导泻,或高位灌肠,并补液和注射阿托品;重症者,加大注射剂量和缩短给药间隔时间并综合救治。轻度中毒者,可用绿豆 60 克,黄连 6 克,甘草 15 克,生姜 15 克,红糖适量煎后口服或鼻饲;并可用蜂蜜 50~120 克以凉开水冲服;心律失常,加苦参 30 克。

蕲 蛇

【文献记载】

《开宝本草》:"味甘、咸,温,有毒。""主中风湿痹不仁,筋脉拘急,口面㖞斜,半身不遂,骨节疼痛,大风疥癣及暴风瘙痒,脚弱不能久立。"

《雷公炮炙论》:"治风。""引药至于有风疾处。"

《药性论》:"主治肺风鼻塞,身生白癜风、疬疡、斑点及浮风瘾疹。"

《本草蒙筌》:"止风痛,去风毒。治癫麻风,白癜风,髭眉脱落,鼻柱塌坏;鹤膝风、鸡距风筋爪拘挛,肌肉消蚀。"

《本草纲目》:"通治诸风,破伤风,小儿风热,急慢惊风搐搦,瘰疬漏疾,杨梅疮,痘疮倒陷。"

《玉楸药解》:"通关透节,泄湿驱风。"

《医林纂要》:"透骨搜风,攻坚去毒。"

【药性】 甘、咸,温。

【功能】 祛风,通络,止痉。

【临床应用】

风湿顽痹,诸风病症:本品善搜风剔络,用于风湿顽痹,中风后遗诸症。风湿顽痹,肌肤麻木,筋脉拘挛,中风口㖞,半身不遂,肢体瘫痪等,与羌活、独活、防风、秦艽、当归、赤芍、天麻、五加皮等配伍浸酒常饮(如《本草纲目》濒湖白花蛇酒、世传白花蛇酒);头风痛甚,与蔓荆子、白蒺藜、白附子、荜澄茄配伍(如《圣济总录》必捷散);小儿高热惊厥,痰鸣气促,四肢抽搐,与羚羊角、钩藤、黄连、天竺黄或全蝎、牛黄、麝香、冰片配伍(如《圣济总录》白花蛇丸);破伤风,项背强直,角弓反张,与乌梢蛇、全蝎配伍(如《圣济总录》定命散);治麻风,与大黄、蝉蜕、皂角刺等配伍(如《秘传大麻风方》追风散);治疥癣,与荆芥、薄荷、天麻配伍(如《医垒元戎》驱风膏);小儿疮痘不快,与麝香研末、调服(如《普济方》驱毒散);九漏瘰疬,发于项腋之间,憎寒发热,或痛,或不痛,与犀角、黑牵牛、青皮研末、糯米饮调服(如《三因极一病证方论》白花蛇散);肾脏风毒攻注,四肢头面生疮,遍身瘙痒,与白附子、白僵蚕、白蒺藜研末、温酒送服(如《圣济总录》四白散)。

【现代研究】 本品含 3 种毒蛋白:AaT-Ⅰ、AaT-Ⅱ、AaT-Ⅲ,并含透明质酸酶、出血毒素等。
提取物有镇静、催眠及镇痛作用,表现有对免疫系统等的药理作用。

【用法用量】

1. 炮制:生用,酒炙用。

2. 用法:内服:煎汤浸酒、熬膏,或入丸、散。

3. 用量:煎服,3~9 克;研末吞服,1~1.5 克。

附:金钱白花蛇
性能、功效、应用与蕲蛇相似而药力较强。煎服,3~4.5 克;研粉吞服,1~1.5 克。

乌梢蛇

【文献记载】

《药性论》:"味甘,平,有小毒。""治热毒风,皮肌生疮,眉须脱落,瘑痒疥等。"

《开宝本草》："无毒。""主诸风瘙瘾疹,疥癣,皮肤不仁,顽痹。"

《本草元命苞》："医疗风病眉毛脱落,治风瘫行步艰辛。"

《本草纲目》："功与白花蛇(蕲蛇)同而性善无毒。"

《雷公炮制药性解》："专主去风,以理皮肉之症。"

《本草备要》："去风湿。"

《医林纂要》："滋阴明目。"

《本草求原》："入血散风。"

【药性】甘,平。

【功能】祛风,通络,止痉。

【临床应用】

风湿顽痹,诸风病症:本品味甘性平无毒,较蕲蛇药力稍逊。风湿痹症,手足缓弱,麻木拘挛,不能伸举,以及中风半身不遂,日久不愈,与全蝎、天南星、防风等配伍(如《太平圣惠方》乌蛇丸);小儿急慢惊风,与麝香、皂角等配伍(如《卫生家宝》乌蛇酒);破伤风,抽搐痉挛,与蕲蛇、蜈蚣配伍(如《圣济总录》定命散);治麻风,与白附子、大枫子、白芷等配伍(如《秘传大麻风方》乌蛇丸);干湿癣症,与枳壳、荷叶配伍(如《圣济总录》三味乌蛇散);紫白癜风,与枳壳、牛膝、天麻、白蒺藜、熟地黄等配伍(《太平圣惠方》);面上疮及䵟,本品烧灰研粉,腊月猪油调敷(《太平圣惠方》);虚弱儿童,颈间淋巴有小核,常易伤风咳嗽,或肺门淋巴结核,单用本品研末、蜜丸服(《食物中药与便方》)。

【现代研究】本品含 17 种氨基酸,并含果糖-1,6-二磷酸酶、原肌球蛋白等。

提取物有抗炎、镇静、镇痛、抗惊厥、抗蛇毒等作用。

【用法用量】

1. 炮制:生用,酒炙用。

2. 用法:内服:煎汤浸酒、熬膏,或入丸、散。外用:研末调敷。

3. 用量:煎服,9～12克;研末吞服,2～3克。外用:适量。

附:蛇蜕

药性甘、咸,平。功能祛风,定惊,退翳,解毒止痒。适用于:惊风,癫痫,翳障,喉痹,口疮,痈疽疔毒,瘰疬,皮肤瘙痒,白癜风等。煎服,1.5～3克;研末吞服,0.3～0.6克。外用,适量。

木 瓜

【文献记载】

《名医别录》："味酸、咸,温,无毒。""主湿痹邪气,霍乱大吐下,转筋不止。"

《雷公炮炙论》："调荣卫,助谷气。"

《食疗本草》："主呕啘风气。又吐后转筋,煮汁饮之甚良。"

《本草拾遗》："下冷气,强筋骨,消食,止水痢后渴不止,作饮服之。又脚气冲心,取一颗去子,煎服之,嫩者更佳。又止呕逆,心膈痰喘。"

《日华子本草》："止吐泻奔豚及脚气水肿,冷热痢,心腹痛,疗渴呕逆痰唾等。"

《本草衍义》："益筋与血,病腰肾脚膝无力,不可阙也。"

《汤液本草》："本草云:益肺而去湿,和胃而滋脾。东垣云:气脱则能收,气滞则能和。"

《本草经疏》："木瓜温能通肌肉之滞,酸能敛濡满之湿,则脚气湿痹自除也。霍乱大吐下,转筋不止者,脾胃病也,夏月暑湿饮食之邪,伤于脾胃则挥霍撩乱,上吐下泻,甚则肝木乘脾,而筋为之转也。酸温能和脾胃,固虚脱,兼入肝而养筋,所以能疗肝脾所生之病也。"

《本草从新》:"和脾理胃,敛肺伐肝,消食止渴。"

《随息居饮食谱》:"调气,和胃,养肝,消胀,舒筋,息风,去湿。"

【药性】酸,温。

【功能】舒筋活络,和胃化湿。

【临床应用】

1. 风湿痹症:风湿客搏,手足腰膝不能举动,以木瓜一枚,去皮脐内吴茱萸蒸熟为丸服(如《杨氏家藏方》木瓜丸);腰膝关节酸重疼痛,筋急项强,不可转侧,与乳香、没药、生地黄配伍(如《普济本事方》木瓜煎);脚膝疼重,不能远行久立,与羌活、独活、附子配伍(如《传信适用方》木瓜丹);治腰痛,补益壮筋骨,与牛膝、巴戟、茴香、木香、桂心研末、蜜丸服(如《御药院方》木瓜丸);腰膝筋急痛,本品酒煮敷患处(《食疗本草》)。

2. 脚气水肿:湿脚气,上攻心胸,壅闷痰逆,与陈皮、人参、桂心、丁香、槟榔配伍为丸,姜汤送服(如《太平圣惠方》木瓜丸);感受风湿,脚气肿痛不可忍,与吴茱萸、槟榔、苏叶等配伍(如《朱氏集验方》鸡鸣散)。

3. 吐泻转筋:湿浊中阻,腹痛吐泻转筋,偏寒者,与吴茱萸、茴香、紫苏等配伍(如《三因极一病证方论》木瓜汤),偏热者,与蚕沙、薏苡仁、黄连等配伍(如《霍乱论》蚕矢汤);脐下绞痛,与桑叶、大枣配伍(《孟洗方》)。

4. 其他:痰饮,胸膈痞塞,与生白矾、半夏曲配伍蒸为丸服(如《证治准绳》搜饮丸);胸腹胀满,与姜黄、陈皮、黑牵牛、莪术、萝卜子配伍水煮,面糊为丸服(如《鸡峰普济方》木瓜分气丸);积年气块,脐腹疼痛,与硇砂、醋、附子配伍为丸服(如《太平圣惠方》木瓜丸);霉疮结毒,与土茯苓配伍(《随息居饮食谱》)。

【现代研究】本品含齐墩果酸、苹果酸、枸橼酸、酒石酸及皂苷等。

提取物有保肝、抗菌、抗癌及免疫抑制等作用。

【用法用量】

1. 炮制:生用。

2. 用法:内服:煎汤,或入丸、散。外用:煎水洗涤。

3. 用量:煎服:6～9克。外用:适量。

寻骨风

【文献记载】

《饮片新参》:"苦,平。散风痹,通络。"

《安徽中草药》:"性温,味辛、苦;有小毒。""祛风活血,消肿止痛。"

《南京民间药草》:"治筋骨痛及肚痛。"

《山东中草药》:"祛风湿,通经络,消肿止痛。治骨节筋骨疼痛,腹痛,睾丸肿痛。"

【药性】辛、苦,平。

【功能】祛风湿,通络止痛。

【临床应用】

1. 风湿痹症:风湿痹痛,肢体麻木,筋脉拘挛,关节屈伸不利,可单用本品煎、浸酒、熬膏服,亦可与威灵仙、羌活、防风、当归等配伍;风湿关节痛,与五加根配伍(《江西民间草药》)。

2. 跌打损伤:跌打损伤,瘀滞作痛,单用鲜品捣、热敷或研末、热酒调敷(《安徽中草药》)。

3. 其他:腹痛,睾丸坠痛,单用鲜品120克煮鸡蛋4只,吃蛋喝汤(《青岛中草药手册》);胃痛,与南五味根、海螵蛸研末服(《全国中草药汇编》);月经不调,可单用本品,或与当归、泽兰、益母草配伍(《安徽中药志》);痈肿,与车前草、苍耳草配伍(《单方验方新医疗法选编》)。

【现代研究】本品含生物碱、挥发油及内酯等。

提取物有抗炎、镇痛、解热、消肿、抗癌、抗早孕等作用。

【用法用量】

1. 炮制:生用。

2. 用法:内服:煎汤,或浸酒。外用:捣、研末,调敷。

3. 用量:煎服:10～15克。外用:适量。

注意事项:孕妇禁服。

伸筋草

【文献记载】

《本草拾遗》:"味苦、辛,温,无毒。""主人久患风痹,脚膝疼冷,皮肤不仁,气力衰弱。"

《滇南本草》:"石松,其性走而不守,其用沉而不浮,得槟榔良。""下气,消胸中痞满横膈之气,推胃中隔宿之食,去年久腹中之坚积,消水肿。"

《生草药性备要》:"消肿,除风湿。浸酒饮,舒筋活络。其根治气结疼痛,损伤,金疮内伤,去痰止咳,治疮疽卒手足。"

《药性考》:"疗血疯瘙痒。"

《植物名实图考》:"调和筋骨。小儿煎水作浴汤,不生疮毒,受湿痒。"

《分类草药性》:"治转筋,疝气。"

《江西中药》:"舒筋活络,利尿,止血。内服适用于风湿骨节痛,风疹块,黄疸,大便下血等症。外用治汤火伤疮。"

《湖南药物志》:"祛风散湿,通经行气。""舒筋活络,活血。"

【药性】微苦、辛,温。

【功能】祛风湿,舒筋活络。

【临床应用】

1. 风寒湿痹:风痹筋骨不舒,单用本品煎服(《岭南采药录》),或与虎杖根、大血藤配伍(《浙江民间常用草药》),或与丝瓜络、爬山虎、大活血配伍水、酒各半煎服(江西药科学校《中草药学》)。

2. 跌打损伤:跌仆扭伤疼痛,与大血藤、一支箭、红花配伍白酒泡服(《四川中药志》),或与苏木、土鳖虫、红花配伍(《陕甘宁青中草药选》)。

3. 其他:肝炎、黄疸、痢疾,单用本品煎服(《长白山植物药志》);肺痨咳嗽,与紫金牛、枇杷叶配伍(《湖南药物志》);带状疱疹,本品焙研粉、麻油调敷患处(《浙江民间常用草药》);小儿发热惊风,单用本品煎服(《天目山药用植物志》);小儿麻痹后遗症,与南蛇藤根、松节、寻骨风、威灵仙等配伍(江西药科学校《中草药学》)。

【现代研究】本品含石松碱、棒石松宁碱等生物碱,石松三醇、石松四醇酮等萜类化合物,β-谷甾醇等甾醇及香草酸、阿魏酸等。

提取物有解热、镇痛等作用。

【用法用量】

1. 炮制:生用。

2. 用法:内服:煎汤,或浸酒。外用:捣敷。

3. 用量:煎服:3～12克。外用:适量。

注意事项:孕妇慎服。

海风藤

【文献记载】

《本草再新》:"行经络,和血脉,宽中理气,下湿除风,理腰脚气,治疝,安胎。"

《浙江中药手册》:"宣痹,化湿,通络舒筋。治腿膝痿痹,关节疼痛。"

【药性】 辛、苦,温。

【功能】 祛风湿,通络止痛。

【临床应用】

1. 风寒湿痹:风寒湿痹,肢节疼痛,筋脉拘挛,屈伸不利,与羌活、独活、桂心、当归等配伍(如《医学心悟》蠲痹汤)。

2. 跌打损伤:跌打损伤,瘀肿疼痛,与大血藤、竹根七、山沉香、红牛膝、地乌龟配伍泡酒饮(《四川中药志》),也可与三七、地鳖虫、红花等配伍。

3. 其他:支气管哮喘,支气管炎,与追地风配伍泡酒饮(《全国中草药新医疗法展览会技术资料选编》)。

【现代研究】 本品含细叶青蒌藤素、细叶青蒌藤烯酮、细叶青蒌藤醌醇、细叶青蒌藤酰胺、β-谷甾醇,豆甾醇及挥发油等。

提取物能对抗内毒素休克、增加心肌营养血液量、降低心肌缺血区的侧支血管阻力;可降低脑干缺血区兴奋性氨基酸含量,对脑干缺血损伤有保护作用;能明显降低小鼠胚卵着床率。并有抗氧化、拮抗血栓形成、延长凝血时间、抗血小板聚集等作用。

【用法用量】

1. 炮制:生用。
2. 用法:内服:煎汤,或浸酒。
3. 用量:煎服,6～12克。

徐长卿

【文献记载】

《神农本草经》:"味辛,温。""主鬼物百精,蛊毒疫疾,邪恶气,温疟。""主注易亡走,啼哭,悲伤,恍惚。"

《本草经集注》:"宜腰脚。"

《名医别录》:"益气。"

《生草药性备要》:"浸酒,除风湿。"

《本草求原》:"治跌打散瘀。"

《中国药用植物志》:"治一切癌症和肚痛,胃气痛,食积,霍乱。"

《南京民间药草》:"苗浸酒漱口,可治牙痛。"

《广西中药志》:"驱寒,散瘀,止痛,解蛇毒。治腹痛,霍乱,跌打,蛇伤。"

《福建民间草药》:"益气,逐风,强腰膝,解蛇毒。"

《贵阳民间药草》:"补气补血,行血活血,为治月经不调要药。"

《吉林中草药》:"利尿,强壮,镇静止痛,驱寒散瘀,解蛇毒,通络和血。治脚气,水肿,腹水,胀满,寒性腹痛。"

【药性】 辛,温。

【功能】祛风除湿,行气活血,止痛止痒,解毒消肿。

【临床应用】

本品止痛效果良好,善于治疗风湿痹痛、脘腹疼痛、痛经、跌打损伤及牙痛。

1. 风湿痹症:风寒湿痹,关节肿痛,筋脉拘挛,与威灵仙、木瓜等配伍;若肝肾素虚,寒湿痹阻,腰膝酸软疼痛,与杜仲、续断、独活等配伍;亦可与猪精肉、酒煮食(《福建民间草药》)。

2. 痛症:气滞寒凝,脘腹疼痛,与高良姜、香附等配伍;气滞血瘀,经来腹痛,与川芎、当归、香附等配伍;跌打损伤,与乳香、没药等配伍;寒气腹痛,与茴香配伍(《安徽中草药》);恶心痛,闷绝欲死,与安息香为丸服(《太平圣惠方》);牙痛,单用本品煎水先含后咽,亦可研粉服(《全国中草药新医疗法展览会技术资料选编》);腰痛,胃寒气痛,肝硬化腹水,单用本品煎服(《中草药土方土法战备专辑》);经期腹痛,与月月红、川芎配伍泡酒饮(《贵阳民间草药》);慢性腰痛,与虎杖、红四块瓦研末服(《湖北中草药志》)。

3. 疮疡:皮肤瘙痒,单用本品煎水洗涤(《吉林中草药》);带状疱疹,接触性皮炎,顽固性荨麻疹,牛皮癣,单用本品内服外洗(《中草药土方土法战备专辑》);

4. 其他:湿热下注,小便不利,与白茅根、木通、冬葵子等配伍;痢疾、泄泻,可单用本品煎服;并可用于疟疾、晕车、晕船预防与治疗;支气管哮喘,单用本品煎服(《青岛中草药手册》);跌打损伤,骨折,肿痛,鲜品捣敷患处(《中草药土方土法战备专辑》);腿肚生疮,全草捣敷患处(《湖南药物志》);蛇虫咬(蛰)伤,单用本品煎服、渣捣敷(《福建民间草药》);精神分裂症(啼哭、悲伤、恍惚),单用本品泡茶饮(《吉林中草药》)。

【现代研究】本品含牡丹酚、异牡丹酚、赤藓醇、三十烷、十六烯、硬脂酸癸酯、β-谷甾醇、徐长卿苷等。

提取物有抗炎、抗菌、抗变态反应、解热、镇静作用,表现有对心血管系统、中枢神经系统等的药理作用。

【用法用量】

1. 炮制:生用。

2. 用法:内服:煎汤,或入丸、散,浸酒。外用:捣敷。

3. 用量:煎服,3~9克;研末服,1~3克。外用:适量。

注意事项:不宜久煎。

丁公藤

【文献记载】

广州空军《常用中草药手册》:"解表发汗,驱风湿,除痹痛,水肿止痛。治风湿痹痛,半身不遂,跌打肿痛。"

【药性】辛,温。有小毒。

【功能】祛风除湿,消肿止痛。

【临床应用】

1. 风湿痹症:风寒湿痹,半身不遂,可单用本品酒水各半煎服,或与桂枝、麻黄、当归等配伍泡酒饮(如《中国药典》冯了性风湿跌打药酒),或与桂枝、羌活、乳香等配伍泡酒饮(如《中国药物大全》丁公藤药酒)。

2. 跌打损伤:跌打损伤,瘀血肿痛,并可以上述药酒涂擦患处。

【现代研究】本品含包公藤甲、乙、丙素,东莨菪苷,微量的咖啡酸及绿原酸等。

提取物有抗炎、镇痛、缩瞳及强烈的发汗作用,表现有对免疫系统、中枢神经系统等的药理作用。

【用法用量】

1. 炮制:生用。

2. 用法:内服:煎汤,或浸酒。外用:浸酒擦。

3. 用量:煎服:3~6克。外用:适量。

注意事项:发汗力强,体质虚弱及孕妇忌服。

用量过大可引起中毒反应,症状为大汗不止、四肢麻痹、流泪、心跳减缓,甚则呼吸急促、血压下降等。一般救治方法为:及时洗胃、导泻,服用甘草蜜糖水,温水擦身,及时给予阿托品等特效解毒制剂,静脉输液及对症治疗等。

昆明山海棠

【文献记载】

《云南中草药》:"根、果:辛,温。""本品有剧毒,不可多服。忌酸、冷、鱼腥、豆类。中毒可用茶叶煎水服解救。"

《滇南本草》:"治筋骨疼痛,风湿寒痹,麻木不仁,瘫痪痿软,湿气流痰。"

《中国民族药志》:"忌食牛、羊肉,蛋类。"

【药性】苦、辛,温。有大毒。

【功能】祛风湿,祛瘀通络,续筋接骨。

【临床应用】

本品"行十二经络",为治疗风寒湿痹,日久关节肿痛、麻痹良药。

1. 风湿痹症:祛风湿,通络止痛,可单用本品或与鸡血藤配伍煎服、浸酒服,亦可与当归、川牛膝、羌活、木瓜等配伍(《滇南本草》)。

2. 跌打损伤,骨折:跌打损伤,骨折肿痛,可单用本品捣敷,亦可与天南星、半夏、川芎等配伍(如《证治准绳》紫金皮散),或与芙蓉叶、生地黄配伍(如《证治准绳》紫金膏)。

本品尚有止血、解毒、杀虫作用,用于产后出血过多、癥肿、顽癣等。

【现代研究】本品含雷公藤碱、次碱、晋碱、春碱,卫矛碱,雷公藤甲素、丙素,山海棠素,山海棠内酯等。

提取物有明显的抗炎效果,较强的免疫抑制作用,有抗癌作用、抗生育作用(停药数月后可以自然恢复)等。

【用法用量】

1. 炮制:生用。

2. 用法:内服:煎汤,或浸酒。外用:捣、研末,调敷。

3. 用量:煎服:根,6～15克,茎枝,20～30克。外用:适量。

注意事项:先煎。体质虚弱者及孕妇忌服。

部分病患服用本品后可出现胃部不适或胃痛,闭经,精子浓度、活动度与活动率下降,或出现药疹。误服或过量服用后可出现急性中毒,主要症状为:口唇、食管和胃肠道等黏膜广泛散在性出血糜烂和坏死、恶心、呕吐、胃部烧灼感、强烈腹痛、腹泻、大便中有血和黏膜的坏死组织;后期还可以有肝脏肿大、头痛、头晕、四肢发麻、乏力,进而烦躁不安、精神亢进、幻觉,重者可有阵发性强直性惊厥、脉弱而慢、心律不齐、期前收缩;中毒初期有血压下降,后期有暂时性升高;呼吸急促,发绀,肺下部有湿啰音,急性期可见肺水肿;严重者往往因混合型循环衰竭、呼吸突然停止而死亡。并可见尿闭、血红蛋白尿、体温升高、毛发脱落等。中毒的一般治疗为:早期催吐、洗胃;输液排毒;使用地塞米松等肾上腺皮质激素,同时肌注 654-2;用低分子右旋糖酐、甘露醇、氢氯噻嗪等扩容利尿;纠正酸中毒;以毒毛旋花苷纠正心衰;有出血倾向则用抗血纤溶芳酸、维生素 K_3,胃肠道出血,服云南白药或静滴西咪替丁等。并可用甘草绿豆汤(甘草 15 克,绿豆 30 克,茶叶 30 克,红糖 15 克),或清凉解毒饮(冰片 3 克,硼砂 6 克,甘草 15 克,绿豆 30 克),或疏风解毒饮(荆芥 6 克,防风 9 克,桔梗 6 克,连翘 6 克,羌活 6 克,棠木 6 克,甘草 3 克,薄荷 6 克),或杞木解毒饮(杞木树皮 9 克,红糖 9 克,茶叶 6 克,)煎服以解毒。

雪上一枝蒿

【文献记载】

《云南中草药选》:"苦、麻,温,大毒。""消炎止痛,祛风除湿。"

《云南中草药》:"误服雪上一枝蒿药物中毒者,可用生甘草一两,绿豆四两,加水 2 升,煎至 1 升,频服。"

【药性】 苦、辛,温。有大毒。

【功能】 祛风湿,活血止痛。

【临床应用】

本品能祛风湿,活血脉,尤擅止痛,是治疗多种痛症的良药。

1. 痛症:风湿痹痛、神经痛、牙痛、跌打伤痛、术后疼痛及癌性疼痛等,可单用本品研末服,或泡酒外擦。跌打损伤,风湿骨痛,牙痛,可单用本品吞服(《云南中草药选》)。

2. 疮疡肿毒,蛇虫咬(蜇)伤:疮疡肿毒,蛇虫咬(蜇)伤,风湿骨痛,跌打损伤,本品 15 克泡酒 500 ml,十天后外擦(禁内服)(《云南中草药选》)。

【现代研究】 本品含雪上一枝蒿甲、乙、丙、丁、己、庚素,乌头碱,次乌头碱,3-去氧乌头碱,3-乙酰乌头碱,雪乌碱,丽鲁碱,准噶尔乌头碱,欧乌头碱等。

提取物有镇痛、局部麻醉、抗肿瘤、抗生育等作用,并表现有对心血管系统等的药理作用。

【用法用量】

1. 炮制:制用。

2. 用法:内服:研末服。外用:泡酒擦。

3. 用量:吞服,0.02~0.04 克。外用:适量。

注意事项:严格控制内服剂量。体质虚弱者及孕妇忌服。

本品中毒可见腹痛,吐泻,流涎;口舌发麻,肢端瘙痒、灼痛,继而肢体或全身麻木,感觉消失;心悸,血压下降,头昏。重者可见肢体僵硬、强直,牙关紧闭,谵妄狂躁,呼吸抑制以至昏迷。严重的心律失常是死亡的最主要原因。一般的救治方法为:早期洗胃并输液,足量使用阿托品等莨菪类药物,可使用奎尼丁、普鲁卡因胺等。给予肌苷、ATP、细胞色素 C、维生素 C 等。亦可任选竹笋、竹根、竹子、芫荽、防风、茶叶、甘草等 2~3 种,各 15 克,水煎服。

第二节　祛风湿热药

祛风湿热药药性多辛、苦,寒,有较好的祛风、清热、除湿、止痛、通络等作用。主要适用于风湿热痹,关节红肿热痛类病症。经配伍后亦可用于风寒湿痹类病症。

秦　艽

【文献记载】

《神农本草经》:"味苦,平。""主寒热邪气,寒湿风痹,肢节痛,下水,利小便。"

《名医别录》:"辛,微温,无毒。""疗风,无问久新,通身挛急。"

《日华子本草》:"味苦,冷。""主传尸,骨蒸,治疳及时气。"

《本草正》:"解瘟疫热毒,除潮热烦渴及妇人胎热,小儿疳热瘦弱。"

《冯氏锦囊秘录》:"秦艽风药中之润剂,散药中之补剂,故养血有功。中风多用之者,取祛风活络,养血舒筋。盖治风先治血,血行风自灭。"

《药品化义》:"助天麻治风热头晕,同柴胡疗骨蒸潮热,合紫菀润肠利便,佐牛膝利血滋润。"

《得宜本草》:"得独活、桂心治产后中风。"

《得配本草》:"得肉桂,治产后中风;得牛乳,治伤寒烦渴,及发背初起,并治五种黄疸;配阿胶、艾,治胎动不安;佐柴胡,治风湿骨蒸。"

沈文彬《药论》:"得羌活,能治上焦之邪气,和萆薢,善调中焦之软弱,加防己,尽扫足膝之湿痹,用酒洗,功捷利湿而驱风。"

【药性】辛、苦,微寒。

【功能】祛风湿,清虚热,利湿退黄。

【临床应用】

本品清热祛风除湿,润而不燥,并能退虚热、除骨蒸,利湿退黄。

1. 风湿痹症:发热,关节红肿热痛,与防己、知母、忍冬藤等配伍;风寒湿痹,与天麻、羌活、当归、川芎等配伍(如《医学心悟》秦艽天麻汤);痹,手足壅肿,与附子配伍(《武威汉代医简》)。

2. 中风不遂:中风后半身不遂,口眼㖞斜,四肢拘急,舌强不语,可单用本品煎服;兼恶风恶寒,与升麻、葛根、防风、芍药等配伍(如《卫生宝鉴》秦艽升麻汤);血虚中风,与当归、熟地、白芍、川芎等配伍(《不知医必要》);治一切风气风眩,与茯神、独活配伍(如《医心方》引《耆婆方》三光散)。

3. 骨蒸潮热,疳积发热:骨蒸日晡潮热,与青蒿、地骨皮、知母等配伍(如《卫生宝鉴》秦艽鳖甲散);肺痿骨蒸劳嗽,与人参、鳖甲、柴胡等配伍(《杨氏家藏方》);小儿疳积发热,与薄荷、炙甘草配伍(如《小儿药证直诀》秦艽散);虚劳潮热咳嗽,盗汗不止,与柴胡、知母、甘草配伍(如《圣济总录》秦艽汤)。

4. 湿热黄疸:单用本品研末服可治黄疸,或与茵陈蒿、栀子、大黄等配伍(如《圣济总录》山茵陈丸);或与茵陈、黄芩、茯苓等配伍(如《太平圣惠方》秦艽散);黄(疸),心烦热,口干,皮肉皆黄,与牛乳同煮饮(《广利方》);阴黄,与旋覆花、赤茯苓、甘草配伍(如《太平圣惠方》秦艽散)。

5. 其他:头风疼,与白芷、川芎、藁本配伍(《中国沙漠地区药用植物》);时气发狂,与大青(叶)、甘草研末、地黄汁调服(《太平圣惠方》);胎动不安,与阿胶、艾叶研末、糯米熬服(如《妇人良方大全》秦艽汤);肠胃湿热及有风而脱肛不止,单用本品煎服(如《赤水玄珠》秦艽汤);小便艰难,胀满闷,单用本品煎服(《太平圣惠方》);虚劳口疮,久不瘥,与柴胡配伍研末,以猪肝(《圣济总录》秦艽散);一切疮口不合,单用本品研末、掺(如《仁斋直指方论》秦艽掺方)。

【现代研究】本品含秦艽碱甲、乙、丙,龙胆苦苷,当药苦苷,褐煤酸,褐煤酸甲酯,栎瘿酸,α-香树脂醇,β-谷甾醇等。

提取物有镇静、镇痛、解热、抗炎、抗过敏性休克及抗组胺作用,并有抑制细菌、病毒、真菌等作用,表现有对心血管系统等的药理作用。

【用法用量】

1. 炮制:生用。

2. 用法:内服:煎汤,浸酒,或入丸、散。外用:研末掺。

3. 用量:煎服:3~9克。外用:适量。

防 己

【文献记载】

《药性论》:"味苦,有小毒。""治湿风口面喎斜,手足疼,散留痰,主肺气嗽喘。"

《医学启源》:"气寒,味大苦。""疗腰以下至足湿热肿盛,脚气。去膀胱留热。"

《名医别录》:"疗水肿,风肿,去膀胱热,伤寒,寒热邪气,中风手足挛急,止泄,散痈肿恶结,诸蜗疥癣,虫疮,通腠理,利九窍。"

《医林纂要》:"泻心,坚肾,功专行水决渎,以达于下。"

《得配本草》:"泻下焦血分湿热,祛风水,除温疟,退痈肿,疗虫疮。""得葵子,通小便淋涩;配知、柏,去下焦湿肿;配桃仁,治大便秘;佐胆草,治胁痛;使胆星,治热痰;合威灵,治肩臂痛。"

《本草再新》:"利湿,除风,解火,破血。治膀胱水肿,健脾胃,化痰。"

《本草求真》:"(治)脚气肿痛,如湿则加苍术、薏苡、木瓜;热加黄芩、黄柏;风加羌活、草薢;痰加竹沥、南星;痛加香附、木香;血虚加四物;大便秘加桃仁、红花;小便秘加牛膝、泽泻;痛连臂加桂枝、威灵仙。"

《本草钩沉》:"配当归、川芎等治血虚风痛;配香附等治胃痛、腹痛;配款冬花治咳嗽喘息;配茯苓、泽泻等治水肿。"

【药性】苦、辛,寒。

【功能】利水消肿,祛风止痛。

【临床应用】

1. 风湿痹症:风湿热痹,关节红肿热痛,与薏苡仁、蚕砂、栀子等配伍(如《温病条辨》宣痹汤);中风历节,病如狂状,妄行独语不休,无寒热,其脉浮,与桂枝、防风、甘草等配伍(如《金匮要略》防己地黄汤);风寒湿痹,历节疼痛,与乌头、桂心等配伍(如《备急千金要方》防己汤);风湿,恶风身体重者,与黄芪、甘草、苍术配伍(如《全生指迷方》防己汤);脚气肿痛,与木瓜、牛膝、桂枝、枳壳配伍(《本草切要》)。

2. 水肿:膀胱水蓄胀满,几成水肿,与车前、韭菜子、泽泻配伍(《本草切要》);水肿,不能平卧,脉证俱实,与甘遂、葶苈子等配伍(如《圣济总录》防己丸);脾失运化,水溢皮肤,四肢浮肿,或聂聂而动,与黄芪、桂枝、茯苓等配伍(如《金匮要略》防己茯苓汤)卫气不固,风水外客,脉浮身重,汗出恶风,与黄芪、白术、甘草等配伍(如《金匮要略》防己黄芪汤);水饮互结,肠间有水气,腹胀满,大便秘结,小便不利,口舌干燥,喘咳,与椒目、葶苈子、大黄等配伍(如《金匮要略》己椒苈黄丸)。

3. 其他:肺痿喘嗽,单用本品研末服(《儒门事亲》);肺痿咯血多痰,与葶苈子等分研末、糯米饮调服(《本草品汇精要》);遍身虫癣癞疥,与当归、黄芪、金银花配伍煮酒饮(《本草切要》)。

【现代研究】本品含粉防己碱、防己诺灵碱、轮环藤酚碱、氧防己碱、防己斯任碱、小檗胺、$2,2'\text{-}N,N\text{-}$二氯甲基粉防己碱,粉防己碱 A、B、C、D 等。

提取物有利尿、抗炎、抗肿瘤及对血小板聚集的抑制作用,表现有对心血管系统、免疫系统等的药理作用。

【用法用量】

1. 炮制:生用。

2. 用法:内服:煎汤,或入丸、散。

3. 用量:煎服,6～10克。

木防己

【文献记载】

《药性论》:"味苦,辛。""治男子肢节中风,毒风不语,主散结气痈肿,温疟,风水肿,治膀胱。"

《陕西中药志》:"辛、甘,无毒。""利尿退肿,除湿镇痛。"

《天目山药用植物志》:"性寒,味苦。"

《中国药用植物图鉴》:"有祛风行水,泻下焦血分湿热的功用。中医用治水肿及淋痛,并治风湿关节痛,痈肿,恶疮等症。"

《广西本草选编》:"清热解毒,利湿消肿。治湿热腹痛,尿路感染,跌打肿痛。"

《贵州草药》:"祛风除湿,镇痛化瘀,杀虫。主治肚痛吐酸水,风湿骨节痛,跌打损伤,麻风。"

《台湾药用植物志》:"根为利尿剂,治水肿,淋病,膀胱炎,神经痛,偻麻质斯,中风及面疔。""治肿毒,去热,疼痛,胃病,感冒,腹痛,霍乱及肺出血。"

《安徽中草药》:"祛风除湿,通经活络,解毒止痛。"

【药性】 苦、辛,寒。

【功能】 祛风除湿,通经活络,解毒消肿。

【临床应用】

1. 风湿痹症:湿热痹症,与牛膝、木瓜、黄柏、车前子等配伍;风寒湿痹,可与羌活、独活等配伍;产后风湿关节痛,与福建胡颓子根配伍酒水煎服(《福建植物志》)。

2. 水肿,小便不利:胸膈支饮,其人喘满,心下痞坚,面色黧黑,其脉沉紧,得之数十日,医吐下之不愈,与石膏、桂枝、人参配伍(如《金匮要略》木防己汤);小便不利,水肿,与冬葵子、车前子等配伍,也可与黄芪、茯苓、桂枝、甘草配伍(《全国中草药汇编》);血淋,与蝼蛄配伍(《福建药物志》);遗尿、小便涩,与(天)葵子、防风配伍(《备急千金要方》,后世称此方为三物木防己汤);肾炎水肿、尿路感染,与车前子配伍(《浙江药用植物志》);红、白痢疾,单用本品煎服(《青岛中草药手册》);肾病水肿及心脏性水肿,与车前草、薏苡仁、瞿麦配伍(《青岛中草药手册》)。

3. 其他:胃痛,中暑腹痛,与青木香配伍(《湖南药物志》);湿疹,与土茯苓、仙鹤草、土大黄、甘草配伍(《天目山药用植物志》);中耳炎,本品以白酒磨浓汁滴耳(《青岛中草药手册》);毒蛇咬伤,与黄蜀葵根磨白酒,或与红叶青木香、山苦瓜、青木香、麻口皮子药等分研末、酒调从上而下涂敷(《湖南药物志》);鼻咽癌,鲜品与鲜野荞麦、鲜土牛膝配伍(《青岛中草药手册》)。

【现代研究】 本品含木防己碱、异木防己碱、木兰花碱、木防己胺、去甲毛木防己碱、毛木防己碱、表千金藤碱、木防己宾碱等。

提取物有解热、镇痛、抗炎及肌肉松弛作用,并有降压、抗心律失常、抑制血小板聚集、阻断交感神经节传递等作用,表现有对血脂及血液流变学影响等的药理作用。

【用法用量】

1. 炮制:生用。

2. 用法:内服:煎汤。外用:捣敷,磨汁外涂,或滴耳。

3. 用量:煎服:5～10克。外用:适量。

广防己

【药性】 苦、辛,寒。有毒。

【功能】 祛风止痛,清热利水。

【临床应用】

主治湿热身痛,风湿痹痛,下肢水肿,小便不利,脚气肿痛。

【现代研究】本品含马兜铃酸Ⅰ、马兜铃内酰胺、尿囊素、木兰花碱和β-谷甾醇等。

提取物有提高非特异性免疫力、抑菌、降血压等作用。

【用法用量】

1. 炮制:生用。

2. 用法:内服:煎汤。

3. 用量:煎服:4.5～9克。

注意事项:不宜久服,有肾毒性(参见关木通马兜铃毒性条)。

桑　枝

【文献记载】

《本草图经》:"《近效方》云:桑枝平,不冷不热。""《近效方》云:疗遍体风痒干燥,脚气风气,四肢拘挛,上气,眼晕,肺气嗽,消食,利小便,久服轻身,聪明耳目,令人光泽,兼疗口干。"

《本草蒙筌》:"利喘嗽逆气,消燄肿毒痛。"

《本草汇言》:"去风气挛痛。"

《本草述》:"祛风养筋,治关节湿痹诸痛。"

《本草备要》:"利关节,养津液,行水祛风。"

《玉楸药解》:"治中风呙斜,咳嗽。"

《本草再新》:"壮肺所气,燥湿,滋肾水,通经,止咳除烦,消肿止痛。"

《岭南采药录》:"去骨节风疾,治老年鹤膝风。"

《现代实用中药》:"治高血压,手足麻木。"

【药性】微苦,平。

【功能】祛风湿,利关节。

【临床应用】

1. 风湿痹痛:本品性平,配伍后既可用于风湿热痹,又适用于风寒湿痹,尤适用于风湿热痹症。风热痹痛,可单用本品煎服(《普济本事方》),或熬膏用于治疗筋骨酸痛,四肢麻木(《景岳全书》);偏热时,与络石藤、忍冬藤等配伍;偏寒时,与桂枝、威灵仙等配伍;气血虚弱,与黄芪、鸡血藤、当归等配伍;风毒所攻,手足疼痛,皮肤不仁,与柳枝、杉枝、槐枝等配伍外洗(如《太平圣惠方》桑枝汤)。

2. 脚气,水肿:脚气肿痛,行履不得,与枳壳、槐树皮、柳枝等研末,煎水淋洗患处(《普济方》);水气、脚气,本品炒香后煎服(《圣济总录》);水肿坐卧不得,头面身体悉肿,本品烧灰淋汁、煮赤小豆食(《梅师方》)。

3. 其他:高血压,与桑叶、芫蔚子配伍睡前煎水泡脚(辽宁《中草药新医疗法展览会资料选编》);减肥,以本品代茶饮(《鲟溪单方选》);积年上气咳嗽,多痰喘促,唾脓及血不止,本品锉细煎服(《卫生易简方》);紫白癜风,与益母草配伍熬膏服(如《太平圣惠方》桑枝煎);蜈蚣蜇伤,以本品、白盐涂之即愈(《卫生易简方》)。

【现代研究】本品含生物碱、氨基酸和鞣质、蔗糖、果糖、葡萄糖、麦芽糖、阿拉伯糖、木糖等。

提取物有抗炎、增强免疫等作用。

【用法用量】

1. 炮制:生用,炒用。

2. 用法:内服:煎汤。外用:煎水洗涤。

3. 用量:煎服:9~15克。外用:适量。

豨莶草

【文献记载】

《新修本草》:"味苦,寒。有小毒。""主热䘌,烦满不能食。""主金疮,止痛、断血、生肉,除诸恶疮,消浮肿。"

《本草拾遗》:"主久疟、痰饮,生捣绞汁服,得吐出痰;亦碎敷蜘蛛咬、虫蚕咬、蠼螋溺疮。"

《履巉岩本草》:"医软瘫风疾,筋脉缓弱。为末,酒调服。"

《本草品汇精要》:"治中风失音不语,口眼歪斜,时吐涎沫。补虚,安五脏,生毛发。明眼目,乌髭发,壮筋力。"

《本草蒙筌》:"疗暴中风行邪,口眼㖞斜立效;治久渗湿痹,腰脚酸痛者殊功。"

《本草纲目》:"治肝肾风气,四肢麻痹,骨痛膝弱,风湿诸疮。"

《生草药性备要》:"洗痔疮,洗疳去肿。"

《医林纂要》:"坚骨,行肝,燥脾,去热。"

《分类草药性》:"滋阴养血。"

《贵州民间方药集》:"润肺止咳。"

《广西中药志》:"其叶外敷虾钳疮(生两指隙间)。"

【药性】 苦、辛,寒。有小毒。

【功能】 祛风湿,利关节,清热解毒。

【临床应用】

1. 风湿痹症:本品生用宜于风湿热痹,酒制后寓补益肝肾之功。风湿痹痛,筋骨无力,腰膝酸软,四肢麻痹,或中风半身不遂,可单为丸服(如《活人方汇编》豨莶散、《万世家抄方》豨莶丸),或与臭梧桐配伍(如《济世养生经验集》豨桐丸);中风口眼㖞斜,半身不遂,与五加皮、当归、防风、红花等配伍(如《疡医大全》豨莶散);疠风脚弱,与当归、芍药、熟地黄、川乌、羌活、防风配伍为丸(如《张氏医通》豨莶丸)。

2. 疮疡肿毒:风疹湿疮,单用本品内服并洗涤患处,亦可与白蒺藜、野菊花等配伍;发背、疔疮,与五爪龙、小蓟、大蒜等饮汁取汗(《乾坤秘韫》);乳劳痈,与皂角刺、穿山甲、黄蜂窠配伍烧灰存性、入轻粉,油调敷(《世医得效方》);痈疽肿毒,一切恶疮,与乳香、枯矾研末、酒送服(《乾坤秘韫》)。

3. 其他:高血压病,单用煎服,或与臭梧桐、夏枯草配伍(《青岛中草药手册》);急性黄疸型传染性肝炎,普通型与栀子、车前草、广金钱草配伍;重型与地耳草、黑栀子、车前草、广金钱草、一点红配伍(《全国中草药汇编》);慢性肾炎,与地耳草配伍(《浙江药用植物志》);风气行于肠胃泄泻,本品研末、醋丸服(《世医得效方》);肠风下血,本品酒蒸为末、蜜丸服(《本草汇言》引《方脉正宗》);内热上攻,牙齿疼痛,本品研末、泡,漱口(《古今医统》);虫兽咬伤,鲜品捣敷患处。

【现代研究】本品含生物碱,酚性成分,豨莶苷,豨莶苷元,氨基酸,有机酸,糖类,苦味质等,并含微量元素 Zn、Cu、Fe、Mn 等。

提取物有抗炎、镇痛、抗单纯疱疹病毒、抗早孕作用,表现有对免疫功能、血管及微循环调节等的药理作用。

【用法用量】

1. 炮制:生用,酒、蜜炙用。

2. 用法:内服:煎汤,或入丸、散。外用:捣、研末调敷,或煎水洗涤。风湿痹症、中风后遗症,制用;疮疡肿毒,生用。

3. 用量:煎服:9～12克。外用:适量。

络石藤

【文献记载】

《神农本草经》:"味苦,温。""主风热死肌,痈伤,口干舌焦,痈肿不消,喉舌肿,水浆不下。久服轻身明目,润泽好颜色,不老延年。"

《名医别录》:"微寒,无毒。""治大惊入腹,除邪气,养肾,主腰髋痛,坚筋骨,利关节,通神。"

《药性论》:"味甘,平。""杀孽毒。主治喉痹。"

《新修本草》:"疗产后血结大良。""主疗蝮蛇疮,绞取汁洗之;服汁亦去蛇毒心闷。刀斧伤诸疮,封之立差。"

《本草拾遗》:"主一切风,变白宜老。"

《本草药性大全》:"主诸疮,头疮白秃,治热气阴蚀疮,喉闭不通欲绝,水煎汤下立甦,背痛焮肿延开,蜜和汁服即效。"

《本草纲目》:"络石,气味平和,其功主筋骨关节风热痈肿。"

《本草汇言》:"暖血,壮筋,健运腰膝之药也。"

《要药分剂》:"络石之功,专于舒筋活络,凡病人筋脉拘挛不易伸屈者,服之无不获效。"

《萃金裘本草述录》:"明目,主一切风并喉中如有物噎塞。"

《中国药用植物志》:"祛风止痛,通络消肿。适用于关节痛,肌肉痹痛,腰膝酸痛等症。"

《浙江药用植物志》:"主治产后腹痛,肾虚泄泻,白带,外伤出血。"

《得宜本草》:"得射干、山栀,疗咽喉肿毒气攻喉。"

《得配本草》:"配参、苓、龙骨,治白浊已甚。"

【药性】苦,微寒。

【功能】祛风通络,凉血消肿。

【临床应用】

1. 风湿痹症:风湿热痹,关节红肿疼痛,四肢拘急,与忍冬藤、秦艽、地龙等配伍,亦可单用本品浸酒饮;风寒湿痹,骨节疼痛,腰膝酸痛,与木瓜、五加皮、海风藤等配伍;风湿痹痛日久,血虚肝肾不足,遍身疼痛,筋脉拘挛,腰膝无力,行动艰难,与当归、牛膝等配伍;筋骨挛拳,遍身疼痛,腰膝无力,行动艰难,不拘风寒湿毒,或精亡丧,筋骨衰败,与枸杞子、当归配伍浸酒饮(《本草汇言》引《赵德先家抄方》);坐骨神经痛,单用本品煎服(《广西本草选编》);关节炎,与五加根皮、牛膝根配伍加酒煎服(《江西草药》)。

2. 喉痹,痈肿:热毒咽喉肿痛,噎塞不通,可单用本品煎水含咽、漱(《近效方》),热毒壅盛,与射干、桔梗等配伍;痈疽疼痛,与甘草、忍冬花、乳香、没药配伍(《现代实用中药》);痈肿疮毒,与皂角刺、瓜蒌、乳香、没药等配伍(如《外科精要》止痛灵宝散);白癜疬疡,及风恶疮癣,与木连藤配伍取汁、敷患处(《普济方》)。

3. 跌打损伤:跌仆损伤,瘀滞肿痛,与伸筋草、透骨草、红花、桃仁等配伍。

4. 其他:尿血、血淋,与牛膝、焦栀子仁配伍(《何氏济生论》);小便白浊,缘心肾不济,或由酒色,遂至已甚,谓之上淫,盖有虚热而肾不足,故土邪干水,与人参、茯苓、龙骨研末、米饮送服(如《本草纲目》引《仁存堂方》傅金散);腹泻,本品与红枣配伍(《青岛中草药手册》);妇人频年小产不育,与当归身、白术醋炒研末、蜜丸服(《本草汇言》);产后病损,不能饮食,腹中有血块,淋沥不尽,赤白带下,天行心闷,单用本品煎服,或浸酒饮(《普济方》)。

【现代研究】本品含络石苷、去甲络石苷、牛蒡苷、穗罗汉松树脂酚苷、橡胶肌醇、生物碱、黄酮类化合物等。

提取物有抗痛风、抑菌等作用。

【用法用量】

1. 炮制:生用。

2. 用法:内服:煎汤,浸酒,或入丸、散。外用:捣、敷、涂。

3. 用量:煎服:6～12克。外用:适量。

丝瓜络

【文献记载】

《药性考》:"凉。""快痘,疏风行痰,下乳,消痈肿骡,解毒杀虫,便血痔漏。"

张秉成《本草便读》:"味甘,性寒。"

《医林纂要》:"凉血渗血,通经络,托痘毒。"

《药性切用》:"热痹宜之。"

《本草再新》:"和血脉,化痰顺气。"

《随息居重订霍乱论》:"霍乱身黄之主药。"

《分类草药性》:"治乳肿疼痛,火煅存性冲酒服。研末调香油涂汤火伤。"

《现代实用中药》:"为清凉性活血、通经、解毒药,能通乳汁,发痘疮,及痈疽不敛等症。又为止痛、止血药,用于肠出血、赤痢、妇人子宫出血、睾丸炎肿、痔疮流血等。"

《本草用法研究》:"清热化痰通络。"

《山东中药》:"治小便不利,关节肿痛。"

《全国中草药汇编》:"清热解毒,活血通络,利尿消肿。主治筋骨酸痛,胸胁痛,闭经,乳汁不通,乳腺炎,水肿。"

《四川中药志》:"用于胸痹、坐骨神经痛、中风后半身不遂、跌仆损伤。"

【药性】甘,凉。

【功能】祛风,通络,活血。

【临床应用】

1. 风湿痹症:虽善祛风通络,惟药力平和。风湿痹痛,筋脉拘挛,肢体麻痹,与秦艽、防风、当归、鸡血藤等配伍,或与忍冬藤、威灵仙、鸡血藤配伍(《山东中草药手册》);手臂痛,与秦艽、羌活、红花配伍(中医研究院《常见病验方选编》);中风后半身不遂,与怀牛膝、桑枝、黄芪配伍(《四川中药志》)。

2. 胸胁胀痛:气滞血瘀所致胸胁胀痛,与柴胡、香附、瓜蒌皮、郁金等配伍,或与赤芍、白芍、延胡索、青皮配伍(《安徽中草药》);胸痹及心气痛,与橘络、丹参、薤白配伍(《四川中药志》)。

3. 乳汁不通,乳痈:产后乳汁偏少或郁滞不通,与王不留行、漏芦、路路通、穿山甲、猪蹄等配伍,或与无花果配伍炖猪蹄或猪肉服食(《四川中药志》);乳痈,与蒲公英、浙贝母、瓜蒌、青皮等配伍;疮疖肿毒,与牡丹皮、金银花、蒲公英、炒枳壳配伍(《安徽中草药》);绣球风及女阴瘙痒,与蒜瓣配伍煎水洗涤患处(《疮疡外用本草》)。

4. 其他:痰热咳嗽,与瓜蒌、桑白皮、贝母等配伍;咳嗽多痰,胸胁痛,单用本品烧灰存性、白糖拌服(《食物中药与便方》);湿疹,单用本品煎水洗涤患处;痔漏脱肛,本品烧灰存性、与陈石灰、雄黄末、猪胆汁、鸡子清、麻油调敷(《本草用法研究》);水肿,腹水,单用本品煎服(《山东中草药手册》);经事不行,单用本品煅、研末,酒送服(《鲟溪单方选》)。

【现代研究】本品含木聚糖、甘露聚糖、半乳聚糖等。

提取物有明显的镇痛、镇静和抗炎等作用。

【用法用量】

1. 炮制：生用，烧灰存性用。

2. 用法：内服：煎汤。外用：煎水洗涤，或烧灰存性、调敷。

3. 用量：煎服：4.5～9克。外用：适量。

雷公藤

【文献记载】

《湖南药物志》："苦，大毒。""杀虫，消炎，解毒。"

《广西本草选编》："性寒。""杀蛆虫，孑孓，灭钉螺。"

《全国中草药汇编》："苦、辛，凉。""祛风。"

《福建药物志》："辛，微苦，温。""祛风活络，破瘀镇痛。主治类风湿性关节炎、风湿性关节炎、坐骨神经痛、末梢神经炎、麻风、骨髓炎、手指瘭疽。"

《浙江药用植物志》："主治麻风病，毒蛇咬伤。"

《中药药理与应用》："能祛风除湿，消肿止痛，通经活络。"

【药性】苦、辛，寒。有大毒。

【功能】祛风除湿，活血通络，消肿止痛，杀虫解毒。

【临床应用】

本品为治风湿顽痹之要药，对类风湿及风湿性关节炎、强直性脊柱炎有较好疗效，其抗风湿作用次于类固醇药物而优于其他抗风湿药物。对多种免疫性疾病均有较好疗效。

1. 风湿顽痹：类风湿及风湿性关节炎，关节红肿热痛，肿胀难消，晨僵、功能障碍，甚至关节变形者，可单用本品内服、外敷，或与羌活、威灵仙、独活、防风等配伍，并可与黄芪、党参、当归、鸡血藤等配伍顾护正气；风湿性关节炎，本品（根、叶）捣烂外敷，半小时后即去，否则起泡（江西药科学校《草药手册》）。

2. 顽癣，湿疮：麻风病，可单用本品，或与金银花、黄柏、当归等配伍；顽癣，可单用本品，或与防风、荆芥、白蒺藜等配伍；头癣，取鲜根剥皮，晒干后研细末，调适量凡士林或醋，涂患处（预先将患处洗净，去掉痂皮）（《全国中草药资料选编》）。

3. 其他：各型肾炎、肾病综合征，尤其是原发性肾小球肾炎、紫癜性肾炎、狼疮性肾炎，可单用，或与丹参、益母草、泽兰等配伍；烧伤，与乌韭、虎杖配伍煎水，敷创面（《全国中草药资料选编》）。

【现代研究】本品主要含雷公藤碱、雷公藤宁碱、雷公藤春碱、雷公藤甲素、雷公藤乙素、雷公藤红素、雷公藤三萜酸A、雷公藤三萜酸C、黑蔓酮酯甲、黑蔓酮酯乙、雷公藤内酯和雷公藤内酯二醇等，并含卫矛醇、卫矛碱、β-谷甾醇、L-表儿茶酸和苷等。

提取物有抗炎、镇痛、抑菌、抗肿瘤、抗生育作用，并有明显的免疫抑制作用及抗凝、改善微循环等的药理作用。

【用法用量】

1. 炮制：生用。

2. 用法：内服：煎汤，或研末装胶囊服。外用：捣敷，或研末调敷。

3. 用量：煎服：带皮根：10～12克；去皮根仅用木质部分：10～25克；研末：0.5～1.5克。外用：适量。

服用雷公藤的不良反应，轻者可见恶心、呕吐、腹痛、腹泻；白细胞、血小板减少；月经紊乱、精液质量下降或无精;心悸、心律不齐、心电图异常;皮疹、皮炎、脱发、指(趾)甲变薄及软化等。以上副作用一般停药后消失,并可恢复正常。若服用过量,重者可致中毒,主要表现为剧烈呕吐、肠绞痛、脉泻、血压下降、体温降低、休克、尿少等。致死的原因在于循环与肾衰竭。一般处理方法为:及时洗胃、催吐、输液、纠正酸中毒及对症支持疗法;严重者需综合救治。

注意事项:文火煎1～2小时;体质虚弱者慎服;孕妇忌服。

第三节　祛风湿强筋骨药

祛风湿强筋骨药除能祛风湿外,并有补益肝肾,强壮筋骨作用。主要适用于风湿日久,肝肾虚损的痹症。亦适用于肾虚腰痛,骨痿,筋骨痿软,腿脚无力等病症。

五加皮

【文献记载】

《神农本草经》:"味辛,温。""主心腹疝气,腹痛,益气疗躄,小儿不能行,疽疮阴蚀。"

《名医别录》:"苦,微寒,无毒。""主男子阴痿,囊下湿,小便余沥,女人阴痒及腰脊痛,两脚疼痹风弱,五缓,虚赢,补中益精,坚筋骨,强志意,久服轻身耐老。"

《药性论》:"能破逐恶风血,四肢不遂,贼风伤人,软脚臂腰,主多年瘀血在皮肤,治痹湿内不足,主虚赢,小儿三岁不能行。"

《日华子本草》:"明目,下气,治中风骨节挛急,补五劳七伤。"

《本草纲目》:"治风湿痿痹,壮筋骨。"

《本草正》:"除风湿,行血脉。"

《本草思辨录》:"五加皮,宜下焦风湿之缓证。若风湿搏于肌肤,则非其所司。古方多浸酒、酿酒及酒调末服之,以行药势。"

《本经逢原》:"温补下元,壮筋除湿。"

《医林纂要》:"坚肾补肝,燥湿行水,活骨疏筋,为治风痹、湿痹良药。"

《本草再新》:"化痰,消水,理脚气腰痛,治疮疥诸毒。"

《彝医植物药》:"补虚益神,止血定痛,通经。"

《本草汇言》:"配羌、独活,能散风清湿;配四物汤,能活血调血;配牛膝、杜仲,能健强腰肾;配青皮、白芍药,能泻肝气;配熟地黄、枸杞子,能补肾精。"

《得宜本草》:"得地骨皮,治虚劳;得丹皮、当归,治妇人血风。"

《得配本草》:"得牛膝、木瓜,治脚痹拘挛。"

沈文彬《药论》:"(治)背拘挛,加苍术、白芷;胸胁疼痛,加枳壳、青皮;头痛必佐以川芎;手痹不无乎肉桂;腰痛而杜仲可加;脚重而牛膝莫舍。"

【药性】辛、苦,温。

【功能】祛风湿,补肝肾,强筋骨,利水。

【临床应用】

1. 风湿痹症:痹症日久,体质虚弱,腰膝疼痛,筋脉拘挛,可单用本品浸酒饮(如《太平圣惠方》五加皮酒），或与当归、牛膝、地榆等配伍浸酒饮（如《本草纲目》五加皮酒），或与木瓜、松节配伍（如《沈氏尊生书》五加皮散）；鹤膝风，与当归、牛膝、无灰酒配伍（如《外科大成》五加皮酒）；风湿筋肉关节痛，与薜荔藤、猪蹄配伍（《江西民间草药验方》）；风湿麻木，肢体痿软，与木瓜、淫羊藿、菟丝子、桑寄生配伍（绵阳地区《常用中草药单验方汇编》）。

2. 肾虚痿软：肝肾不足，筋骨痿软，与杜仲、牛膝等配伍（如《卫生家宝》五加皮散），或与枸杞根配伍酿酒饮（如《备急千金要方》五加酒）；老人腰痛脚弱，小儿佝偻病，与鹿角霜、赤砂糖泡酒饮（《食物中药与便方》）；筋缓，与油松节、木瓜研末、酒送服（如《杂病源流犀烛》五加皮散）；小儿先天不足，发育迟缓，筋骨痿弱所致痿躄，脚软不行，可单用本品研末、米饮送服（《小儿卫生总微论方》），或与牛膝、木瓜研末、米饮调服（如《活幼全书》五加皮散），或与龟甲、牛膝、木瓜等配伍（如《保婴撮要》五加皮散）。

3. 水肿，脚气：水肿，小便不利，与茯苓皮、大腹皮、生姜皮、地骨皮配伍（如《太平惠民和剂局方》五皮饮）；风寒湿痹，脚气肿痛，与远志配伍（如《瑞竹堂经验方》五加皮丸）；阴囊水肿，与地骷髅配伍（南京药学院《中草药学》）。

4. 其他：跌打损伤，骨折，与骨碎补、川续断、威灵仙等配伍（如《外科大成》五加四灵散），或与泽兰叶、芋儿七捣绒、酒炒，热熨患处（《四川中药志》）；老伤腰痛，与野荞麦根童便浸、研末，酒调服（《江西草药》）；阴囊湿疹，皮肤湿疹，或妇人阴痒，可单用煎水洗涤，或研末调敷，亦可与黄柏、蛇床子、苦参等配伍；贫血，神经衰弱，与五味子、白糖配伍代茶饮（《食物中药与便方》）；妇人血虚风劳，形容憔悴，肢节困倦，喘满虚烦，吸吸少气，发热汗多，口干舌涩，不思饮食，与牡丹皮、赤芍药、当归配伍（如《太平惠民和剂局方》油煎散）。

【现代研究】本品含丁香苷、刺五加苷 B_1、右旋芝麻素、16α-羟基-(-)-贝壳松-19-酸、左旋对映贝壳松烯酸、β-谷甾醇、β-谷甾醇葡萄糖苷、硬脂酸、棕榈酸、亚麻酸、维生素 A、维生素 B_1 等。

提取物有抗炎、镇痛、镇静、抗应激及性激素样作用，表现有对免疫系统、核酸代谢影响等的药理作用。

【用法用量】

1. 炮制：生用。
2. 用法：内服：煎汤，浸酒，或入丸、散。外用：煎水洗涤，或研末调敷。
3. 用量：煎服：4.5～9 克。外用：适量。

桑寄生

【文献记载】

《神农本草经》："味苦，平。""主腰痛，小儿背强，痈肿。安胎，充肌肤，坚发齿，长须眉。"

《名医别录》："甘，无毒。""主金疮，去痹，女子崩中，内伤不足，产后余疾，下乳汁。"

《滇南本草》："性微温，味苦、甘。""生槐树者，主治大肠下血，肠风带血，痔漏。生桑树者，治筋骨疼痛，走筋络，风寒湿痹。生花椒树者，治脾胃寒冷，呕吐，恶心，翻胃；又有用治解梅疮毒，妇人下元虚寒或崩漏。"

《本草蒙筌》："散疮疡，追风湿，却背强腰痛。"

《本草正》："主女子血热崩中胎漏，固血安胎及产后血热诸疾，去风热湿痹，腰膝疼痛，长须眉，坚发齿，凉小儿热毒，痈疖疮癫。"

《生草药性备要》："消热，滋补，追风。""养血散热，作茶饮，舒筋活络，浸酒祛风。"

《玉楸药解》："治痢疾。"

《医林纂要》："坚肾泻火。"

《本草再新》："补气温中，治阴虚，壮阳道，利骨节，通经水，补血和血，安胎定痛。"

《萃金裘本草述录》:"祛风痹顽麻,主毒痢脓血,溲血。"

《湖南药物志》:"治肝风昏眩,四肢麻木,酸痛,内伤咳嗽,小儿抽搐。"

【药性】 苦、甘,平。

【功能】 祛风湿,补肝肾,强筋骨,安胎。

【临床应用】

1. 风湿痹症:痹症日久,损及肝肾,腰膝酸软,筋骨无力,与独活、杜仲、牛膝、桂心等配伍(如《备急千金要方》独活寄生汤);小儿背强,难以俯仰,与白术、当归、鳖甲配伍(《本草汇言》引《嵇氏方》)。

2. 胎动不安,崩漏下血:肝肾亏虚,月经过多,崩漏,妊娠下血,胎动不安,与阿胶、续断、当归、香附等配伍(如《证治准绳》桑寄生散),或与阿胶、续断、菟丝子配伍(如《医学衷中参西录》寿胎丸);下血止后,觉丹田元气虚乏,腰膝沉重少力,单用本品研末服(《杨氏护命方》);妊娠胎动不安,心腹刺痛,与艾叶、阿胶配伍(《太平圣惠方》)。

3. 其他:妊娠遍身虚肿,与桑根白皮、木香、紫苏茎叶、大腹(皮)配伍(如《圣济总录》寄生饮);毒痢脓血,六脉微小,并无寒热,与防风、大芎、炙甘草配伍(《杨氏护命方》);产后乳汁不下,单用本品研末服(如《普济方》寄生汤)。

【现代研究】 本品含黄酮类化合物,如槲皮素、槲皮苷、萹蓄苷,及少量右旋儿茶酚等。

提取物有降压、利尿、抑菌及抑制病毒活性等作用。

【用法用量】

1. 炮制:生用。

2. 用法:内服:煎汤,浸酒,或入丸、散。外用:捣敷。

3. 用量:煎服:9～15克。外用:适量。

狗 脊

【文献记载】

《神农本草经》:"味苦,平。""主腰背强,关机缓急,周痹,寒湿膝痛。颇利老人。"

《名医别录》:"味甘,微温。""疗失溺不节,男子脚弱腰痛,风邪淋露,少气目暗,坚脊,利俯仰,女子伤中,关节重。"

《药性论》:"治男子女人毒风软脚,邪气湿痹,肾气虚弱,补益男子,续筋骨。"

《本草纲目》:"强肝肾,健骨,治风虚。"

《药性通考》:"坚肾益血,强肝养气。"

《玉楸药解》:"泄湿逐寒,起痿止痛,泄肾肝湿气,通关利窍,壮筋骨,治腰痛膝痛,足肿腿弱,遗精带浊。"

《本草纲目拾遗》:"止诸疮血出,治顽痹;黑色者杀虫更效。"

《萃金裘本草述录》:"主下焦肝肾之阴,能充经脉血气。"

《本草经疏》:"得鹿茸、白蔹、艾、茯苓、蛇床子治室女冲任带脉三经虚寒下白带;得牛膝、菟丝子、地黄、山茱萸、白胶、杜仲固精强骨壮腰肾;得沉香、牛膝、石斛、木瓜、五加皮、白鲜皮、菊花、漆叶、蒺藜子能通利关节除五缓六急。"

【药性】 苦、甘,温。

【功能】 祛风湿,补肝肾,强腰膝。

【临床应用】

1. 风湿痹症:素体肝肾不足,风寒湿痹,腰痛脊强,不能俯仰,与杜仲、续断、海风藤等配伍(如《中国医学大辞典》狗脊饮），或与萆薢、菟丝子配伍（如《太平圣惠方》狗脊丸）；腰腿疼痛，手足麻木，筋脉不舒，与蘑菇配伍浸酒饮（如江西药科学校《中草药学》加味舒筋药酒）。

2. 腰酸膝软：肝肾虚损，腰膝酸软，下肢无力，与杜仲、牛膝、熟地黄、鹿角胶等配伍。

3. 遗尿，白带过多：肾虚不固尿频、遗尿，与茯苓、杜仲等配伍；带下量多、清稀，与鹿茸、白蔹、艾叶等配伍（如《普济方》白蔹丸）；固精强骨，与远志肉、白茯神、当归身等分研末、蜜丸服（《濒湖集简方》）。

4. 其他：酒疸，遍身发黄，与白芥子、甘草配伍（如《圣济总录》追毒饮）；治九虫，与芎䓖、细辛、白芜荑配伍（如《太平圣惠方》狗脊散）；小儿脱肛，与荆芥配伍先熏后洗（《普济方》）；毒疮及溃疡久不收敛，本品加白糖捣敷患处（《中药配伍应用》）；外伤出血，可单用本品绒毛外敷。

【现代研究】本品含蕨素、金粉蕨素、金粉蕨素-2′-O-葡萄糖苷、金粉蕨素-2′-O-阿洛糖苷、欧蕨伊鲁苷、原儿茶酸、5-甲糠醛、β-谷甾醇、胡萝卜素等。

提取物实验研究对心肌有一定的药理作用；外用有一定的止血作用。

【用法用量】

1. 炮制：生用，或烫用。

2. 用法：内服：煎汤，或浸酒。外用：鲜品捣敷，或绒毛外敷。

3. 用量：煎服：6～12克。外用：适量。

千年健

【文献记载】

《本草再新》："味苦，性寒，有小毒。""治痈痿疮疽，杀虫败毒，消肿排脓。"

《本草纲目拾遗》："壮筋骨，浸酒；止胃痛，酒磨服。"

《本草正义》："千年健，今恒用之于宣通经络，祛风逐痹，颇有应验。盖气味皆厚，亦辛温走窜之作用也。"

《柑园小识》："可入药酒，风气痛老人最宜。"

《饮片新参》："入血分，祛风湿痹痛，强筋骨，治肢节酸疼。"

《中药材手册》："治风气痛，筋骨痿软，半身不遂。"

【药性】苦、辛，温。

【功能】祛风湿，强筋骨，活血止痛。

【临床应用】

风寒湿痹：腰膝冷痛，下肢拘挛，麻木，与钻地风、牛膝、枸杞子、萆薢、蚕沙等浸酒饮（《本草拾遗》）。

【现代研究】本品含挥发油，主要为α-蒎烯、柠檬烯、芳樟醇、α-松油醇、β-松油醇、橙花醇、香叶醇、香叶醛、丁香油酚、异龙脑、广藿香醇等。

提取物有抗炎、镇痛、抗组胺、抗凝血作用，并有抑菌、抑病毒等作用。

【用法用量】

1. 炮制：生用。

2. 用法：内服：煎汤，或浸酒。

3. 用量：煎服，4.5～9克。

鹿衔草

【文献记载】

《滇南本草》："味辛，性温，平。""治筋骨疼痛、痰火之症，煎点水酒服。"

《植物名实图考》："治吐血，通经有效。

《安徽志》:"性益阳。强筋,健骨,补腰肾,生津液。"

《四川中药志》:"强筋壮骨,祛风除湿,补虚劳,止惊悸盗汗。治筋骨酸软,各种出血,风湿关节痛,惊痫吐舌及鼠瘘、痈肿等证。"

《湖南药物志》:"活血止血。治金创出血,一切蛇虫犬咬伤。"

《黑龙江中草药手册》:"为收敛药,治创伤出血及蛇虫咬伤。有用作补药,治虚劳咳嗽,强筋壮骨。又治痈疽疔毒,瘰疬诸疮。有清热解毒,止血作用。又有补腰肾,生精液和调经功效。"

《陕西中草药》:"补肾壮阳,祛风除湿,调经活血,收敛止血。治虚劳咳嗽,肾虚盗汗,腰膝无力,风湿及类风湿性关节炎,崩漏,白带,结膜炎,各种出血。"

《内蒙古中草药》:"治过敏性皮炎。"

《福建药物志》:"主治慢性细菌性痢疾,慢性肠炎,风湿关节痛,神经衰弱,毒蛇咬伤。"

《浙江药用植物志》:"祛瘀,止血,补肾,降压,调经,产后瘀滞,慢性肾炎,皮炎,蛇虫咬伤。"

【药性】甘、苦,温。

【功能】祛风湿,强筋骨,止血,止咳。

【临床应用】

1. 风湿痹症:风湿日久,痹痛而腰膝无力,与白术、羌活、防风、老鹳草等配伍;肾虚腰痛,筋骨痿软,腰膝无力,与桑寄生、独活、牛膝、杜仲等配伍;慢性风湿性关节炎,类风湿性关节炎,与白术、泽泻配伍(《陕西中草药》);骨质增生症,与熟地黄、申姜、鸡血藤、肉苁蓉研末、蜜丸服(《长白山植物药志》)。

2. 血症:月经过多、崩漏下血,与棕榈炭、地榆炭等配伍;肺痨咯血,与白及、阿胶等配伍;外伤出血,可单用本品捣敷,或与三七研末调敷;肺结核咯血,与白及配伍(《山西中草药》);子宫功能性出血,与苦丁茶配伍(《浙江药用植物志》)。

3. 其他:肺虚久咳,或肾不纳气之虚喘,与五味子、百合、百部等配伍;肾炎、蛋白尿,与芡实等配伍;肾虚五淋白浊,可单用本品煎服(《云南中医验方》);肾虚腰痛、阳痿,本品与猪腰炖食(《陕西中草药》);产后瘀滞腹痛,与一枝黄花、苦荬菜配伍(《浙江药用植物志》);慢性肠炎、痢疾,可单用本品煎服(《陕甘宁青中草药选》);过敏性皮炎,疮痈肿毒,虫蛇咬(蜇)伤,可单用本品煎水洗涤(《内蒙古中草药》),或捣敷或研末调敷患处。

【现代研究】本品含鹿衔草素、N-苯基-2-萘胺、高熊果酚苷、伞形梅笠草素、没食子酸、原儿茶酸、没食子鞣质、肾叶鹿蹄草苷、6-O-没食子酰高熊果酚苷、槲皮素、金丝桃苷、没食子酰金丝桃苷等。

提取物有抗炎、降压、抑菌等作用,表现有对免疫系统等的药理作用。

【用法用量】

1. 炮制:生用。

2. 用法:内服:煎汤,或研末服。外用:捣敷,或研末调敷,或煎水洗涤。

3. 用量:内服:煎汤:9~15克,研末服:6~9克。外用:适量。

注意事项:孕妇慎服。

石楠叶

【文献记载】

《神农本草经》:"味辛,平。""主养肾气,内伤阴衰,利筋骨皮毛。"

《名医别录》:"平,有毒。""疗脚弱,五脏邪气,除热。"

《药性论》:"主除热,能添肾气,治软脚烦闷疼,杀虫,能逐诸风。"

《本草衍义》:"治肾衰脚弱最相宜。但京洛、河北、山东颇少,人以此故少用。湖南北、江东西、二浙甚多,故多用南实。"

《本草纲目》:"浸酒饮治头风。"

《本草备要》:"补内伤阴衰,利筋骨皮毛,为治肾虚、脚弱、风痹要药。妇人不可久服,令思男(时珍曰:今人绝不知用,盖为《药性论》有令人阴痿之说也。不知此药能令肾强,人或借引纵欲,以致痿弱,归咎于药,良可慨也。昂按:石南补阴祛风有之,然味辛不热,不助相火,亦未闻淫邪方中用石南者,《别录》思男之说,殆不可信)。"

《医林纂要》:"润肾补肝,壮命门火。"

《本草便读》:"助阳可胜湿邪,筋骨肉无微不到。"

《现代实用中药》:"治阳痿,滑精,女子腰冷不孕,月经不调等症。"

【药性】辛、苦,平。有小毒。

【功能】祛风湿,通经络,益肾气。

【临床应用】

1. 风湿痹症:风湿日久,肾虚腰酸脚弱,与黄芪、鹿茸、肉桂、枸杞子等配伍(如《圣济总录》石楠丸),或与海桐皮、五加皮、骨碎补、续断等配伍。

2. 头风头痛:头风头痛,可单用本品泡服,或浸酒饮,或与白芷、川芎、天麻、藁本等配伍;女子神经性头痛,与川芎、白芷、天麻、女贞子配伍(《现代实用中药》);小儿误跌,或打着头脑受惊,肝系受风,致瞳仁不正,观东则见西,观西则见东,与藜芦、瓜蒂研末吹鼻,内服牛黄平肝药(如《普济方》石南散)。

3. 风疹瘙痒:风瘾疹经旬不解,可单用本品煎服,或研末煮酒饮(如《圣济总录》石南酒)。

4. 其他:不孕症,与熟地黄、淫羊藿、紫石英、覆盆子、山茱萸等配伍以温肾、促排卵、助孕;热淋、茎中痛,或如脓糊住马口,与木贼、甘草、八仙草配伍(《滇南本草》);治鼠瘘,与生地黄、茯苓、黄连、雌黄研末、掺(《补缺肘后方》)。

【现代研究】本品主要含氢氰酸、野樱皮苷、熊果酸、皂苷及挥发油等。

提取物能杀死日本血吸虫尾蚴及钉螺,并有抑制实验动物离体蛙心,收缩离体兔耳肠管,降低麻醉犬血压等作用。

【用法用量】

1. 炮制:生用。

2. 用法:内服:煎汤,或入丸、散。外用:研末撒,或吹鼻。

3. 用量:煎服:4.5~9克。外用:适量。

凡气味芳香,性偏温燥,以化湿运脾为主要作用的药物,称为化湿药。又称芳香化湿药。

脾喜燥而恶湿,饮食不节(洁),脾失健运,湿从内生,湿浊困脾,则诸症迭起。本类药物辛香温燥,能化湿(浊)助运("醒脾","醒脾化湿"),可以解除因内生湿浊为主引起的消化系统功能障碍。部分药物并有解暑、辟秽、开窍、截疟等作用。

化湿药主要适用于湿浊内阻,脾为湿困,运化失常所致的脘腹痞满、呕吐泛酸、大便溏薄、食少倦怠、舌淡苔白腻等病症。

使用化湿药时,对于湿阻气滞,脘腹胀满痞闷者,与行气药配伍;寒湿中阻,脘腹冷痛者,与温中祛寒药配伍;脾虚湿阻,脘痞纳呆者,与补气健脾药配伍。它如:兼表、湿热、暑湿、暑温等病症时,常佐入解表、清热利湿、解暑等药同用。

化湿药气味芳香,多含挥发油,一般以散剂疗效为佳,入煎剂宜后下,且不宜久煎。此外,芳香类药物易化燥伤阴,阴虚者慎服。

现代药理研究表明:本类药物大多能刺激嗅觉、味觉及胃黏膜,有促进胃液分泌、兴奋肠管蠕动,达到增强食欲、促进消化、排除肠道积气等作用。

苍　术

【文献记载】

《本草纲目》:"甘而辛烈,性温而燥。""治湿痰留饮,或挟瘀血成窠囊,及脾湿下流,浊沥带下,滑泻肠风。"

《神农本草经》:"主风寒湿痹,死肌痉疸。作煎饵久服,轻身延年不饥。"

《名医别录》:"主头痛,消痰水,逐皮间风气结肿,除心下急满及霍乱吐下不止,暖胃消谷嗜食。"

《珍珠囊》:"诸湿非此不能除,能健胃安脾。"

刘完素:"明目,暖水脏。"(引自《本草纲目》)

李东垣:"除湿发汗,健胃安脾,治痿要药。"(引自《本草纲目》)

朱丹溪:"散风益气,总解诸郁。"(引自《本草纲目》)

《玉楸药解》:"燥土利水,泄饮消痰,行瘀开郁,去漏,化癖除癥,理吞酸去腐,辟山川瘴疠,回筋骨之痿软,清溲溺之混浊。"

《本草求原》:"强脾止水泻,飧泄,伤食暑泻,脾湿下血。"

《医学入门》:"血虚怯弱,及七情气闷者慎用。误服耗气血,燥津液,虚火动而痞闷愈甚。"

《本草经疏》:"凡病属阴虚血少精不足,内热骨蒸,口干唇燥,咳嗽吐痰,吐血、鼻衄、齿衄,咽塞,便秘滞下者,法咸忌之。"

【药性】辛、苦,温。

【功能】燥湿健脾,祛风散寒。

【临床应用】

1. 湿阻脾胃:寒湿困脾,脘腹胀闷,呕恶食少,吐泻乏力,舌苔白腻,与厚朴、陈皮等配伍(如《太平惠民和剂局方》平胃散);脾虚湿聚,水湿内停,痰饮或水肿,与茯苓、泽泻、猪苓等配伍(如《证治准绳》胃苓汤);小儿泄泻,常单用本品炒焦研末服;脾湿积久而成痰癖,胁痛、食减、吐酸,单用本品研末、枣肉为丸服(如《普济本事方》苍术丸);时暑暴泻,壮脾温胃,进美饮食,及疗饮食所伤,胸膈痞闷,与神曲研末、为丸服(《太平惠民和剂局方》曲术丸);太阴脾经受湿,水泄注下,体微重微满,困弱无力,不欲饮食,暴泄无数,水谷不化,如痛甚者,与芍药、黄芩等配伍(如《素问病机气宜保命集》苍术芍药汤);飧泄,与小椒炒研末、醋丸服(如《素问病机气宜保命集》椒术丸)。

2. 风湿痹症:痹症以湿胜为主,与薏苡仁、独活等配伍(如《类证治裁》薏苡仁汤);湿热痹症,与石膏、知母等配伍(如《普济本事方》白虎加术汤);足膝疼痛因于湿热者,与黄柏配伍(如《丹溪心法》二妙散)。

3. 表病挟湿:风寒挟湿,寒热无汗,头身重痛,与羌活、白芷、防风等配伍(如《太平惠民和剂局方》神术散);湿温病,恶寒无汗,身重头痛,与香薷、藿香、羌活配伍(《湿热病篇》)。

4. 其他:雀目不计日月,单用本品研末与猪、羊肝配伍(《太平圣惠方》抵圣散);清神水,退翳膜,昏晕赤隐莫开,与黄芩、朴硝、甘草研末、干柿为丸服(《御药院方》);补虚明目,健骨和血,与熟地黄研末、酒丸服(《普济方》);乌髭鬓,驻颜色,壮筋骨,明耳目,除风气,润肌肤,久服令人轻健,与茯苓、甘草研末、蜜丸服(《经验方》)。

【现代研究】本品主要含挥发油苍术醇,尚含少量苍术酮、维生素 A 样物质、维生素 B 及菊糖等。

提取物有促进胃肠运动、拮抗胃溃疡形成等作用,并有降血糖、排钠、排钾,治疗夜盲、角膜软化症等作用。

【用法用量】

1. 炮制:生用,(土、麸、米泔水)炒、炒焦用。

2. 用法:内服:煎汤,或入丸、散,熬膏。

3. 用量:煎服,3～9 克。

厚 朴

【文献记载】

《神农本草经》:"味苦,温。""主中风伤寒,头痛,寒热惊悸,气血痹,死肌,去三虫。"

《名医别录》:"大温,无毒。""温中益气,消痰下气。疗霍乱及腹痛胀满,胃中冷逆,胸中呕不止,泄痢淋露,除惊,去留热心烦满,厚肠胃。"

《药性论》:"主疗积年冷气,腹内雷鸣,虚吼,宿食不消,除痰饮,去结水,破宿血,消化水谷,止痛。大温胃气,呕吐酸水。主心腹满,病人虚而尿白。"

《日华子本草》:"健脾。主反胃,霍乱转筋,冷热气,泻膀胱,泄五脏一切气。妇人产前产后腹脏不安。调关节,杀腹脏虫,明耳目。"

王好古:"主肺气胀满,膨而喘咳。"(引自《本草纲目》)

《本草正》:"温降,散滞,除寒湿泻痢。"

《萃金裘本草述录》:"温中散结气,除胀满,湿滞胃中,冷逆呕吐,腹痛泄利,寒湿霍乱,化水谷,解暑,利膈宽胸。"

《本草汇言》:"与枳实、大黄同用,则泄实满;与陈皮、苍术同用,则除湿满;与人参、白术、麦蘖同用,则治虚满。又同半夏、胆星,能燥湿清痰;同甘草、白术,能和中健胃;同枳壳、莱菔子,能下气宽肠;同紫苏、前胡,能发散风寒;同山楂、枳壳,能疏气消食;同吴萸、肉桂,能行湿燥阴,实有理气行气之功。"

《本草新编》："同桂枝则伤寒之头疼可除;同槟榔、枳壳,则痢疾之秽物可去。同苦药则泻,同温药则补,同和药则止痛,同攻药则除癖。"

《得宜本草》："得苍术治湿满;得黄连治滞下;得杏仁能下气定喘。"

《得配本草》："得炒姜治肠风下血,配黄连治带(滞)下,配杏仁治气逆急喘,佐白茯苓治尿浊。"

《本草求原》："佐以参、术诸补药,则化补中之滞,以消虚胀;同清热燥湿药,则散湿热之结,而寒药不致停留。"

《医学衷中参西录》："与橘、夏并用,善除湿满;与姜、术并用,善开寒痰凝结;与硝、黄并用,善通大便燥结;与乌药并用,善治小便因寒白浊。"

《本草经疏》："凡呕吐不因寒痰冷积,而由于胃虚火气炎上;腹痛因于血虚脾阴不足,而非停滞所致;泄泻因于火热暴注,而非积寒伤冷;腹满因于中气不足、气不归元,而非气实壅滞;中风因于阴虚火炎、猝致僵仆,而非西北直中寒邪;伤寒发热头疼,而无痞塞胀满之候;小儿吐泻乳食,将成慢惊;大人气虚血槁,见发膈证;老人脾虚不能运化,偶有停积;娠妇恶阻,水谷不入;娠妇胎升眩晕;娠妇伤食停冷;娠妇腹痛泻利;娠妇伤寒伤风;产后血虚腹痛;产后中满作喘;产后泄泻反胃。以上诸证,法所咸忌。"

【药性】苦、辛,温。

【功能】燥湿消痰,下气除满。

【临床应用】

1. 湿阻脾胃:脾为湿困,湿阻气滞,脘痞不饥,甚则吐泻。湿胜者,与陈皮等配伍(如《简要济众方》平胃散);寒湿并重者,与附子、干姜配伍(如《全生指迷方》朴附丸、《苏沈良方》健脾丸);脾胃虚寒,痰盛呕吐,与半夏、生姜、枣配伍(如《圣济总录》厚朴丸);小儿吐泻,胃虚及有痰惊,与半夏配伍(如《小儿药证直诀》梓朴散);胃虚泄泻,老人脏泄尤效,与乌头、甘草、干姜配伍(如《苏沈良方》健脾散);湿热所致者,与黄连、石菖蒲等配伍(如《霍乱论》连朴饮)。

2. 积滞,便秘:肠胃积滞,脘腹胀痛,大便不通,与大黄、枳实配伍(如《金匮要略》厚朴三物汤);暑毒,食滞,溏泄,水泄,与大黄、广木香配伍(如《何氏济生论》朴黄丸);食鱼鲙及生肉,住胸膈中不化,吐之不出,便成癥瘕,与大黄配伍(《太平圣惠方》)。

3. 痰饮喘咳:湿痰阻肺,肺气上逆,喘咳痰多,与麻黄、杏仁、半夏等配伍(如《金匮要略》厚朴麻黄汤);痰气交阻,胸胁胀满,咽中如有炙脔(梅核气),与半夏、茯苓、苏叶等配伍(如《金匮要略》半夏厚朴汤)。

4. 其他:虫积,与槟榔、乌梅配伍(《保赤全书》);思虑过当,致便浊遗精,与羊脬炭、朱砂配伍为丸、米饮送服(如《宝庆本草折衷》引《刘信父方》秘真丹)。

【现代研究】本品含挥发油,如β-桉油醇和厚朴酚,并含少量木兰箭毒碱、厚朴碱及鞣质等。
提取物有抑菌、中枢性肌肉松弛、防治胃溃疡、降压、抗肿瘤及抑制磷酸二酯酶等作用。

【用法用量】

1. 炮制:生用,姜汁炒制用。

2. 用法:内服:煎汤,或入丸、散。燥湿、泄满,生用;止呕,姜汁炒用。

3. 用量:煎服,3~10克。

注意事项:气虚、津伤血枯、孕妇,忌服。

附:厚朴花
药性苦,微温。善于理气宽中,芳香化湿。其功似且逊于厚朴,主治脾胃湿阻气滞之胸腹胀满痞痛,纳少苔腻等症。煎服:3~6克。

藿 香

【文献记载】

《南方草木状》:"味辛。"

《名医别录》:"微温。""疗风水毒肿,去恶气,疗霍乱,心痛。"

《滇南本草》:"味辛,微温。""治胃热。"

《本草图经》:"治脾胃吐逆,为最要之药。"

《珍珠囊》:"补卫气,益胃气,进饮食,又治吐逆霍乱。"

《汤液本草》:"温中快气,肺虚有寒,上焦壅热,饮酒口臭,煎汤漱。"

《本草述》:"散寒湿、暑湿、郁热、湿热。治外感寒邪,内伤饮食,或饮食伤冷湿滞,山岚瘴气,不伏水土地,寒热作疟等症。"

《本草再新》:"解表散邪,利湿除风,清热止渴。治呕吐霍乱,疟,痢,疮疥。梗:可治喉痹,化痰、止咳嗽。"

《本草正义》:"藿香芳香而不嫌其猛烈,温煦而不偏于燥烈,能祛除阴霾湿邪,而助脾胃正气,为湿困脾阳,倦怠无力,饮食不甘,舌苔浊垢者最捷之药。"

《草药新纂》:"行气健胃。治胃病,疗霍乱、呕泄、气郁等证。"

《四川中药志》:"止呕和胃,除湿辟秽。治肠胃型感冒,湿滞脾阳,寒热头痛,呕吐不欲食,胸脘满闷,痧胀,口臭等证。"

《湖南药物志》:"理气发汗,醒脾和胃,辟恶止呕。主治暑天口渴头晕,小便黄或闭痛,鼻渊。"

《福建药物志》:"治手、足癣。"

【药性】辛,微温。

【功能】化湿,止呕,解暑。

【临床应用】

1. 湿阻脾胃:寒湿困脾,脘腹痞闷,少食作呕,神疲倦怠,与苍术、厚朴等配伍(如《太平惠民和剂局方》不换金正气散);腹胀欲吐,食欲不振,与莱菔子、神曲、半夏、生姜配伍(《青岛中草药手册》);胃腹冷痛,与肉桂研末、酒送服(《吉林中草药》);小儿热吐不已,面赤唇红,吐次少而出物多,乳片已消,色黄,遍身发热而烦躁,与黄连、姜汁炒厚朴、生姜、大枣配伍(如《幼幼集成》藿连汤)。

2. 呕吐:湿浊中阻,与半夏、丁香等配伍(如《太平惠民和剂局方》藿香半夏汤);霍乱内外两伤,吐泻交作,与厚朴、半夏、大腹皮、茯苓、苏叶等配伍(如《伤寒全生集》藿苓汤);胎气不安,气不升降,呕吐酸水,与香附、甘草研末,盐少许调服(《太平圣惠方》);妊娠呕吐,与竹茹、砂仁配伍(《安徽中草药》);反胃,吐逆,虚气上攻,心疼腹痛,多吐酸水,与木香、半夏、丁香、槟榔、荜澄茄等配伍(如《圣济总录》藿香丸),或与半夏、茯苓、陈皮、生姜、丁香配伍(如《嵩崖尊生全书》藿香散);湿气内蕴,氤氲浊腻,面色混浊如垢,口气浊腻不知味,或生甜水,舌苔白腻,与杏仁、蔻仁、半夏、厚朴等配伍[如《医原》(名见《湿温时疫治疗法》)藿朴胃苓汤];猝然痞痛,霍乱吐泻转筋,与吴茱萸、黄连、厚朴、半夏、六一散等配伍(如《霍乱论》藿香左金丸);胃虚不食,四肢痿弱,行立不能,与白术、茯苓、人参、砂仁、半夏曲等配伍(如《三因极一病证方论》藿香养胃汤)。

3. 暑湿,湿温:暑月外感风寒,内伤生冷,恶寒发热,头痛脘闷,呕恶吐泻,与厚朴、半夏、陈皮等配伍(如《太平惠民和剂局方》引《续添诸局经验秘方》藿香正气散);伤寒头疼,憎寒壮热,或感湿气霍乱吐泻,常服除山岚瘴气。伏暑吐泻,藿香正气散与香薷、扁豆、黄连配伍(如《证治准绳》藿薷汤);夏日感冒,寒热头痛,胸膈满闷,不思饮食,与佩兰、滑石、竹叶、甘草配伍(《甘肃中草药手册》);夏季受暑,头昏、胸闷、恶心、口中发黏、胃口不开,与佩兰、砂仁、木香、神曲配伍(《安徽中草药》);湿温初起,湿热并重,与黄芩、滑石、茵陈等配伍(如《温热经纬》甘露消毒丹);小儿暑月湿热,上吐下泻,与猪苓、泽泻、半夏、葛根、姜、黄连等配伍(如《嵩崖尊生全书》藿香汤)。

4．其他:治疟,与高良姜等分为末温服(如《是斋百一选方》回生散);酒疸,与枇杷叶、桑白皮、葛根等配伍(《证治准绳》引戴氏方);慢性咽炎,鼻炎,鼻窦炎,本品研末与猪胆为丸服(《安徽中草药》);小儿牙疳溃烂,出脓血、口臭嘴肿,与枯矾研末掺(《滇南本草》);手足癣及甲癣,与黄精、大黄、皂矾、醋配伍外用(如《外伤科学》藿黄浸剂);冷露疮烂,与细茶等分烧灰存性、油调敷患处(《包会应验方》);刀伤流血,与龙骨研末敷患处(《滇南本草》)。

【现代研究】本品含挥发油,主要为广藿香醇,其他有苯甲醛、丁香油酚、桂皮醛;另有多种倍半萜,如竹烯等,尚含生物碱类等。

提取物有抗菌、抗螺旋体、抗病毒作用,能促进胃液分泌、增强消化力、对胃肠有解痉作用,并有止泻及轻微发汗等作用。

【用法用量】

1．炮制:生用。

2．用法:内服:煎服,或入丸、散。外用:煎水洗涤。

3．用量:煎服:6～10克。外用:适量。

注意事项:不宜久煎。

佩 兰

【文献记载】

《神农本草经》:"味辛,平。""主利水道,杀蛊毒,辟不祥,久服益气,轻身不老,通神明。"

《名医别录》:"无毒。""除胸中痰癖。"

《本草纲目》:"气香而温,味辛而散。""消痈肿,调月经,解中牛马毒。"

《本草拾遗》:"外主恶气,香泽可作膏涂发。"

《本草经疏》:"开胃除恶,清肺消痰,散郁结。"

《本草衍义补遗》:"叶能散久积陈郁之气甚有力。"

《现代实用中药》:"为芳香性健胃、发汗、利尿药。用于感冒性头痛、鼻塞,神经性头痛,传染性热病,腹痛,腰脊痛,结石等。"

《全国中草药汇编》:"醒脾,化湿,清暑。主治夏季伤暑,发热头重,胸闷腹胀,食欲不振,口中发黏,急性胃肠炎,胃腹胀痛。"

【药性】辛,平。

【功能】解暑化湿,辟秽和中。

【临床应用】

1．湿阻脾胃:脾经湿热,口中甜腻、多涎、口臭,可单用本品煎服(如《素问》兰草汤),或与黄芩、白芍、甘草等配伍;脾瘅日久,热伤津气,转为消渴,饮水极甚,则必与石膏、知母、人参、甘草等同用(如《东垣试效方》生津甘露饮、兰香饮子)。

2．暑湿,湿温:暑湿症,与藿香、荷叶、青蒿等配伍;湿温初起,与滑石、薏苡仁、藿香等配伍;五月霉湿,并治秽浊之气,与藿香叶、陈皮、制半夏、大腹皮、厚朴、鲜荷叶配伍(《时病论》芳香化浊法);秋后伏暑,因新症触发,与藿香叶、薄荷叶、冬桑叶、大青叶、鲜竹叶等配伍(如《增补评注温病条辨》七叶芦根汤);温暑初起,背微恶寒,继则但热无寒,口大渴,汗大出,面垢齿燥,心烦懊憹,与藿香叶、薄荷叶、荷叶等配伍(如《重订广温热论》五叶芦根汤);中暑头痛,与青蒿、菊花、绿豆衣配伍(《青岛中草药手册》)。

3. 其他：急性胃肠炎，与藿香、苍术、茯苓、三颗针配伍（《全国中草药汇编》）；唇疮，本品取汁洗涤（《普济方》）；风齿疼痛、颊肿及血出不止，可单用本品煎水含漱（《普济方》）。

【现代研究】本品含挥发油，聚伞花素、乙酸橙花醇酯、香豆精、邻香豆酸、麝香草氢醌及三萜类化合物等。

提取物有祛痰、抗菌、抗病毒、抗癌等作用。

【用法用量】

1. 炮制：生用。

2. 用法：内服：煎汤。外用：捣汁。

3. 用量：煎服：5～10克，鲜品加倍。外用：适量。

砂 仁

【文献记载】

《药性论》："味苦、辛。""主冷气腹痛，止休息气痢，劳损，消化水谷，温暖脾胃。"

《本草拾遗》："味酸。""主上气咳嗽，奔豚，鬼疰，惊痫邪气。"

《开宝本草》："温，无毒。""主虚劳冷泻，宿食不消，赤白泄痢，腹中虚痛，下气。"

《日华子本草》："治一切气，霍乱转筋，心腹痛。能起酒香味。"

《医学启源》："治脾胃气结滞不散。"

杨士瀛："和中，行气，止痛，安胎。"（引自《本草纲目》）

《本草蒙筌》："止恶心。"

《本草纲目》："补肺醒脾，养胃益肾，理元气，通滞气，散饮胀痞，噎膈呕吐，止女子崩中，除咽喉口齿浮热，化铜铁骨鲠。"

《明医指掌》："通经破滞。"

《痧胀玉衡》："顺气开郁，散痧。"

《药性通考》："祛痰逐冷，醒酒。"

《医林纂要》："润肾，补肝，补命门，和脾胃，开郁结。"

【药性】辛，温。

【功能】化湿行气，温中止泻，安胎。

【临床应用】

1. 湿阻脾胃：脘腹胀痛，脾胃不和，湿阻者，与厚朴、陈皮、枳实等配伍；气滞者，与木香、香附、白术、枳壳等配伍（如《景岳全书》香砂枳术丸）；痰气互结，胸膈闷胀，以萝卜汁浸、焙干、研末服（《简便方》）。

2. 虚寒吐泻：脾胃虚寒，大便溏薄，呕吐、泄泻，与干姜、附子等配伍（《药性论》），或与理中汤配伍（如《医灯续焰》香砂理中汤）；脾胃虚弱，食少脘痞腹胀，可在补益方中加入本品（如《古今名医方论》香砂六君子汤）；脾胃虚弱，不思饮食，翻胃不食，与白豆蔻、陈仓米、生姜配伍（如《赤水玄珠》太仓丸）；脾胃虚弱，食欲不佳，与砂糖研末，为丸服（如《东医宝鉴》砂糖丸）。

3. 胎动不安：妊娠呕逆不能食，可单用本品（如《济生方》缩砂散），或与苏梗、白术等配伍；气血不足，胎动不安，与人参、白术、熟地黄等配伍（如《古今医统》泰山磐石散）；偏热者，与黄芩、竹茹等配伍；腹痛因于气血滞涩者，与香附、葱白配伍（如《苍生司命》砂仁葱白汤）；安胎孕，与香附研末，阿胶艾叶汤送服（如《朱氏集验方》铁罩散）。

4. 其他：噤口痢，与砂糖、细茶、生姜配伍（《简便单方》）；冷滑下痢不禁，虚羸，与炮附子、干姜、厚朴、陈皮配伍（《药性论》）；气臌，本品纳大虾蟆腹中煨、研末，陈皮汤送服（《鲟溪单方选》）；妇人血气攻刺，小腹痛不可忍，与附子研末，酒送服（《普济方》）；血崩，本品新瓦上炒香研末，米饮送服（《妇人良方大全》）；

牙齿常疼痛,单用本品嚼之(《仁斋直指方论》);口疮,单用本品煅存性、掺(《疡医大全》);骨鲠,与威灵仙、砂糖配伍噙、咽(《疡科选粹》三仙汤)。

【现代研究】本品含挥发油,如右旋樟脑、龙脑、乙酸龙脑酯、柠檬烯、橙花叔醇等,并含皂苷等。

提取物能促进胃肠动力、增加消化液分泌、抗溃疡,并有抗血小板聚集等作用。

【用法用量】

1. 炮制:生用,炒用。

2. 用法:内服:煎汤,或入丸、散。外用:研末、掺。

3. 用量:煎服:3~6克。外用:适量。

注意事项:后下,不宜久煎。

附:砂仁壳

性能与砂仁相似,惟温性略减。用于脾胃气滞,脘腹胀痛,呕恶食少等症。用量同砂仁。

白豆蔻

【文献记载】

《开宝本草》:"味辛,大温,无毒。""主积冷气,止吐逆,反胃,消谷下气。"

《医学启源》:"气热,味大辛。""《主治秘要》云,其用有五:肺经本药,一也;散胸中滞气,二也;(治)感寒腹痛,三也;温暖脾胃,四也;赤眼暴发,白睛红者,五也。"

《本草图经》:"主胃冷。"

《珍珠囊》:"散肺中滞气,消谷进食。"

《珍珠囊补遗药性赋》:"其用有四:破肺中滞气,退口中臭气,散胸中冷气,补上焦元气。"

王好古:"补肺气,益脾胃,理元气,收脱气。"(引自《本草纲目》)

杨士瀛:"治脾虚疟疾,呕吐,寒热,能消能磨,流行三焦。"(引自《本草纲目》)

《本草蒙筌》:"温脾土却疼,消积食膨。"

《本草纲目》:"治噎膈,除疟疾,寒热,解酒毒。"

《本草备要》:"除寒燥湿,化食宽膨。"

《本草求原》:"能和寒热之气。"

【药性】辛,温。

【功能】化湿行气,温中止呕,开胃消食。

【临床应用】

1. 湿阻脾胃:胸脘痞闷,恶心欲呕,与砂仁、藿香、陈皮等配伍;寒湿气滞,腹满腹痛,与厚朴、苍术、木香等配伍;脾虚气滞,脘闷纳呆,与白术、砂仁、陈皮等配伍;脾胃虚寒,纳食欠佳,与白术、人参、干姜等配伍(如《鸡峰普济方》白豆蔻丸);治脾胃气不和,止脾泄泻痢,与枳壳、肉桂、橘皮、诃子、当归配伍(如《博济方》白豆蔻散)。

2. 呕吐:胃寒呕吐,可单用本品,亦可与干姜、半夏配伍;妊娠恶阻,与竹茹、生姜等配伍,或与砂仁、紫苏等配伍;胃气冷,吃饭即欲吐,单用本品研末,酒送服(《随身备急方》);寒湿呕吐,与半夏、藿香、生姜等配伍(如《沈氏尊生书》白豆蔻汤);胸膈胃脘逆气难解、疼痛、呕哕胀满,痰饮,噎膈,诸药不效,与丁香等分为末服(如《成方切用》神香散);胃冷久呃,与沉香、苏叶配伍为末,柿蒂汤送服(《寿世秘典》);胃腹胀满、呕吐,与藿香、半夏、陈皮、生姜配伍(《全国中草药汇编》)。

3. 湿温:湿温初起,身热不扬、胸闷不饥、苔白不渴,湿重于热者,与杏仁、薏苡仁、滑石等配伍(如

《温病条辨》三仁汤）;身热不解、苔黄尿赤,热重于湿者,与黄芩、滑石等配伍(如《温病条辨》黄芩滑石汤)。

4. 其他:气膈脾胃,全不进食,与缩砂仁、陈米、丁香研末、为丸,米饮送服(如《魏氏家藏方》太仓丸)。

【现代研究】本品主要含挥发油,如1,8-桉叶素、β-蒎烯、α-蒎烯、丁香烯、龙脑乙酸酯、葛缕酮、金合欢醇芳樟醇烯、月桂烯等。

提取物有促进胃肠动力、制止肠内异常发酵、止呕等作用。

【用法用量】

1. 炮制:生用。

2. 用法:内服:煎汤,或入丸、散。

3. 用量:煎服,3～6克。

注意事项:后下,不宜久煎。

红豆蔻

【文献记载】

《药性论》:"味苦,辛。""治冷气腹痛,消瘴雾气毒,去宿食,温腹肠,吐泻,痢疾。"

《海药本草》:"善醒于醉,解酒毒。"

《开宝本草》:"味苦,温。""主肠虚水泻,心腹绞痛,霍乱,呕吐酸水。"

《本草纲目》:"治噎膈反胃,虚疟寒胀,燥湿散寒。"

《本经逢原》:"止呕进食,大补命门相火。"

《本草从新》:"温肺。"

《医林纂要》:"温中散寒,醒脾燥湿。"

《食物中药与便方》:"行气止痛。"

【药性】辛,温。

【功能】温中燥湿,醒脾消食。

【临床应用】

1. 湿阻脾胃:脘腹冷痛,呕吐涎沫,不欲饮食,可与荜茇、附子、白术等配伍(如《太平圣惠方》红豆蔻丸);胃寒疼痛(包括慢性胃炎、神经性胃痛),单用本品研末,红糖水送服(《食物中药与便方》);胃脘痛,与香附、生姜配伍(《壮族民间用药选编》);胃和十二指肠溃疡,与连翘、鸡内金、黄连配伍(《中草药方剂选编》)。

2. 其他:风寒牙痛,单用本品研末、掺或搐鼻中(《卫生家宝方》);慢性支气管炎,咯痰不爽,与莱菔子、苏子配伍(《食物中药与便方》)。

【现代研究】本品含乙酸酯、桂皮醇、桂皮醛、别香橙烯、芳樟醇等。

提取物有抗溃疡、抗病原微生物、抗肿瘤等作用。

【用法用量】

1. 炮制:生用,炒用。

2. 用法:内服:煎汤。外用:研末搐鼻,或调搽。

3. 用量:煎服:3～6克。外用:适量。

注意事项:后下,不宜久煎。

草豆蔻

【文献记载】

《名医别录》:"味辛,温,无毒。""主温中,心腹痛,呕吐,去口臭气。"

《药性论》:"主一切冷气。"

《开宝本草》:"下气,止霍乱。"

《本草衍义》:"调散冷气力甚速。"

《珍珠囊》:"益脾胃、去寒,又治客寒心胃痛。"

《本草纲目》:"治瘴疠寒疟,伤暑吐下泄痢,噎膈反胃,痞满吐酸,痰饮积聚,妇人恶阻、带下,除寒燥湿,开郁破气,杀鱼肉毒。"

《本草原始》:"磨积滞。"

《得宜本草》:"得熟附子,治寒疟;得乌梅,治久疟不止。"

【药性】辛,温。

【功能】温中燥湿,行气健脾。

【临床应用】

1. 湿阻脾胃:寒湿困脾,脘腹冷痛,泛吐清涎,与吴茱萸、高良姜等配伍;寒湿阻滞,脘腹痞胀,与苍术、厚朴等配伍;过食生冷,脘腹冷痛,连及两胁,与枳实、青皮、干姜等配伍(如《内外伤辨惑论》草豆蔻丸);寒湿阻胃,气逆呕吐,与半夏、生姜等配伍;气虚寒凝,呕逆不食,与人参、甘草、生姜等配伍(如《广济方》豆蔻子汤);寒湿困脾,脾失健运之腹痛泄泻,与砂仁、苍术、木香等配伍;虚寒久泻,与肉桂、诃子、木香等配伍;寒湿脚气呕逆,胸中满闷,与吴茱萸、姜半夏等配伍(如《证治准绳》草豆蔻散)。湿热秽浊之霍乱,心烦口渴、吐泻不止,与黄连、乌豆、生姜配伍(如《圣济总录》草豆蔻汤);脾胃虚弱,不思饮食,或食积不化,与人参、甘草、六曲、陈皮等配伍;痰饮凝聚,胸膈不利,呕吐涎沫,与半夏、陈皮等配伍。

2. 其他:瘴疟,寒热往来,寒多热少,与肉豆蔻、厚朴配伍(如《鸡峰普济方》草豆蔻散);口臭,与细辛研末、含(《肘后备急方》)。

【现代研究】本品含挥发油和黄酮类物质等。

提取物有抑菌、调节胃肠道功能等作用。

【用法用量】

1. 炮制:生用。

2. 用法:内服:煎汤,或入丸、散。

3. 用量:煎服,3~6克。

注意事项:后下,不宜久煎。

草　果

【文献记载】

《宝庆本草折衷》:"味辛,温,无毒。""主温中,去恶气,止呕逆,定霍乱,消酒毒,快脾暖胃。"

《本草汇言》:"味辛、苦、涩,性热。"

李东垣:"温脾胃而止呕吐,治脾寒湿、寒痰之剂也。益真气,又消一切冷气膨胀,化疟母,消宿食,解酒毒、果积,乃其主也。兼辟瘴解瘟。"(引自《医学入门》)

《饮膳正要》:"治心腹痛,止呕,补胃,下气。"

《本草元命苞》:"健脾消饮。"

《本草品汇精要》:"消痞食,导滞逐邪,除胀满,去心腹中冷痛。""截诸般疟疾,治山岚瘴气。"

《本经逢原》:"除寒,燥湿,开郁,化食,利膈上痰,解面食、鱼、肉诸毒。"

《本草求原》:"尤善消冷食停痰,破瘴治疟。水肿滞下,由于寒湿郁滞者均宜。"

【药性】辛,温。

【功能】燥湿温中,除痰截疟。

【临床应用】

1. 湿阻脾胃:寒湿阻中之脘腹冷痛、胀满、呕吐、泄泻,舌苔浊腻者,均可配伍应用。湿重者,与苍术、厚朴、藿香等配伍;寒重者,与吴茱萸、砂仁、干姜等配伍;寒热不和,气机阻滞而泄泻,或痢下赤白,与地榆、枳壳、甘草等配伍(如《传信适用方》草果饮);暑湿而致吐泻交作,与砂仁、扁豆、葛根、乌梅等配伍(如《太平惠民和剂局方》缩脾饮);脾胃虚寒,反胃呕吐,与熟附子、生姜、枣肉配伍(《全国中草药汇编》);解伏热,除烦渴,消暑毒,止吐痢,与乌梅肉、甘草、生姜配伍(如《妇人良方大全》缩脾饮);伤暑口渴、霍乱、腹痛、烦躁,脉微或伏,与附子、陈皮、甘草配伍(如《赤水玄珠》冷香饮子)。

2. 疟疾:截疟,与常山、知母、槟榔等配伍(如《慈幼新书》草果饮);瘅疟,但热不寒,或热多寒少,与黄芩、柴胡配伍(如《济生方》清脾汤),或与常山、贝母、槟榔、乌梅、青蒿等配伍(如《朱氏集验方》草果七枣汤);脾寒疟疾不愈,振寒少热者,与附子配伍(如《济生方》果附汤),或与紫苏叶、川芎、白芷、高良姜、青橘皮、甘草配伍(如《太平惠民和剂局方》草果饮);久疟正虚,与人参、何首乌、白术等配伍。

3. 其他:心脾痛,与延胡索、五灵脂、没药配伍(《简便单方》);赤白带下,与乳香配伍(《卫生易简方》);瘟疫初起,先憎寒而后发热,日后但热而无憎寒,初起二三日,其脉不浮不沉而数,昼夜发热、日晡益甚、头身疼痛,与槟榔、厚朴、知母、芍药、黄芩、甘草配伍(如《瘟疫论》达原饮)。

【现代研究】本品含挥发油,如 α-蒎烯和 β-蒎烯、1,8-桉油素、对-聚伞花素等,并含有淀粉、油脂及多种微量元素等。

提取物有镇痛、抗炎、镇咳、祛痰及调节胃肠功能等作用。

【用法用量】

1. 炮制:生用,炒用。

2. 用法:内服:煎汤,或入丸、散。

3. 用量:煎服,3～6克。

注意事项:后下,不宜久煎。

凡能通利水道，渗泄水湿，治疗水湿内停病症为主的药物，称为利水渗湿药。

利水渗湿药主要用于小便不利、水肿、泄泻、淋症、痰饮、黄疸、湿疮、带下、湿温等因水湿病邪所致病症。

利水渗湿药因药性及功效不同而分为：利水消肿药、利尿通淋药和利湿退黄药三类。

使用利水渗湿药时，对于兼有表病者，宜配伍宣肺解表药；湿热蕴结者，宜配伍清热通淋药；血热并行者，宜配伍清热凉血药；脾虚湿盛者，宜配伍健脾利湿药；脾肾阳虚者，宜配伍温补脾肾药；寒湿相兼者，宜配伍温里祛寒药；至于泄泻、痰饮、湿温、黄疸等病症，则当与其他药物配伍运用。

利水渗湿药易耗伤津液，不宜久用。此外，本类药物药性趋下，通利力强，孕妇慎用。

现代药理研究证明：利水渗湿药大多具有不同程度的利尿、抗炎、利胆、保肝、降压、抗肿瘤等作用。部分药物还有降血糖、降血脂及调节免疫功能作用。

第一节　利水消肿药

利水消肿药药性多甘淡平或微寒，有较好的通利小便，消除水肿的作用，主要适用于水湿内停之水肿、小便不利，以及泄泻、痰饮等病症。临床中需针对不同病症特点予以配伍应用。

茯　苓

【文献记载】

《神农本草经》："味甘，平。""主胸胁逆气，忧恚惊邪恐悸，心下结痛，寒热，烦满，咳逆，口焦舌干，利小便。久服安魂、养神、不饥、延年。"

《医学启源》："《主治秘要》云：性温，味淡。""止消渴，利小便，除湿益燥，利腰脐间血，和中益气为主。治小便不通，溺黄或赤而不利。《主治秘要》云：其用有五：止泻一也；利小便二也；开腠理三也；除虚热四也；生津液五也。"

《名医别录》："止消渴，好睡，大腹，淋沥，膈中痰水，水肿淋结。开胸腑，调脏气，伐肾邪，长阴，益气力，保神守中。"

《药性论》："开胃，止呕逆，善安心神，主肺痿痰壅，治小儿惊痫，疗心腹胀满，妇人热淋。"

《日华子本草》："补五劳七伤,安胎,暖腰膝,开心益智,止健忘。"

《本草衍义》："行水之功多,益心脾。"

《伤寒明理论》："渗水缓脾。"

《珍珠囊》："渗泄,止渴,伐肾邪。小便多则能止之,涩则能利之。"

《药征》："主治悸及肉瞤筋惕,旁治头眩烦躁。"

《世补斋医书》："茯苓一味,为治痰主药,痰之本,水也,茯苓可以行水。痰之动,湿也,茯苓又可行湿。"

《本草图经》："合白菊花,或合桂心,或合术,丸散自任,皆可常服,补益殊胜。"

《得配本草》："得人参,通胃阳;得白术,逐脾水;得艾叶,止心汗;得半夏,治痰饮;得木香,治泄痢不止;配黄蜡,治浊遗带下;君川连、花粉,治上盛下虚之消渴;加朱砂,镇心惊。"

【药性】甘、淡,平。

【功能】利水消肿,渗湿,健脾,宁心。

【临床应用】

本品利水而不伤正,是利水消肿之要药,可配伍应用于各种水肿病症。

1. 水肿:治水肿,与白术等配伍(如《不知医必要》茯苓汤);水湿内停,水肿,小便不利,与泽泻、猪苓、白术、桂枝等配伍(如《伤寒论》五苓散);水热互结,阴虚小便不利水肿,与猪苓、滑石、阿胶、泽泻配伍(如《伤寒论》猪苓汤);脾肾阳虚水肿,与附子、生姜配伍(如《伤寒论》真武汤);皮水,水在皮肤,四肢肿,与防己、黄芪、桂枝等配伍(如《金匮要略》防己茯苓汤);妊娠转胞,小便不通,与升麻等配伍(如《医学心悟》茯苓升麻汤);妊娠水肿,身重,小便不利,与冬葵子配伍(如《金匮要略》葵子茯苓汤)。

2. 痰饮:饮聚胸膈,胸痹气塞、短气,与杏仁、甘草配伍(如《金匮要略》茯苓杏仁甘草汤);痰饮凌心犯肺,清阳不升,胸胁支满,心悸,目眩,短气而咳,与桂枝、白术、甘草配伍(如《金匮要略》苓桂术甘汤);饮停于胃,呕吐,与半夏、生姜配伍(如《金匮要略》小半夏加茯苓汤)。

3. 脾虚泄泻:脾虚湿盛泄泻,与山药、白术、薏苡仁等配伍(如《太平惠民和剂局方》参苓白术散);脾胃虚弱,倦怠乏力,食少便溏,与人参、白术、甘草配伍(如《太平惠民和剂局方》四君子汤);飧泄洞利不止,与煨木香研末,紫苏木瓜汤送服(《是斋百一选方》)。

4. 心悸,失眠:心脾两虚,气血不足之心悸、失眠、健忘,与黄芪、当归、远志等配伍(如《济生方》归脾汤);心气虚,不能藏神,惊恐而不得安卧,与人参、龙齿、远志配伍(如《医学心悟》安神定志丸)。

5. 其他:小便多,滑数不禁,与山药研末,米饮调服(《儒门事亲》);小便闭塞不通,乃血涩致气不通而窍塞,与滑石、知母、泽泻、黄柏配伍(如《兰室秘藏》导气除燥汤);胃反,吐而渴欲饮水,与泽泻、甘草、桂枝、白术、生姜配伍(如《金匮要略》茯苓泽泻汤);丈夫元阳虚惫,精气不固,余沥常流、小便白浊、梦寐频泄,及妇人血海久冷,白带、白漏、白淫,下部常湿、小便如米泔,或无子息,本品研末、黄蜡为丸服(如《太平惠民和剂局方》威喜丸);心汗,盗汗只自心头出,单用本品研末,浓艾汤调服(如《普济方》陈艾汤);心气不足,思虑太过,肾经虚损,真阳不固,旋有遗沥,小便白浊如膏,梦寐频泄,甚则身体拘倦、骨节酸疼、饮食不进、面色黧黑、容枯肌瘦、唇干口燥、虚烦盗汗、举动力乏,与龙骨、五倍子研末、水糊丸,盐汤送服(如《太平惠民和剂局方》秘传玉锁丹);治三消渴,禁遗精,止白浊,与菟丝子、五味子、白茯苓、石莲肉、山药配伍(如《太平惠民和剂局方》玄菟丹);下虚消渴,上盛下虚,心火炎烁,肾水枯涸,不能交济而成渴证,与黄连、天花粉配伍(《德生堂经验方》);头风虚眩,暖腰膝,主五劳七伤,本品与曲米酿酒饮(如《本草纲目》茯苓酒)。

【现代研究】本品含β-茯苓聚糖,约占干重的93%,另含茯苓酸、蛋白质、脂肪、卵磷脂、胆碱、组氨酸、麦角甾醇等。

提取物有利尿、抗癌、免疫增强等作用,并有降低胃酸分泌、抑制胃溃疡等作用。

【用法用量】

1. 炮制:生用。

2. 用法:内服:煎汤,或入丸、散。宁心安神,朱砂拌用。

3. 用量:煎服,9～15克。

附:茯苓皮、茯神

茯苓皮:性能同茯苓,功效利水消肿。善于治疗皮肤水湿、水肿。煎服:15～30克。

茯神:为茯苓中心带有松根的部分,性能同茯苓,功效宁心安神,善于治疗心神不安、惊悸、健忘等。用量同茯苓。

猪　苓

【文献记载】

《神农本草经》:"味甘、苦,平。""主痎疟,解毒,蛊疰不祥,利水道。久服轻身耐老。"

《吴普本草》:"雷公:苦,无毒。"

《药性论》:"解伤寒温疫大热,发汗,主肿胀满腹急痛。"

《本草图经》:"治渴。"

《珍珠囊》:"渗泄,止渴。又治淋肿。"

《医学启源》:"大燥除湿。《主治秘要》云:去心中懊憹。"

《医学入门》:"治中暑消渴。"

《本草纲目》:"开腠理,治淋,肿,脚气,白浊,带下,妊娠子淋,胎肿,小便不利。"

《药品化义》:"治水泻湿泻,疗黄疸。"

沈文彬《药论》:"吞半夏而痰饮消,佐腹皮而水肿退。收泄泻之功,君宜白术;奏淋癃之捷,佐赖车前。"

【药性】甘、淡,平。

【功能】利水消肿,渗湿。

【临床应用】

本品利水作用较强,可用于水湿停滞的各种水肿。

1. 水肿:妊娠从脚到腹肿、小便不利及通身水肿、小便不利,可单用本品研末,热水调服(《子母秘录》《杨氏产乳方》),并可与茯苓、泽泻、白术配伍(如《明医指掌》四苓散);妊娠小便不通、脐下硬痛,与木通、桑根白皮配伍(如《普济方》猪苓汤);妊娠水肿,气急腹胀、小便不利,与紫苏、木通配伍(如《太平圣惠方》猪苓散);肝硬化腹水,与大腹皮、防己、泽泻研末,入鲤鱼腹中煲汤,食鱼喝汤(《中国药用真菌》)。

2. 其他:热淋,小便不通,淋沥涩痛,与生地黄、滑石、木通等配伍(如《医宗金鉴》十味导赤汤),或与木通、萹蓄、车前子配伍(《中国药用真菌》);年壮气盛,梦遗白浊,与半夏配伍(如《济生方》猪苓丸);肠胃寒湿,濡泻无度,嗜卧不食,与肉豆蔻、黄柏配伍(如《圣济总录》猪苓丸);形体肥实,痰湿下注,小便白浊,与半夏配伍(如《丹溪心法》半夏丸);痎疟不分渐久,与茯苓、柴胡、半夏、甘草、生姜、大枣配伍(《本草汇言》引《方脉家宝》)。

【现代研究】本品含猪苓多葡聚糖Ⅰ、甾类化合物、游离及结合型生物素、粗蛋白等。

提取物有利尿、抗菌、促进免疫、抗肿瘤、防治肝炎等作用。

【用法用量】

1. 炮制:生用。

2. 用法:内服:煎汤,或入丸、散。

3. 用量:煎服,6～12克。

泽泻

【文献记载】

《神农本草经》:"味甘,寒。""主风寒湿痹,乳难,消水,养五脏,益气力,肥健,久服耳目聪明,不饥,延年轻身,面生光,能行水上。"

《名医别录》:"咸,无毒。""补虚损五劳,除五脏痞满,起阴气,止泄精,消渴,淋沥,逐膀胱、三焦停水。"

《药性论》:"味苦。""主肾虚精自出,治五淋,利膀胱热,宣通水道。"

《日华子本草》:"治五劳七伤,主头旋,耳虚鸣,筋骨挛缩,通小肠,止遗沥、尿血,催生,难产,补女人血海,令人有子。"

《医学启源》:"治小便淋沥,去阴间汗。《主治秘要》云:其用有四:入肾经一也;去旧水,养新水二也;利小便三也;消肿疮四也。又云:渗泄止渴。"

《本草纲目》:"渗湿热,行痰饮,止呕吐、泻痢、疝痛、脚气。"

《得配本草》:"凡痘疮小便赤涩者,用此为宜。"

《本草再新》:"泻肾经之邪火,利下焦之湿热,化痰理气,治便血溺血,崩中。"

《本草述钩元》:"方书治水湿肿胀及支饮苦冒二证,皆用白术、泽泻,以皆本于脾胃无阳,虚而停水也。"

《萃金裘本草述录》:"佐黄柏而湿热可清;同苍术而泻痢能除;痰饮须夹半夏,肿胀兼和腹皮。"

【药性】 甘,寒。

【功能】 利水渗湿,泄热通淋。

【临床应用】

1. 水湿壅盛:水肿,小便不利,与桂枝、茯苓、猪苓、白术配伍(如《伤寒论》五苓散),或与白术、车前子、茯苓皮、西瓜皮配伍(《全国中草药汇编》);妊娠气壅,身体腹胁浮肿,喘息促,大便难,小便涩,与桑根白皮、木通、枳壳、赤茯苓、槟榔配伍(如《太平圣惠方》泽泻散);脾胃伤冷,水谷不分、泄泻不止,与厚朴、苍术、陈皮等配伍(如《丹溪心法》胃苓汤);脾运不健,水湿停聚、泄泻,与白术、茯苓等配伍(如《丹溪心法》四苓散);膨胀水肿,与白术等分研末,茯苓汤调服(如《素问病机气宜保命集》白术散);痰饮停聚,清阳不升,头晕、耳鸣、心悸、呕恶、痞满,与白术配伍(如《金匮要略》泽泻汤)。

2. 其他:风虚多汗,恶风寒颤,与防风、煅牡蛎、苍术、(肉)桂研末,温粥饮调服(如《圣济总录》泽泻散);酒风身热懈惰、汗出如浴、恶风少气,与术、麋衔配伍(《素问》);湿热黄疸,面目身黄,与茵陈、滑石配伍(《备急千金要方》);冒暑伏热,霍乱呕吐,小便不利,头上昏眩,与白术、白茯苓配伍(《卫生易简方》);一切疝疾疼痛,并阴囊大如斗,小便淋漓,与吴茱萸配伍(如《丹台玉案》疝疾灵丹);肾风生疮,与皂荚研末,蜜丸服(《经验方》);眼赤疼痛,与甘草、黄连、草决明配伍(如《丹台玉案》泻心散);鼻齇疮,与郁金、栀子、甘草配伍(如《外科大成》泽泻散);小儿齁䶎,膈上壅热,涎潮,与蝉衣、黄明胶研末,米汤调服(如《宣明论方》泽泻散)。

【现代研究】 本品含泽泻醇 A、B、C,挥发油、生物碱、天门冬素、树脂等。

提取物有利尿、抗炎、降血脂、降血糖、抗动脉粥样硬化、抗脂肪肝、减肥等作用,并表现有对心血管系统等的药理作用。

【用法用量】

1. 炮制:盐水、麸炒用。

2. 用法:内服:煎汤,或入丸、散。

3. 用量:煎服,5～10克。

薏苡仁

【文献记载】

《神农本草经》:"味甘,微寒。""主筋急拘挛,不可屈伸,风湿痹,下气。久服轻身益气。"

《名医别录》:"无毒。""除筋骨邪气不仁,利肠胃,消水肿,令人能食。"

《食疗本草》:"性平。""去干湿脚气。"

《药性论》:"能治热风,筋脉拘急,能令人食。主肺痿肺气,吐脓血,咳嗽涕唾上气。破五溪毒肿。"

《本草经疏》:"味甘、淡,微寒。""凡病人大便燥,小水短少,因寒转筋,脾虚无湿者忌之。"

《本草拾遗》:"主不饥,温气,轻身。""煮汁饮之,主消渴。"

《后汉书》:"常饵薏苡实,用能轻身省欲,以胜瘴气。"

《医学入门》:"主上气,心胸甲错。"

《本草纲目》:"健脾益胃,补肺清热,去风胜湿。炊饭食,治冷气。煎饮,利小便热淋。"

《本草再新》:"补脾土,泻脾火,清肺热,益肺气,追风去湿,下气宽中。"

南京药学院《中草药学》:"主治皮肤疣及湿疹。民间治疗癌症。"

《本草品汇精要》:"合苦酒,疗肺痈心胸甲错;合麻黄、杏仁、甘草,治风湿身烦疼,日晡剧者;合大附子,治胸痹偏缓。"

《得配本草》:"配附子治周痹,配桔梗治牙齿蠚痛,配麻黄、杏仁、甘草治风湿周痹,佐败酱化脓为水,蘸熟猪肺治肺损咯血。"

《本草求原》:"同牛膝,入肾;同木瓜,治足;同参,治心;同苍、柏,治痿;同归、芍,治痈;同槟榔,理脚气;同五加、牛膝、地、斛,治筋急;加二术、菖、菊,治痹;佐附,治胸痹偏缓,亦治寒挛;同郁李仁,治水肿而喘。"

【药性】甘、淡,微寒。

【功能】渗湿除痹,健脾止泻,清热排脓。

【临床应用】

1. 湿症,痹症:湿温初起,或暑湿壅滞,头痛恶寒、胸闷身重,与杏仁、白豆蔻、滑石等配伍(如《温病条辨》三仁汤);风湿在表,一身尽疼、发热、日晡所剧,与麻黄、杏仁等配伍(如《金匮要略》麻黄杏仁薏苡甘草汤);湿热痿躄,足胫痿弱无力,与黄柏、苍术、牛膝配伍(如《成方便读》四妙丸);湿痹,筋脉挛急疼痛,与独活、防风、苍术配伍(如《类证治裁》薏苡仁汤);风湿久痹,筋脉挛急,可单用本品煲粥食(如《食医心镜》薏苡仁粥);水肿喘急,与郁李仁汁煮饭食(《独行方》)。

2. 脾虚泄泻:脾虚湿盛,泄泻,与人参、茯苓、白术等配伍(如《太平惠民和剂局方》参苓白术散);脾泄日久,元气亏损,面黄肌瘦、饮食减少,与莲子、五味子等配伍(如《丹台玉案》十珍散)。

3. 痈脓:肺痈胸痛,咳吐脓痰,与苇茎、冬瓜仁、桃仁等配伍(如《备急千金要方》苇茎汤),唾吐脓血,与黑豆、乌梅、阿胶、生蒲黄配伍(如《仁斋直指方论》薏苡仁汤),气阴不足,与麦冬、天冬、生地黄、人参等配伍(如《朱氏集验方》薏苡丸);肠痈初起,湿热壅滞,与牡丹皮、桃仁、瓜瓣仁配伍(《备急千金要方》);肠痈慢性发作,或脓成未溃,腹皮急,按之濡如肿状,腹无积聚,身无热,脉数,与附子、败酱草、牡丹皮配伍(如《金匮要略》薏苡附子败酱散)。

4. 其他:筋脉拘挛,久风湿痹,下气,除肾中邪气,利肠胃,消水肿,久服轻身益气力,单用本品捣散成粥饮(《食医心镜》);中风言语謇涩,手足不遂,大肠壅滞,筋脉拘急,与冬麻子配伍(如《太平圣惠方》薏苡仁粥);风肿在脾,唇口瞩动,或生结核,成为浮肿,与防己、赤小豆、甘草配伍(如《济生方》薏苡仁汤);胸痹缓急,与附子配伍(如《金匮要略》薏苡附子散);咽喉卒生痈肿,饮食不通,可单用本品(《太平圣惠方》);黄(疸)病,单用本品捣汁和酒服(《鳞溪单方选》);乳岩,与延胡索酒煎服(如《外科大成》乳岩方)。

【现代研究】本品含脂肪油,薏苡仁酯,薏苡仁内酯,薏苡多糖 A、B、C 和氨基酸,维生素 B₁ 等。

提取物有抗肿瘤、抗炎、解热、镇痛、降血糖、诱发排卵作用,表现有对心血管系统、免疫系统、骨骼肌等的药理作用。

【用法用量】

1. 炮制:生用,炒用。

2. 用法:内服:煎汤,或入丸、散,浸酒,煲粥。

3. 用量:煎服,9～30 克。清热利湿、排脓,生用;健脾止泻,炒用。

蝼 蛄

【文献记载】

《神农本草经》:"味咸,寒。""主产难,出肉中刺,溃痈肿,下哽噎,解毒,除恶疮。"

《名医别录》:"无毒。"

《绍兴本草》:"味咸,冷,有小毒。"

《本草经集注》:"自腰以前,甚涩,主止大小便;从腰以后,甚利,主下大小便。若出拔刺,多用其脑。"

《日华子本草》:"治恶疮,水肿,头面肿。"

朱丹溪:"治口疮。"(引自《本草发挥》)

《本草纲目》:"利大小便,通石淋。治瘰疬、骨鲠。"

《本草微要》:"通便,逐水。"

《玉楸药解》:"清利膀胱湿热。"

《药性切用》:"通经逐水。"

《虫类药的应用》:"是一味利水通便的佳药,配合蟋蟀并用,则其效更彰。"

【药性】咸,寒。

【功能】利水消肿,通淋,解毒。

【临床应用】

1. 水肿:头面浮肿,大腹水肿,小便不利,可单用本品(《太平御览》引《范汪方》,《太平圣惠方》);二便不利,水湿泛滥,水肿胀满,与大戟、芫花、甘遂、大黄研末,淡竹叶、天门冬煎汤送服(如《普济方》半边散);肝硬化腹水,与蟋蟀、黄芪、地鳖虫研末服(《虫类药的应用》引章次公方);正虚邪实,水肿,与黄芪等配伍;尿闭不通,或有尿中毒危险时,与蟋蟀、甘草研末服(《现代实用中药》)。

2. 淋症:石淋,单用本品焙、研末,温酒调服(《本草图经》),并可与金钱草、海金沙、琥珀等配伍。

3. 其他:颈项瘰疬,与丁香配伍外用(《救急方》);蝼蛄疮,与黄柏、大黄研末,麻油调敷(《常见药用动物》);小儿脐风汁出,与甘草研末、掺(如《圣济总录》甘草散);小儿走马牙疳,牙龈溃烂,本品盐泥包裹、煅,与麝香研末,盐汤漱口后掺(如《杨氏家藏方》截疳散);胎衣不下,可单用本品煎服(《外台秘要》引《延年方》)。

【现代研究】本品含氨基酸,以谷氨酸为最多,其次是丙氨酸、亮氨酸、天冬氨酸等。

提取物有利尿等作用。

【用法用量】

1. 炮制:生用,焙用。

2. 用法:内服:煎汤,研末服。外用:捣、研末,调敷。

3. 用量:内服:煎汤:3～4.5 克;研末服:1～2 克。外用:适量。

注意事项:孕妇忌服。

陈壶卢瓢

【文献记载】

《本草纲目》:"苦,平,无毒。""消胀杀虫,治痔漏下血,崩中带下赤白。"

《饮片新参》:"淡,平。""利水,消皮肤肿胀。"

《陕西中药志》:"主治各种水肿、消渴,小便淋痛,痈肿恶疮等症。"

《四川中药志》:"清热除烦。用于黄疸,口舌生疮,心热烦躁。"

《福建药物志》:"润肺止渴。"

【药性】 甘、苦,平。

【功能】 利水,消肿。

【临床应用】

1. 水肿:水肿、臌胀,与大蒜梗或红糖配伍(《福建药物志》);肾炎水肿,与半边莲、冬瓜皮配伍(《安徽中草药》);中满臌胀,本品酒浸、烧存性研末服(《余居士选奇方》)。

2. 其他:湿热黄疸,与金钱草、满天星、刺黄芩、蕹菜(干油菜)配伍(《四川中药志》);大便下血,本品烧存性与黄连研末服(《本草纲目》引《简便方》);热淋,小便短赤,与金钱草、石韦、薏苡根配伍(《四川中药志》);赤白崩中,本品炒存性与煅存性莲房研末服(《本草纲目》引《海上方》);胎动不安,与益母草配伍(《湖南药物志》);汤火伤灼,单用本品烧灰调敷(《溯洄集简方》)。

【现代研究】 本品含有 18 种氨基酸、棕榈酸、棕榈油酸、硬脂酸、油酸、鼠李糖、果糖、半乳糖、蔗糖、棉子糖、水苏糖及胰蛋白酶抑制剂等。

提取物有胰蛋白酶抑制等作用。

【用法用量】

1. 炮制:生用。

2. 用法:内服:煎汤,或烧存性研末服。外用:烧存性、研末调敷。

3. 用量:煎服:10～30 克。外用:适量。

冬瓜皮

【文献记载】

《滇南本草》:"味甘淡、平,性微寒。""止渴,消痰,利小便,治中风皆效。熬水洗痔,良。"

《本草再新》:"味甘,性凉。""走皮肤,去湿追风,补脾泻火。"

《本草害利》:"甘、寒。""益脾,以皮行皮,通二便,消水肿,泻热毒,止消渴。"

《本草纲目》:"主驴马汗入疮肿痛,阴干为末涂之,又主折伤损痛。"

《药性切用》:"行皮间水湿,善消肤肿。"

《重庆堂随笔》:"解风热,消浮肿。"

《现代实用中药》:"利湿,消暑,和脾。"

《江苏省植物药材志》:"治腹泻,足跗浮肿。"

《福建药物志》:"治乳糜尿、鱼蟹中毒、小便不利。"

《四川中药志》:"治心脏及肾脏病之水肿、喘逆胀满等。"

【药性】 甘,微寒。

【功能】 利水消肿,清热解暑。

【临床应用】

1. 水肿:水肿,小便不利,与五加皮、姜皮配伍(《湖南药物志》);肾炎,小便不利,全身浮肿,与西瓜皮、白茅根、玉蜀黍芯、赤豆配伍(《现代实用中药》);体虚浮肿,与赤小豆、红糖配伍食(《浙江药用植物志》)。

2. 暑热症:夏日暑热口渴,小便短赤,可与西瓜皮煎汤代茶饮(《四川中药志》);暑湿症,与生薏苡仁、滑石、扁豆花等配伍。

3. 其他:消渴不止,小便多,与麦冬、黄连配伍(《食物中药与便方》);妇人乳痈毒气不散,本品研、取汁与当归末调敷(《普济方》);跌仆伤损,与牛皮胶配伍炒存性、研末,热酒调服(《摘玄方》);手足冻疮,与干茄根煎水洗涤(《医便》);催乳,本品炖鲫鱼汤服(《安徽中草药》)。

【现代研究】本品含蜡类及树脂类物质、烟酸、胡萝卜素、葡萄糖、果糖、蔗糖、有机酸,维生素 B_1、B_2、C 等。

提取物有明显的利尿等作用。

【用法用量】

1. 炮制:生用,炒用。

2. 用法:内服:煎汤,或研末服。外用:研末调敷。

3. 用量:煎服:15～30 克。外用:适量。

附:冬瓜子

性能同冬瓜皮。功效清肺化痰,利湿排脓。用于肺热咳嗽、肺痈、肠痈、带下、白浊等症。煎服:10～15 克。

赤小豆

【文献记载】

《名医别录》:"甘、酸,平,无毒。""主寒热,热中,消渴,止泄,利小便,吐逆,卒澼,下胀满。"

《神农本草经》:"主下水,排痈肿脓血。"

《药性论》:"能消热毒痈肿,散恶血不尽,烦满。治水肿皮肌胀满。捣薄涂痈肿上。主小儿急黄、烂疮,取汁令洗之,不过三度差。能令人美食。末与鸡子白调涂热毒痈肿。通气,健脾胃。"

《食疗本草》:"和鲤鱼烂煮食之,其治脚气及大腹水肿。散气,去关节烦热,令人心孔开,止小便数。"

《食性本草》:"坚筋骨,疗水气,解小麦热毒。"

《蜀本草》:"病酒热,饮汁。"

《日华子本草》:"赤豆粉,治烦,解热毒,排脓,补血脉。"

《医林纂要》:"清热解毒,去小肠火,利小便,行水,散血,消肿,通乳,下胎。"

《本草再新》:"清热和血,利水通经,宽肠理气。治泻吐,解热毒。"

《本草拾遗》:"赤小豆和桑根白皮煮食之,主温(《本草品汇精要》作'湿')气痹肿;小豆和通草煮食之,当下气无限,名脱气丸。"

《本草品汇精要》:"作末合鸡子白调涂热毒痈肿;作末合葛花末服,饮酒不知醉;作末合醋,傅疽初发。"

《得配本草》:"得鲤鱼,治脚气;得通草,下心气;得杏仁,泄肉里湿热;配鸡子白,敷痘后痈毒;配苎麻末,治痈疽神效;佐桑皮,去水肿;合黄蜡,治水谷积痢。"

【药性】甘、酸,平。

【功能】利水消肿退黄,清热解毒消痈。

【临床应用】

1. 水肿,脚气:水肿坐卧不得,头面身体悉肿,以桑枝烧灰淋汁煮食本品(《梅师集验方》);卒大腹水肿,与白茅根配伍(《补缺肘后方》),亦可单用本品煎服,食豆饮汁,或与茯苓、猪苓、泽泻等配伍;水气,脚气,与葫、生姜、商陆根配伍水煮、食豆喝汤(《本草图经》);脾虚水肿及现代营养不良性水肿、慢性肾炎、肾病综合征,可以本品与鲤鱼、乌鱼炖食。

2. 黄疸,热淋:伤寒瘀热,或发黄初起,黄疸尚轻,兼寒热者,与麻黄、连翘等配伍(如《伤寒论》麻黄连轺赤小豆汤);急黄色如金黄,神识昏迷,可于清热开窍药(如麝香、熏陆香、瓜蒂等)中加入本品研末内服与吹鼻并用(如《太平圣惠方》赤小豆散);热淋、血淋,可单用本品炒、研末,葱汤、温酒送服(《修真秘旨》)。

3. 痈疽,疮疡:痈疽初起,本品研末、醋调敷(《小品方》);疿腮,腮颊热肿,与芙蓉叶研末、调敷(《本草纲目》);风瘙瘾疹,与荆芥研末、调敷;热毒便下鲜血,及肠痈脓已成,或单用本品煎服,或与当归配伍(如《金匮要略》赤小豆当归散);湿热气滞瘀凝,大小肠痈,与薏苡仁、防风、甘草配伍(如《疡科捷径》赤豆薏苡汤);治神经性皮炎、荨麻疹、急慢性湿疹、接触性皮炎、药疹、女阴瘙痒疹,尤宜于湿疹疮面,与苦参配伍煎水、湿敷(《疡科外用本草》);治遍身瘾疹疼痛成疱,与荆芥穗研末,鸡蛋清薄敷(《世医得效方》);并治小儿天火丹,肉中有赤如丹色,大者如手,甚者遍身,或痛,或痒,或肿(《备急千金要方》)。

4. 其他:水谷痢,与醋配伍煎服(《必效方》);冷极泄泻久作,肠滑不禁,不思饮食,与附子、干姜、硫黄配伍(如《卫生宝鉴》玉粉散);呕逆膈气,反胃吐食,与丁香、胡椒、砂仁研末、姜汁糊丸(《卫生宝鉴》红豆丸);难产,坐草数日,困乏不能生,与黄明胶配伍(《经效产宝》);下乳汁,单煮本品饮(《王岳产书》);妇人吹奶(乳痈),单用本品酒研烂、温服,渣外敷(《急救良方》);妇人乳肿不得消,与莽草等分研末,醋调敷(《梅师集验方》);伤寒鼻塞,与炙皂角等分研末,鸡蛋清调敷囟部(《普济方》)。

【现代研究】本品含糖类、三萜皂苷等。

提取物有抑制胰蛋白酶、精子顶体酶等作用。

【用法用量】

1. 炮制:生用。

2. 用法:内服:煎汤,或入散剂。外用:煎水洗涤,或研末调敷。

3. 用量:煎服:10~30克。外用:适量。

玉米须

【文献记载】

《滇南本草》:"性微温,味甘。""宽肠下气。治妇人乳结,乳汁不通,红肿疼痛,怕冷发热,头痛体困。"

《四川中药志》:"性平,味甘淡,无毒。""清血热,利小便。治黄疸,风热,出疹,吐血及红崩。"

《现代实用中药》:"甘,平。""为利尿药,对肾脏病、浮肿性疾患、糖尿病等有效。又为胆囊炎、胆石、肝炎性黄疸等的有效药。"

《岭南采药录》:"和猪肉煎汤治糖尿病。又治小便淋沥砂石,苦痛不可忍,煎汤频服。"

《民间常用草药汇编》:"能降低血压,利尿消肿。治鼻血、红崩。"

《河北药材》:"治水肿性脚气。"

《浙江民间草药》:"开胃,平肝,祛风。"

【药性】甘、淡,平。

【功能】利水消肿,利湿退黄。

【临床应用】

1. 水肿:水肿,小便不利,可单用本品(《贵阳市秘方验方》),或与泽泻、冬瓜皮、赤小豆等配伍;脾虚水肿,与黄芪、白术、茯苓等配伍;膀胱湿热,淋沥涩痛,可单用本品量大煎服,亦可与车前草、鸭跖草、鱼腥草等配伍;石淋,可单用本品(《贵阳市秘方验方》),或与金钱草、海金沙、滑石等配伍。

2. 黄疸:肝炎、黄疸,与金钱草、满天星、郁金、茵陈等配伍(《四川中药志》)。

3. 其他:劳伤吐血,红崩,与小蓟配伍炖五花肉食(《四川中药志》);糖尿病,单用本品煎服(《浙江民间草药》);原发性高血压,与西瓜皮、香蕉等配伍(《四川中药志》)。

【现代研究】本品含脂肪油、挥发油、树胶样物质、树脂、苦味糖苷、皂苷、生物碱及谷甾醇、苹果酸、柠檬酸等。

提取物有较强利尿作用,并能抑制蛋白质的排出。并有促进胆汁分泌、降血压、降低血液黏稠度及胆红素含量,增加血中凝血酶原、血小板数,加速血凝等作用。

【用法用量】

1. 炮制:生用。

2. 用法:内服:煎汤。

3. 用量:煎服,30~60克,鲜品加倍。

香加皮

【文献记载】

《四川中药志》:"性微温,味甘,芳香,有毒。""强心镇痛,除风湿。治风寒湿痹,脚膝拘挛及筋骨疼痛,少量能强心。"

《陕甘宁青中草药选》:"味苦辛。""祛风湿,壮筋骨,强腰膝。"

《中国药用植物图鉴》:"浸酒作为强心剂。"

《上海常用中草药》:"强筋通络。"

《青岛中草药手册》:"主治阴囊水肿,皮肤、阴部湿痒。"

【药性】辛、苦,温。有毒。

【功能】利水消肿,祛风湿,强筋骨。

【临床应用】

1. 水肿:水肿,小便不利,可单用本品煎服(《上海常用中草药》),或与陈皮、大腹皮、茯苓皮等配伍(如《陕甘宁青中草药选》);阴囊水肿,与仙人头等配伍(《山东中草药手册》)。

2. 风湿痹症:风湿闭阻,关节拘挛疼痛,与穿山龙、白鲜皮等配伍泡酒饮(《陕甘宁青中草药选》);筋骨痿软行迟,则与怀牛膝、木瓜、巴戟天等配伍。

3. 其他:皮肤、阴部湿痒,单用本品煎水洗涤(《青岛中草药手册》)。

【现代研究】本品含十余种苷类化合物,主要的成分为强心苷,杠柳毒苷和香加皮苷 A、B、C、D、E、F、G、K 等。并含有 4-甲氧基水杨醛等。

提取物有强心、升压、抗癌、抗炎、杀虫作用,并表现有对中枢神经系统、呼吸系统等的药理作用。

【用法用量】

1. 炮制:生用。

2. 用法:内服:煎服,浸酒,或入丸、散。外用:煎水洗涤。

3. 用量:煎服:3~6克。外用:适量。

注意事项:有毒,不宜过量及久服。本品不能作为五加皮用。

第二节　利尿通淋药

车前子

【文献记载】

《神农本草经》："味甘,寒,无毒。""主气癃,止痛,利水道小便,除湿痹,久服轻身耐老。"

《名医别录》："咸。""男子伤中,女子淋沥,不欲食。养肺强阴益精,令人有子,明目疗赤痛。"

《药性论》："甘,平。""能去风毒,肝中风热,毒风冲眼目,赤痛障翳,脑痛泪出。去心胸烦热。"

《日华子本草》："通小便淋涩。壮阳。治脱精,心烦。下气。"

《本草纲目》："导小肠热,止暑湿泻痢。"

《雷公炮制药性解》："主淋沥癃闭,阴茎肿痛,湿疮,泄泻,赤白带浊,血闭难产。"

《科学的民间草药》："镇咳,祛痰,利尿。"

《山东中药》："敷湿疮、脓疱疮、小儿头疮。"

《本草经疏》："同木通、沉香、橘皮、升麻治气癃;君白芍药、白茯苓、白扁豆、炙甘草治水泄;入五子衍宗丸为生精种子要药;入金匮肾气丸则固精益阴。"

《本草汇言》："同补肾药用,令强阴有子;同和肝药用,治目赤目昏;同清热药用,止痢疾火郁;同舒筋药用,能利湿行气,健运足膝,有速应之神验也。"

《得宜本草》："得牛膝疏肝之性,导引利水;得菟丝子升清降浊,能补虚明目。"

【药性】甘,寒。

【功能】利尿通淋,渗湿止泻,明目,祛痰。

【临床应用】

1. 淋证,水肿:湿热下注膀胱,小便淋沥涩痛,与木通、滑石、瞿麦等配伍(如《太平惠民和剂局方》八正散);诸淋,小便痛不可忍,与淡竹叶、荆芥穗、赤茯苓、灯心配伍(如《仁斋直指方论》车前子散);小便热秘不通,与黄柏、芍药、甘草配伍(《普济方》);石淋,与金钱草、海金砂、石韦等配伍;血淋,与生地黄、小蓟、藕节等配伍;白浊、白带,与苍术、白芷、刺蒺藜等配伍;诸淋闭塞不通,与滑石等分为末,米饮调服(如《古今医统》车前滑石散);妊娠患淋,小便涩,水道热,不通,与葵根配伍(《梅师集验方》);湿热黄疸,与茵陈、栀子等配伍,或与秦艽、犀角、甘草等配伍(如《太平圣惠方》车前子散);水湿停滞水肿,小便不利,与猪苓、茯苓、泽泻等配伍;病久及肾,肝肾亏虚,腰重脚肿,与牛膝、熟地黄、山茱萸、肉桂等配伍(如《济生方》济生肾气丸);水肿腹水,大小便俱秘,正气未大衰者,可与甘遂、牵牛子等配伍(如《石室秘录》决流汤);膀胱气弱,小便不利,与人参、车前子配伍(如《症因脉治》人参车前汤)。

2. 泄泻:小便不利之水泻,可单用本品研末,米饮送服(《卫生易简方》);脾虚湿盛泄泻,与白术等配伍;暑湿泄泻,与藿香、茯苓、猪苓等配伍(如《杨氏家藏方》车前子散),或与香薷、茯苓等配伍(如《证治准绳》车前子散);腹泻,与木瓜、五味子各等分研末服(《中国民族药志》);小儿伏暑吐泻,烦渴引饮,小便不通,与茯苓、猪苓、人参、香薷等分研末,灯心汤送服(如《杨氏家藏方》车前子散)。

3. 目赤肿痛:风热目暗涩痛,与黄连等分研末服(《太平圣惠方》);肝热所致目赤肿痛,与菊花、龙胆草、决明子等配伍;肝肾阴亏所致目暗昏花,与熟地黄、菟丝子等配伍(如《太平圣惠方》驻景丸);久患内障,与干地黄、麦冬等分为末、蜜丸服(《太平圣惠方》)。

4. 痰热咳嗽:肺热咳嗽痰多,与瓜蒌、浙贝母、枇杷叶等配伍;咳而兼喘,胸满气逆,不能平卧,与杏仁、桑白皮、葶苈子等配伍。

5. 其他:肾虚精少,阳痿早泄、久未生育,与菟丝子、枸杞子、五味子、覆盆子配伍(如《摄生众妙方》五子衍宗丸);虚劳梦泄,与鹿角、覆盆子等分为末,温酒调服(如《太平圣惠方》立效鹿角散);催生,与冬葵子、炒枳壳、白芷配伍(《潜斋简效方》);阴痒、痛,单用本品煎水洗涤(《外台秘要》)。

【现代研究】本品含黏液质、琥珀酸、二氢黄酮苷、车前烯醇、腺嘌呤、胆碱、车前子碱、脂肪油、维生素 A、B 等。

提取物有显著利尿作用,并有化痰、抑菌、预防肾结石等作用。

【用法用量】

1. 炮制:生用,炒用。

2. 用法:内服:煎汤,或入丸、散。外用:煎水洗涤,或研末调敷。利尿,生用;止泻,炒用。

3. 用量:煎服:9～15克。外用:适量。

注意事项:包煎。

车前草

【文献记载】

《名医别录》:"味甘,寒。""主金疮,止血,衄鼻,瘀血,血瘕,下血,小便赤。止烦下气,除小虫。"

《履巉岩本草》:"甘、咸,寒。"

《滇南本草》:"味苦、咸,性寒。""清胃热,明目利小便,分利五淋,赤白便浊,止水泻,消水肿,退眼赤。"

《本草经集注》:"叶捣取汁服,疗泄精。"

《药对》:"主阴肿。"

《药性论》:"治血尿。能补五脏,明目,利小便,通五淋。"

《雷公炮制药性解》:"根叶主金疮,功用同子。"

《本草汇言》:"主热痢脓血,乳蛾喉闭。能散,能利,能清。"

《生草药性备要》:"治白浊,煲粥食,利小便,清热毒。"

《医林纂要》:"补心,宁血热。泻肾,清肝火。""解酒毒。"

《贵州民间方药集》:"外治毒疮、疔肿。"

【药性】甘,寒。

【功能】清热利尿,凉血,解毒。

【临床应用】

1. 淋症,泄泻:对于热淋、血淋、石淋、尿血、妇女白带、暑湿泻痢,可单用本品,亦可随证配伍。热淋小便涩痛,与通草、葵根、芒硝配伍(《医心方》引《广济方》);石淋,可单用本品(《外台秘要》引张文仲方);小肠有热,血淋急痛,生品捣汁饮(《丹溪心法》);尿血,可单用本品(《千金翼方》),或与金陵草叶共捣汁饮(《简便单方》);尿血渗痛,与鲜生地共捣汁饮(《食医心鉴》);虚劳内伤,下焦客热,小便出血,与石韦、当归、白芍、蒲黄等分研末,与竹沥、藕汁共煎服(如《太平圣惠方》车前叶散);小儿小便不通,与小麦配伍(《备急千金要方》);转胞,小便不利,可单用本品煎服(如《圣济总录》车前草饮);泄泻,与铁马鞭共捣、冲服(《湖南药物志》);热痢,单用本品捣汁,蜜煎服(《太平圣惠方》)。

2. 目赤肿痛:眼热眦赤以及生赤脉息肉,与干蓝、淡竹叶配伍煎水、洗眼(如《外台秘要》引《删繁方》车前草汤);明目,本品捣汁、调芒硝睡前涂眼胞,次日晨洗去(《普济方》)。

3. 其他:头面肿(俗称鸬鹚瘟,一名虾蟆瘟),单用本品,大便秘结加大黄(《赤水玄珠》);一切丹毒,身体赤肿疼痛不可忍,与益母草、地胆草配伍捣敷(《太平圣惠方》);乳蛾喉痹,与凤尾草擂烂,入霜梅肉、煮酒各少许,绞汁刷患处(《养疴漫笔》);瘰疬,本品烫,拌姜、醋食,并与枸杞根配伍煎服(《丹溪治法心要》);金疮出血不止,捣本品取汁敷(《备急千金要方》);湿气腰痛,与葱白、枣煮酒服(《简便单方》)。

【现代研究】本品含熊果酸,正三十一烷,谷甾醇,豆甾醇,谷甾醇棕榈酸酯,桃叶珊瑚苷,车前草苷A、B、C、D、E、F等,并含车前苷、去鼠李糖异洋丁香酚、洋丁香酚苷、高车前苷等。

提取物有抗炎、利尿、抗病原微生物、镇咳、平喘、祛痰等作用。

【用法用量】

1. 炮制:生用。

2. 用法:内服:煎汤,或捣汁服。外用:煎水洗涤,或捣敷。

3. 用量:煎服:15～30克,鲜品加倍。外用:适量。

滑　石

【文献记载】

《神农本草经》:"味甘,寒。""主身热泄澼,女子乳难,癃闭,利小便,荡胃中积聚寒热,益精气。久服轻身,耐饥,长年。"

《名医别录》:"大寒,无毒。""通九窍六腑津液,去留结,止渴,令人利中。"

《药性论》:"能疗五淋,主难产。""除烦热心躁,偏主石淋。"

《日华子本草》:"治乳痈,利津液。"

《本草图经》:"主心气涩滞。"

《本草衍义补遗》:"燥湿,分水道,实大府,化食毒,行积滞,逐凝血,解燥渴,补脾胃,降妄火之要药。"

《本草纲目》:"疗黄疸,水肿脚气,吐血衄血,金疮出血,诸疮肿毒。"

《本草正》:"能清三焦表里之火,利六府之涩结,通乳亦佳,堕胎亦捷。"

《医林纂要》:"补肺清金,降热渗湿,抑溽暑而成清燥之治。"

《本草再新》:"清火化痰,利湿消暑,通经活血,止泻痢呕吐,消水肿火毒。"

《本草图经》:"利小便,治淋涩,多单使,滑石又与石韦同捣末,饮服刀圭更驶。"

《药鉴》:"君甘草,则为益元散,取其甘能助阳也;佐麦冬,则为润燥汤,取其寒能驱热也;与木通同用,则利小便;与大黄同用,则利大便。"

《得配本草》:"得葱汤送下治妇人转胞;得藿(藿)香、丁香治伏暑吐泻;配枯白矾、煅石膏掺阴汗,并治脚趾缝烂;和车前汁涂脐治小便不通。"

《本草撮要》:"加红柚,治赤痢;加干姜,治白痢。"

【药性】甘、淡,寒。

【功能】利尿通淋,清热解暑,收湿敛疮。

【临床应用】

1. 淋症:湿热下注,小便不利,热淋闭涩,与木通、车前子、瞿麦等配伍(如《太平惠民和剂局方》八正散);热淋,小便赤涩热痛,本品研末,木通汤调服(如《圣济总录》滑石散);小便不利,茎中热痛,少腹急痛,与蒲黄等分研末,酒送服(《备急千金要方》);小便不利,与葶苈子配伍(如《太平圣惠方》滑石散);产后热淋,与通草、车前子、冬葵子配伍(如《济阴纲目》滑石散);妇人胞转,小便数日不通,与寒水石、葵子配伍(如《妇人良方大全》滑石散);膏淋如油,与海金砂、甘草研末,麦冬汤送服(《鲟溪单方选》)。

2. 暑湿,湿温:暑热烦渴,小便短赤,与甘草配伍(如《伤寒标本》六一散);湿温初起,或暑温挟湿,头痛恶寒、身重胸闷,脉弦细而濡,与薏苡仁、白蔻仁、杏仁等配伍(如《温病条辨》三仁汤);暑月吐泻,与藿香、丁香研末,淅米泔调服(《鲟溪单方选》);伏暑,烦渴引饮、小便不利、心神恍惚,与辰砂、甘草配伍(如《奇效良方》辰砂益原散);夏伤暑热,身热吐泻、下痢赤白、癃闭淋痛,或兼见目赤咽痛、口舌生疮,与青黛、甘草配伍(如《黄帝素问宣明论方》碧玉散);三焦湿热,泄泻,血痢,六一散(滑石、甘草)与炒红曲配伍(如《丹溪心法》清六丸)。

3. 疮疡:一切痈疽疮疖,与寒水石、黄连、大黄共研末,与朴硝调敷(如《普济方》追毒散);天疱湿热等疮,与粉甘草共研末,调敷(如《景岳全书》金黄散);小儿热体痱疮,与白矾灰、枣叶研末,先洗后敷(如《太平圣惠方》滑石散);口疮,与胆矾研末,绵裹含、吐津(如《圣济总录》滑石散);赤游丹,与寒水石共研末,调涂患处(如《赤水玄珠》白玉散);脚趾缝烂,亦治阴下湿汗,与煅石膏、枯矾研末,掺(《濒湖集验方》);湿疮,湿疹,可单用或与枯矾、黄柏末配伍撒布患处;预防痱子,可与薄荷、甘草等制成痱子粉外用。

4. 其他:消渴,饮水不休,与寒水石研末与蛋清纳蛋壳内煅、研末,米饮送服(如《圣济总录》神应散);治反胃,伐肝邪,与干姜、甘草配伍(如《丹溪心法》温清丸);黄疸,日晡所发热恶寒、少腹急、身体黄、额黑、大便溏黑、足下热,此为女劳,与石膏等分研末、大麦粥汁饮送服(《备急千金要方》);热毒大甚,惊狂谵语、引饮、痘疮红紫黑陷,与粉甘草、辰砂、雄黄配伍为末、败毒饮送服(如《赤水玄珠》大无比散)。

【现代研究】本品含硅化镁、氧化铝、氧化镍等。

提取物有抑菌、吸附和收敛等作用。

【用法用量】

1. 炮制:生用,碎,或水飞用。

2. 用法:内服:煎汤,或入丸、散。外用:研粉(水飞)掺。

3. 用量:煎服:9~24克。外用:适量。

注意事项:包煎。

木 通

【文献记载】

《神农本草经》:"味辛,平。""主去恶虫,除脾胃寒热,通利九窍血脉关节,令人不忘。"

《吴普本草》:"神农、黄帝:辛;雷公:苦。""止汗。"

《名医别录》:"甘,无毒。""疗脾疸,常欲眠,心烦,哕出音声,疗耳聋,散痈肿诸结不消,及金疮、恶疮、鼠瘘、踒折、齆鼻息肉,堕胎,去三虫。"

《药性论》:"微寒。""主治五淋,利小便,开关格,治人多睡,主水肿浮大,除烦热。"

《食疗本草》:"煮饮之,通妇人血气,浓煎三五盏即通便。又除寒热不通之气。消鼠瘘、金疮、踒折,煮汁酿酒妙。"

《海药本草》:"主诸瘘疮,喉咙痛及喉痹。"

《食性本草》:"主理风热淋疾,小便数急疼,小腹虚满。"

《日华子本草》:"安心除烦,止渴退热。治健忘,明耳目,治鼻塞,通小肠,下水,破积聚血块,排脓,治疮疖,止痛,催生下胞,女人血闭,月候不匀,天行时疾,头痛目眩,羸劣,乳结,及下乳。"

《药类法象》:"主小便不通,属小肠中热。"

《本草纲目》:"上能通心清肺,治头痛。下能泄湿热,治遍身拘痛。"

《安徽药材》:"治脚气浮肿。"

南京药学院《中草药学》:"治口舌生疮,心烦不眠。"

《福建中药志》:"治痢疾。"

【药性】苦,寒。

【功能】清热利尿,活血通脉。

【临床应用】

1. 淋症,水肿:湿热蕴结,小便不利、淋沥涩痛,与车前子配伍(如《症因脉治》车前木通汤);石淋、砂淋、血淋、尿血,与冬葵子、滑石等配伍,或与生地黄、黄柏等配伍;胁肋刺痛膨胀,小便赤涩、大便不利,或浮肿,与紫苏根、陈皮、甘草配伍,姜枣灯心汤送服(如《袖珍方》引《太平圣惠方》木通散);肠鸣腹大,与桑白皮、石韦、赤茯苓、防己、泽泻等配伍(如《圣济总录》通草饮);妊娠小便不通及胞转脐下胀痛,与黄芩、冬葵子、生干地黄配伍为丸,灯心汤送服(如《普济方》木通丸)。

2. 口舌生疮:心经有热,下移小肠,口舌糜破疼痛,小便赤涩热痛,与生地黄、生甘草配伍(如《小儿药证直诀》导赤散),或与连翘配伍(如《医宗必读》通心散)。

3. 痹症,积乳:风湿热痹,可单用本品煎服,或与秦艽、忍冬藤、防己等配伍;产妇乳汁不下,与漏芦、王不留行等配伍,兼有气血不足,加黄芪、当归以益血生乳;手足厥寒,脉细欲绝,则常协助当归、桂枝、细辛等[如《伤寒论》当归四逆汤(方中通草即木通)]同用使血脉流通、阳气畅达,寒去厥回。

4. 其他:风热多睡,头痛烦闷,单用本品煮粥食(如《太平圣惠方》木通粥);治响疝,与川楝子、大茴、飞盐研末,水酒调服(《鳞溪单方选》);喉咙痛,单用本品煎服,或含之,咽津亦得(《普济方》);酒渣鼻,与细辛、炮附子研末、蜜和,绵裹塞鼻(《脉因证治》);妇人脐腹疼痛,不省人事,与炒芍药、五灵脂等分研末、醋水各半煎服(《济阴纲目》)。

【现代研究】本品含白桦脂醇、齐墩果酸、常春藤皂苷元、木通皂苷,并含豆甾醇、β-谷甾醇、胡萝卜苷、肌醇、蔗糖及钾盐等。

提取物有利尿、抗菌等作用。

【用法用量】

1. 炮制:生用。

2. 用法:内服:煎汤,或入丸、散。

3. 用量:煎服,3～6克。

注意事项:孕妇慎服。

川木通

【文献记载】

《四川中药志》:"性寒,味淡、苦,无毒。""能利水退热,清心通血脉,治肾脏病水肿,急性肾炎小便不利,湿热癃闭,淋病,妇女经闭及乳闭等症。"

《安徽中草药》:"有小毒。"

南京药学院《中草药学》:"清心降火,利水通淋。主治膀胱湿热,小便短涩、梗痛;口舌生疮糜烂;乳汁不通;经血不调。"

【药性】淡、微苦,寒。

【功能】清热利尿,通经下乳。

【临床应用】

1. 淋症,水肿:下焦湿热所致水肿、小便不利、淋症热痛,以及心火上炎之口舌生疮、糜烂,与生地黄、淡竹叶、甘草等配伍;湿性脚气水肿,与猪苓、赤茯苓、槟榔等配伍;尿血,与生地黄、牛膝、黄柏等配伍;治尿路感染,与车前子、生蒲黄、萹蓄配伍(《全国中草药汇编》)。

2. 痹症,经闭,积乳:湿热痹症,关节不利,与桑枝、防己、络石藤等配伍;血瘀经闭,与牛膝、桃仁等配伍;产后乳汁不下,与奶浆藤、无花果、漏芦、王不留行等配伍。

3. 其他:治喉痹失音,与石菖蒲、僵蚕配伍(《万县中草药》)。

【现代研究】本品含齐墩果酸及无羁萜、β-香树脂醇、β-谷甾醇等。

提取物有利尿等作用。

【用法用量】

1. 炮制:生用。

2. 用法:内服:煎汤。

3. 用量:煎服,3～6克。

注意事项:孕妇慎服。

关木通

【文献记载】

《北方常用中草药手册》:"味苦,性寒。"

《黑龙江中药》:"为消炎性利尿药,并有镇痛、排脓作用。主治浮肿及肾脏炎,消水肿,除脾胃寒热,又可作为眼炎症的洗涤药。"

《山西中药志》:"宣通血脉,治乳汁不行。"

《东北常用中草药手册》:"主治肾炎水肿,尿道炎,膀胱炎,小便不利,口舌生疮,心烦不眠,妇女经闭,乳汁不通。"

【药性】味苦,寒。有毒。

【功能】清心泻火,通淋,下乳通经。

【临床应用】

1. 淋症,水肿:湿热下注,小便淋沥涩痛,与车前子、滑石等配伍;水肿,与泽泻、猪苓、桑白皮等配伍;心火上炎,心烦,尿赤,口舌生疮,与生地黄、竹叶、甘草等配伍;尿路感染,小便赤涩,与马齿苋配伍(《长白山植物药志》)。

2. 痹症,积乳:湿热痹痛,与薏苡仁、桑枝、忍冬藤等配伍;产后乳汁积滞,不通或不畅,与王不留行、猪蹄、穿山甲等配伍。

3. 其他:结膜炎,本品煎水熏洗(《长白山植物药志》)。

【现代研究】本品含马兜铃酸 A、B、D,马兜铃苷、马兜铃酸、D-甲醚、木兰花碱、β-谷甾醇、右旋异双环大牻牛儿烯醛等。

提取物有利尿及对心血管系统等的药理作用。

【用法用量】

1. 炮制:生用。

2. 用法:内服:煎汤。外用:煎水洗涤。

3. 用量:煎服,3～6克。外用:适量。

注意事项:孕妇慎服。本品用量过大可引起急性肾衰竭,甚至死亡。

本品中毒症状表现为上腹不适,继而呕吐、头痛、胸闷、腹胀隐痛、腹泻,或面部浮肿、尿频、尿急、尿量减少,渐起周身浮肿、神志不清等。

瞿 麦

【文献记载】

《神农本草经》:"味苦,寒。""主关格诸癃结,小便不通,出刺,决痈肿,明目去翳,破胎堕子,下闭血。"

《名医别录》:"辛,无毒。""养肾气,逐膀胱邪逆,止霍乱,长毛发。"

《药性论》:"味甘。""主五淋。"

《日华子本草》:"瞿麦,催生。""石竹(作瞿麦用),叶治痔瘘并泻血,作汤粥食并得。子治月经不通,破血块,排脓。叶治小儿蛔虫,痔疾,煎汤服。丹石药发并眼目肿痛及肿毒,捣敷。治浸淫疮并妇人阴疮。"

《本草图经》:"通心经、利小肠为最要。"

《本草正》:"性滑利,能通小便,降阴火,除五淋,利血脉。凡下焦湿热疼痛诸病皆可用之。"

《本草求真》:"泻心利水。"

《福建药物志》:"清热利尿,通经。主治尿道炎,膀胱炎,肾盂肾炎,高血压,闭经,咽喉炎,结膜炎。"

《得宜本草》:"得栝楼、茯苓、山芋、鸡子治便秘;得山栀、甘草、灯心治溺血。"

《得配本草》:"得蒲黄,治产后血淋;配葱白、栀子,治热结淋血。"

【药性】苦,寒。

【功能】利尿通淋,活血通经。

【临床应用】

1. 淋症:湿热下注,热淋涩痛,与萹蓄、木通、车前子等配伍(如《太平惠民和剂局方》八正散);小便淋沥有血,与栀子、甘草等配伍(如《太平惠民和剂局方》立效散);石淋,小便涩痛不可忍,与石韦、滑石、冬葵子配伍(如《证治汇补》石韦散),或与车前子、葳蕤、滑石配伍(《太平圣惠方》);血淋,本药鲜品与仙鹤草、炒栀子、甘草配伍(《安徽中草药》);小便不利,有水气,其人苦渴,与栝蒌根、茯苓、山药、附子配伍(如《金匮要略》栝蒌瞿麦丸)。

2. 闭经,月经不调:血瘀经闭,与当归、赤芍、桂枝等配伍,或与木通、大黄配伍酒煎服(如《普济方》治妇人月经不通方);血瘀血闭,与丹参、益母草、赤芍、香附、红花配伍(《安徽中草药》)。

3. 其他:目赤肿痛,与菊花配伍(《陕甘宁青中草药选》);目生翳障,与蝉衣、谷精草、密蒙花等配伍;痈疽已溃、未溃,疮中疼痛,脓血不绝,与白芷、黄芪、当归、细辛、赤芍、薏苡仁等配伍(如《刘涓子鬼遗方》瞿麦散);湿疮浸淫瘙痒,或妇女外阴湿痒糜烂,单用本品煎水洗涤,或研末掺(《河北中药手册》);现代有用本品全草鲜品煎汤,或以根作煎剂,或浸膏内服治疗食管癌、直肠癌者(《陕甘宁青中草药选》)。

【现代研究】本品含花色苷、水杨酸甲酯、丁香油酚、维生素 A 样物质、皂苷等。
提取物有利尿、抑菌作用,表现有对消化系统、心血管系统等的药理作用。

【用法用量】

1. 炮制:生用。

2. 用法:内服:煎汤,或入丸、散。外用:研末掺,或调敷。

3. 用量:煎服:9～15克。外用:适量。

注意事项:孕妇忌服。

萹 蓄

【文献记载】

《神农本草经》:"味苦,平。""主浸淫,疥瘙疽痔,杀三虫。"

《名医别录》:"无毒。""疗女子阴蚀。"

《药性论》:"味甘。""与小儿服,主蛔虫等咬心心痛,面青,口中沫出,临死者。""主患痔疾。""治热黄。""恶丹石毒发冲目肿痛,又敷热肿效。"

《宝庆本草折衷》:"苦、甘,平。""治下焦结热诸淋,小便赤涩,妇人经闭,及下水气。"

《滇南本草》:"味苦,寒。""利小便,治五淋白浊,热淋,瘀精涩闭关窍。"

《履巉岩本草》:"治霍乱吐泻不止,除积热,利小水。"

《本草纲目》:"治霍乱,黄疸,利小便,小儿魃病。"

《本草汇言》:"利湿热,通小便之药也。"

《医林纂要》:"靖少阳火,燥湿土,主利小便,亦泻心火。"

《贵州民间方药集》:"治小儿疳积,水臌胀。"

【药性】苦,微寒。

【功能】利尿通淋,杀虫止痒。

【临床应用】

1. 淋症:湿热下注,小便淋沥涩痛,可单用本品煎汤频饮(《生生编》),或与木通、瞿麦、车前子等配伍(如《太平惠民和剂局方》八正散);血淋,与小蓟、白茅根、蒲黄等配伍;砂淋、石淋,与金钱草、海金沙、虎杖等配伍;膏淋、白浊,与萆薢、石韦、莲子等配伍;小便不通,可单用本品煎服(《卫生易简方》);小儿小便闭涩不堪,本品煎汤送儿茶末(如《幼科证治大全》补通散);尿道炎、膀胱炎,鲜品与鲜车前草捣烂绞汁服(《福建药物志》);尿路结石,与活血丹(金钱草)配伍,或与萹蓄、海金沙藤、车前草配伍(《浙江药用植物志》);乳糜尿(膏淋),本品鲜草与鸡蛋、生姜煎煮、食蛋喝汤(《浙江药用植物志》),或与石莲子配伍(《安徽中草药》)。

2. 虫症:本品善于"杀三虫(蛔虫、蛲虫、钩虫)",蛔虫腹痛,面青,可单用本品煎服(《药性论》),或与乌梅、黄连、川椒等配伍;胆道蛔虫病,可单用本品醋煎服(《长白山植物药志》);小儿蛲虫,下部痒,可单味煎服或取汁煮粥食(《食医心镜》),或与榧子、槟榔、百部等配伍,并可煎水熏洗肛门;妇女阴蚀,皮肤湿疮,疥癣瘙痒,可单用本品捣汁外涂、煎水洗涤,或与苍术、黄柏、苦参、白鲜皮等配伍。

3. 其他:湿热黄疸,可单用本品捣汁服(《药性论》);或与茵陈、栀子、垂盆草等配伍;白带,与细叶艾根、粳米、白糖煲粥食(《浙南本草新编》);湿热带下,与黄柏、椿白皮、泽泻等配伍;泻痢,与车前子、地锦草、仙鹤草等配伍;湿疮,疥癣,妇女外阴瘙痒,可单用本品煎水洗涤(《浙江药用植物志》);痔疮,外阴糜烂,肛门湿疹,与白矾配伍煎水洗涤(《内蒙古中草药》)。

【现代研究】本品含槲皮素、萹蓄苷、槲皮苷、咖啡酸、绿原酸、钾盐、硅酸等。

提取物有显著的利尿作用,并有驱蛔虫、蛲虫,缓泻及抑菌等作用。

【用法用量】

1. 炮制:生用。

2. 用法:内服:煎汤,或入丸、散。外用:捣汁涂、捣敷。

3. 用量:煎服:9～15克,鲜品加倍。外用:适量。

地肤子

【文献记载】

《神农本草经》:"味苦,寒。""主膀胱热,利小便。补中,益精气。久服耳目聪明,轻身耐老。"

《名医别录》:"无毒。""去皮肤中热气,散恶疮,疝瘕,强阴,使人润泽。"

《本草纲目》:"甘,寒。"

《药性论》:"治阴卵癀疾,去热风,可作汤沐浴。""与阳起石同服,主丈夫阴痿不起,补气益力。"

《日华子本草》:"治客热丹肿。"

《滇南本草》:"利膀胱小便积热,洗皮肤之风,疗妇人诸经客热,清利胎热,妇人湿热带下用之良。"

《本草蒙筌》:"多服益精强阴,久服明目聪耳,浴身却皮肤瘙痒热疹,洗眼除热暗、雀目涩痛。"

《本草备要》:"除虚热,利小便而通淋。"

《玉楸药解》:"疗头目肿痛,狐疝阴癩,腰疼胁痛,血痢,恶疮。"

《医林纂要》:"补肾,坚肾,利膀胱水。"

《本经逢原》:"男子白浊,用地肤子、白蔹为丸,滚汤下。"

《得配本草》:"得生地,治风热赤眼;得甘草,治虚热。"

【药性】苦,寒。

【功能】利尿通淋,清热利湿,止痒。

【临床应用】

1. 淋症:膀胱湿热,小便不利、淋沥涩痛,与木通、瞿麦、冬葵子等配伍(如《济生方》地肤子汤);下焦结热,致患淋症,小便赤黄不利、数起出少、茎痛或血出,与知母、黄芩、猪苓、瞿麦、升麻等配伍(如《备急千金要方》地肤子汤);妊娠患淋,小便数、去少、忽热痛酸索、手足疼烦,可单用本品煎服(《子母秘录》);阳虚气弱,小便不利,与野台参、威灵仙、麦冬配伍(如《医学衷中参西录》宣阳汤);阴虚血亏,小便不利,与熟地黄、生龟甲、生杭芍配伍(如《医学衷中参西录》济阴汤)。

2. 瘙痒:湿热、风热所致瘙痒,与蝉蜕、白鲜皮、黄柏等配伍;下焦湿热,与苦参、龙胆草、白矾等配伍煎水洗涤;湿热带下,与苍术、黄柏等配伍;湿疹、痒疹,与白鲜皮、川草薢、苦参、野菊花、生地黄等配伍(如《中药临床应用》除湿消疹汤);阴囊湿痒,与蛇床子、苦参、花椒配伍煎水洗涤(《湖北中草药志》)。

3. 其他:肾炎水肿,与浮萍、木贼草、桑白皮配伍(《现代实用中药》);久血痢,日夜不止,与地榆、黄芩研末,粥饮送服(《太平圣惠方》);雷头风肿,与生姜同研烂、热酒冲服(《圣济总录》);虚劳目暗,与生地黄配伍(如《太平圣惠方》补肝散);雀目,与决明子配伍(如《外台秘要》引《广济方》地肤子丸);丹毒,与金银花、菊花、荆芥、防风配伍(《陕甘宁青中草药选》);吹乳(乳痈),单用本品研末,热酒送服(如《经验广集》地肤酒);胁痛如打,积年久痛,有时发动,可单用本品研末服(《补缺肘后方》);柔风,肢体弛缓不收、里急不能仰息,兼治妇人产后中风,与紫葛、白头翁研末,温酒送服(如《圣济总录》地肤子散);痔疾,本品新瓦上焙干、研末,陈粟米饮调服(如《圣济总录》地肤子散);跳跃举重,卒得阴癩,与白术、桂心研末服(《肘后备急方》);瘊子,与白矾等分研末、煎水,洗涤(如《是斋百一选方》陈郎中方)。

【现代研究】本品含三萜皂苷、脂肪油、维生素 A 类等物质。

提取物有抑菌及抑制过敏反应、调节免疫功能等作用。

【用法用量】

1. 炮制:生用。

2. 用法:内服:煎汤,或入丸、散。外用:煎水洗涤。

3. 用量:煎服:9～15 克。外用:适量。

石 韦

【文献记载】

《神农本草经》:"味苦,平。""主劳热邪气,五癃闭不通,利小便水道。"

《名医别录》:"甘,无毒。""止烦下气,通膀胱满,补五劳,安五脏,去恶风,益精气。"

《药性论》:"微寒。"

《日华子本草》:"治淋沥遗溺。"

《滇南本草》:"止玉茎痛。"

《本草蒙筌》:"疗痈疽发背。"

《本草纲目》:"主崩漏,金疮,清肺气。"

《植物名实图考》:"治痰火,同瘦猪肉蒸服。"

《闽东本草》:"治痢疾。"

《苗族药物集》:"利湿退黄,通淋,解毒。"

《本经逢原》:"治妊娠转胞,同车前煎服。"

《得配本草》:"配槟榔、姜汤,治气热咳嗽;配滑石末,治淋疾。"

【药性】苦、甘,寒。

【功能】利尿通淋,清肺止咳,凉血止血。

【临床应用】

1. 淋症:血淋,与当归、蒲黄、芍药配伍(如《备急千金要方》石韦散);热淋,与车前子配伍(如《全生指迷方》石韦散),或再与木通、瞿麦等配伍(如《证治准绳》石韦散);石淋,与滑石研末,米饮或蜜冲服(如《古今录验》石韦散);气淋,小腹胀满闷,与鸡肠草配伍(《太平圣惠方》)。

2. 肺热咳喘:风邪咳嗽无痰,与桔梗、淡竹叶配伍(《天目山药用植物志》);肺热、痰热咳喘,与鱼腥草、黄芩、芦根等配伍;咳嗽,与槟榔、生姜配伍(《圣济总录》);现代临床治疗慢性气管炎及支气管哮喘,常单用本品,或与佛耳草、一枝黄花,或与鱼腥草、百部等配伍。

3. 血热出血:崩中血凝经,单用本品研末,酒调服(《卫生易简方》);血热崩漏,与侧柏叶、栀子、丹参、益母草等配伍(《临床常用中药手册》)。

4. 其他:发背,单用本品研末,冷酒调服(《本草图经》);玉枕疮,生枕骨上如痈,破后如筋头,与原蚕蛾研末掺(如《圣济总录》石韦散);烫火伤,将本品孢子囊群刮下,调青油或蜡烛油涂敷患处(《天目山药用植物志》);放疗或化疗所致白细胞减少症,与红枣、甘草等配伍(《全国中草药汇编》)。

【现代研究】本品含谷甾醇、芒果苷、异芒果苷、延胡索酸等。

提取物有抑菌、抗病毒、镇咳、祛痰等作用。

【用法用量】

1. 炮制:生用。

2. 用法:内服:煎汤,或研末服。外用:研末涂敷。

3. 用量:煎服:9～15克。外用:适量。

海金沙

【文献记载】

《宝庆本草折衷》:"寒,无毒。"

《本草品汇精要》:"味淡,性平,无毒。""主通关窍,利水道。"

《医学入门》:"味甘,平。"

《本草纲目》:"甘,寒,无毒。""治湿热肿满,小便热淋、膏淋、血淋、石淋茎痛。解热毒气。"

《本草汇言》:"味甘、淡、微苦,气寒,无毒。"

《嘉祐本草》:"主通利小肠。"

《珍珠囊补遗药性赋》:"攻伤寒热病,专利小便。"

《药性考》:"止鼻衄,退目翳,发痘。"

《本草再新》:"除血分湿热。"

《本草正义》:"利水通淋,治男子淫浊,女子带下。"

《本草用法研究》:"除瘀热于胞宫。"

《中国植物志》:"治筋骨疼痛。"

《广西中药志》:"用于水肿及热病吐血。"

《湖南药物志》:"补脾健胃。治小儿食积。"

《江西草药》:"清热解毒,利尿除湿。治肝炎,肾性水肿,皮肤湿疹,水痘,尿血。痄腮,风火牙痛,喉蛾,白喉,带状疱疹,小儿疳积。"

《得宜本草》:"得腊茶,治小便不通;得滑石,治膏淋如油;得白术、黑牵牛,治脾湿肿满。"

《中国药物学》:"配黄芩,治伤寒狂热;配木通、山栀、牡蛎、芒硝等,治膀胱结石;配猪苓、赤苓、滑石、赤芍、泽泻等,治小便不利。"

【药性】甘、淡,寒。

【功能】利尿通淋,止痛。

【临床应用】

1. 淋症:诸淋急痛,与滑石配伍为末,以灯心、木通、麦门冬草煎汤加蜜送服(如《仁斋直指方论》二神散);血淋涩痛,单用本品研末,以新汲水或砂糖水送服(《太平圣惠方》);膏淋,与滑石、甘草研末,以麦门冬汤或灯心汤送服(如《世医得效方》海金砂散);小便不通,脐下满闷,与腊面茶研末,生姜、甘草煎汤送服(《本草图经》);治尿路结石,与金钱草、车前草配伍(《北海民间常用中草药手册》);膀胱炎,与车前草、积雪草、一点红、白茅根配伍(江西药科学校《草药手册》)。

2. 其他:脾湿胀满,与白术、甘草、黑牵牛研末服(如《本草纲目》引《兰室秘藏》海金沙散);肾炎水肿,与马蹄金、白茅根、玉米须配伍(《福建药物志》);痢疾,与薏苡根配伍(江西药科学校《草药手册》);肝炎,与阴行草(刘寄奴)、车前配伍(《江西草药》);小儿消化不良,与叶下珠、鸡内金配伍同猪肝蒸食(江西药科学校《草药手册》);吐血、衄血,单用本品研末,新汲水送服(《仁斋直指方论》);金疮出血,痛不可忍,与滑石、生郁金研末,砂糖、新汲水调服(如《卫生家宝方》如圣千金散);湿热黄疸,肝胆结石,与茵陈、栀子、大黄,或金钱草、郁金、鸡内金等配伍;皮肤湿疹、瘙痒,与地肤子、白鲜皮、土茯苓等配伍,或煎水洗涤。

【现代研究】本品含高丝氨酸、咖啡酸、香豆酸、脂肪油等。

提取物有抑菌和利胆等作用。

【用法用量】

1. 炮制:生用。

2. 用法:内服:煎汤,或研末服。

3. 用量:煎服,5～9克。

注意事项:包煎。

附:海金沙藤

性能功效与海金沙相似,兼能清热解毒。治淋症,并治痈疽疮毒、黄疸。煎服:15～30克。外用:适量煎水洗涤或捣敷患处。

冬葵子

【文献记载】

《神农本草经》:"味甘,寒。""主五脏六腑寒热羸瘦,五癃,利小便。"

《药性论》:"滑,平。""治五淋,主奶肿,下乳汁。"

《本草再新》:"味甘苦,性微寒,无毒。"

《本草经集注》:"葵子汁解蜀椒毒。"

《名医别录》:"疗妇人乳难内(血)闭。"

《本草衍义》："患痈疖毒热内攻,未出脓者,水吞三、五枚,遂作窍,脓出。"

《本草纲目》："通大便,消水气,滑胎,治痢。"

《得配本草》："滑肠达窍,下乳滑胎,消肿,通关格,利二便。"

《本草通玄》："达诸窍。"

《本草汇》："下胞衣。"

【药性】甘,寒。

【功能】利尿通淋,下乳,润肠。

【临床应用】

1. 淋症:热淋,与石韦、瞿麦、滑石等配伍(如《证治汇补》石韦散);血淋、虚劳尿血及妊娠子淋,可单用本品(《备急千金要方》);产后淋沥不通,与朴消(硝)配伍(《姚僧垣集验方》);血痢、产痢,单用本品研末,腊茶沸汤调服(《太平圣惠方》)。

2. 积乳:产后乳汁不通,与穿山甲、王不留行、漏芦等配伍;乳妇气脉壅塞,乳汁不行,及经络凝滞,奶房胀痛,留蓄作痈毒,与砂仁等分炒、为末,热酒送服(《妇人良方大全》)。

3. 便秘:肠燥便秘,与郁李仁、杏仁、桃仁等配伍;关格胀满,大小便不通,支满欲死,单用本品煎汤加猪油服(《肘后备急方》)。

4. 其他:妊娠有水气,身重,小便不利,洒淅恶寒,起即头眩,与茯苓配伍(如《金匮要略》葵子茯苓散);胎死腹中,与阿胶配伍(《备急千金要方》);疟疾邪热,单用本品研末服(《太平圣惠方》);盗汗,单用本品煎汤兑白糖服(江西药科学校《草药手册》)。

【现代研究】本品含脂肪油、蛋白质、中性多糖、酸性多糖、肽聚糖及锌、铁、锰、磷等10种微量元素。提取物有调节网状内皮系统功能等作用。

【用法用量】

1. 炮制:生用。

2. 用法:内服:煎汤,或入散剂。

3. 用量:煎服,3～9克。

注意事项:孕妇慎服。

萆 薢

【文献记载】

《神农本草经》："苦,平。""主腰背痛,强骨节,风寒湿周痹,恶疮不瘳,热气。"

《名医别录》："甘,无毒。""(主)伤中恚怒,阴痿失溺,关节老血,老人五缓。"

《本草正》："味微甘而淡,气温。"

《日华子本草》："治瘫缓软风,头眩痫疾,补水藏,坚筋骨,益精明目,中风失音。"

《本草纲目》："治白浊,茎中痛,痔瘘坏疮。"

《本草新编》："逐关节久结,能消杨梅疮毒。"

《医林纂要》："缓肝,坚肾,清小肠火,化膀胱水。"

《全国中草药汇编》："主治毒蛇咬伤。"

《本草品汇精要》："合杜仲末温酒调服,疗丈夫腰脚痹缓,急行履不稳;合净贯众等分为末名如圣散;空心酒调服二钱,治肠风痔漏。"

《本草经解》："同菖蒲、益智、乌药,治白浊。"

《得配本草》："佐旋覆花、虎头草,治头痛发汗;拌盐炒服,治小便频数痛。"

【药性】苦,平。

【功能】利湿去浊,祛风除湿。

【临床应用】

1. 膏淋,白浊:肾气不足,下焦虚寒,小便混浊,色如泔浆,尿时无痛,与乌药、益智仁、石菖蒲配伍(如《杨氏家藏方》萆薢分清饮);湿热下注,清浊相混,尿浊短赤,尿道热涩疼痛,与黄柏、车前子等配伍(如《医学心悟》萆薢分清饮);白带日久,体力衰弱,与怀山药、莲子配伍(《陕西中医验方选编》)。现代临床以本品为主治疗乳糜尿有较好疗效。

2. 风湿痹痛:寒湿痹症,与附子、牛膝配伍(如《圣济总录》萆薢丸);风湿腰痛,久湿痹不散,与杜仲、枸杞根皮浸酒(如《圣济总录》萆薢酒);湿热痹症,与黄柏、忍冬藤、防己等配伍;丈夫腰脚痹缓急,行履不稳,与杜仲研末,温酒送服(《广利方》);肾损,骨痿不能起于床,与杜仲、苁蓉、菟丝子、猪腰配伍(如《医学纲目》金刚丸)。

3. 其他:阴痿失溺,与附子配伍(《泉州本草》);腰痛,脚气,与破故纸、续断、木瓜干、牛膝、杜仲配伍(如《三因极一病证方论》立安丸);脚气肿痛,不能动履,不论寒热虚实,久病暴发皆可,与黄柏、苍术、牛膝、木瓜、猪苓、泽泻、槟榔配伍(《本草切要》);小肠气及腰痛,与杜仲、胡芦巴、破故纸、小茴香、胡桃仁配伍(如《瑞竹堂经验方》喝起丸);肠风,痔漏,与贯众等分研末,温酒调服(如《孙尚药方》如圣散);蛔虫发作,与白芜荑、狗脊配伍(如《圣济总录》萆薢散);牙疼,与良姜、胡椒、细辛等分为末,嚼温水、搐鼻内(《卫生易简方》);杨梅疮,不问新旧溃烂,或筋骨作痛,单用本品徐徐温服(如《外科发挥》萆薢汤)。

【现代研究】本品含薯蓣皂苷等多种甾体皂苷,并含鞣质、淀粉、蛋白质等。

提取物有抗菌、杀虫等作用,表现有对心血管系统等的药理作用。

【用法用量】

1. 炮制:生用。

2. 用法:内服:煎汤,或入丸、散。

3. 用量:煎服,9～15克。

通　草

【文献记载】

《本草拾遗》:"无毒。""主虫病。"

《医学启源》:"气平,味甘。《主治秘要》云:辛、甘。""除水肿癃闭,治五淋。《主治秘要》云:泻肺。"

《心印绀珠经》:"性微寒。"

《本草纲目》:"甘、淡,寒。"

《日华子本草》:谓其:"明目,退热,催生,下胞,下乳。"

《本草图经》:"主蛊毒,利小便。"

汪机:"明目退热,下乳催生。"(引自《本草纲目》)

《仁术便览》:"通气。"

《雷公炮制药性解》:"退热行经,下乳通结。"

《本草备要》:"治目昏耳聋,鼻塞失音。"

《长沙药解》:"通经闭,疗黄疸,消痈疽,除心烦。"

《得配本草》:"能使经络流行,营卫通畅。"

《药性考》:"清金降火,去风明目。"

《现代实用中药》:"治热病烦渴,肺热咳嗽。"

【药性】甘、淡,微寒。

【功能】利尿通淋,通气下乳。

【临床应用】

1. 淋症:气热淋疾,小便数急痛,小腹虚满,可单用本品煎汤并葱食之(《普济方》);热淋,小便不利,淋沥涩痛,与冬葵子、滑石、石韦等配伍(如《普济方》通草饮子);水肿、小便不利,淋浊,与茯苓皮、滑石、泽泻、白术配伍(中国医学科学院《常用中草药图谱》);膀胱积热尿闭,与车前草、龙胆草、瞿麦配伍(《曲靖专区中草药手册》);湿热稽留,小便不利,与白蔻仁、金银花、薏苡仁、滑石、苦杏仁配伍(《安徽中草药》)。

2. 积乳:产后乳汁不畅或不下,与穿山甲、川芎、甘草、猪蹄等配伍(如《杂病源流犀烛》通乳汤);产后乳汁不通,与猪蹄炖汤服,或加王不留行,体弱或加炙黄芪(《青岛中草药手册》)。

3. 其他:湿温症,胸闷不舒、小便赤涩,与薏苡仁、白蔻仁、滑石等配伍(如《温病条辨》三仁汤);急性肾炎,与茯苓皮、大腹皮配伍(《浙江药用植物志》);水湿停蓄所致水肿,与猪苓、地龙、麝香研末,米饮送服(如《小儿卫生总微论方》通草散);月经不调,与归尾、桃仁、红花配伍(《云南中草药志》);白带,单用本品炖肉食(《恩施中草药手册》)。

【现代研究】本品含肌醇、多聚戊糖、葡萄糖、半乳糖醛酸及谷氨酸等 15 种氨基酸,并含钙、镁、铁等 21 种微量元素等。

提取物有利尿、促进乳汁分泌等作用,表现有对免疫系统等的药理作用。

【用法用量】

1. 炮制:生用。

2. 用法:内服:煎汤。

3. 用量:煎服,6～12 克。

注意事项:通草、木通并非一物。今之木通,古书称为"通草";今之通草,古书称为"通脱木",不可混淆。孕妇慎服。

灯心草

【文献记载】

《开宝本草》:"味甘,寒,无毒。""主五淋。"

《医学启源》:"气平,味甘。《主治秘要》云:辛、甘。""通阴窍涩,利小水,除水肿闭,治五淋。《主治秘要》云:泻肺。"

《本草衍义补遗》:"治急喉痹,小儿夜啼。"

《本草纲目》:"降心火,止血,通气,散肿,止渴。"

《雷公炮制药性解》:"清心定惊,除热利水。"

《药品化义》:"主治咳嗽咽痛,眼赤目昏,暑热便浊。"

石成金《食鉴本草》:"清肺热,利小便;缚成把,擦癣最良。"

《广群芳谱》:"治湿热黄疸。"

《玉楸药解》:"止鼻衄,并治破伤血流之症。"

《陕西中草药》:"清心明目。主治急性结膜炎。"

《本草汇言》:"治一切口中苦、甘、辣、咸、酸诸味为病,以灯心草一握为君,佐以五经清火药治之。如口苦者,心热,加黄连、山枝(栀);口甜者,脾热,加黄连、黄芩;口辣者,肺热,加桑白皮、地骨皮;口咸者,肾热,加黄柏、知母;口酸而苦者,肝胆有郁火,加龙胆草、柴胡、青皮。"

《得宜本草》:"得辰砂,治小儿夜啼;得红花,治喉风痹塞。"

《得配本草》:"配麦冬,引心火下降;佐红花,治喉风;佐鳖甲,治疮痘烦喘;和丹砂,治衄血。煅炭和轻粉治阴疳。"

《药笼小品》:"同竹卷心,稍加甘草,治心火咽痛如神。"

【药性】甘、淡,微寒。

【功能】利尿通淋,清心降火。

【临床应用】

1. 淋症:热淋,小便不利、淋沥涩痛,与木通、瞿麦、车前子等配伍(如《太平惠民和剂局方》八正散);五淋癃闭,与麦门冬、甘草配伍(《方脉正宗》);热淋,与凤尾草、牛膝根、淡竹叶配伍,米泔水煎服《江西草药》);膀胱炎、尿道炎、肾炎水肿,本品鲜草与鲜车前草、薏苡仁、鲜海金沙配伍(《河南中草药手册》)。

2. 失眠,口疮:心火上炎,心烦失眠,可单用本品煎服(《集验方》),或与木通、竹叶、栀子等配伍;小儿夜啼,以本品烧灰涂乳上予吃(《宝庆本草折衷》),或与淡竹叶配伍开水泡服,或配车前草煎服;口舌生疮,咽喉肿痛,本品烧炭涂患处,或拈盐吹喉。

3. 其他:黄疸,与枸杞根、阴行草(刘寄奴)配伍(《河南中草药手册》);糖尿病,本品炖豆腐食(《福建药物志》);乳腺炎,本品肉汤煎服(《江西草药》);走马喉痹,本品烧灰,与壁蟢窠(烧灰)、枯矾等分研末,吹喉(《村居救急方》),或本品烧灰合蓬砂末吹喉(《本草纲目》);吐血,本品烧灰,麝香汤调服(《小儿卫生总微论方》);破伤出血,本品捣敷(《胜金方》);偷针眼,以本品蘸香油点之(《普济方》)。

【现代研究】本品含纤维、脂肪油、蛋白质,并含多聚糖等。

提取物有利尿、止血、抗氧化和抗微生物等作用。

【用法用量】

1. 炮制:生用,(朱砂、青黛)拌用,烧灰用。

2. 用法:内服:煎汤,或入丸、散。外用:捣敷,烧灰撒。利尿,生用;清心,朱砂,或青黛拌用。外用,鲜品捣敷,或烧灰撒。

3. 用量:内服:1～3克。外用:适量。

第三节 利湿退黄药

利湿退黄药药性多苦寒,有较好的清热利湿退黄作用,主要用于湿热型黄疸病症,症见目黄、身黄、小便黄等。经配伍后亦可用于寒湿、腑实、体虚等类型黄疸类病症。

茵 陈

【文献记载】

《神农本草经》:"味苦,平。""主风湿寒热邪气,热结黄疸。久服轻身益气耐老。"

《名医别录》:"微寒,无毒。""(主)通身发黄,小便不利,除头热,去伏瘕。(久服)面白悦,长年。"

《药性论》:"味苦、辛,有小毒。"

《日华子本草》:"味苦,凉。无毒。""治天行时疾,热狂,头痛头旋,风眼疼,瘴疟,女人癥瘕,并闪损乏绝。"

《本草经集注》:"治久风湿痹。"

《本草拾遗》:"通关节,去滞热,伤寒用之。"

《医学启源》:"治烦热,主风湿、风热。"

《本草再新》:"泻火,平肝,化痰,止咳,发汗,利湿消肿,疗疮火诸毒。"

《本草品汇精要》:"合山栀子、秦艽、升麻,治伤寒后发汗不彻,有留热,身面皆黄,多热,期年不愈者。合栀子、大黄,除湿热;合栀子、柏皮,除燥热,俱治阳黄;合附子,治阴黄。"

《本草汇言》:"同防风、羌活治黄疸兼风,同苍术、厚朴、泽泻治黄疸兼湿,同生姜、白豆仁治黄疸兼寒,同黄连、龙胆草、滑石治黄疸兼热,又同陈皮、菊花、干姜治伤酒发黄,同槟榔、枳实、山楂、麦芽治小儿食积发黄。"

《绛雪园古方选注》:"茵陈散肌表之湿,得大黄,则兼泻中焦之郁热。"

《得配本草》:"得附子、干姜治阴黄;得白鲜皮治痛黄如金;配秫米、麦曲,酿酒治挛急;佐大黄、栀子治湿热;佐桃仁治血黄;佐苍术、厚朴治湿黄;佐枳实、山楂治食积发黄;佐知母、黄柏治火黄;佐车前子、木通治黄而小便不利。"

【药性】苦、辛,微寒。

【功能】利湿退黄,解毒疗疮。

【临床应用】

本品为退黄之要药,通过配伍可用于治疗多种类型黄疸病症。

1. 黄疸:湿热黄疸,热重于湿,发热口渴、黄色鲜明、小便短赤、大便秘结,与栀子、黄柏、大黄等配伍(如《伤寒论》茵陈蒿汤);湿重于热,发热身困、脘痞恶心、舌苔白腻,与茯苓、猪苓等配伍(如《金匮要略》茵陈五苓散);寒湿黄疸,神疲畏寒、黄色暗晦、腹胀便溏,与附子、白术、干姜等配伍(如《医学心悟》茵陈术附汤),脉沉细迟,腰以上自汗,与附子、干姜、甘草配伍(如《玉机微义》茵陈四逆汤);热病发斑(黄),与大黄、玄参、栀子、生甘草配伍(如《太平圣惠方》茵陈散);梗阻性黄疸,大便自利而灰,与栀子、黄连配伍(如《伤寒活人指掌图》茵陈栀子黄连汤)。

此外,用于胆囊疾病,胆囊炎,可与柴胡、黄芩等配伍;胰腺炎,可与栀子、大黄、黄芩等配伍;并发感染,与败酱草、金银花、连翘、虎杖等配伍;胁肋胀痛,与枳壳、郁金等配伍;合并结石,与金钱草、海金沙等配伍;胆道蛔虫病,与使君子、乌梅、苦楝根皮等配伍;一切胆囊感染,与蒲公英、忍冬藤、大黄配伍(《青岛中草药手册》)。

2. 湿疮:风瘙瘾疹,遍身皆痒,搔之成疮,与苦参配伍煎水洗涤(《太平圣惠方》)。

3. 其他:疬疡,先以皂角汤洗涤,后以本品煎水日三四度洗涤(《外台秘要》引《崔氏方》)。

【现代研究】本品含蒎烯、茵陈二炔烃、茵陈炔酮,及香豆素、黄酮、有机酸、呋喃类等。

提取物有显著利胆作用,并有解热、镇痛、消炎、保肝、抑制病原微生物、抗肿瘤和降压等作用。

【用法用量】

1. 炮制:生用。

2. 用法:内服:煎汤,或入丸、散。外用:煎水洗涤。

3. 用量:内服:10~15克。外用:适量。

金钱草

【文献记载】

《草木便方》:"淡。""除风毒。癫狗咬伤,捣酒服;疬风、丹毒,生服、涂。"

《浙江药物植物志》:"微苦,凉。"

王安卿《采药志》:"治反胃噎膈,水肿膨胀,黄白火疸,疝气,阴证伤寒。"

《重庆草药》:"治痨伤咳嗽带血。"

《湖南药物志》:"解百药毒,利尿,消炎,主治腹泻,虫牙痛,跌打损伤,小儿高热昏迷,腮腺炎,丹毒,黄泡疮。"

《陕西中草药》:"清热解毒,活血散瘀,消肿止痛,利尿排石。主治胆囊炎,胆石症,黄疸,肝炎,泌尿系结石,水肿,疔疮疔痈,毒蛇咬伤,跌打损伤,风湿肿痛。"

《陕甘宁青中草药选》:"治带状疱疹,烫火伤,痢疾。"

《广西本草选编》:"主治肾炎水肿,白带,腹水,野菌中毒。"

《四川中药志》:"清热利尿,清肺止咳,消水肿。治肾结石,胆结石,膀胱结石,跌打损伤及疟疾。"

《福建药物志》:"主治乳腺炎。"

【药性】微苦,微寒。

【功能】利湿退黄,利尿通淋,解毒消肿。

【临床应用】

本品善于治疗石淋。

1. 湿热黄疸:黄疸,常与茵陈、栀子、虎杖等配伍;急性黄疸型肝炎,与茵陈、板蓝根配伍(《浙南本草新编》);胆囊炎,与虎杖根配伍(《全国中草药汇编》)。

2. 结石:石淋,可单用本品煎汤代茶饮,或与海金沙、鸡内金、滑石等配伍;肝胆结石,与茵陈、大黄、郁金等配伍(如《中国药典》利胆排石片);砂、石淋,与车前草配伍(《贵州草药》),或与海金沙、郁金、滑石、炒鸡内金、甘草配伍(《陕西中草药》);胆石症,与鸡内金研末服(《福建药物志》)。

3. 痈疽疮疡:恶疮肿毒,蛇虫咬(螫)伤,可单用本品捣汁内服,或涂敷患处;乳腺炎,本品鲜用加红糟、红糖捣敷(《福建药物志》);肿毒,与苦参捣敷(《湖南药物志》)。

4. 其他:肾盂肾炎,与海金沙、青鱼胆草配伍(贵州《中草药资料》);腹水肿胀,本品鲜品捣敷脐部(《上海常用中草药》);痢疾,本品鲜品与鲜马齿苋配伍(《陕甘宁青中草药选》);疟疾,本品鲜品于发作前2小时捣、搓小丸置鼻中(《福建药物志》);跌打损伤,本品鲜品捣汁服(《四川中药志》);疝气,与青木香配伍(《湖南药物志》)。

【现代研究】本品含酚性成分和甾醇、黄酮类、氨基酸、鞣质、挥发油、胆碱、钾盐等。

提取物有利尿、排石、促进胆汁分泌、抑菌、抗炎等作用,表现有对免疫系统等的药理作用。

【用法用量】

1. 炮制:生用。

2. 用法:内服:煎汤,捣汁饮。外用:捣敷。

3. 用量:内服:15~60克,鲜品加倍。外用:适量。

注:金钱草被各地普遍使用,但品种和功效不完全相同。此金钱草为报春花科过路黄。唇形科活血丹,药品称连钱草,为江苏、浙江所习用;豆科广金钱草,药品称广金钱草,为广东、广西所习用;伞形科白毛天胡荽,药品称江西金钱草,为江西等地所习用;旋花科马蹄金,药品称小金钱草,为四川等地所习用。临床均被用于治疗结石与肝胆病症。

虎　杖

【文献记载】

《名医别录》:"微温。""主通利月水,破留血癥结。"

《药性论》:"味甘,平,无毒。""治大热烦躁,止渴,利小便,压一切热毒。"

《滇南本草》:"苦、微涩,微寒。""攻诸肿毒,止咽喉疼痛,利小便,走经络。治五淋白浊,痔漏,疮痈,妇人赤白带下。"

姚可成《食物本草》:"味微苦,温。"

《本草经集注》:"主暴瘕,酒渍根服之。"

《本草拾遗》:"主风在骨节间及血瘀。煮汁作酒服之。"

《日华子本草》:"治产后恶血不下,心腹胀满,排脓,主疮疖痈毒,妇人血晕,扑损瘀血,破风毒结气。"

《医林纂要》:"坚肾,强阳益精,壮筋骨,增气力。""敷跌伤折损处,可续筋接骨。"

《岭南采药录》:"治蛇伤,脓疱疮,止损伤痛。"

《贵州民间方药集》:"收敛止血,治痔漏,去风湿,发表散寒,散瘀血,外用治火伤。"

《中医药实验研究》:"治实火牙痛,湿疮烂腿。"

《四川中药志》:"清热利湿,活血散瘀,利尿,解毒。用于湿热黄疸,热淋,痈疮肿毒,肺痈,痔疮出血。"

《浙江药用植物志》:"止咳化痰,主治慢性支气管炎。"

【药性】苦、酸,微寒。

【功能】利湿退黄,清热解毒,散瘀止痛,化痰止咳。

【临床应用】

1. 湿热,黄疸:湿热黄疸,与金钱草、板蓝根配伍(《四川中药志》),或与茵陈、黄柏、栀子等配伍;湿热淋症、带下,单用本品研末,米饮送服(《姚僧垣集验方》);带下色黄而臭,与黄柏、萆薢、萹蓄、薏苡仁等配伍;热淋,与车前草、萹蓄配伍(《四川中药志》);妇人诸般淋,单用本品煎,少许麝香、乳香调服(《普济本事方》);风湿痹痛,上半身甚,与桂枝、桑枝等配伍;下半身甚,与独活、狗脊、桑寄生等配伍;风湿痹痛,四肢麻木,单用本品浸酒饮(《浙江药用植物志》);湿热痢疾,与苦参、秦皮等配伍;胆道结石、尿道结石,可单用本品,或与金钱草、海金沙、石韦、鸡内金等配伍;热淋茎痛,与车前子、滑石、木通等配伍;白浊,与萆薢、薏苡仁等配伍;急性黄疸型传染性肝炎,与鸡眼草配伍(《全国中草药资料选编》)。

2. 烫伤,疮痈:水火烫(烧)伤,单用本品研末涂敷(《丹溪治法心要》),或与地榆、冰片等配伍熬膏外用;疮痈初起,可单用本品捣敷,或与土大黄研末、浓茶汁调敷(《贵阳民间药草》);皮肤湿疹、阴部瘙痒,可用本品煎水洗涤患处,或与算盘子根配伍煎服(《福建药物志》)。

3. 瘀血,经闭:腹内积聚,虚胀雷鸣,四肢沉重,月经不通,单用本品以酒熬成膏服(如《备急千金要方》虎杖煎);产后瘀血血痛,及坠扑昏闷,单用本品研末,酒送服(《本草纲目》);月经闭而不通,结瘕,腹大如瓮,短气欲死,与土瓜根、牛膝配伍(《备急千金要方》);月水不利,腹胁妨闷,背膊烦疼,与凌霄花、没药研末,热酒调服(《太平圣惠方》);伤折,血瘀不散,与赤芍研末,温酒调服(如《圣济总录》虎杖散)。

4. 肺热咳嗽:肺热咳嗽,可单用本品,或与贝母、枇杷叶、杏仁等配伍。

5. 其他:筋骨痰火,手足麻木,战摇,瘘软,与川牛膝、川茄皮、防风、桂枝、木瓜配伍泡酒饮(《滇南本草》);骨节疼痛,肢体麻木,与川牛膝、没药、地鳖虫、白毛藤等配伍;痔疮出血,与金银花、槐花配伍(《四川中药志》);时疫伤寒,毒攻手足肿,疼痛欲断,单用本品煎水、浸渍(《肘后备急方》);胃癌,可单用本品制成糖浆服(《实用肿瘤学》)。

【现代研究】本品含虎杖苷、黄酮类、大黄素、大黄素甲醚、白藜芦醇、多糖等。

提取物有抗菌、抗病毒、抗炎、止血,以及镇咳、平喘、抗肿瘤、升高白细胞和血小板等作用,表现有对心血管系统、消化系统等的药理作用。

【用法用量】

1. 炮制:生用。

2. 用法:内服:煎汤,或入丸、散,浸酒服。外用:捣、研末、熬膏敷。

3. 用量:内服:9~15 克。外用:适量。

注意事项:孕妇慎服。

垂盆草

【文献记载】

《本草纲目拾遗》:"性寒,消痈肿,治湿郁水肿。""治诸毒及汤烙伤,疗痈,虫蛇螫咬。"

南京药学院《中草药学》:"甘、淡、微酸,凉。"

《天宝本草》:"利小便,敷火疮肿痛;汤火疮,退湿热,兼治淋症。"

《全国中草药汇编》:"外用治带状疱疹。"

《四川中药志》:"清热解毒,凉血止血,利湿退黄。用于痈肿疮疖,咽喉肿痛,烫火伤,肺热咯血、衄血、尿血,毒蛇咬伤,肝炎,肠炎,痢疾。"

【药性】甘、淡、微酸,微寒。

【功能】利湿退黄,清热解毒。

【临床应用】

1. 湿热,黄疸:湿热黄疸,与虎杖、茵陈等配伍。现代用于急性肝炎、慢性肝炎活动期及迁延性肝炎,无论有无黄疸,对改善临床症状,降低丙氨酸氨基转移酶均有较好的近期疗效;急性黄疸型肝炎,与茵陈蒿、板蓝根配伍(《安徽中草药》);急性黄疸型或无黄疸型肝炎,本品鲜品与鲜旱莲草配伍(《福建药物志》);慢性迁延性肝炎,本品鲜品与紫金牛配伍加食糖服(《浙江药用植物志》);慢性肝炎,与当归、红枣配伍(《四川中药志》);湿热淋症,与车前草、萹蓄等配伍;湿热泻痢,与马齿苋、地锦草等配伍;肠炎、痢疾,与马齿苋配伍(《四川中药志》)。

2. 痈疽,疮疡:肺痈,与鱼腥草、金荞麦、冬瓜仁等配伍;肠痈,与红藤、紫花地丁、薏苡仁等配伍;蜂窝织炎、乳腺炎、痈疖、蛇虫咬伤,本品外敷并捣汁服(《全国中草药汇编》);无名肿毒、创伤感染,本品鲜品与鲜大黄、鲜青蒿等量共捣敷患处(《陕甘宁青中草药选》);咽喉肿痛,与山豆根配伍(《青岛中草药手册》);喉癣,本品捣汁与京墨汁和匀含漱(《本草拾遗》引《救生苦海》);蛇虫咬(螫)伤,本品捣汁与雄黄、烧酒配伍服(《安徽中草药》);汤水烫(烧)伤,可单用鲜品捣敷(《陕甘宁青中草药选》)。

3. 其他:肺癌,与白英配伍(《全国中草药汇编》)。

【现代研究】本品含甲基异石榴皮碱等生物碱,并含景天庚糖、果糖、蔗糖等。提取物有保肝、抑菌及免疫调节等作用。

【用法用量】

1. 炮制:生用。

2. 用法:内服:煎汤,或捣汁饮。外用:捣、研末涂敷,或煎水洗涤。

3. 用量:内服:15~30 克,鲜品加倍。外用:适量。

鸡骨草

【文献记载】

《南宁市药物志》:"甘,平,无毒。""消炎解毒,治传染性肝炎,跌打驳骨。叶捣绒敷乳疮。"

《岭南草药志》:"甘,平,无毒。""清郁热,舒肝和脾,续折伤。"

《全国中草药汇编》:"甘、淡,凉。"

《中国药用植物图鉴》:"治风湿骨痛,跌打瘀血内伤,并作清凉解热药。"

《广西本草选编》:"活血散瘀。"

【药性】甘、微苦,凉。

【功能】利湿退黄,清热解毒,疏肝止痛。

【临床应用】

1. 黄疸:湿热黄疸,可单用本品,或与茵陈、田基黄、垂盆草等配伍;黄疸,与红枣配伍(《岭南草药志》);湿热淋症,与海金沙、车前子等配伍。

2. 乳痈:乳痈初起,可单用本品捣敷患处;瘰疬,与豨莶草研末、蜜丸服(广西《中草药新医疗法处方集》);蛇咬伤,可单用本品煎服(《岭南草药志》)。

3. 疼痛:胃痛、风湿骨痛,与两面针、救必应配伍;跌打瘀痛,可单用本品捣敷患处。

【现代研究】本品含相思子碱、相思子皂苷、黄酮类、氨基酸、糖类、相思子皂醇、甘草次酸等。提取物有保肝、增强耐力及促进肠蠕动等作用。

【用法用量】

1. 炮制:生用。

2. 用法:内服:煎汤,或入丸、散。外用:捣敷。

3. 用量:内服:15～30克。外用:适量。

注意事项:本品种子有毒,须将豆荚摘除后方能服用。

田基黄

【文献记载】

《生草药性备要》:"味苦、甜,性平。""治酒病,消肿胀,解蛊毒,敷大恶疮,理疳疮肿。"

《福建民间草药》:"苦、辛,平。""活血破瘀,消肿解毒。"

《湖南药物志》:"甘,寒,无毒。"

《广东中草药》:"甘、苦,微寒。""治阑尾炎,乙型脑炎,小儿麻痹症前期,皮肤病,扁桃体炎,带状疱疹。"

《质问本草》:"涂火毒,消阳症结疽。"

《分类草药性》:"解一切蛇虫毒,清火,止泄泻,刀伤用良。"

《岭南采药录》:"去硝、黄火毒,敷虾钳疮,理跌打、蛇伤。"

《南宁市药物志》:"清内热,治眼疾。"

《广东中药》:"功能解毒散瘀,消肿,清血热。主治肝炎,肝硬化,肺痈,乳痈,丹毒,流注,毒蛇咬伤,恶疮毒肿。"

《广西本草选编》:"治伤寒和副伤寒。"

《福建药物志》:"治肾炎,小儿惊风,闭经。"

【药性】甘、微苦,凉。

【功能】利湿退黄,解毒消痈。

【临床应用】

1. 湿热,黄疸:湿热黄疸,可单用本品,或与茵陈、金钱草等配伍;现代应用于急慢性肝炎,对改善临床症状及肝功能均有一定疗效。肝炎,与凤尾草、红枣配伍(《福建药物志》);急性黄疸型肝炎,与金钱草、蒲公英、板蓝根配伍(《四川中药志》);肠炎,本品鲜品与鲜凤尾草配伍(《浙江药用植物志》);急性肾炎,单用研末炒鸡蛋食,或以鲜品与红枣配伍服(《福建药物志》)。

2. 痈疽,疮疡:急性单纯性阑尾炎,与半边莲、泽兰、青木香、蒲公英配伍(《全国中草药汇编》);痈疮肿毒,与芙蓉花叶研末、酒调敷;口腔炎,本品捣汁洗涤患处(南京药学院《中草药学》);疹后牙疳,本品捣汁与人乳涂抹患处(《湖南植物志》);急性结膜炎,单用本品煎水洗涤(《全国中草药汇编》);毒蛇咬伤,与瓜子金、一支箭等分研末,撒布患处(《四川中药志》)。

3. 其他:跌打损伤肿痛,与接骨木加酒煎服(《四川中药志》);产后血瘀腹痛,与炒山楂、红花、川芎、炮姜配伍(《安徽中草药》)。

【现代研究】本品含槲皮苷、蟛槲皮苷、槲皮素-7-鼠李糖苷、田基黄灵素、田基黄棱素、绵马酸、地耳草素等。

提取物有抗菌、抗疟等作用,表现有对心血管系统等的药理作用。

【用法用量】

1. 炮制:生用。

2. 用法:内服:煎汤,或捣汁服。外用:捣敷,或煎水洗涤。

3. 用量:内服:15～30克,鲜品加倍。外用:适量。

溪黄草

【文献记载】

广州部队《常用中草药手册》:"甘、苦,凉。""清热,利湿,退黄。主治急性黄疸型肝炎、急性胆囊炎。"

《常用中草药彩色图谱》:"苦,寒。""清肝利胆,退黄祛湿,凉血散瘀。治急性肝炎,跌打瘀肿。"

《全国中草药汇编》:"治肠炎、痢疾。"

【药性】苦,寒。

【功能】利湿退黄,清热解毒,散瘀消肿。

【临床应用】

1. 湿热,黄疸:急性黄疸型肝炎,与马蹄金、鸡骨草、车前草配伍(《全国中草药汇编》);急性胆囊炎,与龙胆草、山栀子配伍(《全国中草药汇编》);痢疾,肠炎,可单用本品捣汁服,或研末装胶囊服(《广西本草选编》)。

2. 痈疽,疮疡:疮疖肿毒,可单用本品捣敷;胃火牙痛,与生石膏、金银花等配伍;小儿口疮,可单用本品研末掺;治同风火赤眼,可单用本品煎汁洗(《食物中药与便方》)。

3. 其他:癃闭,本品鲜品与鲜石韦、鲜车前草配伍(江西药科学校《草药手册》);跌打肿痛,与猪殃殃配伍煎、兑酒服(《湖南药物志》)。

【现代研究】本品含溪黄草素 A、尾叶香茶菜素 A、贝壳杉素等。

提取物有抗癌等作用。

【用法用量】

1. 炮制:生用。

2. 用法:内服:煎汤,或捣汁服。外用:捣敷,或研末掺。

3. 用量:内服:15～30克。外用:适量。

凡能温里祛寒,治疗里寒病症为主的药物,称为温里药。主要用于里寒实性病症,部分药物并能用于里虚寒病性病症。

温里药有温里祛寒、温经止痛、温里助(回)阳等作用。主要适用于脾胃(症见脘腹冷痛、呕吐泄泻、舌淡苔白等)、肺(痰鸣咳喘、痰白清稀、舌淡苔白滑等)、肝(少腹痛、痛经、寒疝腹痛、厥阴头痛等)、肾(阳痿宫冷、腰膝冷痛、夜尿频多、滑泄遗尿等)、心(心悸怔忡、浮肿尿少、唇舌紫暗、脉结代等)等里实寒类病症为主,并能用于畏寒蜷卧、汗出神疲、四肢厥逆、脉微欲绝等亡阳病症。

使用温里类药时,如兼表寒者,与辛温解表类药配伍;寒凝气滞者,与理气类药配伍;血行瘀滞者,与活血化瘀类药配伍;寒湿内阻者,与芳香化湿或温燥祛湿类药配伍;气虚、阳虚者,与补气、温阳类药配伍。

温里药药性多辛燥,易耗阴动火,如需长期服用时以丸剂为妥。孕妇慎用。

现代药理研究证明:温里药一般具有不同程度的镇静、镇痛、抗血栓形成、抗溃疡、抗凝、抗血小板凝集、抗缺氧、扩张血管等作用,部分药物并有强心、抗休克、抗惊厥、调节胃肠运动、促进胆汁分泌等作用。常用于慢性胃炎、慢性肠炎、慢性支气管炎、慢性肾炎、慢性盆腔炎、慢性(附)睾丸炎、休克等。

附　子

【文献记载】

《神农本草经》:"味辛,温。""主风寒咳逆邪气,温中,金疮,破癥坚积聚,血瘕,寒湿踒躄,拘挛膝痛,不能行步。"

《吴普本草》:"岐伯、雷公:甘,有毒。李氏:苦,有毒,大温。"

《名医别录》:"味甘,大热,有大毒。""脚疼冷弱,腰脊风寒,心腹冷痛,霍乱转筋,下痢赤白,坚肌骨,强阴。又堕胎,为百药长。"

《本草拾遗》:"醋浸削如小指,内耳中去聋,去皮炮令坼,以蜜涂上炙之,令蜜入内,含之勿咽其汁,主喉痹。"

《医学启源》:"《主治秘要》云:其用有三:去脏腑沉寒一也;补助阳气不足二也;温暖脾胃三也。"

张洁古:"温暖脾胃,除脾湿肾寒,补下焦之阳虚。"(引自《本草纲目》)

《本草纲目》:"治三阴伤寒,阴毒寒疝,中寒中风,痰厥气厥,柔痓癫痫,小儿慢惊,风湿麻痹,肿满脚气,头风,肾厥头痛,暴泻脱阳,久痢脾泄,寒疟瘴气,久病呕哕,反胃噎膈,痈疽不敛,久漏冷疮。"

《本草汇言》:"附子,回阳气,散阴寒,逐冷痰,通关节之猛药也。诸病真阳不足,虚火上升,咽喉不利,饮食不入,服寒药愈甚者,附子乃命门主药,能入其窟穴而招之,引火归原,则浮游之火自熄矣。凡属阳虚阴极之候,肺肾无热证者,服之有起死之殊功。"

《本草正》:"功能除表里沉寒,厥逆,寒噤,温中强阴,暖五脏,回阳气,格阳喉痹,阳虚二便不通及妇人经寒不调,小儿慢惊等证。"

《药性集要》:"治短呃,虚寒喘。"

《萃金裘本草述录》:"偏风半身不遂,下血虚寒,痈疽久漏,久痢休息;虚寒痼冷,肝肾元阳不足必用之品。"

李东垣:"除脏腑沉寒,三阴厥逆,湿淫腹痛,胃寒蛔动;治经闭;补虚散壅。"(引自《本草纲目》)

王好古:"(治)督脉为病,脊强而厥。"(引自《本草纲目》)

赵嗣真:"熟附配麻黄,发中有补,仲景麻黄附子细辛汤、麻黄附子甘草汤是也。生附配干姜,补中有发,仲景干姜附子汤、通脉四逆汤是也"(引自《本草纲目》)

戴元礼:"附子无干姜不热,得甘草则性缓,得桂则补命门。"(引自《本草纲目》)

李焘:"附子得生姜则能发散,以热攻热,又导虚热下行,以除冷病。"(引自《本草纲目》)

《本草纲目》:"得蜀椒、食盐,下达命门。""合葱涕,塞耳治聋。"

《本草经疏》:"附子得干姜、桂枝,主伤寒直中阴经,温中散寒而能出汗;佐人参兼肉桂、五味子,则补命门相火不足,回阳有神;得人参、肉桂,治元气虚人,暴寒之气入腹,腹痛作泄,完谷不化,小水不禁;佐白术,为除寒之圣药;得人参、橘皮,主久痛呕哕、反胃,虚而无热者良。"

《得配本草》:"配干姜,治中寒昏困;配黑山栀,治寒疝诸痛;配生姜,治肾厥头痛;配肉果粥丸,治脏寒脾泄;配白术,治寒湿;配半夏、生姜,治胃中冷痰;配泽泻、灯心,治小便虚闭;配煅石膏等分为末,入麝香少许,茶、酒任下,治头痛;合荆芥,治产后瘛疭。"

【药性】辛、甘,大热。有毒。

【功能】回阳救逆,补火助阳,散寒止痛。

【临床应用】

本品为"回阳救逆第一品药",能上助心阳,中温脾阳,下补肾阳。

1. 亡阳症:凡体阳虚,或寒邪直中于里,症见四肢厥逆,畏寒蜷卧,神疲欲寐,或大汗、大吐、大泻所致亡阳病症,与干姜、甘草配伍(如《伤寒论》四逆汤);元气大亏,阳气暴脱,汗出肢冷,脉微欲绝,与人参配伍(如《正体类要》参附汤);四肢逆冷,恶寒蜷卧,吐泻腹痛,脉沉迟无力或无脉,与干姜、肉桂、人参等配伍(如《伤寒六书》回阳急救汤);阴盛格阳,浮阳上越,下利脉微,面赤烦躁,与干姜、葱白配伍(如《伤寒论》白通汤)。

2. 阳虚症:肾阳不足、命门火衰所致阳痿滑精,宫寒不孕,腰膝冷痛,夜尿频仍,与肉桂、山茱萸、熟地黄等配伍(如《景岳全书》右归丸);肾虚,元气不固,头晕肢冷,腰膝酸软,梦泄遗精,与肉苁蓉、巴戟天、牛膝、煅龙骨配伍(如《证治准绳》秘精丸);妇女冲任虚寒,久不受孕,与补骨脂、当归、紫石英、鹿角胶等配伍(如《医学衷中参西录》温冲汤);脾肾阳虚、寒湿内盛所致脘腹冷痛,大便溏泻,与党参、干姜、白术等配伍(如《太平惠民和剂局方》附子理中汤);脾肾阳虚、水气内停所致小便不利,肢体浮肿,与茯苓、白术等配伍(如《伤寒论》真武汤);腹中寒气,雷鸣切痛,胸胁逆满呕吐,与粳米、甘草、大枣配伍(如《金匮要略》附子粳米汤);胃虚,冷痰上攻、眩晕呕吐,与生姜、半夏、陈皮配伍(如《颅囟经》温脾散);呃逆反胃,与生姜研末,米饮送服(《经验方》);大肠虚滑,冷痢日夜不止,与干姜、肉豆蔻配伍(如《圣济总录》火轮散);小儿飧泄,与诃子肉、灶心土为末、陈米糊丸,清米汤送服(如《痘疹传心录》附诃丸);小儿吐泻不定,滑泄注水,小便少,与白石脂、白龙骨配伍(如《普济方》白龙丸);心阳衰弱,心悸气短、胸痹心痛,与人参、桂枝等配伍;阳虚自汗,与黄芪配伍(如《魏氏家藏方》芪附汤);漏风汗出不止,与蜀椒、杏仁、白术配伍(《圣济总录》附子汤);阳虚外感风寒,于发散风寒药中配伍附子(如《伤寒论》麻黄附子细辛汤、麻黄附子甘草汤、桂枝加附子汤等);阳虚便秘,与大黄配伍(如《金匮要略》大黄附子汤、《备急千金要方》温脾汤)。

3. 寒痹，痛症：风寒湿痹，周身骨节疼痛，与桂枝、甘草配伍（如《伤寒论》甘草附子汤、桂枝附子汤）；湿痹，阳虚阴盛，一身如从水中出，与川乌、官桂、白术配伍（如《黄帝素问宣明论方》附子丸）；湿伤肾经，腰得冷痛，与白术、杜仲配伍（如《医林类证集要》术附汤）；历节风痛，日夜不可忍，与黄芪、麻黄、防风等配伍（如《圣济总录》附子汤）；中风偏瘫，经络不通，手足缓弱、臂膝酸疼，与木香配伍（如《杨氏家藏方》附香散）；治风，脚软，筋骨缓弱，行履不得，与槟榔、川芎、羌活配伍（如《普济方》附子羌活汤）；湿伤肾经，腰重冷痛、小便自利，与白术、杜仲配伍（《卫生易简方》）；治一切厥心痛，小肠、膀胱痛不可止，与郁金、橘红配伍（如《黄帝素问宣明论方》辰砂一粒丹）；胸痹，寒气客在胸中，郁结不散，坚满痞急，与莪术、胡椒、枳实配伍（如《普济方》四温汤）；头痛，与石膏等分为末、少许脑、麝，茶酒送服（《传家秘宝方》）；风寒流注，偏正头痛，年久不愈，与高良姜等分研末，腊茶清调服（如《三因极一病证方论》必效散）；气虚头痛，与全蝎、钟乳粉配伍（如《澹寮集验方》蝎附丸）；肾气上攻，项背不能转侧，与川椒配伍（如《普济本事方》椒附散）。

4. 其他：阴疽，漫肿不溃，或溃久不敛，脉细身凉，与人参、黄芪、当归等配伍（如《外科正宗》回阳三建汤、神功内托散）；阳气虚弱，冷漏诸疮，与桂枝、白术等配伍（如《外科精要》神效桂附丸）；附骨疽，环跳疼痛不止，与肉桂、黄芪、当归、麻黄配伍（如《仙拈集》附骨汤）；伤寒毒攻咽喉肿痛，与藜芦等分研末、蜜丸服（如《外台秘要》附子丸）；虚寒阴火之喉痹，蜜炙黑、噙（《外科证治全生集》）；阴虚牙痛，单用本品研末唾液调敷足心极效（《华佗神医秘传》）。

【现代研究】本品含乌头碱、中乌头碱、次乌头碱、异飞燕草碱、新乌宁碱、乌胺及尿嘧啶等。提取物有明显的强心、抗炎、镇痛作用，表现有对心血管系统、中枢神经系统等的药理作用。

【用法用量】

1. 炮制：生用，炮制用。

2. 用法：内服：煎汤，或入丸、散。外用：研末敷。内服，炮制后用。外用，可生用。

3. 用量：内服：煎汤，3～6克，回阳救逆可用9～15克。外用：适量。

注意事项：内服须先煎，且不可过量使用。孕妇忌服。反半夏、瓜蒌、贝母、白蔹、白及。

附子中毒多因误食或用药不慎（如剂量过大、煎煮不当等）。中毒后多表现为：心律失常、血压下降、体温降低、呼吸抑制、肌肉麻痹和中枢神经功能紊乱等，严重者可致死亡。救治的一般方法：早期催吐、洗胃；有呼吸麻痹症状时，及时使用呼吸兴奋剂、给氧；心跳缓慢而弱时可皮下注射阿托品；出现室性心律失常时可用利多卡因。

干　姜

【文献记载】

《神农本草经》："味辛，温。""主胸满咳逆上气，温中，止血，出汗，逐风湿痹，肠澼下痢。生者尤良。"

《名医别录》："大热，无毒。""治寒冷腹痛，中恶、霍乱、胀满，风邪诸毒，皮肤间结气，止唾血。"

《本草经集注》："杀半夏、莨菪毒。"

《药性论》："治腰肾中疼冷，冷气，破血，去风，通四肢关节，开五脏六腑，去风毒冷痹，夜多小便。治嗽，温中，用秦艽为使，主霍乱不止，腹痛，消胀满冷痢，治血闭。病人虚而冷，宜加用之。"

《新修本草》："治风，下气，止血，宣诸络脉，微汗。"

《日华子本草》："消痰下气，治转筋吐泻，腹脏冷，反胃干呕，瘀血扑损，止鼻洪，解冷热毒，开胃，消宿食。"

《医学启源》："干姜其用有四：通心助阳，一也；去脏腑沉寒痼冷，二也；发诸经之寒气，三也；治感寒腹痛，四也。"

《本草蒙筌》："解散风寒湿痹，鼻塞头疼，发热狂（一作'之'）邪。"

《长沙药解》："燥湿温中，行郁降浊，下冲逆，平咳嗽，提脱陷，止滑泄。"

《医学启源》:"治沉寒痼冷,肾中无阳,脉气欲绝,黑附子为引,亦治中焦有寒。干生姜与半夏等分,治心下急痛。"

王好古:"主心下寒痞,目睛久赤。"(引自《本草纲目》)

李东垣:"同五味子用以温肺;同人参用以温胃也。"(引自《本草纲目》)

《本草经疏》:"同橘皮、乌药、白豆蔻,除胸满咳逆上气;同紫苏、桂枝能温中出汗,加术则能逐风湿痹。""同橘皮、人参,止胃虚呕逆。"

《得宜本草》:"得饴糖,治肺冷咳嗽。"

《得配本草》:"得北(五)味,摄膀胱之气;佐人参,助阳以复阴。"

《本草求真》:"同五味,则能通肺气而治寒嗽;同白术,则能燥湿而补脾;同归、芍,则能入气而生血。"

【药性】辛,热。

【功能】温中散寒,回阳通脉,温肺化饮。

【临床应用】

1. 脾胃寒症:脾胃虚寒,脘腹冷痛,与党参、白术等配伍(如《伤寒论》理中丸);寒邪直中所致腹痛,可单用本品研末服(《外台秘要》);胃寒呕吐,与高良姜配伍(如《太平惠民和剂局方》二姜丸);上热下寒,寒热格拒,食入即吐,与黄芩、黄连、人参等配伍(如《伤寒论》干姜黄芩黄连人参汤);干呕吐逆,吐涎沫,与半夏配伍(如《金匮要略》半夏干姜散);卒心痛,单用本品研末,温酒送服(《肘后备急方》);食后吐酸水,与吴茱萸研末,酒送服(如《备急千金要方》治中散);妊娠呕吐不止,与人参、半夏研末、姜汁糊丸服(如《金匮要略》干姜人参半夏丸);肠澼,溏便脓血,与黄连、桂心配伍(如《外台秘要》引《古今秘录》干姜散)。

2. 亡阳症:心肾阳虚,阴寒内盛所致亡阳厥逆,脉微欲绝,与附子等配伍(如《伤寒论》四逆汤、通脉四逆汤、干姜附子汤)。

3. 寒饮喘咳症:寒饮蕴肺,喘咳不宁、痰多清稀,与细辛、麻黄等配伍(如《伤寒论》小青龙汤、《金匮要略》苓甘五味姜辛汤);一切嗽及上气,与皂荚、桂心研末,蜜丸服(《传信方》)。

4. 其他:肾着之病,其人身体重,腰中冷,如坐水中,形如水状,反不渴,小便自利,饮食如故,病属下焦,腰以下冷痛,腹重如带五千钱,与茯苓、甘草、白术配伍(如《金匮要略》甘姜苓术汤);脾寒疟疾,与高良姜等分配伍(《外台秘要》);妇人血瘕痛,与乌贼骨研末,酒调服(《备急千金要方》);毒热口疮,或下虚邪热,与黄连研末掺(如《世医得效方》换金散);牙痛,与雄黄研末搽(《万病回春》);鼻衄,本品研末、蜜和塞鼻(《备急千金要方》);暴赤眼,单用本品研末,水调敷脚心(《普济方》);打仆伤损,筋断骨折疼痛,与川乌头、苍术、当归等分研末,敷患处(如《叶氏录验方》胜金散)。

【现代研究】本品主要含挥发油,如姜烯、水芹烯、莰烯、姜烯酮、姜辣素、姜酮、龙脑、姜醇、柠檬醛等,并含树脂、淀粉及多种氨基酸等。

提取物有镇痛、镇静、抗炎、止呕、抗凝、抗缺氧作用,表现有对心血管系统、肾上腺皮质功能等的药理作用。

【用法用量】

1. 炮制:生用。

2. 用法:内服:煎汤,或入丸、散。外用:研末调敷。

3. 用量:内服:3~10克。外用:适量。

肉 桂

【文献记载】

《神农本草经》:"味辛,温。""牡桂,主上气咳逆结气,喉痹吐吸,利关节,补中益气。久服通神,轻身不老。""箘桂,主百病,养精神,和颜色,为诸药先聘通使。久服轻身不老,面生光华,媚好常如童子。"

《名医别录》:"味甘、辛,大热。有小毒。""(牡桂)主心痛,胁风,胁痛,温筋通脉,止烦,出汗。""(桂)主温中,利肝肺气,心腹寒热,冷疾,霍乱转筋,头痛,腰痛,出汗,止烦,止唾,咳嗽,鼻衄;能堕胎,坚骨节,通血脉,理疏不足,宣导百药无所畏。久服神仙不老。"

《药性论》:"苦、辛,无毒。""杀草木毒。""主治九种心痛,杀三虫,主破血,通利月闭,治软脚痹不仁,治胞衣不下,除咳逆,结气拥痹,止腹内冷气,痛不可忍,主下痢,治鼻息肉。"

《日华子本草》:"桂心治一切风气,补五劳七伤,通九窍,利关节,益精明目,暖腰膝,破痃癖癥瘕,消瘀血,治风痹骨节挛缩,续筋骨,生肌肉。"

《珍珠囊》:"去卫中风邪,秋冬下部腹痛,非桂不能除。""肉桂,散阴疮之结聚排脓,入心引血化汗化脓。"

《医学启源》:"补下焦火热不足,治沉寒痼冷之病,及表虚自汗。《主治秘要》云:渗泄,止渴。"

《用药心法》:"散寒邪,治奔豚。"(引自《汤液本草》)

《本草纲目》:"治寒痹,风喑,阴盛失血,泻痢,惊痫。""治风僻失音喉痹,阳虚失血;内托痈疽痘疮,能引血化汗化脓,解蛇蝮毒。""丁香、官桂治痘疮灰塌,能温托化脓。"

《本草经疏》:"散寒邪而利气,利气下行而补肾。能导火归原以通其气,达子宫而破堕胎。"

《本草从新》:"引无根之火,降而归元,从治咳逆结气,目赤肿痛,格阳,喉痹,上热下寒等证。"

《得配本草》:"补命门之相火,通上下之阴结,升阳气以交中焦,开诸窍而出阴浊,从少阳纳气归肝,平肝邪扶益脾土,一切虚寒致病并宜治之。"

《本草经集注》:"得人参、麦门冬、甘草、大黄、黄芩,调中益气;得柴胡、紫石英、干地黄,治吐逆。"

《本草正》:"与参、附、地黄同用,最降虚火,及治下焦元阳亏乏;与当归、川芎同用,最治妇人产后血瘀儿枕痛,及小儿痘疹虚寒,作痒不起。"

《得配本草》:"入阳药即汗散,入血药即温行,入泄药即渗利,入气药即透表。"

《药性辨疑》:"配二陈则行气之效大,配四物则行血之功速。"

《医学衷中参西录》:"油肉桂配川大黄、生赭石(即秘红丹),治肝郁多怒,胃郁气逆,致吐血、衄血。""治肝气横恣多怒,若肝有热者,可以龙胆草、芍药诸药佐之。"

【药性】辛、甘,大热。

【功能】补火助阳,散寒止痛,温经通脉,引火归原。

【临床应用】

1. 阳痿,宫冷:肾阳不足,命门火衰所致阳痿、宫冷,不孕不育,腰膝冷痛、夜尿频仍、滑精遗尿,与附子、熟地黄、山茱萸等配伍(如《金匮要略》肾气丸,《景岳全书》右归丸、右归饮);肾虚阴寒内盛,上盛下虚,痰涌胸中、上气喘促,甚至肢厥气脱者,与黑锡、硫黄、补骨脂、沉香等配伍(如《太平惠民和剂局方》黑锡丹);脾肾阳虚,食少便溏、完谷不化,与人参、白术、肉豆蔻等配伍。

2. 腹痛,寒疝:腰痛有血,痛不可忍,可单用本品研末醋调敷患处(《外台秘要》引《范汪方》);久寒积冷,脏腑虚弱,心腹疼痛、胁肋胀满、泄泻肠鸣、自利自汗、米谷不化,阳气暴衰,阴气独胜,手足厥冷,伤寒阴盛、神昏脉短、四肢怠惰,与干姜、高良姜、荜茇等配伍(如《太平惠民和剂局方》大已寒丸);真寒腰痛,六脉弦紧、口舌青、阴囊缩、身战栗,与附子、杜仲配伍(如《会约医镜》桂附杜仲汤);经道不通,绕脐寒疝痛彻,其脉沉紧,与当归、川芎、芍药、莪术、牡丹皮等配伍(如《妇人良方大全》温经汤);产后余血作痛兼块者,与姜黄研末,酒送服(《经效产宝》);打仆伤破,腹中有瘀血,与当归、蒲黄研末,酒送服(《备急千金要方》)。

3. 寒凝血瘀:心下牵急懊痛,与生姜、枳实配伍(《肘后备急方》);胸阳不振,寒邪内侵所致胸痹心痛,与附子、干姜、川椒等配伍(如《寿世保元》桂附丸);风寒湿痹,腰膝冷痛,与独活、桑寄生、杜仲等配伍(如《备急千金要方》独活寄生汤);寒凝气血瘀滞所致痛经、闭经及产后腹痛,与川芎、当归等配伍(如《景岳全书》殿胞煎);阳虚寒凝,血滞痰阻所致阴疽、流注,与麻黄、熟地黄、鹿角胶、炮姜等配伍(如《外科证治全生集》阳和汤);乳痈,与乌头、甘草研末,醋调敷(《肘后备急方》);冲任虚寒,寒凝血滞所致闭经、痛经,与当归、川芎、小茴香等配伍(如《医林改错》少腹逐瘀汤);寒厥头痛,虚寒腰痛、脘腹冷痛、寒痹疼痛,与丁香研末,外敷(如《外科传薪集》丁桂散)。

4. 虚阳上浮:阴盛格阳,真寒假热,病势危重,颧红如妆、呼吸迫促,脉浮大空虚或微细虚数,或身热反寒,或口渴不饮,则常于回阳益气药附子、干姜、人参中加入本品(如《伤寒六书》回阳救急汤);元阳亏虚,虚阳上浮所致面赤、虚喘、汗出、心悸、失眠、脉微弱,与山茱萸、五味子、人参、牡蛎等配伍;阴虚而不能敛阳,虚火上浮,面部浮红轰热、眩晕耳鸣、舌糜口烂、两足发冷、牙齿浮痛、舌质嫩红,与熟地黄、玄参、牛膝配伍;虚寒阴火之急喉痹,咽喉肿痛痰多,与干姜、甘草配伍(如《外科证治全生集》桂姜汤);心火偏亢,不能下交于肾,肾阳不足,不能上济于心,心肾不交,怔忡失眠,与黄连配伍(如《万病回春》交泰丸)。

5. 其他:血虚及气血两虚类病症,常于补益气血药中加入本品以温补脾肾、鼓动生血(如《太平惠民和剂局方》十全大补汤、人参养荣汤);一切冷嗽,与皂荚、干姜等分配伍(如《圣济总录》五嗽丸);白带腥臭,多悲不乐,大寒,与黄柏、知母、附子配伍(如《兰室秘藏》桂附汤);霍乱,脚转筋,与木瓜、乌梅配伍(《太平圣惠方》);小儿急中风,失音不语,与石菖蒲配伍(如《玉机微义》桂菖散)。

【现代研究】本品含挥发油,桂皮醛、肉桂醇、肉桂醇醋酸酯、肉桂酸、醋酸苯丙酯、香豆素、黏液、鞣质等。

提取物有镇痛、镇静、抗炎、解热、抗惊厥、抗肿瘤、抗溃疡、抗血小板聚集等作用,表现有对心血管系统、中枢神经系统、消化、免疫功能等的药理作用。

【用法用量】

1. 炮制:生用。
2. 用法:内服:煎汤,或研末服,或入丸、散。外用:研末调敷。
3. 用量:内服:煎汤:2~5克;研末服:0.5~1.5克。外用:适量。

注意事项:煎服应后下。孕妇忌服。

吴茱萸

【文献记载】

《神农本草经》:"味辛,温。""主温中下气,止痛,咳逆寒热,除湿血痹,逐风邪,开腠理。"

《名医别录》:"大热,有小毒。""去痰冷,腹内绞痛,诸冷实不消,中恶,心腹痛,逆气,利五脏。"

《药性论》:"味苦、辛,大热,有毒。""主心腹疾,积冷,心下结气,痃癖心痛;治霍乱转筋,胃中冷气,吐泻腹痛不可胜忍者;疗遍身顽痹,冷食不消,利大肠壅气。"

《食疗本草》:"主痢,止泻,厚肠胃,肥健人。""脚气冲心,可和生姜汁饮之甚良。"

《本草拾遗》:"食茱萸杀鬼魅及恶虫毒,起阳,杀牙虫痛。"

《日华子本草》:"健脾,通关节。治霍乱泻痢,消痰破癥癖,逐风。治腹痛,肾气,脚气,水肿,下产后余血。"

《珍珠囊补遗药性赋》:"其用有四:咽嗌寒气噎塞而不通,胸中冷气闭塞而不利,脾胃停冷腹痛而不住,心气刺疼成阵而不止。"

王好古:"治痞满塞胸,咽膈不通,润肝燥脾。"(引自《本草纲目》)

《本草纲目》:"开郁化滞。治吞酸,厥阴痰涎头痛,阴毒腹痛,疝气,血痢,喉舌口疮。"

《医学启源》:"消宿酒,为白豆蔻之佐。"

《赤水玄珠》:"得高良姜亦止腹痛。"

《得宜本草》:"得干姜,治吞酸;得黄连、白芍,治赤白下痢。"

《得配本草》:"得硫黄、大蒜,研匀涂腹,治小儿肾缩;得茯苓,治痰饮;得盐水,暖膀胱,治脾泄;得干姜,治干呕及吞酸;配橘皮、附子,治肾气上哕;配川连,禁痢疾水泄,醋调贴足心,治喉舌生疮。"

【药性】辛、苦,热。有小毒。

【功能】散寒止痛,降逆止呕,助阳止泻。

【临床应用】

1. 寒凝疼痛:脾胃虚寒,脘腹冷痛,与干姜、桂枝、木香等配伍(如《圣济总录》茱萸丸、吴茱萸汤);肝胃虚寒,头痛、干呕吐涎沫,苔白脉迟,与人参、生姜等配伍(如《伤寒论》吴茱萸汤);上腹痛甚,与干姜、附子、甘草配伍(如《简明医彀》茱萸四逆汤);寒疝腹痛,与小茴香、川楝子、木香等配伍(如《医方简义》导气汤);冲任虚寒,瘀血阻滞,痛经,与桂枝、当归、川芎等配伍(如《金匮要略》温经汤);胞宫寒冷,经行腹痛,与当归、艾叶、香附配伍(如《寿世保元》艾附暖宫汤);寒湿脚气,肿痛不可忍,与木瓜配伍(如《证治准绳》吴萸木瓜汤);脚气入腹,困闷腹胀,与苏叶、木瓜、槟榔等配伍(如《类编朱氏集验方》鸡鸣散);脚气入腹冲心,大便不通,与木瓜、大黄等分配伍米糊为丸,粳米枳壳汤送服(如《赤水玄珠》三将军丸)。

2. 胃寒呕吐:霍乱,心腹痛,呕吐不止,与干姜、甘草配伍(如《圣济总录》吴茱萸汤);外寒内侵,胃失和降,呕吐,与半夏、生姜配伍;肝郁化火,肝胃不和,胁痛口苦、呕吐吞酸,与黄连配伍(如《丹溪心法》左金丸);肾气上哕,肾气自腹中起上筑于咽喉,逆气连属而不通吐,或至数十声,上下不得喘息,与橘皮、附子配伍面糊为丸,姜汤送服(《仁存堂经验方》)。

3. 虚寒泄泻:脾肾阳虚,五更泄泻,与补骨脂、肉豆蔻、五味子等配伍(如《校注妇人良方》四神丸);久下痢赤白不止,与干姜、诃黎勒皮、白矾灰配伍为丸,粟米饮送服(如《普济方》云母散);寒热错杂,下痢腹痛,与黄连、白芍配伍(如《太平惠民和剂局方》戊己丸);赤白带下,与石菖蒲等分研末,盐酒温服(《经验方》)。

4. 其他:妇人阴寒,十年无子,与川椒研末蜜丸,外用(如《妇人良方大全》茱萸丸);中风口噤,闷乱不知人、汤饮不下,与(豆)豉配伍(《普济方》);小便多利,与蜀椒、干姜研末为丸,盐汤送服(如《普济方》吴茱萸丸);蛲虫病,可单味煎服;蛔心痛,与鹤虱研末,温酒调服(如《普济方》吴茱萸散);口舌生疮、生疳,本品研末醋调敷足心(《濒湖集简方》);呕吐、泄泻,单用本品研末敷脐;皮肤湿疹,与乌贼骨、硫黄配伍研末,调敷患处。

【现代研究】本品主要含挥发油,吴茱萸烯、罗勒烯、月桂烯、吴茱萸内酯、吴茱萸内酯醇等,并含吴茱萸酸、吴茱萸碱、吴茱萸啶酮、吴茱萸精、吴茱萸苦素等。

提取物有明显镇痛、降压作用,并有抑菌、杀虫、保肝利胆、抗凝等作用,还表现有对消化系统、心血管系统、中枢神经系统等的药理作用。

【用法用量】

1. 炮制:(姜汁、黄连水、盐、酒)炒用。

2. 用法:内服:煎汤,或入丸、散。外用:研末调敷,或煎水洗涤。止呕,姜汁,或黄连水炒;疝痛,盐、酒炒。

3. 用量:内服:1.5～5克。外用:适量。

注意事项:不宜多服久服。煎汁宜凉服。

高良姜

【文献记载】

《名医别录》:"大温。""主暴冷,胃中冷逆,霍乱腹痛。"

《本草拾遗》:"味辛,温。""下气,益声,好颜色。煮作饮服之,止痢及霍乱。"

《药性论》:"治腹内久冷,胃气逆,呕吐。治风,破气,腹冷气痛,去风冷痹弱,疗下气冷逆冲心,腹痛吐泻。"

《日华子本草》:"治转筋泻痢,反胃呕食,解酒毒,消宿食。"

《本草图经》:"治忽心中恶,口吐清水者,取根如骰子块,含之咽津,逡巡即瘥;若(口中)臭亦含咽,更加草豆蔻同为末,煎汤常饮之佳。"

《珍珠囊》:"纯阳,温通脾胃。"

《滇南本草》:"治胃气疼,肚腹疼痛。"

《本草纲目》:"健脾胃,宽噎膈,破冷癖,除瘴疟。"

姚可成《食物本草》:"去白睛翳膜,补肺气,益脾胃,理元气。"

《本草求原》:"治脚气欲吐,目卒赤,风冷痹痛。"

《广东中药》:"治寒疝,湿痹。"

《抗癌中药的临床效用》:"近用于脾胃虚寒,瘀血凝滞,胃气上逆的食道、胃肿瘤,症见胸脘胀闷,脘腹冷痛,呕吐,呃逆等。"

《本草新编》:"良姜,止心中之痛,然亦必与苍术同用为妙,否则有愈有不愈,以良姜不能去湿故耳。"

《得宜本草》:"得茯苓,治胃寒噎逆;得粳米,治霍乱腹痛。"

《本草求真》:"良姜,同姜、附则入胃散寒;同香附则能除寒祛邪。"

【药性】辛,热。

【功能】散寒止痛,温中止呕。

【临床应用】

1. 胃寒冷痛:胃寒脘腹冷痛,与炮姜配伍(如《太平惠民和剂局方》二姜丸);胃寒肝郁,脘腹胀痛,与香附配伍(如《良方集腋》良附丸);心腹绞痛如剧,两胁支满,烦闷不可忍,与厚朴、当归、桂心等配伍(如《备急千金要方》高良姜汤);肝胃郁热而痛,可与栀子、黄连、白芍等配伍。

2. 胃寒呕吐:胃寒呕吐,与半夏、生姜等配伍;虚寒呕吐,与党参、茯苓、白术等配伍;胃寒,饮食不化及呕吐反胃,与陈皮研末、蜜丸服(《卫生易简方》);脾胃俱虚,胀满哕逆,与木香配伍(《圣济总录》);霍乱吐痢腹痛,单用本品煮酒服(《备急千金要方》)。

3. 其他:风寒湿气,腰脚疼痛,与防己等分为末、捣大蒜为饼,艾灸患处(《外科大成》);风牙疼痛,不拘新久,亦治腮颊肿痛,与全蝎研末、擦痛处(如《是斋百一选方》逡巡散)。

【现代研究】本品含1,8-桉叶素、桂皮酸甲酯、丁香油酚、蒎烯、荜澄茄烯及高良姜酚等,并含高良姜素、山柰素、山柰酚、槲皮素、异鼠李素等。

提取物有抗菌、镇痛、抗凝、抗消化道溃疡等作用,并能提高耐缺氧、抗寒能力。

【用法用量】

1. 炮制:生用。

2. 用法:内服:煎汤,或入丸、散。外用:研末捣敷,或药饼灸用。

3. 用量:煎服,3~6克。外用:适量。

花 椒

【文献记载】

《神农本草经》:"味辛,温。""秦椒,主风邪气,温中,除寒痹,坚齿发,明目。久服轻身,好颜色,耐老,增年通神。""蜀椒,主邪气咳逆,温中,逐骨节皮肤死肌,寒湿痹痛,下气。久服之头不白,轻身增年。"

《名医别录》："秦椒,生温,熟寒,有毒。""蜀椒,大热,有毒。""秦椒,疗喉痹,吐逆,疝瘕;去老血,产后余疾,腹痛;出汗,利五脏。""蜀椒,除六腑寒冷,伤寒,温疟,大风,汗不出,心腹留饮,宿食,肠澼下利,泄精,女子字乳余疾。散风邪,瘕结,水肿,黄疸,鬼疰,蛊毒。杀虫、鱼毒。开腠理,通血脉,坚齿发,调关节,耐寒暑。"

《药性论》："秦椒,味苦、辛。""蜀椒,有小毒。""秦椒,能治恶风,遍身四肢痛痹,口齿浮肿摇动。主女人月闭不通,治产后恶血痢、多年痢。主生发,疗腹中冷痛。""蜀椒,通治冷风、顽头风,下泪,腰脚不遂,虚损留结,破血,下诸石水。能治嗽,除齿痛。"

《备急千金要方》："去心下冷气,除五脏六腑寒,百骨节中积冷。"

《日华子本草》："蜀椒,破癥结,开胃,治天行时气,温疾,产后宿血,治心腹气,壮阳,疗阴汗,暖腰膝,缩小便。"

《珍珠囊》："明目,温中,止精泄。"

朱丹溪："能下肿湿气。"(引自《本草纲目》)

《医学入门》："发汗,散风寒,治目翳,水泻,止呕吐,涩遗精,温脾胃与肾,通关益气。"

《本草纲目》："散寒除湿,解郁结,通三焦,补右肾命门,杀蛔虫,止泄泻。"

《医林纂要》："补肝,润命门,治冲任寒气上逆及阴汗泄精,破血分寒阻,暖胃燥脾湿,除胀满,寒痰,去饮食毒,泻肺,开闭塞。"

《随息居饮食谱》："秦椒,止痛行瘀。""川椒,涤秽舒郁,辟邪。"

《青藏高原药物图鉴》："醒酒,催产,治梅毒性鼻炎。"

《得配本草》："得醋煎熟,入白矾稍许服,治伤寒呕蛔;得生地自然汁,煎稠,和丸,治元藏伤惫;配乌梅,伐肝气;配益智仁,缩小便;配茯苓蜜丸,补益心肾;配茴香,枣肉丸,治久泻;配苍术,醋丸,治飧泄不化。"

【药性】辛,温。

【功能】温中止痛,杀虫止痒。

【临床应用】

1. 寒痛,吐泻:脾胃虚寒,脘腹冷痛、呕吐、不思饮食,与干姜、人参等配伍(如《金匮要略》大建中汤);脾胃虚弱,多困羸瘦、面黄口淡、不思饮食,与厚朴、附子配伍(如《普济方》蜀椒丸);胸中气满,心痛引背,与半夏、附子配伍(如《外台秘要》引张文仲"蜀椒丸");骤腹疼、注下,或滑肠频并、多有冷沫,与干姜、附子等分配伍(《普济方》椒附汤);下焦虚寒,脐腹冷痛,与附子、胡椒配伍(如《世医得效方》椒附丸,《普济方》椒红丸);寒湿中伤,或夏伤湿冷,泄泻不止,与肉豆蔻配伍(如《小儿卫生总微论方》川椒丸);寒疝腹痛,与干姜配伍(《肘后备急方》);心腹冷痛,寒疝腹痛,可单用本品炒热,布裹、外熨患处。

2. 虫积,湿疮:冷虫心痛,炒本品,以酒淋之、饮酒(《寿域神方》);虫积腹痛,手足厥逆,烦闷吐蛔,与乌梅、干姜、黄柏等配伍(如《伤寒论》乌梅丸);蛲虫,可单用本品煎水保留灌肠;妇人阴痒不可忍,与吴茱萸、蛇床子、藜芦、陈茶、烧盐配伍煎水洗涤(如《医级》椒茱汤);湿疹瘙痒,可单用本品或与苦参、蛇床子、地肤子、黄柏等配伍煎水湿敷患处。

3. 其他:肝肾虚,风攻眼目昏暗,时见虚花,与熟地黄、干地黄、苍术配伍蜜丸服(如《圣济总录》蜀椒丸);产后阴下脱,与吴茱萸、戎盐研末,绵裹、纳阴中(《外台秘要》引《古今录验》);久患口疮,以面拌煮作粥,空腹吞三五匙(《食疗本草》);膏瘅,其人饮少小便多,与瓜蒂配伍(《伤寒类要》);卒得咳嗽,与杏仁配伍(《肘后备急方》,《普济方》加款冬花);喘而不得卧,与桑白皮、葶苈子配伍(《圣济总录》蜀椒丸);牙痛,与露蜂房配伍(如《太平惠民和剂局方》如神散),或与细辛、白芷、荜茇等配伍(如《太平惠民和剂局方》细辛散);手足皲裂,单用本品煎水浸渍后涂羊、猪髓脑(《深师方》);冻疮,本品与盐配伍酒煎,数蘸之

（《圣济总录》）；秃疮，单用本品研末调敷（《普济方》），或浸酒涂之（《外科证治全书》）。

【现代研究】本品含柠檬烯、1,8-桉叶素、月桂烯及 α-蒎烯、β-蒎烯、香桧烯、紫苏烯、芳樟醇、爱草脑，并含有香草木宁碱、茵芋碱、单叶芸香品碱、脱肠草素等。

提取物有镇痛、抗炎、抑菌、局部麻醉、抗溃疡、抗腹泻、保肝、抗凝等作用。

【用法用量】

1. 炮制：生用，炒用。

2. 用法：内服：煎汤，或入丸、散。外用：煎水含漱、洗涤，或研末敷。

3. 用量：内服：3～6克。外用：适量。

附：椒目

为花椒的种子。药性苦寒。功能利水消肿，降气平喘。适用于水肿胀满、痰饮咳喘等病症。煎服：3～10克。

胡 椒

【文献记载】

《新修本草》："味辛，大温，无毒。""主下气，温中，去痰，除脏腑中风冷。"

《日用本草》："味辛，热，有毒。"

《海药本草》："去胃口虚冷，宿食不消，霍乱气逆，心腹卒痛，冷气上冲。和气。"

《日华子本草》："调五脏，止霍乱、心腹冷痛；壮肾气及主冷痢，杀一切鱼、肉、鳖、蕈毒。"

《本草衍义》："去胃中寒痰，吐水，食已即吐，甚验。大肠寒滑亦用，须以他药佐之。"

《本草蒙筌》："疗产后气血刺痛，治跌扑血滞肿痛。"

《医学入门》："消食下气宽胸。"

《本草纲目》："暖肠胃，除寒湿反胃，虚胀冷积，阴毒，牙齿浮热作痛。"

《本草经疏》："胡椒，其味辛，气大温，性虽无毒，然辛温太甚，过服未免有害，气味俱厚，阳中之阳也。其主下气、温中、去痰，除脏腑中风冷者，总因肠胃为寒冷所乘，以致脏腑不调，痰气逆上，辛温暖肠胃而散风冷，则痰气降，脏腑和，诸证瘳矣。"

《全国中草药汇编》："治慢性气管炎、哮喘。"

《得配本草》："得木香、蝎梢，治背膜寒癖；配绿豆为末，治冷热下痢；使芒硝，治大小便秘；入麝香，治伤寒呃逆。"

《本草害利》："此药犹如桂、附，使与阳虚火衰，必与归、地同用，则无偏胜之弊也。"

《本草用法研究》："同苍术，治消化不良。"

【药性】辛，热。

【功能】温中散寒，下气消痰。

【临床应用】

1. 寒痛，吐泻：胃寒脘腹冷痛、呕吐，单用本品纳猪肚中炖食，或与高良姜、荜茇等配伍；胃痛剧烈者，与乳香或没药配伍（如《寿域神方》治心下大痛方）；脾胃虚冷，干呕恶心、呕吐痰沫、全不思食，与丁香、半夏、生姜、干枣配伍（《澹寮集验方》）；反胃呕哕吐食，数日不定，本品研末与煨姜煎服（《太平圣惠方》），或本品醋反复浸晒、研末、醋丸服（《证治要诀》）；五脏风冷，冷气心腹痛，吐清水，单用本品煎汤服，或酒服之（《食疗本草》）；脾疼不可忍及疗冷气痛，与吴茱萸、炒蚌粉研末，醋丸，温酒或盐汤送服（如《世医得效方》浮椒丸）；脾胃虚寒所致泄泻，可单用本品研末敷脐（《幼科指南》），或与吴茱萸、白术、煨木香等配伍；

夏令吐泻,与绿豆研末,灯心、木瓜汤送服(《仁斋直指方论》),或单用本品研末、饭丸服(《卫生易简方》)。

2. 癫痫症:痰气郁滞,蒙蔽清窍所致癫痫、痰多,与荜茇等分配伍为末服;心痛,精神闷乱,与高良姜、乌头研末、醋丸服(如《圣济总录》胡椒丸)。

3. 其他:寒冷咳逆,胸中有冷,咽中如有物状,吐之不出,与干姜、款冬配伍(如《外台秘要》小胡椒丸);水气脚肿,腹胀、上气喘满,与巴豆研末、醋丸,淡姜汤送服(如《卫生家宝》胡椒丸);哮喘证遇冷即发,属中外皆寒者,单用本品纳蛤蟆腹中、盐泥固、煅存性、研末,酒送服(如《证治宝鉴》椒蟾丸);小儿哮喘,白胡椒研末,敷贴肺俞穴(《湖北科技资料》);小肠淋,沙石难出疼痛,与朴硝研末服(如《圣济总录》二拗散);阴囊湿疹,单用本品煎水洗涤(《草医草药简便验方汇编》);阴痒生疮,与紫梢花配伍煎水洗涤(《小儿卫生总微论方》);一切疮口黑烂死肉,与乌梅、腻粉配伍外敷(《刘涓子鬼遗方》);牙疼,本品与蟾酥配伍为丸,绵裹痛处咬之(《太平圣惠方》);冻疮,单用本品浸酒涂(《中草药新医疗法资料选编》);蜈蚣咬伤,单用本品嚼封之(《本草纲目》引《多能鄙事》);目中常流泪者,单用本品研末、黄蜡为丸服(《秘传眼科龙木论》)。

【现代研究】本品含胡椒醛、二氢香芹醇、氧化石竹烯、隐品酮、顺对蓝烯醇、顺对-蓝二烯醇及反-松香芹醇,并含有胡椒碱,胡椒林碱,胡椒油 A、B、C,胡椒新碱等。

提取物有抗炎、抗惊厥、促进胆汁分泌及调整睡眠等作用。

【用法用量】

1. 炮制:生用。

2. 用法:内服:煎汤,或入丸、散。外用:煎水洗涤,或研末调敷。

3. 用量:内服:1~3 克。外用:适量。

小茴香

【文献记载】

《药性论》:"苦、辛。"

《新修本草》:"味辛、平。无毒。""主诸瘘,霍乱及蛇伤。"

《备急千金要方》:"主蛇咬疮久不瘥,捣敷之。又治九种瘘。"

《日华子本草》:"治干、湿脚气并肾劳癫疝气,开胃下食,治膀胱痛,阴疼。"

《开宝本草》:"主膀胱冷气及盲肠气,调中止痛,呕吐。"

《本草衍义》:"疗膀胱肿痛,调和胃气并小肠气。"

李东垣:"补命门不足。"(引自《本草纲目》)

《伤寒蕴要》:"暖丹田。"

《明医指掌》:"除疝气,腹痛腰疼,调中暖胃。"

《玉楸药解》:"治水土湿寒,腰痛脚气,固瘕寒疝。"

《得配本草》:"运脾开胃,理气消食,治霍乱呕逆,腹冷气胀,闪挫腰痛。"

《药性切用》:"醒脾。"

《药性考》:"开胃下食,补火温肠,癫疝脚气,逐冷扶阳,霍乱腹痛。"

《本草省常》:"暖腰膝,壮筋骨。"

《随息居饮食谱》:"杀虫辟秽,制鱼肉腥臊冷滞诸毒。"

【药性】辛,温。

【功能】散寒止痛,理气和胃。

【临床应用】

1. 寒疝,睾痛:寒疝腹痛,与乌药、青皮、高良姜等配伍(如《医学发明》天台乌药散),或与川楝子、木香、吴茱萸配伍(如《医方集解》导气汤),气滞为主者,与木香、川楝子配伍(如《瑞竹堂方》川楝茴香散);睾丸偏坠胀痛,与橘核、山楂等配伍(如《张氏医通》香橘散);外肾肿胀,与全蝎、穿山甲、木香等分研末,酒调服(如《医统》四圣散);肝经受寒所致少腹冷痛,或冲任虚寒所致痛经,与当归、川芎、肉桂等配伍;小肠气疼闷,不省人事,与枳壳、没药研末,热酒送服(《太平圣惠方》)。

2. 胃寒,脘痛:寒气停滞心腹,腹痛泄泻,与高良姜、甘草等配伍(如《卫生家宝》鸡舌香汤);胁下疼痛,与枳壳配伍为末,盐汤调服(《袖珍方》);脾胃虚寒所致脘腹胀痛、呕吐食少,与白术、陈皮、生姜等配伍;气逆呕吐,与半夏、生姜、吴茱萸等配伍。

3. 肾虚,腰痛:腰痛,与川芎、苍术配伍酒煮为丸,盐酒送服(如《慎斋遗书》三仙丹);肾虚腰膝无力,与菟丝子、淮山药、青盐配伍(如《医统》青盐丸);下消小便如膏油,与苦楝等分研末,温酒调服(《济生拔萃》);一切水气,四肢肿满,与乌药、高良姜、青橘皮研末、酒煎服(如《圣济总录》妙香汤);小便夜多及引饮不止,盐炒本品为末、临卧糯米饮沾食(《普济方》);虚气上冲,耳鸣而聋,与木香、荜澄茄研末加盐、糯米粉煮糊为丸,盐汤送服(如《澹寮集验方》青盐下气丸);遗尿,与桑螵蛸配伍入猪膀胱内焙干、研末服(《吉林中草药》)。

4. 其他:小便不通,与马蔺花、葶苈子等分为末,温酒调服(如《普济方》茴香子散);牙疳,小茴香捣末敷之(《备急千金要方》)。

【现代研究】本品含反式茴香脑、柠檬烯、茴酮、爱草脑、γ-松油烯、α-蒎烯、月桂烯,并含有香桧烯、茴香脑、茴香醛及脂肪酸等。

提取物有促进胃肠道蠕动、抗溃疡、利胆作用,表现有松弛气管及性激素样等作用。

【用法用量】

1. 炮制:生用,(盐)炒用。

2. 用法:内服:煎汤,或入丸、散。外用:研末调敷,或炒后热熨。

3. 用量:内服:3～6克。外用:适量。

附:八角茴香

又名大茴香、八角。生用或盐水炒用。药性、功效与小茴香相似,但功力较逊,主要用于食物调味剂,用法与用量与小茴香同。

丁 香

【文献记载】

《开宝本草》:"辛,温。无毒。""温脾胃,止霍乱壅胀,风毒诸肿,齿疳䘌。"

《本草要略》:"辛热而浮。"

《药性论》:"治冷气腹痛。"

《海药本草》:"主风疳䘌,骨槽劳臭。治气,乌髭发,杀虫,疗五痔,辟恶去邪。治奶头花,治五色毒痢,正气,止心腹痛。"

《日华子本草》:"治口气,反胃,鬼疰蛊毒,及疗肾气奔豚气,阴痛,壮阳,暖腰膝,治冷气,杀酒毒,消痃癖,除冷劳。"

《本草元命苞》:"泄肺寒。"

《本草蒙筌》:"止气忒、气逆。"

《医学入门》:"快积滞。"

《本草纲目》:"治虚哕,小儿吐泻,痘疮胃虚,灰白不发。"

《本草正》:"温中快气。治上焦呃逆,除胃寒泻痢,坚牙齿及妇人七情五郁。"

《本草汇》:"治胸痹、阴痛、暖阴户。"

《医林纂要》:"补肝肾命门,暖胃去中寒,泻肺散风湿。"

《药笼小品》:"治痛经。""痘疮灰白不起,须同人参、当归。"

《本草再新》:"开九窍,舒郁气,去风,行水。"

《汤液本草》:"与五味子、广茂同用,亦治奔豚之气。"

《得宜本草》:"得甘蔗、生姜治朝食暮吐,得柿蒂治呃逆。"

【药性】辛,温。

【功能】温中降逆,散寒止痛,温肾助阳。

【临床应用】

1. 胃寒呕逆:虚寒呃逆,与柿蒂、党参、生姜等配伍(如《症因脉治》丁香柿蒂汤);脾胃虚寒所致吐泻、食少,与白术、砂仁等配伍(如《沈氏尊生书》丁香散);妊娠恶阻,与人参、藿香配伍(《证治准绳》);伤寒咳噫不止,及哕逆不定,与干柿蒂研末,人参汤送服(《简要济生方》);朝食暮吐,单用本品研末、甘蔗汁、姜汁为丸,噙咽之(《摘玄方》);小儿吐逆,与半夏研末、姜汁为丸服(《是斋百一选方》)。

2. 脘腹冷痛:冷心疼,面青唇黑,手足厥冷,与高良姜、官桂配伍煎汤、加胡椒末服(《心医集》);久心痛不止,与桂心研末,热酒调服(《太平圣惠方》)。

3. 肾阳虚惫:肾经不足,齿断不固,或动摇不牢,或髭鬓斑白,或阳事不举,与石燕子、海马、茴香、白矾、煅龙骨研末,擦左右牙后,温酒送服(如《御药院方》丁香石燕子散);妇人崩中,昼夜不止,单用本品酒煎服(《梅师方》)。

4. 其他:妒乳、乳痈,单用本品研末服(《梅师方》);痈疽恶肉,以本品研末,敷之(《怪证奇方》);远年日近发牙痛,与荜茇、大椒、(全)蝎梢研末,蘸搽痛处(如《杂灰名方》二十八宿散);桑蝎螫人,以本品研末,蜜调敷(《太平圣惠方》)。

【现代研究】本品含丁香油酚、乙酰丁香油酚,及丁香烯醇、庚酮、水杨酸甲脂、α-丁香烯、胡椒酚、苯甲醇、苯甲醛等。

提取物有促进胃液分泌、抗溃疡、止泻、利胆作用,并有抗炎、镇痛、抗惊厥、抑菌、抗凝、抗缺氧等作用。

【用法用量】

1. 炮制:生用。

2. 用法:内服:煎汤,或入丸、散。外用:研末调敷。

3. 用量:内服:1~3克。外用:适量。

荜 茇

【文献记载】

《海药本草》:"味辛,温。""主老冷心痛,水泻,虚痢,呕逆醋心,产后泄利,与阿魏和合良。亦滋食味。""得诃子、人参、桂心、干姜,治脏腑虚冷、肠鸣泄痢。"

《开宝本草》:"味辛,大温,无毒。"

《本草纲目》:"气热,味辛。""治头痛,鼻渊,牙痛。"

《药物图考》:"味极辛,有毒。"

《本草拾遗》:"温中下气,补腰脚,杀腥气,消食,除胃冷,阴疝,痃癖。"

《日华子本草》:"治霍乱,冷气,心痛血气。"

《本草图经》:"治气痢神良。"

《本草衍义》:"走肠胃中冷气,呕吐,心腹满痛。"

《医学入门》:"消痰破积,治肾寒疝腰脚昔。"

《本草备要》:"除胃冷,散浮热。"

《医林纂要》:"去肠中沉寒。"

《天宝本草》:"荜茇辛温壮骨精,跌打损伤脚手疼,腹内疱块腰脊痛,通关利窍效如神。"

《本草便读》:"荜茇,大辛大热,味类胡椒,入胃与大肠,阳明药也。温中散寒,破滞气,开郁结,下气除痰,又能散上焦之浮热,凡一切牙痛、头风、吞酸等症,属于阳明湿火者,皆可用此以治之。"

《现代实用中药》:"治神经性头痛,慢性鼻黏膜炎症,鼻塞等症。"

《本草钩沉》:"治急慢性气管炎,咳嗽,气急,痰多。"

《得配本草》:"配肉桂、良姜,治暴泄身冷;配大黄、麝香,治癥气成块。"

【药性】辛,热。

【功能】温中散寒,下气止痛。

【临床应用】

1. 脾胃寒症:胃寒所致脘腹冷痛、呕吐、呃逆、泄泻,可单用本品研末服(《太平圣惠方》),或与干姜、厚朴、附子等配伍(如《圣济总录》荜茇丸);治痰饮恶心,单用本品研末,食前粥饮调服(《太平圣惠方》);脾胃虚寒所致腹痛、冷泻,与白术、干姜、肉豆蔻等配伍(如《圣济总录》荜茇散);脾胃阳虚,久寒积冷、脘腹疼痛、肠鸣泄泻、自汗身冷,与高良姜、干姜、肉桂等配伍(如《太平惠民和剂局方》大已寒丸);气痢久不瘥及诸痢困弱,本品研末与牛乳熬服(如《圣济总录》荜茇煎);心腹冷气刺痛,妨胀,不能下食,与胡椒、桂心等分煲粥食(如《食医心鉴》荜茇粥)。

2. 痛症:本品治疗寒邪外受,火郁于内所致偏头痛、牙痛等。年深头风,痰厥呕吐、恶闻人声、头不能举、目不能开,单用本品研末,茶清调服(《杨氏家藏方》);偏头疼,本品研末、口含温水时搐鼻(《经验后方》);妇人无时月水来,腹痛,本品盐炒为末与蒲黄等分、蜜丸,盐水、米饮送服(如《妇人良方大全》荜拨丸);牙痛,与胡椒等分为末、蜡丸,纳蛀孔中(如《圣济总录》荜茇丸);风火牙痛,以本品研末,揩牙、苍耳汤漱口(《本草纲目》);

3. 其他:鼻流清涕不止,以本品研末,吹鼻(《卫生易简方》);鼻塞脑流浊涕,与香附、大蒜杵作饼,纱衬、热熨囟门上(如《医学入门》荜茇饼);满口白烂,与黄柏研末,醋煎沸后调药漱口(《丹溪治法心要》)。

【现代研究】本品含胡椒碱、棕榈酸、四氢胡椒酸、挥发油等。

提取物有抑菌、镇痛、镇静、解热作用,并有降脂、抗心肌缺血、抗心律失常等作用。

【用法用量】

1. 炮制:生用。

2. 用法:内服:煎汤,或入丸、散。外用:煎水含漱,或研末搐鼻,或为丸纳龋齿孔中。

3. 用量:内服:1～3克。外用:适量。

澄茄子

【文献记载】

《滇南本草》:"味苦、辛,性温。"(丛本)"气味辛,大温,无毒。"(范本)"治面寒疼痛,暖腰肾而兴阳道,治阳痿。"(丛本)"主下气温中,去瘀,除脏腑中风冷,去胃口虚冷气,亦除寒湿,治霍乱,吐泻,转筋。"(范本)

《广西中药志》:"味辛,气芳香,性温无毒。""驱寒利尿,杀虫,消蛊。治寒湿水臌,心胃气痛,近有用治血吸虫病。"

《广西中草药》:"祛风散寒,消肿止痛,行气消积,主治感冒头痛,风湿头痛。"

《福建中草药》:"治寒痹,跌打损伤。"

《全国中草药汇编》:"治感冒头痛,消化不良。"

【药性】辛、微苦,温。

【功能】温中止痛,行气活血,平喘,利尿。

【临床应用】

1. 胃寒腹痛:治胃寒腹痛,呕吐,与干姜、良姜配伍(《四川中药志》);胃寒痛,疝气,可单用本品开水泡服,或研粉服(《恩施中草药》);单纯性消化不良,与茶叶、鸡矢藤配伍(《全国中草药汇编》);寒疝腹痛,与小茴香、青木香、乌药、橘核配伍(《四川中药志》)。

2. 其他:治支气管哮喘,与胡颓叶、地黄根(野生地)配伍(《浙江民间常用草药》),或与胡颓叶、马兜铃、桑白皮配伍(《安徽中草药》);无名肿毒,可单用本品研末,醋调敷(南京药学院《中草药学》);治牙痛,单用本品研末塞患处(《恩施中草药手册》);消瘰疬结核,与秦归泡服(《滇南本草》丛本)。

【现代研究】本品含柠檬醛、柠檬烯、香茅醛、甲基庚烯酮、α-蒎烯、樟烯、对基伞花素等。

提取物有抗血小板凝聚、抗心肌缺血和心肌梗死、平喘和抗过敏、抗菌、溶石等作用。

【用法用量】

1. 炮制:生用。

2. 用法:内服:煎汤,或入丸、散。外用:研末,塞,或调敷。

3. 用量:内服:煎汤:3～10克;研末服:1～2克。外用:适量。

凡能疏理气机,治疗气滞或气逆病症的药物,称为理气药,又名行气药。

理气药药性多辛苦温而芳香,能行气、降气、解郁、散结,有理气健脾、理气宽胸、行气止痛、破气散结等作用,主要用于脾胃气滞所致脘腹胀痛、嗳气吞酸、恶心呕吐、腹泻或便秘等病症;肝气郁滞所致胁肋胀痛、抑郁不乐、疝气疼痛、乳房胀痛、月经不调等病症;肺气壅滞所致的胸闷胸痛、咳嗽气喘等病症。

使用理气类药时,并须根据病症性质与特点加以适当配伍。如脾胃气滞类病症,应首选调理脾胃气滞类药。兼饮食积滞者,配伍消导类药;兼脾胃气虚者,配伍补中益气类药;兼湿热阻滞者,配伍清热除湿类药;兼寒湿困脾者,配伍苦温燥湿类药。肝气郁滞类病症,应首选疏肝理气类药。兼肝血不足者,配伍养血柔肝类药;兼寒邪凝滞者,配伍暖肝散寒类药;兼瘀血阻滞者,配伍活血祛瘀类药。肺气壅滞类病症,应首选理气宽胸类药。兼外邪客肺者,配伍宣肺解表类药;兼痰饮阻肺者,配伍祛痰化饮类药。

理气类药药性多辛温香燥,易耗气伤阴,不宜久服,气阴不足体质者慎用。

现代药理研究证明:大部分理气药具有抑制或兴奋胃肠平滑肌作用,或促进消化液的分泌,或有利胆等作用;部分理气药有舒张支气管平滑肌、中枢抑制、调节子宫平滑肌、兴奋心肌、增加冠状动脉血液量、升压或降压、抗菌等作用。常用于胃炎、肠炎、消化道溃疡、多种肝病、胆结石、胆囊炎、慢性支气管炎等病症。

陈　皮

【文献记载】

《神农本草经》:"味辛,温。""主胸中瘕热、逆气,利水谷。久服去臭,下气,通神。"

《名医别录》:"无毒。""下气,止呕咳,除膀胱留热,停水,五淋,利小便,主脾不能消谷,气冲胸中,吐逆霍乱,止泄,去寸白。"

《药性论》:"味苦、辛。""治胸膈间气,开胃,主气痢,消痰涎,治上气咳嗽。"

《日用本草》:"味辛、苦、甘,平。""快膈通神,和中顺气。"

《本草拾遗》:"去气,调中。"

《日华子本草》:"破癥瘕痃癖。"

《珍珠囊》:"利肺气。"

《医学启源》:"《主治秘要》:去胸中寒邪一也;破滞气二也;益脾胃三也。"

《汤液本草》:"解酒毒。"

《本草蒙筌》:"止脚气冲心。""同竹茹,治呃逆因热;同干姜,治呃逆因寒。"

《本草纲目》:"疗呕哕反胃嘈杂,时吐清水,痰痞,痰疟,大便闭塞,妇人乳痈。入食料,解鱼蟹毒。""其治百病,总取其理气燥湿之功。同补药则补,同泻药则泻,同升药则升,同降药则降。"

《本草要略》:"与白术、半夏同用则渗湿而健脾胃;与甘草、白术同用则补脾胃;与苍术、厚朴同用能去中脘以上至胸膈之邪。"

《本草经解》:"同生姜,治哕;同藿香,治霍乱吐泻;同白术,治脾虚胀满,不思饮食。"

《得宜本草》:"得生姜,治呕哕厥冷;得神曲、生姜,治经年气嗽;得麝香,治妇人乳痈。"

《得配本草》:"得川连、猪胆,治小儿疳瘦;配人参,补肺;配花粉,治咳嗽;配炙甘草、盐,治痰气;配槟榔,治气胀。"

沈文彬《药论》:"止泄泻,定霍乱,与白术而同功;宽胸膈,除呕逆,和姜、连而佐理。""朴、苍得此,共成补胃之功;参、术兼兹,共奏补脾之绩。伍藿、姜而呕吐可痊;助香、苏而冒风亦验。"

【药性】辛、苦,温。

【功能】理气健脾,燥湿化痰。

【临床应用】

1. 脾胃气滞:湿阻中焦,脾胃气滞、便溏苔腻,与苍术、厚朴等配伍(如《太平惠民和剂局方》平胃散);食积气滞,脘腹胀痛,与山楂、神曲等配伍(如《丹溪心法》保和丸);外感风寒,内伤湿滞所致腹痛、呕吐、泄泻,与藿香、苏叶等配伍(如《太平惠民和剂局方》藿香正气散);脾虚气滞,腹痛喜按、不思饮食、食后腹胀、便溏舌淡,与党参、白术、茯苓等配伍(如《小儿药证直诀》异功散);脾气虚弱,饮食不消,或脏腑不调,心下痞满,与白术、枳实研末、荷叶裹、烧饭为丸(如《兰室秘藏》橘皮枳实丸);肝气横逆乘脾,腹痛即泻,与白芍、白术、防风配伍(如《丹溪心法》痛泻要方);脾胃不调,冷气暴折,客乘于中,胀满、脉弦迟,与白术研末、酒糊丸,木香汤送服(如《难峰普济方》宽中丸);小儿脾疳泄泻,与青橘皮、诃子肉、甘草配伍(如《幼科类萃》益黄散)。

2. 呕吐、呃逆:胃失和降,反胃吐食、干呕、呃逆,可单用本品研末,姜枣汤送服(《仁斋直指方论》),或与生姜配伍(如《医心方》引《小品方》橘皮汤),或与生姜、竹茹、大枣配伍(如《金匮要略》橘皮竹茹汤);脾胃寒冷,呕吐不止,与生姜、甘草配伍(如《活幼心书》姜橘汤)。

3. 湿痰、痰饮:湿痰咳嗽,与半夏、茯苓等配伍(如《太平惠民和剂局方》二陈汤);寒痰咳嗽,与苓甘五味姜辛汤配伍;脾虚失运而致湿犯于肺,与党参、白术等配伍(如《医学正传》六君子汤);湿痰泛上,停滞胸膈,咳唾稠黏,与甘草配伍(如《本草纲目》引丹溪方"润下丸")。

4. 胸痹:胸中气塞短气,与枳实、生姜配伍(如《金匮要略》橘皮枳实生姜汤)。

5. 其他:气滞便秘,可单用本品研末服(《普济方》);虚人津枯肠燥便秘,与杏仁、柏子仁等配伍(如《重订通俗伤寒论》五仁橘皮汤);产后大小便不通,与苏叶、枳壳、木通配伍(如《济阴纲目》通气散);血淋不可忍,与香附子、赤茯苓等分配伍(如《世医得效方》通秘散);肺痈,与桔梗、蒂苈等分配伍为末、枣肉为丸,米饮送服(如《古今医统》枣膏丸);妊娠卒心痛欲死不可忍,与豆豉等分配伍,蜜丸服(《普济方》)。

【现代研究】本品含川陈皮素、橙皮苷、新橙皮苷、橙皮素、昔奈福林、黄酮化合物、α-侧柏烯、柠檬烯等。提取物有对消化系统、心血管系统、呼吸系统、泌尿生殖系统、免疫系统等的广泛药理作用。

【用法用量】

1. 炮制:生用。

2. 用法:内服,煎汤,或入丸、散。

3. 用量:煎服,3～9克。

附:橘络、橘叶

橘络:药性甘、苦,平。功能行气通络,化痰止咳。用于治疗痰滞经络所致胸胁疼痛、咳嗽、痰多等病症。煎服:3～5克。

橘叶:药性辛、苦,平。功能疏肝行气,散结消肿。用于治疗胁肋胀痛、乳痈、乳癖、梅核气、瘿瘤、瘰疬等病症。煎服:6～10克。

橘 红

【文献记载】

《卫生宝鉴》:"气温,味微苦。"

《本草要略》:"性热。""能除寒发表。"

《本草汇言》:"味苦、辛,气温,无毒。"

《本草蒙筌》:"胃虚气弱用宜。"

《本草纲目》:"下气消痰。"

《遵生八笺》:"主下气宽中,消痰止嗽。"

《药品化义》:"消谷气,解酒毒,止呕吐,开胸膈痞塞。"

《药品化义》:"佐竹茹以疗热呃,助青皮以导滞气,同苍术、厚朴平胃中之实,合葱白、麻黄去寒湿之邪。"

《施今墨对药临床经验集》:"橘红偏于燥湿化痰,紫菀侧重润肺化痰。二药伍用,一燥一润,一化一祛,痰可去,嗽可宁。"

【药性】 辛、苦,温。

【功能】 理气和中,燥湿化痰。

【临床应用】

1. 湿浊中阻:脘腹胀满,呕恶食少,与苍术、厚朴等配伍;脾胃虚弱,腹胀食少,难以消化,与白术、砂仁等配伍(如《太平惠民和剂局方》助胃膏);病后或虚人呕吐不止,与生姜配伍;老人气秘,大便不通,与杏仁配伍(《卫生易简方》);中气不和,霍乱吐泻,但有一点胃气存者,与藿香等分配伍(如《济阴纲目》回生散)。

2. 寒痰阻滞:肺感风寒,痰气阻滞,咳嗽上气,与麻黄、苏子、杏仁等配伍(如《太平惠民和剂局方》华盖散);痰嗽,与甘草配伍(如《医学入门》古橘甘散);湿痰咳嗽,痰壅气逆,胸闷喘急,与半夏、茯苓配伍,或更加厚朴、沉香;痰壅,涎嗽久不已,与半夏、生姜配伍(《卫生易简方》);湿痰挟热,痰稠痰壅,体肥而喘,与半夏、栝楼仁、黄芩配伍(如《医宗必读》定喘奇方);吐利后,胃中虚,膈上热,咳逆,与人参、甘草、竹茹、生姜、枣配伍(如《济生方》橘皮汤);痢前腹胀,与青皮、木香、苍术研末,醋丸,酒送服(如《古今医统》良方消痞丸)。

3. 其他:风痰麻木,单用本品煎服取吐(不吐加瓜蒂)(《本草纲目》引《摘玄方》);寒痰发厥,与半夏、甘草、附子、川贝母配伍加竹沥、姜汁煎服(如《丹台玉案》逐痰汤);妇女血气相搏,腹中刺痛、痛引心端、经行涩少,或经事不调,与延胡索、当归研末,酒煮米糊为丸,艾汤或米饮送服(如《济生方》三神丸);乳痈,未结即散,已结即溃,极痛不可忍者,与麝香研末,酒调服(如《济阴纲目》橘香散)。

【现代研究】 参见"陈皮"。

【用法用量】

1. 炮制:生用。

2. 用法:内服:煎汤,或入丸、散。

3. 用量:煎服,3~9克。

化橘红

【文献记载】

《本经逢原》:"甘、辛,无毒。""能下气化痰。"

《本草纲目拾遗》:"苦、辛。""治痰症,消油腻谷食积,醒酒,宽中,解蟹毒。"

《岭南采药录》:"味苦、辛,性温、平,无毒。"

《本草用法研究》:"能祛风寒,化痰湿,止咳嗽。"

南京药学院《中草药学》:"主治风寒咳嗽多痰,胸膈胀闷,食积呕吐,噫气。"

【药性】苦、辛,温。

【功能】燥湿化痰,理气,消食。

【临床应用】

寒痰、湿痰所致咳喘,痰多,胸膈胀闷,与半夏、苏子、杏仁等配伍;咳嗽痰多,气急口渴,咽干,与栝楼、麦冬、款冬花等配伍;消食化滞,与山楂、麦芽、枳壳等配伍;妊娠呕恶,口淡乏味,与白术、苏叶、生姜等配伍;噫膈反胃,饮食不下,与郁金、砂仁等配伍。

【现代研究】本品含有柠檬醛、牻牛儿醇、芳樟醇、邻基苯甲酸酯、柠檬烯、蒎烯、荜澄茄烯、二戊烯,以及柚皮苷、新橙皮苷、枳属苷等。还含有蛋白质、脂肪、碳水化合物、胡萝卜素、维生素 B_1、维生素 B_2、维生素 C、烟酸、钙、磷、铁等。

提取物有祛痰、镇咳、镇静、抗微生物等作用。

【用法用量】

1. 炮制:生用。

2. 用法:内服:煎汤,或入丸、散。

3. 用量:煎服,3～6 克。

橘 核

【文献记载】

《本草纲目》:"苦,平,无毒。""治小肠疝气及阴核肿痛。"

《本草经疏》:"味苦,温。"

《日华子本草》:"治腰痛,膀胱气,肾疼。"

《本草汇言》:"疏肝,散逆气,下寒疝之药也。"

《医林纂要》:"润肾,坚肾。"

《四川中药志》:"能温通下焦滞气,治小肠疝,睾丸肿硬及小腹痛等症。"

《得配本草》:"得杜仲,炒,研末,盐汤下,治腰胁痛;配荔枝、川楝、山楂、茴香诸核,治下焦积块。"

《施今墨对药临床经验集》:"橘核沉降,入足厥阴肝经,功专行气,散结止痛;荔枝核,善走肝经血分,功擅行气,散寒止痛,二药参合,专入肝经,直达少腹,祛寒止痛,散结消肿之功益彰。"

【药性】苦,平。

【功能】理气,散结,止痛。

【临床应用】

癫疝、睾丸肿痛,与桃仁、延胡索、枳实、肉桂、海藻等配伍(如《济生方》橘核丸);少腹坠胀疼痛,痛引睾丸,与川楝子、延胡索、吴茱萸、小茴香等配伍;痨疝肿痛之初起,与桃仁、栀子、川乌、吴茱萸配伍(《杂病源流犀烛》);乳痈肿痛,初起未溃,可单用本品炒、研末,以黄酒调敷患处,或与青橘叶、青橘皮配伍黄酒与水煎服(《食物与便方》);寒湿下注所致肾冷腰痛,与葫芦巴、补骨脂、附子等配伍(如《国药诠证》橘香丸),或与杜仲等分研末,盐酒调服(如《奇效良方》立安散);腰痛经久不瘥,与茴香、葫芦巴、菴藺子、破故纸、附子等分研末,酒煮为丸,盐汤送服(《奇效良方》);打扑腰痛,瘀血积蓄,痛不可忍,可单用本品研末,酒送服,或同葱白、茴香、盐纳猪腰内湿纸包、煨熟,酒送食(如《赤水玄珠》橘核酒);酒齄风鼻上赤,与核桃肉研末,温酒调服(《普济方》)。

【用法用量】

1. 炮制：生用，炒用。
2. 用法：内服：煎汤，或入丸、散。
3. 用量：煎服，3～9克。

青　皮

【文献记载】

《本草图经》："味苦。""主气滞，下食，破积结及膈气。"

《珍珠囊》："苦、辛、咸。"

《医学启源》："气温，味辛。""《主治秘要》云：其用有五：厥阴、少阳之分，有病则用之一也；破坚癖二也；散滞气三也；去下焦诸湿四也；治左胁有积气五也。"

《汤液本草》："性寒，气厚。"

《本草正》："味苦、辛、微酸。"

《本草蒙筌》："消坚癖小腹中，温疟热盛者莫缺；破滞气左胁下，郁怒痛甚者须投；劫疝疏肝，消食宽胃。"

《医学入门》："泻肝气，治胁痛、疝气，及伏胆家动火惊症。"

《本草纲目》："治胸膈气逆，胁痛，小腹疝气，消乳肿，破肝胆，泻肺气。"

《本草备要》："除痰消痞。治肝气郁结，胁痛多怒，久疟结癖。"

《医林纂要》："补肝，泻肺。"

《增订治疗汇要》："解疔毒。"

《本草品汇精要》："合葱白、童便，煎服，治妇人产后气逆；合酒调末服，治吹乳不痒不痛，肿硬如石。"

《药鉴》："佐柴胡，能治两胁刺痛，醋炒为佳；君芍药，又伏胆家动火，胆制为良。"

《本草经疏》："同人参、鳖甲消疟母；同枳壳、肉桂、川芎治左胁痛。"

《王氏医存》："青皮得白芥子，治右胁痛。"

沈文彬《药论》："破滞气，消坚癥，解胸胁之膨，柴胡是佐；疏心腹之痛，香、砂是襄；同草果，有驱疟之能；共紫苏，有发汗之效。"

【药性】苦、辛，温。

【功能】疏肝破气，消积化滞。

【临床应用】

1. 肝经郁滞：肝郁气滞，胸胁胀痛，与柴胡、香附等配伍（如《春脚集》怒气胁痛方）；肝郁不舒兼寒气上逆，胁下痛引小腹，与乌药、炮姜、花椒等配伍（如《医醇賸义》青阳汤）；肝气不和，胁肋刺痛如击裂者，与白芥子、苏子、龙胆草、当归研末，韭菜汤调服（《本草汇言》引《方脉正宗》）；乳痈初起，肿痛及寒热不甚者，与瓜蒌、橘叶、连翘等配伍（如《冯氏锦囊》青橘连翘饮），或与穿山甲、白芷、甘草、贝母研末，温酒调服（如《疡科选粹》青皮散）；久积忧郁，乳房内有核如指头，不痛不痒，五、七年成痈，名乳癌，单用本品煎（或酒煎）服（《本草纲目》引丹溪方）；疝气，与小茴香研末，酒送服（如《众妙仙方》偏气方）；疝气冲筑，小便牵强作痛，与葫芦巴、当归、川芎、小茴香配伍（《本草汇言》引《方脉正宗》）；寒疝疼痛，与乌药、小茴香、木香等配伍（如《医学发明》天台乌药散）。现代与橘核等配伍，用治慢性睾丸炎、慢性附睾炎、睾丸结核、慢性前列腺炎等所致睾丸肿痛、小腹坠胀疼痛等病症。

2. 脘腹疼痛：脘腹胀痛，与大腹皮配伍（如《症因脉治》青皮散）；脘腹冷痛，与桂枝、陈皮配伍（如《医方类聚》三皮汤）；干呕，与甘草、木香、白芷、枳壳、（肉）桂配伍（如《圣济总录》青橘散）；心胃久痛不愈，得饮食米汤即痛极者，与玄胡索、甘草、大枣配伍（《本草汇言》引《方脉正宗》）；三焦气胀，与枳壳、大腹皮等配伍(如《症因脉治》枳壳青皮饮);湿热所致腹胀喘满,大便涩滞,与槟榔、大黄等配伍(如《卫生宝鉴》平气散)。

3. 食积腹痛:食积气滞,脘腹胀痛,与山楂、神曲、麦芽等配伍(如《沈氏尊生书》青皮丸),《本草汇言》更增白术、半夏等;气机升降失司所致胸膈痞结,与木香、半夏等配伍(如《御药院方》宽膈丸)。

4. 癥瘕积聚:气滞血瘀所致癥瘕积聚,久疟痞块,与三棱、莪术配伍(如《景岳全书》三棱丸);腹肿大腹,与陈皮、巴豆、甘遂配伍(《普济方》);温疟热盛,与柴胡、黄芩、半夏等配伍(如《济生方》清脾饮);久疟疟母,与鳖甲、人参等配伍。

5. 其他:消食、解酒、益胃,不拘老人小儿,与白盐花、炙甘草、茴香配伍(《本草纲目》引《卫生易简方》);伤寒呃逆,可单用本品研末服(《本草纲目》引《医林集要》);小儿赤白痢,脓血相杂、肚痛,与当归、黄连、干姜、厚朴、肉豆蔻配伍(如《普济方》青橘皮丸);脚气久肿不消,或胀坠疼痛,与红枣同煮、食枣肉(《本草汇言》)。

【现代研究】本品所含成分与陈皮相似,并含多种氨基酸,如天冬氨酸、谷氨酸、脯氨酸等。

提取物有调整胃肠功能、利胆、祛痰平喘作用,对肠道平滑肌的解痉作用强于陈皮。表现有对心血管系统等的药理作用。

【用法用量】

1. 炮制:生用,醋炙用。
2. 用法:内服:煎汤,或入丸、散。破气消癥,生用;理气止痛,醋炙用。
3. 用量:煎服,3~9克。

枳　实

【文献记载】

《神农本草经》:"味苦,寒。""主大风在皮肤中如麻豆苦痒,除寒热结,止痢,长肌肉,利五脏,益气轻身。"

《名医别录》:"酸,微寒,无毒。""除胸胁痰癖,逐停水,破结实,消胀满,心下急痞痛,逆气,胁风痛,安胃气,止溏泄,明目。"

《药性论》:"苦、辛。""解伤寒结胸,入陷胸汤用。主上气喘咳。肾内伤冷,阴痿而有气,加而用之。"

《汤液本草》:"气寒,味苦、酸、咸。""益气,则佐之以人参、干姜、白术;破气,则佐之以大黄、牵牛、芒硝。"

成无己:"溃坚破积。"(引自《本草发挥》)

《珍珠囊》:"去胃中湿热,消心下疼痞。"

《医学启源》:"《主治秘要》云:其用有四:主心下痞,一也;化心胸痰,二也;消宿食、散败血,三也;破坚积,四也。"

《本草蒙筌》:"化稠痰。"

《医学入门》:"炒熟熨妇人阴肿痛。"

《本草正》:"逐瘀血。""佐白术,亦可健脾;佐大黄,大能推荡。"

《得配本草》:"泄下焦湿热,除中脘火邪。"

《现代实用中药》:"治胃肠无力性消化不良,并治咳嗽,水肿,便秘,子宫脱垂,内脏弛缓无力及脱肛等。"

张元素:"心下痞及宿食不消,并用枳实、黄连。"(引自《本草纲目》)

《本草品汇精要》:"合羊胫灰米饮服,治远年近日肠风下血。"

《药镜》:"同半夏,以消痰癖;同桃仁,以祛瘀血;挟白术,而宿食磨;随大黄,而结屎出。"

《得宜本草》："得白术,去痰饮;得瓜蒌,消痞结;得皂角,通大便。"

《得配本草》："配芍药,治腹痛;配黄耆,治肠风下血;佐大黄,推邪秽;佐蒌仁,消痞结。"

《本草述钩元》："加苍术则气清膈宽,并麦芽而和中消导,合芩连清湿中之热,同二陈化痰涎之壅。"

沈文彬《药论》："停水,须加泽泻;侣藿姜,而宽中定呕多验。"

【药性】苦、辛、酸,温。

【功能】破气除痞,化痰消积。

【临床应用】

1. 胃肠积滞,湿热泻痢:饮食积滞,脘腹痞满胀痛,与山楂、麦芽、神曲等配伍(如《医学正传》曲麦枳术丸);脾胃不健,运化力弱,食积,与白术、木香、砂仁等配伍(如《景岳全书》香砂枳术丸);胃肠积滞,热结便秘、腹满胀痛,与大黄、厚朴等配伍(如《伤寒论》小承气汤);湿热泻痢,里急后重,与黄芩、黄连等配伍(如《内外伤辨惑论》枳实导滞丸);脾胃虚弱,运化无力所致食后脘腹作胀者,与白术、荷叶配伍(如《内外伤辨惑论》枳术丸)。

2. 胸痹,结胸:胸阳不振,痰阻胸痹所致胸中满闷、疼痛,与薤白、桂枝、瓜蒌等配伍(如《金匮要略》枳实薤白桂枝汤);痰热结胸,与黄连、瓜蒌、半夏配伍(如《温病条辨》小陷胸加枳实汤);心下痞满,食欲不振,与半夏曲、厚朴等配伍(如《兰室秘藏》枳实消痞丸);病后劳得,身热、心下痞闷,与栀子、豆豉配伍(如《伤寒论》枳实栀子豉汤)。

3. 气滞胸胁疼痛:气血阻滞所致胸胁疼痛,与川芎配伍(如《济生方》枳芎散);寒凝气滞者,与桂枝配伍(如《普济本事方》桂枳散);伤寒后,卒胸膈闭痛,可单用本品炒、研末,米饮调服(《简要济众方》);两胁疼痛,与白芍、川芎、人参研末,姜枣汤或酒送服(《卫生易简方》)。

4. 产后腹痛:产后瘀滞腹痛,与芍药研末服(如《金匮要略》枳实芍药散);妇人阴肿坚痛,单用本品碎、炒熟熨之(《子母秘录》)。

5. 其他:大便不通,与皂荚等分研末、饭丸,米饮送服(《世医得效方》);头风旋,起倒无定,与独活、石膏、蒴藋研末、酒煎服(《太平圣惠方》);目风肿赤胀痛,大毒热泪出,与苦参、车前子、黄连配伍(如《圣济总录》枳实汤);肠风下血,与黄芪研末,米饮送服(《经验方》);治五痔不以年月日久新,单用本品研末、蜜丸服(《集验方》);小儿头疮,本品烧灰,猪脂调敷(《太平圣惠方》)。

【现代研究】本品含挥发油、黄酮苷等,并含有脂肪、蛋白质、碳水化合物、胡萝卜素、核黄素、钙、磷、铁等。

提取物对胃肠道及子宫平滑肌有调节作用,并有抗溃疡、抗炎、抗菌、抗病毒、抗变态反应、抗氧化等作用,表现有对心血管系统等的药理作用。

【用法用量】

1. 炮制:生用,炒用。

2. 用法:内服:煎汤,或入丸、散;外用:研末炒、熨。破气,生用;炒用,力缓。

3. 用量:内服:3～9克。外用:适量。

注意事项:孕妇慎用。

枳 壳

【文献记载】

《雷公炮炙论》："辛、苦,腥。"

《开宝本草》："味苦、酸,微寒,无毒。""主风痒麻痹,通利关节,劳气咳嗽,背膊闷倦,散留结,胸膈痰滞,逐水,消胀满,大肠风,安胃,止风痛。"

《药性论》:"治遍身风疹,肌中如麻豆恶痒,主肠风痔疾,心腹结气,两胁胀虚,关膈拥塞。"

《日华子本草》:"健脾开胃,调五脏,下气,止呕逆,消痰,治反胃,霍乱泻痢,消食,破癥结痃癖,五膈气,除风明目及肺气水肿,利大小肠,皮肤痒,痔肿可灸熨。"

《医学启源》:"治胸中痞塞,泄肺气。《主治秘要》云,其用有四:破心下坚痞,一也;利胸中气,二也;化痰,三也;消食,四也。又云:破气。"

姚可成《食物本草》:"治产后肠出不收。"

《现代实用中药》:"治咳嗽,水肿,便秘,子宫下垂,脱肛。"

《赤水玄珠》:"枳壳得桔梗,能使胸中宽。"

《药鉴》:"同甘草瘦胎,和黄连减痔。"

《绛雪园古方选注》:"好古曰:枳壳利肠胃,欲益气则佐以白术、茯苓。腹急筋见是虚寒也,佐以附子、官桂,通下焦之阳;使以槟榔宽其腹,乃急则治标之法也。"

《得宜本草》:"得桔梗,治虚痞;得甘草,治妇人体肥难产。"

《得配本草》:"得桂枝、姜、枣,治胁骨疼痛;得木香,治呃噫;得黄连、木香,治赤白痢;得槟榔、黄连,治痞满;得甘草,治小儿二便秘涩;佐川连、槐蕊,灭诸痔痞满;佐石膏、蒌仁,去时疫热邪;入黄芪煎汤,浸产后肠出。"

《本草求原》:"古人与桔梗同用,一降泄,一开提,大有妙用;同柴胡,为寒热痞满要药;凡夹食伤寒感冒,并宜枳壳与表散同用。"

《本草述钩元》:"得人参、麦冬治气虚大便不快;同肉桂治右胁痛。"

【药性】苦、酸,微寒。

【功能】理气宽胸,行滞消积。

【临床应用】

1. 气滞病症:气机不畅,胸膈痞满、胁肋胀痛,与桔梗配伍(如《苏沈良方》枳壳汤);胸中痰滞,气塞短气,与橘皮配伍(如《医学入门》枳橘汤);痰饮兼食积,与半夏、桔梗、官桂配伍(如《医方选要》快活丸);肝气郁滞,胁肋胀痛,与柴胡、川芎、香附等配伍(如《杂病源流犀烛》枳壳疏肝散);右胁痛、胀满不食,与(肉)桂心、姜黄、甘草研末,姜枣汤或酒送服(如《重订严氏济生方》推气散);气滞,食饮痰火停积,与厚朴配伍(俱与小麦麸皮炒制)(《本草汇言》);气积诸症,与巴豆同煮,去巴豆、研末服(《秘传经验方》)。

2. 食积:食积,腹痛腹胀,不欲饮食,与神曲、麦芽、莱菔子等配伍(如《症因脉治》枳壳化滞汤);饮食积滞,心下痞闷作痛,嗳气如败卵,与白术、香附、槟榔研末,米汤送服(如《普济本事方》枳壳散);脾胃虚弱,运化无力所致食滞脘胀者,与党参、白术等配伍;嗳气呕逆、心腹胀闷、不欲饮食,与橘皮、木香等配伍(如《普济方》降气丸);热痢里急后重,与槟榔、大黄等配伍(如《医便》枳壳大黄汤);气虚肠燥,大便不畅,与人参、麦冬等配伍。

3. 其他:久嗽上焦热,胸膈不利,与桔梗、黄芩配伍(如《古今医统》枳壳汤);慢性胃炎,胃弛缓下垂、痞闷饱胀,与小茴香、石菖蒲根配伍泡酒饮(《食物中药与便方》);虚羸大便秘,与阿胶等分蜜丸服(《济阴纲目》);肠风下血,疼痛不可忍,与荆芥穗、槐鹅研末,温米饮送服(如《普济方》荣顺散);气痔脱肛,与防风、白矾配伍熏洗(如《证治准绳》熏熨方);子宫脱垂,与蓖麻根兑鸡汤服(《草医草药简便验方汇编》);痂疥瘙痒麻痹,与白蒺藜、苦参、蔓荆子研末,温酒调服(如《证治准绳》枳壳散);风疹痒不止,单用本品炒、研末煎服(《经验后方》);中风手足无力,口中涎出,多在右边,与牛黄、白芷研末,温酒送服(如《圣济总录》枳壳散);伤寒狐惑,毒蚀下部、痛痒不止,与苦参、槐白皮煎水洗涤(《太平圣惠方》)。

【现代研究】参见"枳实。"

【用法用量】

1. 炮制：生用，炒用。

2. 用法：内服：煎汤，或入丸、散。外用：煎水洗涤。

3. 用量：内服：3～9克。外用：适量。

注意事项：孕妇慎服。

紫苏梗

【文献记载】

《本草纲目》："辛，温，无毒。"

《药品化义》："味甘微辛，性微温。"

《本草崇原》："辛，平。""主宽中行气，消饮食，化痰涎。治噎膈反胃，止心腹痛。"

《本草图经》："宣通风毒。"

《宝庆本草折衷》："止霍乱转筋，破癥痞结气，治四肢挛急。"

《明医指掌》："利周身，气滞最好。"

《本草蒙筌》："下诸气略缓，体稍虚者用宜。"

《医学入门》："治风寒湿痹，及筋骨疼痛，脚气。"

《本草通玄》："能行气安胎。"

《得配本草》："疏肝，利肺，理气，和血，解郁，止痛，定嗽，安胎。"

【药性】辛，温。

【功能】理气宽中，安胎，和血。

【临床应用】

1. 气滞症：脾胃气滞，胸腹痞闷、脘胀嗳气、食欲不振，甚则恶心呕吐，与橘皮、半夏等配伍（如《圣济总录》苏橘汤）。伤寒及温病瘥后，起早及饮食多，致劳复，与生姜、豉配伍（如《普济方》紫苏饮）；脾胃气滞偏于寒者，配生姜；偏于热者，配黄连；食积气滞者，配山楂、莱菔子；妊娠胎气不和，胸腹胀满、恶心呕吐，与陈皮、砂仁，或半夏、生姜等配伍。

2. 血症：气血逆乱所致咯血、吐血等症，与白茅花配伍（如《仁斋直指方论》茅苏汤）；上焦有热，咯血瘀血，烦闷燥渴，与黑豆、乌梅配伍煎、加姜汁服（如《仁斋直指方论》豆苏汤）。

3. 其他：上气暴咳，与大豆配伍（《外台秘要》）；水肿，与大蒜根、老姜皮、冬瓜皮配伍（《湖南药物志》）；脚气，上气不止，与白前、桑根白皮配伍（《太平圣惠方》）；脚气冲心，闷乱不识人事，呕逆不下饮食，与吴茱萸、橘皮配伍、煎加童便服（如《普济方》紫苏汤）。此外，还可解食草鱼胆中毒，及治疗食鱼虾引起的过敏性瘙痒症。

【现代研究】本品含紫苏酮、异白苏烯酮、白苏烯酮、紫苏烯、亚麻酸乙酯、亚麻酸及β-谷甾醇等。
提取物有孕激素样作用，并有干扰素诱导等作用。

【用法用量】

1. 炮制：生用。

2. 用法：内服：煎汤，或入丸、散。

3. 用量：煎服，5～10克。

木 香

【文献记载】

《神农本草经》："味辛。""主邪气，辟毒疫温鬼，强志，主淋露。久服不梦魇寐。"

《名医别录》："温，无毒。""疗气劣，肌中偏寒；主气不足，消毒，杀鬼精物，温疟，蛊毒，行药之精，轻身。"

《医学启源》："气热，味辛、苦。""除肺中滞气。《主治秘要》云：其用，调气而已。又曰，辛，纯阳，以和胃气。"

《本草经集注》："疗毒肿，消恶气。"

《药性论》："治女人血气刺心，心痛不可忍，末，酒服之，治九种心痛，积年冷气，痃癖癥块、胀痛，逐诸壅气上冲，烦闷；治霍乱吐泻、心腹疗刺。"

《日华子本草》："治心腹一切气，止泻、霍乱、痢疾、安胎，健脾消食，疗羸劣，膀胱冷痛，呕逆反胃。"

《本草衍义补遗》："行肝经气，火煨用，可实大便。"

《心印绀珠经》："其用有二：调诸气不可无，泄肺气不可缺。"

《本草通玄》："理疝气。"

《本草衍义》："专泄决胸腹间滞塞冷气，他则次之，得橘皮、肉豆蔻、生姜相佐使，绝佳，效尤速。"

《珍珠囊》："疗中下焦气结滞刺痛，须用槟榔为使。"

《本草经疏》："同延胡索，治一切女人血气刺心痛不可忍；同牵牛、雷丸、槟榔，杀一切虫；佐黄连、芍药，治一切滞下；同橘皮、砂仁、白豆蔻、紫苏叶，调一切气不通顺，及冷气攻痛作泄，大怒后气逆胸膈胀满，两胁作痛。"

《药品化义》："若肝气郁，致胁肋小腹间痛，同青皮疏之，令肝气行，则血顺痛止。"

《得配本草》："得木瓜，治霍乱转筋腹痛；得黄芩、川连治暴痢；得川柏、防己，治脚气肿痛；配煨姜，治冷滞；配枳壳、甘草，治小儿阴茎肿或痛缩；配没药，疗便浊；配冬瓜子，治闭目不语；佐姜、桂，和脾胃；使皂角，治心痛；合槟榔，疗中下气结。"

《药性集要》："同延胡，治男妇血气刺心痛；同郁金，调气血止痛。"

【药性】辛、苦，温。

【功能】行气止痛，调中导滞。

【临床应用】

1. 胸胁脘腹胀痛：治一切气，攻刺腹胁胀满，大便不利，与枳壳、大黄、牵牛子、诃黎勒皮研末、蜜丸，生姜汤送服（如《太平圣惠方》木香丸）；脾胃气滞，脘腹胀痛，可单用本品，或与砂仁、藿香等配伍（如《张氏医通》木香调气散）；气滞不匀，胸膈痞闷，与檀香、白豆蔻、藿香等配伍（如《太平惠民和剂局方》匀气散）；食滞中焦，脘痞腹痛，与橘皮、半夏、枳实等配伍（如《内外伤辨惑论》木香化滞汤）；寒凝中焦，气滞食积，与干姜、枳实、白术配伍（如《兰室秘藏》木香干姜枳术丸）；小儿食滞，腹胀身热，与连翘、山楂、六曲、莱菔子等配伍（如《痘疹世医心法》木香大安丸）；脾虚气滞，脘腹胀满，嗳气食少，或呕吐泄泻，与人参、白术、砂仁等配伍（如《古今名医方论》香砂六君子汤）；脾虚食少，兼食积气滞，与砂仁、枳实、白术等配伍（如《摄生秘剖》香砂枳术丸）；肝气郁结，腹胁胀满，甚则刺痛不舒，与香附、乌药、青皮等配伍（如《万病回春》木香顺气散）；寒凝气滞心痛，与赤芍、姜黄、丁香等配伍（如《经验良方》二香散）；气滞血瘀之胸痹，与郁金、甘草等配伍（如《医宗金鉴》颠倒木金散）；寒疝腹痛及睾丸偏坠疼痛，与川楝子、小茴香等配伍（如《医方简义》导气汤）。

此外，在补益类方剂中配伍本品能减轻补益类药的滋腻与滞气之弊（如《济生方》归脾汤）。

2. 泻痢后重：大肠积滞，大便不畅或痢疾里急后重，与槟榔、枳实等配伍（如《儒门事亲》木香槟榔丸）；湿热下注，泄泻痢疾、里急后重，与黄连配伍（如《李绛兵部手集方》香连丸）；肠胃虚弱，冷热不调、泄泻烦渴、米谷不化、腹胀肠鸣、胸膈痞闷、胁肋胀满，或下痢脓血，里急后重、夜起频并、不思饮食，或小便不利，肢体怠惰、渐即瘦弱，与吴茱萸炒黄连研末、醋糊丸，米饮送服（如《太平惠民和剂局方》大香连丸）；

产后气痢不止,与诃子皮研,末米饮调服(《经效产宝》);积冷泻,与青皮、神曲、麦芽研末、蜜丸,米汤化服(如《慈幼心传》香橘饼)。

3. 其他:疝气胃冷,不入饮食,与蜀椒、干姜研末、熔蜡为丸,温酒送服(如《圣济总录》木香丸);宿食腹胀,快气宽中,与牵牛子、槟榔研末、为丸,生姜萝卜汤送服(《卫生易简方》);小儿气疳,腹胀膨脖、肚热有食,与黑牵牛研末、糊丸,米饮送服(如《普济方》分气丸);大便秘结,本品与皂角、生姜、巴豆共制后与槟榔、麻仁、枳壳研末、蜜丸,蜜汤送服(如《普济方》南木香丸);肺不足,喘嗽不已,与防己、杏仁研末、蜜丸,桑白皮汤送服(《卫生易简方》);小儿阳明经风热湿气相搏,阴茎无故肿或痛缩,与枳壳、炙甘草配伍(《曾氏小儿方》);疮口不合,与黄丹、枯矾、轻粉、猪胆汁研末,掺患处(如《医学统旨》生肌散)。

【现代研究】本品含紫杉烯、α-紫罗兰酮、木香内酯、α 及 β-木香烃、木香内酯、二氢脱氢木香内酯、木香醇、水芹烯、棕榈酸、天台乌药酸及甘氨酸、瓜氨酸等 20 种氨基酸、胆胺、木香碱等。

提取物有明显的消化道药理效应(兴奋与抑制双向作用、促进消化液分泌、促进排空、抗胃黏膜损伤、抗溃疡、利胆等)及抑菌作用,表现有对心血管系统、呼吸系统等的药理作用。

【用法用量】

1. 炮制:生用,煨用。

2. 用法:内服:煎汤,或入丸、散。行气,生用;止泻,煨用。

3. 用量:煎服,3～9克。

青木香

【文献记载】

《新修本草》:"辛、苦,冷,有毒。""主鬼疰积聚,诸毒热肿,蛇毒。疗疔肿大效。""不可多服,吐利不止。"

《日华子本草》:"无毒。""治血气。"

《本草图经》:"治气下膈,止刺痛。"

《履巉岩本草》:"主肺热咳嗽,痰结喘促,血痔瘘疮,生肌。治五种蛊毒。"

《本草纲目》:"利大肠。治头风,瘙痒,秃疮。"

《本经逢原》:"治痈肿,痰结,气凝诸痛。"

《会约医镜》:"能散气,故疝家必需。"

《植物名实图考》:"清火毒,通滞气。"

《草木便方》:"发表,除风。(治)风湿瘫痪,腰脚疼痛,跌打损伤。"

《草药新纂》:"为行气药,能清血毒,调经。"

《分类草药性》:"消饱胀,涂疮毒。"

《南京民间草药》:"治腹痛、胃气痛。"

【药性】辛、苦,寒。有小毒。

【功能】行气止痛,解毒消肿。

【临床应用】

1. 胸胁,脘腹疼痛:肝胃气滞所致胸胁刺痛,脘腹胀痛,可单用本品煎服,或与香附、川楝子、佛手、延胡索等配伍。

2. 泻痢腹痛:夏令饮食不洁,暑湿内阻所致泻痢腹痛,可鲜品捣汁,或干品研末服(《江西草药》),或与葛根、黄连、木香等配伍;肠炎,腹痛下痢,与槟榔、黄连研末服(《现代实用中药》);产后气痢不止,日夜十余次,与炙诃子研末、米饮或蜜调服(《普济方》)。

3. 痈疽疮疡:咽喉内卒肿痛,与甘草研末、煎汤频服(《太平圣惠方》);疔疮,蛇伤,犬咬,鼠咬,单用本品研末、蜜水调服（《证治准绳》）；疔疮肿毒，可单用鲜品以蜜捣敷（《江西民间草药验方》），或干品研末、水蜜调敷；蜘蛛疮（带状疱疹）单用本品研极细以柿漆（即柿油）调搽（《中医药实验研究》）；皮肤湿疮，单用本品或与明矾、五倍子、炉甘石等配伍煎水湿敷；秃头疮，头癣，与苦楝子浸泡于 75％乙醇后涂（《中药精华》）；蛇虫咬（螫）伤，与白芷配伍内服、外敷，或与穿心莲、蚤休等配伍。

4. 其他：上气喘急，与木香、川楝子研末、浓煎，乌梅蜜送服（《圣济总录》）；牙痛，可用鲜品一小块于牙痛处咬之（《东北常用中草药手册》）；妇人小便出血不止，与刺蓟根研末、当归酒调服（《太平圣惠方》）。

【现代研究】本品含马兜铃酮、马兜铃酸、青木香酸、木兰花碱、尿囊素、土青木香甲素及丙素等。

提取物有镇痛、抗炎、降压、抑菌及调节免疫功能等作用。

研究证实，马兜铃酸有肾毒性、致突变及致癌作用。

【用法用量】

1. 炮制：生用。
2. 用法：内服：煎汤，或研末服。外用：捣敷，或研末敷。
3. 用量：内服：煎服：3～9 克；研末服：1.5～2 克。外用：适量。

注意事项：不宜多服。过量可引起恶心呕吐、胃纳减退、口干、便秘等胃肠道反应。中毒较轻者，停止用药，多可缓解；中毒重者应综合救治。

沉 香

【文献记载】

《名医别录》："微温。""疗风水毒肿，去恶气。"

《海药本草》："味苦，温，无毒。""主心腹痛，霍乱，中恶邪，鬼疰，清人神，并宜酒煮服之；诸疮肿宜入膏用。"

《本草经集注》："疗恶核毒肿。"

《日华子本草》："调中，补五脏，益精壮阳，暖腰膝，去邪气，止转筋吐泻，冷气，破癥癖，（治）冷风麻痹，骨节不任，湿风皮肤痒，心腹痛，气痢。"

《珍珠囊》："补肾，又能去恶气，调中。"

《本草药性大全》："补相火，益阴助阳，养诸气，通天彻地，转筋吐泻，能止噤口痢，痛可驱。"

《本草纲目》："治上热下寒，气逆喘急，大肠虚闭，小便气淋，男子精冷。"

《本草经疏》："治冷气、逆气、气郁、气结，殊为要药。"

《医林纂要》："坚肾，润命门，温中，燥脾湿，降逆气，凡一切不调之气皆能调之，并治噤口毒痢及邪恶冷风寒痹。"

《药性考》："下气辟恶，风痰闭塞，通窍醒神。"

《本草纲目拾遗》："固脾保肾。入汤剂，能闭精固气。"

《本草再新》："治肝郁，降肝气，和脾胃，消湿气，利水开窍。"

《本草衍义》："与乌药磨服，走散滞气。独行则热弱，与他药相佐，当缓取效，有益无损。"

《药品化义》："若寒湿滞于下部，此能佐舒经药，善驱除邪气；若跌扑损伤，以此佐和血药，能散瘀定痛；若怪异诸病，以此佐攻痰药，能降气安神。"

《药性纂要》："降气治喘，与附子相佐。"

《本经逢原》："同广藿香、香附，治诸虚寒热；同丁香、肉桂，治胃虚呃逆；同紫苏、白豆蔻，治胃冷呕吐；同茯苓、人参，治心神不足；同川椒、肉桂，治命门火衰；同广木香、香附，治妇人强忍入房，或过忍尿以致转胞不通；同肉苁蓉、麻仁，治大肠虚秘。"

《得配本草》："佐熟地，能纳气归肾。"

《本草述》："得木香、藿香、砂仁，治中恶、腹中疠痛，辟一切恶气。"

【药性】辛、苦，温。

【功能】行气止痛，温中降逆，纳气平喘。

【临床应用】

1. 胸腹胀痛：寒凝气滞胸腹胀痛，与乌药、木香、槟榔等配伍（如《卫生家宝》沉香四磨汤）；阴阳壅滞，气不升降、胸膈痞塞、心腹胀满、喘促短气、干哕烦满、咳嗽痰涎、口中无味、嗜卧、减食，又治胃痹留饮，噫醋闻酸，胁下支结，常觉妨闷，与香附、砂仁、甘草配伍（如《太平惠民和剂局方》沉香降气汤）；腹胀气喘，坐卧不安，与木香、枳壳、莱菔子配伍（如《赤水玄珠》沉香饮）；脾胃虚寒所致脘腹冷痛，与肉桂、干姜、附子等配伍（如《卫生宝鉴》沉香桂附丸）；命门火衰，手足厥冷、脐腹疼痛，与附子、丁香、麝香等配伍（如《百代医案》接真汤）。

2. 胃寒呕吐：寒邪犯胃，呕吐清水，与陈皮、荜澄茄、胡椒等配伍（如《圣济总录》沉香丸）；脾胃虚寒，呕吐呃逆，经久不愈，与丁香、白豆蔻、柿蒂等配伍；胃冷久呃，与紫苏、白豆蔻研末、柿蒂汤送服《活人心统》）。

3. 虚喘：下元虚冷，肾不纳气所致虚喘，与肉桂、附子、补骨脂等配伍（如《太平惠民和剂局方》黑锡丹）；上盛下虚，痰饮喘嗽，与苏子、陈皮、半夏等配伍（如《太平惠民和剂局方》苏子降气汤）；久咳嗽，与阿胶、人参、桑白皮配伍（如《卫生家宝》沉香阿胶散）；一切哮症，与莱菔子配伍、姜汁为丸服（如《丹台玉案》二仙丹）；心神不定，恍惚不乐，火不下降，时有振跳，消阴养火，全心气，与茯神配伍、蜜丸，人参汤送服（如《是斋百一选方》朱雀丸）；大肠气滞，虚闭不行，与当归、枳壳、杏仁、肉苁蓉、紫菀配伍（《本草汇言》引《方脉正宗》）。

4. 其他：久心痛，与鸡舌香、熏陆香、麝香研末服（如《圣济总录》沉香汤）；冷痰虚热，诸劳寒热，与附子配伍（如《澹寮集验方》冷香汤）；胸中痰疾，积年痰火，无血者，与半夏曲、黄连、木香配伍、甘草汤为丸，淡姜汤送服（如《张氏医通》沉香化痰丸）；瘴疾上热下寒，腿足寒厥，与附子、生姜配伍（如《古今医统》沉附汤）；胞转不通，或过忍小便所致，与木香研末服（《医垒元戎》）；产后利下赤白，里急后重，疠刺疼痛，与桃胶、蒲黄等分研末、陈米饮调服（如《产育宝庆集》沉香桃胶散）；一切积聚，脾湿肿胀，肚大青筋，羸瘦恶证，与海金沙、轻粉、牵牛配伍、独蒜为丸，灯心汤送服（如《医学发明》沉香海金沙丸）。

【现代研究】本品含木香酸、白木香醛、沉香螺旋醇、白木香醇、苄基丙酮、呋喃白木香醇，并含酚性成分等。

提取物有促进消化液及胆汁分泌、抗菌、麻醉、止痛、肌松作用，表现有对消化系统、中枢神经系统等的药理作用。

【用法用量】

1. 炮制：生用。

2. 用法：内服：煎汤，或磨汁冲服，或入丸、散。

3. 用量：煎服：2～5克；研末：0.5～1克。

注意事项：煎服时后下。

檀　香

【文献记载】

《日华子本草》："热，无毒。""治痛，霍乱。肾气腹痛，浓煎服；水磨敷外肾并腰肾痛处。"

《汤液本草》："气温，味辛、热。"

《本草经集注》："消热肿。"

《本草拾遗》："主心腹(《本草图经》作'心腹痛')霍乱,中恶鬼气,杀虫。"

《珍珠囊》："引胃气上升,进食。"

《本草纲目》："噎膈吐食。又面生黑子,每夜以浆水洗拭令赤,磨汁涂之。"

《本草正》："散风热,辟秽恶邪气,消毒肿;煎服之,可散冷气,止心腹疼痛。"

《本草备要》："调脾肺,利胸膈,为理气要药。"

《本草再新》："散邪发表,行湿,暖肠胃,止呕吐。"

【药性】辛,温。

【功能】行气,散寒,止痛。

【临床应用】

1. 寒凝气滞:心腹冷痛,本品研末、干姜汤调服(《本草汇言》);寒凝气滞,胸腹冷痛,与白豆蔻、砂仁、丁香等配伍(如《仁斋直指方论》沉香磨脾散);胃脘冷痛,痞满不食,泛吐清水,与橘皮、干姜、丁香等配伍(如《杨氏家藏方》五辛宽膈汤);血瘀气滞所致胸痹卒痛,与丹参、砂仁配伍(如《时方歌括》丹参饮);现代临床以本品与苏合香、青木香、乳香等为丸含服,用于冠心病心绞痛,有较好疗效(如《全国新药介绍》冠心苏合丸)。

2. 枢机逆乱:气厥,与白豆蔻、丁香、檀香、木香、藿香等配伍(如《丹溪心法》调气散);寒湿霍乱,吐泻腹痛,与高良姜、草豆蔻等配伍(如《是斋百一选方》冷香汤);胃有停饮所致脘痞呕吐者,与姜半夏、茯苓、砂仁、陈皮、甘草配伍(如《通俗伤寒论》香砂二陈汤);噎膈,饮食不入,与茯苓、橘红等配伍(《本草汇言》);神经性胃肠病,呕吐下痢、胸闷腹痛,与沉香、甘草、菖蒲根研末服(《现代实用中药》)。

3. 其他:头面风,头目昏眩、肩背疼痛、头皮肿痒、颈项拘急,与甘菊花、川芎、甘草研末,茶清调服(如《圣济总录》檀香散);恶毒风肿,与沉香、槟榔配伍(如《圣济总录》檀香饮);面上黑斑,与苍耳叶配伍(如《平易方》面上黑子斑方)。

【现代研究】本品含 α-檀香萜醇、β-檀香萜醇,并含檀萜烯、檀萜烯酮等。

提取物有抗菌、利尿作用,表现有对心血管系统等的药理作用。

【用法用量】

1. 炮制:生用。

2. 用法:内服:煎汤,或入丸、散。外用:磨汁涂。

3. 用量:内服:煎服:2~5克;研末服:1~2克。外用:适量。

注意事项:煎服时后下。

川楝子

【文献记载】

《神农本草经》："苦,寒。""主温疾伤寒,大热烦狂,杀三虫疥疡,利小便水道。"

《名医别录》："有小毒。"

《绍兴本草》："微苦,微寒。""治疝瘕,除痛气。"

《药性论》："主人中大热,狂,失心躁闷。"

《珍珠囊》："主上下部腹痛,心暴痛,非此不能除。"

《本草元命苞》："治游风热毒瘾疹,利小便,通大肠。"

《医学入门》："治肾脏气伤,膀胱连小肠气痛。又治脏毒下血。"

《本草纲目》："治诸疝、虫、痔。""导小肠、膀胱之热,因引心包相火下行,故心腹痛及疝气为要药。"

《本草汇言》："散热结,导小肠、膀胱之气之药也。"

《药性切用》:"导引湿热下行,为治疝专药。"

《本草求原》:"行经血,利小便。治淋病茎痛引胁,遗精,积聚,诸逆冲上,溲下血,头痛,牙宣出血,杀虫。"

《得宜本草》:"得延胡索治热厥心痛;得吴茱萸治气痛囊肿;得补骨脂、小茴香、食盐治偏坠痛不可忍。"

《得配本草》:"合芎䓖、猪胆治五疳。"

【药性】苦,寒。有小毒。

【功能】行气止痛,杀虫。

【临床应用】

1. 肝郁化火诸痛症:肝郁气滞或肝郁化火所致胸腹诸痛,与延胡索配伍(如《素问病机气宜命集》金铃子散);脘胁疼痛日久,肝郁化热,阴血受伤者,与生地黄、当归、枸杞子等配伍(如《柳洲医话》一贯煎);肋间神经痛,与橘络配伍(《浙江药用植物志》);疝气疼痛,与乌药、橘核、青皮等配伍;寒疝腹痛,与小茴香、木香、吴茱萸等配伍(如《医方简义》导气汤);妊娠心气痛,与茴香、艾叶配伍(如《奇效良方》火龙散)。

2. 虫积腹痛:小儿诸虫,与白芜荑配伍(如《圣济总录》抵圣汤),或与使君子、鹤虱等配伍;小儿蛲虫所致肛门瘙痒者,可单用本品煎汤外洗(《医方集解》);阴道滴虫,与苦参、蛇床子等分研末、棉包后外用(《万县中草药》);头癣,本品焙干研末、调敷患处。

3. 其他:小儿一切诸疳,与川芎等分研末、浆水煮、猪胆取汁为丸服(如《小儿卫生总微论方》五疳丸);阳明胃经实火上攻,血从牙缝流出,单用本品捣烂后,丝绵包裹塞患处(如《外科正宗》楝果袋);冻疮,单用本品煎水熏洗(《湖北中草药志》)。

【现代研究】本品含川楝素、楝树碱、山柰醇及脂肪油等。

提取物对猪蛔虫、蚯蚓、水蛭等有明显的杀灭作用,并有松弛奥狄括约肌、收缩胆囊、促进胆汁分泌、增强肠管收缩力、抗炎、抑菌、抗癌等作用。

【用法用量】

1. 炮制:生用,炒用。

2. 用法:内服:煎汤,或入丸、散。外用:煎水洗涤。炒用,寒性减低。

3. 用量:内服:4.5~9克。外用:适量。

注意事项:不宜过量及久服。

乌 药

【文献记载】

《开宝本草》:"味辛,温,无毒。""主中恶心腹痛,蛊毒,疰忤,鬼气,宿食不消,天行疫瘴,膀胱肾间冷气攻冲背脊,妇人血气,小儿腹中诸虫。"

《药品化义》:"味辛,带微苦,性温。"

《日华子本草》:"治一切气,除一切冷,治霍乱及反胃吐食,泻痢,痈疖疥癞,并解冷热,其功不可悉载。猫犬病并可摩服。"

王好古:"理元气。"(引自《本草纲目》)

《本草纲目》:"中气,脚气,疝气,气厥头痛,肿胀喘急,止小便频数及白浊。"

《本草通玄》:"理七情郁结,气血凝停,霍乱吐泻,痰食稽留。"

《玉楸药解》:"破瘀泄满,止痛消胀。"

《医林纂要》:"泄肺逆,燥脾湿,润命火,坚肾水,去内寒。"

《本草衍义》:"与沉香同磨,作汤点服,治胸腹冷气甚稳当。"

《本草要略》:"佐香附,治妇人诸腨气证。"

《药鉴》："君平胃，能消孕妇诸般食积；用于风药，能疏风。煎汁同豆腐煮硫黄，治手足风痰。"

《得配本草》："得木香，治腹冷气痛；得川芎，治气厥头痛；配小青皮，去五积切痛；佐益智仁，治小便频数。"

【药性】辛，温。

【功能】行气止痛，温肾散寒。

【临床应用】

1. 寒凝气滞诸痛症：胸膈满闷，上气喘急，与沉香等配伍（如《济生方》四磨汤）；若脘腹痞满、大便秘结、喘逆者，与大黄、枳壳等配伍（如《世医得效方》六磨汤、《通俗伤寒论》六磨饮子）；胸腹胁肋闷痛，与香附、甘草等配伍（如《太平惠民和剂局方》小乌沉汤）；脘腹胀痛，与木香、青皮、莪术等配伍（如《太平惠民和剂局方》乌药散）；寒疝，少腹痛引睾丸，与小茴香、肉桂等配伍（如《景岳全书》暖肝煎），或与小茴香、青皮、高良姜、川楝子等配伍（如《医学发明》天台乌药散）；小肠气痛不忍，与高良姜、舶上茴香、青皮等分研末，热酒调服（《卫生易简方》）；产后腹痛，与当归配伍（如《朱氏集验方》乌药散）；寒凝气滞，经行腹痛，与当归、香附、木香等配伍（如《济阴纲目》乌药汤）；室女月水不调，或赤或浊、断续不定、心膈迷闷、腹脏撮痛，与当归、莪术研末、温酒调服（如《圣济总录》乌药散）；男子气厥头痛，妇人气盛头疼及产后头痛，与川芎等分研末、腊茶清或葱茶汤送服（《严氏济生方》）。

2. 尿频，遗尿：肾阳不足，膀胱虚冷所致小便频数、小儿遗尿，与益智仁、山药配伍（如《校注妇人良方大全》缩泉丸）；肾经虚寒，小便滑数及白浊，与益智子（仁）等分研末、炒山药糊丸、嚼茴香、盐汤或盐酒送服（如《杨氏家藏方》固真丹）。

3. 其他：气喘，与麻黄研末、韭菜绞汁送服（《心医集》）；男子、妇人一切风气，四肢骨节疼痛、遍身顽麻、头目旋晕及疗瘫痪、语言謇涩、筋脉拘挛；又治脚气、步履艰难、脚膝软弱、妇人血风、老人冷气，上攻胸臆、两胁刺痛、心腹膨胀、吐泻肠鸣，与麻黄、陈皮、白僵蚕、川芎、枳壳等配伍（如《太平惠民和剂局方》乌药顺气散）；干湿脚气，与莳萝配伍（如《博济方》乌药散）；泻血、血痢，单用本品烧灰存性、陈粟米饭为丸，米饮送服（如《圣济总录》乌金丸）；声音嘶哑，与桔梗、甘草等分配伍（如《仙拈集》回音饮）；诸瘘久不瘥，与猪胆汁配伍、薄绵裹、纳疮（如《圣济总录》乌药膏方）；跌打损伤（背部尤宜），与威灵仙配伍（《江西草药》）。

【现代研究】本品含乌药烷、乌药烃、乌药醇、乌药酸、乌药醇酯等。

提取物对消化道平滑肌有双向调节作用，能促进消化液分泌，有抗病毒、抗组胺、止血、抗肿瘤作用，外用有缓解痉挛疼痛等作用。

【用法用量】

1. 炮制：生用，麸炒用。

2. 用法：内服：煎汤，或入丸、散。外用：研末调敷。

3. 用量：内服：3～9 克。外用：适量。

香　附

【文献记载】

《名医别录》："味甘，微寒，无毒。""主除胸中热，充皮毛，久服利人，益气，长须眉。"

《本草衍义》："味苦。"

《滇南本草》："味辛，性微温。""调血中之气，开郁气而调诸气，宽中消食，止呕吐，和中养胃，进食。"

《新修本草》："大下气，除胸腹中热。"

《医学启源》："快气。"

李东垣："治一切气,霍乱吐泻腹痛,肾气膀胱冷气。"(引自《本草纲目》)

《汤液本草》："治崩漏。""与巴豆同治泄泻不止。"

《医学入门》："能去寒气及皮肤病疹,胸中虚热,消食下气,散郁逐瘀。"

《本草纲目》："散时气寒疫,利三焦,解六郁,消饮食积聚,痰饮痞满,跗肿,腹胀,脚气,止心腹、肢体、头、目、齿、耳诸痛,痈疽疮疡,吐血,下血,尿血,妇人崩漏带下,月候不调,胎前产后百病。"

《药性能毒》："开郁快气,(治)头痛、上气、胸塞、吞酸、虫积、妇人气病、带下。发汗。""得童子小便、醋、芎䓖、苍术良。""得参、术则补气,得归、芐则补血,得木香则疏滞和中,得檀香则理气醒脾,得沉香则升降诸气,得芎䓖、苍术则总解诸郁,得栀子、黄连则能降火热,得茯神则交济心肾,得茴香、破故纸则引气归元,得厚朴、半夏则决壅消胀,得紫苏、葱白则解散邪气,得三棱、莪术则消磨积块,得艾叶则治血气,暖子宫。"

《本草汇言》："善主心腹攻痛,积聚郁结,痞满癥瘕,崩漏,淋血。""解表利水。"

《医林纂要》："补肝,破郁,宣达气血,肝家主药,兼三焦。""治疟、痢。"

《本草再新》："开九窍,舒经络,降气舒气,宣阳散邪,除寒凉积聚,开胃化痰,兼利水通经。"

《韩氏医通》："香附于气分为君药。佐以木香,散滞泻肺;以沉香,无不升降;以小茴香,可行经络;而盐炒,则补肾间元气;香附为君,参、芪为臣,甘草为佐,治气虚甚速;佐以厚朴之类,决壅积;莪、棱之类,攻其甚者。予常避诸香之热,而用檀香佐附,流动诸气,极妙。"

《慎斋遗书》："香附见元胡索则破气,香附见桃仁则破血。"

《本草经解》："同茯神、甘草,治气逆;同沉香、砂仁、甘草,治痞胀噎酸;同砂仁、甘草,治一切气滞症;同乌药、甘草,治一切心腹刺痛;同茯神、甘草、橘红,治妇人血滞气虚之症。"

《得宜本草》："得高良姜治心脾冷痛,得乌、苏安胎顺气,得黄连名黄鹤丹,得乌药为青囊丸,二者皆治百病。"

《得配本草》："得夏枯草,治睛痛;得黑山栀、川连,降郁火;得藿香、甘草,治妊娠恶阻;得海藻,治癥疝;得参、芪,治虚怯;得川芎、苍术,治诸郁头痛;得归、地,补阴血;得真艾叶,暖子宫,治心腹诸痛;得紫苏,散外邪;配广木香,疏中气;配厚朴、半夏,决壅胀;配沉香,升降诸气;配檀香,理气醒脾;配荔枝核,治血气刺痛;配细茶,治头痛。"

【药性】辛、微苦、微甘,平。

【功能】疏肝解郁,调经止痛,理气和中。

【临床应用】

本品为疏肝解郁,调经安胎,行气止痛之要药。

1. 胁肋、乳房、疝痛:肝气郁结所致胁肋胀痛,与柴胡、川芎、枳壳等配伍(如《景岳全书》柴胡疏肝散);气、血、痰、火、湿、食六郁所致胸膈胀痛、呕吐吞酸、饮食不化,与川芎、苍术、栀子等配伍(如《丹溪心法》越鞠丸);肝郁经前乳房胀痛,子嗣维艰,与白芍、当归等配伍(如《傅青主女科》开郁种玉汤);一切名利失意,抑郁烦恼,七情所伤,不思饮食、面黄形瘦、胸膈痞闷,与茯神配伍(如《仁术便览》交感丸);疝气初发,偏气滞者,与橘核、川楝子、小茴香配伍(如《血证论》橘核丸);癥疝胀痛及小肠气,以海藻酒煎调服、食藻(《濒湖集简方》);肝郁日久,血凝气滞,腹部结块,固着不移者,与莪术、三棱、青皮等配伍(如《济生方》大七气汤)。

2. 脘腹胀痛:寒凝气滞,胃脘痛甚,与高良姜配伍(如《良方集腋》良附丸);脾虚气滞,脘痞腹胀、食少、呕恶,与人参、白术、白豆蔻等配伍(如《万病回春》香砂养胃汤);脾胃不和,消食健脾,化痰顺气,与山楂、半夏曲、莱菔子配伍(如《婴童类萃》和中丸);食积气滞,胸腹胀痛、嗳腐吞酸、呕恶,与神曲、麦芽等配伍(如《婴童百问》消食丸);一切气疾,心腹胀满、胸膈噎塞、噫气吞酸,胃中痰逆呕吐及宿酒不解、不思饮食,与砂仁、甘草研末、盐汤送服(如《太平惠民和剂局方》快气汤)。

3. 经痛，胎动不安：子宫虚寒，月经不调、不孕，与艾叶、官桂、吴茱萸等配伍（如《仁斋直指方论》艾附暖宫丸）；妊娠恶阻，胎动不安，单用本品研末、紫苏汤送服（如《中藏经》铁罩散），或与藿香配伍（如《太平圣惠方》二香散）；妊娠漏血，胎动不安，与熟地黄、阿胶、当归、白术、杜仲等配伍（如《古今医统》千金保胎丸）。

4. 其他：外感风寒，内兼气滞，形寒身热，胸脘痞闷，与苏叶、甘草、陈皮配伍（如《太平惠民和剂局方》香苏散）；妊娠浮肿，与天仙藤、木瓜、苏叶等配伍（如《妇人良方大全》天仙藤散）；偏正头痛，与川芎研末、茶调服（《澹寮方》）；头风头皮肿痛，两太阳穴疼及头旋眼晕，与川芎、（肉）桂、（全）蝎梢研末、葱山茶煎服（如《叶氏录验方》蝎附散）；尿血，与地榆配伍各煎汤（后服地榆汤）服（《全生指迷方》）；妇女血崩不止，与当归尾、五灵脂研末、淡醋汤送服（如《玉机微义》备金散）；妇人白带，下元虚冷，与吴茱萸、白薇研末、酒糊丸，米汤送服（如《普济方》香附丸）；大便多秘，与乌药、砂仁、甘草研末、橘皮汤送服（如《是斋百一选方》宽气汤）；瘰疬流注肿块，或风寒袭于经络，结肿或痛，单用本品研末、酒和为饼，熨患处（《外科发挥》）；肝虚睛痛，冷泪羞明，与夏枯草研末、茶清调服（如《卫生简易方》补肝散）；牙齿疼痛，往来不歇，与细辛配伍煎水含漱（如《奇效良方》香附子散）；跌打损伤，与姜黄配伍（孕妇忌服）（徐州《单方验方新医疗法选编》）。

【现代研究】本品含β-蒎烯、香附子烯、α-香附酮、β-香附酮、广藿香酮、β-莎香醇、α-莎草醇、柠檬烯，并含生物碱、黄酮类及三萜类等。

提取物能使子宫肌松弛、收缩力减弱、肌张力降低，并有抗炎、抗病原微生物、保肝利胆作用，表现有对心血管系统等的药理作用。

【用法用量】

1. 炮制：生用，醋炙用。

2. 用法：内服：煎汤，或入丸、散。外用：研末撒、调敷，或作饼熨。醋炙，止痛力增强。

3. 用量：内服：6～9克。外用：适量。

佛 手

【文献记载】

《滇南本草》："味甘、微辛，性温。""补肝暖胃，止呕吐，消胃家寒痰，治胃气疼，止面寒疼，和中行气。"

《滇南本草图说》："辛、甘，平，无毒。"

《本草纲目》："辛、酸。""煮酒饮，治痰气咳嗽。煎汤，治心下气痛。"

《本经逢原》："辛、苦、甘，温。""专破滞气。治痢下后重。"

《本草再新》："治气舒肝，和胃化痰，破积。治噎膈反胃，消癥瘕、瘰疬。"

《福建药物志》："理气宽胸，化痰消胀。治胸腹胀痛、神经性胃痛，呕吐，喘咳。"

《广西本草选编》："治疝气痛。"

【药性】辛、苦，温。

【功能】疏肝解郁，理气和中，燥湿化痰。

【临床应用】

1. 肝郁胸胁胀满：肝郁气滞及肝胃不和所致胸胁胀痛、脘腹痞满，与柴胡、香附、郁金等配伍；肝胃气痛，可单用本品鲜者代茶饮，或与延胡索配伍（《全国中草药汇编》）。

2. 气滞脘腹疼痛：脾胃气滞所致脘腹胀痛、呕恶食少，与木香、香附、砂仁等配伍；面寒痛，胃气痛，可单用本品焙、研末，温酒送服（《滇南本草》）；食欲不振，与枳壳、生姜、黄连配伍（《全国中草药汇编》）。

3. 久咳痰多，胸闷作痛：咳嗽日久痰多，胸膺作痛，与丝瓜络、瓜蒌皮、陈皮等配伍；湿痰咳嗽，与姜半夏配伍加砂糖煎服（《全国中草药汇编》）。

4. 其他：臌胀发肿，与人中白研末服（《岭南采药录》）。

【现代研究】本品含佛手内酯、柠檬内酯、橙皮苷、布枯叶苷等。

提取物有抗炎、平喘作用,对胃肠道平滑肌有明显的解痉作用,表现有对中枢神经系统、心血管系统、免疫系统等的药理作用。

【用法用量】

1. 炮制:生用。

2. 用法:内服:煎汤,或泡茶饮。

3. 用量:煎服,3～9克。

荔枝核

【文献记载】

《本草纲目》:"甘,温,涩,无毒。""行散滞气。治疝气痛,妇人血气刺痛。"

《本草衍义》:"治心痛及小肠气。"

《本草经疏》:"散滞气,辟寒邪。"

《本草汇言》:"疏肝郁。"

《本草备要》:"治胃脘痛。"

《本草求原》:"辟寒以散阳滞,活血通经络,破血,主癫疝卵肿如斗。"

《全国中草药汇编》:"治鞘膜积液,睾丸肿痛,痛经。"

《得配本草》:"得醋,治脾痛不止;配青皮、茴香,酒下,治肾肿如斗;调香附米饮,治血气攻痛;和木香,治胃脘挛痛。"

【药性】甘、微苦,温。

【功能】行气散结,散寒止痛。

【临床应用】

1. 疝气痛,睾丸肿痛:寒凝气滞所致疝气痛、睾丸肿痛,与小茴香、青皮等配伍(如《世医得效方》荔核散),或与小茴香、吴茱萸、橘核等配伍(如《北京市中药成方选集》疝气内消丸);湿热蕴结所致睾丸肿痛,与龙胆草、川楝子、黄芩、大黄等配伍;心痛及小肠气,可单用本品烧存性、温酒送服(《本草衍义》);疝气上冲,筑塞心脏欲死,手足厥冷,与陈皮、硫黄等分研末、饭丸服(如《医学入门》硫荔丸)。

2. 胃脘久痛,痛经,产后腹痛:肝气郁结,肝胃不和所致胃脘久痛,与木香研末服(如《景岳全书》荔香散);肝郁气滞血瘀所致痛经及产后腹痛,与香附研末服(如《妇人良方大全》蠲痛散),或酌加川芎、当归、益母草等效佳;妇人心痛脾疼,可单用本品烧存性、淡醋汤送服(《普济方》)。

3. 其他:狐臭,单用本品焙干、研末,酒调敷腋下(《福建药物志》)。

【现代研究】本品含 3-羟基丁酮、α-亚甲环丙基甘氨酸等。

提取物有抑菌、抑病毒作用,并有降血糖、降血脂及免疫调节等作用。

【用法用量】

1. 炮制:生用,炒用。

2. 用法:内服:煎汤,研末服,或入丸、散。外用:研末调敷。

3. 用量:内服:煎服,4.5～9克;研末服:1.5～3克。外用:适量。

薤白

【文献记载】

《神农本草经》:"味辛。""主金疮疮败,轻身不饥耐劳。"

《名医别录》:"苦,温,无毒。""除寒热,去水气,温中散结,利病人。诸疮,中风寒水肿,以涂之。"

《备急千金要方》:"味苦、辛,温,滑。""心痛宜食之。能生肌肉,利产妇。骨鲠在咽不得下者,食之则去。"

《本草图经》:"性冷。""断赤下方,取薤白同黄柏煎服之。"

《食疗本草》:"通神,安魂魄,益气,续筋力。""治妇人赤白带下。"

《本草拾遗》:"调中,主久痢不瘥,大腹内常恶者,但多煮食之。"

《日华子本草》:"轻身耐寒,调中补不足,食之能止久痢冷泻,肥健人。"

《本草衍义》:"《千金》治肺气喘急。""与蜜同捣涂汤火伤,其效甚速。"

李东垣:"治泄痢下重,能泄下焦阳明气滞。"(引自《本草纲目》)

《本草元命苞》:"泄滞气。""补三焦,除久痢,止霍乱。""共黄柏合饵,解毒。"

《本草纲目》:"治少阴病厥逆泄痢,及胸痹刺痛,下气散血,安胎。""温补,助阳道。"

《本草汇言》:"温阳暖胃,行滞气,禁泄痢之药也。"

《本经逢原》:"捣汁生饮,能吐胃中痰食虫积。"

《药性集要》:"治猝中恶死,奔豚气痛。"

《随息居饮食谱》:"散结定痛,宽胸,止带。"

《福建药物志》:"治头痛,牙痛,扭伤肿痛。"

《得宜本草》:"得栝楼、半夏,治胸痹刺痛。"

《得配本草》:"配当归,治胎动冷痛;佐川柏,治赤痢不止。"

南京药学院《中草药学》:"心绞痛,配瓜蒌、丹参、桃仁等。"

【药性】辛、苦,温。

【功能】通阳散结,行气导滞。

【临床应用】

1. 胸痹心痛:寒痰阻滞,胸阳不振所致胸痹症,与瓜蒌、半夏、枳实等配伍(如《金匮要略》瓜蒌薤白白酒汤、瓜蒌薤白半夏汤、枳实薤白桂枝汤);痰瘀胸痹,与丹参、川芎、瓜蒌皮等配伍。现代临床对冠心病心绞痛见有类似上述证候者亦多用之。

2. 脘腹痞满胀痛,泻痢里急后重:胃寒气滞所致脘腹痞满胀痛,与香附、川芎、白芷、干姜等配伍(如《本草汇言》薤白汤);胃肠气滞,泻痢里急后重,可单用本品,或与枳实、柴胡等配伍(如《伤寒论》四逆散加薤白方);痘疹身热下痢、黄赤、脓血,与豆豉、山栀配伍(如《医学入门》薤白汤);湿热所致者,与黄柏、秦皮等配伍;老人脾胃虚冷,泄痢、水谷不分,与粳米、葱白煲粥食(如《安老怀幼书》白粥方)。

3. 其他:天行干呕若哕,手足逆冷,与香豉煲粥食(如《外台秘要》引《急救方》薤豉粥);霍乱干呕不止,与生姜、陈皮配伍(如《古今医统》薤白汤);软疖,与淡豆豉等分捣敷患处(《卫济宝书》);咽喉肿痛,单用根、醋捣、敷肿处(《太平圣惠方》);扭伤肿痛,鲜品与红酒糟捣敷患处(《福建药物志》)。

【现代研究】本品含大蒜氨酸、甲基大蒜氨酸、大蒜糖等。

提取物能明显降低血清过氧化脂质,抗血小板凝集、降低动脉脂质斑块,具有预防实验性动脉粥样硬化作用,对实验动物心肌缺氧、缺血及缺血再灌注心肌损伤有保护作用,对痢疾杆菌、金黄色葡萄球菌、肺炎球菌等有抑制作用。

【用法用量】

1. 炮制:生用。

2. 用法:内服:煎汤,或入丸、散,亦可煲粥食。外用:捣敷,或捣汁涂。

3. 用量:内服:5～9克,鲜品加倍。外用:适量。

大腹皮

【文献记载】

《开宝本草》:"微温,无毒。""主冷热气攻心腹,大肠壅毒,痰膈,醋心,并以姜、盐同煎。入疏气药良。"

《宝庆本草折衷》:"味辛、甘、苦、涩,微温。""去肿,利水气。"

《药品化义》:"味微咸,性凉。"

《日华子本草》:"下一切气,止霍乱,通大小肠,健脾开胃调中。"

《本草纲目》:"降逆气,消肌肤中水气浮肿,脚气壅逆,瘴气痞满,胎气恶阻胀闷。"

《得配本草》:"降逆气以除胀,利肠胃以去滞,一切膜原冷热之气,致阴阳不能升降,鼓胀浮肿等症,此为良剂。"

《本草再新》:"泻肺火,和胃气,利湿,追风,宽肠,消肿,理腰脚气,治疟疾痢泻。"

《本草经疏》:"同白术、茯苓、车前子、木瓜、桑白皮、五加皮、猪苓、泽泻、薏苡仁、鳢鱼治水肿有效,虚者加人参。"

《本草述》:"治虚肿者,用大补气之味,而少入腹皮;又见有治痰火者,常以此味少少入健脾之剂,或皆取其能导壅顺气而不甚酷烈乎?"

【药性】 辛,微温。

【功能】 行气宽中,利水消肿。

【临床应用】

1. 胃肠气滞,脘腹胀闷,大便不爽:三焦湿滞,升降失常,胸闷腹胀,与藿香、厚朴、杏仁等配伍(如《温病条辨》加减正气散);夏伤暑湿,或湿浊内蕴所致发热头痛、胸闷腹胀、食少苔腻者,《时病论》在芳香化湿法中,以本品与藿香、佩兰、厚朴、荷叶等配伍运用。

2. 水肿胀满,脚气浮肿,小便不利:脾虚不运,水湿泛溢,头面四肢悉肿,脘腹胀满,小便不利,与桑白皮、茯苓皮、陈皮、生姜皮等配伍(如《华氏中藏经》五皮饮),或与五加皮、地骨皮、茯苓皮、生姜皮配伍(如《太平惠民和剂局方》五皮饮);阳水实证,通身水肿,胸满腹胀,二便不利,与槟榔、椒目、商陆等配伍(如《济生方》疏凿饮子);脚气肿满,小便不利,与槟榔、紫苏叶、桑白皮、橘皮等配伍(如《证治准绳》大腹皮散);脚气,肿满腹胀,大小便秘涩,与槟榔、木香、木通、郁李仁、桑白皮、牵牛子配伍(《太平圣惠方》)。

3. 其他:心中发寒痛甚,与吴茱萸、高良姜、芍药研末、酒调服(如《普济方》大腹皮散);妊娠八九月,胎形肥硕、小便短少、小腹胀、身重恶寒,起则晕眩欲倒、胎气逼塞、膀胱之气不行,与赤茯苓、炒枳壳、炙甘草研末、葱白汤送服(如《济阴纲目》大腹皮散);漏疮恶秽,可单用本品煎水洗涤(《仁斋直指方论》)。

【现代研究】 本品含槟榔碱、槟榔次碱、α-儿茶素等。

提取物有兴奋胃肠道平滑肌、促胃肠动力作用,并有促进纤维蛋白溶解等作用。

【用法用量】

1. 炮制:生用。

2. 用法:内服:煎汤,或入丸、散。外用:煎水洗涤,或研末调敷。

3. 用量:内服:4.5~9克。外用:适量。

九香虫

【文献记载】

《本草纲目》:"咸,温,无毒。""主治膈脘滞气,脾肾亏损,壮元阳。"

《本草汇言》:"味甘、咸,气温。"

《本草新编》:"专兴阳益精,且能安神魂。"

《本草用法研究》:"壮脾肾之元阳,理胸膈之凝滞,气血双宣。"

《现代实用中药》:"为镇痛药,有强壮之效。适用于神经性胃痛,腰膝酸痛,胸脘郁闷,因精神不快而发胸窝滞痛等症,配合其他强壮药同服有效。"

【药性】咸,温。

【功能】理气止痛,温肾助阳。

【临床应用】

1. 肝胃气滞,寒郁中焦:肝气郁滞所致胸胁胀痛,或肝胃不和所致胃脘疼痛,与香附、延胡索、郁金等配伍;中焦寒凝气滞所致胃寒疼痛,与高良姜、白术、木香、厚朴等配伍;利膈间滞气,助肝肾亏损,与车前子、陈皮、白术、杜仲研末、蜜丸,淡盐汤或盐酒送服(如《摄生众妙方》乌龙丸);慢性肝炎之胁痛,与参三七、炙全蝎研末、为丸服(《虫类药的应用》)。

2. 肾阳不足:命门火衰,肾阳不足所致阳痿、腰膝冷痛,可单用本品炙热嚼服,或研末服,或与淫羊藿、杜仲、巴戟天等配伍。

【现代研究】本品含九香虫油及蛋白质、甲壳质等。

提取物有抗菌及促进机体新陈代谢等作用。

【用法用量】

1. 炮制:生用,炒用。

2. 用法:内服,煎汤,或入丸、散。

3. 用量:煎服:3~9克;研末服:0.6~1.2克。

刀 豆

【文献记载】

《滇南本草》:"味甘,性寒。""治风寒湿气,利肠胃,烧灰,酒送下。子,能健脾。"

《本草纲目》:"甘,平,无毒。""温中下气,利肠胃,止呃逆,益肾补元。"

《医林纂要》:"甘、咸,温。""和胃,升清,降浊。"

《食物考》:"烧灰,利肠止虚呃逆。"

《重庆草药》:"行气活血。治肾虚腰痛,疝气,心气痛。"

《中药材手册》:"补肾,散寒,下气。利肠胃,止呕吐。治肾气虚损,肠胃不和,呕逆,腹痛吐泻。"

《四川中药志》:"治胸中痞满及腹痛,疗肾气不归元及痢疾。"

《青岛中草药手册》:"主治妇女经闭,鼻炎,肝气不舒,中气虚寒等症。"

【药性】甘,温。

【功能】降气止呃,温肾助阳。

【临床应用】

1. 呃逆,呕吐:中焦虚寒所致呕吐、呃逆,与丁香、柿蒂等配伍;冷呃,单用本品炙存性、研末,酒送服(《兰台轨范》);气滞呃逆,膈闷不舒,取老而绽者炒、研末,开水送服(如《医级》刀豆散)。

2. 肾虚腰痛:肾阳虚怯所致腰痛,可单用本品纳猪腰内炖服,或与杜仲、桑寄生、牛膝等配伍;肾虚腰痛,与小茴香、吴茱萸、破故纸、青盐研末、蒸猪腰子食(《重庆草药》)。

3. 其他:扭伤腰痛,与泽兰、苦楝子配伍(《安徽中草药》);气血不和腰痛,单用本品2粒煨酒服(《重庆草药》);鼻渊,本品老者焙干、为末,酒送服(《年希尧集验良方》《安徽中草药》);经闭腹胁胀痛,血痞,单用本品焙干、研末,好酒送服,加麝香尤佳(《本草用法研究》);牙根臭烂,本品烧灰、加冰片擦之(《本草用法研究》)。

【现代研究】本品含尿素酶、血球凝集素、刀豆氨酸以及淀粉、蛋白质、脂肪等。
提取物动物实验研究有脂氧酶激活、免疫调节等作用。

【用法用量】

1. 炮制:生用。
2. 用法:内服:煎汤,或研末服。
3. 用量:煎服:9～15克;研末服:3～6克。

娑罗子

【文献记载】

《本草纲目》:"甘,温,无毒。"

《药性考》:"味苦,微凉。""宽中下气,(治)胃脘肝膨,疳积疟痢,吐血劳伤,平胃通络,酒服称良。"

《本草再新》:"味辛、苦,性平。""滑肠利湿,通小便,治痰痫。"

《益州方物记》:"久食,已风挛。"(引自《本草纲目》)

《通雅》:"子能下气。"(引自《本草纲目拾遗》)

《吴船录》:"疗心疾。"(引自《本草纲目拾遗》)

《本草纲目拾遗》:"葛祖遗方:治心胃寒痛,虫痛。杀虫。"

《本草省常》:"补肾,益气,久食令人不饥。"

《杭州药用植物志》:"健胃,镇痛。"

【药性】甘,温。

【功能】疏肝解郁,和胃止痛。

【临床应用】

用于气滞诸痛。胸胁胀痛,与郁金、青皮等配伍;经前气滞乳房胀痛,经行腹痛,与当归、川芎、香附、路路通等配伍;胃寒气滞,胃脘疼痛,与干姜、吴茱萸等配伍。胃痛,可单用本品一枚,去壳、捣碎煎服(《本草纲目拾遗》引《百草镜》);九种心痛,可单用本品烧灰、温酒送服(《本草纲目拾遗》引《杨春涯验方》);乳腺小叶增生,可单用本品代茶饮(《浙江药用植物志》)。

【现代研究】本品含七叶皂苷和黄酮类物质,并含有脂肪油、淀粉、纤维素、粗蛋白等。
提取物有抗炎、抑制胃酸分泌、保护胃黏膜作用,并有明显的杀精子等作用。

【用法用量】

1. 炮制:生用。
2. 用法:内服:煎汤,或烧灰冲服。
3. 用量:煎服,3～9克。

天仙藤

【文献记载】

《本草图经》:"味苦,温,微毒。""解风劳。得麻黄则治伤寒发汗,与大黄同服堕胎气。"

《本草纲目》:"苦,温,无毒。""流气活血,治心腹痛。"

《本草备要》:"治风劳腹痛,妊娠水肿。"

《本草再新》:"凉血活血,去风利湿,走经络,兼治腰腿肿疼。"

《本草求真》:"天仙藤,观书所论主治,止属妊娠子肿、腹痛、风痨等症,而于他症则未及焉。即其所治之理,亦不过因味苦主于疏泄,性温得以通活,故能活血通道,而使水无不利,风无不除,血无不活,痛与肿均无不治故也。"

《本草正义》:"宣通经隧,导达郁滞,疏肝行气,止心胃痛。"

【药性】苦,温。有小毒。

【功能】行气活血,利水消肿。

【临床应用】

1. 胃脘痛,疝气痛,产后腹痛:肝胃不和所致胃脘痛,与木香、香附、川楝子等配伍;疝气痛,单用本品以酒煎服(《孙天仁集效方》),或与青皮、乌药、小茴香等配伍;治疗产后腹痛,可炒焦研末服;血气腹痛,可与生姜、酒配伍(如《普济方》天仙藤散)。

2. 妊娠水肿:妊娠两腿足浮肿,与香附、陈皮、乌药等配伍(如《妇人良方大全》天仙藤散)。

3. 风湿痹痛:风湿痹痛,与独活、威灵仙、五加皮等配伍;痰注臂痛,与羌活、白芷、半夏、白术、姜黄配伍(如《仁斋直指方论》天仙散)。

4. 癥瘕积聚:气滞血瘀所致癥瘕积聚及奔豚疝气,与乳香、没药、延胡索、吴茱萸、干姜、小茴香研末、酒调服(《本草汇言》)。

5. 其他:乳腺炎,单用鲜品揉软外敷(《江西草药》);蛇虫咬(螯)伤,痔疮肿痛,单用鲜品捣烂外敷(《东北常用中草药手册》)。

【现代研究】本品含木兰碱、马兜铃酸 D,谷甾醇,以及硝基苯类有机酸衍生物或内酰胺成分等。提取物有一定的抑菌、抗癌等作用。

【用法用量】

1. 炮制:生用。

2. 用法:内服:煎汤。外用:捣敷。

3. 用量:内服:4.5~9 克。外用:适量。

注意事项:有小毒。参见"关木通"。

柿 蒂

【文献记载】

《本草纲目》:"涩,平,无毒。""古方单用柿蒂煮汁饮之,取其苦温能降逆气也。《济生》柿蒂散加以丁香、生姜之辛热,以开痰散郁,盖从治之法,而昔人常用之收效矣。"

《本草汇言》:"味苦、涩,气温,无毒。"

《医林纂要》:"苦,寒。"

《本草拾遗》:"煮服之,止哕气。"

《滇南本草》:"治气隔反胃。"

《本草求真》:"柿蒂味苦性平,虽与丁香同为止呃之味,然一辛热一苦平,合用兼得寒热兼济之妙。"

《青岛中草药手册》:"温中下气。治呕逆、呃逆及夜尿等症。"

【药性】苦、涩,平。

【功能】降气止呃。

【临床应用】

本品为止呃要药。

1. 呃逆:胃寒呃逆,与丁香、生姜等配伍(如《济生方》柿蒂汤);虚寒呃逆,与人参、丁香配伍(如《症因脉治》丁香柿蒂汤);胃热呃逆,与黄连、竹茹等配伍;痰浊、食滞内阻,与苍术、厚朴、半夏、陈皮等配伍;命门火衰,元气暴脱作呃,与附子、人参、丁香等配伍。

2. 其他:伤寒咳逆、噎、汗,与丁香、甘草、高良姜配伍(如《华佗中藏经》丁香散);血淋,单用本品烧灰存性、米饮调服(如《奇效良方》柿蒂散);聤耳,与细辛、海螵蛸、梅片研末、掺(《湖南药物志》)。

【现代研究】本品含鞣质、羟基三萜酸、葡萄糖、果糖及中性脂肪油等。

提取物能抗心律失常、镇静,并有一定的抗生育作用等。

【用法用量】

1. 炮制:生用。

2. 用法:内服:煎汤,或入散剂。外用:研末、掺。

3. 用量:内服:4.5~9克。外用:适量。

甘 松

【文献记载】

《开宝本草》:"甘,温,无毒。""主恶气,卒心腹痛满。"

《本草从新》:"辛、甘,温。"

《本草拾遗》:"主黑皮黯黵,风疳齿䘌,野鸡痔得白芷、附子良。"

《日华子本草》:"治心腹胀,下气。作汤浴,令人身香。"

王好古:"理元气,去气郁。"(引自《本草纲目》)

《本草纲目》:"治脚气膝浮。"

《现代实用中药》:"适用于头痛、腹痛及精神抑郁等证,并能驱蛔。凡因蛔虫而发惊痫者,用此有效。"

《本草汇言》:"醒脾胃之药也,与山柰合用更善。"

《得配本草》:"君玄参为末,焚熏劳瘵。"

《本草求原》:"同桑寄、地、苓,治尿血。"

【药性】辛、甘,温。

【功能】行气止痛,醒脾健胃。

【临床应用】

1. 脾胃气滞,脘腹胀痛:理气止痛,与山柰配伍;寒凝气滞所致脘腹胀痛,与干姜、厚朴等配伍;脾虚运化不健,与党参、白术、木香等配伍;神经性胃痛,与香附、沉香研末服(《现代实用中药》)。现代临床与郁金、姜黄、降香配伍用于治疗冠心病心绞痛。

2. 牙痛:龋齿疼痛,可单用本品泡汤含漱,或与白芷、细辛、石膏、食盐(煅)等研末、擦牙(如《验方新编》固齿方);肾虚齿痛,与硫黄等分研末泡汤漱之(《经效济世方》)。

3. 脚气:脚气病足膝浮肿,与荷叶、藁本配伍煎水洗涤(如《普济方》甘松汤)。

4. 其他:痰眩,与半夏曲、天南星、陈皮研末、糊丸,生姜汤送服(如《鸡峰普济方》松香丸);癔症、神经衰弱、肠胃痉挛,与陈皮配伍泡饮(江西药科学校《中草药学》);疔疮,与山柰配伍水酒各半煎,调雄黄、麝香服《疡医大全》)。

【现代研究】本品含马兜铃烯、甘松酮、德比酮、缬草酮、广藿香醇、甘松素、甘松醇、白芷素、榄香醇、β-桉叶醇等。

提取物有镇静、安定、解痉作用,并有抗心律失常、抗心肌缺血、抑菌等作用。

【用法用量】

1. 炮制:生用。

2. 用法:内服:煎汤,或入丸、散。外用:煎水洗涤、含漱,或研末、掺。

3. 用量:内服:3~6克。外用:适量。

香　橼

【文献记载】

《本草经集注》:"温。"

《新修本草》:"性冷。"

《本草纲目拾遗》:"味辛、酸,性温。""去气,除心头痰水。"

《饮膳正要》:"味酸、甘,平,无毒。""下气,开胸膈。"

《滇南本草图说》:"(治)痰气咳嗽。煎汤,治下气痛。"

《本草通玄》:"理上焦之气,止呕逆,进食,健脾。"

《医林纂要》:"治胃脘痛,宽中顺气,开郁。"

《本草再新》:"平肝舒郁,理肺气,通经利水,治腰脚气。"

《本草省常》:"下气,消食,化痰,解酒。散愤满之气,除恶浊之气。"

《随息居饮食谱》:"下气,醒胃豁痰,辟恶解酲,消食止痛。"

【药性】辛、微苦、酸,温。

【功能】疏肝解郁,理气和中,燥湿化痰。

【临床应用】

1. 肝郁胸胁胀痛:本品功同佛手,但药效稍逊。常与柴胡、郁金、佛手等配伍。

2. 气滞脘腹胀痛:脾胃气滞所致脘腹胀痛、嗳气吞酸、呕恶食少,与木香、砂仁、藿香等配伍,兼见口苦吐酸者,可再佐黄连以泄热;气逆不进饮食或呕哕,与川贝母、当归、白通草、陈西瓜皮、甜桔梗研末、白檀香水泛为丸服(如《梅氏验方新编》香橼丸)。

3. 痰饮咳嗽,胸膈不利:痰多、咳嗽、胸闷,与生姜、半夏、茯苓等配伍;咳嗽,单用本品酒煮熟烂、蜜拌临睡服(《养疴漫笔》)。

4. 其他:臌胀,与连皮核桃肉、砂仁配伍煅存性、研末,砂糖调服(《本经逢原》);三日疟,以细明雄黄纳入本品煅、研极细末服(《华佗神医秘传》);头风,以煮熟鸭蛋塞入本品内、热熨两太阳穴(《串雅外编》)。

【现代研究】本品含橙皮苷、柠檬酸、苹果酸、维生素C及挥发油等。

提取物能促进胃肠动力、健胃、抗炎、抗病毒、祛痰,并有抗凝等作用。

【用法用量】

1. 炮制:生用。

2. 用法:内服:煎汤,或入丸、散。外用:热熨。

3. 用量:内服:3~9克。外用:适量。

玫瑰花

【文献记载】

姚可成《食物本草》:"味甘、微苦,温。无毒。""主利肺脾,益肝胆,辟邪恶之气,食之芳香甘美,令人神爽。"

《随息居饮食谱》:"甘、辛,温。""调中,活血,舒郁结,辟秽,和肝。酿酒可消乳癖。"

《伪药条辨》:"味甘,性微温。""和血调气,平肝开郁。"

《药性考》:"行血破积,损伤瘀痛。"

《本草纲目拾遗》:"和血行血,理气,治风痹。"

《本草再新》:"舒肝胆之郁气,健脾降火。治腹中冷痛,胃脘积寒,兼能破血。"

《现代实用中药》："用于妇人月经过多,赤白带下及一般肠炎下痢等。"

《河北中草药》："行气解郁,柔肝醒脾,治消化不良,上部食道痉挛,咽喉有异物感;辟浊和中。"

《本草用法研究》："同母丁香酒煎服治乳痈。"

【药性】甘、微苦,温。

【功能】疏肝解郁,活血止痛。

【临床应用】

1. 肝胃气痛:肝郁犯胃所致胸胁脘腹胀痛、呕恶食少,与香附、佛手、砂仁等配伍;食管痉挛、咽中有异物感,与白梅花配伍代茶饮(《天津中草药》);气滞胸胁胀闷作痛,与香附配伍(《山西中草药》);胃痛,与香附、川楝子、白芍配伍(《山东中草药手册》)。

2. 月经不调,经前乳房胀痛:肝气郁滞所致月经不调、经前乳房胀痛,可单用本品冲黄酒、红糖服(《青岛中草药手册》),或与月季花、益母草、丹参配伍(《山东中草药手册》);肝郁吐血,月经不调,单以本品白冰糖熬膏服(如《饲鹤亭集方》玫瑰膏);白带,与乌贼骨、白鸡冠花配伍(《山东中草药手册》)。

3. 跌打伤痛:跌打损伤,瘀肿疼痛,可单用本品泡酒饮(《恩施中草药手册》),或与当归、川芎、赤芍等配伍。

4. 其他:肠炎下痢,与白头翁、马齿苋、茯苓配伍(《山东中草药手册》);痢疾,与黄连、莲子配伍(《安徽中草药》);新久风痹,与红花、当归配伍水酒煎服(《百草镜》);疮疡初起,可单用本品焙、研末,温酒送服(《百草镜》),或与紫花地丁、蒲公英配伍(《安徽中草药》);乳痈,与母丁香、无灰酒煮饮(《本草纲目拾遗》),或本品初开者陈酒煎服(《百草镜》)。

【现代研究】本品含香茅醇、牻牛儿醇、橙花醇、丁香油酚、苯乙醇,以及槲皮苷、鞣质、脂肪油、有机酸等。

提取物有促进胆汁分泌作用,并对实验动物心肌缺血有一定的保护作用。

【用法用量】

1. 炮制:生用。

2. 用法:内服:煎汤,浸酒,或泡茶饮。

3. 用量:内服:1.5～6克。

凡能消化食积,治疗饮食积滞的药物,称为消食药。

消食药药性甘平,主要适用于宿食停留,饮食不消所致脘腹胀满、嗳气吞酸、恶心呕吐、不思饮食、大便失常,以及脾胃虚弱、消化不良病症。

本类药物药性平缓,适用于病情较轻,积滞不甚者。临床中,气机阻滞,需与理气药配伍;积滞化热,需与苦寒清热或缓下药物配伍;寒湿困脾或胃有湿浊,需与芳香化湿药配伍;中焦虚寒,需与温中健脾药配伍;脾胃虚弱,需与健脾益气药配伍。

本类药药性虽较和缓,但仍属剋伐之品,难免有耗气之弊,故气虚运化不健且积滞较轻者慎用。

现代药理研究证明:消食药一般具有不同程度的助消化作用,个别药物还具有降血脂、强心、增加冠脉血流及抗心肌缺血、降压、抗菌等作用。

山　楂

【文献记载】

《新修本草》:"味酸、冷,无毒。""汁服主水痢,沐头及洗身上疮痒。"

《日用本草》:"味甘、酸。""化食积,行结气,健胃宽膈,消血痞气块。"

《本草蒙筌》:"味甘、辛,气平。""疗癞疝。"

《本草纲目》:"酸、甘,微温。""化饮食,消肉积,癥瘕,痰饮痞满吞酸,滞血痛胀。"

《本草经集注》:"煮汁洗漆疮。"

《本草图经》:"治痢疾及腰疼。"

《履巉岩本草》:"能消食。"

《宝庆本草折衷》:"治寒湿腰痛,小肠气胀痛,消食快气。"

《本草衍义补遗》:"催疮痛(痧),治妇人儿枕痛。"

《滇南本草》:"消肉积滞,下气。治吞酸,积块。"

宁原《食鉴本草》:"化血块、气块,活血。"(引自《本草纲目》)

《本草再新》:"治脾虚湿热,利大小便,小儿乳滞腹疼。"

《本草求原》:"治疟郁。"

《本草撮要》:"冻疮涂之。"

《药鉴》:"理脾用之,膨胀立消。予尝用平胃散同山楂煎汁浸晒乌药,治诸般气滞腹痛。又能破人参之滞气,痘家不得已用参,多以此监之。"

《本草经疏》:"如脾胃虚,兼有积滞者,当与补药同施。"

《本草汇言》:"一切食积,为痞满,为癥瘕,为下痢,加平胃散中,奏效甚捷。"

《药品化义》:"同蓬术、三棱,攻一切积块,自能化散。诸失血后,气血两亏,以此佐人参。疏理肝脾,最为良品。"

《得配本草》:"得紫草煎酒调服,发痘疹;得茴香,治偏坠疝气;配鹿茸,治老人腰痛;入艾汤调服,治肠风下血。"

【药性】酸、甘,微温。

【功能】消食化积,行气散瘀。

【临床应用】

本品善消食化积,尤为消化油腻肉食积滞、小儿乳积之要药。现代单用本品制剂治疗冠心病、高血压病、高脂血症、细菌性痢疾等,均有较好疗效。

1. 饮食积滞:肉食积滞所致脘腹胀满、嗳气吞酸、腹痛便溏不爽,可单用本品煎服(《简单便方》),或与木香、青皮配伍(如《证治准绳》匀气散);一切食积,与白术、神曲配伍(《丹溪心法》);肉积发热,与连翘、黄连、阿魏醋煮、糊丸服(如《张氏医通》四味阿魏丸);食积停滞,脘腹胀满,嗳腐吞酸,不欲饮食,与莱菔子、神曲、陈皮、半夏、茯苓、连翘配伍(如《丹溪心法》保和丸);痰积,与石碱、半夏、阿魏醋浸、糊丸服(如《丹溪心法》小阿魏丸)。

2. 泻痢腹痛,疝气痛:泻痢腹痛,可单用本品煎服,或炒炭研末服(《医钞类编》),或单用本品煎后加红白糖、茶叶冲服(《医学衷中参西录》);久泄不止或水泄,与沙苑蒺藜、吴神曲、芜荑、白蔻仁、鸡肫皮等配伍(《滇南本草》);积疝,与茴香、柴胡、牡丹皮配伍酒糊丸,盐汤送服(《赤水玄珠》);寒湿气小腹疼,外肾偏大肿痛,与茴香、柿楂子研末,盐、酒调服(《是斋百一选方》)。

3. 瘀阻胸腹痛,痛经:瘀滞所致胸胁痛,与川芎、桃仁、红花等配伍;产后瘀阻腹痛,恶露不尽,或痛经、闭经,可单用本品加糖煎服(朱丹溪方,引自《日用本草》),或与当归、香附、红花配伍(如《景岳全书》通瘀煎);产后面紫,恶血上冲气壅,本品炒枯、童便煎服(《鲟溪单方选》)。

4. 其他:老人腰痛及腿痛,与鹿茸等分研末、蜜丸服(《本草纲目》);疹子干黑危困,本品研末、紫草酒煎调服(《全幼心鉴》);癫痫,与橄榄配伍(《药笼本草》)。

【现代研究】本品含黄酮类、三萜皂苷类(熊果酸、齐墩果酸、山楂酸等)、皂苷鞣质、游离酸、脂肪酸、维生素 C、无机盐、红色素等。

提取物有促进消化作用,并有降压、降脂、抗氧化、抗菌、防癌作用,并表现有对心血管系统、免疫系统等的药理作用。

【用法用量】

1. 炮制:生用,炒用,炒炭用。

2. 用法:内服:煎汤,或入丸、散。外用:煎水洗涤,或捣敷。消食散瘀,用生山楂、炒山楂;止泻痢,用焦山楂、山楂炭。

3. 用量:内服:10~15 克,大剂量 30 克。外用:适量。

注意事项:胃酸分泌过多者慎用。

神　曲

【文献记载】

《珍珠囊》:"辛、纯阳。""益胃气。"

《汤液本草》:"气暖,味甘。""疗脏腑中风气,调中下气,开胃消宿食,主霍乱,心膈气,痰逆,除烦,破癥结,及补虚,去冷气,除肠胃中塞,不下食,能治小儿腹坚大如盘,胸中满,胎动不安,或腰痛抢心,下血不止。"

《滇南本草》:"性平,味甘。""宽中,扶脾胃以进饮食,消隔宿停留胃内之食,止泻。"

《本草纲目》:"甘、辛,温,无毒。""消食下气,除痰逆霍乱,泄痢胀满,闪挫腰痛者。"

《药性论》:"化水谷宿食、癥结积滞,健脾暖胃。"

《本草述》:"治伤暑,伤饮食,伤劳倦,疟气痞证,水肿胀满积聚,痰饮咳嗽,呕吐反胃,霍乱,蓄血,心痛,胃脘痛,胁痛,痹痿,眩晕,身重,不能食,黄疸。"

《本经逢原》："其功专于消化谷麦酒积,陈久者良。"

《本草再新》："消瘰疬疝瘤。"

《得配本草》："得吴萸,治暴泄不止。"

【药性】甘、辛,温。

【功能】消食和胃。

【临床应用】

1. 食滞症:食积不化、胸闷脘痞、食欲不振,与麦芽、山楂、莱菔子、陈皮等配伍(如《丹溪心法》保和丸);脾胃虚弱,运化不良,食滞中阻,与党参、白术、麦芽、谷芽等配伍(如《证治准绳》健脾丸);积滞日久不化,脘腹攻痛胀满,与木香、厚朴、三棱、槟榔等配伍(如《普济方》木香神曲丸);中脘宿食留饮,酸螫心痛、口吐清水,与苍术、陈皮、砂仁研末、姜汁糊丸,姜汤送服(如《古今医鉴》曲术丸);脾虚不能磨食,与白术、人参、枳实、砂仁研末、饴糖为丸服(《方脉正宗》);脾胃俱虚,不能消化水谷、胸膈痞闷、腹胁时胀、食减嗜卧、虚羸少气,与乌梅、干姜、小麦蘖研末、为丸服(如《太平惠民和剂局方》消食丸);酒癖不消,心腹胀满、噫醋吞酸、呃逆不食、胁肋疼痛,与炒麦蘖、黄连、巴豆配伍为丸,姜汤送服(如《济生方》曲蘖丸);产后瘀血不运,肚腹胀闷,渐成臌胀;亦可治小儿食膨胀,单用本品微炒研末,砂仁汤送服(《本草汇言》);食噎,与橘皮配伍蜜丸、嚼化(如《全生指迷方》神曲丸);金石、贝壳类药物制丸时常以本品糊丸以防碍胃,助消化吸收(如《备急千金要方》磁朱丸)。

2. 泻痢症:夏日外受暑湿秽浊之气,内夹胃肠不化之滞,头昏胸闷、恶心呕吐、大便泄泻、不思饮食,与藿香、佩兰、苍术、厚朴等配伍;肠腑湿热,积滞不化,腹痛里急、下痢赤白不爽,与大黄、黄连、槟榔、焦山楂等配伍;时暑暴泻及饮食所伤,胸膈痞闷,与苍术等分配伍糊丸,米饮送服(如《太平惠民和剂局方》曲术丸);过食伤脾,健运无力,食滞不化,而为泄泻,与枳实、大黄配伍(如《杏苑生春》导痰汤);大人小儿泄泻,肚腹疼痛,或大泻不止,与麦芽、杏仁配伍,水油共煎服(《滇南本草》);休息痢,日夜不止、腹内冷痛,与芜荑、吴茱萸等分配伍姜汁糊丸,粥饮送服(如《普济方》神曲丸);产后冷痢,脐下疗痛,与熟干地黄、白术研末、粥饮送服(如《太平圣惠方》神曲散)。

3. 瘀血症:食积心痛,陈神曲烧红淬酒服(《摘玄方》);妇人血气刺痛,与香附等分配伍炒研末、温酒调服(《普济方》);脏腑宿蕴风冷,气血不和,停滞宿饮,结为癥瘕痞块,及妇人血瘕,肠胃中塞、饮食不下、下痢赤白、霍乱转筋及腰肢疼痛、不能行步,与附子、甘草研末为丸,米饮送服(如《普济方》一握七丸);闪挫腰痛,单用本品拳头大一块烧令通赤淬酒顿饮(如《世医得效方》神曲酒)。

4. 其他:妇人产后回乳,单用本品炒研、温酒送服(《本草纲目》)。

【现代研究】本品为酵母制剂,含酵母菌、淀粉酶、维生素 B 复合体、麦角甾醇、蛋白质及脂肪、挥发油等。

有增进食欲,维持正常消化机能等作用。

【用法用量】

1. 炮制:生用,炒用。

2. 用法:内服:煎汤,或入丸、散。消食,炒焦用。

3. 用量:内服,6~15 克。

附:建神曲

药性苦温,功能消食化滞,理气化湿,发散风寒,兼能健脾。常用于食滞不化或兼感风寒者。煎服:6~15 克。

麦 芽

【文献记载】

《药性论》:"味甘,无毒。""消化宿食,破冷气,去心腹胀满。"

《食性本草》:"微暖。"

《医学启源》:"气温,味咸。""补脾胃虚,宽肠胃。"

《汤液本草》:"气温,味甘、咸。"

《备急千金要方》:"消食和中。""止泄利。"

《日华子本草》:"温中,下气,开胃,止霍乱,除烦,消痰,破癥结,能催生落胎。"

《本草衍义补遗》:"行上焦之滞血,腹中鸣者用之。"

《滇南本草》:"宽中,下气,止呕吐,消宿食,止吞酸、吐酸,止泻,消胃宽膈,并治妇人奶乳不收,乳汁不止。"

《本草药性大全》:"除痈胀。"

《本草纲目》:"消化一切米、面、诸果食积。""若久服者,须与白术诸药兼用,则无害也矣。"

《本草汇言》:"治诸病腹胀,虚胀,加参、芪、茯、术;实胀,加厚朴、萝卜子;寒胀,加干姜、木香;热胀,加黑山栀、黄芩。"

《得宜本草》:"得川椒、干姜治谷劳嗜卧,得蜜能下胎。"

【药性】甘,平。

【功能】消食健胃,回乳消胀。

【临床应用】

1. 食滞:本品善消米、面、薯、芋类食滞,常与山楂、神曲、鸡内金等配伍;小儿乳食停滞,可单用本品煎服或研末服;脾虚食少,食后饱胀,与白术、陈皮配伍(如《本草纲目》健脾丸);饱食便卧,得谷劳病,令人四肢烦重、嘿嘿欲卧、食毕辄甚,与(蜀)椒、干姜配伍(《肘后备急方》);食少,快膈进食,与神曲、白术、橘皮配伍蒸饼为丸,人参汤送服(《本草纲目》);小儿疳,百药不疗,与神曲、芜荑、黄连研末,以獖猪胆蒸熟取汁,和宿蒸饼为丸服(如《叶氏录验方》消疳丸)。

2. 断乳、乳房胀痛:本品有独特的回乳之功,可单用本品 120 克煎服(或生、炒各半);小量生品又有通乳作用,常用于乳汁郁结,乳房胀痛等症。

3. 其他:产后腹中鼓胀不通转,气急,坐卧不安,单用本品研末,以酒送服(《政类本草》引《兵部手集》);产后五七日不大便,单用本品不拘多少,炒黄研末与粥间服(如《妇人良方大全》麦芽散)。

【现代研究】本品含 α- 及 β-淀粉酶、催化酶、麦芽糖及大麦芽碱、腺嘌呤、胆碱、蛋白质、氨基酸、维生素 B、维生素 D、维生素 E、细胞色素 C 等。

提取物有助消化、降血糖、降血脂等作用,大剂量抑乳、小剂量催乳。

【用法用量】

1. 炮制:生用,炒用。

2. 用法:内服:煎汤,或入丸、散。

3. 用量:内服:10～15 克,大剂量,30～120 克。

注意事项:哺乳期慎服。

谷 芽

【文献记载】

《名医别录》:"味苦,无毒。""主寒中,下气,除热。"

《日华子本草》:"温。""能除烦,消宿食,开胃。"

《本草纲目》:"甘,温。""快脾开胃,下气和中,消食化积。"

《本草经集注》:"末其米脂和傅面,亦使皮肤悦泽。"

《本草汇言》:"消宿食,行滞气之药也。"

《中药材手册》:"治脾虚,心胃痛,胀满,热毒下痢,烦渴,消瘦。"

《四川中药志》:"治胃弱食滞胀满,食欲不佳及营养不良之脚气等症。"

【药性】甘,平。

【功能】消食化积,健脾开胃。

【临床应用】

本品药性缓和,主要用于食积停滞,胀满泄泻、脾虚少食,常与麦芽、神曲等消食化积药配伍应用。尤适合用于脾虚少食,饮食不消者,并可酌与党参、白术、陈皮等同用,以补气健脾行滞。

【现代研究】本品含蛋白质、脂肪油、淀粉、淀粉酶、麦芽糖、腺嘌呤、胆碱,以及天门冬氨酸、γ-氨基丁酸等 18 种氨基酸等。

所含淀粉酶能帮助消化。提取物可通过抑制肥大细胞组胺释放而具有抗过敏原性。

【用法用量】

1. 炮制:生用,炒用。

2. 用法:煎汤。

3. 用量:内服:10～15 克,大剂量,30 克。

莱菔子

【文献记载】

《宝庆本草折衷》:"味辛,微寒,无毒。""《续说》云:张松谓萝卜子治气结成块,心腹胀满,小肠气痛及下水滞,消宿食。今多炒用。"

《滇南本草》:"味辛,温。""下气宽中,消膨胀,消痰涎,消宿食,消面积滞,降痰,定吼喘,攻肠胃积滞,治癥块,单腹疼。"

《本草纲目》:"辛、甘,平。""下气定喘,治痰,消食,除胀,利大小便,止气痛,下痢后重,发疮疹。"

《本草正》:"味大辛,气温。"

《玉楸药解》:"辛,热。"

《日华子本草》:"水研服,吐风痰,醋研消肿毒。"

《药性切用》:"服参作胀,非此不消。"

《医林纂要》:"生用吐风痰,宽胸膈,托疮疹。熟用下气消痰,攻坚积,疗后重。"

《本草再新》:"化痰除风,散邪发汗。"

《随息居饮食谱》:"治痰嗽,齁喘,气鼓,头风,溺闭,及误服补剂。"

《得配本草》:"配牙皂煎服,吐中风口噤,配杏仁,治久嗽。"

沈文彬《药论》:"侣菖蒲而鼓胀堪平,混陈皮而面积可涤。"

《医学衷中参西录》:"若用以除满开郁,而以参、芪、术诸药佐之,虽多服久服,亦何至伤气分乎?"

【药性】辛、甘,平。

【功能】消食除胀,降气化痰。

【临床应用】

1. 食积气滞:本品消食之外,尤善行气导滞。食积气滞所致脘腹胀满或疼痛,嗳气吞酸,与山楂、神曲、陈皮等配伍(如《丹溪心法》保和丸),或加白术等用于食积气滞兼脾虚者(如《丹溪心法》大安丸);小儿腹胀,与紫苏梗、干葛、陈皮各等分,入甘草少许煎服,食少加白术(《万氏家抄方》);积滞内停,下痢腹痛,里急后重者,可与大黄、木香、白芍配伍(《方脉正宗》);大便秘结者,可单用本品炒,与皂荚末配伍(《寿域神方》),或调蜂蜜服。现代临床亦用于治疗肠粘连及不全性肠梗阻等病症。

2. 咳喘痰多,胸闷食少:本品并能降气化痰,止咳平喘。尤宜用于治疗咳喘痰壅,胸闷食积者,可单用本品研末服(《食医心得》);或与杏仁等分研末、粥丸服(《丹溪心法》);或与白芥子、苏子等配伍(如《韩氏医通》三子养亲汤);齁喘痰促,遇厚味即发者,本品蒸熟、晒、研,姜汁浸、蒸饼为丸服(傅滋《医学集成》清金丸)。

3. 其他:因服用人参不当而出现脘腹胀满者,服本品能解,通常被认为人参不宜与本品同服,恐本品会消减人参的补益作用。而气滞胀满而体虚者,于本品酌配人参,或气虚所致虚喘,于人参酌配本品,不仅不会削弱二者的作用,反而能消而不伤,或补而不滞,相得益彰。消渴病治后小便多者,与紫苏子配伍炒研末,桑白皮汤调服(《太平圣惠方》);风头痛或偏头痛,本品与姜汁和研极细,加麝香少许滴鼻(《太平圣惠方》);牙疼,本品去赤皮研细、以人乳和,左侧牙痛点右侧鼻孔中,右侧牙痛点左侧鼻孔中(《太平圣惠方》)。跌打损伤,瘀血腹痛,本品生用研烂、酒调敷患处(《方脉正宗》)。现代临床研究发现有降血压作用而用于治疗高血压病。

【现代研究】本品含莱菔素、芥子碱、脂肪油、β-谷甾醇、糖类及多种氨基酸、维生素等。

提取物对实验胃和小肠运动有影响,有较为明显的抗菌、降血压作用,并有一定的镇咳、排痰、平喘、改善排尿功能及降低胆固醇、防止动脉硬化等作用。

【用法用量】

1. 炮制:生用,或炒用。

2. 用法:内服:煎汤,或入丸、散。外用:捣敷患处。生用,吐风痰、散瘀消肿;炒用,消食、下气、化痰。

3. 用量:内服:6~10克。外用:适量。

鸡内金

【文献记载】

《名医别录》:"微寒。""主小便利,遗溺,除热止烦。"

《日华子本草》:"平,无毒。""止泄精,并尿血、崩中、带下、肠风、泻痢。"

《神农本草经》:"主泄利。"

《滇南本草》:"宽中健脾,消食磨胃。治小儿乳食结滞。肚大筋青,痞结疳积。"

《本草纲目》:"治小儿食疟,疗大人(小便)淋漓、反胃,消酒积,主喉闭、乳蛾,一切口疮、牙疳诸疮。"

《本草述》:"治消瘅。"

《本经逢原》:"治眼目障翳。"

《医林纂要》:"补脾胃,益心肺,敛散气,渗邪湿。"

《本草再新》:"健脾开胃,消食化痰,理气利湿。"

《医学衷中参西录》:"善化瘀积,治疮癖癥瘕,通经闭。"

《四川中药志》:"化结石,用于泌尿系结石、胆结石。"

《得配本草》:"得花粉,治膈消饮水;配枯矾,敷牙疳口疮;拌人乳,治小儿疟疾;同郁金,贴夯腮疮蚀。"

【药性】甘,平。

【功能】消食健胃,涩精止遗,消癥化石。

【临床应用】

1. 饮食停滞,小儿疳积:本品可广泛用于米、面、薯芋、乳、肉等各种食积病症。轻者,单用本品研末服(《备急千金要方》);较重者,与山楂、麦芽等配伍;小儿疳积病症,与白术、山药、使君子等配伍。

2. 肾虚遗精、遗尿:本品并能固精、缩尿、止遗。遗精,可单用本品炒焦、研末服(《吉林中草药》);遗尿,与菟丝子、桑螵蛸等配伍(如《太平圣惠方》鸡肶胵散)。

3. 结石,癥瘕积聚:石淋,痛不可忍,本品烧存性服(《医林集要》);或与金钱草、海金砂、川牛膝、冬葵子等配伍;胆囊结石,与金钱草、郁金、木香等配伍;胁下癥块,痞硬腹胀,多与鳖甲配伍应用,或与沉香、砂仁配伍(如《仙拈集》鸡金散);闭经,与黄芪、山药、三棱、莪术配伍(如《医学衷中参西录》理冲汤)。

4. 其他:喉痹乳蛾,常用本品煅、研末吹喉;走马牙疳,与枯矾掺于患处;痈疽溃烂,久不收口,常配炉甘石、冰片外掺;小儿鹅口疮,常配人乳同用(如《普济方》胵黄散)。

【现代研究】本品含胃激素、角蛋白、微量胃蛋白酶、淀粉酶、多种维生素与微量元素,以及18种氨基酸等。

本品能提高消化酶生物活性、促进胃肠蠕动、胃液分泌、提高酸度和消化力,并有加强膀胱括约肌收缩,减少尿量等作用。

【用法用量】

1. 炮制:生用,(砂、醋、麸)炒用。

2. 用法:内服:煎服,或研末服。研末服优于煎服。

3. 用量:煎服:3～10克;研末服:1.5～3克。

鸡矢藤

【文献记载】

《岭南采药录》:"味辛、苦,平。"

《上海常用中草药》:"甘、酸,平。""祛风,活血,止痛,消肿。治风湿酸痛,跌打损伤,肝脾肿大,无名肿毒。"

汪连仕《采药书》:"治风痛肠痈,跌打损伤,流注风火瘴毒,散郁气。洗疝,合紫苏煎汤。"

《李氏草秘》:"煎洗腿足诸风,寒湿痛,拘挛不能转舒。"

《生草药性备要》:"其头治新内伤,煲肉食,补虚益肾,除火补血;洗疮止痛,清热散毒。其叶擂米加糖食,止痢。"

《本草纲目拾遗》:"中暑者以根、叶作粉食之。虚损者杂猪胃煎服。""治瘰疬用根煎酒,未破者消,已溃者敛。"

《本草求原》:"理脚湿肿烂,蛇伤,同米擂食并敷。"

《植物名实图考》:"为洗药,解毒,去风,清热,散寒。""敷无名肿毒,并补筋骨。"

《草木便方》:"补虚劳,调理脾胃元气,治病后虚肿、耳鸣。"

《四川中药志》:"治失眠,久咳。"

《重庆草药》:"健脾除湿,益气补虚。常用于小儿瘦弱,脾弱气虚,食积疳积,及成人气虚浮肿,臌胀,耳鸣,腹泻,遗尿,妇女虚弱白带,干病。并虚弱劳伤,虚痢,痒子瘰疬之由于气虚不愈者。"

【药性】甘、苦,微寒。

【功能】消食健胃,化痰止咳,清热解毒,止痛。

【临床应用】

1. 饮食积滞,小儿疳积:食积腹痛、腹泻,可单用本品煎服,或与山楂、神曲等配伍;脾虚食少,消化不良,与党参、白术、麦芽等配伍;小儿疳积,本品与猪肚炖服(《福建中草药》)。

2. 热痰咳嗽:热痰咳嗽,可单用本品煎服,或与瓜蒌皮、胆南星、枇杷叶等配伍应用;妇女虚弱咳嗽,白带、腹胀,与红小芭煎汁、炖鸡服食(《重庆草药》)。

3. 热毒泻痢,咽喉肿痛,痈疮疔肿,汤火伤:红痢,可单用本品煎服(《重庆草药》),或与黄芩、金银花等配伍,并治咽喉肿痛;治阑尾炎,可单用本品藤、根或茎叶煎服(《福建中草药》);痈疽疮毒、红肿热痛、汤火伤,既可内服,亦可鲜品捣烂外敷;背疽,鲜品酒水煎服,渣或鲜叶捣敷患处(《福建中草药》);湿疹、神经性皮炎、皮肤瘙痒等病症,煎汤外洗,或鲜品捣敷患处。

4. 痛症:关节风湿痛,可单用本根或藤酒水煎服(《福建中草药》);本品并可用于多种痛症,如胃肠痛、胆绞痛、肾绞痛、痛经、分娩疼痛、神经痛,以及各种外伤、骨折、手术后疼痛等,尤以注射剂效果突出(《全国中草药汇编》)。

5. 其他:小儿脱肛,本品酒蒸、晒十次,和羊肠煮食之(《岭南采药录》)。

【现代研究】本品含鸡屎藤苷、鸡屎藤次苷及生物碱、齐墩果酸、熊果酚苷等。

提取物有明显的镇痛作用,可用于抗惊厥、镇静及局部麻醉。实验中能抑制肠肌收缩、增强子宫收缩力。并有降血压、抗菌、抗病毒等作用。

【用法用量】

1. 炮制:生用。

2. 用法:内服:煎汤。外用:煎汤洗涤,或捣敷患处。

3. 用量:内服:15~60克。外用:适量。

阿　魏

【文献记载】

《新修本草》:"味辛,平,无毒。""主杀诸小虫,去臭气,破积,下恶气,除蛊毒。"

《海药本草》:"味辛,温。""善主于风邪鬼注,并心腹中冷。"

《日华子本草》:"热。""治传尸,治癥癖冷气,辟瘟治疟,兼主霍乱心腹痛,肾气、温瘴,御一切蕈菜毒。"

《本草正》:"味苦、辛,性热,有毒。"

朱丹溪:"消肉积"(引自《本草纲目》)

汪机:"解自死牛、羊、马肉诸毒。"(引自《本草纲目》)

《医学入门》:"兼治小儿疳积。"

《本草汇言》:"化积,堕胎,杀虫,疗蛊。"

《本草通玄》:"截疟,止痢,解毒,止臭。"

《本草求原》:"治癫疝痛,小儿盘肠内吊腹痛,噎膈。"

《全国中草药汇编》:"预防麻疹。"

【药性】辛、苦,温。

【功能】化癥散痞,消积,杀虫。

【临床应用】

1. 癥瘕,痞块:腹中痞块,瘀血癥瘕等病症,与白芥子、三棱等配伍,或与鳖甲、川芎、当归、大黄等配伍制丸、散服(如《外科正宗》阿魏化痞散),亦可与雄黄、肉桂、乳香等配伍熬制硬膏外贴(如《何日中手集》阿魏化痞膏),或与赤芍、穿山甲、两头尖、大黄等配伍熬制膏药外贴(如《内科摘要》阿魏膏);治疗瘿瘤、瘰疬、乳岩等,与雄黄、麝香、蟾酥等熬制膏药外贴。

2. 肉食积滞:本品可治疗各种食积,但尤善治疗肉积,与山楂、黄连、连翘配伍(如《证治准绳》阿魏丸);气积、肉积,心腹膨满,结块疼痛,或引胁肋疼痛,或痛连背脊,不思饮食,与木香、槟榔、胡椒配伍、粟米饭为丸,生姜皮汤送服(如《济生方》阿魏丸);伤于谷食,饮食不思者,与神曲、麦芽、莱菔子等配伍;小儿饮食失节,腹内虫积、肚腹胀大,形成疳积者,与胡黄连、神曲等配伍(如《丹溪心法》胡黄连丸)。

3. 其他:疟疾,本品与丹砂为丸,人参汤送服(《是斋百一选方》);痢疾,与黄连、木香等配伍;噎膈、反胃,将本品与杏仁纳大枳壳内煨制存性、去药仅取枳壳研末、黄酒送服(如《仙拈集》枳壳散);白虎风,身体疼痛不可忍、转动不得,与地龙、乳香、好茶研末、空腹热酒调服,并食热豆淋酒、热姜稀粥,再以衣被覆以取汗(如《圣济总录》阿魏散)。

【现代研究】本品主要含挥发油及香豆精类化合物、阿魏酸、阿魏酸酯等。

提取物能明显抑制实验动物未孕子宫的自发性收缩,但对已孕动物离体子宫呈兴奋状态,二者作用相反,可能与动物体内孕酮水平有关;脂溶性成分有抗生育作用;挥发油有较强抗炎活性,并有抗过敏作用;实验证明有明显的平滑肌舒张等作用。

【用法用量】

1. 炮制:生用。
2. 用法:内服:入丸、散。外用:多熬膏敷贴,或研末、掺用。
3. 用量:内服:1～1.5克。外用:适量。

注意事项:脾胃虚弱及孕妇忌用。

凡能制止体内外出血,治疗多种出血病症为主的药物,称为止血药。

止血药因药性不同而分为:凉血止血药、化瘀止血药、收敛止血药和温经止血药四类。

止血药主要适用于咯血、咳血、衄血、吐血、便血、尿血、崩漏、紫癜以及外伤出血等体内外多种出血病症。

使用止血药时,首先应分清出血的部位和病症的寒热属性。血热妄行者,宜选用凉血止血药,并与清热泻火、清热凉血药配伍;阴虚火旺、阴虚阳亢而出血者,与滋阴降火药、滋阴潜阳药配伍;瘀血内阻,血不循经而出血者,宜选用化瘀止血药,与活血化瘀药、行气活血药配伍;虚寒性出血者,宜选用温经止血药或收敛止血药,与益气、温阳、健脾类药配伍。根据前贤"下血必升举,吐衄必降气"的用药经验,对于便血、崩漏等下部出血类病症,可适当与益气、健脾、升提类药配伍;而对于衄血、吐血等上部出血类病症,可适当与降气、泻下类药配伍。

凉血止血药与收敛止血药有凉遏、恋邪之弊,易致"止血留瘀"。因此,这两类药在出血且伴有瘀滞特征时不宜单独应用。而出血量多者常伴有气虚(脱),当急投大补元气之品以防发生气脱危候。

前人传统经验认为止血药须炒炭用,但临床及现代研究发现:并非所有止血药均宜炒炭使用,有些止血药物在炒炭后反而止血效果降低。因此,止血药在多用炒炭的同时也要区别对待,不可一概而论,总以保证和提高止血效果为要。

现代药理研究证明:止血药的止血机制广泛,能促进凝血因子生成,增加凝血因子浓度和活力,抑制抗凝血酶活性;增加血小板数目,增强血小板的功能;收缩局部血管或改善血管功能,增强毛细血管抵抗力,降低血管通透性;促进纤维蛋白原或纤维蛋白的生成,抑制纤溶等。有的还可通过广泛的物理、化学因素促进止血。其中,促进血液凝固和抑制纤溶是其主要的机制。部分药物尚有抗炎、抗病原微生物、镇痛、调节心血管功能等作用。

第一节 凉血止血药

凉血止血药药性多寒凉,味多甘、苦。能清泄血分之热而止血,适用于血热妄行所致的多种出血病症。

本类药物虽有凉血之功,但清热作用并不强,因此,在治疗血热出血病症时常需配伍清热凉血类药同用;血热夹瘀类出血,宜配伍少量化瘀之品;急性出血之甚者,宜配伍收敛止血药增强止血效果。

本类药物原则上不宜用于虚寒性出血病症,也不宜过量久服。

小 蓟

【文献记载】

《名医别录》:"根,味甘,温。""根,主养精保血。"

《日华子本草》:"根,凉,无毒。""根,治热毒风,并胸膈烦闷,开胃下食,退热补虚损;苗,去烦热,生研汁服。"

《本草汇言》:"味甘、微苦,气寒。""凉血止血,保新血,去陈血之药也。"

《食疗本草》:"根,主养气,取生根叶捣取自然汁,服一盏立佳。又取菜煮食之,除风热。根,主崩中,又女子月候伤过,捣汁半升服之。金疮血不止,接叶封之,夏月热,烦闷不止,捣叶取汁半升服。"

《本草拾遗》:"破宿血,止新血、暴下血、血痢、金疮出血、呕血等,绞取汁温服;作煎和糖,合金疮及蜘蛛、蛇、蝎毒,服之亦佳。"

《本草图经》:"生捣根绞汁饮,以止吐血、衄血、下血皆验。"

《药性纂要》:"小蓟专主小便热淋、尿血,而不能消肿。"

《得配本草》:"妇人痘疹,月经妄行者最宜。"

《药性考》:"破血,(主)吐衄,胎动,带下赤白。"

《本草纲目拾遗》:"清火,疏风,豁痰,解一切疔疮痈疽肿毒。"

《分类草药性》:"治血淋胀痛,跌打损伤,红崩,白带。"

《医学衷中参西录》:"善治肺病结核,无论何期用之皆宜。并治一切疮疡肿疼,花柳毒淋,下血涩疼。"

《上海常用中草药》:"清热,止血,降压,散瘀消肿。治各种出血症,高血压,黄疸,肝炎,肾炎。"

【药性】甘、微苦,凉。

【功能】凉血止血,清热消肿。

【临床应用】

本品尤善于治疗尿血、血淋。

1. 血热出血:血热所致尿血、吐血、咯血、衄血、便血、崩漏等多种出血均可使用。尿血、血淋,可单用本品,或与生地黄、滑石、山栀、淡竹叶等配伍(如《普济方》小蓟饮子);鼻血等九窍出血,可单用鲜品捣汁饮(《卫生易简方》);卒吐血或泻血,并可捣汁温服(《梅师集验方》);吐血,与大蓟、侧柏叶、仙鹤草、焦山栀配伍(《常用中草药图谱》);崩中下血,本品捣汁与生地汁、白术配伍煎服(《本草纲目》引《备急千金要方》);妊娠胎坠后出血不止,与益母草配伍(《圣济总录》);金创出血,可以本品捣敷患处;临床并与大蓟、侧柏叶、白茅根、茜草等配伍用于多种出血类病症(如《十药神书》十灰散)。

2. 热毒痈肿:热毒疮疡初期,红肿热痛,可单用本品捣敷患处,也可与乳香、没药配伍(如《普济方》神效方);青竹蛇咬伤,与徐长卿配伍内服,根捣敷伤处(《福建药物志》)。

3. 其他:妇人阴痒不止,可用本品煎汤洗涤患处(《妇人良方大全》);一切极痛下疳,鲜用本品与鲜地骨皮等分煎汁、浸渍患处(《医学广笔记》);小儿浸淫疮(湿疹),疼痛不可忍,本品研末、调敷(保持湿润)(《卫生易简方》);鼻窒,气息不通,单用本品煎服(《备急千金要方》);高血压,与夏枯草配伍煎汤代茶饮(《安徽中草药》);急性肾炎、尿路感染、尿痛浮肿,与生地黄、白茅根配伍(《天津中草药》);传染性肝炎、肝大,可单用本品煎服(《常用中草药图谱》)。

【现代研究】本品主要含生物碱、黄酮、三萜以及简单酚酸。其中止血活性成分有刺槐素-7-鼠李糖苷、芸香苷、咖啡酸、绿原酸、原儿茶醛以及蒲公英甾醇等。

提取物能收缩血管,升高血小板数量,促进血小板凝集及增高凝血酶活性、抑制纤溶,从而加速止血。实验表明有良好的抑菌作用。此外,尚有降脂、利尿、强心、升压等作用。

【用法用量】

1. 炮制:生用,炒炭用。

2. 用法:内服:煎服,或捣汁饮。外用:捣敷。止血,宜炒炭用。

3. 用量:内服:10~15克,鲜品加倍。外用:适量。

大 蓟

【文献记载】

《名医别录》:"根味甘,温。""根,养精保血,主女子赤白沃,安胎,止吐血衄鼻,令人肥健。"

《药性论》:"味苦,平。""根,止崩中血下。"

《日华子本草》:"叶:凉。""能补养下气。""叶治肠痈,腹藏瘀血,血运,扑损,可生研酒并小便任服;恶疮疥癣,盐研罯傅。"

《新修本草》:"根,疗痈肿。"

《滇南本草》:"消瘀血,生新血,止吐血、鼻血,治小儿尿血,妇人红崩下血;生补诸经之血,消疮毒,散瘀瘰疬结核,疮痈久不收口者,生肌排脓。"

《本草蒙筌》:"去蜘蛛蝎子咬毒。"

《玉楸药解》:"治金疮。"

《医林纂要》:"坚肾水,去血热,泄逆气,治肠风、肠痈及妇人赤白沃,亦治吐衄,能安胎。"

《得配本草》:"退热。"

《福建民间草药》:"凉血止血,消炎退肿。治肺热咳血,热结血淋,疔疖疮疡,漆疮,汤火烫伤。"

《全国中草药汇编》:"凉血止血,散瘀消肿。主治衄血,咯血,吐血,尿血,功能性子宫出血,产后出血,肝炎,肾炎,乳腺炎,跌打损伤,外伤出血,痈疖肿毒。"

《本草经疏》:"大蓟叶,得地榆、茜草、牛膝、金银花治肠痈、腹痛、少腹痛,生捣绞汁,入前四味浓汁,和童便饮,良;得炒蒲黄、棕皮炭,调汁半升,治崩中下血,立瘥。"

《得配本草》:"得酒治九窍出血,配小蓟治崩中。"

【药性】甘、苦,凉。

【功能】凉血止血散瘀,解毒消痈。

【临床应用】

本品作用广泛,善于治疗血热妄行所致吐血、咯血、衄血,尿血、便血、崩漏,并能解毒消痈。

1. 血热出血:血热妄行所致呕血、吐血、咯血,与小蓟、荷叶、侧柏叶等配伍(如《十药神书》十灰散);九窍出血,与小蓟配伍(《不居集》);吐血、衄血、崩中下血,单用本品根或叶捣汁服(《本草汇言》);鼻衄,与相思子配伍冷服(《圣济总录》);舌上出血,单用本品研、绞汁兑酒服(如《圣济总录》清心散);妇人红崩下血,白带不止,与艾叶、白鸡冠花、木耳、炒黄柏(如白带,不用黄柏)配伍水酒煨服(《滇南本草》);热结血淋,鲜品捣碎,酌冲开水炖1小时,饭前服(《福建民间草药》);外伤出血,本品研末外敷(《浙江民间常用草药》)。

2. 热毒痈肿:本品并能凉血解毒,散瘀消肿,内痈或外痈,可以鲜品内服、外用。肠痈、肚腹痛、内疽诸症,与地榆、牛膝、金银花俱生捣、绞汁,和热酒服(《本草汇言》引《外科方》);《日华子本草》以鲜叶生研、调服治疗肠痈;《闽东本草》以鲜品煎服治疗肺痈;疔疖疮疡,灼热赤肿,与冬蜜捣匀、敷患处,日换药两次(《福建民间草药》);带状疱疹,与小蓟配伍,浸鲜牛奶中,泡软后捣成膏状、外敷患处(《中草药新医疗法资料汇编》);热结瘰疬,本品研末、温酒调服(如《圣济总录》大蓟根散)。

3. 其他:妇女干血痨或肝痨,恶寒发热、头疼、形体消瘦、精神短少,鲜品炖牛肉食(《滇南本草》);乳糜尿,单用本品煎服(《浙江民间常用草药》);慢性肾炎,与中华石荠苧、积雪草、兖州卷柏、车前草配伍,炖瘦猪肉食(《全国中草药汇编》);腰肌扭伤,与红花、鬼针草、毛姜、桃仁配伍(《青岛中草药手册》)。

【现代研究】本品主要含三萜和甾体类,挥发油类,长链炔醇类和黄酮苷类化合物等。

提取物能显著缩短凝血时间,有明显的抑制单纯疱疹病毒作用,并有降低血压、抑制结核分枝杆菌等作用,对平滑肌表现有明显兴奋等作用。

【用法用量】

1. 炮制:生用,炒炭用。

2. 用法:内服:煎服,或捣汁服。外用:研末,或捣敷。止血,炒炭用。

3. 用量:内服:10~15克,鲜品加倍。外用:适量。

地 榆

【文献记载】

《神农本草经》:"味苦,微寒。""主妇人乳痓痛,七伤,带下病,止痛,除恶肉,止汗,疗金疮。"

《名医别录》:"甘、酸,无毒。""止脓血,诸瘘,恶疮,热疮,消酒,除消渴,补绝伤,产后内塞,可作金疮膏。""主内漏,止血不足。"

《齐民要术》:"地榆汁酿酒,治风痹,补脑。"

《药性论》:"能治产后余瘀,疹痛,七伤,治金创,止血痢,蚀脓。"

《新修本草》:"主带下十二病。"

《日华子本草》:"排脓,止吐血、鼻洪、月经不止、血崩、产前后诸血疾,赤白痢并水泻,浓煎止肠风。"

《开宝本草》:"别本注云,止冷热痢及疳痢热。"

李东垣:"治胆气不足。"(引自《本草纲目》)

《滇南本草》:"治酒寒,面寒疼,肚腹痛。"

《本草纲目》:"捣汁涂虎、犬、蛇、虫伤,除下焦热,治大小便血证。"

《本草正》:"清火明目,治带浊痔漏,产后阴气散失,亦敛盗汗,疗热病。"

《医林纂要》:"坚肾,去热,泻肝,去瘀。"

《药性考》:"除下焦热,亦益肝胆,逐瘀止血。"

《昆明民间常用草药》:"治胃痛。"

《四声本草》:"今方用共樗皮,同疗赤白痢。"

《得配本草》:"得犀角治热痢;得黄芩治疮痒;配苍术治肠风痛痒不止;佐砂仁、甘草治下血腹痛。"

《本草选旨》:"以之敛血,则同归、芍;以之清热,则同归、连;以之治湿,则同归、芩;以之治血中之痛,则同归、芎;以之温经而益血,则同归、姜。大抵酸敛寒收之剂,得补则守,得寒则凝,得温暖而益血归经,在善用者自得之而已。"

【药性】苦、酸、涩,微寒。

【功能】凉血止血,解毒敛疮。

【临床应用】

本品尤善于治疗便血、痔血、崩漏下血,且为治疗汤火(烧)伤之要药。

1. 血热出血:血热或湿热蕴结大肠之便血,与黄连、山栀等配伍(如《仁斋直指方论》地榆散),或与生地黄、白芍、黄芩、槐花等配伍(如《景岳全书》约营散);痔疮出血,血色鲜红者,与槐角、防风、黄芩、枳壳等配伍(如《太平惠民和剂局方》槐角丸);血热甚,崩漏量多、色红,兼见口燥唇焦者,与生地黄、黄芩、牡丹皮等配伍(《女科要旨》);湿热疫毒,蕴积肠腑,损伤肠络而致下痢脓血、腹痛、里急后重,与甘草配伍可治疗血痢不止(如《圣济总录》地榆散),或与黄连、木香、乌梅、诃子等配伍(如《证治准绳》地榆丸);红白痢、噤口痢,与乌梅、山楂配伍(《滇南本草》);胃溃疡出血,与乌贼骨、木香配伍(《宁夏中草药》);原发性血小板减少性紫癜,与太子参(或加怀牛膝)配伍(内蒙古《中草药新医疗法资料选编》)。

2. 烫(烧)伤,湿疹,疮疡痈肿:汤火伤,可单用本品研末,麻油调敷,亦可与大黄,或黄连、冰片研末调敷;湿疹及皮肤溃烂,可单用本品煎汤洗涤,或煎汤湿敷,或与煅石膏、枯矾研末,掺;大小肠痈,与金银花、生甘草配伍(如《洞天奥旨》三真汤);蛇头疔(脓性指头炎),与垂盆草配伍煎汤、浸渍后,再捣敷患处(《安徽中草药》);热疮,单用本品煎汤洗涤(《刘涓子鬼遗方》);阴囊湿疹(绣球风),与黄柏、蛇床子、槐白皮配伍煎汤、洗涤(《医心方》)。

3. 其他:胎漏下血不止,与阿胶、乌贼骨、炮姜等配伍(如《太平圣惠方》地榆散);赤白带下,单用本品米醋煎饮(《卫生易简方》);中暑昏迷,不省人事欲死者,并治伤暑烦躁、口苦口干、头痛恶心、不思饮食及血痢,与赤芍、黄连、青皮配伍(如《医门法律》泼火散);骨折,软组织挫伤,本品麻油熬制后复(炒炭、研末)调入本品、冰片成膏,敷患处(《南京地区常用中草药》)。

【现代研究】本品主要含地榆苷Ⅰ、Ⅱ、A、B、E等及酚酸类化合物,尚含少量维生素A。止血成分为鞣质。

提取物能明显缩短出血和凝血时间,生地榆止血作用明显优于地榆炭;能在烧伤、烫伤创面形成一层保护膜,降低其毛细血管通透性,减少渗出,减轻组织水肿,防止感染,促进创面愈合。有利于预防烧、烫伤早期休克和减少死亡发生率。对大肠杆菌、绿脓杆菌、金黄色葡萄球菌等有抑制作用。并有镇吐及保护肝损伤等作用。

【用法用量】

1. 炮制:生用,炒炭用。

2. 用法:内服:煎服,或入丸、散。外用:煎汤洗涤,研末掺、调敷。止血,炒炭用。

3. 用量:内服:10～15克,可用至30克。外用:适量。

槐 花

【文献记载】

《日华子本草》:"味苦,平,无毒。""治五痔,心痛,眼赤,杀腹藏虫及热,治皮肤风,并肠风泻血,赤白痢。"

《滇南本草》:"味苦、涩,性寒。"

《本草求原》:"苦、咸,寒。"

《珍珠囊》:"凉大肠之热。"

《宝庆本草折衷》:"炒末水调下,治中河豚毒。"

《本草纲目》:"炒香频嚼,治失音及喉痹,又疗吐血,衄血,崩中漏下。"

《本草正》:"清心、肺、肝、大肠之火,除五内烦热,心腹热疼,杀疳虫。治痈疽疮毒,阴疮湿痒,痔漏,解杨梅恶疮,下疳伏毒。"

《医林纂要》:"泄肺逆,泻心火,清肝火,坚肾水。"

《本草求真》:"治大、小便血,舌衄。"

《本草用法研究》:"凉血清肝,除下焦湿热之邪,祛风疗痔。"

【药性】苦,微寒。

【功能】凉血止血,清肝明目。

【临床应用】

本品善于治疗痔血、便血,且能清肝泻火。

1. 血热出血:血热所致便血,与山栀配伍(如《经验良方》槐花散),或与荆芥等分为末,酒送服(《经验方》);肠风脏毒,与侧柏叶、荆芥、枳壳等分为末,米饮调服(如《普济本事方》槐花散);新久痔血,与黄连、地榆等配伍(如《成方便读》榆槐脏连丸),或与地榆、苍术、甘草配伍(《本草汇言》引《杜氏家抄方》);赤白痢疾,与白芍、枳壳、甘草配伍(《本草汇言》);尿血,与郁金研末服(《箧中秘宝方》);血淋,单用本品炒炭研末,水酒送服(《滇南本草》);血崩,取陈品研末,与百草霜配伍,温酒送服(如《良朋汇集》槐花散);吐血不止,本品烧存性、研末,入麝香少许,温糯米饮调服(如《圣济总录》槐香散);舌衄,单用本品研末、敷患处,或炒、研末敷(如《奇效良方》槐花散);牙宣出血或痛,与荆芥穗等分研末、擦牙并煎服(如《仁斋直指方》荆槐散)。

2. 目赤,头痛:肝热、肝火上扰所致目赤、头痛、眩晕,可单用本品代茶饮,或与夏枯草、山栀、黄芩、菊花等配伍。

3. 其他:脱肛,与槐角等分炒黄、研细,以羊血蘸药,炙热食之,以酒送服(《是斋百一选方》);白带不止,与牡蛎等分研末,酒送服(《摘玄方》);热吐,与皂角、白矾、甘草等分研末,白汤调服(如《苏沈良方》槐花散);中风失音,单用本品炒研末,三更后仰卧随意服(如《世医得效方》独行散);疮疡,与金银花配伍酒煎服(如《医学启蒙》槐花金银花酒);疔疮肿毒,一切痈疽发背,不问已成未成,但焮痛者,与核桃仁配伍、无灰酒一钟,煎千余沸、热服(《本草纲目》引《医方集要》);吹奶(乳痈),与蛤粉、麝香配伍研细,热酒调服(《太平圣惠方》);乳岩,硬如岩者,单用本品炒黄研末,黄酒冲服(《串雅内编》);鹅掌风,本品与槐枝煎汤、熏,瓦松(无瓦松则改瓦草)擦、(药汤)洗涤,日行三五遍(如《洞天奥旨》槐花汤);解河豚毒,与脑子研末,水调灌服(《是斋百一选方》)。

【现代研究】本品主要含芸香苷、槲皮素、鞣质等。

提取物能明显缩短出血和凝血时间,炒炭后凝血作用更强。并有抑菌及减少心肌耗氧量、保护心功能等作用。

【用法用量】

1. 炮制:生用,炒用,炒炭用。

2. 用法:内服:煎服,或入丸、散。外用:煎汤洗涤,或研末撒。止血,炒炭用。

3. 用量:内服:10～15克。外用:适量。

侧柏叶

【文献记载】

《名医别录》:"味苦,微温,无毒。""主吐血,衄血,痢血,崩中赤白。轻身益气,令人耐寒暑,去湿痹,止肌(一作'生肌')。"

《药性论》:"味苦、辛,性涩。""止尿血。""能治冷风历节疼痛。""与酒相宜。"

《本草图经》:"性寒。""杀五脏虫。"

《本草汇言》:"味苦、涩,气微寒。"

《日华子本草》:"炙罯冻疮。烧取汁,涂头,黑润鬓发。"

《本草正》:"善清血凉血,去湿热湿痹,骨节疼痛。捣烂可敷火丹,散疖腮肿痛热毒。"

《分部本草妙用》:"伏砒、硝。"

《生草药性备要》:"散血敷疮,同片糖捶敷。亦治跌打。"

《医林纂要》:"泄肺逆,泻心火,平肝热,清血分之热。"

《岭南采药录》："凉血行气,祛风,利小便,散瘀。"

《药品化义》："遗精、白浊、尿管涩痛属阴脱者,同牛膝治之甚效。"

《得配本草》："佐槐花,治下血;得榴花研末,吹鼻,治鼻衄不止;得干姜、阿胶、马通汁,治吐血不止。"

【药性】苦、涩,寒。

【功能】凉血止血,化痰止咳,生发乌发。

【临床应用】

本品凉血止血,兼能收敛止血,为治多种出血病症之要药。

1. 血热出血:血热妄行之吐血、衄血,与荷叶、生地黄、艾叶配伍皆取鲜品捣汁,饮(如《校注妇人良方》四生丸);血淋,与藕节、车前草等分捣汁,调益元散服(《医学正传》),或与蒲黄、小蓟、白茅根等配伍;肠风、痔血或血痢,与槐花、地榆等配伍;崩漏下血,脐下疗痛,与白芍配伍(如《圣济总录》柏叶汤);产后血不止,兼漏下,与当归、禹余粮配伍(如《圣济总录》柏叶散);伤寒吐血不止,与干地黄、阿胶捣筛为末、煎服(如《太平圣惠方》柏叶散);肾盂肾炎,血尿,与荠菜、仙鹤草、淡竹叶配伍(《福建药物志》);中气虚寒,便血不止,与干姜、艾叶等配伍(如《金匮要略》柏叶汤);下焦虚寒,便血不止,与续断、鹿茸、阿胶等配伍(如《张氏医通》断红汤)。

2. 肺热咳嗽:肺热咳喘,痰稠难咯者,可单用本品,或与贝母、制半夏等配伍;百日咳,与百部、沙参配伍、冰糖炖服(《福建药物志》)。

3. 脱发,须发早白:本品适用于血热脱发、须发早白。头发不生,单用本品研末以麻油调搽(《孙真人食忌》),或与附子研末、猪脂为丸服,并以本品煎汤洗头(《备急千金要方》);髭、鬓、发黄赤,本品生用捣末、猪膏为丸,用时以布裹之、纳柑汁化而沐之(《普济本事方》);发堕落,本品生者与炮附子、猪膏为丸,用时布裹入沐头汁中用(《外台秘要》)。

4. 其他:蛊痢,大腹下黑血,茶脚色,或脓血如靛色,与黄连配伍(《本草图经》);肠风、脏毒、酒痢,下血不止,本品嫩者九蒸九晒、与陈槐花研末、蜜丸服(如《普济方》侧柏散);久血痢,小肠结痛不可忍,与地榆配伍(《普济方》柏叶散);风痹历节作痛,本品取汁、同曲米酿酒饮(如《本草纲目》柏叶酒);乳痈,本品与糟糟捶敷患处(《生草药性备要》);流行性腮腺炎,本品洗净捣烂、加鸡蛋清调敷患处,日换药二次(《草医草药简便验方汇编》);鼠瘘肿核、痛,未成脓,本品敷患处、热盐熨(姚僧垣《集验方》);深部脓肿,本品捣碎、白矾在酒中溶化,调敷患处(《江苏省中草药新医疗法展览资料汇编》);大人及小儿烫火伤,本品捣极烂、冷水调成膏,敷(《本草图经》)。

【现代研究】本品主要含 γ-侧柏酮、侧柏烯、小茴香酮,以及香橙素,槲皮素、杨梅树皮素、扁柏双黄酮等,并含有钾、钠、氮、磷、钙、镁、锰、锌等微量元素。

提取物能明显缩短出血和凝血时间,炒炭较生品止血效果佳;有镇咳、祛痰、平喘、镇静、抑菌等作用;并有抗病原微生物及降压、扩张血管等作用。

【用法用量】

1. 炮制:生用,炒炭用。

2. 用法:内服:煎服,或入丸、散。外用:煎汤洗涤,捣敷,或研末调敷。止血,炒炭用。

3. 用量:内服:10～15 克。外用:适量。

白茅根

【文献记载】

《神农本草经》："味甘,寒。""主劳伤虚赢,补中益气,除瘀血血闭寒热,利小便。"

《医学入门》："性甘,平。"

《本草正》:"味甘,凉。""治痈疽疔毒及诸毒诸疮。"

《本草再新》:"味甘、苦,性寒。""除伏热,(治)肺虚呵喘。"

《名医别录》:"下五淋,除客热在肠胃,止渴,坚筋,(治)妇人崩中,久服利人。"

《药性论》:"能破血,主消渴。"

《日华子本草》:"主妇人月经不匀,通血脉淋沥。"

《滇南本草》:"止吐血、衄血,治血淋。"

《本草纲目》:"止吐衄诸血,伤寒哕逆,肺热喘急,水肿黄疸,解酒毒。"

《本经逢原》:"治胃反上气,五淋疼热及痘疮干紫不起。"

《玉楸药解》:"清金利水,敛血通经。"

《分类草药性》:"治刀伤,清小肠火。"

《重庆草药》:"治红肿关节炎。炖肉服则性滋补,能解内热骨蒸,妇女经期血热骨痛。"

《陕西中草药》:"治牙龈出血,过敏性紫癜。"

《本草品汇精要》:"合脂,疗诸竹木刺在肉中不出及因风致肿。"

《本草经疏》:"同麦冬、生地、枸杞子,治劳伤内热;同牛膝、生地黄、童便,治血热经枯血闭;同竹茹、麦冬、石膏、人参,治伤寒胃热哕逆;同枇杷叶、竹茹、麦门冬,治火炎内热,反胃上气。"

《药镜》:"葛根同煮,而温病热哕自宁;芦根并煎,而反胃上气亦止。"

《灵验本草》:"利尿加赤小豆,发汗加生姜。"

时逸人《中国药物学》:"配芦根、山栀等,清热止渴;配地榆炭、小蓟炭等,治吐血衄血;配樱桃核、西河柳等,治斑疹未透;配茵陈、龙胆草等,治黄疸。"

【药性】甘,寒。

【功能】凉血止血,清热利尿,清肺胃热。

【临床应用】

本品为治血热所致多种出血类病症的要药。

1. 血热出血:出血轻者,单用即可。可用鲜品捣汁,或煎服,治鼻衄(《妇人良方大全》)、吐血(《备急千金要方》);咯血,鲜品与鲜藕煎汁服(如《医学衷中参西录》二鲜饮);膀胱湿热蕴结所致尿血、血淋,可单用本品煎服(《太平圣惠方》);重者,与小蓟、山栀、茜草根等配伍(如《十药神书》十灰散);血尿时发,虚损而有热者,与人参、生地黄、茯苓配伍(如《外台秘要》茅根饮子);崩中,与小蓟配伍绞汁、浓煎服(《医心方》引《深师方》)。

2. 水肿,热淋,黄疸:热淋、水肿,可单用本品(《肘后备急方》《医学衷中参西录》);卒大腹水病,与(赤)小豆配伍煎煮,水干后仅食豆(《肘后备急方》);黄疸、谷疸、酒疸、女劳疸,黄汗,本品与猪肉煮羹食(《肘后备急方》),或与茵陈、山栀等配伍;肾炎浮肿,鲜品与西瓜皮、赤豆、玉蜀黍蕊配伍(《现代实用中药》)。

3. 胃热呕吐,肺热咳喘:胃热呕吐,与葛根配伍(如《外台秘要》引《小品方》茅根汤);胃反,食即吐出,与芦根配伍(《备急千金要方》);肺热咳喘,鲜品与桑白皮配伍(如《太平圣惠方》如神汤);热渴,头痛,壮热,及妇人气上冲闷不堪,本品捣汁当茶饮(《备急千金要方》);小儿百日咳,与齐头蒿、阳雀花根配伍(《重庆草药》)。

4. 其他:外感风热,与薄荷配伍(《广西民间常用中草药手册》);口腔炎,与芦根、元参配伍(《闽东本草》)。麻疹,单用本品煎汤代茶饮(未透轻煎,已透浓煎);重者,与荸荠皮等量煎汤代茶饮(《闽东本草》)。乳石发热,体生疮气,昏浊,不痛不痒,小便赤涩,本品生者捣、新布绞汁饮(《圣济总录》);红肿关节炎,与清酒缸、地青红配伍(《重庆草药》);妊娠大小便不通,结闷气急,胀满欲死,与滑石、车前子、大黄配伍(如《普济方》茅根汤)。

【现代研究】本品主要含柠檬酸、苹果酸、草酸、白茅素、芦竹素、羊齿醇、5-羟色胺,以及葡萄糖、蔗糖、果糖、木糖、淀粉、叶绿素、维生素等。

提取物能显著缩短出血和凝血时间,有明显的利尿作用,并有抑菌作用及一定的抗 HBV 病毒能力等作用。

【用法用量】

1. 炮制:生用。

2. 用法:内服:煎服,或捣汁饮。外用:捣涂、敷。

3. 用量:内服:15~30 克,鲜品加倍。

苎麻根

【文献记载】

《名医别录》:"寒。""主小儿赤丹,其渍苎汁疗渴。"

《药性论》:"味甘,平。"

《日华子本草》:"味甘,滑,冷。无毒。""治心膈热,漏胎下血,产前后心烦闷,天行热疾,大渴大狂,服金石药人心热,署毒箭、蛇虫咬。"

《本草品汇精要》:"味甘,性寒,平缓,无毒。"

《新修本草》:"《别录》云:根安胎,贴热丹毒肿有效;沤苎汁,主消渴也。"

《本草拾遗》:"破血,渍苎与产妇温服之;将苎麻与产妇枕之,止血晕;产后腹痛,以苎安腹上则止;蚕咬人,毒入肉,取苎汁饮之。"

《医学入门》:"治五种淋疾,诸痈疽发背,乳痈初起,热丹毒,肿毒。"

《医学广笔记》:"大能补阴而行滞血。"

《本草经疏》:"解热,凉血。"

《医林纂要》:"补心清火,使三焦、心包之火不妄不郁,软坚,去瘀。"

《药性切用》:"破血解毒,止天行腹痛。"

《本草纲目拾遗》:"治诸毒,活血,止血。功能发散,止渴,安胎。通蛊胀,崩淋,哮喘,白浊,滑精,牙痛,喉闭,疝气,跌仆损伤。"

张秉成《本草便读》:"滑窍通淋。"

《分类草药性》:"续筋骨,(治)疯狗咬伤。"

《应用本草分类辑要》:"利尿,治溲闭、血淋。"

《现代实用中药》:"根、叶并用,治肛门肿痛,脱肛不收。"

《本草经疏》:"同生地黄汁,能凉血安胎。"

《得配本草》:"得蛤粉,通小便。"

《四川中药志》:"配凤仙花根、红牛膝,治跌损肿痛。"

【药性】甘,寒。

【功能】凉血止血,安胎,清热解毒。

【临床应用】

1. 血热出血:轻者,可单用本品;较重且有气随血脱征象者,与人参、蛤粉等配伍(如《圣济总录》苎根散);咯血,与白茅根配伍(《四川中药志》);淋症尿血,小便不利,与小蓟、生蒲黄等配伍(《浙江药用植物志》);便血,与地榆、槐角等配伍;崩漏,与茜草炭、乌贼骨等配伍;皮肤紫癜,与牡丹皮、紫草等配伍。

2. 胎动不安,胎漏下血:妊娠胎动下血腹痛,可单用本品煎服(《梅师方》);劳损所致胎动腹痛下血,与地黄、阿胶、当归、白芍等配伍(如《小品方》苎麻汤);胎被惊触,或热气冲动不安疼痛者,与白茯苓、白芍、白术等配伍(《穷乡便方》);习惯性流产或早产,与干莲子(去心)、糯米煲粥、去苎麻根后食(《湖南药物志》);胎动不安,与莲子、白葡萄干、冰糖(小量出血加砂仁、艾叶)配伍(《福建药物志》)。

3. 热毒痈肿:本品治疗热毒痈疽,多以鲜品捣敷外用为主。如《本草图经》用治痈疽发背初起;《梅师方》用治乳痈初起微赤者;《外台秘要》、《肘后备急方》用治丹毒则取本品煎汤洗涤患处;痈疮脓疡,本品捣烂(未成脓加酒糟、生盐少许;已成脓加黄糖少许)敷患处(《广西民间常用中草药手册》);痔疮,与橡斗子壳配伍煎汤熏洗(《是斋百一选方》);跌打损伤、毒蛇咬伤,本品加黑桐油、捣敷患处(《湖北中草药志》)。

4. 其他:痢疾,与野麻草、冰糖或红糖配伍(《福建药物志》);痰哮咳嗽,本品煅存性、研末,以生豆腐蘸食(《医学正传》);小便不通,本品研末、摊绢上,贴少腹连阴际(《本草纲目》引《摘元方》);中焦蓄积瘴热,食已如饥,与松脂、槐花配伍为散、糯米饮调服(如《圣济总录》苎根散);脱肛不收,单用本品煎汤、熏洗(《太平圣惠方》);脚痛,或左或右不一,或钉痛不移,与酒糟共捣如泥、敷患处(如《万氏家传点点经》退痛膏);骨折,与鹅不食草、螃蟹共捣绒,加酒适量炒热外敷,或与拳参、积雪草配伍泡酒饮(《贵州草药》)。

【现代研究】本品主要含酚类、三萜甾醇、绿原酸、咖啡酸等。

提取物有明显的止血作用,并对金黄色葡萄球菌等有抑制作用。

【用法用量】

1. 炮制:生用。
2. 用法:内服:煎服,或捣汁饮。外用:捣敷,或煎汤洗涤。
3. 用量:内服:15～30克。外用:适量。

第二节 化瘀止血药

化瘀止血药既能止血,又能化瘀,具有止血而不留瘀的特点,适用于瘀血内阻,血不循经所致出血病症。部分药物并能消肿、止痛,并可用于跌打损伤、闭经、瘀滞心腹疼痛等病症。

本类药物有行散之性,孕妇慎用。

三 七

【文献记载】

《本草纲目》:"甘、微苦,温,无毒。""止血,散血,定痛。金刃箭伤,跌仆杖疮,血出不止者,嚼烂涂,或为末掺之,其血即止。亦主吐血、衄血,下血,血痢,崩中,经水不止,产后恶血不下,血运血痛,赤目痈肿,虎咬蛇伤诸病。"

《本草汇言》:"味苦、微甘,性平。""主溺血。"

《本草新编》:"味甘而辛,气微寒。""止血兼补虚。"

《医便》:"专治血,归经络。"

《玉楸药解》:"和营止血,通脉行瘀。行瘀血而敛新血。凡产后、经期、跌打、痈肿,一切瘀血皆破;凡吐衄、崩漏、刀伤、箭射,一切新血皆止。"

《百草镜》:"生津。"(引自《本草纲目拾遗》)

《宦游笔记》:"补血第一。"(引自《本草纲目拾遗》)

《本草纲目拾遗》:"去瘀损,止吐衄,补而不峻。"

马培之《药性歌诀》:"散肿排脓。"

《医学衷中参西录》:"治女子癥瘕,月事不通。"

《岭南采药录》:"治痰火吐血,能祛瘀生新。"

《药物图考》:"主清血散瘀,瘟毒,鼠疫,血燥,斑疹,产后热。"

《文山中草药》:"生用止血散瘀,消肿止痛;熟用补血益气,壮阳散寒。治肝癌。"

《得宜本草》:"得生地、阿胶,治吐血效捷。"

《得配本草》:"得当归、川芎,治恶血。"

时逸人《中国药物学》:"配紫菀、前胡、枇杷叶等,治咳血胸痛;配代赭石、赤石脂、生白芍等,治吐血胃痛;配阿胶、旱莲草等,治月经过多;配当归、生地等,治血痢腹痛;配犀角、银花等,治热病失血及瘟毒鼠疫。"

《本草钩玄》:"治肺出血,配川贝母、白及等;治胃出血,配白及、地榆等;治子宫出血,配荠菜花、艾叶、当归、益母草等;治大出血虚脱,配干姜、附子等。"

【药性】甘、微苦,温。

【功能】化瘀止血,消肿定痛。

【临床应用】

本品活血化瘀,消肿定痛,是伤科之要药。

1. 出血:本品适用于人体内外多种出血病症,单味内服、外用均有良效(如《外科证治全书》胜金散)。《濒湖集简方》单用本品米汤嚼服治疗吐血、衄血、崩漏;《种福堂公选良方》以本品研末与藕汁、陈酒炖蛋治疗吐血;胃及十二指肠溃疡,与白及、乌贼骨研末服(《曲靖专区中草药手册》);治咳血、吐血、衄血及二便出血,与花蕊石、血余炭配伍(如《医学衷中参西录》化血丹);血热出血,与生地黄、白茅根、侧柏叶等配伍;阴虚血热出血,与旱莲草、阿胶、龟甲等配伍;虚寒出血,与山茱萸、仙鹤草、炮姜等配伍;气虚失于统摄而出血,与黄芪、党参、灶心土等配伍;外伤出血,可单用本品掺,或与龙骨、血竭、象皮等配伍(如《本草纲目拾遗》七宝散)。

2. 跌打损伤,瘀血肿痛:跌打损伤,或筋骨折伤,瘀血肿痛,本品研末,黄酒或白开水送服。皮肤裂伤,可用本品研末掺并予以包扎;或与当归、红花、土鳖虫等配伍(如《中国药典》跌打丸、跌打活血散)。瘀血痹阻所致胸痹绞痛,单用本品即有散瘀通痹止痛之效。气虚,与人参、黄芪等配伍;阳虚痰凝,与全瓜蒌、薤白、桂枝等配伍。癥瘕,与三棱、莪术、鳖甲等配伍。血瘀经闭、痛经:阳虚有寒,与桂枝、艾叶、川芎等配伍;气虚血亏,与黄芪、当归、鸡血藤等配伍。产后瘀滞腹痛、恶露不尽,与川芎、当归、桃仁等配伍;瘀热阻滞,与益母草、败酱草、红藤等配伍。无名痈肿,疼痛不已,本品研末,米醋调敷;痈疽溃后,脓腐不净,久不收口,与乳香、没药、儿茶等配伍外用(如《医宗金鉴》腐尽生肌散)。

3. 其他:血淋,本品研末,灯(心)草、姜汤送服;赤痢血痢,单用本品研末,米泔水送服(《濒湖集简方》);风湿性关节炎,与八角枫根、枫荷梨根配伍(江西药科学校《草药手册》);赤眼重者,以醋磨本品涂四围(《濒湖集简方》);血虚头晕,本品研末填鸽腹内蒸食(《曲靖专区中草药手册》)。

【现代研究】本品主要含人参皂苷、三七皂苷、田七氨酸、槲皮素、谷甾醇、三七多糖及16种氨基酸等。

提取物有较强的止血作用,能够缩短出血和凝血时间,具有抗血小板聚集及溶栓作用;能够促进多功能造血干细胞的增殖而利于造血;能够降低血压,减慢心率,对各种药物诱发的心律失常均有保护作用;能够降低心肌耗氧量和氧利用率,扩张脑血管,增强脑血管流量,对中枢神经系统的抑制作用,抗动脉粥样硬化;能够提高体液免疫功能,具有镇痛、抗炎、抗衰老、降血糖等作用;能够明显治疗大鼠胃黏膜的萎缩性病变,并能逆转腺上皮的不典型增生和肠上皮化生,具有预防肿瘤等作用。

【用法用量】

1. 炮制:生用。

2. 用法:内服:煎服,或研末吞服,或入丸、散。外用:研末掺,或调敷。内服多研末吞服。

3. 用量:内服:煎服:3～10 克;吞服:1～1.5 克。外用:适量。

注意事项:孕妇慎用。

茜 草

【文献记载】

《神农本草经》:"味苦,寒。""主寒湿风痹,黄疸,补中。"

《名医别录》:"咸,平,无毒。""止血,内崩下血,膀胱不足,踒跌,蛊毒。久服益精气,轻身。""主痹及热中,伤跌折。"

《药性论》:"味甘。""主治六极伤心肺,吐血、泻血用之。"

《日华子本草》:"味酸(《本草纲目》作'酸')。""止鼻洪,带下,产后血晕,乳结,月经不止,肠风痔瘘,排脓,治疮疖,泄精,尿血,扑损瘀血。"

杨士瀛:"色赤入营,气温,味酸入肝,兼咸走血。""专于行血活血,治女子经水不通。"(引自《要药分剂》)

徐之才:"汁,制雄黄。"(引自《本草纲目》)

《伤寒类要》:"治心瘅,烦心,心中热。"

《珍珠囊》:"去诸死血。"

《珍珠囊补遗药性赋》:"理风寒,解中虫毒。"

《本草纲目》:"通经脉,治骨节风痛。"

《药鉴》:"治痘家红紫干枯。"

《本草经疏》:"行血凉血。""佐地榆,治横疬鱼口。"

《得宜本草》:"疗霉毒。""得生地、乌髭发;得阿胶、侧柏,疗妇人败血。"

《医林纂要》:"泻肝补心,收散渗湿。"

《本草纲目拾遗》:"《葛祖方》治风气痛,通经下胎,鬼箭打,瘕痞,蛇伤。"

《重庆堂随笔》:"晓岚先生云:能解巴蜡豆毒。"

《本草求原》:"清热导瘀。"

《灵验本草》:"利尿,发汗。"

《国药提要》:"强壮。"

《现代实用中药》:"适用于小儿及孕妇软骨病。"

《重庆草药》:"散瘀生新,兼祛风湿。治风湿瘙痒,湿热痒疮,草毒。"

《得配本草》:"配黑豆、炙甘草煮,治血渴;配石榴皮,治脱肛;佐乌梅、生地,治鼻衄不止。"

【药性】苦,寒。

【功能】凉血止血,活血化瘀,通经。

【临床应用】

本品为调经要药。

1. 出血:吐血轻者,可单用本品煮散(《简要济众方》);重者,与小蓟、白茅根、山栀等配伍(如《十药神书》十灰散);衄血无时,与艾叶、乌梅配伍、蜜丸服(如《普济本事方》茜梅丸);咯血、尿血,与白茅根配伍(《河南中草药手册》);月经过多,子宫出血,与艾叶、侧柏叶、生地黄、阿胶配伍(《现代实用中药》);血热崩漏,与生地黄、生蒲黄、侧柏叶等配伍;气虚不摄所致崩漏,与黄芪、白术、山茱萸等配伍(如《医学衷中参西录》固冲汤);血尿,与小蓟、白茅根等配伍;大肠蕴热之肠风便血,与黄芩、地榆、槐角等配伍。

2. 血瘀经闭,跌打损伤,风湿痹痛:血滞经闭,可单用本品酒煎服(《经验广集》),或与丹参、桃仁、红花、当归等配伍;血枯兼瘀之经闭,与制首乌、熟地黄、川芎等配伍;产后瘀阻腹痛,属热者,与败酱草、红藤、赤芍等配伍;气虚血亏者,与炙黄芪、人参、当归等配伍。跌打损伤瘀肿,可单用泡酒饮,或与三七、乳香、没药等配伍;风湿痹症,可单用泡酒饮(《江苏验方草药选编》),或与鸡血藤、海风藤、延胡等配伍。

3. 其他:肾炎,与牛膝、木瓜配伍兑鸡汤服食(《福建药物志》);热痢,下痢脓血不止,与黄芩、山栀、阿胶配伍(如《太平圣惠方》茜根散);黄疸,单用本品煎汤代茶饮(《本草汇言》引《方脉正宗》),或与茵陈、山栀、大黄等配伍。脱肛不收,与石榴皮配伍酒煎温服(《太平圣惠方》);疔疮,研末、好酒煎服,渣敷疮上(《本草纲目拾遗》);乳痈,与枸橘叶配伍煎加黄酒服,并鲜品捣敷(《河南中草药手册》);时行瘟毒,疮痘正发,单用本品煎汁兑酒服(《奇效良方》);痔疮肿痛,与大黄、虎杖、地榆等配伍。

【现代研究】本品主要含环六肽系列成分,以及蒽醌、还原萘醌及其糖苷,并富含钙离子等。

提取物能明显缩短凝血时间,表现为复钙时间、凝血酶原时间及白陶土部分凝血活酶时间缩短,并有抑菌、抗真菌、镇咳祛痰、升高白细胞作用,对碳酸钙结石的形成有抑制等作用。

【用法用量】

1. 炮制:生用,酒炒用,炒炭用。

2. 用法:内服:煎服,或入丸、散,或浸酒。生用,或酒炒用,活血调经;炒炭用,止血。

3. 用量:煎服,10～15 克,可用至 30 克。

蒲 黄

【文献记载】

《神农本草经》:"味甘,平。""主心腹膀胱寒热,利小便,止血,消瘀血。"

《雷公炮制药性解》:"味苦。生性滑,炒性涩。"

《本草正》:"味微甘,性微寒。"

《医学衷中参西录》:"味淡、微甘、微辛,性凉。"

《药性论》:"通经脉,止女子崩中不住,主痢血,止鼻衄,治尿血,利水道。"

《日华子本草》:"治扑损血闷,排脓,疮疖,妇人带下,月候不匀,血气心腹痛,妊孕人下血坠胎,血运血癥,儿枕急痛,小便不通,肠风泻血,游风肿毒,鼻洪吐血,下乳,止泄精,血痢。破血消肿生使,补血止血炒用。"

《医学入门》:"生用傅重舌、舌上生疮及阴下湿痒,产后妒乳、痈肿。又解心脏虚热,甚益小儿。"

《本草纲目》:"凉血,活血,止心腹诸痛。""与五灵脂同用,能治一切心腹之痛。"

《本草经疏》:"治癥结,五劳七伤,停积瘀血,胸前痛即发吐衄,悉和凉血行血药主之。"

《现代实用中药》:"外用于创伤,湿疹。"

《南宁市药物志》:"外用治瘰疬。"

《药鉴》:"佐黄柏,君故纸,崩漏殊功;同槐花,使条芩,肠风立效。"

《药义明辨》:"或从阳以引之,如同干姜而治舌肿;或从阴以达之,如同阿胶而疗口耳大衄。"

【药性】甘,平。

【功能】止血,化瘀,利尿。

【临床应用】

1. 出血:本品适用于多种出血病症,可单用冲服,或与陈棕炭、藕节炭、血余炭、侧柏炭等配伍。血热出血,与生地黄、白茅根、大小蓟等配伍;虚寒性出血,与炮姜、艾叶、阿胶等配伍。卒下血,与干姜、甘草研末、酒送服(如《僧深集方》蒲黄散);咯血、吐血、唾血及治烦躁,与干荷叶等分为末、温桑白皮汤送服(如《卫生宝鉴》恩袍散);鼻衄,出血过多,昏冒欲死,诸药不效,与青黛配伍生藕汁调服(《朱氏集验方》);经久不止,与石榴花配伍研散服(《太平圣惠方》);月经过多,漏下不止,与龙骨、艾叶配伍(如《圣济总录》蒲黄丸),或与黄芩、荷叶(灰)配伍(《卫生易简方》);尿血不已,与郁金、生地黄配伍(《太平圣惠方》);外伤腹中瘀血,与当归、(肉)桂心研末,酒或热水调服(如《刘涓子鬼遗方》蒲黄散)。

2. 瘀血:心腹疼痛,产后瘀痛,痛经等,与五灵脂配伍(如《太平惠民和剂局方》失笑散);产后恶露不快,血上抢心,烦闷满急,昏迷不醒,或狂言妄语,气喘欲绝,与干荷叶、牡丹皮、延胡索、生地黄、甘草配伍(如《太平惠民和剂局方》蒲黄散);产后血大下不止,本品炒黑以川芎、当归煎汤送服(《种杏仙方》);跌打损伤,可单用本品酒送服(《塞上方》)。

3. 血淋,尿血:热结膀胱,血淋涩痛,与生地黄、冬葵子配伍(如《证治准绳》蒲黄散);小便不利,茎中疼痛,小腹急痛,与滑石研末、酒送服(《备急千金要方》)。

4. 其他:通身肿,皆是风虚水气,亦治暴肿,与(赤)小豆、大豆配伍酒煎服(《外台秘要》);三焦大热,口舌生疮、咽喉肿塞、神思昏闷,与盆硝、青黛配伍,以生薄荷叶和、入瓷罐中慢火熬干、研细,掺患处(如《太平惠民和剂局方》吹喉散);卒耳聋,与细辛、杏仁、曲末配伍捣膏,塞耳(《古今医统》);阴蚀,与(海)桐皮、甘草研末掺(如《令李方》蒲黄散);产后妒乳(乳痈)痛肿胀痛,产后不见乳汁,结作痈,本品炒热、杵,敷肿上(《普济方》)。

【现代研究】本品主要含异鼠李素、槲皮素,香蒲甾醇、β-谷甾醇等,并含有脂肪油、生物碱及氨基酸等。

提取物有促进凝血作用,且作用显著而持久;有降低血压、抗动脉粥样硬化、减轻心脏负荷、增加冠脉血流量、改善微循环、提高机体耐缺氧能力、减轻心肌缺血性病变等作用;对离体子宫有兴奋作用,使离体肠管蠕动增强;并有降脂、抗炎、利胆、利尿、镇痛、平喘及抗缺血再灌注损伤等作用。

【用法用量】

1. 炮制:生用,炒用。
2. 用法:内服:煎服,或入丸、散。外用:掺,或调敷。止血,多炒用。
3. 用量:内服:3～10克。外用:适量。

注意事项:包煎。

花蕊石

【文献记载】

《本草纲目》:"酸、涩,平,无毒。""治一切失血伤损,内漏,目翳。""又能下死胎,落胞衣。"

《本草经疏》:"酸、辛,温。"

《嘉祐本草》:"主金疮止血,又疗产妇血晕,恶血。"

《本草汇言》:"止血生肌,散血定晕。"

《玉楸药解》:"功专止血。治吐衄,崩漏,胎产,刀杖一切诸血。"

《医林纂要》:"泻肝行瘀血,敛肺生皮肉。"

《得配本草》:"掺金疮,跌扑伤损,犬咬至死者。"

【药性】酸、涩,平。

【功能】化瘀止血。

【临床应用】

1. 出血:本品适用于出血而色紫夹瘀者。瘀滞吐血,可单用本品煅为细末,以酒或醋与童便和服(如《十药神书》花蕊石散);咯血及衄血,与三七、血余炭配伍(如《医学衷中参西录》化血丹);咯血,可与白及、血余炭等配伍(如《经验方》花蕊石白及散);外伤出血,可单用研末调敷,或与硫黄研末掺(如《太平惠民和剂局方》花蕊石散);诸疮出血不止,并久不生肌,与龙骨、黄丹、没药、黄药子、寒水石配伍(一方有白及、乳香、轻粉)研末、撒并加压包扎(如《疡科选粹》立应散)。

2. 其他:多年翳障,与防风、川芎、菊花、白附子、牛蒡子、甘草研末,腊茶送服《卫生家宝方》;脚缝出水,与黄丹研末掺《谈野翁试验方》;气心风,即是痰迷心窍,发狂乱作,以黄酒淬、研末,黄酒送服《鲁府禁方》。

【现代研究】本品主要含钙、镁的碳酸盐,并混有少量铁盐、铅盐及锌、铜、钴等元素及少量的酸不溶物。

提取物能增强血中钙离子浓度,使血管致密,有防止血浆渗出和促进血液凝血的作用,并能抗惊厥等。

【用法用量】

1. 炮制:生用,煅用。

2. 用法:内服:煎服,或研末吞服。外用:掺,或调敷。

3. 用量:内服:10~15克。外用:适量。

注意事项:孕妇慎用。

降　香

【文献记载】

《海药本草》:"温平,无毒。""主天行时气。""小儿带之,能辟邪恶之气也。"

《本草纲目》:"辛,温。""疗折伤、金疮,止血定痛,消肿生肌。"

《要药分剂》:"味苦,性温,无毒。"

《本草经疏》:"上部伤,瘀血停积胸膈骨,按之痛,或并胁肋痛。""治内伤或怒气伤肝吐血。"

《本草汇言》:"治天行疫疠,瘟瘴灾疾。"

《玉楸药解》:"疗梃刃损伤,治痈疽肿痛。"

《得配本草》:"入血分而降气,治怒气而止血。"

《本草再新》:"治一切表邪,宣五脏郁气,利三焦血热,止吐,和脾胃。"

《全国中草药汇编》:"祛风活血,理气止痛。治风湿性腰痛,支气管炎,胃痛,疝气痛。"

《迪庆藏药》:"能清热,行气。治血热、血瘀、降血压,气血并痛,外用消肢节肿胀。"

【药性】辛,温。

【功能】活血化瘀,止血定痛,降气,辟秽。

【临床应用】

1. 出血:刀伤出血,可单以本品研末外用《名医别录》;金刃或跌扑伤损,与五倍子共研末、捣敷《是斋百一选方》;外伤性吐血,与花蕊石、没药、乳香配伍研极细末、童便或黄酒送服《现代实用中药》;若治内伤出血属于血瘀或气火上逆所致者,本品能降气化瘀止血,与牡丹皮、郁金等配伍。

2. 胸胁疼痛,跌损瘀痛:血瘀气滞所致胸胁心腹疼痛及跌损瘀肿疼痛,可单用本品煮散《本草经疏》,或与郁金、桃仁、丝瓜络等配伍;或与五灵脂、川芎、郁金等配伍;胸痹卒痛,如冠心病心绞痛,可与丹参、红花、赤芍、川芎等配伍;跌打损伤,瘀肿疼痛,与乳香、没药等配伍。

3. 呕吐腹痛：本品能降气辟秽，和中止呕，可用于秽浊内阻脾胃所致呕吐、腹痛等病症，与藿香、佩兰、木香等配伍；寒疝腹痛，可与川楝子、小茴香、乌药等配伍。

【现代研究】本品主要成分为异黄酮衍生物的单聚体、双聚体、肉桂烯类衍生物等。

提取物有抗血栓、抗凝作用，能显著增加冠状动脉流量，减慢心率，轻度增加心跳振幅，不引起心律不齐。并有抗惊厥、镇静、镇痛等作用。

【用法用量】

1. 炮制：生用。

2. 用法：内服：煎服，或研末吞服，或入丸、散。外用：研末外敷。

3. 用量：内服：煎汤：3～6克；吞服：1～2克。外用：适量。

注意事项：煎服时后下。

第三节　收敛止血药

收敛止血药大多味涩，多为炭类，或质黏，能收敛止血，广泛适用于多种出血病症。

本类药性易有留瘀之弊，临床多与化瘀止血药或活血化瘀药配伍使用，对于出血且有瘀阻者慎用。

白　及

【文献记载】

《神农本草经》："味苦，平。""主痈肿恶疮败疽，伤阴死肌，胃中邪气，贼风鬼击，痱缓不收。"

《名医别录》："味辛，微寒。""除白癣疥虫。"

《日华子本草》："味甘，癥。""止惊邪，血邪，痫疾，赤眼，癥结，发背，瘰疬，肠风，痔瘘，刀箭疮，扑损，温热疟疾，血痢，汤火疮，生肌止痛，风痹。"

《滇南本草》："味辛、平，性微温。""治痨伤肺气，补肺虚，止咳嗽，消肺痨咳血，收敛肺气。"

《药性论》："治结热不消，主阴下痿，治面上皯疱，令人肌滑。"

《新修本草》："手足皲拆，嚼以涂之。"

《医学启源》："止肺血。"

《医林纂要》："敛肺散瘀，降逆气。"

《中国药用植物图鉴》："治矽肺。"

《福建药物志》："补肺生肌，化瘀止血。主治咳血，支气管扩张咯血，肺脓疡，胃及十二指肠溃疡，吐血，便血，烧伤，乳头及手足皲裂，痈、疔、鸡眼。"

【药性】苦、甘、涩，微寒。

【功能】收敛止血，消肿生肌。

【临床应用】

本品质黏味涩，为收敛止血之要药，善于治疗咯血、吐血及外伤出血。

1. 出血：多年咳嗽，肺痿而伤，咯血红痰，本品研末糯米饮调服（《医说》）；肺痨咯血，与参三七配伍；肺阴不足所致干咳咯血，与枇杷叶、藕节、阿胶、生地黄配伍（如《证治准绳》白及枇杷丸）；支气管扩张咯血，肺结核咯血，与海螵蛸、三七配伍研末服（《全国中草药汇编》）；肺叶痿败，喘咳夹红者，与阿胶研末冲服(如《医醇賸义》白胶汤);胃及十二指肠溃疡病出血,与乌鲗骨配伍(乌及散);吐血,与茜草、生地黄、牡丹皮等配伍(如《古今医统》白及汤);衄血,本品研末、童便调服(如《素问病机气宜保命集》白及散),或以冷水调,以纸花贴鼻窍中(《朱氏集验方》);外伤或金创出血,可单用本品研末、掺或调敷患处(《本草汇言》),或与白蔹、黄芩、龙骨等配伍研细末掺(《普济方》)。

2. 痈肿疮疡,手足皲裂,水火烫伤:疮疡,无论未溃或已溃均可应用,与芙蓉叶、大黄、黄柏、五倍子研末、调敷疮周(如《保婴撮要》铁箍散);痈疽初起,可单用本品研末外敷,或与金银花、皂刺、乳香等配伍(如《外科正宗》内消散);若疮痈已溃,久不收口者,与黄连、贝母、轻粉、五倍子等研末、外敷(如《证治准绳》生肌干脓散);瘰疬,脓汁不干,与贝母、黄连、轻粉配伍研末掺(如《活幼心书》白及散);臁疮,与白蔹、黄柏、黄丹、轻粉研末,炼蜜为饼贴疮上(如《证治准绳》臁疮方);诸痔疮,与海螵蛸、轻粉研末掺(如《景岳全书》白粉散);疮口不敛,与赤石脂、当归、龙骨配伍研末掺(如《是斋百一选方》敛疮口方);手足皲裂,本品研末、水调(塞)之(《古今医统大全》引《经验秘方》);水火烫伤,本品研末、麻油调敷(《济急仙方》),或与熟石膏粉配伍,凡士林调制油膏外敷。

3. 其他:肺痨,与百合、红糖配伍(《湖南药物志》);硅肺,咳嗽少痰、胸痛,与桔梗配伍,煎加白糖服(《浙江民间常用草药》);跌打骨折,单用本品研末、酒调服(《永类钤方》);鼻渊,本品研末、酒糊丸,黄酒送服(如《外科大成》白及丸);产后伤脬,小便淋数不止,与凤凰衣、桑螵蛸等分入猪脬内煮食(《梅氏验方新编》)。

【现代研究】本品含有菲类衍生物、胶质和淀粉等。

提取物能明显缩短出血和凝血时间,其止血作用与所含胶质有关。对胃黏膜有明显保护作用,溃疡抑制率高达94.8%;对实验性胃及十二指肠溃疡穿孔有明显治疗作用,可迅速堵塞穿孔,阻止胃及十二指肠内容物外漏并加大网膜的遮盖。能促进烫伤、烧伤创面肉芽生长、愈合。并有抗菌、抗肿瘤等作用。

十八反:白及与生川乌配伍毒性为相加;白及与制川乌配伍毒性为拮抗;两药配伍应用不影响各自的药效。

【用法用量】

1. 炮制:生用。
2. 用法:内服:煎服,研末吞服,或入丸、散。外用:掺,或调敷。
3. 用量:内服:煎汤:3～10克;吞服:1.5～3克。外用:适量。

注意事项:反乌头。

仙鹤草

【文献记载】

《履巉岩本草》:"味辛、涩,温,无毒。""叶,治疮癣。"

《滇南本草》:"味苦、涩,性微温。""调治妇人月经或前或后,红崩白带,面寒背寒,腰痛,发热气胀,赤白痢疾。"

《宝庆本草折衷》:"茎叶,治金疮,止血,熟捣傅贴之。"

《生草药性备要》:"味甜,性平。""理跌打伤,止血,散疮毒。"

《百草镜》:"下气活血,理百病,散痞满,跌扑吐血,崩漏,肠风下血。"

《本草纲目拾遗》:"葛祖方:消宿食,散中满,下气。疗吐血各病,翻胃噎膈,疟疾,喉痹,闪挫,肠风下血,崩痢,食积,黄白疸,疔肿痈疽,肺痈,乳痈,痔肿。"

《本草求原》:"叶蒸醋,贴烂疮,最去腐、消肿,洗风湿烂脚。"

《植物名实图考》:"治风痰、腰痛。"

《伪药条辨》:"治瘰疬。"

《湖南药物志》:"祛风散寒,清暑解热,祛湿止血。治肠胃出血,子宫出血,乳痈,疟疾,疳积,眼痛,呕吐。"

《贵州草药》:"安神定志,解热止血。"

《广西民族药简编》:"治感冒,痢疾,腹泻,大小便出血,产后流血不止,黄疸型肝炎,小儿盗汗,月经过多,贫血,鼻衄,胃出血,痧病,吐血,跌打内伤,外伤出血,脓疱疮。"

【药性】苦、涩,平。

【功能】收敛止血,止痢,补虚,杀虫。

【临床应用】

1. 出血:本品药性平和,出血类病症,无论寒热虚实均可应用。血热妄行所致出血,与生地黄、侧柏叶、牡丹皮等配伍;虚寒性出血,与党参、熟地黄、炮姜、艾叶等配伍;虚损,唾血、咯血,与红枣配伍《文堂集验方》);鼻衄、齿衄,与白茅根、焦山栀配伍(《陕甘宁青中草药选》);尿血,与大蓟、木通、白茅根配伍(《宁夏中草药》);便血,与槐花、百药煎为末、米泔调服(《卫生易简方》)。

2. 腹泻、痢疾:本品既能止血,又能补虚,尤适用于血痢及久病泻痢,可单用本品煎服(《岭南采药录》);血痢,则与地榆、铁苋菜、黄芩等配伍应用。

3. 疟疾,滴虫性阴道炎:疟疾,可单以本品研末于发前 2 小时吞服,亦可煎服;阴道滴虫炎所致阴道湿痒,可用本品煎汤冲洗阴道。

4. 脱力劳伤:本品有补虚强壮作用。劳力过度所致脱力劳伤,神疲乏力、面色萎黄而纳食正常者,与大枣同煮,食枣饮汁(《现代实用中药》),或与猪肉炖服(《安徽中草药》);若气血亏虚,神疲乏力,头晕目眩者,与党参、熟地黄、龙眼肉等配伍。

5. 其他:小儿疳积,与猪肝炖食(《江西草药》);过敏性紫癜,与生龟甲、枸杞根、地榆炭配伍(苏医《中草药手册》);中暑,可单用本品煎服(《湖南药物志》);白带,与川芎、香附、白芷、陈木瓜等配伍(黄带加椿根皮)、点白酒汁服(《滇南本草》);发背疼不可忍,本品水和捣汁饮,渣敷疮上(《卫生易简方》);跌伤红肿作痛,与小血藤、白花草(酒炒,外伤破皮者不用酒炒)配伍捣绒外敷,并泡酒服(《四川中药志》);恶蛟咬,本品鲜者捣汁、好陈酒冲服,渣外敷(《少林真传伤科秘方》)。

【现代研究】本品主要含间苯三酚缩合体、黄酮、有机磷类化合物等。止血成分有仙鹤草素、鞣质、没食子酸及维生素 K 等。

提取物能收缩周围血管,有明显的促凝血作用。有加强心肌收缩,使心率减慢作用。鹤草酚对猪肉绦虫、囊尾蚴、幼虫、莫氏绦虫和短壳绦虫均有确切的抑杀作用,对疟原虫和阴道滴虫有抑制和杀灭作用。并有抗菌、消炎、抗肿瘤、镇痛等作用。

【用法用量】

1. 炮制:生用,炒炭用。

2. 用法:内服:煎服,或入散剂,或泡酒饮。外用:捣敷。

3. 用量:内服:3～10 克,大剂量,30～60 克。外用:适量。

紫　珠

【文献记载】

《本草拾遗》:"苦,寒,无毒。""解诸毒物,痈疽,喉痹,飞尸蛊毒,毒肿,下瘘,蛇虺、虫螫、狂犬毒,并煮汁服;亦煮汁洗疮肿,除血长肤。"

《植物名实图考》:"(鸦鹊翻)甘,温。""(细亚锡饭)洗疮毒。""(鸦鹊翻)治陡发头肿、头风,温酒服,煎水洗之。又治跌打损伤,去风湿。"

《青岛中草药手册》:"性平,味苦、辛。""散瘀止血,祛风消肿。主治外伤出血,内出血,跌打肿痛,风湿疼痛。"

《广西本草选编》:"苦、涩,平。""收敛止血。"

《浙江药物植物志》:"苦、辛,凉。""清热,凉血,止血。主治各种内外伤出血,疮疖,痈肿,牙疳。"

《中国药用植物图鉴》:"对食道静脉出血,肠胃溃疡出血,鼻出血,创伤出血,肺出血以及拔牙出血均有良效。"

《福建药物志》:"主治瘰疬,甲状腺肿大。"

《全国中草药汇编》:"散瘀,消炎。主治衄血,咯血,胃肠出血,子宫出血,上呼吸道感染,扁桃体炎,肺炎,支气管炎。外用治外伤出血,烧伤。"

【药性】苦、涩,凉。

【功能】凉血收敛止血,清热解毒。

【临床应用】

本品可用于多种内外伤出血,尤适用于消化道、呼吸道出血。

1. 出血:咯血、衄血、呕血,可与侧柏叶、大蓟、白及等配伍;尿血、血淋,可与小蓟、白茅根等配伍;便血、痔血,可与地榆、槐花等配伍;崩漏,可与墨旱莲、女贞子等配伍;外伤出血,可单用本品研末、撒布伤口,或取鲜品捣敷;咯血、衄血,本品研末、调鸡蛋清服,或煎汤代茶饮(《福建民间草药》);肺结核咯血,胃及十二指肠溃疡出血,与白及等分研末服(《全国中草药汇编》);子宫功能性出血,与地葱、梵天花根配伍煎加红糖服(《浙江药用植物志》);血小板减少性紫癜,与猪殃殃、绵毛鹿茸草、地葱、栀子根配伍(《浙江药用植物志》);跌打内伤出血,鲜品与冰糖炖服(《闽东本草》)。

2. 烧烫伤,热毒疮疡:热毒疮疡,可外用捣敷,内服煎汁,或与其他药物配伍;烧烫伤,可用本品研末掺,或煎汤以纱布浸敷患处;痈肿、喉痹、蛇虫、狂犬等毒,单用本品煎服,亦可洗(《卫生易简方》)。

3. 其他:上呼吸道感染,扁桃体炎,肺炎,支气管炎,与紫金牛、秦皮配伍(《全国中草药汇编》);赤眼,鲜品切碎煎服(《闽南民间草药》);阴道炎、宫颈炎,本品浓煎涂抹或制成栓剂使用(《全国中草药汇编》);瘰疬、甲状腺肿大,与三桠苦配伍(《福建药物志》)。

【现代研究】本品主要含氨基酸、酚类、鞣质、还原性物质、苷类、黄酮和内酯等。

提取物能使局部血管收缩,血小板增加,出血时间、血块收缩时间和凝血酶原时间均缩短,对纤溶系统有显著的抑制作用,并有抗菌等作用。

【用法用量】

1. 炮制:生用。

2. 用法:内服:煎服,或研末服。外用:鲜品捣敷,或研末掺,或煎汁浸敷。

3. 用量:内服:煎汤,10～15克,鲜品可用至30～60克;研末服:1.5～3克。外用:适量。

棕榈皮

【文献记载】

《本草拾遗》:"味苦、涩,平,无毒。""烧作灰,主破血止血。"

《海药本草》:"平,温。""主金疮疥癣,生肌止血,并宜烧灰使用。"

《本草品汇精要》:"味淡,性平,气味俱薄。臭朽。"

《日华子本草》:"止鼻洪,吐血,破癥,止崩中,带下,肠风,赤白痢。入药烧用,不可绝过。"

《本草衍义》:"皮烧为黑灰,治妇人血露及吐血,仍佐之他药。"

《得配本草》:"得发炭,治吐衄;配乌贼骨,治血淋;和枯矾末,治血崩;和蜜、茶,治肠血;合侧柏、卷柏炭,饭丸,止远年下血不止。"

【药性】苦、涩,平。

【功能】收敛止血。

【临床应用】

本品适用于多种出血类病症,尤善于治疗崩漏。

1. 出血:吐血、便血、尿血、崩漏等出血类病症无瘀者,可单用本品(《儒门事亲》);鼻衄,可单用本品烧灰吹鼻(《简易方论》),或与刺蓟、桦皮、龙骨等分配伍为末、米饮调服(如《鸡峰普济方》棕榈散);诸窍出血,与陈莲蓬炭、血余炭配伍,木香汤调服(如《仁斋直指方》黑散子);血淋,本品半烧半炒煎服(《卫生家宝》);崩漏,可单用本品研末,淡酒送服(《妇人良方大全》),或与侧柏叶研末、酒调服(如《圣济总录》棕榈皮散);女人血如山崩,与乌梅、干姜配伍烧存性、乌梅酒送服(如《妇人良方大全》如圣散);出血量多色鲜,舌红脉数,与大蓟、侧柏叶、牡丹皮、大黄等配伍(如《十药神书》十灰散);下血质稀色暗,舌淡脉细,与熟艾叶、炮附子配伍(如《圣济总录》棕艾散);虚寒性出血,冲任不固之崩漏下血,与炮姜、乌梅配伍(如《证治准绳》如圣散);脾不统血所致崩漏不止,与黄芪、白术、煅龙骨、煅牡蛎等配伍(如《医学衷中参西录》固冲汤);妊娠胎动,下血不止,脐腹疼痛,与炒原蚕砂、炙阿胶配伍捣散、温酒调服(如《圣济总录》棕灰散);外伤性出血,可单用本品外敷。

2. 其他:久泻久痢,可单用本品烧、研,以水调服(《近效方》);赤白带下,与蒲黄等分配伍、酒调服(如《普济方》棕毛散),或与茅花、嫩莲叶、甘草研末、酒调服(《妇人良方大全》);小便不通,单以本品薄酒调服(《摄生众妙方》);高血压,本品与鲜向日葵花盘配伍煎服(《江西草药》)。

【现代研究】本品主要含纤维及鞣质,并含丰富的锌、铁、铜、锰等。

提取物能收缩子宫,并有一定的促凝血等作用。

【用法用量】

1. 炮制:生用,炒炭用。

2. 用法:内服:煎服,或研末服。止血,炒炭用。

3. 用量:煎服:3~10克;研末服:1~1.5克。

<h2 style="text-align:center">血 余</h2>

【文献记载】

《神农本草经》:"苦,温。""主五癃,关格不通,利小便水道,疗小儿痫,大人痓。"

《本草正》:"味微苦,性温。""壮肾补肺。"

《本草从新》:"苦,平。"

《医林纂要》:"咸、苦,微寒。""交心肾,通关格,治诸血证,能止能行。"

《饮片新参》:"苦,涩。"

《名医别录》:"主咳嗽,五淋,大小便不通,小儿惊痫。止血,鼻衄烧之吹内立已。""合鸡子黄煎之,消为水,疗小儿惊热百病。"

《药性论》:"能消瘀血。"

《新修本草》:"疗转胞,小便不通,赤白痢,哽噎,鼻衄,痈肿,狐尿刺,尸疰,丁肿,骨疽,杂疮。"

《日华子本草》:"止血闷血运,金创伤风,血痢。入药烧灰,勿令绝过。煎膏长肉,消瘀血也。"

《本草衍义补遗》:"补阴之功甚捷。"

《珍珠囊补遗药性赋》:"理肺痿。"

《本草纲目》:"煅治服饵,令发不白。""能治血病,补阴,疗惊痫,去心窍之血。"

《本经逢原》:"消瘀生新,能去心窍恶血。"

《长沙药解》:"治梦遗。"

《药义明辨》:"入心补血。"

《得宜本草》:"得猪膏,治妇人阴吹。"

《得配本草》:"得鸡冠花、柏叶末,治便血;配爪甲灰,治无故遗血;调茅根汁,治诸血;合莲房、败棕烧灰,止窍血;香油煎化,入鸡子煮服,治广疮,并疗脓窠积年不愈。"

【药性】苦、涩,平。

【功能】止血,化瘀,利尿,生肌。

【临床应用】

1. 出血:本品可用于多种出血类病症,既可内服,也可外用。如《梅师集验方》治鼻衄,《华佗中藏经》治齿衄,《证治要诀》治肌衄,皆以本品外用。诸窍出血,与败棕(榈)、陈莲蓬等分烧灰,木香汤送服(《太平圣惠方》),或以皂角水洗净、晒干、烧灰为末,以茅草根、车前草煎汤调服(《证治准绳》);咳血,吐血及二便出血,与花蕊石、三七研末、开水送服(如《医学衷中参西录》化血丹);血淋,与蒲黄、生地黄、赤茯苓、甘草配伍(《赤水玄珠》),或本品烧灰存性,以侧柏叶捣汁、调糯米粉为丸、白水或四物汤送服(如《松崖医经》秘传发灰丸);便血,与地榆、槐花等配伍(如《类证治裁》三灰散);跌打血流口出,与血竭、茅根、韭根配伍童便、酒煎服(如《伤科补要》血竭散);崩中漏下,赤白不止,气虚喘,本品烧为末,以酒送服(《备急千金要方》)。

2. 小便不利:本品能化瘀通窍,通利水道。小便不利,与滑石、白鱼配伍(如《金匮要略》滑石白鱼散),或与冬葵子配伍(如《丹台玉案》葵发散)。

3. 其他:黄疸,本品烧、研末,水调服(《肘后备急方》),或与猪油配伍煎服(如《金匮要略》猪膏发煎)。恶露不尽,腹胀痛,本品烧、研末,酒调服(《外台秘要》引《肘后备急方》)。孩子热疮,与生鸡蛋黄同熬似膏,敷疮上并掺苦参末(如《传信方》乱发鸡子黄);痈疽、癌、瘰、恶疮,与皂角、白及研末掺或井水调敷(《普济方》);流火(丹毒),与管仲配伍糊丸服(《易简方论》);痈肿初起,皮色不变,漫肿无头,与蜂房、蛇蜕研末,酒送服(如《惠直堂经验方》三生散);诸疮溃烂,久不收口,与麻油、白蜡熬膏外用(如《医宗金鉴》贝叶膏);聤耳,与冰片研末,吹耳(《良方集腋》);疳疮、蚀牙齿龂、烂疮溃,本品烧灰入麝香少许掺(《小儿卫生总微论方》);水火烫伤,可单用本品研末、麻油调敷患处。

【现代研究】本品主要成分为一种优质蛋白。

提取物能明显缩短出、凝血时间及血浆复钙时间,有较强的抑菌等作用。

【用法用量】

1. 炮制:焖煅成炭用。

2. 用法:内服:煎服,或研末服。外用:研末,掺,或调、熬敷。

3. 用量:内服:煎汤,6～10克;吞服:1.5～3克。外用:适量。

藕 节

【文献记载】

《日华子本草》:"冷。""解热毒,消瘀血。"

《本草纲目》:"涩,平,无毒。""能止咳血,唾血,血淋,溺血,下血,血痢,血崩。"

《本草汇言》:"味苦、涩,气平,无毒。""倪朱谟:藕节,消瘀血,止血妄行之药也。邢元璧曰:《日华子本草》治产后血闷腹胀,捣汁,和热童便,有效,盖止中有行散之意。又时珍方治咳血唾血、呕血及便血、溺血、血淋、血崩等证,入四生饮、调营汤中,亦行互通之妙用也。"

《药性论》:"捣汁饮,主吐血不止及口鼻并皆治之。"

《滇南本草》:"治妇人血崩,冷浊。"

《本草纲目拾遗》:"藕节粉,开膈,补腰肾,和血脉,散一切瘀血,生一切新血,产后及吐血者食之尤佳。"

《本草再新》:"凉血养血,利水通经。"

【药性】甘、涩,平。

【功能】散瘀止血。

【临床应用】

本品对善于治疗吐血、咳血、咯血等上部出血类病症,但力薄,轻者可单独应用。如《药性论》治吐血不止,《本草纲目》治衄血不止,均以鲜品捣汁饮。重者,咳血、咯血,与阿胶、白及、枇杷叶等配伍(如《证治准绳》白及枇杷丸);血淋、尿血,与小蓟、通草、滑石等配伍(如《重订严氏济生方》小蓟饮子);卒暴吐血,与荷蒂配伍(如《太平圣惠方》双荷散);血热所致吐、衄不止,与生地黄、大蓟配伍(如《赤水玄珠》藕节散);落马后心胸有积血,唾吐不止,单用本品研末、酒调服《太平圣惠方》;大便下血,本品研末、调蜜服(《是斋百一选方》);虚寒性崩漏,可与艾叶、炮姜等配伍。

【现代研究】本品含有天冬酰胺及鞣质等。

提取物有缩短凝血时间等作用。

【用法用量】

1. 炮制:生用,炒炭用。

2. 用法:煎服,或捣汁饮,或入丸、散。

3. 用量:煎汤,10~15克,大剂量可用至30克;鲜品30~60克。

第四节　温经止血药

温经止血药药性温热,能温经散寒、益脾阳、固冲脉而统摄血液,具有温经止血之功。适用于脾不统血、冲脉不固之虚寒性出血类病症。

本类药物在临床应用时,对于脾不统血者,当配伍益气健脾类药;肾虚冲脉失固者,应与益肾、暖宫、固摄类药配伍。

本类药物药性温热,忌用于热性出血类病症。

艾　叶

【文献记载】

《名医别录》:"味苦,微温,无毒。""主灸百病。可作煎,止下痢,吐血,下部䘌疮,妇人漏血。利阴气,生肌肉,辟风寒,使人有子。"

《新修本草》:"生寒,熟热。""主下血,衄血,脓血痢,水煮及丸散任用。"

《珍珠囊补遗药性赋》:"味苦,温。"

《本草经集注》:"捣叶以灸百病,亦止伤血。汁又杀蛔虫。苦酒煎叶疗癣。"

《药性论》:"止崩血,安胎,止腹痛。""止赤白痢及五藏痔泻血。""长服止冷痢。又心腹恶气,取叶捣汁饮。"

《食疗本草》:"(疗)金疮,崩中,霍乱,止胎漏。"

《日华子本草》:"止霍乱转筋,治心痛,鼻洪,并带下。"

《珍珠囊》:"温胃。"

《履巉岩本草》:"治咽喉闭痛热壅,饮食有妨者,捣汁灌漱。"

王好古：“治带脉为病，腹胀满，腰溶溶如坐水中。”（引自《本草纲目》）

《本草纲目》：“温中，逐冷，除湿。”

《本草正》：“辟风寒、寒湿、瘴疟。”

《长沙药解》：“治发背、痈疽、疔毒、痔疮、臁疮、风癞、疥癣诸疮；除咽喉、牙齿、眼目、心腹诸痛，灭奸黯，落赘疣，调胎孕，扫虫䘌。”

《医林纂要》：“坚肾固命门，养阳逐阴。燥脾土，养胃气，温中去寒。安正辟邪。”

《本草再新》：“调经开郁，理气行血。治产后惊风，小儿脐疮。”

《得宜本草》：“得香附治少腹痛，得阿胶治产后下血，得雄黄治狐惑虫䘌。”

《得配本草》：“得生姜治男女下血，得干姜驱冷气，得乌梅治盗汗，配香附理气以治腹痛，佐阿胶安胎兼治虚痢，捣汁饮治一切冷气鬼气，烧灰吹鼻血不止。”“若灸诸风冷疾，入硫黄末少许尤良。”“酒制助其焰，醋炒制其燥火。”

【药性】辛、苦，温。

【功能】温经止血，散寒调经，安胎。

【临床应用】

本品为治疗妇科下焦虚寒或寒客胞宫类病症及安胎之要药。

1. 出血：下元虚冷，冲任不固所致崩漏下血，可单用本品煎服，或与阿胶、芍药、干地黄等配伍（如《金匮要略》胶艾汤）；冲任虚弱，月经不调，来多不断，淋涩不止，与鹿角霜、干姜（炮）、伏龙肝等分研末、以鹿角胶为丸服（如《杨氏家藏方》调经丸）；妇人经行后，余血未尽，腹痛，与香附配伍以姜汁、神曲为丸，砂仁汤送服（如《陈素庵妇科补解》艾附丸）；脾虚不摄者，加黄芪、党参、白术等。中阳亏虚，统摄无权之吐血、衄血，可单用本品煎服（《备急千金要方》），或与干姜、侧柏叶配伍（如《金匮要略》柏叶汤）；血热妄行所致吐血、衄血、咯血等多种出血，与鲜生地、鲜荷叶、鲜侧柏叶等配伍（如《杨氏家藏方》四味丸）；妇人崩中，连日不止，与阿胶、干姜（炮）配伍（《证类本草》引《养生必用方》）。

2. 月经不调，痛经：冲任虚寒，小腹冷痛，月经不调，或经行腹痛、宫寒不孕及带下清稀等病症，与香附、川芎、白芍、当归等配伍；虚冷较甚者，再加吴茱萸、肉桂等（如《仁斋直指方》艾附暖宫丸）；寒甚者，并可与附子、干姜等配伍。

3. 胎动不安：妊娠卒胎动不安，或但腰痛，或胎转抢心，或下血不止，单本品酒煎服（《肘后备急方》）；妊娠卒下血不止，胎上逼心，手足逆冷欲死，与阿胶、蜜配伍煎服（如《圣济总录》艾叶汤）；妊娠心气痛，与茴香、川楝子配伍醋煎服（《卫生易简方》）；肾虚胎动不安，与阿胶、桑寄生、菟丝子等配伍。

4. 其他：妇人白带淋沥，与白术、苍术、当归、砂仁配伍（《本草汇言》）。冷痢，与干姜等分研末，做面馄饨服食，腹胀者厚朴汤送服（如《外台秘要》引《张文仲方》姜艾馄饨子）。转筋吐泻，与木瓜等分加少许盐煎服（《卫生易简方》）；湿气两腿作痛，与葱头、生姜配伍共捣烂，布包，蘸热酒擦患处（如《万病回春》立患丹）；腰膝疼，陈者、浓煎置木桶内，先熏后洗（《普济方》）；膝风，与菊花配伍作护膝内（《万病回春》）。偏头痛，与白菊花配伍置枕内（《续回生集》），或与生半夏配伍研极细末、作纸卷、睡时塞鼻孔（《良方集腋》）。咽喉不利，肿塞、气道不通，生品捣烂，敷肿上（《太平圣惠方》）。眼赤肿痛，与黄连配伍煎汤入龙脑少许温洗（《卫生易简方》）。黄水疮，本品烧灰存性掺（痒加枯矾）（《外科启玄》）。漏疮，与五倍子、白胶香、苦楝根研末、作香柱，放长桶内坐熏疮处（如《杏苑生春》艾叶散）。

【现代研究】本品主要含挥发油、倍半萜类、环水菠烷型三萜及黄酮类化合物等。

提取物能明显缩短出血和凝血时间，具有明显的平喘、镇咳、祛痰作用，其平喘作用与异丙基肾上腺素相近。对子宫平滑肌有兴奋作用。并有抗过敏性休克、利胆、抗菌、抗病毒等作用。

【用法用量】

1. 炮制：生用，捣绒用，炒炭用。

2. 用法：内服：煎服。外用：热熨。止血，炒炭用。

3. 用量:内服:3～10克。外用:适量。

炮 姜

【文献记载】

《珍珠囊》:"味苦。"(引自《汤液本草》)

《医学入门》:"味微苦。""温脾肾,治里寒水泻,下痢肠澼,久疟,霍乱,心腹冷痛、胀满,止鼻衄、唾血、血痢、崩漏。"

《轩岐救正论》:"性平。""止呕吐,燥太阴之寒湿。"

《本草备要》:"辛、苦,大热。"

李东垣:"除胃冷而温中。"(引自《心印绀珠经》)

王好古:"温脾燥胃,理中。"(引自《本草发挥》)

《本草蒙筌》:"调理痼冷沉寒,霍乱腹痛吐泻。"

《药品化义》:"退虚热。"

《冯氏锦囊》:"治脾胃虚冷,中气不足,身凉痘白。"

《医林纂要》:"去沉寒,祛积湿,达阳气于太阴。"

《得配本草》:"除脐腹之寒痞,暖心气,温肝经。""佐当归,治血痢;入四物,治产热。"

【药性】苦、辛,温。

【功能】温经止血,温中止痛。

【临床应用】

1. 出血:脾胃虚寒,脾不统血所致血痢,可单用本品研末,米饮送服(《姚氏集验方》);虚寒性吐血、便血,与人参、黄芪、附子等配伍;冲任虚寒,崩漏下血,与乌梅、棕榈配伍(如《证治准绳》如圣散)。

2. 腹痛,腹泻:虚寒性腹痛、腹泻,中寒水泻,可单用本品研末服(《备急千金要方》);脾虚冷泻不止,与高良姜配伍(如《太平惠民和剂局方》二姜丸);中焦虚寒,脾胃不和,腹痛吐泻,与人参、白术、甘草等配伍[如《伤寒论》理中丸(汤)];脾肾阳虚,腹痛久泻,冷滑注下不禁,与附子、煨豆蔻等配伍(如《济生方》火轮丸、《三因极一病证方论》桂香丸);产后血虚寒凝,小腹疼痛,与当归、川芎、桃仁等配伍(如《景岳全书》生化汤);头目旋晕,吐逆,盖胃冷生痰,与甘草配伍(如《传信适用方》止逆汤);妇人血瘕痛,与乌贼骨、桃仁研末,温酒送服(《太平圣惠方》)。

3. 其他:休息痢,与建茶研末、乌梅肉为丸,米饮送服(如《续易简方》姜茶丸);赤白痢,无问日数,与栀子仁研末,与薤白、豆豉煎服(如《备急千金要方》干姜散);五饮酒癖,因饮酒冒寒或冷水过多所致,与肉桂、白术研末、蜜丸,温米饮送服(如《太平惠民和剂局方》倍术丸);赤白带下,脐腹冷痛、面色萎黄、日渐虚损,与禹余粮、阿胶研末,粥饮调服(《太平圣惠方》);牙痛疼痛不止,与川椒等分配伍研细末、擦之(如《御药院方》追风散);悬雍肿痛,咽中生垂肉及舌肿,与半夏等分研末,刺出血后掺(《太平圣惠方》);一切阴疽、流注、鹤膝风等,与熟地黄、肉桂、麻黄、鹿角胶、生甘草配伍水酒煎服(如《外科证治全生集》阳和汤)。

【现代研究】本品主要含挥发油、树脂和淀粉等。

提取物能显著缩短出血和凝血时间,对应激性及幽门结扎型胃溃疡、醋酸诱发的胃溃疡均有抑制作用。

【用法用量】

1. 炮制:炒用,炒炭用。

2. 用法:内服:煎服,或入丸、散。外用:研末,掺,或调敷。止血,炒炭用。

3. 用量:内服:3～6克。外用:适量。

灶心土

【文献记载】

《名医别录》：“味辛，微温。”“主妇人崩中，吐血，止咳逆，止血，消痈肿毒气。”

《药性论》：“味咸，无毒。”

《日华子本草》：“治鼻洪，肠风，带下血崩，泄精尿血。催生下胞。”

《本草蒙筌》：“避除时疫，安胎。捣细，调水服之。”

《本草纲目》：“治心痛狂癫。妊娠护胎，诸疮。”

《本草备要》：“调中止血，去湿消肿。”

《陆川本草》：“治小儿慢惊。”

《本草汇言》：“伏龙肝，温脾渗湿，性燥而平，气温而和，味甘而敛，以藏为用者也。故善主血失所藏，如《金匮方》之疗先便后血；《别录》方之止妇人血崩，漏带赤白；《蜀本草》之治便血血痢，污秽久延；《杂病方》之定心胃卒痛，温汤调服七剂即定。他如藏寒下泄，脾胃因寒湿而致动血络，成一切失血诸疾，无用不宜尔。”

《本草便读》：“伏龙肝即灶心土，须对釜脐下经火久炼而成形者，具土之质，得火之性，化柔为刚，味兼辛苦。其功专入脾胃，有扶阳退阴散结除邪之意。凡诸血病，由脾胃阳虚而不能统摄者，皆可用之，《金匮》黄土汤即此意。”

【药性】辛，温。

【功能】温中止血，止呕，止泻。

【临床应用】

1. 出血：脾气虚不能摄血所致出血均可应用，尤善于治疗便血、吐血。吐血、衄血，可单用本品煮水和蜜服（《广利方》）；脾阳不足，脾气虚弱所致大便下血、吐血、衄血、崩漏等，与附子、白术、地黄等配伍（如《金匮要略》黄土汤）；下焦虚寒所致便血，与干姜、阿胶、黄芩等配伍（如《外台秘要》伏龙肝汤）；妇人血露，与蚕沙、阿胶研末、温酒调服（《本草衍义》）。

2. 胃寒呕吐：脾胃虚寒，胃气不降所致呕吐，与干姜、半夏、白术等配伍，亦治反胃。《是斋百一选方》单用本品陈者研细、米饮送服治反胃呕吐；《本草蒙筌》单以本品捣细、水调服治妊娠呕吐。

3. 脾虚久泻：脾虚久泻，与附子、干姜、白术等配伍；胎前下痢，产后不止者，山楂、黑糖为丸，以本品煎汤送服（如《张氏医通》伏龙肝汤）。

4. 其他：产后血气攻心痛，恶物不下，本品研末、酒调服（《救急方》）；小儿丹毒，本品研末，以水，或鸡蛋清，或油调敷（《肘后备急方》）；小儿重舌，本品苦酒调敷（《备急千金要方》）；小儿脐疮，久不瘥，本品研末掺（《太平圣惠方》）；臁疮，久不收口，与黄柏、黄丹、赤石脂、轻粉等分为末，清油调、入油绢中贴之（《济急仙方》）；聤耳，本品研末、猪膏为丸，绵裹塞耳中（《圣济总录》）；痈肿，本品以大酢调敷患处（《千金翼方》）。

【现代研究】本品主要含硅酸、氧化铅、氧化铁等，尚含氧化钠、氧化钾、氧化镁等。

提取物有缩短凝血时间，抑制纤溶酶及增加血小板第三因子活性等作用；其通过对胃肠的末梢神经有镇静、麻醉作用，能减少对胃肠黏膜的刺激，而达到止呕作用。能使创面血管收缩，分泌物减少，具收敛止血等作用。

【用法用量】

1. 炮制：生用。

2. 用法：内服：煎服，或煎汤代水，或入丸、散。外用：研末，掺，或调敷。

3. 用量：内服：煎服，15～30克，或60～120克，煎汤代水；或入丸、散。外用：适量。

凡能通利血脉,促进血行,消散瘀血,治疗瘀血病症为主的药物,称为活血化瘀药,或活血祛瘀药,简称活血药,或化瘀药。其中活血作用较强者,又称为破血药,或逐瘀药。

活血化瘀药因临床治疗病症不同而分为:活血止痛药、活血调经药、活血疗伤药和破血消癥药四类。

本类药物在临床应用时,寒凝血脉者,与温里散寒、温通经脉药配伍;热灼营血,瘀热互结者,与清热凉血、泻火解毒药配伍;痰湿阻滞,血行不畅者,与化痰除湿药配伍;风湿痹阻,经脉不通者,与祛风除湿通络药配伍;瘀久体虚或因虚致瘀者,与补益药配伍;癥瘕积聚者,与软坚散结药配伍。因气对于血有运行作用,故均需配伍行气类药以增强活血散瘀的效果。

本类药物行散力强,易耗血动血,对于月经过多、无瘀血征象之出血病症,以及孕妇应慎用或忌用。

现代药理研究证明:活血化瘀药具有改善血液循环,特别是微循环状态;抗凝血,防止血栓及动脉硬化斑块形成;促进组织修复,创伤、骨折愈合;改善血液流变性、毛细血管通透性;减轻炎症反应,促进炎症病灶消退和吸收;改善结缔组织代谢,促进其增生病变组织的转化与吸收,并使萎缩的结缔组织康复;调整机体免疫功能及抗菌消炎等作用。

第一节　活血止痛药

活血止痛药药性辛散,能活血行气,有良好的止痛作用。主要适用于头痛、胸胁痛、痛经、产后腹痛、肢体痹痛、跌打损伤之瘀痛等各种痛症。亦可用于其他瘀血类病症。

本类药物在临床应用时,需根据病变的不同部位及特点与其他药物配合使用。如肝郁血瘀者,与疏肝理气药配伍;跌打损伤者,与舒筋活络药配伍;经产诸症,与理血调经药配伍;痈疽疮疡初期,与消肿散结、清热解毒药配伍。

川　芎

【文献记载】

《神农本草经》:"味辛,温。""主中风入脑,头痛,寒痹,筋挛缓急,金疮,妇人血闭无子。"

《吴普本草》:"神农、黄帝、岐伯、雷公:辛,无毒。扁鹊:酸,无毒。李氏:生温,熟寒。"

《新修本草》:"味苦、辛。"

《名医别录》:"除脑中冷动,面上游风去来,目泪出,多涕唾,忽忽如醉,诸寒冷气,心腹坚痛,中恶,卒急肿痛,胁风痛,温中内寒。"

《本草经集注》:"齿根出血者,含之多差。""白芷为之使。得细辛,疗金疮止痛;得牡蛎,疗头风吐逆。"

《药性论》:"治腰脚软弱,半身不遂,主胞衣不出,治腹内冷痛。"

《日华子本草》:"治一切风,一切气,一切劳损,一切血,补五劳,壮筋骨,调众脉,破癥瘕结宿血,养新血,长肉,鼻洪,吐血及溺血,痔瘘,脑痈发背,瘰疬瘿赘,疮疥,及排脓消瘀血。"

《珍珠囊》:"散诸经之风。""治头痛、颈痛。""上行头角,助清阳之气,止痛;下行血海,养新生之血调经。"

《医学启源》:"《主治秘要》云:其用有四:少阳引经一也;诸头痛二也;助清阳之气三也;去湿气在头四也。"

王好古:"搜肝气,补肝血,润肝燥,补风虚。"(引自《本草纲目》)

《本草纲目》:"燥湿,止泻痢,行气开郁。"

《增订治疗汇要》:"主和血行气。治痈疽疮疡,能续筋骨,通乳汁。"

李东垣:"头痛必用川芎。如不愈,加各引经药:太阳羌活,阳明白芷,少阳柴胡,太阴苍术,厥阴吴茱萸,少阴细辛,是也。"(引自《本草纲目》)

《赤水玄珠》:"川芎得天麻则止头眩。"

《本草汇言》:"同苏叶,可以散风寒于表分;同芪、术,可以温中气而通行肝脾;同归、芍,可以生血脉而贯通营阴。"

《得宜本草》:"得生犀角,去痰清目;得腊茶,疗产后头痛;得乌药,疗气厥头痛。"

《得配本草》:"配地黄,止崩漏;配参、芪,补元阳……佐槐子,治风热上冲。"

【药性】辛,温。

【功能】活血祛瘀,行气开痹,祛风止痛。

【临床应用】

1. 血瘀气滞痛症:本品善治血瘀气滞类病症,尤为妇科常用药。广泛用于妇科临床的四物汤中即有川芎,取其活血行气,通畅气血之功。血瘀痛经,经色紫暗有块,加桃仁、红花(如《医宗金鉴》桃红四物汤);血瘀经闭,腹中结块疼痛,加莪术、桂枝(如《济生方》六合汤);心脉瘀阻所致胸痹、心痛,与丹参、桂枝、檀香等配伍;肝郁气滞所致胁痛,与柴胡、白芍、香附等配伍(如《景岳全书》柴胡疏肝散);因气、血、痰、火、湿、食等多种因素所致胸膈痞闷、脘腹胀满、吞酸呕吐等病症,与香附、苍术、神曲、山栀等配伍(如《丹溪心法》越鞠丸);肝血瘀阻,积聚痞块,血瘀经闭、痛经,与桃仁、红花、赤芍等配伍(如《医林改错》血府逐瘀汤);寒凝血瘀所致经闭、痛经,与桂心、当归等配伍(如《妇人良方大全》温经汤);产后恶露不下,瘀阻腹痛,与当归、桃仁、炮姜等配伍(如《傅青主女科》生化汤);月经不调,经期超前或错后,与益母草、当归等配伍(如《医学心悟》益母胜金丹)。跌打损伤,瘀肿疼痛,与乳香、没药、三七等配伍。

2. 头痛,风湿痹痛,跌打肿痛:本品为治疗头痛之要药,无论风寒、风热、风湿、血虚、血瘀等所致头痛病症均可配伍使用。治偏头痛,可单用本品研末、浸酒饮(《斗门方》);风寒头痛,与羌活、细辛、白芷等配伍(如《太平惠民和剂局方》川芎茶调散);风寒在脑,或感湿,头重头痛、眩晕欲倒、呕吐不定,与白术、甘草配伍,加姜、茶少许煎服(如《世医得效方》小芎辛汤);风热头痛,与菊花、石膏、僵蚕等配伍(如《卫生宝鉴》川芎散);风湿头痛,与羌活、独活、防风等配伍(如《内外伤辨惑论》羌活胜湿汤);血虚头痛,与当归、白芍等配伍(如《金匮翼》加味四物汤);血瘀头痛,与赤芍、麝香等配伍(如《医林改错》通窍活血汤);郁气不宣,加风邪袭于少阳经,遂致半边头风,或痛在右,或痛在左,其痛时轻时重,遇顺境则痛轻,遇逆境则痛重,遇拂郁之事而更加风寒天气,则大痛而不能出户,与白芍、郁李仁、柴胡、白芥子、香附、甘草、白芷配伍(如《辨证录》散偏汤);产后气虚,感风寒,头痛寒热,与当归、紫苏、干葛配伍加姜煎服(如《医灯续焰》加味芎归汤);小儿脑热,好闭目,太阳痛或目赤肿,与薄荷、朴硝研末吹鼻中(《全幼心鉴》);风湿痹痛,与独活、秦艽、防风、桂枝等配伍(如《备急千金要方》独活寄生汤)。跌打肿痛,与三七、乳香、没药等配伍。

3. 其他:久崩昼夜不止,与酒、生地黄汁煎服(《医心方》);妊娠六七个月,忽胎动下血,腹痛不可忍,与桑寄生、当归配伍,加酒煎服(《经效产宝》);难产交骨不开,与当归、败龟甲、血余配伍(如《傅青主女科》加味芎归汤);子死腹中不下,与当归、瞿麦研末、水醋同煎服(如《圣济总录》芎䓖汤);胎衣不下,因产母元气虚薄者,与当归、官桂配伍(《济阴纲目》加桂芎归汤);产后去血过多,血晕不省,与当归、荆芥穗配伍煎,兑酒、童便服(如《宋氏女科秘书》川芎汤)。鼻塞不闻香臭,与辛夷、细辛、木通研末、帛裹塞鼻中(如《圣济总录》芎䓖散);远视不明,常见黑花,久服增明目力,与菊花、荆芥、薄荷、甘草、苍术研末、蜜丸,茶清送服(如《御药院方》芎䓖丸);齿痛宣露,涎血臭气,与竹叶、盐、细辛配伍煎汤漱口(《普济方》)。新久脚气,腿膝肿痛,或攻注生疮,与白芍、威灵仙研末、萝卜汁为丸、萝卜汁与温酒送服(如《杨氏家藏方》芎仙丸);瘰疬,与白僵蚕、甘草研末、蜜水调服(如《圣济总录》内消散)。

【现代研究】本品主要含川芎嗪、藁本内脂、香烩烯、阿魏酸及维生素 A、叶酸、蔗糖、甾醇、脂肪油等。

提取物能扩张冠状动脉,增加冠状动脉流量,改善心肌的血氧供应,并降低心肌的耗氧量,对心肌缺血及再灌注损伤有保护作用;并能扩张脑血管,降低血管阻力,显著增加脑及肢体血流量,改善微循环;能降低血小板表面活性,抑制血小板凝集,预防血栓形成;有显著的利尿作用;对实验性胰腺炎有减轻病理损伤,阻止病变发展的作用;并能调节子宫平滑肌张力;加速骨折局部血肿吸收,促进骨痂形成,并有调节免疫、抑菌、降压、镇静、抗组胺、抗肿瘤、抗放射和利胆等作用。

【用法用量】

1. 炮制:生用,(酒)炙用。
2. 用法:内服,煎服,或研末服,或入丸、散。外用:研末掺,或煎汤漱口。
3. 用量:内服:煎汤:3～9 克;吞服:1～1.5 克。外用:适量。

延胡索

【文献记载】

《海药本草》:"味苦、甘,无毒。""主肾气,破产后恶露及儿枕。""与三棱、鳖甲、大黄为散,能散气通经络。"

《开宝本草》:"味辛,温。""主破血,产后诸病因血所为者,妇人月经不调,腹中结块,崩中淋露,产后血晕,暴血冲上,因损下血。"

《雷公炮炙论》:"(治)心痛欲死。"

《日华子本草》:"除风,治气,暖腰膝,破癥癖,扑损瘀血,落胎及暴腰痛。"

《汤液本草》:"止心气痛,小腹痛。"

《医学入门》:"善理气痛及膜外气块,止心气痛及小肠、肾气、腰暴痛,活精血。又破血及堕落车马疼痛不止。"

《本草纲目》:"活血,利气,止痛,通小便。"

《本草经疏》:"君当归、生地黄、牛膝、益母草、童便,则主产后血晕有神;得四物汤、白胶、香附,则主妇人经阻、少腹作痛或结块。"

《本经逢原》:"与当归、桂心,治一身上下诸痛及经癸不调。"

《本草经解》:"同当归、陈皮为丸,治经水不调腹痛;同归身、桂心为末,治冷气腰痛。"

《得宜本草》:"得川楝子治热厥心痛,得茴香治小儿盘肠痛。"

《得配本草》:"得乳香、钩藤,治盘肠气痛;配全蝎,治疝气危急;配益母草,行产妇恶血。破血生用,调血炒用,行血酒炒,止血醋炒,中部醋炒,下部盐水炒。虚人血逆,当兼补药用。"

【药性】辛、苦,温。

【功能】活血,行气,止痛。

【临床应用】

1. 痛症:本品能"专治一身上下诸痛。"心血瘀阻所致胸痹心痛,与丹参、桂枝、薤白、瓜蒌等配伍;卒然心痛,或经年不愈,与甘草配伍(如《世医得效方》玄胡索散);血滞而心腹刺痛,与五灵脂、没药等配伍(如《医宗必读》手拈散);胸痹心痛(冠心病心绞痛),可将本品加入通阳泄浊之栝楼薤白半夏汤中应用;热性胃痛,与川楝子配伍(如《素问病机气宜保命集》金铃子散);寒性胃痛,与桂枝(或肉桂)、高良姜等配伍(如《太平惠民和剂局方》安中散);寒凝气滞胃痛,与附子、木香配伍(如《重订严氏济生方》玄附汤);中虚胃痛,与党参、白术、白芍等配伍;肝郁气滞所致胸胁痛,与柴胡、郁金等配伍;肝郁化火所致胸胁痛,与川楝子、山栀等配伍;气滞血瘀所致经前腹痛,以胀为甚,与乌药、香附等配伍(如《医宗金鉴》加味乌药汤),若以痛为甚,与三棱、莪术、当归等配伍(如《医宗金鉴》琥珀散);产后恶露不净,腹内满痛,本品研末、温酒调服(《太平圣惠方》);产后因寒所致小腹痛,与当归、桂心配伍(如《普济方》延胡散);风淫血滞所致身体疼痛,四肢拘挛,与当归等配伍(如《仁斋直指方》舒筋散);肝肾亏虚所致腰腿疼痛,与牛膝、当归、补骨脂配伍(如《海上方》玄胡索散);寒滞疝痛,与茴香、吴茱萸等配伍;寒湿蕴于肝肾,气滞血瘀所致疝气、睾丸肿硬,痛引脐腹,与橘核、桃仁、昆布等配伍(如《重订严氏济生方》橘核丸);跌打损伤、瘀肿疼痛,与乳香、没药等配伍;风湿痹痛,与秦艽、桂枝等配伍。

2. 其他:尿血,单用本品煎加芒硝服(如《简明医彀》延胡索散);大人小儿咳嗽,与枯矾研末、软饧糖或蜜和药噙化(如《世医得效方》宁肺散);血痢疼痛,饮食不进,本品研末、米饮调服(《赤水玄珠》);疮无头,肿痛烦闷,本品二个研末、热酒调服(《普济方》);堕落车马,筋骨痛不止,本品研末、豆淋酒送服(《太平圣惠方》)。

【现代研究】本品主要含延胡索甲素、乙素、丙素、丁素、庚素、辛素、壬素、寅素、丑素、子素等。

提取物有显著的镇痛、催眠、镇静与安定作用,能扩张冠状动脉、降低冠状动脉灌注阻力、增加冠状动脉血流量,提高心肌耐缺氧能力;还有抗心律失常、抗心肌缺血、扩张外周血管、降低血压、减慢心率的作用;尚有抑制胃酸分泌,抗溃疡发生及对免疫系统等的药理作用。

【用法用量】

1. 炮制:生用,醋炙用。

2. 用法:内服:煎服,或研末服,或入丸、散。

3. 用量:煎服:3～10克;吞服:1～3克。

郁　金

【文献记载】

《新修本草》:"味辛、苦,寒,无毒。""主血积,下气,生肌,止血,破恶血,血淋,尿血,金疮。"

《雷公炮制药性解》:"性温。"

《本经逢原》:"性平。"

《药性论》:"治女人宿血气心痛,冷气结聚。"

《珍珠囊》:"凉心。"

李东垣:"治阳毒入胃,下血频痛。"(引自《本草纲目》)

《本草衍义补遗》:"治郁遏不能散。"

《本草纲目》:"治血气心腹痛,产后败血冲心欲死,失心颠狂,蛊毒。"

《本草正》:"止吐血、衄血,单用治妇人冷气血积,结聚气滞,心腹作痛。"

《本草汇言》:"治胸胃膈痛,两胁胀满,肚腹攻疼,饮食不思等证。"

《本草通玄》:"治痘毒入心。"

《本草述》:"治发热,郁,咳嗽,齿衄,咳嗽血,溲血,头痛眩晕,狂痫,带下,淋,并眼目鼻舌咽喉等证。"

《本草备要》:"行气,解郁,泄血,破瘀。凉心热,散肝郁。治妇人经脉逆行。"

《要药分剂》:"凉血。"

《本草求原》:"解砒毒。"

《本草经解》:"同牛黄治阳毒失血。"

《得宜本草》:"得明矾,治失心癫狂;得甘草、片脑,治痘毒入心。"

《得配本草》:"得明矾,治痰痫;配葱白,治尿血;配升麻,治蛊毒;佐藜芦,决风痰壅滞;佐槐花,解热毒;冲淡竹茹,降痰火。"

【药性】辛、苦,寒。

【功能】活血止痛,行气解郁,清心凉血,疏肝利胆。

【临床应用】

本品既入血分,又入气分,药性寒凉,善于治疗肝郁气滞血瘀类病症。

1. 痛症:气逆所致妇人胁肋胀痛,与木香、莪术、牡丹皮配伍(《本草汇言》引《女科方要》);一切厥心(痛)、小肠膀胱痛不可忍,与炮附子、干姜研末,朱砂为衣糊丸(男温酒、女醋汤送服)(如《奇效良方》辰砂一粒金丹);治心悬急懊痛,与黄芩、赤芍、枳壳、生地黄、大腹皮研末,入姜少许煎服(如《太平圣惠方》郁金饮子);气滞血瘀所致痛症,与木香配伍(气郁倍木香,血瘀倍郁金)(如《医宗金鉴》颠倒木金散);胸腹气痛,与香附、甘草配伍(如《云林神彀》九气汤);肝郁气滞所致胸胁刺痛,与柴胡、白芍、香附等配伍;妇女经行腹痛或闭经,与当归、白芍、香附等配伍(如《傅青主女科》宣郁通经汤);产后心痛,血气上冲欲死,单用本品烧存性、研末,米醋送服(《袖珍方》);胁腹癥块,与鳖甲、莪术、丹参、泽兰、青皮等配伍。

2. 热病神昏,癫痫痰闭:湿温病,浊邪蒙蔽心窍、神昏谵语、胸脘痞闷、烦躁不安,与石菖蒲、连翘、山栀等配伍(如《温病全书》菖蒲郁金汤);癫狂症,气郁痰阻,闭塞心窍,与白矾配伍(如《摄生众妙方》白金丸);痫疾,与皂角、蜈蚣等配伍(如《摄生众妙方》郁金丹)。

3. 出血:衄血、吐血,单用本品研末服(《简易方论》);呕血,与炙甘草研末,井水调服(如《圣济总录》郁金散);尿血,本品捣末与葱白煎服(《本草纲目》引《经验方》);肝郁化火,气火上逆所致吐血、衄血及妇女倒经,与生地黄、牡丹皮、山栀等配伍(如《医学心悟》生地黄汤)。

4. 黄疸、胆石症、砂淋:湿热黄疸,与茵陈、山栀、虎杖等配伍;胆石症,与金钱草、鸡内金等配伍;砂淋,与滑石、木通等配伍。胆石及黄疸,与熊胆、明矾、火硝配伍研末服(《四川中药志》);血淋,心头烦,水道中涩痛,及治小肠积热,尿出血者,与生干地黄、蒲黄等分研末、车前子叶汤调服(酒调亦得)(如《普济方》郁金散);石淋,疼痛难忍,与海金砂、滑石、甘草研末,灯心、木通汤调服(如《婴童类萃》金砂散)。

5. 其他:一切热毒痢,下血不止,与槐花、甘草等分研末,豆豉汤送服(如《普济方》郁金散);阳毒入胃,下血、频,疼痛不可忍,与与牛黄研末醋浆,水送服(《肘后备急方》引《孙尚药方》);痒疮肿痛,单用本品研末调涂患处(《本草纲目》引《医方摘要》);缠喉风及急喉痹,卒然倒卧,失音不语,牙关紧急,不省人事,及治上膈壅热,痰涎不利,咽喉肿痛,赤眼痛肿,一切毒热,与雄黄、巴豆研末、醋煮面糊为丸,热茶清送服

（吐泻些小无妨）（如《太平惠民和剂局方》解毒雄黄丸）；杖疮、金疮、颠扑皮破，汤火伤，久年恶疮，止血定疼，且无瘢痕，治冻疮尤妙，与生地黄、粉草配伍，与蜡猪板油熬、去渣、入黄蜡收膏外用（如《证治准绳》灵异膏）。

【现代研究】本品主要姜黄素、去甲氧基姜黄素，双去甲氧基姜黄素，姜黄酮、芳香姜黄酮、松油烯、姜黄烯、芳香姜黄烯、莪术二酮、莪术醇、莪术酮、桉叶素、龙脑、异龙脑、丁香烯、异莪术烯醇等。

提取物有保护肝细胞、促进肝细胞再生、去脂和抑制肝细胞纤维化的作用，能对抗肝脏毒性病变；促进胆汁分泌和排泄，刺激胃及十二指肠液分泌。能降低全血黏度、抑制血小板聚集、降低血浆纤维蛋白含量。对心肌损伤有保护作用及对多种细菌有抑制作用。有一定的抗炎止痛作用及抗早孕作用。并表现有对免疫系统和中枢神经系统等的药理作用。

【用法用量】

1. 炮制：生用，（矾水、酒、醋）炒（炙）用。

2. 用法：内服：煎服，研末服，或入丸、散。

3. 用量：煎汤：5～12克；研末服：2～5克。

注意事项：孕妇慎服。

姜 黄

【文献记载】

《新修本草》："味辛、苦，大寒，无毒。""主心腹结积，疰忤，下气破血，除风热，消痈肿。"

《本草拾遗》："味辛，温。"

《日华子本草》："热，无毒。""治癥瘕血块，痈肿，通月经，治扑损瘀血，消肿毒，止暴风痛冷气，下食。"

《本草图经》："治气胀及产后败血攻心，祛邪辟恶。"

《本草纲目》："治风痹臂痛。"

《本草述》："治气证痞证，胀满喘噎，胃脘痛，腹胁肩背及臂痛，痹，疝。"

《现代实用中药》："为芳香健胃药，有利胆道及肝脏之消毒作用。用于胃及十二指肠卡他性炎症、黄疸、胸满痞闷疼痛。又为止血剂，治吐血、衄血、尿血，并治痔疾。外用于脓肿创伤。"

【药性】辛、苦，温。

【功能】活血行气，通经止痛。

【临床应用】

1. 气滞血瘀痛症：胸阳不振，心脉闭阻所致心胸痛，与（肉）桂研末、醋汤送服（如《圣济总录》姜桂散），或与当归、木香、乌药等配伍（如《圣济总录》姜黄散）；肝胃气滞寒凝所致胸胁痛，与枳壳、桂心、炙甘草研末，姜汤或热酒调服（如《济生续方》推气散）；气滞血瘀所致痛经、经闭、产后腹痛，与当归、川芎、红花配伍（如《圣济总录》姜黄散）；产后腹痛，与没药研末，水、童便各半煎服（如《普济方》姜黄散）；跌打损伤，瘀肿疼痛，与苏木、乳香、没药配伍（如《伤科方书》姜黄汤）。

2. 风湿痹痛：风痰攻臂疼痛，与羌活、白术、甘草配伍（如《叶氏录验方》五痹汤）；臂背痛，与甘草、羌活、白术配伍（腰以下痛加海桐皮、当归、芍药）（如《赤水玄珠》姜黄散）；肢臂痹痛，与羌活、防风、当归等配伍（如《妇人良方大全》五痹汤）。

3. 其他：九气（膈气、风气、寒气、热气、忧气、喜气、惊气、怒气、山岚瘴气），积聚坚牢如杯，心腹刺痛，不能饮食，时去时来，发则欲死，与甘草、香附研末，空腹白沸汤点服（如《世医得效方》神仙九气汤）；牙痛、牙龈肿胀疼痛，与细辛、白芷研末、擦患处（如《普济方》姜黄散）；疮疡痈肿，与大黄、白芷、天花粉等配伍外用（如《外科正宗》如意金黄散）；诸疮癣初生时痛痒，可单用本品研末、敷之（《备急千金要方》）。

【现代研究】本品主要含姜黄酮、芳姜黄酮、姜烯、水芹烯、香桧烯、桉油素、莪术酮、莪术醇、丁香烯龙脑、樟脑等挥发油,以及姜黄素、去甲氧基姜黄素、胭脂树橙和降胭脂树素和微量元素等。

提取物有抗炎、利胆、保肝、保护胃黏膜、抗溃疡作用,能抑制血小板聚集,降低血浆黏度和全血黏度,降压、降脂作用,并有抑菌、抗肿瘤、抗氧化、抗突变、抗早孕等作用。

【用法用量】

1. 炮制:生用。

2. 用法:内服:煎服,或入丸、散。外用:研末外敷。

3. 用量:内服:3~10克。外用:适量。

注意事项:孕妇慎服。

乳 香

【文献记载】

《名医别录》:"微温。""疗风水毒肿,去恶气。疗风瘾疹痒毒。"

《日华子本草》:"味辛,热,微毒。""下气益精,补腰膝,治肾气,止霍乱,冲恶中邪气,心腹痛疰气。煎膏,止痛长肉。"

《医林纂要》:"苦、咸、辛,温。""补肝祛风,补心宁神,生肌止痛。"

《新修本草》:"去恶气,恶疮。"

《本草拾遗》:"疗耳聋,中风口噤,妇人血气,能发酒,理风冷,止大肠泄澼,疗诸疮令内消。"

《证类本草》:"治不眠。"

《珍珠囊》:"定诸经之痛。"

《医学启源》:"补肾。"

《本草纲目》:"消痈疽诸毒,托里护心,活血定痛伸筋,治妇人产难,折伤。"

《本草正》:"通血脉,止大肠血痢疼痛及妇人气逆血滞,心腹作痛。"

《本草备要》:"治癫狂。"

《外科证治全生集》:"治遗精难产。"

《药性切用》:"活血舒筋,祛风止痛,为治痹活络专药。"

《本草汇言》:"与芎同用,能调血催生;并羌、独、秦、防,散风湿于血滞;并芎、术、芷、草,排脓溃以生肌。"

《医方集解》:"乳香活血,能去风伸筋,没药能散瘀血,生新血,二药并能消肿止痛,故每相须而行。"

《得宜本草》:"得枳壳,令胎滑易产;得真茶、鹿血,治心气疼痛。"

《得配本草》:"得胆矾烧研,敷甲疽胬肉;配绿豆、朱砂研,调水服,托里护心;佐枣仁,治胆虚不眠。"

《本草求原》:"同归、芍,调血催生;合二陈,补中益气;同四物,托里生肌。"

【药性】辛、苦,微温。

【功能】活血行气,通经止痛,消肿生肌。

【临床应用】

本品善散瘀止痛,活血消痈,祛腐生肌,为外伤科之要药。

1. 气滞血瘀痛症:本品善于治疗一切气滞血瘀类痛症,《珍珠囊》谓其能"定诸经之痛",多与没药配伍应用。胸痹心痛,与丹参、川芎等配伍;偏头痛不可忍,与高良姜配伍,烧、迎烟熏鼻(如《圣济总录》乳香散);胃脘疼痛,与没药、延胡索、香附等配伍(如《医学心悟》手拈散);痛经、经闭、产后瘀阻腹痛,与当归、丹参、没药等配伍(如《医学衷中参西录》活络效灵丹);产后瘀滞不清,攻刺心腹作痛,与没药、五灵脂、延胡索、牡丹皮、桂枝、黑豆研末,生姜汤送服(《李念先手集》);寒疝气上冲,中脘疼痛,与生姜汁煎服(如《赤水玄珠》乳姜汤);风湿浸淫肌表、经络所致筋脉拘挛、关节痹痛,与羌活、川乌、秦艽等配伍(如《医学心悟》蠲痹汤、《太平惠民和剂局方》小活络丹)。

2. 跌打损伤,疮疡痈肿:跌打损伤,与没药、血竭、红花等配伍(如《良方集腋》七厘散),或与没药、当归尾、红花、桃仁配伍(《本草汇言》);疮疡肿毒初起,红肿热痛,与绿豆研末、水调服(如《圣济总录》托里汤),或与没药、金银花、白芷、穿山甲等配伍(如《校注妇人良方》仙方活命饮);赤口疮,与没药、白矾、铜绿研末、掺(如《医学纲目》乳香散);痈疽、瘰疬、痰核,肿块坚硬不消,与没药、麝香、雄黄等配伍(如《外科证治全生集》醒消丸);疮疡痛甚,与没药、冰片等研末、掺(如《外科发挥》乳香定痛散),或与没药、寒水石、滑石、冰片研末、掺(如《外科发挥》乳香定痛散);发背初觉小,后五七日赤热肿高,与青薄荷叶捣敷患处并令保持湿润(如《刘涓子鬼遗方》乳香膏方);疮疡溃破,久不收口,与没药研末、掺(如《疮疡经验全书》海浮散),或与麒麟竭、没药研末,狗胆汁调成膏外用(如《圣济总录》乳香饼子方)。

3. 其他:心气不足,小便白浊,梦遗不禁,与白茯苓研末蒸饼为丸,麦冬水送服(如《卫生家宝》乳香茯苓丸);赤白带下,与草果配伍,面裹炮焦黄存性研末、陈米饮调服(如《妇人良方大全》乳香散);阴寒呃忒不止,与硫黄研末,好酒煎数沸,趁热气嗅之(如《伤寒全生集》乳香硫黄散)。

【现代研究】本品主要含树脂(α-、β-乳香酸,结合乳香酸,乳香树脂烃等)、树胶(阿糖酸的钙盐和镁盐,西黄芪胶黏素等)和挥发油(蒎烯,α-、β-水芹烯等)。

提取物有镇痛、抗炎、升高白细胞及降胆固醇作用,能加速炎症渗出物的排泄,促进疮面的愈合;有保护胃黏膜、抗溃疡等作用;并有祛痰及免疫调节作用等。

【用法用量】
1. 炮制:生用,炒用。
2. 用法:内服:煎服,或入丸、散。外用:研末调敷。内服,宜炒用。
3. 用量:内服:3~10克。外用:适量。
注意事项:孕妇慎用。

没 药

【文献记载】
《药性论》:"味苦、辛。""主打搕损,心腹血瘀,伤折蹉跌,筋骨瘀痛,金刃所损,痛不可忍,皆以酒投饮之。"

《海药本草》:"味苦、辛,温,无毒。""主折伤马坠,推陈置新,能生好血,凡服皆须研烂,以热酒调服。

《近效方》:堕胎,心腹俱痛及野鸡漏痔,产后血气痛,并宜丸、散中服。"

《医林纂要》:"苦,辛、咸,平。"

《日华子本草》:"破癥结宿血,消肿毒。"

《开宝本草》:"主破血止痛,疗金疮、杖疮,诸恶疮,痔漏卒下血,目中翳晕痛,肤赤。"

王好古:"(治)心胆虚,肝血不足。"(引自《本草纲目》)

《本草纲目》:"散血消肿,定痛生肌。""乳香活血,没药散血,皆能止痛消肿生肌。故二药每每相兼而用。"

《本草述》:"久服舒筋膜,通血脉,固齿牙,长须发。"

《冯氏锦囊》:"治痘余毒成痈,破血理气。"

《药性考》:"通散结气,行经活血,清心肝滞。"

《现代实用中药》:"为健胃驱风药,用于消化不良,大便秘结等症。"

《得宜本草》:"得乳香,治打扑腕跌,经络受伤肿痛。"

《得配本草》:"配血竭、童便,去产后恶血。"

《本草述钩元》:"同冰片,能清肌解热。"

【药性】辛、苦,平。

【功能】活血止痛,消肿生肌。

【临床应用】

1. 气滞血瘀痛症:本品有类似乳香的活血止痛作用,但化瘀之力尤胜。心腹瘀痛,可单用本品水酒煎服(《医林集要》);心脾气痛,与延胡索、五灵脂、香附、草果配伍(如《奇效良方》手拈散);血气不行,心腹疼痛,或走注痛,月经不调,发热哺热,并宜用之,与红花、没药、当归、延胡索等分研末,童便、酒调服(如《赤水玄珠》没药散);一切心肚疼痛,不可忍者,与乳香、穿山甲、木鳖子研末、酒煎服(如《黄帝素问宣明论方》没药散);妇人癥瘕腹痛,月水不通,与干漆、桂心等配伍(如《太平圣惠方》没药丸);妇人血风、血气,腹胁刺痛、筋挛骨痹、手足麻木、皮肤瘙痒,与当归、五灵脂研末,醋糊为丸,生姜汤送服(如《妇人良方大全》当归没药丸);筋骨损伤,与乳香、炒米粉配伍、酒调敷(《御药院方》);跌打损伤,皮肉筋骨疼痛,与乳香配伍,或加桃仁、赤芍、自然铜等;风湿痹痛,经络瘀阻、关节不利、疼痛较甚者,亦可于祛风湿药中加用本品。

2. 痈肿疮疡,目赤肿痛:本品内服能消肿止痛,外用可生肌敛疮,有"疮家奇药"之誉。疔疮,无名肿毒,与乳香、雄黄、冰片配伍(如《疡医大全》舌化丹);疮疡溃破,久不收口,与乳香研末掺(如《疮疡经验全书》海浮散),或加煅石膏同用;肠痈腹痛,脉小数,将有脓者,与瓜蒌、甘草、乳香研末、酒调服(如《症因脉治》四圣散);眼外伤或肝热上攻,血灌瞳仁外障、目珠疼痛或漏眼脓血,与大黄、芒硝、血竭配伍(如《眼科龙木论》止疼没药散、《银海精微》没药散)。

3. 其他:脓血杂痢后重,疼痛日久不瘥,与五灵脂、乳香、巴豆霜研末、水丸,木瓜汤送服(如《证治准绳》通神丸);中风舌强不语,与琥珀、全蝎配伍与梨汁、皂荚末同服(如《圣济总录》三圣散);五痔,与黄矾、白矾、溺垽、麝香研末撒(如《圣济总录》消毒没药散);白口疮,与乳香、雄黄、轻粉、巴豆霜研末掺(如《赤水玄珠》没药散)。

【现代研究】本品主要含没药树脂、挥发油(丁香酚、间甲基酚、蒎烯、柠檬烯、桂皮醛等)、树胶(阿拉伯糖、半乳糖、木糖等),少量苦味质,并含没药酸、甲酸、乙酸及氧化酶等。

提取物有抗炎、抗菌、收敛、镇痛与退热作用,对离体子宫先呈短暂的兴奋、后呈抑制现象;并有降脂、防止动脉粥样硬化斑块形成等作用。

【用法用量】

1. 炮制:生用,炒用。

2. 用法:内服:煎服,或入丸、散。外用:研末调敷。内服,宜炒用。

3. 用量:内服:煎汤,3～10克。外用:适量。

注意事项:孕妇慎用。

五灵脂

【文献记载】

《开宝本草》:"味甘、温,无毒。""主疗心腹冷气,小儿五疳,辟疫,治肠风,通利气脉,女子月闭。"

《本草正》:"味苦,气辛。"

《本草汇言》:"味甘、酸,气平,无毒。"

《本经逢原》:"苦、酸,寒,小毒。"

《本草图经》:"治伤冷积聚及小儿女子方中多用之。"

《本草元命苞》:"行经血最有奇效,主心腹冷气攻冲疼痛,风湿关节烦疼;破月闭,兼止血崩,治产妇血晕,昏迷不省;止丈夫吐逆,粥饮难停。"

《本草衍义补遗》:"能行血止血。治心腹冷气,妇人心痛,血气刺痛。"

《本草蒙筌》:"行血宜生,止血宜炒。通经闭及治经行不止;定产妇血晕,除小儿疳蛔。"

《本草纲目》:"止妇人经水过多,赤带不绝,胎前产后,血气诸痛;男女一切心腹、胁肋、少腹诸痛,疝痛,血痢、肠风腹痛;身体血痹刺痛,肝疟发寒热,反胃,消渴及痰涎挟血成窠,血贯瞳子,血凝齿痛,重舌,小儿惊风,五痫,癫疾;杀虫,解药毒及蛇蝎蜈蚣伤。"

《玉楸药解》:"开闭,止痛,磨坚。破瘀血善止疼痛,凡经产跌打诸瘀,心腹胁肋诸痛皆疗。又能止血,凡吐衄、崩漏诸血皆取。"

《医林纂要》:"补心平肝,活血散瘀,通利百脉,和中止痛,杀虫解毒。"

《本草再新》:"除风,杀虫,化痰消积。"

《现代实用中药》:"涂敷疮疖。"

《得配本草》:"得半夏,治痰血凝结;佐胡桃、柏子仁,治咳嗽肺胀;合木香、乌药,理周身血气刺痛;酒调治蛇咬昏愦。"

【药性】苦、咸、甘、温。

【功能】活血止痛,化瘀止血。

【临床应用】

1. 痛症:卒暴心痛,不可忍痛,可单用本品研末,热酒或醋汤送服(《鸡峰普济方》);血滞心痛及产后恶露不下,少腹作痛,与蒲黄配伍(如《证类本草》引《经效方》失笑散);血瘀气滞,脘痛如刺者,与延胡索、没药、香附配伍(如《医学心悟》手拈散);急心痛,胃脘疼痛,与延胡索、莪术、当归、高良姜等分研末,淡醋汤送服(如《杏苑生春》愈痛散);一切心腹痛及小肠气,与巴豆、干姜研末,醋煮面糊为丸,醋汤送服(如《杨氏家藏方》灵脂丸);风冷气血闭,手足身体疼痛、冷麻,与没药、乳香、川乌头研末、水丸,生姜、温酒送服(《本草衍义》);现代用于治疗冠心病心绞痛,与川芎、丹参、乳香、没药等配伍;骨折肿痛,与白及、乳香、没药等研末外敷。

2. 出血:本品止血而不留瘀,尤适用于出血夹瘀类病症。血崩而诸药不能止者,单用本品炒令烟尽,研末、温酒调服(如《妇人良方大全》五灵脂散、《永类钤方》五灵脂散),或与神曲配伍为丸,温酒送服(如《玉机微义》五灵脂丸),或以当归、酒煎汁送服(《证类本草》引《经效方》);吐血、呕血,与芦荟配伍捣为饼,龙脑浆水化服(如《圣济总录》五灵脂饼子),或与黄芪配伍捣散,水调服(如《圣济总录》黄芪散)。

3. 其他:噎膈、痞块、疳积等证,与阿魏等分研末,以雄黄、胆汁和丸,唾津送服(《简便单方》);消食,消积,消痞,消气,消滞,消肿,消痛,消血,消痢,消蛊,消膈,消胀,消闷,并治痰迷心窍等证,与香附、黑丑、白丑配伍米醋糊丸,姜汤送服(如《经验奇方》五香丸);小儿疳积,或兼虫积,面黄形瘦,腹大如鼓,呕吐腹泻,不思饮食,嗜食异物,与砂仁、蔻仁、麦芽、使君子等配伍(如《证治准绳》灵脂丸);疳积潮热,肚胀发焦,与胡黄连研末、猪胆汁为丸服(《全幼心鉴》)。痢痛,与蒲黄、麝香配伍蜜丸,醋汤送服(如《普济方》舒眉丸)。消渴,与黑豆研末、冬瓜汤送服(如《素问病机气宜保命集》竹笼散)。喘嗽浮肿,与马兜铃、槟榔研末水蜜煎服(如《圣济总录》五灵脂汤);肺胀,与柏子仁、胡桃仁配伍捣膏、水丸,木香甘草汤送服(如《圣济总录》皱肺丸)。痈疽,疮疖,毒肿,无头疼痛,或有数头,单用本品微炒为末、水调敷(如《普济方》神明膏);目生浮翳,与海螵蛸等分研末,以熟猪肝蘸食(《明目经验方》);重舌,喉痹,本品研末、醋噙漱口(《经验良方》);积年口疮,与杏仁、黄丹研末、生蜜调敷患处(《太平圣惠方》);恶血牙痛,单用本品米醋煎汁、含咽(如《仁斋直指方》灵脂醋),或与川椒研末、擦患处(《疑难急症简方》)。骨折肿痛,与白及、乳香、没药研末、麻油调涂患处(《本草衍义》)。

【现代研究】本品主要含儿茶酚、苯甲酸、原儿茶酸、尿囊素、熊果酸、尿酸、维生素 A 类物质及多量树脂等。

提取物可抑制血小板聚集,降低全血黏度、血浆黏度;降低心肌细胞耗氧量;提高机体耐缺氧、耐寒和耐高温能力;能缓解平滑肌痉挛;增强机体免疫功能,改善实验性微循环;并有抑菌、抗炎、抗应激性损伤及调节免疫功能等作用。

【用法用量】

1. 炮制:生用,(酒、醋)炙用。

2. 用法:内服:煎服,或入丸、散。外用:研末,撒或调敷。

3. 用量:内服:3～10 克。外用:适量。

注意事项:包煎。

第二节　活血调经药

活血调经药药性大多辛散苦泄,具有活血散瘀、通畅经水功效。主要适用于月经不调、痛经、闭经及产后腹痛等病症。亦可用于其他瘀血类病症。

本类药物在临床应用时,常与疏肝理气、益肾养血类药配伍。

丹　参

【文献记载】

《神农本草经》:"味苦,微寒。""主心腹邪气,肠鸣幽幽如走水,寒热积聚,破癥除瘕,止烦满,益气。"

《吴普本草》:"神农、桐君、黄帝、雷公、扁鹊:苦,无毒。李氏:大寒。岐伯:咸。""治心腹痛。"

《本草经集注》:"性热。""疗风痹。"

《药性论》:"平。""能治脚弱,疼痹;主中恶,治百邪鬼魅,腹痛气作,声音鸣吼;能定精。"

《名医别录》:"养血,去心腹痼疾,结气,腰脊强,脚痹,除风邪留热,久服利人。"

《四声本草》:"治风软脚。"

《日华子本草》:"养神定志,通利关脉。治冷热劳,骨节疼痛,四肢不遂,排脓止痛,生肌长肉,破宿血,补新生血,安生胎,落死胎,止血崩带下;调妇人经脉匀,血邪心烦;恶疮疥癣,瘿赘肿毒,丹毒;头痛,赤眼,热温狂闷。"

《滇南本草》:"补心生血,养心定志,安神宁心,健忘怔忡,惊悸不寐。"

《本草品汇精要》:"主养阴血,除邪热。"

《本草纲目》:"活血,通心包络,治疝痛。"

《全国中草药汇编》:"祛瘀生新,活血调经,清心除烦。主治月经不调,经闭腹痛,产后瘀血腹痛,神经衰弱失眠,心烦,心悸,肝脾肿大,关节疼痛。"

《药性纂要》:"与白蒺藜同用,则和肝,运脾,宽心膈。"

《得宜本草》:"得山楂炭、益母草,清产后瘀血发热。"

【药性】苦,微寒。

【功能】活血祛瘀,调经止痛,养血安神,凉血消痈。

【临床应用】

1. 月经不调,闭经痛经,产后瘀滞腹痛:血热瘀滞所致诸症,可单用本品研末、酒调服(如《妇人良方大全》丹参散),或与川芎、当归、益母草等配伍(如《卫生鸿宝》宁坤至宝丹);经水不调,单用本品研末、好酒为丸服(如《集验拔萃良方》调经丸、《妇人良方大全》丹参散);经血涩少,产后瘀血腹痛、闭经腹痛,与益母草、香附配伍(《全国中草药汇编》);寒凝血滞,与吴茱萸、肉桂、艾叶、小茴香等配伍;兼虚者,与当归、黄芪、白芍、熟地黄等配伍;产后瘀滞腹痛,与川芎、当归、五灵脂等配伍。

2. 血瘀心痛,脘腹疼痛,癥瘕积聚,跌打损伤,风湿痹症:血脉瘀阻所致胸痹心痛,脘腹疼痛,与砂仁、檀香配伍(如《医学金针》丹参饮);腹中包块,与三棱、莪术、皂角刺配伍(《陕甘宁青中草药选》);跌打损伤,肢体瘀血作痛,与当归、乳香、没药等配伍(如《医学衷中参西录》活络效灵丹);风湿痹症,与防风、秦艽等配伍。

3. 疮痈肿毒:疮痈或乳痈初起,与金银花、连翘、知母、穿山甲、瓜蒌、乳香、没药配伍(如《医学衷中参西录》消乳汤);妇人乳肿痛,与赤芍、白芷配伍苦酒浸、猪脂熬成膏外用(如《刘涓子鬼遗方》丹参膏);热油火灼,除痛生肌,本品研末、羊脂熬膏外用(《肘后备急方》);小儿天火丹发遍身,赤如绛,痛痒甚,与桑皮、菊花、莽草配伍(如《幼幼新书》引张涣方"丹参散");风热皮肤生瘖癗,苦痒或疥,与苦参、蛇床子配伍煎汤洗涤(如《太平圣惠方》丹参汤);风癣瘙痒,与苦参、蛇床子、白矾配伍煎汤洗浴,藜芦粉扑之(如《太平圣惠方》丹参汤)。

4. 其他:急慢性肝炎,两胁作痛,与茵陈、郁金、板蓝根配伍(《陕甘宁青中草药选》)。寒疝,小腹及阴中相引痛,自汗出欲死,单用本品杵为散、热酒调服(《肘后备急方》);阴痛或肿胀,与槟榔、青橘皮、茴香子研末、温酒调服(如《太平圣惠方》丹参散)。血栓闭塞性脉管炎,与金银花、赤芍、土茯苓、当归、川芎配伍(《全国中草药汇编》)。腰痛并冷痹,与杜仲、牛膝、续断、桂心、干姜研末、蜜丸服(如《备急千金要方》丹参丸)。妇人卒然风狂,妄言妄动,不避亲疏,不畏羞耻,本品醋炒研末、淡盐汤送服(如《本草汇言》引杨石林方);神经衰弱,与五味子配伍(《陕甘宁青中草药选》);惊痫发热,与雷丸猪膏熬、滤渣,涂摩(如《备急千金要方》小儿摩膏)。产后虚喘,与人参、附子配伍(如《本草汇言》引仲淳方)。

【现代研究】本品主要含丹参酮、隐丹参酮、羟基丹参酮、丹参酸甲酯、紫丹参甲素、紫丹参乙素、丹参新酮、丹参醇、丹参酚、丹参醛、丹参素、丹参酸、原儿茶酸、原儿茶醛等。

提取物能扩张冠状动脉、增加冠状动脉血流量,改善心肌缺血,促进心肌缺血或损伤的修复,缩小心肌梗死范围;能提高耐缺氧能力,对缺氧心肌有保护作用;能改善微循环,促进血流流速;能扩张血管、降低血压。能改善血液流变性,降低血液黏度,抑制血小板和凝血功能,激活纤溶、对抗血栓形成;能保护红细胞膜。能调节血脂,抑制动脉粥样硬化斑块的形成。能保护肝细胞损伤,促进肝细胞再生,有抗肝纤维化作用。能促进骨折和皮肤切口的愈合。能保护胃黏膜、抗胃溃疡。对中枢神经有镇静和镇痛作用。具有改善肾功能、保护缺血性肾损伤作用。并具有抗炎、抑菌、抗过敏及对肿瘤和免疫功能调节等作用。

【用法用量】

1. 炮制:生用,酒炙用。

2. 用法:内服:煎服,或入丸、散。外用:研末调敷,或煎汤洗涤。活血祛瘀,酒炙用。

3. 用量:内服:5~15克,大剂量可用至30克。外用:适量。

注意事项:孕妇慎服;反藜芦。

红 花

【文献记载】

《开宝本草》:"味辛,温,无毒。""主产后血运口噤,腹内恶血不尽,绞痛,胎死腹中,并酒煮服。亦主蛊毒下血。"

《汤液本草》:"辛而甘温苦。"

《本草汇言》:"味辛、苦、甘,气寒,平。""治男子血脉,行妇人经水。"

《本草正》:"味甘、微苦、微辛,气微凉。""达痘疮血热难出,散斑疹血滞不消。"

《新修本草》:"治口噤不语,血结,产后诸疾。"

《珍珠囊》:"入心养血。"

《医要集览》:"其用有四:逐腹中恶血,而补血虚之虚;除产后败血,而止血之晕。"

《本草蒙筌》:"惟入血分,专治女科。喉痹噎塞不通,捣取生汁旋咽。"

《本草纲目》:"活血,润燥,止痛,散肿,通经。"

《本经逢原》:"治小儿聤耳,解痘疔毒肿。"

《医林纂要》:"补肝行血,泻心去瘀。"

《药性考》:"生新破瘀,经闭便难,消肿止痛,口噤风瘫,喉痹热烦。"

张洁古:"佐当归,生新血。"(引自《本草纲目》)

《用药心法》:"和血,与当归同用。"(引自《汤液本草》)

《药品化义》:"同苏木逐瘀血,合肉桂通经闭,佐归、芍治遍身或胸腹血气刺痛,此其行导而活血也。"

《药性考》:"治风治肿行血,俱宜用酒佐之。"

【药性】 辛,温。

【功能】 活血通经,祛瘀止痛。

【临床应用】

1. 血滞经闭、痛经,产后瘀滞腹痛:痛经,可单用本品酒煎服(如《金匮要略》红蓝花酒),或与赤芍、延胡索、香附等配伍;痛经,与鸡血藤配伍(《福建药物志》);闭经,与当归、赤芍、桃仁等配伍(如《医宗金鉴》桃红四物汤);女子经脉不通,如血膈者,与苏枋木、当归等分配伍(如《朱氏集验方》红花散);妇女滞产或产后胞衣不下,急用酒煮浓汁饮,并可与牛膝、川芎、当归配伍(如《景岳全书》脱花煎);产后瘀滞腹痛,与荷叶、蒲黄、牡丹皮等配伍(《活法机要》);堕胎恶血下泄,内逆奔心,闷绝不省人事,与男子发、陈墨、血竭、蒲黄研末、温酒送服(如《医级》红蓝散);产后血晕心烦闷,与紫葛、芍药配伍煎,加生地黄汁更煎温服(如《普济方》红蓝花汤)。

2. 癥瘕积聚:妇人血积癥瘕,经络涩滞,与大黄、虻虫配伍醋熬膏、成丸,温酒送服(如《济阴纲目》大红花丸);噎膈,与血竭等分研末、酒调服(《简便单方》)。

3. 胸痹心痛,血瘀腹痛,胁痛:胸痹心痛,与桂枝、瓜蒌、丹参等配伍;瘀滞腹痛,与桃仁、川芎、牛膝等配伍(如《医林改错》血府逐瘀汤);胁肋刺痛,与桃仁、柴胡、大黄等配伍(如《医学发明》复元活血汤);肝失条达,血瘀气滞所致胁肋疼痛,与柴胡、白芍等配伍(如《经验方》健肝汤)。

4. 跌打损伤,瘀滞肿痛:跌打损伤,瘀滞肿痛,与川芎、乳香等配伍(如《外科大成》活血止痛汤),或与没药、大黄、麝香等研末、醋熬膏,外敷患处(如《医宗金鉴》混元膏),或与木香、苏木、乳香、没药等配伍,制成红花油、红花酊涂擦。

5. 瘀滞斑疹色暗:瘀热郁滞所致斑疹色暗,与紫草、大青叶、当归等配伍(如《麻科活人全书》当归红花饮)。

6. 其他:历节四肢疼痛,与白芷、防风、威灵仙配伍(如《医学从众录》红花白芷防风饮);关节炎肿痛,本品炒研末,加等量地瓜粉、盐水或烧酒调敷患处(《福建药物志》);中风偏瘫,肢体不遂属于气虚血瘀者,与黄芪、当归等配伍(如《医林改错》补阳还五汤)。逆经咳嗽气急,与黄芩、苏木、天花粉配伍(如《竹林女科》红花汤)。肿毒初起,肿痛不可忍者,与穿山甲、当归尾配伍、黄酒煎取汁,调阿魏麝香服(《外科大成》),赤游肿半身红,渐渐展引不止,单用本品研末、醋调敷(《小儿卫生总微论方》);聤耳,累年脓水不绝、臭秽,与白矾研末掺(《太平圣惠方》);咽喉闭塞不通,须臾欲死,鲜品捣汁服(《太平圣惠方》)。

【现代研究】本品主要含红花醌苷、新红花苷、红花苷、红花黄色素和黄色素。另含棕榈酸、肉豆蔻酸、月桂酸、硬脂酸、花生酸、油酸等。

提取物有轻度兴奋心脏、降低冠状动脉阻力、增加冠状动脉流量和心肌营养性血流量的作用;保护和改善心肌缺血,缩小心肌梗死范围;对抗心律失常;并能扩张外周血管、降低血压。能抑制血小板聚集,增强纤维蛋白溶解,降低全血黏度。并能提高耐缺氧能力,对缺血乏氧性脑病有保护作用;能兴奋子宫和肠道平滑肌。有镇痛、镇静、降脂、抗惊厥及抗炎和免疫调节等作用。

【用法用量】

1. 炮制:生用。

2. 用法:内服:煎服。养血和血,宜少用;活血祛瘀,宜多用。

3. 用量:煎汤,3～10克。

注意事项:孕妇慎服。

桃 仁

【文献记载】

《神农本草经》:"味苦,平。""主瘀血,血闭,瘕,邪气,杀小虫。"

《名医别录》:"甘,无毒。""止咳逆上气,消心下坚,除卒暴击血,破癥瘕,通月水,止痛。"

《食疗本草》:"温。""杀三虫,止心痛。"

《医学启源》:"治大便血结,血秘,血燥,通润大便。"

李东垣:"其功有四:治热入血室,一也;泄腹中滞血,二也;除皮肤血热燥痒,三也;行皮肤凝集之血,四也。""大便燥结,血燥,同陈皮服。"(引自《本草纲目》)

《滇南本草》:"治血痰。"

《医学入门》:"兼主上气咳嗽,喘急,胸膈痞满,止疝痛、腰疼,杀虫及尸疰邪祟。又小儿癫卵,妇人阴痒,捣烂敷之。"

《本草纲目》:"主血滞风痹,骨蒸,肝疟寒热,鬼疰疼痛,产后血病。"

《本草正》:"止鬼疰血逆疼痛,膨胀,疗跌打损伤。"

《随息居饮食谱》:"治产后阴肿,妇人阴疮。"

《现代实用中药》:"治高血压及慢性盲肠炎,妇人子宫血肿。"

《得宜本草》:"得吴茱萸治冷劳减食;得延胡索、川楝子治肝厥胃脘痛。"

《药性集要》:"得香附为使行气破血;得红花行瘀通月经;得海蛤除血结胸;得陈皮治血闭大便不通。"

【药性】苦、甘,平。

【功能】活血祛瘀,润肠通便,止咳平喘。

【临床应用】

1. 瘀血阻滞:瘀血经闭、痛经,与红花、当归、川芎、赤芍等配伍(如《医宗金鉴》桃红四物汤);妇人、室女血闭不通,五心烦热,与红花、当归、牛膝研末、温酒调服(如《杨氏家藏方》桃仁散);产后瘀滞腹痛,与炮姜、川芎等配伍(如《傅青主女科》生化汤),脉弦滞涩者,与当归、赤芍、桂心、砂糖配伍(如《医略六书》桃仁煎);瘀血日久之癥瘕痞块,与桂枝、牡丹皮、赤芍等配伍(如《金匮要略》桂枝茯苓丸);气滞血瘀,阻于膈下,形成积块,痛有定处,与五灵脂、当归、牡丹皮、枳壳等配伍(如《医林改错》膈下逐瘀汤);瘀滞较重,须破血逐瘀者,与大黄、芒硝、桂枝等配伍(如《伤寒论》桃核承气汤);筋脉、关节疼痛,与红花、乳香、没药、地龙、当归等配伍(如《丹溪心法》趁痛散),或与当归、红花、威灵仙、麝香等配伍(如《类证治裁》桃红饮);血瘀痹痛,跌打损伤,瘀肿疼痛,与当归、红花、大黄等配伍(如《医学发明》复元活血汤);从高处坠下,胸中有血,不得气息,与大黄、硝石、甘草、蒲黄、大枣配伍(如《备急千金要方》桃仁汤)。

2. 肺痈,肠痈:肺痈,咯吐臭痰脓血,胸中隐隐作痛,与苇茎、薏苡仁、冬瓜仁等配伍(《备急千金要方》苇茎汤);远年一切肺疾,咯吐脓血,渐成劳证,与白茯苓、五灵脂、马兜铃、杏仁研末与萝卜同煎、入黄蜡溶后服(如《杨氏家藏方》桃仁散)。肠痈,右少腹疼痛拒按,与大黄、芒硝、牡丹皮等配伍(如《金匮要略》大黄牡丹皮汤)。

3. 肠燥便秘:润燥滑肠,与当归、火麻仁、瓜蒌仁等配伍(如《脾胃论》润肠丸),或与杏仁、柏子仁、陈皮等配伍(如《世医得效方》五仁丸);老人虚秘,与柏子仁、火麻仁、松子仁等分研末、白蜡为丸,少许黄丹汤送服(《汤液本草》)。

4. 咳嗽气喘:治咳嗽气喘,可单用本品煮粥食,或与杏仁配伍(如《圣济总录》双仁丸);上气咳嗽,胸膈痞满,气喘,本品研取汁和粳米煮粥食(《食医心镜》)。

5. 其他:食郁久,胃脘有瘀血作痛,本品连皮细嚼,以生韭菜捣汁送服(《万病回春》)。气血凝滞,疝气,膀胱小肠气痛不可忍,与茴香等分研末,以热葱蘸药细嚼、热酒送服(如《古今医统》百选桃仁膏);膀胱气滞血涩,大小便秘,与(天)葵子、滑石、槟榔等分研末,葱白汤调服(如《赤水玄珠》桃化散)。里急后重,大便不快,与吴茱萸、盐同炒,去盐及吴茱萸、嚼食(《圣济总录》)。女人阴户内生疮,作痛如虫咬,或作痒难禁,与桃叶等量捣烂、丝绵裹纳其中(如《日用本草》引孟诜方)。风毒赤胗,浮肿成痦瘟,与杏仁、胡麻、凝水石研末,以芸苔菜绞汁和蜜成膏涂(《圣济总录》)。

【现代研究】本品主要含苦杏仁苷、苦杏仁酶、油酸甘油酯及少量亚油酸甘油酯等。

提取物能明显增加脑血流量,降低血管阻力,改善血流动力学状况。能明显延长出血及凝血时间,有抗凝血和抗血栓形成作用。能促进初产妇子宫收缩及出血。所含45％的脂肪油可润滑肠道,利于排便。在改善肝脏微循环的同时,能抗肝纤维化、促进胆汁分泌。并有抗炎、抗过敏、镇痛、镇咳平喘等作用。

【用法用量】

1. 炮制:生用,炒用,制霜用。
2. 用法:内服:煎服,或入丸、散。
3. 用量:煎汤,6～10克。

注意事项:用时打碎;制霜用须包煎。孕妇慎服。

过量服用可引起中毒。轻者,可见头晕恶心、精神不振、虚弱乏力等;严重者,可因呼吸麻痹而死亡。

益母草

【文献记载】

《本草拾遗》:"寒。""苗子入面药,令人光泽。捣苗,敷乳痈恶肿痛者;又捣苗绞汁服,主浮肿下水,兼恶毒肿。"

《本草正》:"味微苦、微辛,微寒,性滑而利。"

《神农本草经》:"主隐疹痒,可作浴汤。"

《新修本草》:"敷丁肿,服汁使丁肿毒内消;又下子死腹中,主产后胀闷,诸杂毒肿,丹毒等肿;取汁如豆滴耳中,主聤耳;中虺蛇毒,敷之。"

《本草衍义补遗》:"治产前后诸疾,行血养血;难产作膏服。"

《本草蒙筌》:"去死胎,安生胎,行瘀血,生新血,治小儿疳痢。"

《本草纲目》:"活血破血,调经解毒。治胎漏,产难,胎衣不下,血运,血风,血痛,崩中漏下,尿血,泻血,疳,痢,痔疾,打扑内损,瘀血,大便、小便不通。"

《本草崇原》:"清热而解毒,凉血以安胎。"

《本草新编》:"下乳。"

《医林纂要》:"补肝和脾,燥湿行血。"

《得配本草》:"得山楂炭,治产后血不止;入凉血药,治热血贯瞳仁;佐当归,去风热。"

【药性】辛、苦,微寒。

【功能】活血调经,利水消肿,清热解毒。

【临床应用】

本品为妇产科要药,故名"益母。"

1. 血滞经闭,痛经,经行不畅,产后恶露不尽,瘀滞腹痛:可单用本品熬膏服(如《上海市药品标准》益母草流浸膏、益母草膏),或与当归、丹参、赤芍等配伍(如《集验良方》益母丸、《医学心悟》益母胜金丹);气虚兼瘀滞所致经行不畅,经行腰痛,面色少华,与党参、白术、熟地黄、白芍等配伍(如《不知医必要》益母八珍汤);子烦,妊娠因服药致胎动不安,有似虚烦不得卧者,本品研末,枣丸人参汤送服(如《妇人良方大全》益母丸);经行愆期,甚或闭止不行,腹中有癥块,与桃仁、川芎、川牛膝等配伍;血分有热所致经行先期、血紫,少腹阵痛,口渴、面赤心烦者,与生地黄、黄柏、牡丹皮、青蒿等配伍;产后血晕,心闷、恍惚,鲜品捣汁,与生地黄汁、童便、鸡蛋清同煎服(《经效产宝》);产后恶露不尽,瘀滞腹痛,或难产,胎死腹中,既可以单味煎汤或熬膏服,亦可与当归、川芎、乳香等配伍(如《傅青主女科》送胞汤);产后瘀血痛,与泽兰、红番苋配伍,水酒各半煎服(《福建药物志》)。

2. 水肿,小便不利:水瘀互结所致水肿,与白茅根、泽兰等配伍;血热与瘀滞所致血淋、尿血,与车前子、石韦、木通等配伍。

3. 跌打损伤,疮痈肿毒,皮肤瘾疹:折伤筋骨,遇天阴则痛,本品不拘多少熬膏、酒化服(如《医宗说约》益母膏)。疮痈肿毒,皮肤瘾疹,可单用本品煎汤洗涤,亦可与黄柏、蒲公英、苦参等配伍内服;妇人勒乳后疼闷,乳结成痈,本品鲜者捣敷,或干者研末调敷(《太平圣惠方》);疔肿至甚,捣烂敷并捣汁饮(《太平圣惠方》);喉闭肿痛,本品捣烂、兑水绞汁,顿饮(《卫生易简方》)。

4. 其他:急性肾炎水肿,单用本品煎服,或与白茅根、金银花、车前子、红花配伍(《青岛中草药手册》)。小儿疳痢、痔疾,本品取叶煮粥食(《食医心鉴》);赤白杂痢困重,与陈盐梅等分研末(白痢,干姜汤;赤痢,甘草汤)送服(《卫生家宝》);粉刺面酐,黑白斑驳,本品烧灰、醋浆水和团,五次煅后,研细涂之(《太平圣惠方》)。

【现代研究】本品主要含益母草碱、水苏碱、前西班牙夏罗草酮、西班牙夏罗草酮、前益母草二萜及益母草二萜,以及精氨酸、益母草碱亚硝酸盐、异细叶益母草萜及细叶益母草萜内酯等。

提取物对实验动物子宫有兴奋作用,有一定的抗着床、抗早孕作用。有强心、增加冠状动脉流量及心肌营养性流量、减慢心率作用,能对抗实验性心肌缺血和心律失常、缩小心肌梗死范围。对血小板聚集、血栓形成以及红细胞的聚集性有抑制作用。有改善肾功能及明显的利尿等作用。并表现有对呼吸系统、免疫系统及平滑肌等的药理作用。

【用法用量】

1. 炮制:生用。

2. 用法:内服:煎服,或捣汁饮,或入丸、散,或熬膏。外用:煎汤洗涤,或捣敷,或研末调敷。

3. 用量:内服:10～30克。外用:适量。

泽 兰

【文献记载】

《神农本草经》:"味苦,微温。""主乳妇内衄,中风余疾,大腹水肿,身面四肢浮肿,骨节中水,金疮,痈肿疮脓。"

《名医别录》:"甘,无毒。""(主)产后,金疮内塞。"

《药性论》:"味苦、辛。""主产后腹痛,频产血气衰冷或劳瘦羸;又治通身面目大肿,主妇人血沥腰痛。"

《雷公炮炙论》:"能破血,通久积。"

《日华子本草》:"通九窍,利关脉,养血气,破宿血,消癥瘕,产前产后百病,通小肠,长肉生肌,消扑损瘀血,治鼻洪吐血,头风目痛,妇人劳瘦,丈夫面黄。"

《医林纂要》:"补肝泻脾,和气血,利筋脉。主治妇人血分,调经去瘀。"

《岭南采药录》:"治蛇伤,散毒疮。"

《本经逢原》:"为产科之要药,更以芎、归、童便佐之,功效胜于益母。"

《得宜本草》:"功专破血消瘕。得当归,能通经;得防己,治产后水肿。"

《质问本草》:"得白及,攻消痈肿;佐当归,立通经闭。瘀血噎胀,非此莫除。"

【药性】苦、辛,微温。

【功能】活血调经,祛瘀消痈,行水消肿。

【临床应用】

1. 血瘀经闭,痛经,产后瘀滞腹痛:血脉不调,瘀血阻滞所致经闭、痛经,与当归、川芎、香附等配伍(如《医学心悟》泽兰汤);阴虚血弱,月经微少,渐至不通及室女经闭成劳者,与当归、芍药、甘草配伍(如《鸡峰普济方》《济阴纲目》泽兰汤);经闭腹痛,与铁刺菱、马鞭草、益母草、土牛膝配伍(《浙江民间草药》);产后恶露不尽,腹痛往来,兼胸闷少气,与生干地黄、当归、芍药、生姜、甘草、大枣配伍(如《妇人良方大全》引温隐居"泽兰汤");妊娠堕胎,胞衣不出,与滑石等分煎,加麻油少许服(《圣济总录》)。

2. 跌打损伤,瘀肿疼痛,疮痈肿毒:跌打损伤,瘀痈疼痛,可单用本品捣敷,或与当归、红花、桃仁等配伍(如《医学心悟》泽兰汤);疮肿初起及损伤瘀肿,可单用本品捣敷(《濒湖集简方》);一切乳痈初起,与青皮、白及、橘叶配伍水酒煎服(如《仙拈集》泽兰煎);痈疽发背,本品捣、蜜调敷并煎服(《福建民间草药》);疮痈肿毒,本品捣敷,或与金银花、黄连、赤芍等配伍煎服(如《外科证治全生集》夺命丹);蛇咬伤,本品捣敷并煎汤内服(《福建民间草药》)。

3. 水肿,腹水:产后血虚,风肿、水肿,与防己等分研末、温酒(不能饮酒易醋汤)调服(《妇人良方大全》引张文仲《备急方》);水肿,与积雪草、一点红配伍(《福建药物志》)。

4. 其他:产后气血暴虚,未得安静,血随气上,迷乱心神,故眼前生花;极甚者,令人闷绝不知人,口噤、神昏、气冷者,与人参、荆芥穗、川芎研末温酒、热汤调服(如《产育宝庆集》清鬼魂散);产后阴翻(产后阴户燥热,遂成翻花),与枯矾配伍煎汤洗涤(《濒湖集简方》)。

【现代研究】本品主要含挥发油、葡萄糖苷、鞣质,还含黄酮苷、酚类、氨基酸、有机酸、皂苷、泽兰糖、水苏糖、半乳糖、果糖等。

提取物能改善微循环障碍、减低血流黏度和纤维蛋白原含量,对抗体外血栓形成,全草制剂有强心等作用。

【用法用量】

1. 炮制：生用。
2. 用法：内服：煎服。外用：捣敷，或煎汤洗涤。
3. 用量：内服：10～15克。外用：适量。

牛　膝

【文献记载】

《神农本草经》："味苦。""主寒湿痿痹，四肢拘挛，膝痛不可屈伸，逐血气，伤热火烂，堕胎。"

《名医别录》："酸，平，无毒。""疗伤中少气，男子阴消，老人失溺，补中续绝，填骨髓，除脑中痛及腰脊痛，妇人月水不通，血结，益精，利阴气，止发白。"

《滇南本草》："味酸，微辛，性微温。""止筋骨疼，强筋舒筋，止腰膝酸麻，破瘀堕胎，散结核，攻瘰疬，散痈疽、疥癫、血风、牛皮癣、脓窠疮、鼻渊、脑漏等证。"

《本草要略》："性寒。"

《医林纂要》："苦、酸、甘，温。熟用甘多酸少；生用酸多甘少。"

《药性论》："治阴痿，补肾填精，逐恶血流结，助十二经脉，病人虚羸加而用之。"

《日华子本草》："治腰膝软怯冷弱，破癥结，排脓止痛，产后心腹痛并血运，落死胎，壮阳。"

《本草衍义》："竹木刺入肉，嚼烂罨之，即出。""与苁蓉酒浸服，益肾。"

《汤液本草》："强筋，补肝藏风虚。"

《本草衍义补遗》："能引诸药下行。"

《本草纲目》："治久疟寒热，五淋尿血，茎中痛，下痢，喉痹，口疮，齿痛，痈肿恶疮，伤折。"

《本草正》："主手足血热痿痹，血燥拘挛，通膀胱涩秘，大肠干结。补髓填精，益阴活血。"

《广西民族药简编》："水煎洗身治小儿疳积汗闭。"

《本草汇言》："欲其补肾滋肝；必倍杞、术、归、地、山茱萸、鹿角胶。"

《得配本草》："得杜仲补肝，配川断肉，强腰膝；配车前子，理阳气。"

《本草述钩元》："君当归、地黄能下死胎；加朴硝，立下胞衣。""君青蒿、生地、麦冬、枸杞熬膏，治妇人血虚发热，内热口干舌苦。"

《成方便读》："领苍术、黄柏入下焦而祛湿热。"

《医学衷中参西录》："用以治脑充血证，伍以赭石、龙骨、牡蛎诸重坠收敛之品，莫不随手奏效。"

【药性】苦、酸，平。

【功能】活血通经，补肝肾，强筋骨，利水通淋，引火（血）下行。

【临床应用】

1. 瘀血阻滞经闭，痛经，经行腹痛，胞衣不下，跌打伤痛：瘀阻经闭、痛经、月经不调、产后腹痛，与当归、桃仁、红花等配伍（如《医林改错》血府逐瘀汤）；胞衣不下，与当归、瞿麦、冬葵子等配伍（如《备急千金要方》牛膝汤）；胎衣半出半不出，或子死腹中，着脊不下，数日不产，血气上冲，与天葵子、榆白皮、生地黄汁配伍（《经效产宝》）；催产，可单用本品以酒蒸服（《妇人良方大全》）；癥瘕积聚，与干漆、生地黄配伍（《济生拔萃》）；跌打损伤，腰膝疼痛，与续断、当归、乳香、没药等配伍（如《伤科补要》舒筋活血汤）。

2. 腰膝酸痛，下肢痿软：肝肾亏虚所致腰痛、腰膝酸软，与杜仲、续断、补骨脂等配伍（如《扶寿精方》续断丸），或与（肉）桂、山茱萸研末、温酒送服（《圣济总录》牛膝散）；偏肾阳不足者，与附子、川椒等配伍（如《张氏医通》酒浸牛膝丸），偏阴虚火旺者，与龟甲、熟地黄、知母等配伍（如《丹溪心法》虎潜丸）；痹痛日久，腰膝酸痛，与独活、桑寄生等配伍（如《备急千金要方》独活寄生汤）；筋骨疼痛、腰膝酸、手足麻，与杜仲、夏枯草、香附、补骨脂、核桃配伍(《滇南本草》);湿热成痿,足膝痿软,与苍术、黄柏配伍(如《医学正传》三妙丸)。

3. 淋症,水肿,小便不利:热淋、砂淋、血淋,与冬葵子、瞿麦、车前子、滑石等配伍(如《备急千金要方》牛膝汤);砂石淋涩,经来小便痛,单用本品煎加麝香、乳香少许服(如《卫生易简方》《竹林女科》牛膝汤);小便不利,茎中痛欲死,兼治妇人血结腹坚痛,单用本品酒煎服(《肘后备急方》);小肠虚冷,小便频数,与续断、川芎、萆薢研末、蜜丸服(如《圣济总录》牛膝丸);水肿、小便不利,与生地黄、泽泻、车前子等配伍(如《济生方》加味肾气丸)。

4. 头痛,眩晕,齿痛,口舌生疮,吐血,衄血:本品性善于下行,能引血(火)下行,可治火热上逆诸症。肝阳上亢所致头痛、眩晕,与代赭石、生牡蛎、生龟甲等配伍(如《医学衷中参西录》镇肝息风汤);胃火上炎所致牙龈肿痛、口舌生疮,与生地黄、石膏、知母等配伍(如《景岳全书》玉女煎);气火上逆,迫血妄行所致吐血、衄血,与白茅根、山栀、代赭石等配伍。

5. 其他:痢下先赤后白,单用本品捣碎、酒浸一宿饮(《肘后备急方》);脚气不能食,与细辛、硇砂研末、温酒服(如《圣济总录》牛膝散);干湿脚气瘥后常令服,永不发,或与肉苁蓉、天麻、干木瓜研末酒浸、焙干为丸,温酒送服(如《普济方》四斤丸)。妇人老年体渐瘦弱,头面风肿、骨节烦疼冷、口干状如骨蒸者,与生地黄、牛蒡根、生姜配伍酒浸、温服(如《玄感方》引《医心方》牛膝酒)。消渴不止,下元虚损,与生地黄汁浸、蜜丸,温酒送服(《经验后方》)。风瘕瘤及骨疽风癞,单用本品研末、温酒送服(《太平圣惠方》);龋齿,单用本品烧灰含(《太平圣惠方》);喉痹乳蛾,鲜品与艾叶(无艾叶亦可)配伍捣如人乳、滴鼻(《本草纲目》);齿痒风疳,与细辛、丁香研末掺(如《圣济总录》牛膝散);口及舌上生疮烂,单用本品研末、水酒同煎呷(《太平圣惠方》)。

【现代研究】本品主要含三萜皂苷、蜕皮甾酮、牛膝甾酮、紫茎牛膝甾酮等甾体类成分和多糖类成分。并含有精氨酸等12种氨基酸以及生物碱类、香豆素类等化合物和铁、铜等微量元素。

提取物对子宫平滑肌有明显兴奋作用及抗着床和抗早孕、抗炎、镇痛作用。对实验动物心脏有抑制作用,同时有降压、降脂、降糖、抗衰老、蛋白同化等作用;能降低全血黏度、红细胞比容、红细胞聚集指数,有抗凝等作用;有利尿、利胆作用,并表现有对心血管、消化和免疫系统等的药理作用。

【用法用量】

1. 炮制:生用,酒炙用。

2. 用法:内服:煎服,或浸酒,或入丸、散。外用:捣敷,或捣汁滴鼻,或研末掺。

3. 用量:内服,6～15克。外用:适量。

注意事项:月经过多及孕妇慎服。

鸡血藤

【文献记载】

《本草正义》:"温。"

《饮片新参》:"苦、涩、香、微甘。""去瘀血,生新血,流利经脉。治暑痧,风血痹症。"

《本草纲目拾遗》:"大补气血,与老人妇女更为得益。""壮筋骨,已酸痛,和酒服,于老人最宜。""治老人气血虚弱,手足麻木,瘫痪等症;男子虚损,不能生育及遗精、白浊;男妇胃寒痛;妇人经水不调,赤白带下,妇女干血劳及子宫虚冷不受胎。""治跌打尤神。""统治百病;能生血、和血、补血、破血;又能通七孔,走五脏,宣筋络。"

《本草再新》:"补中燥胃。"

《现代实用中药》:"为强壮性之补血药,适用于贫血性神经麻痹证,如肢体及腰膝酸痛,麻木不仁等。又用于妇女月经不调,月经闭止等,有活血镇痛之效。"

《广西本草选编》:"活血补血,通经活络。"

《全国中草药汇编》:"主治放射反应引起的白血球减少症。"

【药性】苦、微甘,温。

【功能】养血调经,活血舒筋。

【临床应用】

本品既能补血,又能活血,善于调经及治疗筋脉不舒类病症。

1. 月经不调,痛经,闭经:经闭,与穿破石配伍(《益寿中草药选解》);血瘀所致月经不调、痛经、闭经,与当归、川芎、香附等配伍;血虚所致月经不调、痛经、闭经,与当归、熟地黄、白芍等配伍。

2. 风湿痹痛,手足麻木,肢体瘫痪,血虚萎黄:风湿痹痛,肢体麻木,与半枫荷、当归、牛膝、枫香寄生、海风藤、豆豉姜配伍(如《中药临床应用》鸡血藤汤);白虎历节、膝胫剧痛如咬,昼轻夜重,局部发热,与制苍术、黄柏、乳香、没药、千年健配伍(《本草骈比》);偏于血瘀,与红花、桃仁、赤芍、地鳖虫等配伍;中风手足麻木,肢体瘫痪,与黄芪、丹参、地龙等配伍;血虚不养筋之肢体麻木及血虚萎黄,与黄芪、当归等配伍。

3. 其他:老人血管硬化,腰背神经痛,与杜仲、五加皮、生地黄配伍(《现代实用中药》)。腰痛,白带,与金樱根、千斤拔、杜仲藤、旱莲草(必要时加党参)配伍(《全国中草药汇编》)。再生障碍性贫血,与大枣配伍煎汤煮鸡蛋,饮汤食蛋(《全国中草药汇编》);白细胞减少症,与黄芪、白术、茜草根配伍(《益寿中草药选编》)。

【现代研究】本品主要含异黄酮类化合物,如刺芒柄花素、大豆黄素等;三萜类化合物,如表木栓醇、木栓酮等,以及甾体类化合物,如β-谷甾醇、胡萝卜素苷、油菜甾醇、鸡血藤醇等。

提取物能增加血流量、降低血管阻力、抗动脉粥样硬化作用,对血小板凝集有明显抑制作用;有抗炎、镇静、催眠、抗早孕作用;并表现有对免疫系统等的药理作用。

【用法用量】

1. 炮制:生用。

2. 用法:内服:煎服,或浸酒,或熬膏。

3. 用量:煎汤,10～30克。

王不留行

【文献记载】

《神农本草经》:"味苦。""主金疮,止血逐痛,出刺,除风痹内寒。久服轻身耐老增寿。"

《名医别录》:"甘,平,无毒。""止心烦鼻衄,痈疽恶疮,瘘乳,妇人难产。"

《珍珠囊》:"苦、甘。""利疮疡,主治痢。"

《冯氏锦囊》:"味苦、辛、甘,平,气温。"

《药性论》:"治风毒,通血脉。"

《日华子本草》:"治发背,游风,风疹,妇人血经不匀及难产。"

张洁古:"下乳汁。"(引自《本草纲目》)

《本草纲目》:"利小便。"

《本草从新》:"治疗疮。"

《本草求原》:"通淋,利窍。"

《安徽中草药》:"治带状疱疹。"

【药性】苦,平。

【功能】活血通经,下乳消痈,利尿通淋。

1. 血瘀经闭,痛经,难产:肝气郁结,冲任不调所致痛经、经闭,与柴胡、郁金、香附、川芎等配伍;血闭不行,经脉淋涩,不行不止,与当归梢、红花、延胡索、牡丹皮、生地黄、川芎、乌药配伍(《本草汇言》引《东轩产科方》);瘀血阻滞所致痛经、经闭,与桃仁、红花、当归等配伍;难产,或胎死腹中,与酸浆草、五灵脂、刘寄奴等配伍(如《普济方》胜金散)。

2. 产后乳汁不下,乳痈肿痛:妇人因气,乳汁绝少,与瞿麦穗、麦门冬、龙骨、穿山甲研末、热酒调服并食猪蹄羹,外以木梳梳理乳络(如《卫生宝鉴》涌泉散),或与穿山甲、猪蹄筋研末、酒或水送服(《种杏仙方》);乳汁稀少,与黄芪、当归、猪蹄等配伍;乳痈初起,与蒲公英、夏枯草、瓜蒌等配伍(如《本草汇言》治乳痈初起方)。

3. 热淋,血淋,石淋:劳损虚热所致诸淋及小便常不利,阴中痛,日数十度起,与石韦、滑石、瞿麦、冬葵子研末服(《外台秘要》);血淋不止,与当归、续断、白芍、丹参配伍(《本草汇言》引《东轩产科方》)。

4. 其他:疔肿初起,与蟾酥研末、为丸服(《濒湖集简方》);痈肿,与野葛、甘草、桂心、当归研末、酒送服(如《医心方》王不留行散)。头风白屑,与白芷研末、睡前掺患处(《太平圣惠方》)。

【现代研究】本品主要含王不留行皂苷 A、B、C、D 四种,并含王不留行黄酮苷、异肥皂草苷;并含植物酸钙镁、磷脂、豆甾醇等。

提取物对实验动物子宫有兴奋、抗着床、抗早孕作用,能促进乳汁分泌,并有抗肿瘤等作用。

【用法用量】

1. 炮制:生用,炒用。

2. 用法:内服:煎服,或研末服。外用:研末掺。

3. 用量:内服,5～10 克。外用:适量。

注意事项:孕妇慎服。

月季花

【文献记载】

《本草纲目》:"甘,温,无毒。""活血消肿,敷毒。"

《本草用法研究》:"味微苦,气微香,性平。""调经养血。"

《湖南药物志》:"酸,平,无毒。"

《得宜本草》:"主治痘疮见靥变色,瘰疬未破。"

《药性集要》:"活血月经调。"

《分类草药性》:"止血。治红崩、白带。"

《现代实用中药》:"活血调经。治月经困难,月经期拘挛性腹痛。外用捣敷肿毒,能消肿止痛。"

《青岛中草药手册》:"治皮肤肿痛。"

《福建药物志》:"治闭经、咳血、痢疾、高血压、烫火伤。"

【药性】甘、微苦,温。

【功能】活血调经,疏肝解郁,消肿解毒。

【临床应用】

1. 月经不调,痛经,闭经及胸胁胀痛:气滞血瘀所致月经不调、痛经、闭经、胸胁胀痛,可单用本品开水泡服(《泉州本草》),或与庐山石韦、狗脊配伍(江西药科学校《草药手册》);月经不调,血瘀经闭,与益母草、马鞭草、丹参配伍(《安徽中草药》);月经不调,少腹胀痛,与丹参、香附配伍(《天津中草药》)。

2. 跌打损伤,瘀肿疼痛,痈疽肿毒,瘰疬:外伤肿痛,与地鳖虫等分研末、温酒送服,鲜品捣敷患处

（《安徽中草药》）；筋骨疼痛或骨折后遗疼痛，单用本品研末、酒送服（《贵州草药》）；皮肤湿疹、疮肿，鲜品捣烂，加少许白矾调敷（《四川中药志》）；热疖肿痛，与垂盆草配伍捣敷患处（《安徽中草药》）；瘰疬未溃，或单用本品煎服，或与夏枯草配伍（《浙江药用植物志》），或与沉香、芫花研末入大鲫鱼腹中、酒水煮食（《谈野翁试验方》）。

3. 其他：水火烫（烧）伤，可用本品研末、茶油调搽患处（《浙江药用植物志》）。肺虚咳嗽咯血，本品加冰糖炖服（《泉州本草》）。治高血压，可单用本品泡饮（《福建药物志》）。

【现代研究】本品主要含萜醇类化合物，如牻牛儿醇、橙花醇、丁香油、香茅醇及其葡萄糖苷，并含有没食子酸、苦味酸、槲皮苷、鞣质色素等。

提取物有较强的抗真菌等作用。

【用法用量】

1. 炮制：生用。

2. 用法：内服：煎服，或泡服，或研末服。外用：捣敷，或研末调敷。

3. 用量：内服：3～6克，鲜品9～15克。外用：适量。

凌霄花

【文献记载】

《神农本草经》："味酸，微寒。""主妇人产乳余疾，崩中，癥瘕血闭，寒热羸瘦，养胎。"

《吴普本草》："神农、雷公：酸。岐伯：辛。扁鹊：苦、咸。黄帝：甘，无毒。"

《履巉岩本草》："味辛，有毒。""降诸草毒。"

《宝庆本草折衷》："味酸、甘，平（张松），微寒。"

《本草纲目》："甘酸而寒。"

《药性论》："主热风，风痫，大小便不利，肠中结实，止产后奔血不定，淋沥，安胎。"

《日华子本草》："治酒齄，热毒风，刺风，妇人血膈游风，崩中带下。""治热风身痒，游风风疹，治瘀血带下。"

《本草图经》："入妇人血崩风毒药，又治少女血热风毒，四肢皮肤生瘾疹，并行经脉。"

《本草汇言》："行血闭，通血络之药也。"

《医林纂要》："缓肝风，泻肝热，去血中伏火。治诸血热生风之证，治肝风巅顶痛。"

《天宝本草》："行血通经，治跌打损伤，痰火脚气。"

《杭州药用植物志》："治咳嗽。"

《得宜本草》："得地龙、僵蚕、全蝎，治大风疠疾。"

《得配本草》："浸好酒，治粪后血；调鲤鱼胆，搽阴户疮。"

【药性】辛，微寒。

【功能】破瘀通经，凉血祛风。

【临床应用】

1. 血瘀经闭，癥瘕积聚，跌打损伤：女子月经不行，可单用本品研末、温酒送服（《徐氏胎产方》）；血瘀经闭，与当归、红花、赤芍等配伍（如《妇科玉尺》紫葳散）；妇人、室女月候不通，脐腹疗痛，一切血疾，与当归、莪（蓬莪术）研末、酒调服（如《鸡峰普济方》紫葳散）；瘀血癥瘕积聚，与鳖甲、牡丹皮等配伍（如《金匮要略》鳖甲煎丸）；妇人血闭不行，或干血痨，渐羸少食，寒热癥瘕，与干漆、当归、白术、枸杞子、黄芪、川芎研末、熟地黄、酒捣为丸，酒送服（《本草汇言》引《杨氏产宝方》）；跌打损伤，可单用本品捣敷，或与乳香、没药等配伍。

2. 风疹,皮癣,皮肤瘙痒,痤疮:周身瘙痒,可单用本品研末、酒调服(《医学正传》);风瘙瘾疹,与蒴藋根配伍煎汤,入白矾渍(《普济方》),或与附子研末、蜜酒调服(如《圣济总录》紫葳散),或与白扁豆、甘草等分研末、蜜汤调服(如《小儿卫生总微论方》三奇散);风疹、皮癣,与雄黄、黄连、天南星等研末外搽(如《证治准绳》凌霄花散);疠风,与蝉壳、地龙、白僵蚕、全蝎研末、酒调服(如《洁古家珍》凌霄散);皮肤湿癣,与羊蹄根等分研末、酌加枯矾掺(《上海常用中草药》)。

3. 便血,崩漏:崩中漏下血,单用本品研末、温酒送服(《广利方》);血热所致便血、崩漏,可单用本品研末,冲服,或与地榆、槐花、生地黄等配伍。

4. 其他:消渴,饮水过多不瘥,可单用本品煎服(《太平圣惠方》)。痢疾,可单用本品研末、温酒送服(《传信适用方》)。大孕诸般丹毒,与万州黄、苎(麻)根配伍、捣烂酒蜜调服少许并涂丹上(如《证治准绳》圣涂散);一切疮疖,与拒霜叶等分研末、水调敷患处(如《叶氏灵验方》绿袍散);癣积年,本品研末、以羊蹄根蘸药搽(《普济方》);肺有热风,鼻生齇疱,与硫黄、腻粉、胡桃(肉)配伍研膏,以生绢蘸药搽(如《杨氏家藏方》紫葳散);酒渣鼻,与山栀等分研末、茶服(《是斋百一选方》),或与密陀僧研末、唾调敷(《丹溪心法要诀》);妇人阴疮,本品研末、鲤鱼脑或胆调搽(《摘玄方》)。婴儿百日内无故口青,不饮乳,与大蓝(青)叶、芒硝、大黄等分研末、羊髓和丸服(《普济方》)。

【现代研究】本品含有芹菜素、谷甾醇、辣红素、水杨酸、阿魏酸等。

提取物对子宫平滑肌、冠状动脉血管平滑肌抑制收缩作用明显,能抗血栓形成,并有抗菌、抗炎、降低胆固醇、止咳、抗癌等作用。

【用法用量】

1. 炮制:生用。

2. 用法:内服:煎服,或研末服,或入丸、散。外用:研末调敷,或煎汤洗涤。

3. 用量:内服:3～10克。外用:适量。

注意事项:孕妇慎服。

第三节　活血疗伤药

活血疗伤药药性多辛、苦、咸,具有活血化瘀,消肿止痛,续筋接骨,止血生肌等作用。主要适用于跌打损伤、瘀肿疼痛、骨折筋伤、金创出血等病症。亦可用于其他瘀血类病症。

本类药物在临床应用时,常与补肝肾、强筋骨类药配伍以提高疗效。

䗪　虫

【文献记载】

《神农本草经》:"味咸,寒。""主心腹寒热洗洗,血积癥瘕,破坚,下血闭,生子大良。"

《名医别录》:"有毒。"

《药性论》:"味苦、咸。""治月水不通,破留血积聚。"

《本草再新》:"味辛,性寒,无毒。""消水肿,败毒。"

《本草衍义》:"乳脉不行,研一枚,水半合,滤清,服。"

《本草纲目》:"行产后血积,折伤瘀血。治重舌,木舌,口疮,小儿夜啼腹痛。"

《医学广笔记》:"消疟母。"

《本草通玄》:"破一切血积,跌打重伤,接骨。"

《分类草药性》:"治跌打损伤,风湿筋骨痛,消肿,吹喉证。"

《得宜本草》:"得桃仁、大黄治产妇干血腹痛;得乳香、没药、龙骨、自然铜能去伤接骨。"

【药性】咸,寒。有小毒。

【功能】破血逐瘀,续筋接骨。

【临床应用】

1. 跌打损伤,筋伤骨折,瘀肿疼痛:骨折筋伤,瘀血肿痛,可单用研末调敷,或研末黄酒冲服,或与自然铜、骨碎补、乳香等配伍(如《杂病源流犀烛》接骨紫金丹);骨折筋伤后期,筋骨软弱,与续断、杜仲等配伍(如《伤科大成》壮筋续骨丸);跌打轻伤,与乳香、没药、骨碎补、大黄、血竭研末,好酒送服(如《伤科秘方》轻伤小七厘散);跌打损伤,瘀血攻心,与生半夏、乳香、没药、血竭、自然铜、骨碎补、(当)归尾、硼砂研末、好酒送服(如《寿世新编》八厘散)。

2. 血瘀经闭,产后瘀滞腹痛,积聚痞块:血瘀经闭,产后瘀滞腹痛,与大黄、桃仁等配伍(如《金匮要略》下瘀血汤);干血成痨,经闭腹满,肌肤甲错,与大黄、水蛭等配伍(如《金匮要略》大黄䗪虫丸);积聚痞块,与柴胡、桃仁、鳖甲等配伍(如《金匮要略》鳖甲煎丸);血鼓,腹皮上有青筋,与桃仁、大黄、甘遂研末煎与膈下逐瘀汤轮流服(如《医林改错》古下瘀血汤)。

3. 其他:走马牙疳,牙落鼻崩,久不愈者,与山豆根、人中白、辰砂研末掺(如《外科大成》再生散);舌肿满口,不得语,与盐配伍煎汤含、咽(《备急千金要方》),或单用本品研末、煎汤噙(后吐)(如《奇效良方》䗪虫散);重舌塞痛,与鲜薄荷配伍研汁、帛包捻舌下肿处(《鲍氏小儿方》);瘰疬疮肿,与麝香研末、掺或贴(《圣济总录》);小儿脐赤肿或脓血清水出者,单用本品煅、研末掺(《小儿卫生总微论方》)。小儿夜啼如腹痛,与芍药、川芎等分配伍捣末,以乳送服(《外台秘要》引《古今录验》)。五淋,与斑猫(蝥)、地胆、猪苓研末,小麦汁送服(忌食羹猪肉、生鱼、葱、盐、醋)(《外台秘要》引《范汪方》)。

【现代研究】本品含棕榈酸、硬脂酸、油酸、亚油酸、亚麻酸及谷氨酸等17种氨基酸、血纤维蛋白溶酶原激活物样成分和生物碱,以及胆甾醇、谷甾醇、尿嘧啶、尿囊素和砷等28种微量元素;并含有萘、樟脑、正己醛等挥发油。

提取物有抗血栓形成和溶解血栓作用,能抑制血小板聚集和黏附率,减少聚集数;并能提高心肌和脑对缺血的耐受力,降低心脑的耗氧量;并有延缓动脉粥样硬化形成及保肝等作用。

【用法用量】

1. 炮制:生用。

2. 用法:内服:煎服,或研末服,或浸酒饮。外用:煎汤含漱,或研末掺,或捣敷。

3. 用量:内服:煎汤:3~10克;研末吞服:1~1.5克。外用:适量。

注意事项:孕妇忌服。

马钱子

【文献记载】

《本草纲目》:"苦,寒,无毒。""治伤寒热病,咽喉痹痛,消痞块。"

《本草汇言》:"有毒。"

《本草求原》:"大毒。"

《万病回春》:"治癫狗咬伤。"

《外科证治全生集》:"能搜筋骨入骱之风湿,祛皮里膜外凝结之痰毒。"

《得配本草》:"散乳痈,治喉痹,涂丹毒。"

《串雅补》:"能钻筋透骨,活络搜风。治风痹瘫痪,湿痰走注,遍身骨节酸痛,类风不仁等证。""治痈疽疔毒,顽疮瘰疬,管漏腐骨,跌打损伤,金疮,破伤风,禽兽蛇虫伤咬。"

《得配本草》:"配豆根、青木香吹喉痹;配木香、胆矾末扫喉风。""或醋或蜜调围肿毒;消阴毒,加藤黄。"

【药性】苦,寒。有大毒。

【功能】散结消肿,通络止痛。

【临床应用】

1. 风湿痹痛,肢体瘫痪:寒湿气作,脚腿痛,与两头尖研末、烧酒调服(《鲁府禁方》);手足不仁,骨骱麻木,与穿山甲、附子研末、陈酒送服(《外科证治全生集》);半身不遂,本品油炸去皮研末,黄酒送服(如《良朋汇集》三里抽筋散);肢体痿废,并治偏枯、麻木诸症,与人参、于术、当归、乳香、没药、蜈蚣、穿山甲研末,蜜丸,无灰酒送服(如《医学衷中参西录》振颓丸);鹤膝风,与大枫子、穿山甲、附子研末,温酒调服(《疡医大全》)。现代临床对截瘫、面神经麻痹、重症肌无力、小儿麻痹后遗症等病症,加用本品均能提高疗效。

2. 跌打损伤,骨折,虫兽咬伤:跌打损伤,血瘀肿痛,与麻黄、乳香、没药研末,无灰老酒送服(如《春脚集》神效九分散),或与穿山甲等配伍(如《救生苦海》马前散、《外科方奇方》青龙丸);古人称本品为接骨仙药,与枳壳研末,并加引药煎汤送服,酒调敷患处,"即能止痛愈伤,神验无比。"现代多在此方基础上加三七、自然铜、乳香、没药、䗪虫等,有消肿止痛,促进骨痂生长、功能恢复的良效。

3. 痈疽疮毒,喉痹,牙痛,疠风,顽癣及恶性肿瘤:附骨疽、流痰,与穿山甲、附子研末,黄酒送服(如《中医外科学》虎挣散);疔疮肿毒,并跌扑闪腰,伤筋挛痛,贴骨痈疽,瘰疬及乳串结核,小儿痘后痈疽初起者,与穿山甲、白僵蚕研末、黄米饭为丸,引药(头面用羌活、川芎;肩背用皂刺尖;两臂用桂枝;胸腹用枳壳;两胁用柴胡;腰间用杜仲;两足膝用牛膝、木瓜;咽颈用桔梗、甘草;跌扑挛筋用红花、当归、黄酒)煎汤送服(如《外科方外奇方》青龙丸);痈疽初起,跌扑内伤,风痹疼痛,与山芝麻、乳香、穿山甲研末、酒送服(如《救生苦海》马前散);发背对口,与土木鳖、蓖麻仁配伍清油熬,密陀僧、金箔收膏外贴(如《疡医大全》五金膏);流火,单用本品磨水敷之(《外科证治全书》);多年秃疮,本品以油煎枯取油、入轻粉、枯矾外用(如《外科启玄》戌油膏);喉风,单用本品切片浸冷水、滴下(《串雅内编》);喉痹作痛,与青木香、山豆根等分研末,吹喉(《医方摘要》);热牙痛不可忍,单用本品井花水磨汁含漱(《握灵本草》);疠风恶疾,赤肿腐烂,与干漆、白鹅毛、苦参、皂角刺研末,温酒或茶清送服(如《张氏医通》鹅翎散)。

4. 风湿顽痹,麻木疼痛:本品为风湿顽痹、拘挛疼痛、麻木瘫痪等病症的常用药,单用有效,并可与麻黄、乳香、全蝎等配伍为丸服;手足麻木,半身不遂,与甘草等分研、蜜丸服(《现代实用中药》)。

【现代研究】本品主要含番木鳖碱(士的宁)、异番木鳖碱,并含少量番木鳖次碱、伪番木鳖碱、伪马钱子碱、奴伐新碱、α 及 β-可鲁勃林、土屈新碱以及脂肪油、蛋白质、绿原酸等。

提取物能先兴奋脊髓的反射机能,其次兴奋延髓的呼吸中枢及血管运动中枢,并能提高大脑皮层的感觉中枢机能。显著的镇痛及镇咳祛痰作用。可刺激味觉感受器,反射性增加胃液分泌,促进消化功能和食欲。并有抑菌等作用。

【用法用量】

1. 炮制:生用,炮制用。

2. 用法:内服:入丸、散。外用:水,或醋磨汁涂,或研末撒,或煎油涂,或熬膏敷贴。

3. 用量:内服:0.2～0.6克。外用:适量。

注意事项:内服须严格炮制,并从小剂量开始,逐渐加量,加至患者感觉肌肉有一过性轻微颤动时为最佳有效量;有此反应也表明不可再继续加量。本品有毒,内服不宜生用,且不能久用。外用能经皮肤吸收,亦不能大面积涂敷及久用。孕妇禁用。过量易致中毒,开始表现为头痛头昏,烦躁不安,继颈项强硬,全身发紧,甚至角弓反张,两手握拳,牙关紧闭,面呈痉笑;严重者神志昏迷,呼吸急促,瞳孔散大,心律不齐,可因循环衰竭而致死。中毒时可洗胃、乙醚作轻度麻醉,或使用巴比妥类药物等综合救治措施。

自然铜

【文献记载】

《雷公炮炙论》:"味微甘。"

《日华子本草》:"凉。""排脓,消瘀血,续筋骨。治产后血邪,安心,止惊悸。"

《开宝本草》:"味辛,平,无毒。""疗折伤,散血止痛,破积聚。"

《本草发挥》:"寒,有小毒。"

《玉楸药解》:"燥湿行瘀,止痛续折。治跌打损伤,癥瘕积聚。破血消瘿,宁心定悸。疗风湿瘫痪之属。"

【药性】 辛,平。

【功能】 散瘀止痛,续筋接骨。

【临床应用】

本品尤善于促进骨折愈合,为伤科要药。

1. 跌打损伤,筋伤骨折,瘀滞肿痛:活血散瘀,续筋接骨,与乳香、没药、当归配伍(《本草衍义》),或再加羌活(如《张氏医通》自然铜散),或与苏木、乳香、没药、血竭等配伍(如《医宗金鉴》八厘散)。

2. 其他:心痛,本品煅九次,研末,醋调服(《卫生易简方》)。头风疼痛至甚,与黄柏、细辛、胡椒研末,用时口含水、药嗆鼻(左疼右嗆,右疼左嗆)(如《杨氏家藏方》自然铜散)。项下气瘿,本品置贮水瓮中,饮食皆用此水;或火烧烟气,久久吸入亦可(《仁斋直指方》)。一切恶疮及火烧汤烫,与密陀僧、甘草、黄柏研末,掺或调敷(如《圣济总录》自然铜散);杖疮,与乳香、没药、茴香、当归研末,温酒调服(如《证治准绳》乳香散)。倒睫卷毛,与木鳖子配伍捣烂为条子搐鼻,并以石燕末、片脑少许研末,水调敷眼眩上(如《证治准绳》起睫膏)。暑湿瘫痪,四肢不能动,与川乌、五灵脂、苍术、当归研末酒糊丸,酒送服(《本草纲目》引《陆氏积德堂方》)。

【现代研究】 本品主要含二硫化铁,并混有铜、镍、砷、锑、硅、钡、铅、钙、锌、锰等物质。

本品能促进骨痂生长、增加骨量、促进骨折愈合。并有抑菌等作用。

【用法用量】

1. 炮制:煅、醋淬用。

2. 用法:内服:煎服,或研末吞服,或入丸、散。外用:研末,掺或调敷。

3. 用量:内服:煎汤:10～15克;吞服:0.3克。外用:适量。

苏 木

【文献记载】

《新修本草》:"味甘、咸,平,无毒。""主破血,产后血胀闷欲死者。"

《本草拾遗》:"寒。""主霍乱呕逆,及人常呕吐,用水煎服之,破血当以酒煮为良。"

《日华子本草》:"治妇人血气心腹痛、月候不调及蓐劳,排脓止痛,消痈肿、扑损瘀血,女人失音血噤,赤白痢并后分急痛。"

《医学启源》:"《主治秘要》云:发散表里风气。破死血。"

《心印绀珠经》:"其用有二:破疮疡死血,非此无功;除产后败血,有此立验。"

《医林纂要》:"补心散瘀,除血分妄作之风热。"

《药义明辨》:"祛一切凝滞留结之血。"

《本草求原》:"治一切腰腹胁痛,痹痛胀满呕吐之由于败血者,疗产后血肿血晕,产后气喘面黑欲死,虚劳血澼。"

《现代实用中药》:"为收敛止血药。适用于女子子宫出血,产后流血过多,头晕目眩。又用于慢性肠炎、赤痢、肠出血等。对于妇女子宫炎、赤白带下,可作煎剂灌洗之。男子睾丸肿痛及打扑伤等,均可用作热罨。"

《福建药物志》:"主治过敏性皮炎、多发性脓肿。"

张洁古:"发散表里风气,宜与防风同用。"(引自《本草纲目》)

《药鉴》:"与川芎同用,则散头目之血热;与红花同用,则治产后之血瘀;与皂荚刺同用,则逐痈肿之血死;与四物汤同用,则滋骨蒸之血枯。"

《得配本草》:"得人参,疗产后气喘;配乳香,治血风口噤。"

【药性】甘、咸、微辛,平。

【功能】活血疗伤,祛瘀通经。

【临床应用】

1. 跌打损伤,骨折筋伤,瘀滞肿痛:活血散瘀,消肿止痛,与乳香、没药、血竭等配伍(如《医宗金鉴》八厘散);跌打伤损,因疮中风,可单用本品酒煎服(如《圣济总录》苏木酒);指断,亦治其余皮肤刀矢伤,单用本品研末敷,外用蚕茧包缚完固(如《摄生众妙方》接指方)。

2. 血滞经闭,产后瘀阻腹痛,痛经,心腹疼痛,痈肿疮毒:妇人月水不通,烦热疼痛,与硇砂、大黄配伍熬膏,温酒调服(如《太平圣惠方》苏枋木煎);血瘀经闭、痛经、产后瘀滞腹痛,与川芎、当归、红花等配伍(如《类证治裁》通经丸);产后血晕,可单用本品煎、少加酒服(《卫生易简方》);产后血运,腹闷、气喘急欲死,与荷叶、芍药、(肉)桂、鳖甲配伍锉、煎,入红雪温服(如《圣济总录》苏枋饮);心腹瘀痛,与丹参、川芎、延胡索等配伍;痈肿疮毒,与金银花、连翘、白芷等配伍。

3. 其他:产后在蓐内烦渴狂语,可单用本品煎服(《太平圣惠方》);虚劳血澼,气壅滞,产后恶露不安(尽),怵起冲心,腹中搅痛及经络不通,男女中风,口噤不语,与乳香配伍酒煎服(《海药本草》);血风口噤,不能言语,与防风、玉竹、当归、川芎、秦艽配伍(《本草汇言》)。风湿性关节炎,可单用本品煎服(《广西本草选编》)。偏坠肿痛,单用本品酒煎服(《濒湖集简方》);宫颈癌(气滞血瘀),与斑庄根、小红参、香附、马鞭草配伍(《云南抗癌中草药》)。

【现代研究】本品主要含巴西苏木酚、水芹烯、罗勒烯及鞣质等。

提取物能显著促进微动脉血流、促使微循环恢复、降低血液黏稠度、抗高胆固醇;并有消炎、镇静、催眠、抗癌、抑菌等作用。

【用法用量】

1. 炮制:生用。

2. 用法:内服:煎服,熬膏。外用:研末,撒或调敷。

3. 用量:内服:3~10克。外用:适量。

注意事项:孕妇忌服。

骨碎补

【文献记载】

《日华子本草》:"平。""治恶疮,蚀烂肉,杀虫。"

《开宝本草》:"味苦,温。无毒。""主破血,止血,补伤折。"

《得配本草》:"辛、苦,温。"

《雷公炮炙论》:"治耳鸣,亦能止诸杂痛。"

《药性论》:"主骨中毒气,风血疼痛,五劳六极,口手不收,上热下冷。"

《本草图经》:"治闪折筋骨伤损。""又治耳聋。""亦入妇人血气药用。"。

《本草纲目》:"治耳鸣及肾虚久泄,牙疼。"

《药镜》:"去风毒之发疼,疗下寒血而上热,能令齿固,耳闭兼开,治肾虚之久泻,起痢后之痿废。"

张秉成《本草便读》:"浸水刷能长发。"

【药性】苦,温。

【功能】活血疗伤,补肾强骨。

【临床应用】

1. 跌打损伤或创伤,瘀滞肿痛:金疮,伤筋断骨,疼痛不可忍,与自然铜、龟甲、没药、胡桃仁研末、温酒送服(如《太平圣惠方》骨碎补散);打扑伤损,本品不拘多少,加半量生姜同捣烂、以罨损处(《是斋百一选方》),或将本品杵烂,同生姜母、菜油、茹粉少许,炒敷患处(《闽东本草》);关节脱位,骨折,在复位或正骨后,本品与榔榆皮配伍,加少许面粉捣成糊状敷(《浙江民间常用草药》);被打伤破,腹中有瘀血,与刘寄奴、延胡索等分煎、兑酒及童便服(《备急千金要方》);接骨入臼者,先用此药服之,软其筋骨,与香附、草乌、川芎研末、姜酒调服(《伤科汇纂》)。

2. 肾虚腰痛、耳鸣耳聋、牙痛、久泄:肾虚腰痛脚弱,与补骨脂、牛膝、胡桃仁等配伍(《太平圣惠方》),或与桑寄生、秦艽、豨莶草配伍(《陕甘宁青中草药选》);耳鸣,亦能止诸杂痛,本品生蜜拌蒸、晒干、研、炮(纳入蒸)猪腰食(《雷公炮炙论》引《乾宁记》);肾虚气攻牙齿出血,牙断痒痛,可单用本品炒、研末擦(如《普济方》骨碎补散);病后发落不止,与野蔷薇配伍煎汤刷之(《本草汇言》);肾虚久泻,可单用本品研末纳猪腰中煨食(《本草纲目》),或与补骨脂、山药、五味子配伍(《山西中草药》)。

3. 其他:小儿疳积,本品研末、蒸猪瘦肉食(江西药科学校《草药手册》)。斑秃、脱发,本品浸酒涂(《安徽中草药》);阑尾炎,与大血藤配伍(《浙江民间常用草药》)。

【现代研究】本品主要含柚皮苷、骨碎补双氢黄酮苷、骨碎补酸等。

提取物能促进骨对钙的吸收,提高血钙及血磷水平,有利于骨折愈合;能改善软骨细胞,推迟骨细胞的退行性病变。并能降血脂、防止动脉硬化。有明显的镇静、镇痛等作用。

【用法用量】

1. 炮制:生用,炒用。

2. 用法:内服:煎服,或入丸、散。外用:捣敷,或浸酒涂,或研末掺,或调敷。

3. 用量:内服:10～20克。外用:适量。

【文献记载】

《雷公炮炙论》:"味微咸、甘。"

《新修本草》:"味甘,咸,平,有小毒。""主五脏邪气,带下,止痛,破积血,金疮生肉。"

《海药本草》:"甘,温,无毒。""治湿痒疮疥,宜入膏用。""主打伤折损,一切疼痛,补虚及血气搅刺,内伤血聚。"

《日华子本草》:"治一切恶疮疥癣久不合者,引脓。"

《开宝本草》:"主心腹卒痛,止金疮血,生肌肉,除邪气。"

《珍珠囊补遗药性赋》:"除血晕。"

王好古：“补心包络、肝血不足。”(引自《本草纲目》)

《本草纲目》：“散滞血诸痛，妇人血气，小儿痦疢。”

《得配本草》：“配乳香，治慢惊痦疢；配没药，消腹中血块。”

【药性】甘、咸，平。

【功能】活血定痛，化瘀止血，敛疮生肌。

【临床应用】

1. 跌打损伤，瘀滞心腹疼痛：伤折内损，瘀血疼痛，与乳香、没药、红花等配伍内服、外敷(如《良方集腋》七厘散)，或与蒲黄、当归、骨碎补、赤芍等配伍(如《太平圣惠方》麒麟血散)；妇女瘀血经闭、痛经、产后瘀阻腹痛及一切瘀血心腹刺痛，与三棱、莪术等配伍(如《卫生宝鉴》和血通经汤)。

2. 外伤出血：瘀血阻滞，血不归经所致出血类病症，可单用本品外敷，亦可内服(如《良方集腋》七厘散)；腹中血块，与没药、滑石、牡丹皮研末、醋糊丸服(《摘玄方》)；鼻衄，与蒲黄等分配伍为末、吹之(《医林集要》)。

3. 疮疡不敛：疮疡久溃不敛，与乳香、没药等配伍(如《圣济总录》血竭散)；痈疽疮疖，破溃不敛，与儿茶、乳香、没药等研末掺(如《医宗金鉴》腐尽生肌散)；瘰疬已破，脓水不止，与大枣、干地黄研末、调敷(如《博济方》血竭散)；一切不测之恶疮，年深不愈，与铅丹研末、外用(如《圣济总录》血竭散)。

4. 其他：产后血冲心膈喘满，命在须臾，与没药等分研末，童便与酒调服(《本草汇言》引《永利方》)。痔漏疼痛不可忍，单用本品研末，自津唾调涂(如《杨氏家藏方》血竭散)。嵌甲疼痛，本品研末，调敷之(《医林集要》)。白虎风，走转疼痛、两膝热肿，与硫黄研末，温酒调服(《太平圣惠方》)。远年近日脚气，与乳香等分研末、纳木瓜内煮烂熟、面糊丸，温酒木瓜汤送服(如《奇效良方》乳香木瓜丸)。下疳，与儿茶、乳香、龙骨、没药研末掺(《疡医大全》)。

【现代研究】本品主要含血竭素、血竭红素、去甲基血竭素、去甲基血竭红素及黄烷醇、查耳酮、树脂酸等。

提取物能明显降低红细胞比容，缩短血浆再钙化时间，抑制血小板聚集，防止血栓形成。并有抗炎和抑菌等作用。

【用法用量】

1. 炮制：生用。

2. 用法：内服：研末服，或入丸剂。外用：研末，掺或调敷。

3. 用量：内服：1～2克。外用：适量。

注意事项：孕妇忌服。

儿 茶

【文献记载】

《饮膳正要》：“甘苦，微寒，无毒。”“去痰热，止渴，利小便，消食下气，清神少睡。”

《本草纲目》：“苦、涩，平，无毒。”“清膈上热，化痰生津，涂金疮，一切诸疮，生肌定痛，止血，收涩。”

《本草正》：“苦、微涩，凉。”“降火生津，清痰涎咳嗽，烦热，止消渴，吐血，衄血，便血，尿血，湿热痢血，及妇人崩淋经血不止，小儿疳热，口疳，热疮，湿烂诸疮，敛肌长肉，亦杀诸虫。”

《本草备要》：“涂阴疳痔肿。”

《本草求真》：“治时行瘟瘴。”

《本经逢原》：“性涩收敛，止血收湿，为金疮止痛生肌之要药。”

《药材资料汇编》：“疗火伤，消炎定痛。治眼结膜、鼻腔、口腔等炎症。”

【药性】苦、涩，微寒。

【功能】活血疗伤，止血生肌，收湿敛疮，清肺化痰。

【临床应用】

1. 跌打伤痛，出血：外伤出血，与血竭、降香、白及、龙骨等配伍（如《实用正骨学》止血散）；内伤出血，如吐血、便血、崩漏等，可单用本品，亦与大黄、虎杖等配伍。

2. 疮疡，湿疮，牙疳，下疳，痔疮：诸疮溃烂，久不收口，与乳香、没药、冰片、血竭、龙骨等研末，掺（如《医宗金鉴》腐尽生肌散）；牙疳，口疮，与硼砂研末，掺（《本草纲目》）；走马牙疳，与雄黄、贝母等分研末，搽（《积德堂经验方》）；鼻渊流水，单用本品研末，吹（《本草权度》）；皮肤湿疮，与龙骨、轻粉等配伍，掺；口疮，与硼砂等分为末，搽；下疳阴疮，可单用本品研末，掺，或与珍珠、冰片等研末用（《纂要奇方》）；痔疮肿痛，与麝香等研末，调敷患处（《孙天仁集效方》）。

3. 肺热咳嗽：肺热咳嗽有痰，与桑叶、硼砂、苏子等配伍（如《医学衷中参西录》安肺宁嗽丸）；消痰，与薄荷、细茶配伍蜜丸服（《本草述》）；咳嗽，与细辛、猪胆配伍为丸，噙（内蒙古《中草药新医疗法资料选编》）。

4. 其他：心腹痛，与乳香、没药、血竭等分配伍，与黄鼠心、肝、肺一具焙干为末、烧酒调服（《海上仙方》）。急性扁桃体炎，与柿霜、冰片、枯矾研末甘油调敷（《全国中草药新医疗法展览会技术资料选编·耳鼻咽喉疾病》）。

【现代研究】本品主要含儿茶鞣酸、儿茶精、表儿茶酚、赭扑鞣酸及非瑟素、槲皮素、原儿茶鞣质、没食子酚鞣质、脂肪、树胶及蜡等。

提取物有收敛、止泻、降压等作用；能抑制酪氨酸脱羧酶之活性，抑制透明质酸酶、胆碱乙酰化酶，能抑制链激酶对纤维蛋白的溶解作用；并表现有抑菌及对心脏等的药理作用。

【用法用量】

1. 炮制：生用。

2. 用法：内服，煎服，或入丸、散。外用：研末，掺或调敷。

3. 用量：内服：1～3 克。外用：适量。

刘寄奴

【文献记载】

《新修本草》："味苦，温。""主破血，下胀。"

《日华子本草》："无毒。""治心腹痛，下气水胀、血气，通妇人经脉癥结，止霍乱水泻。"

《冯氏锦囊》："味苦、辛，微温。"

《开宝本草》："疗金疮，止血为要药；产后余疾，下血，止痛极效。"

《本草蒙筌》："消瘀肿痈毒，灭汤火热疼。"

《本草纲目》："小儿尿血，新者研末服。"

《本草新编》："治白浊。"

《本草求原》："治心气痛，疳疮出血。"

《得配本草》："配茶清，治大小便血；配乌梅、白姜，治下痢赤白，并治阴阳交，带不问赤白，如赤加乌梅，白加姜。"

【药性】苦，温。

【功能】破瘀通经，止血消肿，消食化积。

【临床应用】

1. 血瘀经闭，产后瘀滞腹痛：血气胀满，可单用本品研末、酒煎服（《卫生易简方》）；血瘀经闭、痛经，与当归、川芎、牛膝、红花、凌霄花等配伍;产后恶露不快,败血上攻、心胸烦躁、大渴闷乱、眼黑眩晕,或脐腹疼痛、呕哕恶心、不进饮食,与当归、甘草研末、姜水煎服(如《卫生家宝产科方》刘寄奴饮);产后血运闷绝,欲狼狈者,与红蓝花、益母草研末、童便酒各半调服(如《太平圣惠方》刘寄奴散);妇人血瘕,与皮硝、威灵仙配伍纳鸽内煮熟后弃药食鸽(《何氏济生论》),或与威灵仙、赤芍、三棱、莪术等配伍。

2. 跌打损伤,肿痛出血:跌打损伤,血瘀肿痛,可单用本品研末、酒调服,或与骨碎补、延胡索等配伍(如《伤科秘方》流伤饮);创伤出血,可鲜品捣敷,或与茜草、五倍子等配伍(如《伤科补要》止血黑绒絮);被打伤破,腹中有瘀血,与延胡索、骨碎补等分研末煎、入童便及酒服(《备急千金要方》);筋骨疼痛,甚如夹板状、痛不可忍,本品煎汤调服烧灰骡子蹄甲(《本草汇言》)。

3. 食积泻痢,脘腹胀痛:赤白下痢,与乌梅、白姜配伍煎服(赤加梅,白加姜)(《如宜方》);霍乱成痢,单用本品煎汁饮(《圣济总录》);脏毒大小便血,单用本品研末、茶清调服(《卫生易简方》);食积不化,脘腹胀满疼痛,可单用本品煎服,或与山楂、麦芽、枳壳、青皮等配伍。

4. 其他:敛金疮口,止疼痛,单用本品研末掺、裹(如《普济本事方》刘寄奴散);风入疮口肿痛,本品研末掺(《太平圣惠方》);汤火疮,本品研末,先以糯米浆鸡翎蘸之扫疮,后掺本药末(《普济本事方》引《经验方》);痔疾,与五味子等分研末、酒送服(如《朱氏集验方》刘寄奴汤);杖疮,与马鞭草研末、蜜调敷(湿者掺)(如《证治准绳》杖疮丹)。心脾痛,与玄胡索研末,姜汁热酒调服(《证治准绳》)。小儿夜啼不止,与甘草、地龙配伍(《圣济总录》)。行房忍精致成白浊,便短刺痛,或大便后急等症,与车前子、黄柏、白术配伍(如《蕙怡堂经验方》散精汤)。

【现代研究】本品主要含奇蒿黄酮、香豆精、异泽兰素、小麦黄素、脱肠草素、东莨菪素、伞形共纳酯、三裂鼠尾草素、刘寄奴内酯、西米杜鹃醇、奇蒿内酯、刘寄奴酰胺等。

提取物能加速血流循环,解除平滑肌痉挛,促进血凝作用;并有抗缺氧、利胆抑菌等作用。

【用法用量】

1. 炮制:生用。

2. 用法:内服:煎服。外用:捣敷,或研末调敷。

3. 用量:内服:3～10克。外用:适量。

注意事项:孕妇慎服。

第四节　破血消癥药

破血消癥药药性峻猛,味多辛苦而咸,以虫类药居多。具有破血逐瘀、消癥散积等作用。主要适用于瘀久成形、癥瘕积聚类病症。亦可用于血瘀经闭、瘀肿疼痛、偏瘫等病症。

本类药在临床应用时,与行气药,或攻下药配伍以提高疗效。

本类药物药性峻猛,大都有毒,且易耗气、动血、伤阴,故体弱及孕妇用之宜慎,且不宜久服。

莪　术

【文献记载】

《开宝本草》:"味苦、辛,温。""主心腹痛,中恶疰忤鬼气,霍乱冷气吐酸水,解毒;食饮不消,酒研服之。又疗妇人血气,丈夫奔豚。"

《药性论》:"治女子血气心痛,破痃癖冷气,以酒醋摩服。"

《医学启源》:"味苦,平。""主心膈痛。"

《食物本草》:"味辛,热。"

《日华子本草》:"治一切气,开胃消食,通月经,消瘀血;止扑损痛,下血及内损恶血等。""得酒、醋良。"

《本草图经》:"治积聚诸气,为最要之药。"

《珍珠囊》:"治马刀未破而坚者。"

王好古:"通肝经聚血。"(引自《本草纲目》)

《医学入门》:"能逐水,治心脾病,破气痞。"

《药性能毒》:"治虫积,心腹冷痛。"

《明医指掌》:"止痛消瘀,癥瘕痃癖,通经最宜。"

《本草通玄》:"专走肝家,破积聚恶血,疏痰食作痛。"

《生草药性备要》:"捶敷疮,消肿散瘀止痛。虚火动,食之立效。亦能止血,理跌打。"

《会约医镜》:"治气滞膨胀,气肿,水肿。"

《本草图经》:"与荆三棱同用之,良。"

《得宜本草》:"得木香疗冷气攻心,得阿魏治小儿盘肠。"

【药性】辛、苦,温。

【功能】行气破血,消积止痛。

【临床应用】

1. 癥瘕积聚,经闭,心腹瘀痛:气滞血瘀,癥瘕痞块,与三棱、当归、香附等配伍(如《寿世保元》莪术散);一切冷气抢心切痛,发即欲死,与木香研末、淡醋汤送服(如《卫生家宝》蓬莪茂散);妇人血气攻心(痛)不可忍并走注,与玄胡索研末、淡醋汤送服(如《鸡峰普济方》玄胡索散);妇人血气游走及腰痛,与干漆研末、温酒调服(腰痛,胡桃酒调;游走痛,冷水调)(《普济方》);妇人血积血块、经闭,与三棱、熟大黄配伍为丸服(《慎斋遗书》);产后心腹有宿冷疼痛,与五灵脂研末、醋熬膏作丸服(《普济方》)。伤扑疼痛,与白僵蚕、苏木、没药研末煎服(如《博济方》蓬莪散)。

2. 食积脘腹胀痛:食积不化所致脘腹胀痛,大便闭结,与三棱、香附、谷芽等配伍(如《证治准绳》莪术丸);小儿疳积久蒸,肌肉消瘦,形容憔悴,神情不乐,饮食虽多、不生肌肉,与赤芍、当归、鳖甲等分研末、面糊为丸服(如《普济方》神妙宜气丸);脾虚食积所致脘腹胀痛,与党参、白术等配伍。

3. 其他:吞酸吐酸,与黄连配伍(《丹溪心法》);大病之后,脾气虚弱,中满腹胀、四肢虚浮、状若水气,与香附、茴香、陈皮、甘草等分配伍,研末、灯心、木瓜汤送服(如《杨氏家藏方》正脾散);气不接续,气短,兼治滑泄及小便数,与川楝子、硼砂研末、盐汤或温酒调服(如《孙尚药方》正元散)。漆疮,与贯众配伍煎汤洗涤(《普济方》)。

【现代研究】本品主要含莪术呋喃烯酮、龙脑、大牻牛儿酮,以及 α-蒎烯、β-蒎烯、樟烯、1,8-桉叶素、松油烯、柠檬烯、丁香烯、姜黄烯、姜黄酮、莪术醇、异莪术烯醇、莪术二酮等。

提取物对多种癌细胞有直接破坏作用,且能通过免疫系统使特异性免疫增强而获得明显的免疫保护效应,从而具有抗癌作用。并能抑制血小板聚集、抗血栓形成、促进微动脉血流恢复、完全阻止微动脉收缩、明显促进局部微循环恢复;并有抗炎、升高白细胞、抑菌、抗病毒、抗胃溃疡形成,以及保肝与抗孕等作用。

【用法用量】

1. 炮制:生用,醋炙用。

2. 用法:内服:煎服,或入丸、散。外用:煎汤洗涤,或研末调敷。祛瘀止痛,醋炙用。

3. 用量:内服:3～15克。外用:适量。

注意事项:孕妇忌服。

三　棱

【文献记载】

《日华子本草》:"味甘、涩,凉。""治妇人血脉不调,心腹痛,落胎,消恶血,补劳,通月经,治气胀,消扑损瘀血,产后腹痛,血运,并宿血不下。"

《开宝本草》:"味苦,平,无毒。""主老癖癥瘕结块。"

《医学启源》:"主心膈痛,饮食不消,破气。"

王好古:"通肝经积血,治疮肿坚硬。"(引自《本草纲目》)

《汤液本草》:"破血中之气。"

《医学入门》:"破血通经下乳汁。""兼治小儿痃热。"

《本草经疏》:"三棱,从血药则治血,从气药则治气,老癖癥瘕结块,未有不由血瘀、气结、食停所致,苦能泄而辛能散,甘能和而入脾,血属阴而有形,此所以能治一切凝结停滞有形之坚积也。"

《医学衷中参西录》:"三棱气味俱淡,微有辛意;莪术味微苦,亦微有辛意,性皆微温,为化瘀血之要药。若细核二药之区别,化血之力三棱优于莪术,理气之力莪术优于三棱。"

《药性纂要》:"并莪术治积块。"

《得宜本草》:"得蓬莪术治浑身燎泡;得大黄治疹癖。"

《得配本草》:"得丁香,治反胃恶心。"

【药性】辛、苦,平。

【功能】破血行气,消积止痛。

【临床应用】

1. 癥瘕痞块:血瘀气滞所致癥瘕痞块,可单用本品,或与莪术、青皮等配伍(如《三因极一病证方论》三棱煎);癥癖,单用本品浓煎如膏、酒调服(如《千金翼方》三棱草煎);痃癖气不消,与大黄等分研末、醋熬为膏,生姜橘皮汤调服(《太平圣惠方》);胁下痞块,与鳖甲、大黄等配伍(如《金匮要略》大黄䗪虫丸),或与枳壳、甘草研末、盐汤送服(如《圣济总录》京三棱散);男子痃癖,女子癥瘕,谓"虽坚如铁石亦能徐徐消除",与莪术配伍(《医学衷中参西录》);体质虚弱,不宜攻者,每与党参、黄芪等配伍;癥瘕痃癖,积聚不散,坚满痞膈、食不下、腹胀,与白术、莪术、当归、槟榔、木香配伍研末服(如《黄帝素问宣明论方》三棱汤);一切积聚,远年近日,与川芎、大黄研末、水糊丸,温水送服(如《卫生宝鉴》醋煮三棱丸)。肝脾肿大,与红花、莪术、赤芍、香附配伍(《全国中草药汇编》);慢性肝炎或迁延性肝炎,与莪术、当归、赤芍、丹参、白茅根、青皮配伍(《新疆中草药手册》)。现代临床用本品治疗肝脾肿大、肝硬化、腹腔包块及癌肿等有一定疗效。

2. 血滞经闭、痛经:妇人、室女血瘕,月经不通,脐下坚结大如杯,久而不治,必成血蛊,与莪术、芫花、青皮研末,醋丸,淡醋汤下(如《济生方》三棱煎丸),或与当归、红花、牛膝等配伍;产后癥块,与木香、硇砂、芫花、巴豆研末,醋丸,醋汤送服(如《太平圣惠方》三棱丸);产后瘀滞腹痛,与当归、川芎、红花等配伍,血瘀痛经,与莪术配伍。痛甚加五灵脂、蒲黄、延胡索;寒瘀,加吴茱萸、乌药;血虚,加当归、川芎。

3. 食积停滞:大人小儿过食杂瓜果,腹胀气急,与莪术、青皮、陈皮研末,曲糊丸,姜汤送服(如《普济方》三棱丸);宿食不消,心腹胀满,吐逆吞酸,与莪术、芫花配伍醋煨干研末,醋糊丸,生姜汤(妇人醋汤)送服(如《圣济总录》小三棱煎丸);小儿停积,脘腹胀满,不思饮食,与神曲、木香等配伍(如《证治准绳》三棱丸);伤食泄泻,与莪术、益智仁、茯苓等配伍(如《仁斋直指方》三棱散)。

4. 其他：癖疟，发无时，与鳖甲、大黄等分配伍煎服（如《幼幼新书》引《婴孺方》三棱饮）。小儿阴疝核肿，单用本品面裹煨焦，去面研末、盐汤送服（如《普济方》引《全婴方》三棱散）。鼻衄，单用本品湿纸裹煨、研末、醋糊丸，外贴于背第三椎上（如《圣济总录》贴背膏方）。

【现代研究】本品主要含苯乙醇、对苯二酚、棕榈酸、去氢木香内酯、β-榄香烯，及琥珀酸、三棱酸、苯甲酸、壬二酸等，还含有刺芒柄花素、豆甾醇、β-谷甾醇、胡萝卜苷等。

提取物能抗凝和抗血栓形成（减少血小板数目，抑制血小板聚集，显著延长血栓形成时间，缩短血栓长度，减轻血栓湿重和干重，显著延长血浆凝血酶原时间和白陶土部分凝血活酶时间，显著缩短优球蛋白溶解时间等），并可降低全血黏度；能降低心肌耗氧量，提高心肌氧利用率，增加冠状动脉流量、减少阻力；对离体家兔子宫有兴奋等作用。

【用法用量】

1. 炮制：生用，醋炙用。

2. 用法：内服：煎服，或入丸、散。外用：研末调敷。祛瘀止痛，醋炙用。

3. 用量：内服：5～10克。外用：适量。

注意事项：孕妇忌服。

水 蛭

【文献记载】

《神农本草经》："味咸，平。""主逐恶血、瘀血、月闭，破血瘕积聚，无子，利水道。"

《名医别录》："苦，微寒，有毒。""堕胎。"

《药性论》："主破女子月候不通，欲成血劳、癥块。能治血积聚。"

《本草拾遗》："人患赤白游疹及痈肿毒肿，取十余枚令咂病处，取皮皱肉白，无不差也。"

《本草衍义》："治伤折。"

《本草述》："治痛风血结。"

【药性】咸、苦，平。有小毒。

【功能】破血逐瘀，通经消癥。

【临床应用】

1. 血瘀经闭，癥瘕积聚：本品逐瘀力强，体实者，与三棱、莪术、桃仁、红花等配伍（如《伤寒论》抵当汤）；体虚者，与人参、当归等配伍（如《温病条辨》化癥回生丹）；月经不行，积久成癥，与虻虫、桃仁、熟地黄配伍（如《妇人良方大全》地黄通经丸）；妇女经闭不行，或产后恶露不尽，结为癥瘕、食少劳嗽、虚证渐生，与三棱、莪术、黄芪、当归等配伍（如《医学衷中参西录》理冲丸）。

2. 跌打损伤，心腹疼痛：跌打损伤，与苏木、自然铜等配伍（如《普济方》接骨火龙丹）；折伤，单用本品焙、研末，热酒调服（《经验方》）；伤骨损折疼痛，与白绵（烧灰）、乳香、没药、血余配伍为末，温酒调服（如《普济方》接骨如神散）；瘀血内阻，心腹疼痛，大便不通，与大黄、牵牛子配伍（如《济生方》夺命散）。

3. 其他：男妇走注疼痛，麻木困弱，与麝香研末，温酒调服（《证治准绳》）。发背，初作赤肿，取本品（活者）置肿上令饮血（《是斋百一选方》）；小儿丹毒，活者数条置红肿处，令吸毒血（如《片玉心书》蛭针法）。现代临床用蛭针法治疗断指（趾）再植后局部郁血、血液循环不佳者。

【现代研究】本品主要含蛋白质，并含 17 种氨基酸，以谷氨酸、天门冬氨酸、亮氨酸、赖氨酸和缬氨酸含量较高。并含水蛭素、肝素、抗凝血酶等。

提取物有较强的抗血栓、抗凝血、溶栓、抗血小板作用；并能改善血液流变状况、降低血脂、消退动脉粥样硬化斑块、增加心肌营养性血流量；能促进脑血肿吸收、减轻周围脑组织炎症反应及水肿、缓解颅内压升高、改善局部血循环、保护脑组织免遭破坏;对肾缺血有明显保护作用、能降低血清尿素氮、肌酐水平;对升高的肿瘤坏死因子有明显的降低及抑制肿瘤细胞等作用。

【用法用量】

1. 炮制:生用,滑石粉烫用。

2. 用法:内服:煎服,或研末服,或入丸、散。外用:活者用于局部瘀(红)肿处吸血消瘀(毒)。

3. 用量:内服:煎汤:1.5～3克;研末服:0.3～0.5克。

注意事项:孕妇忌服。

虻 虫

【文献记载】

《神农本草经》:"味苦,微寒。""主逐瘀血,破下血积、坚痞、癥瘕,寒热,通利血脉及九窍。"

《名医别录》:"有毒。""主女子月水不通,积聚,除贼血在胸腹五脏者,及喉痹结塞。"

《本草求真》:"微苦、微咸。"

《医林纂要》:"辛、苦、咸,寒。"

《日华子本草》:"破癥结,消积脓,堕胎。"

《本草崇原》:"治痘不起发,每加牛虻。"

《本草新编》:"止两目赤痛,眥伤泪出。"

【药性】苦,微寒。

【功能】破血逐瘀,散积消癥。

【临床应用】

1. 血瘀经闭,癥瘕积聚:血瘀经闭,产后恶露不下,脐腹作痛,与熟地黄、水蛭、桃仁配伍(如《妇人良方大全》地黄通经丸);干血成劳,血瘀经闭,瘀结成块,与水蛭、䗪虫、大黄等配伍(如《金匮要略》大黄䗪虫丸)。

2. 跌打损伤,瘀滞肿痛:踒折损伤,瘀滞肿痛,与牡丹皮研末、酒送服(《备急千金要方》);跌打损伤,瘀滞肿痛,与乳香、没药等配伍。

3. 其他:血痣(其形如痣,渐大如痘,触破时长流血水)初起,不触破,未流血者,单用本品研末、姜醋调搽。肿毒,与松香等分研末、掺膏药中敷贴(《现代实用中药》)。

【现代研究】本品在体外有较弱的抗凝血酶作用,体外和体内均有活化纤溶系统的作用;能显著延长出血时间、减少血浆纤维蛋白原含量、降低全血黏度和血浆黏度比、对血小板聚集率也有明显抑制作用。实验研究表明能通过血流的"黏、浓、凝、聚"而发挥活血、逐瘀、破积和通经的作用。并有抗炎、镇痛、兴奋子宫等作用;对内毒素所致肝出血坏死病灶的形成有明显的抑制等作用。

【用法用量】

1. 炮制:生用,炒去翅、足用。

2. 用法:内服:煎服,或研末服。外用:研末调搽,或掺膏药中敷贴。

3. 用量:内服:煎汤:1.5～3克;研末服:0.3～0.6克。外用:适量。

注意事项:孕妇忌服。

斑 蝥

【文献记载】

《神农本草经》:"味辛,寒。""主寒热,鬼疰,蛊毒,鼠瘘恶疮疽。蚀死肌,破石癃。"

《吴普本草》:"神农:辛,岐伯:咸,桐君:有毒,扁鹊:甘,有大毒。"

《本草正》:"味辛,性热。"

《本经逢原》:"辛、咸,温,有毒。"

《名医别录》:"主疥癣,血积,堕胎。"

《药性论》:"治瘰疬,通利水道。"

《日华子本草》:"疗淋疾,敷恶疮、瘘烂。"

《绍兴本草》:"逐血理痛。"

《本草纲目》:"治疝瘕,解疔毒、猘犬毒、沙虱毒、轻粉毒。""杨登甫云:瘰疬之毒,莫不有根。大抵以斑蝥、地胆为主,制度如法,使其根从小便中出,或如粉片,或如块,或如烂肉,皆其验也。但毒之行,小便必涩痛不可当,以木通、滑石、灯心辈导之。"

《药性考》:"攻杨梅恶疮。"

《全国中草药汇编》:"治肝癌。"

《本草用法研究》:"同土荆皮醋浸,搽癣疥。"

【药性】辛,热。有大毒。

【功能】破血逐瘀,散结消癥,攻毒蚀疮。

【临床应用】

1. 癥瘕,经闭:血瘀经闭,与桃仁、大黄等配伍(如《济阴纲目》斑蝥通经丸);妇女干血气滞,腰腿脐下痛,寒热,血脉阻滞,与杏仁研末、白麦糊丸,桃仁汤送服(如《普济方》行经丹);现代用治晚期食管癌,以本品一只去翅、足、绒毛,以鸡蛋一只,敲一小孔,纳入本品,于锅中蒸半小时,取出后分3次服(《虫类药的应用》)。

2. 痈疽恶疮,顽癣,瘰疬:痈疽成脓未溃,或虽溃而仍肿结无脓,本品去头、足、翅,焙研为末,以蒜膏调和如豆大、置膏药中贴敷疮口以蚀疮排脓(如《仁斋直指方》涌泉膏);瘰疬初小后大,累累如珠,与荆芥穗、炒黑丑、炒僵蚕研末、热酒调服(如《杨氏家藏方》神秘散);瘰疬多年不效,与薄荷配伍乌鸡子汁和丸,清茶送服(如《杨氏家藏方》必捷丸);瘰疬结核,与黑豆配伍为丸,茶清送服(如《圣济总录》大效丸);顽癣久治不愈,与川槿皮、海桐皮、雄黄等研末、水调敷(如《医宗金鉴》必效散),或本品微炒研末、蜜调敷(《外台秘要》);瘰疬、瘘疮,与白矾、白砒、青黛等研末掺(如《证治准绳》生肌干脓散);疔肿,挑破疮头后纳本品复以蒜皮盖之(如《圣济总录》斑猫薄敷方);瘘疮有虫,与巴豆、黄犬背毛、朱砂配伍为末、苦酒送服(《本草纲目》);白癞,与大蝮蛇配伍酒浸、煨、去渣,涂(《太平圣惠方》)。

3. 其他:面上瘢瘤(大风),本品研末生油调敷(《圣济总录》);疣痣黑子,与人言(砒)配伍糯米炒黄,去米入蒜捣烂点之(《本草纲目》)。急心痛,与胡椒配伍同炒、去本品,取净胡椒为末、热酒调服(《卫生易简方》);腰腿痛,单用本品烘干研末,取火柴头大小于阿是穴上以胶布敷贴,5~6小时后起泡如蚕豆大小,24小时后去药、挑破出水,涂以龙胆紫保护疮面(《全国中草药汇编》)。偏正头风,本品去头、翅、足,隔纸研末、筛去衣壳,少许置膏药上敷贴太阳穴(头右痛,贴左侧太阳穴,反之亦然)(《良方集腋》),此法并可用治面神经麻痹(《山东中草药手册》)。

【现代研究】本品主要含斑蝥素,并含油脂、蚁酸、色素等。

提取物有抗癌作用,尤其对小鼠腹水型肝癌及网状细胞肉瘤有抑制作用。能抑制癌细胞蛋白质的合成,从而抑制其生长分化。有免疫增强、刺激骨髓升高白细胞、抗炎消肿、抗病毒、抗菌及促雌激素样等作用。

【用法用量】

1. 炮制:生用,糯米炒用。

2. 用法:内服:研末,入丸、散用。外用:研末敷贴,或酒、醋浸,或制膏后涂。内服,须炒用。

3. 用量:内服:0.03~0.06克。外用:适量。

注意事项:本品有大毒,内服宜慎且不宜久服;孕妇禁服。外用刺激性强,能引起发红、灼热、起泡,甚至腐烂,故不宜大面积应用,面部禁用。

中毒症状主要表现在消化道和泌尿系统的损害,首见口腔灼痛,舌肿起泡,吞咽困难,恶心呕吐,甚则吐血水、血块;接着出现胸腹部绞痛,下腹及腰部绞痛,尿频急痛,甚则血尿。严重中毒可见谵语痉挛,或全身发麻,四肢厥冷、脉搏微弱、血压下降、大汗、气促,如抢救不及时,可因急性肾衰竭或全身衰竭而死亡。

穿山甲

【文献记载】

《名医别录》:"微寒。""主五邪惊啼,悲伤,烧之作灰,以酒或水和方寸匕,疗蚁瘘。"

《药性论》:"有大毒。""治山瘴疟。恶疮烧敷之。"

《绍兴本草》:"味苦,微寒。"

《滇南本草》:"味咸,性寒凉。""治疗癫痫毒,破气行血,(治)胸膈膨胀逆气,又治膀胱疝气疼痛。"

《雷公炮制药性解》:"味甘、咸。"

《本草经集注》:"疗疥癣及诸痊疾。"

《日华子本草》:"治小儿惊邪,妇人鬼魅悲泣,及痔漏、恶疮、疥癣。"

《本草纲目》:"除痰疟寒热,风痹强直疼痛,通经脉,下乳汁,消痈肿,排脓血,通窍杀虫。""谚曰:穿山甲、王不留,妇人食了乳长流。"

《本草备要》:"和伤发痘。"

《本草再新》:"搜风去湿,解热败毒。"

《药鉴》:"同木通、夏枯草,捣末酒调,治乳奶肿痛;佐猬皮、条芩研细,汤送,止痔瘘来血;以柴胡为君,又能却暑结之症邪;以大力子为君,又能透痈疽之头点。"

《本草述》:"佐地榆,治便毒。"

《得配本草》:"得肉豆蔻,治气痔脓血;配猪苓,醋炒酒调下,治便毒;入五积散,治浑身强直。"

【药性】咸,微寒。

【功能】活血散结,通经下乳,消痈溃坚。

【临床应用】

1. 癥瘕,经闭:瘀血日久痼结,癥瘕积聚于内,腹硬痛拒按者,与鳖甲、大黄、干漆等配伍(如《校注妇人良方大全》穿山甲散)。血瘀经闭,与当归、红花、桃仁配伍(如《经验方》化瘀汤);气血瘀滞所致经闭,少腹疼痛,与当归、没药、延胡索等配伍;子宫癌,单用本品炮、研末,黄酒送服(《抗癌本草》)。

2. 风湿痹痛,中风瘫痪:风寒湿痹阻经脉,气血凝滞所致肢体疼痛,屈伸困难或顽麻不仁者,与防风、羌活、川芎、白花蛇等配伍;中风瘫痪,手足不举,与川乌、红海蛤等分研末敷(如《三因极一病证方论》趁风膏);风湿痹走注,肢节疼痛,与麻黄、良姜、石膏研末,热酒调服(如《普济方》一醉散)。

3. 产后乳汁不下:本品为治疗产后乳汁不下的要药。可单用本品研末、温酒送服(如《单骧方》涌泉散),或与王不留行、木通、黄芪配伍(如中山医学院《中药临床应用》山甲下乳汤);肝气郁滞所致乳汁不下,与当归、柴胡、川芎等配伍(如《清太医院配方》下乳涌泉散);气血虚弱所致乳汁稀少,与黄芪、党参、当归、白芍等配伍。

4. 痈肿疮毒,瘰疬:痈疽恶疮方萌,才觉便服,本品炮、研末,与少许麝香、温酒调服(如《仁斋直指方》内消散);疮痈初起,红肿热痛,尚未成脓,与金银花、白芷、天花粉等配伍(如《校注妇人良方大全》仙方活命饮);疮痈脓成未溃,与黄芪、当归、皂角刺配伍(如《外科正宗》透脓散);气血亏虚,疮疡脓成不溃,与皂角刺、白芷、当归、人参、生黄芪等配伍（如《医宗金鉴》托里透脓汤）；赤游丹，与血余等分研末、黑糖滚汤调服（《疡医大全》）；血气凝滞，手足赤肿不散，与麝香研末、热酒调服（如《卫生家宝》穿山甲散）；痰凝血滞所致瘰疬，与夏枯草、贝母、玄参等配伍，并可同时用艾叶、乳香、没药研末外敷；乳痈，疼痛不可忍，与木通、自然铜研末、温酒调服（《本草图经》）；聤耳生脓，本品烧存性、加麝香少许研末吹（《本草纲目》引《鲍氏小儿方》）；喉癣，与白霜梅、雄黄、枯矾研末、吹喉（如《疡医遗编》穿山甲散）；蚁瘘疮多而孔小，本品烧存性研末、猪膏调敷（《肘后备急方》）。

5. 其他：痢疾，里急后重，与蛤粉等分研末、酒调服（《普济方》）；但热不寒疟，与干枣配伍烧存性、研末，于当发日日出前井花水调服（如《杨氏家藏方》十枣散）；便毒肿结，与猪苓研末、老酒调服，次以法醋煮肥皂，研膏敷之（如《仁斋直指方》退毒饮）；气痔脓血，与肉豆蔻、刺猬皮研末服（《本草衍义》）；疝气膀胱疼痛，与茴香子研末、水酒送服（《滇南本草》整理本）。

【现代研究】本品主要含硬脂酸、胆甾醇、二十三酰丁胺、碳原子数为 26 和 29 的两个脂肪族酰胺、L-丝-L 酪环二肽和 D-丝酪环二肽以及挥发油、水溶性生物碱、18 种微量元素、16 种氨基酸和无机物等。

提取物能明显延长凝血时间、降低血液黏稠度、有扩张血管壁降低外周阻力、显著增加动脉血流量的作用；并有抗炎、抗心肌缺氧、升高白细胞等作用。

【用法用量】

1. 炮制：生用，炒、醋淬用。

2. 用法：内服：煎服，或研末服。外用：研末，撒或调敷。

3. 用量：内服：煎汤：3～9 克；吞服：1～1.5 克。外用：适量。

注意事项：孕妇慎服。

凡能祛痰或消痰,治疗痰类病症为主的药物,称为化痰药;以制止或减轻咳嗽和喘息为主的药物,称为止咳平喘药。因化痰药每兼有止咳、平喘作用,而止咳、平喘药又每兼有化痰作用,故合称化痰止咳平喘药。

化痰止咳平喘药因药性及作用趋向不同而分为:温化寒痰药、清化热痰药和止咳平喘药三类。

化痰药主要用于痰类病症治疗。痰既是病理产物,又是致病因子。且痰类病症的临床表现既可以是咳吐可见,或以肿块为特征的有形之痰,也可表现为精神、意识、情志等改变的无形之痰,更有骨节掣痛、麻痹等疑难病症因于痰(习称"顽痰生怪病")者。皆可以化痰药为主治疗。止咳平喘药则用于外感、内伤所致各种咳嗽与喘息类病症。

本类药物在临床使用时,咳嗽、喘息如外感所致者,当与解表散邪药配伍;因火热所致者,当与清热泻火药配伍;里寒所致者,当与温里散寒药配伍;体虚者,当与补益药配伍。瘰疬、痰核、瘿瘤等当与软坚散结药配伍;精神、意识、情志类病症当与平肝、息风、开窍、安神等药配伍。此外,"脾为生痰之源""气滞则痰凝,气行则痰消",故亦与健脾燥湿、理气药配伍应用。

某些温燥、性烈之刺激性化痰药,对于痰中带血,或有出血倾向者宜慎用;麻疹等病症初起时的咳嗽不宜径投止咳药,以免壅遏病邪、不利透发。

现代药理研究证明:化痰止咳平喘药一般具有祛痰、镇咳、平喘、抑菌、抗病毒、消炎利尿等作用,部分药物并有镇静、镇痛、抗痉厥、改善血液循环、调节免疫等作用。

第一节　温化寒痰药

温化寒痰药药性多辛苦、温燥,具有温肺祛寒,燥湿化痰功效,部分药物外用尚有消肿止痛的作用。主要用于寒痰、湿痰类病症。临床应用时,与温散寒邪,燥湿健脾药配伍。

半　夏

【文献记载】

《神农本草经》:"味辛,平。""主伤寒寒热,心下坚,下气,喉咽肿痛,头眩,胸胀,咳逆肠鸣,止汗。"

《名医别录》:"生微寒,熟温,有毒。""消心腹胸膈痰热满结,咳逆上气,心下急痛坚痞,时气呕逆,消痈肿,堕胎,疗痿黄,悦泽面目。生,令人吐,熟,令人下。"

《药性论》:"有大毒。""能消痰涎,开胃健脾,止呕吐,去胸中痰满,下肺气,主咳结。新生者摩涂痈肿不消,能除瘤瘿。气虚而有痰气,加而用之。"

《日华子本草》:"味瘥辛。""治吐食反胃,霍乱转筋,肠腹冷,痰疟。"

《珍珠囊》:"苦、辛。""除痰涎,胸中寒痰,治太阳痰厥头痛。"

《蜀本草》:"熟,可以下痰。"

《本草图经》:"主胃冷呕哕,方药之最要。"

《医学启源》:"治寒痰及形寒饮冷伤肺而咳,大和胃气,除胃寒,进饮食。治太阴痰厥头痛,非此不除。《主治秘要》云:其用有四:燥脾胃湿一也;化痰二也;益脾胃之气三也;消肿散结四也。"

朱震亨:"治眉棱骨痛。"(引自《本草纲目》)

王好古:"补肝风虚。"(引自《本草纲目》)

《本草蒙筌》:"截痰厥头痛,止痰饮胁痛,散逆气,除呕恶,开结气,发音声,脾泻兼驱,心汗且敛。""火热痰,老痰胶,加芩、连、栝楼、海粉;寒痰清,湿痰白,入姜、附、苍术、陈皮。风痰卒中昏迷,皂角、天南星和;痰核延生肿突,竹沥、白芥子掺。"

《本草纲目》:"除腹胀,目不得瞑,白浊,梦遗,带下。"

《本草从新》:"能走能散,和胃健脾,除湿化痰,发表开郁,下逆气,止烦呕,发声音,救暴卒。"

《医林纂要》:"润肾补肝,健脾和胃,开阖阴阳,通利关节。"

张元素:"半夏,热痰佐以黄芩,风痰佐以南星,寒痰佐以干姜,痰痞佐以陈皮、白术。孕妇忌之,用生姜则无害。"(引自《本草纲目》)

《汤液本草》:"助柴胡能主恶寒,又助黄芩能去热。"

《本经逢原》:"半夏同苍术、茯苓治湿痰,同瓜蒌、黄芩治热痰,同南星、前胡治风痰,同芥子、姜汁治寒痰,惟燥痰宜瓜蒌、贝母,非半夏所能治也。"

《本草经解》:"同甘草,治风痰喘急;同黄芩、姜汁,治上焦热痰;同白芍、甘草、黄芩,治身热吐泻;同瓜仁,治肺热咳;同陈皮,治痰饮;同白茯,治水饮;同人参,治反胃;同白茯、甘草丸,名消暑丸,治伏暑。"

《得宜本草》:"得硫黄,治老人虚秘;得牡蛎、猪苓,治无管摄之遗浊。"

《得配本草》:"配秫米,和营卫;配猪苓、牡蛎,治梦遗;配白蔹,治金刃入骨。入苦寒药,能散火;入气分药,和中气;入阴分药,散郁热;佐滋阴药,能开燥。佐竹茹,治惊悸;佐蒌仁,治邪热结胸;佐芩、连,治火痰、老痰;佐姜、附,治寒痰、湿痰。"

《本草害利》:"孕妇服之,能损胎,若与参、术并行,但有开胃之功,亦不损胎。"

【药性】辛,温。有毒。

【功能】燥湿化痰,降逆止呕,消痞散结。

【临床应用】

本品为燥湿化痰、温化寒痰之要药。

1. 湿痰,寒痰:痰湿壅滞所致咳嗽声重、痰白质稀,与陈皮、茯苓等配伍(如《太平惠民和剂局方》二陈汤);湿痰,咳嗽、脉缓、面黄、肢体沉重、嗜卧不收、腹胀而食不消化,与南星、白术研末、糊丸,生姜汤送服(如《素问病宜气机保命集》白术丸);湿痰喘急,止心痛,单用本品香油炒研末、粥丸,姜汤送服(《丹溪心法》);寒饮伏肺,咳嗽气喘、痰多清稀、形寒背冷,感寒易发者,与麻黄、桂枝、干姜、细辛等配伍(如《伤寒论》小青龙汤);湿痰上犯清阳所致头痛、眩晕,甚则呕吐痰涎,与天麻、白术配伍(如《古今医鉴》半夏白术天麻汤);痰饮内盛,胃气失和而夜寐不安,与秫米配伍(如《灵枢·邪客篇》半夏汤)。热痰犯肺,咳嗽痰黄质稠者,与黄芩、天南星配伍(如《洁古家珍》小黄丸),或与栝楼、贝母、黄芩、鱼腥草等配伍。痰厥,与防风、甘草配伍(如《卫生家宝方》省风汤)。痰结,咽喉不利,语言不出,与草乌、桂研末,姜汁浸蒸饼为丸,至夜噙化(如《素问病宜气机保命集》玉粉丸)。

2. 呕吐:本品为止呕吐之要药。胃中有寒所致呕吐,与生姜配伍(如《金匮要略》小半夏汤);干呕、吐涎沫,与干姜配伍(如《金匮要略》半夏干姜散);胃中有热,与黄连、橘皮、竹茹配伍(如《温热经纬》黄连竹茹橘皮半夏汤);胃虚不纳,朝食暮吐,暮食朝吐,与人参、白蜜配伍(如《金匮要略》大半夏汤);卒呕吐,心下痞,膈间有水,眩悸者,与生姜、茯苓配伍(如《金匮要略》小半夏加茯苓汤);脾胃虚弱,痰饮内停,浊阴上泛所致妊娠呕吐,与人参、干姜配伍(如《金匮要略》干姜人参半夏丸)。

3. 心下痞,结胸,梅核气:寒热互结于中,脾胃升降失常,心下痞满不痛,或呕吐、下利者,与黄连、黄芩、干姜、人参等配伍(如《伤寒论》半夏泻心汤);痰热互结,气机不畅,胸脘痞满,按之则痛者,与黄连、瓜蒌配伍(如《伤寒论》小陷胸汤);胸阳不振,痰浊阻滞所致胸痹(心痛彻背),与栝楼、薤白、白酒配伍(如《金匮要略》栝楼薤白半夏汤);气滞痰凝,咽中似有物阻,吐之不出,吞之不下之梅核气,与紫苏、厚朴、茯苓配伍(如《易简方》四七汤)。

4. 瘿瘤,痰核,痈疽肿毒,毒蛇咬伤:瘿瘤痰核,与昆布、海藻、贝母等配伍;痈疽发背、无名肿毒初起,或毒蛇咬伤,可鲜品捣敷,或生品研末敷;奶发乳痛,诸痈疽发背,本品研末,鸡子白调敷,或水磨敷(《肘后备急方》)。蝎螫毒,生品与白矾等分研末、醋调敷(《景岳全书》)。不拘金石木器及骡马咬伤见血,生品与松香等分为末敷之(《愿体医话良方》)。

5. 其他:心腹一切疢瘕冷气及年高风秘、冷秘或泄泻,与硫黄等分研末姜汁同熬、蒸饼为丸,温酒或生姜汤(妇人醋汤)送服(如《太平惠民和剂局方》半硫丸)。头痛,与白僵蚕、全蝎研末、以绿豆粉调敷贴于太阳(穴)(如《叶氏录验方》抽风膏)。少阴病,咽中痛,与桂枝、甘草研末、白饮和服(如《伤寒论》半夏散及汤)。吐血、下血、崩中带下,喘急痰呕,中满虚肿,亦消宿瘀,本品捶扁,以生姜汁调飞白面为软饼包裹炙黄,去面研末、米糊丸,温熟水送服(如《仁斋直指方》半夏丸)。阴黄,小便色不变,欲白利,腹满而喘者必哕,与人参、葛根研末,入生姜煎服(如《圣济总录》半夏汤)。产后晕绝,单用本品研末,冷水和丸,纳鼻中(《肘后备急方》)。下乳方,单用本品研末酒调服(《鲁府禁方》)。

【现代研究】本品主要含 3-乙酸氨基-5-甲基异噁唑、丁基乙烯基醚、β-榄香烯、3-甲基二十烷、十六碳烯二酸、茴香脑、苯甲醛、柠檬醛、胡萝卜苷,氨基酸、钙、钾、钠、铁、铝、镁、锰、铊、磷等微量元素,以及少量多糖、直链淀粉、半夏蛋白和胰蛋白酶抑制剂等。

提取物可抑制呕吐中枢而止呕,有明显的镇咳、祛痰、广泛的抗肿瘤和抗心律失常作用,能抑制胃酸分泌、预防及治疗胃溃疡。此外,有降低眼压,半夏蛋白有明显的抗早孕活性等作用。

【用法用量】

1. 炮制:生用,(姜汁、明矾)制用。

2. 用法:内服:煎服,或入丸、散。外用:捣敷,或研末调敷。止呕,宜用姜半夏;燥湿化痰,宜用法半夏;化痰消食,宜用半夏曲;热痰,宜用竹沥半夏。抗肿瘤、外用,可生用。

3. 用量:内服:3～9克。外用:适量。

注意事项:反乌头。

天南星

【文献记载】

《神农本草经》:"味苦,温。""主心痛,寒热结气,积聚伏梁,伤筋,痿,拘缓。利水道。"

《吴普本草》:"神农、雷公:苦,无毒;岐伯、桐君:辛,有毒。"

《名医别录》:"微寒。有大毒。""除阴下湿,风眩。"

《药性论》："味甘。""能治风眩目转,主疝瘕肠痛,主伤寒时疾。强阴。"

《日华子本草》："味辛烈,平。""罯扑损瘀血,主蛇虫咬,疥癣,恶疮。"

《开宝本草》："味苦、辛。有毒。""主中风,除痰麻痹,下气,破坚积,消痈肿,利胸膈,散血,堕胎。"

《本草拾遗》："主金疮伤折瘀血。"

《医学启源》："去上焦痰及头眩运。"

《珍珠囊补遗药性赋》："坠中风不省之痰毒,主破伤如尸之身强。"

王好古:"补肝风虚。治痰功同半夏。"(引自《本草纲目》)

《本草纲目》："治惊痫,口眼㖞斜,喉痹,口舌疮糜,结核,解颅。""生能伏雄黄、丹砂、焰消。""得防风则不麻,得牛胆则不燥。""杨士瀛《直指方》云:诸风口噤,宜用南星,更以人参、石菖蒲佐之。"

《本草衍义补遗》："欲其下行,以黄柏引之。"

《本草品汇精要》："合防风等分为末,醋调贴破伤风疮强直者。"

《药鉴》："欲上行,以桔梗载之。"

《本草经疏》："得姜、桂、附,主破伤风口噤身强;加天麻,治一切风痰壅盛;同半夏捣细末,入真降香末,傅金疮折伤瘀血。"

《得宜本草》："得生姜、天麻,治吐泻慢惊;得防风,治跌仆、金刃、伤风;得琥珀、朱砂,治痰迷心窍。"

《得配本草》："得防风治麻木;配川柏使下行;配苍术、生姜治痰湿臂痛;配荆芥、姜汁治风痰头痛;配石菖蒲涂口㖞舌糜;佐天麻疗吐泻惊风。"

《本草求原》："同川贝为末炒黄,以姜汤服之,能截痰疟。"

【药性】苦、辛,温。有毒。

【功能】祛风解痉,化痰散结。

【临床应用】

1. 风痰:中风昏不知人,痰涎上壅,口眼㖞斜,半身不遂,与生川乌、生附子、人参等配伍(如《太平惠民和剂局方》三生饮);中风不语,喉中如拽锯,口中沫出,本品醋制与藜芦研末、面糊丸,温酒送服(如《圣济总录》取涎丸);风痰留滞经络,半身不遂,手足顽麻,口眼㖞斜,与半夏、川乌、白附子等配伍(如《太平惠民和剂局方》青州白丸子);内中于络,口眼㖞斜,单用本品研末、姜汁调敷(左㖞贴右,反之亦然)(如《杨氏家藏方》天南星膏);风痰上扰,头痛、眩晕、吐逆痰多,与半夏、天麻配伍(如《太平惠民和剂局方》化痰玉壶丸)。癫痫卒然发作,两目上视、口噤抽搐,与全蝎、蝉蜕、白附子、天麻等配伍(如《杨氏家藏方》天南星丸),或与半夏、全蝎、僵蚕等配伍(如《杨氏家藏方》五痫丸),或单用本品研末、姜汁糊丸,人参菖蒲汤或麦冬汤送服(《华佗中藏经》)。小儿急慢惊风,搐搦窜视,涎潮,与木香、橘红、全蝎研末,入姜煎服(如《仁斋直指小儿方》星香散)。破伤风角弓反张,痰涎壅盛,与白附子、天麻、防风等配伍(如《外科正宗》玉真散)。

2. 湿痰,寒痰:痰涎阻肺,咳喘痰多,胸膈胀闷,与半夏、枳实、橘红配伍(如《传信适用方》导痰汤);寒痰咳嗽,脉沉、面色黧黑、小便急痛、足寒而逆、心多恐怖,与半夏、官桂研末,蒸饼为丸,生姜汤送服(如《洁古家珍》姜桂丸);气痰咳嗽,脉涩、面白、气上喘促、洒淅寒热、悲愁不乐,与半夏、橘皮研末、蒸饼为丸,人参生姜汤送服(如《洁古家珍》玉粉丸);热痰阻肺,咳嗽,与黄芩、半夏研末姜汁浸、蒸饼为丸,生姜汤送服(如《素问病宜气机保命集》小黄丸);一切痰嗽,日夜不得眠卧,与白矾、甘草、乌梅研末、齑汁、温汤调服(如《证治准绳》紫金散)。痰湿臂痛,右边者,与苍术等分配伍加生姜煎服(《摘元方》)。

3. 痈疽肿痛,蛇虫咬伤:痈疽肿痛,与赤小豆、白及研末、冷水调敷(如《刘涓子鬼遗方》收脓散);热毒较盛,与天花粉、大黄、黄柏等研末外敷(如《外科正宗》如意金黄散);痈疽肿结通用,能散能溃,与草乌头、白芷、木鳖子研末,醋、蜜调敷(如《证治准绳》拔毒散);乳赤肿,欲作痈者,可单用本品研末,生姜汁调敷(《是斋百一选方》);阴疽肿硬难溃,与草乌头、半夏、狼毒研末,醋、蜜调敷(如《仁斋直指方》四虎散);

瘰疬初起,与生半夏、生川乌头、贝母等研末,炼蜜、茶汁调敷(如《疡医大全》瘰疬膏),或与半夏等分研末,米醋或鸡蛋清调敷(《潜斋简效方》);头面及皮肤生瘤,大者如拳,小者如粟,或软或硬、不疼不痒,不可辄用针灸,单用本品醋研如膏敷、贴患处(贴前以小针刺病处令气透)(如《圣济总录》天南星膏);瘿瘤,本品生者研末,醋或玉簪花根汁调敷(《外科证治全书》);疮疡已溃,腐肉不脱,本品研末、加冰片少许掺(《外科大成》)。现代临床用治腮腺炎,本品研末、醋浸三日后涂患处。跌扑损伤,血瘀肿痛,与半夏、降香研末、调敷;毒蛇咬伤,鲜品捣敷患处(《疑难急症简方》)。

【现代研究】本品主要含三萜皂苷、苯甲酸、氨基酸、D-甘露醇等。

提取物有祛痰、抗惊厥、镇静、镇痛作用,有明显的抗肿瘤作用,并有抗心律失常等作用。

【用法用量】

1. 炮制:生用,(姜汁、明矾)制用。

2. 用法:内服:煎服,或入丸、散。外用:捣敷,或研末调敷。内服,制用。

3. 用量:内服:3~9克。外用:适量。

注意事项:孕妇慎服。

生品使用不当易致中毒,症状有口腔黏膜糜烂,甚至坏死脱落,唇舌咽喉麻木肿胀,运动失灵,味觉消失,大量流涎,声音嘶哑,言语不清,发热,头昏,心慌,四肢麻木,严重者可出现昏迷、惊厥、窒息、呼吸停止。

禹白附

【文献记载】

《四川中药志》:"性大温,味辛、甘,有毒。""镇痉止痛,祛风痰。治面部病,中风失音,心痛血痹,偏正头痛,喉痹肿痛,破伤风。"

《陕西中药志》:"有小毒。"

《中国药用植物志》:"治淋巴结结核。"

《江西民间草药》:"治毒蛇咬伤。"

《中国药用植物图鉴》:"治头面生瘢疵,湿疮。"

【药性】辛、甘,温。

【功能】祛风痰,止痉,止痛,解毒散结。

【临床应用】

1. 中风痰壅,口眼㖞斜,惊风癫痫,破伤风:风痰壅盛,经脉拘急、肢节不遂、手足麻木,与天南星、半夏、僵蚕等配伍;抽搐,与全蝎、蜈蚣等配伍;口眼㖞斜,与僵蚕、全蝎研末,黄酒送服(《陕甘宁青中草药选》);风痰壅盛所致惊风、癫痫,与半夏、天南星配伍;破伤风,与防风、天麻、天南星等配伍。

2. 痰厥头痛,眩晕:痰厥头痛、眩晕,与半夏、天南星等配伍;偏头风痛,与白芷等配伍;偏正头痛、三叉神经痛,与白芷、猪牙皂研末,开水送服(《陕甘宁青中草药选》)。

3. 瘰疬痰核,毒蛇咬伤:瘰疬痰核,鲜品捣敷(江西药科学校《草药手册》);疗肿痈疽,本品研末、醋酒调敷(《黑龙江常用中草药手册》)。毒蛇咬伤,与雄黄研末、水或烧酒调敷(《江西民间草药》),或与生南星等分研末、水酒调敷(江西药科学校《中草药学》),或与杜衡、粉防己、青木香、万年青等配伍泡酒饮(对银环蛇神经毒出现神志昏迷者尤效)(江西药科学校《中草药学》)。

4. 其他:跌打损伤,金疮出血,与防风、白芷、天麻、羌活研末、调敷患处并内服(《中国药典》);腰腿痛,关节痛,与鸡血藤、牛膝、独活、五加皮配伍(《山东中草药手册》)。

【现代研究】本品主要含 β-谷甾醇、β-谷甾醇-D-葡萄糖苷、内消旋肌醇、胆碱、尿嘧啶、琥珀酸、酪氨酸、缬氨酸、棕榈酸、亚油酸、油酸、三亚油酸甘油酯、二棕榈酸甘油酯、黏液质,并含白附凝集素等。

提取物有明显的镇静、抗惊厥及镇痛作用,对实验关节炎有较强的抗炎作用,有一定的抑菌等作用。

【用法用量】

1. 炮制:生用,(生姜、明矾)制用。

2. 用法:内服:煎服,或研末服,或泡酒饮。外用:捣敷,或研末调敷。内服,制后用。

3. 用量:内服:煎汤:3～5克;研末服:0.5～1克。外用:适量。

注意事项:孕妇忌服。

关白附

【文献记载】

《海药本草》:"大温,有小毒。""主治疥癣风疮,头面痕,阴囊下湿,腿无力,诸风冷气,入面脂皆好。"

《蜀本草》:"味甘、辛,温。"

《日华子本草》:"无毒。""主中风失音,一切冷风气,面皯瘢疵。"

《名医别录》:"主心痛,血痹,面上病,行药势。"

王好古:"补肝风虚。"(引自《本草纲目》)

朱丹溪:"治风痰。"(引自《本草纲目》)

《本草品汇精要》:"主小儿惊风。"

《本草蒙筌》:"摩醋擦身背汗斑。"

《本草正》:"能引药势上行。辟头风,风痰眩晕,带浊;疗小儿惊风痰搐及面鼻游风,风湿诸病。"

《本草汇言》:"入面脂、面粉中,并去风热血癥痛痒,水湿疮疾。"

《眼科全书》:"治迎风冷泪。"

《本草述》:"主治中风痰饮头痛,行著痹,痿厥痃风,颤振眩晕,痫证,悸、疝诸证。"

《本草择要纲目》:"治小儿毒暑入心,痰塞心孔,昏迷搐搦。"

《玉楸药解》:"驱风泄湿,逐痹行痰。治中风失音,鼻口偏斜,耳聋,喉痹,行痰湿,止唾。"

《得配本草》:"痘疮风寒不解,四肢头面不起者,用以散解甚效。"

《本草经疏》:"得南星、半夏,能豁风痰暴壅而有寒邪者。"

《本草新编》:"用于人参之中,可开中风之失音;用于茯苓、薏仁之中,可去寒湿之痹证;用于当归、川芎之中,可通枯血之经脉;用于大黄之中,可去滞而通瘀。"

【药性】 辛,甘,热。有毒。

【功能】 祛风痰,定惊痫,散寒止痛。

【临床应用】

1. 中风半身不遂,癫痫,头风:口眼㖞斜,半身不遂,与僵蚕、全蝎配伍(如《杨氏家藏方》牵正散),风痰壅盛,与天南星、半夏、天麻等配伍;半身不遂,手足顽麻、口眼㖞斜,痰涎壅塞,小儿惊风,大人头风,洗头风,妇人血风,与半夏、川乌头、天南星配伍研末,反复浸渍后,糯米粉煎粥清为丸,生姜汤(瘫痪温酒、小儿惊风薄荷汤)送服(如《太平惠民和剂局方》青州白丸子)。痫,与天南星、半夏、川乌、大豆研末、水丸,姜汤送服(如《证治准绳》引李仲南方"五生丸");风痰癫痫,时发痉搐,昏仆,与天南星、全蝎、天麻、麝香等配伍。头风头痛,与白芷、细辛等配伍;痰厥头痛,与半夏、天南星配伍(如《济生方》三生丸);风痰气壅,与天南星、半夏、天麻、人参研末、生姜汁糊丸,姜汤送服(如《瑞竹堂经验方》加味三生丸);风痰眩晕、头痛,气郁胸膈不利,与朱砂、龙脑等配伍(如《御药院方》生朱丹);三叉神经痛,偏头痛,齿痛等,与白芷、天麻、细辛、藁本配伍(《现代实用中药》)。

2. 破伤风,口噤痉挛,角弓反张:口噤痉挛,角弓反张,与防风、天麻、白芷、天南星等配伍内服,并可以药末掺伤处(如《外科正宗》玉真散)。

3. 小儿惊风，昏迷抽搐：《全幼心鉴》三生丸与生半夏、生南星配伍，服后得呕吐痰涎即愈；热盛生风，欲为惊搐，与天麻、青黛、蝎尾、天竺黄等配伍(如《小儿药证直诀》大青膏)；慢脾惊风，与天南星、黑附子配伍，姜水煎服《杨氏家藏方》；小儿暑风，与天南星、半夏等分研末、猪胆汁和丸，薄荷汤送服《全幼心鉴》。

4. 风寒湿痹，骨节疼痛：骨节作痛，或浑身麻痹，与白僵蚕、地龙、五灵脂、草乌等分研末、米糊丸，茶清(酒调亦可)送服(如《校注妇人良方大全》四生丸)；血风手足疼痛不可忍，与白僵蚕、全蝎、麝香研末、炼蜜为丸，温酒送服(如《校注妇人良方大全》通灵丸)。

5. 其他：肠胃气虚，暴伤乳哺，冷热相杂，泻痢赤白，里急后重，腹痛扭撮，昼夜频并，乳食减少，与黄连、木香研末、粟米饭为丸，清米饮送服(如《小儿药证直诀》白附子香连丸)。肾脏风毒攻注，四肢、头面生疮，遍身瘙痒，与白花蛇、白蒺藜、白僵蚕配伍(如《博济方》四白散)。小儿吐逆不定，虚风喘急，与藿香叶等分研末，米饮调服(如《小儿卫生总微论方》白附散)；小儿咳嗽有痰，感冒发热、吐泻、心神不安，与天南星、半夏研末、姜汁糊丸，薄荷汤化服(如《证治准绳》白附丸)。面上奸黯，单用本品研末，临卧洗面后白蜜调敷《卫生易简方》；一切风湿雀斑、酒刺、白屑风、皮肤作痒，与绿豆、滑石、白芷研末，早晚洗面时汤调洗患上(如《外科正宗》生肌散)；赤白汗斑，与硫黄等分研末、姜汁调稀、茄蒂蘸擦《简便单方》。耳内出脓水，与羌活等分研末、以猪羊肾各一只剖开、纳药末于内煨熟、温酒嚼食(如《圣济总录》二圣散)；喉痹咽喉肿痛，上焦有热，痰吐不利，与白矾等分研末，涂舌上(勿咽津，有涎即吐出)《太平圣惠方》。脚汗，本品煮烂，加皮硝再煎滚后溢洗二三次(如《万氏秘传外科心法》治脚汗方)。

【现代研究】本品主要含关附素 A、B、C、D、E、F、G、H、I、Z、β-谷甾醇、油酸、亚油酸、棕榈酸和 24-乙基胆甾醇等。

提取物有显著的抗炎、镇痛、抗心律失常等作用，能增强实验动物的耐缺氧能力。

【用法用量】

1. 炮制：生用，制用。

2. 用法：内服：煎服，或入丸、散。外用：煎汤洗涤，或研末调敷。内服，制用。

3. 用量：内服：1.5～6 克。外用：适量。

注意事项：孕妇忌服。

本品过量容易中毒，中毒症状同川乌头。

白芥子

【文献记载】

《开宝本草》："味辛温，无毒。""主射工及疰气上气，发汗，胸膈痰冷，面黄。"

姚可成《食物本草》："辛，热。"

《本经逢原》："微毒。"

《本草经疏》："白芥子味极辛，气温。能搜剔内外痰结，及胸膈寒痰，冷涎壅塞者殊效。"

《名医别录》："主射工，及疰气发无常处，丸服之，或捣为末，醋和涂之，随手有验。"(引自《新修本草》)

陶弘景："御恶气及暴风毒肿流四肢疼痛。"(引自《本草纲目》)

《医学入门》："利胸膈痰，止翻胃吐食，痰嗽上气，中风不语，面目色黄，安五脏，止夜多小便。"

《本草纲目》："利气豁痰，除寒暖中，散肿止痛。治咳嗽反胃，痹木脚气，筋骨腰节诸痛。"

《药品化义》："白芥子……横行甚捷……通行甚锐，专开结痰，痰属热者能解，属寒者能散。痰在皮里膜外，非此不达，在四肢两胁，非此不通。若结胸证，痰涎邪热固结胸中及咳嗽失音，以此同苏子、枳实、瓜蒌、杏仁、黄芩、黄连为解热下痰汤，诚利气宽胸神剂。"

《本草新编》："能祛冷气，安五脏，逐膜膈之痰，消癖化疟，降食定喘，利窍明目，逐瘀止疼，俱能奏效。"

《医林纂要》:"补肝泻肺,功专行痰,去支饮,温中开胃,发汗祛寒,亦治风痹。"

《得配本草》:"通经络,散水饮,除疟癖,治喘嗽。""炒研,蒸饼丸,治腹中冷气。生研,水调贴足心,引毒归下,令痘疹不入目。"

沈文彬《药性》:"皮里膜外之痰涎,非斯不达;胁下胸前之所滞,藉此而疏。""喘哮与苏子相须,咳嗽与桔梗并济。"

《东北药用植物志》:"大量用可作麻醉剂。"

【药性】辛,温。

【功能】化痰逐饮,散结消肿。

【临床应用】

1. 寒痰喘咳,悬饮:寒痰壅肺,咳嗽痰多清稀,与紫苏子、莱菔子配伍(如《韩氏医通》三子养亲汤);痰饮停聚胸膈,胸满胁痛、咳逆喘促,与甘遂、大戟等分研末、糊丸,淡姜汤送服(如《三因极一病证方论》控涎丹);胸胁痰饮,与白术研末、枣肉捣丸,白汤送服(《本草汇言》引《摘玄方》);咳引胁痛,气短不能平卧,与川椒目、葶苈子、茯苓等配伍;痰热结胸,心下痞满胀痛,咯痰黄稠,口干舌红,与枳实、瓜蒌、黄芩等配伍。伤寒后,肺中风冷,失音不语,单用本品研碎、酒煮沸半熟,帛中热熨颈项周延(如《普济方》芥子酒熨方)。冷哮日久,与细辛、甘遂、麝香等研末,于夏日敷贴肺俞、膏肓等穴以"冬病夏治"。

2. 阴疽流注,肢体麻木,关节肿痛:本品能消"皮里膜外"之痰。湿痰流注所致阴疽肿毒,与鹿角胶、熟地黄、肉桂等配伍(如《外科证治全生集》阳和汤);痰湿阻滞经络所致肢体麻木或关节肿痛,与木鳖子、没药等配伍(如《妇人良方大全》白芥子散);风湿痰涎,结成痞块,外用本品研末、醋调敷患处,内用本品研末、神曲糊丸,参枣汤送服(《方脉正宗》)。

3. 其他:脚气肿痛,与白芷等分研末、姜汁调涂(《本草述钩元》)。反胃、吐食上气,及羸弱不欲动,单用本品研末,酒服(《普济方》)。痘疹入目,风眼疫眼,及烘热之眼目,与大蒜、醋捣饼敷足心(《眼科锦囊》)。小儿乳癖,单用本品研末、水调摊膏敷贴(《本草权度》)。牙痛,与舶上莎罗、芸薹子等分研末、吹鼻中(左边痛吹右鼻孔,反之亦然)(如《太平圣惠方》白芥子吹鼻散)。肉刺,单用本品研末、醋调敷(《圣济总录》)。

【现代研究】本品主要含芥子油苷、白芥子苷,并含脂肪油、芥子碱、芥子酶及数种氨基酸等。

提取物能引起反射性气管分泌增加而出现恶心性祛痰作用;并能使唾液分泌、淀粉酶活性增加,还能刺激胃黏膜,增加骨液、胰液分泌;白芥油有较强的刺激作用,能使皮肤充血、灼痛,甚至发泡。

【用法用量】

1. 炮制:生用,炒用。

2. 用法:内服:煎服,或入丸、散。外用:研末调敷。

3. 用量:内服:3～10克。外用:适量。

注意事项:内服过量可催吐,引起胃肠炎。外用可引起充血、灼痛,甚至起泡。

旋覆花

【文献记载】

《神农本草经》:"味咸,温。""主结气胁下满,惊悸,除水,去五脏间寒热,补中,下气。"

《名医别录》:"甘,微冷利,有小毒。""消胸上痰结,唾如胶漆,心胁痰水,膀胱留饮,风气湿痹,皮间死肉,目中眵䁾,利大肠,通血脉,益色泽。"

《药性论》:"味甘,无毒。""主肋胁气,下寒热水肿,主治膀胱宿水,去逐大腹,开胃,止呕逆不下食。"

《日华子本草》:"明目,治头风,通血脉。"

《汤液本草》:"发汗、吐、下后,心下痞,噫气不除者宜此。"

《医学入门》:"逐水、消痰、止呕噎。"

《医林纂要》:"补心,通血脉;泄肺,降逆气。"

《药性切用》:"下气定喘,软坚化痰,为疏理风气水湿专药。"

《药性考》:"治噎消痰,止呕利脏,腹疮唇裂,染须乌发,头风白屑。"

《南京民间草药》:"花和苗,祛湿、拔毒、消肿,煎水洗患处。"

《得宜本草》:"得代赭石、半夏治噫气,得葱、新绛治半产漏下。"

【药性】苦、辛、咸,微温。

【功能】降气行水化痰,降逆止呕。

【临床应用】

1. 咳喘痰多,痰饮蓄结,胸膈痞满:痰浊阻肺,肺气不降,咳喘痰黏、胸闷不舒,与苏子、半夏、陈皮等配伍;咳嗽痰多色黄,与桑白皮、瓜蒌等配伍;咳嗽痰多,黏稠难咯,与海浮石、海蛤壳等配伍。风邪犯肺,痰涎内结,咳嗽痰多、头目昏痛,与荆芥、半夏、前胡等配伍(如《类证活人书》金沸草散);咳嗽气逆,与半夏、前胡、苏子、生姜配伍(《青岛中草药手册》)。

2. 噫气,呕吐:痰浊内伏于中,清气不升,胃气上逆,吐逆不止、头目眩晕,与半夏、橘红、干姜等配伍(如《济生方》旋覆花汤);痰饮在胸膈,呕不止、心下痞硬,与半夏、茯苓、青皮配伍(如《产科发蒙》旋覆半夏汤);中气虚弱,痰浊内阻,心下痞硬、噫气不除,与代赭石、人参、半夏、生姜等配伍(如《伤寒论》旋覆代赭汤);风痰呕逆,饮食不下、头目昏闷,与枇杷叶、川芎、细辛、赤茯苓、前胡配伍加姜枣煎服(如《妇人良方大全》旋覆花汤)。

3. 胸痞胁痛:气血郁滞,痰水内停,胸脘痞闷,两胁疼痛,每常用之。肝郁气滞血瘀,胸痞不畅,两胁疼痛,捶击则舒,与青葱管、新绛(现多以茜草、红花代用)配伍(如《金匮要略》旋覆花汤),或加当归须、桃仁等(《临证指南医案》);感受时令之邪与里水相搏,胁肋疼痛,与香附、苏子、半夏、陈皮等配伍(如《温病条辨》香附旋覆花汤)。

4. 其他:气血不和所致胸胁痛,与香附等配伍(如《温病条辨》香附旋覆花汤)。风湿痰饮上攻,头目眩胀胮瞳,与天麻、甘菊花等分研末、白汤送服(《本草汇言》引《方脉正宗》)。小便不行,因痰饮留闭者,单用本品捣和生白酒服(《本草汇方》引《方脉正宗》)。

【现代研究】本品主要含大花旋覆花内酯、单乙酰基大花旋覆花内酯、二乙酰基大花旋覆花内酯等,并含旋覆花佛术内酯、欧亚旋覆花内酯、槲皮素、杜鹃花素、胡萝卜苷、肉豆蔻酸等,另含有天人菊内酯、异槲皮苷、咖啡酸、绿原酸等。

提取物有明显的镇咳、祛痰作用,能舒缓支气管痉挛、对抗实验性哮喘,并有抗菌、抗炎、杀虫、抗癌及较弱的利尿等作用。

【用法用量】

1. 炮制:生用,蜜炙用。

2. 用法:内服:煎服。

3. 用量:3～10克。

注意事项:包煎。

白　前

【文献记载】

《名医别录》:"味甘,微温,无毒。""主治胸胁逆气,咳嗽上气。"

《药性论》:"味辛。"

《新修本草》:"味甘。""微寒。""主上气冲喉中,呼吸欲绝。"

《日华子本草》:"治贲豚肾气,肺气烦闷及上气。"

《本草衍义》:"保定肺气,治嗽多用。"

《本草蒙筌》:"气壅膈,倒睡不得者殊功,治气塞咽嗌,时作水鸡声鸣。"

《医学入门》:"保肺清肺,气嗽久嗽多用。"

《本草纲目》:"降气下痰。"

《本草备要》:"泻肺,治肺气壅实,胸膈逆满。"

《本草求原》:"专泄肝、肺、胃、大肠气实以降痰,治久嗽唾血。"

《福建药物志》:"行气消积,健脾祛痰。主治跌打损伤,胃痛,胸胁痛,疟母,蛔虫病,小儿疳积。"

《广西民族药简编》:"治浮肿(壮)、肺结核、支气管炎、咽喉痛(侗),捣烂敷患处治跌打损伤(苗)。"

《得宜本草》:"得桔梗、桑皮,治咳嗽吐血。"

《得配本草》:"配紫菀、半夏、大戟,治久咳上气;佐苍术,治湿肿。"

【药性】辛、苦,微温。

【功能】祛痰止咳,泻肺降气,健胃调中。

【临床应用】

本品无论咳嗽属寒属热、新嗽久咳均可应用。

1. 咳嗽:外感风寒,咯痰不爽,与荆芥、桔梗等配伍(如《医学心悟》止嗽散);久患暇呷咳嗽、喉中作声、不得眠,可单用本品研末、温酒调服(《梅师集验方》);咳喘浮肿、喉中痰鸣、不能平卧,与紫菀、半夏、大戟等配伍(如《深师方》白前汤);内伤肺热咳喘,与桑白皮、沙参等配伍(如《圣济总录》白前丸);久咳兼唾血,与桑白皮、桔梗、甘草配伍(《外台秘要》引《近效方》);久咳肺气阴两虚,与黄芪、沙参等配伍。

2. 其他:胃痛,与威灵仙、肖梵天花根配伍(《福建药物志》)。肝炎,与白英、阴行草配伍(江西药科学校《草药手册》)。麻疹,与葛根配伍(《福建药物志》)。疟母(脾肿大),单用本品煎服(《福建中草药》)。水肿,与星宿菜根、地苍根、灯心草配伍煎加红糖饮(江西药科学校《草药手册》)。跌打损伤,与鸡蛋或蛏干配伍(胁痛加香附、青皮)(《福建药物志》)。

【现代研究】本品主要含β-谷甾醇、高级脂肪酸及华北白前醇、白前皂苷 A-K,白前皂苷元 A、B、白前新皂苷 A、B 及白前二糖等。

提取物有明显的镇咳、祛痰、平喘、抗炎作用,并有镇痛及抗血栓形成等作用。

【用法用量】

1. 炮制:生用,蜜炙用。

2. 用法:内服:煎服,或入丸、散。外用:捣敷。

3. 用量:内服:3～10 克。外用:适量。

第二节　清热化痰药

清热化痰药药性寒凉,具有清化热痰功效,部分药物质地滋润,兼能润燥;部分药物味咸,兼能软坚散结。主要用于热痰、燥痰类病症。临床应用时,常与清热泻火、养阴润肺药配伍。

川贝母

【文献记载】

《神农本草经》："味辛,平。""主伤寒烦热,淋沥邪气,疝瘕,喉痹,乳难,金疮,风痉。"

《名医别录》："苦,微寒,无毒。""疗腹中结实,心下满,洗洗恶风寒,目眩,项直,咳嗽上气,止烦热渴,出汗,安五脏,利骨髓。"

《新修本草》："味甘、苦,不辛。"

《本草崇原》："味甘淡。"

《药性论》："治虚热,主难产作末服之;兼治胞衣不出,取七枚末,酒下;末,点眼去肤翳;主胸胁逆气,疗时疾黄疸。""与连翘,同主项下瘤瘿疾。"

《日华子本草》："消痰,润心肺。末,和砂糖为丸含,止嗽;烧灰油(调)敷人畜恶疮。"

《本草别说》："能散心胸郁结之气。治心中气不快,多愁郁者,殊有功。"

汪机:"治虚劳咳嗽,吐血咯血,肺痿肺痈,妇人乳痈、痈疽及诸郁之证。"(引自《本草纲目》)

《本草正》："降胸中因热结胸及乳痈、流痰、结核。"

《本草述》："疗肿瘤疡,可以托里护心,收敛解毒。"

《赤水玄珠》："得瓜蒌则开结痰。"

《本草汇言》："配知母,可以清气滋阴;配芩、连,可以清痰降火;配芪、参,可以行补不聚;配归、芍,可以调气和营;又配连翘,可解郁毒,治项下瘿核;配二陈代半夏,可以补肺消痰、和中降火也。"

《本草经解》："得厚朴,化痰降气。"

《得宜本草》："得桔梗,能下气;得白芷,消便痈。"

沈文彬《药论》："开肺中之郁痰,辅乎苏、橘;解肺中之结热,相以元、冬。"

【药性】苦、甘,微寒。

【功能】清热化痰,润肺止咳,散结消肿。

【临床应用】

本品味甘质润,尤宜于内伤久咳、燥咳。

1. 虚劳咳嗽,肺热燥咳:肺阴虚劳嗽,久咳有痰者,可单用本品研末服,或炖梨服食,并可与沙参、麦冬、生地黄等配伍;肺热、肺燥咳嗽,与知母配伍(如《急救仙方》二母散);咳嗽,与阿胶、甘草研末、糯米饮调服(如《圣济总录》贝母散);痰热咳嗽、多痰、咽喉中干,与杏仁研末、炼蜜为丸,嚼化(如《圣济总录》贝母丸)。

2. 瘰疬,乳痈,肺痈:痰火郁结所致瘰疬,与玄参、牡蛎配伍(如《医学心悟》消瘰丸),或以竹沥反复浸制本品、研末,淡姜汤送服(《王氏医存》);肺痈,吐脓、五心烦热、壅闷咳嗽,与紫菀、桔梗、甘草配伍(如《证治准绳》四顺汤);肺痈、肺痿,与天竺黄、硼砂、文蛤、枇杷叶配伍熬膏制丸(如《医级》贝母括痰丸);乳痈,与金银花等分研末、好酒调服(《普济方》)。

3. 其他:吐血、衄血,或发或止,皆心经积热所致,单用本品研末、温浆水调服(《太平圣惠方》)。下乳,与牡蛎、知母研末、猪蹄汤调服(如《汤液本草》三母散)。眼皮生瘤,本品研末、入钻孔鸡蛋中蒸熟食(《疑难急症简方》)。赤白癜风,与百部等分研末、生姜汁调敷,或研末,以胡桃肉浴后擦(《证治准绳》)。头风损目,与白胡椒研末、葱白汁为丸,以膏药贴太阳穴(《潜斋简效方》)。小儿鹅口,满口白烂,单用本品研末、水蜜煎汤涂(《太平圣惠方》)。妊娠小便难、饮食如故,与当归、苦参等分研末、炼蜜为丸服(如《金匮要略》当归贝母苦参丸);难产,滑胎,与槐子等分研末、熟水调服(如《圣济总录》贝母散)。

【现代研究】本品主要含松贝辛、松贝甲素、谷甾醇、棱砂贝母碱、棱砂贝母酮碱、岷贝碱甲、岷贝碱乙、青贝碱、松贝碱和松贝碱乙、川贝母酮碱、西贝母碱、平贝碱、西贝素、白炉贝碱、炉贝碱以及蔗糖等。

提取物有镇咳、祛痰、平喘及解痉作用,并有降压、抗溃疡和增加子宫张力等作用。

【用法用量】

1. 炮制:生用。

2. 用法:内服:煎服,或入丸、散。外用:研末、撒或调敷。

3. 用量:内服:煎汤:3~10克;吞服:1~2克。外用:适量。

注意事项:反乌头。

浙贝母

【文献记载】

《本草正》:"味大苦,性寒。""大治肺痈、肺痿、咳喘、吐血、衄血,最降痰气,善开郁结,止疼痛,消胀满,清肝火,明耳目,除时气烦热,黄疸,淋闭,便血,溺血;解热毒,杀诸虫及疗喉痹,瘰疬,乳痈,发背,一切痈疡肿毒,湿热恶疮,痔漏,金疮出血,火疮疼痛。"

《本经逢原》:"治疝瘕,喉痹,乳难,金疮,风痉,一切痈疡。"

《外科证治全生集》:"专消痈疽毒痰。"

《本草从新》:"去时感风热。"

《医林纂要》:"治蛇虫毒。"

《本草纲目拾遗》:"解毒利痰,开宣肺气,凡肺家夹风火有痰者宜此。"

《本草求原》:"功专解毒,兼散痰滞。治吹乳作痛,乳痈,项下核及瘤瘿,一切结核,瘰疬、乳岩,妊娠尿难,便痈,紫白癜斑,人面疮,蜘蛛蛇蝎咬。"

《山东中草药手册》:"清肺化痰,制酸,解毒。治感冒咳嗽,胃痛吐酸,痈毒肿痛。"

《本经逢原》:"同青黛治人面恶疮;同连翘治项上结核。皆取其开郁散结,化痰解毒之功也。"

【药性】苦,寒。

【功能】清热化痰,降气止咳,散结消肿。

【临床应用】

1. 风热、痰热咳嗽:风热咳嗽及痰热郁肺所致咳嗽,前者与桑叶、前胡、牛蒡子等配伍,后者与桑白皮、全瓜蒌、海浮石等配伍。感冒咳嗽,与知母、桑叶、杏仁、紫苏配伍(《山东中草药手册》)。

2. 瘰疬,瘿瘤,乳痈疮毒,肺痈:痰火瘰疬结核,与玄参、牡蛎配伍(如《医学心悟》消瘰丸),或与白芷等分研末、陈酒与白糖调服(如《吉仁集验方》瘰疬内消神效方);乳痈乳疖,与紫河车草等分研末、黄糖拌、陈酒送服,或与白芷、乳香、没药、当归等分研末酒送服(《外科证治全生集》);痈毒肿痛,与连翘、金银花、蒲公英配伍(《山东中草药手册》);对口,单用本品研末调敷(《本草纲目拾遗》引《杨春涯经验方》);肺痈,与鱼腥草、金荞麦、冬瓜子、桃仁等配伍;瘿瘤,与海藻、昆布等配伍。

3. 其他:风火喉闭,锁喉风,与苏子、前胡、赤芍、甘草、桔梗、玄参、连翘配伍(《外科证治全生集》);咽喉十八症,与五倍子研末、入大黑枣内煨存性、研末,加薄荷、冰片少许吹患处(如《本草纲目拾遗》引《经验广集》吹喉散)。雀斑、酒刺、白屑风,皮肤作痒,与白附子、菊花叶、防风、白芷、滑石研末、皂荚为丸,擦面(如《疡医大全》改容丸)。

【现代研究】本品主要含浙贝母碱、去氢浙贝母碱、浙贝宁、浙贝酮、贝母醇、β-谷甾醇、胡萝卜素、浙贝宁苷等。

提取物有明显的镇咳、镇静、镇痛作用,表现有对平滑肌、心血管系统等的药理作用。

【用法用量】

1. 炮制:生用。

2. 用法：内服：煎服，或入丸、散。外用：研末、撒或调敷。

3. 用量：内服：3~10克。外用：适量。

注意事项：反乌头。

瓜　蒌

【文献记载】

《注解伤寒论》："苦，寒。""泄胸中郁热。"

《日华子本草》："味苦，冷，无毒。""补虚劳，口干，润心肺。疗手足面皱，吐血，肠风泻血，赤白痢。"

《本草衍义补遗》："味甘，性润。""治嗽之要药也。""洗涤胸膈中垢腻，治消渴之细药也。"

《名医别录》："主胸痹，悦泽人面。"

《珍珠囊补遗药性赋》："治乳痈。"

《滇南本草》："治寒嗽，伤寒结胸，解渴，止烦。"

《本草蒙筌》："味甘补肺捷，性润下气佳，令垢涤郁开，俾火弥痰降。凡虚怯痨嗽当求。解消渴生津，悦皮肤去皱。下乳汁，炒香酒调末服，止诸血。"

《本草纲目》："润肺燥，降火，治咳嗽，涤痰结，利咽喉。""利大肠，消痈肿疮毒。"

《药品化义》："利热痰老痰。"

《本草新编》："下气涤秽，消郁开胃。"

《药性切用》："主宽胸除热。""主润燥豁痰。"

《长沙药解》："消咽痛，治肺痿，涤痰涎，止咳嗽，通乳汁，下胞衣，理吹奶，调乳痛，解消渴，疗黄疸，通小便，润大肠，断吐血，收脱肛，平痈肿，医疮疡。"

《要药分剂》："治吐血，泻血，赤血痢。"

《重庆堂随笔》："舒肝郁，润肝燥，平肝逆，缓肝急。"

张秉成《本草便读》："清于肺部。"

《医学衷中参西录》："敛肺，宁嗽，定喘。""其开胸降胃之力较大，且善通小便。"

《饮片新参》："清肺，化热痰；润肠，通大便。""生津润肺。"

《江苏省植物药材志》："为镇咳镇静药，有解热利尿的效能。治急性气管炎，咳嗽，胃闷，胃痛。能利膈，宽胃，豁痰，宁咳，并治黄疸，水肿，解酒等。"

《四川中药志》："治咽喉疼痛，大便燥结及乳痈。"

《重庆草药》："除火清肺，治肠热，止血。"

《上海常用中草药》："清热化痰，宽胸利气，消痈肿。"

《得宜本草》："得文蛤，治痰嗽；得杏仁、乌梅，治肺痿咳血。"

《得配本草》："得赤小豆，治肠风下血；得乌梅，治咳血；配葱白、神曲，治酒癖呕吐；配青黛、香附，治妇人夜热；佐川连，治便毒；佐枳实，治结胸。"

《医学衷中参西录》："与山甲同用，善治乳痈；若与赭石同用，善止吐衄。"

《施今墨对药》："风化硝、全瓜蒌伍用，治疗习惯性便秘以及各种原因引起的大便硬结，腑行不畅等症，均有良效。瓜蒌、薤白伍用，古人善治胸痹，然胸痹一证，以痰浊，血瘀二者较为常见，属痰浊者，参合二陈汤之辈治之；属血瘀者，常伍以紫丹参、葛根、降香为治。"

【药性】甘、微苦，寒。

【功能】清热化痰，宽胸散结，润肠通便。

【临床应用】

1. 肺热咳嗽：痰热蕴肺咳嗽，胸膈塞满，(瓜蒌仁)与半夏研末、生姜打面糊为丸，姜汤送服(如《济生续方》半夏丸)；痰热阻肺，肺气壅遏之咳嗽胸闷，或咳痰黄稠不易咯出、胸膈痞满，与黄芩、胆南星、枳实等配伍(如《医方考》清气化痰丸)；肺热痰实壅滞，润肺化痰，利咽膈，与杏仁、山茱萸、甘草研末、加盐少许沸汤调服(如《圣济总录》栝楼汤)；干咳无痰，熟者捣烂绞汁、与白矾配伍入蜜少许熬膏噙(《本草纲目》引《简便单方》)；肺痿咳血不止，与乌梅、杏仁研末，与猪肺切片同炙熟食(《圣济总录》)；胸闷咳嗽，(瓜蒌皮)与陈皮、枇杷叶配伍煎加冰糖服(《江西草药》)；诸咳嗽不止，不拘寒痰、热痰、风痰、湿痰、气闭痰、食积痰，(瓜蒌仁)与陈胆星、川贝母研末(寒痰生姜汤，热痰灯心汤，风痰制附子汤，湿痰白术汤，气闭痰牙皂汤，食积痰枳实汤，气虚不运痰人参汤)送服(《本草汇言》)。

2. 胸痹，结胸：痰浊壅塞胸膈，胸阳痹阻，胸背疼痛，不得安卧的胸痹症，与薤白、半夏等配伍(如《金匮要略》栝楼薤白白酒汤、栝楼薤白半夏汤)；痰热互结，胸膈痞满，按之则痛者，与黄连、半夏配伍(如《伤寒论》小陷胸汤)；痰饮胸膈痞满，与半夏配伍、洗栝楼水熬膏为丸，生姜汤送服(《卫生易简方》)。

3. 肺痈，肠痈，乳痈：肺痈咳吐脓血，与鱼腥草、芦根、桔梗等配伍；肠痈，与败酱草、红藤、赤芍等配伍；乳痈初起，红肿热痛，与当归、乳香、没药配伍(如《妇人良方大全》神效瓜蒌散)，或与乳香研末、温酒调服(如《卫济宝书》栝楼散)；疮疡肿毒，与金银花、甘草、牛蒡子等配伍(如《瑞竹堂经验方》栝楼散)。发背诸恶疮，本品取仁与乳香研末、白蜜熬膏，温酒化服(如《是斋百一选方》神仙灵宝膏)；热游丹毒，本品取仁研末、酽酒调敷(《产乳集验方》)。

4. 肠燥便秘：津液不足，肠燥便秘，与生地黄、麦冬、火麻仁、郁李仁等配伍；津亏气滞，大便不通，多配枳壳、槟榔等；食滞便秘，则加配神曲、山楂等。大便燥结，(瓜蒌仁)与火麻仁等分配伍(《山西中草药》)。

5. 其他：胃气痛，本品取仁炒熟，煎酒服(《万氏秘传外科心法》)。阳明温病，下之不通，喘促不宁、痰涎壅滞、脉右寸实大，肺气不降者，(瓜蒌皮)与生石膏、生大黄、杏仁粉配伍(如《温病条辨》宣白承气汤)。胁痛，与甘草、红花配伍(如《医学心悟》瓜蒌散)；肋间神经痛，(瓜蒌皮)与柴胡、丝瓜络、郁金、枳壳配伍(《安徽中草药》)。吐血，本品煅存性研末，糯米饮调服(如《圣济总录》黑神散)。伤寒热盛发黄，本品取仁制霜，白汤调服(《本草汇方》)；时疾发黄，心狂烦热、闷不认人，与蜜、朴硝配伍(《海上集验方》)。五色痢疾久不愈，煅存性、研末，温酒调服(如《朱氏集验方》瓜蒌散)；肠风下血，与赤小豆研末、酒调服(《圣济总录》)；便毒初发，与黄连配伍(《本草纲目》引《永类钤方》)。咽痛烦闷，咽物即痛，因于虚热，与白僵蚕、桔梗、甘草研末掺(如《赤水玄珠》引《三因极一病证方论》发声散)。牙痛，(瓜蒌皮)与露蜂房等分配伍煅存性、研末擦(《世医得效方》)。小儿大肠随肛带出，转久不能收之，生品取汁涂之(《小儿卫生总微论方》)。风疮疥癞，生品打碎、浸酒热饮(《本草纲目》引《乾坤秘韫》)；赤眼痛不可忍，与槐花、赤芍研末、温酒送服(《卫生家宝》)。产后乳汁不下，单用本品取仁研末、井花水或温酒送服(《经效产宝》，《本草汇言》)；胞衣不下，本品取仁研末、酒与童便温服(《妇人良方大全》)；产后恶露不尽，或经后瘀血停滞肠胃作痛，(瓜蒌仁)与薏苡仁、桃仁、牡丹皮配伍(如《外科正宗》瓜蒌子汤)。中风，口眼㖞斜，本品绞汁、和大麦面为饼，热熨(《太平圣惠方》)。

【现代研究】本品主要含三萜皂苷、有机酸及盐类、树脂、糖类和色素。种仁含脂肪油、皂苷等。皮含多种氨基酸、生物碱及钾、钙、镁、铁等微量元素。

提取物有祛痰、抗菌、抗溃疡、抗癌、抗衰老作用；种仁有致泻作用。并有扩张冠状动脉、抗心肌缺血、改善微循环、抑制血小板凝集、抗心律失常等作用。

十八反研究：栝楼与黑附片、炙川乌、炙草乌配伍后，毒性反应均重于相应之单味煎剂组。

【用法用量】

1. 炮制：生用，仁制霜用。

2. 用法:内服:煎服,或研末服。外用:捣汁涂,或研末,掺或调敷。仁,打碎。

3. 用量:内服:煎汤,全瓜蒌,10～20克;瓜蒌皮:6～12克;瓜蒌仁:10～15克。外用:适量。

注意事项:反乌头。

竹 茹

【文献记载】

《名医别录》:"微寒。""主呕啘,温气寒热,吐血,崩中,溢筋。"

《药性论》:"味甘。""止肺痿唾血,鼻衄,治五痔。"

《汤液本草》:"气微寒,味苦。"

《食疗本草》:"苦竹茹,主下热壅;淡竹茹,主噎膈。"

《医学入门》:"治虚烦不眠,伤寒劳复,阴筋肿缩腹痛,妊娠因惊心痛,小儿痫口噤,体热。"

《本草纲目》:"淡竹茹:治伤寒劳复,小儿热痫,妇人胎动;苦竹茹:水煎服,止尿血。笙竹茹:治劳热。"

《药性能毒》:"治咳逆。"

《本草经疏》:"解阳明热,凉血。"

《本草汇言》:"清热化痰,下气止呃。"

《本草正》:"治妇人血热崩淋,小儿风热癫痫,痰气喘咳,小水热涩。"

《本草述》:"除胃烦不眠,清阳气,解虚热,疗妊娠烦躁。"

《本草汇》:"降火清肌。"

《长沙药解》:"善扫瘀浊,清金敛肺。"

《重庆堂随笔》:"清五志之火,祛秽浊之邪,调气养营。"

《本草再新》:"润肺,化瘀血,消痈痿肿毒。"

《本草经解》:"同麦冬、半夏、甘草、生姜,治呕逆;同花粉,治病后大热抽搐。"

《得宜本草》:"得栝楼,治伤寒劳复;得参、苓、芩、草,治产后烦热。"

《得配本草》:"得鸡子,治饮酒头痛;配蒌仁,治妇女劳复如中风状。"

《施今墨对药临床经验集》:"配半夏,健脾燥湿,和胃止呕力彰。"

【药性】甘,微寒。

【功能】清热化痰,除烦止呕。

【临床应用】

1. 肺热咳嗽,痰热心烦不寐:肺热痰咳,与枇杷叶、杏仁、黄芩、桑白皮配伍(《安徽中草药》);虚烦不可攻,单用本品煎服(《外台秘要》引张文仲方);痰火内扰,胆胃不和,胸闷痰多、烦躁不寐,或惊悸不宁,或呕吐呃逆,与枳实、半夏、橘皮等配伍(如《备急千金要方》温胆汤);妇人乳中虚,烦乱呕逆,安中益气,与石膏、桂枝、甘草、白薇(有热者倍白薇,烦喘者加柏实)研末,枣丸服(如《金匮要略》竹皮大丸);产后虚烦头痛,短气欲绝,心中闷乱不解,与麦门冬、甘草、小麦、生姜、大枣配伍(如《备急千金要方》淡竹茹汤);产后内虚,烦热短气,与人参、茯苓、甘草、黄芩等配伍(如《备急千金要方》甘竹茹汤);伤暑烦渴不止,与甘草、乌梅配伍(如《圣济总录》竹茹汤)。

2. 胃热呕吐,妊娠恶阻:天行五日,头痛壮热、食则呕者,与生姜、黄芩、山栀配伍(《外台秘要》引《延年秘录》竹茹饮);痰热客胃,脘闷呕吐,苔黄腻,与黄连、陈皮、半夏等配伍(《温热经纬》黄连竹茹橘皮半夏汤);胃虚有热所致呕吐,与人参、陈皮、生姜等配伍(如《金匮要略》橘皮竹茹汤);妊娠呕吐,与枇杷叶、陈皮等配伍;胎动不安,单用本品可收清热安胎之效(《太平圣惠方》),或与羊脂、白蜜配伍煎服(《备急千金要方》)。

3. 其他:百日咳,与蜂蜜煎服(《湖北中草药志》)。妇人病未平复,固有所动,致热气上行胸,手足拘急抽搦,如中风状,与栝楼根配伍(如《类证活人书》青竹茹汤);小儿痫,可单用本品醋煎服(《子母秘录》)。伤寒鼻衄不止,与生地黄配伍(如《圣济总录》竹茹汤);齿龈间津液,血出不止,本品醋煎含之(《备急千金要方》);小便出血,单用本品煎服(《世医得效方》);经水不止,本品炙为末、水煎服(《鲟溪单方选》)。交接劳复,卵肿、腹中绞痛、便欲死,单用本品煎服(《伤寒类要》)。饮醉头痛,本品煎汁,调鸡子服(《肘后备急方》)。兵杖所加,木石所伤,血在胸背及腹胁中痛,气息出入有妨,与血余配伍酒煎服(《太平圣惠方》)。黄泡热疮,与青木香、杏仁、麻油熬膏外用(如《济生方》竹茹膏)。

【现代研究】本品含有对 cAMP 磷酸二酯酶有抑制作用的 2,5-二甲氧基对苯醌,对羟基苯甲醛、丁香醛,以及对苯二甲酸 β-羟乙基甲基酯等。

提取物有较强的抑菌等作用。

【用法用量】

1. 炮制:生用,炒用,姜汁炙用。

2. 用法:内服:煎服,或入丸、散。外用:熬膏敷贴。

3. 用量:内服:5～10 克。外用:适量。

竹 沥

【文献记载】

《名医别录》:"大寒。""疗暴中风风痹,胸中大热,止烦闷,消渴,劳复。"

《本草衍义》:"竹沥行痰,通达上下百骸毛窍诸处,如痰在巅顶可降,痰在胸膈可开,痰在四肢可散,痰在脏腑经络可利,痰在皮里膜外可行。又如癫痫狂乱,风热发痉者可定;痰厥失音,人事昏迷者可省,为痰家之圣剂也。"

《本草纲目》:"竹沥性寒而滑,大抵因风火燥热有痰者宜之;若寒湿胃虚肠滑之人服之,则反伤肠胃。"

【药性】甘、苦,寒。

【功能】清热降火,定惊利窍。

【临床应用】

1. 痰热咳喘:痰热咳喘,痰稠难唾咯,顽痰胶结,与半夏、黄芩等配伍(如《沈氏尊生书》竹沥达痰丸);小儿大人咳逆短气、胸中吸吸、咳出涕唾、嗽出臭脓涕黏,可单服本品(《兵部手集方》)。

2. 中风痰迷,惊痫癫狂:中风口噤,风痱四肢不收、心神恍惚、不知人、不能言,与生葛汁、生姜汁配伍(如《备急千金要方》竹沥汤);小儿口噤,可单用本品温服(《兵部手集方》);小儿惊风天吊,四肢抽搐,与胆南星、牛黄研末,生姜汁调服(《全幼心鉴》);乙脑、流脑,高热、呕吐,本品代茶饮(江西药科学校《中草药学》)。

3. 其他:小儿吻疮,与黄连、黄柏、黄丹研末敷之(《全幼心鉴》)。小儿赤目,以本品点之(《古今录验方》)。小儿重舌,以本品渍黄柏频点之(《简便单方》)。

【现代研究】本品主要含 10 余种氨基酸、葡萄糖、果糖、蔗糖,以及愈创木酚、甲酚、苯酚、甲酸、乙酸、苯甲酸、水杨酸等。

提取物有明显的镇咳、祛痰作用,并有增加尿中氟化物、增高血糖等作用。

【用法用量】

1. 炮制:生用。

2. 用法:内服:冲服,或熬膏服。

3. 用量:30～50 克。

天竺黄

【文献记载】

《蜀本草》:"味甘。""制石药毒发热。"

《日华子本草》:"性平。""治中风痰壅,卒失音不语,小儿客忤及痫疾。"

《开宝本草》:"味甘,寒,无毒。""主小儿惊风天吊,镇心,明目,去诸风热,疗金疮,止血,滋养五脏。"

《医林纂要》:"甘、淡,寒。"

《本草再新》:"味甘、苦,性微寒。"

《本草衍义》:"凉心经,去风热,作小儿药尤宜,和缓故也。"

《本草经疏》:"凉血清热。"

《本草正》:"善开风痰,降热痰。治痰滞胸膈,烦闷,癫痫。清心火,镇心气,醒脾疏肝。明眼目,安惊悸。疗小儿风痰急惊客忤。亦治金疮,并内热药毒。"

《本草汇言》:"豁痰利窍,镇惊安神。"

《玉楸药解》:"清热解毒。"

《得配本草》:"辟邪恶,除昏昧谵妄,病后痰郁。"

沈文彬《药论》:"清热止渴,消癃。"

《现代实用中药》:"祛痰镇咳。"

蒋仪《药镜》:"同犀角、丹砂,以养心除热,热清而惊悸顿平;同胆星、贝母,以利窍豁痰,痰消而癫痫立止。"

《施今墨对药临床经验集》:"天竺黄、半夏曲,二药伍用,清热除湿化痰止咳,最宜小儿痰热交炽,消化不良,或风痰将作,目睛呆滞。"

【药性】甘,寒。

【功能】清热化痰,清心定惊。

【临床应用】

1. 小儿惊风,中风癫痫,热病神昏:小儿痰热急惊抽搐,与胆南星、青黛、朱砂等配伍(如《小儿药证直诀》抱龙丸);小儿天瘹多涎、搐搦、发歇不定,与全蝎、白附子、朱砂研末、炼蜜为丸,淡竹沥研服(《普济方》);痰热癫痫,与郁金、白矾等配伍(如《春脚集》抱胆丸);中风痰热上壅,喉中声如曳锯,与石菖蒲、胆南星、牛黄等配伍;热病神昏、谵语,与水牛角、牛黄、连翘、竹叶卷心等配伍。

2. 痰热咳嗽:痰热咳嗽,痰黄质稠,与桑白皮、黄芩、瓜蒌、浙贝母等配伍;治哮喘即发,与陈皮、半夏、麻黄、苏子、细辛等配伍(如《不知医必要》麻黄苏子汤);小儿痰涎上壅,喘嗽不休,与胆南星、半夏、天麻、防风等配伍(如《证治准绳》胆星天竺丸)。

3. 其他:天行时疫,不及周时之症,与人中黄、僵蚕、全蝎、防风、荆芥、麝香研末、水丸,姜汤送服(如《春脚集》急救时疫良方)。小儿疳积,与雄黄、牵牛研末、面糊为丸,薄荷汤送服(如《小儿药证直诀》牛黄丸)。鼻衄不止,与川芎、防己研末,新汲水调服(如《圣济总录》天竺黄散)。口疮,与月石等分研末、入冰片少许掺(《景岳全书》)。

【现代研究】本品主要含甘露醇、硬脂酸、竹红菌甲素、竹红菌乙素,并含头孢素和硬脂酸乙酯及氢氧化钾、硅质等。

提取物有明显的抗炎、镇痛作用,并有抑菌、抗肿瘤等作用。

【用法用量】

1. 炮制:生用。

2. 用法:内服:煎服,或研末服。

3. 用量:煎汤:3~6克;冲服:0.5~1克。

前 胡

【文献记载】

《雷公炮炙论》:"味甘,微苦。"

《名医别录》:"味苦,微寒,无毒。""主疗痰满,胸胁中痞,心腹结气,风头痛,去痰实,下气。治伤寒寒热,推陈致新,明目益精。"

《药性论》:"味甘、辛。""能去热实,下气,主时气,内外俱热。"

《本草汇言》:"味苦微甘,气温。""散风寒,净表邪,温肺气,消痰嗽。"

《日华子本草》:"治一切劳,下一切气,止嗽,破癥结,开胃下食,通五脏,主霍乱转筋,骨节烦闷,反胃呕逆,气喘,安胎,小儿一切疳气。"

《本草纲目》:"清肺热,化痰热,散风邪。"

《本草通玄》:"止小儿夜啼。"

《药鉴》:"使半夏,去胸膈痰实;君枳实,除胸膈痞满。"

《本草经解》:"同甘菊、丹皮,治风热目疼。"

《得宜本草》:"得桔梗治痰热咳逆。"

沈文彬《药论》:"热郁咽喉,元、薄为之侣;寒包声哑,防、细为之随。"

【药性】 苦、辛,微寒。

【功能】 降气化痰,疏散风热。

【临床应用】

1. 痰热咳喘,呕逆:痰热壅肺,肺气不降,咳喘痰稠、胸满痞闷,与杏仁、桑白皮、贝母等配伍(如《太平圣惠方》前胡散);痰浊壅于肺胃,咳嗽胸满、呕吐恶心,与杏仁、陈皮、半夏等配伍(如《太平惠民和剂局方》前杏二陈汤);痰浊壅肺,胸满短气,与赤茯苓、杏仁、甘草等配伍(如《圣济总录》前胡汤);肺喘,毒壅滞心膈、昏闷,与紫菀、诃黎勒皮、枳实研末、温水调服(如《普济方》前胡汤);痰热伤阴,骨蒸劳热,与胡黄连、乌梅、猪脊髓配伍(如《瑞竹堂方》紫前梅连散)。

2. 外感咳嗽:风热外感,身热头痛,咳嗽痰多,与桑叶、牛蒡子、桔梗等配伍;风寒咳嗽,与荆芥、杏仁、紫苏等配伍(如《温病条辨》杏苏散);咳嗽涕唾稠黏、心胸不利、时有烦热,与麦冬、贝母、桑白皮、杏仁、甘草研末、煎服(如《太平圣惠方》前胡散);小儿风热气啼,单用本品研末、炼蜜为丸、熟水送服(如《小儿卫生总微论方》前胡丸)。

3. 其他:妊娠伤寒,头痛壮热,与黄芩、石膏、阿胶研末、煎服(如《普济方》前胡汤)。

【现代研究】 本品主要含挥发油,白花前胡内酯甲、乙、丙、丁,以及紫花前胡苷、紫花前胡素等。

提取物有较好的祛痰、镇静、抗炎作用,并有解痉、抗溃疡及增加冠状动脉血流、抗心律失常、抗血小板凝集、抗癌等作用。

【用法用量】

1. 炮制:生用,蜜炙用。

2. 用法:内服:煎服,或入丸、散。

3. 用量:煎汤,5~10克。

桔 梗

【文献记载】

《神农本草经》:"味辛,微温。""主胸胁痛如刀刺,腹满肠鸣幽幽,惊恐悸气。"

李当之《药录》:"大寒。"(引自《本草纲目》)

《名医别录》:"苦,有小毒。""利五脏肠胃,补血气,除寒热风痹,温中消谷,疗喉咽痛,下蛊毒。"

《药性论》:"苦,平,无毒。""治下痢,破血,去积气,消积聚、痰涎,主肺热气促嗽逆,除腹中冷痛,主中恶及小儿惊痫。"

《本草纲目》:"苦、辛,平。""主口舌生疮,目赤肿痛。""伏砒。"

《日华子本草》:"下一切气,止霍乱转筋,心腹胀痛,补五劳,养气,除邪辟温,补虚消痰,破癥瘕,养血排脓,补内漏及喉痹。"

《本草衍义》:"治肺热气奔豚嗽逆,肺痈排脓。"

《珍珠囊》:"其用有四:止咽痛,兼除鼻塞;利膈气,仍治肺痈;一为诸药之舟楫;一为肺部之引经。"

《本草蒙筌》:"开胸膈,除上气壅,清头目,散表寒邪,除胁下刺痛,通鼻中窒塞,咽喉肿痛急觅,中恶蛊毒当求,逐肺热、住咳、下痰,治肺痈排脓,养血,仍消恚怒,尤却怔忡。"

《本草汇言》:"主利肺气,通咽喉,宽中理气,开郁行痰之要药也。"

《本草经集注》:"节皮之为使,得牡蛎、远志,疗恚怒;得消石、石膏,疗伤寒。"

《医垒元戎》:"(治)失音加诃子,声不出加半夏,上气加陈皮,涎嗽加知母、贝母,咳渴加五味子,酒毒加葛根,少气加人参,呕加半夏、生姜,唾脓血加紫菀,肺痿加阿胶,胸膈不利加枳壳,心胸痞满加枳实,目赤加栀子、大黄,面肿加茯苓,肤痛加黄芪,发斑加防风、荆芥,疫毒加鼠粘子、大黄,不得眠加栀子。"(引自《本草纲目》)

《赤水玄珠》:"得升麻,则可提血气。"

《本草正》:"引大黄可使上升;引青皮平肝止痛。"

《本草经解》:"同人参、北味、麦冬,治小便不通。"

《得配本草》:"配阿胶,治肺痿。君甘草,治少阴咽痛及肺痈咳嗽吐脓如粳米粥者。入凉膈散,则不峻下。入补血药,清理咽喉。入治痢药,开肺气之郁于大肠。入治嗽药,散火邪之郁于肺中。"

《本草述钩元》:"与石膏、葱白同用,能升气于至阴之下;与消、黄同用,能引至胸中至高之分,利五脏肠胃。"

《本草害利》:"病属上焦实证,而下焦无病者,须与甘草同用。"

【药性】苦、辛,平。

【功能】宣肺,祛痰,利咽,排脓。

【临床应用】

1. 咳嗽痰多:风寒束肺,与苏叶、杏仁等配伍;风热袭肺,与桑叶、菊花等配伍;咳嗽痰多,偏寒者与半夏、款冬花等配伍;偏热者与瓜蒌、贝母等配伍。风热咳嗽痰多,与桑叶、菊花、杏仁、甘草配伍(《青岛中草药手册》);风痰壅盛,咳嗽不已,与防己、白矾、雄黄研末、蒸饼为丸,嚼化(如《卫生家宝》四金丹);痰嗽喘急不定,单用本品研末、童便煎服(《简要济众方》)。痘疮已靥未靥之间,风热咳嗽、胸膈不利,与甘草、防风配伍(《仁术便览》)。

2. 咽喉肿痛:外邪壅遏,偏寒者与荆芥、防风、羌活等配伍;偏热者与薄荷、牛蒡子、蝉蜕等配伍。热毒较盛,咽喉红肿疼痛,与金银花、山栀、山豆根、马勃等配伍;阴虚咽痛,与生地黄、玄参、麦冬等配伍。

3. 肺痈:肺痈咳而胸满、振寒脉数、咽干不渴、时出浊唾腥臭、久久吐脓如米粥,与甘草配伍(如《金匮要略》桔梗汤),或与败酱草、薏苡仁、桑白皮等配伍(如《外台秘要》引《古今录验》桔梗汤);肺痈吐血,与冬瓜仁、薏苡仁、芦根、金银花配伍(《青岛中草药手册》)。

4. 其他:肺虚声音不出,与诃黎勒、甘草研末,与马勃、砂糖少许为丸嚼(如《圣济总录》三味丸)。伤寒痞气,胸满欲死,与枳壳配伍(如《苏沈良方》枳壳汤);寒实结胸,无热证者,与巴豆、贝母配伍(如《伤寒论》白散);伤寒腹胀,阴阳不和,与半夏、陈皮等分配伍加姜煎服(如《南阳活人书》桔梗半夏汤)。牙疳臭烂,与茴香等分配伍烧存性、研末掺(《卫生易简方》);齿䘌肿痛,与薏苡仁等分研末服(《永类钤方》);鼻衄,单用本品(一方有犀角)煎服(《备急千金要方》);太阳经卫虚,血贯肿人(瞳仁)睑重、头中湿淫肤脉、睛痛,肝风盛,眼黑肾虚,与牵牛研末、炼蜜为丸,温水送服(如《素问病机气宜保命集》桔梗丸)。中蛊下血如鸡肝,昼夜出血石余,四脏皆损,惟心未毁,或鼻破将死者,单用本品研末、酒送服(《古今录验方》)。妊娠中恶,心腹疼痛,与生姜煎服(《太平圣惠方》);产后乳汁不下,与漏芦、蛴螬研末煎服(《圣济总录》)。霍乱吐利已定,汗出厥冷、四肢拘急、腹中痛不解,脉欲绝,与甘草、附子、干姜研末煎服(如《圣济总录》桔梗汤)。

【现代研究】本品主要含桔梗皂苷,少量桔梗酸及菊糖、植物甾醇等。

提取物能反射性增加支气管黏膜的分泌亢进而使痰液稀释,有显著的祛痰和镇咳作用,并有抗炎、抗溃疡及镇静、镇痛解热、调节免疫功能、降血糖、降胆固醇等作用。

【用法用量】

1. 炮制:生用,炒用。

2. 用法:内服:煎服,或入丸、散。外用:烧存性、研末掺。

3. 用量:内服:3～10克。外用:适量。

注意事项:内服过量可引起恶心呕吐。

胖大海

【文献记载】

《本草纲目拾遗》:"味甘、淡。""治六经之火。""治火闭痘,服之立起;并治一切热症劳伤,吐衄下血,消毒去暑,时行赤眼,风火牙痛,虫积下食,痔疮漏管,干咳无痰,骨蒸内热,三焦火症,诸疮皆效。"

《全国中草药汇编》:"甘、淡、寒。""清肺热,利咽喉,清肠通便。治慢性咽炎,热结便秘。"

《现代实用中药》:"为清凉性消炎药,用于喉头气管诸黏膜炎症,咽喉干灼,咳嗽声音不出。并有镇咳去痰之效。对于重伤风咳嗽失音,咽喉燥痛,咯血或牙龈肿痛等,均可用之。又可用于喉头结核,热嗽干咳无痰等症。"

南京药学院《中草药学》:"治体虚便秘。"

【药性】甘、淡,凉。

【功能】清肺化痰,利咽开音,润肠通便。

【临床应用】

1. 肺热声哑,咽喉疼痛:风热外侵,肺热郁闭所致干咳无痰、咽喉燥痛、声音嘶哑,可单用本品泡饮,或与桔梗、薄荷、甘草等配伍;干咳失音、咽喉燥痛、牙龈肿痛,与甘草炖茶饮(老幼加冰糖少许)(《慎德堂方》);肺热较甚,咽痛较重者,与金银花、玄参等配伍;肺热伤津所致咳喘、痰稠不利、大便干结者,与桑白皮、地骨皮配伍(如《经验方》泻白通利汤)。

2. 燥热便秘,头痛目赤:轻者可单用本品泡饮,重者与清热泻下药配伍。

【现代研究】本品主要含胖大海素、半乳糖、戊糖等。

提取物能改善黏膜炎症,有减轻痉挛性疼痛、缓泻及降压等作用。

【用法用量】

1. 炮制:生用。

2. 用法:内服:煎服,或泡饮。

3. 用量:2～4枚。

海 藻

【文献记载】

《神农本草经》:"味苦,寒。""主瘿瘤气,颈下核,破散结气,痈肿癥瘕坚气,腹中上下鸣,下十二水肿。"

《名医别录》:"味咸,无毒。""疗皮间积聚,暴溃,留气,热结,利小便。"

《药性论》:"味咸,有小毒。""治气疾结满;疗疝气下坠疼痛核肿;去腹中雷鸣,幽幽作声。"

《本草拾遗》:"捣傅小儿赤白游疹,火焱热疮;捣,绞汁服,去暴热,热痢,止渴。"

《食疗本草》:"主起男子阴气,常食之,消男子癀疾。"

《海药本草》:"主宿食不消,五鬲痰壅,水气浮肿,脚气,奔豚气。"

《本草蒙筌》:"治项间瘰疬,消颈下瘿囊;利水道,通癃闭成淋,泻水气,除胀满作肿。"

《医林纂要》:"补心。"

《现代实用中药》:"治慢性气管炎等症。"

《中国药用植物图鉴》:"可治动脉硬化症,皮肤病,又有化痰作用,适用于痰浓不出。"

《青岛中草药手册》:"降血压。对肝脾肿大、高血压、小儿腹痛、神经官能症等也有一定的作用。"

《中国药用孢子植物》:"用于心绞痛等。"

《福建药物志》:"治急性食管炎。"

《得配本草》:"配僵蚕,治蛇盘瘰疬。"

【药性】 咸,寒。

【功能】 消痰软坚,利水消肿。

【临床应用】

1. 瘿瘤、瘰疬,睾丸肿痛:瘿瘤,与青皮、半夏、贝母等配伍(如《外科正宗》海藻玉壶汤),或与柴胡、昆布等配伍(如《校注妇人良方大全》海藻散坚丸),或与贝母、土瓜根、小麦面配伍作散,酒送服(如《外台秘要》崔氏海藻散);瘰疬初起,恶寒发热,与羌活、防风、昆布、连翘等配伍(如《证治准绳》防风羌活汤);瘰疬,与夏枯草、玄参、连翘等配伍(如《疡医大全》内消瘰疬丸);瘰疬,坚而不溃,热毒偏盛,与柴胡、龙胆草、昆布、三棱等配伍(如《兰室秘藏》散肿溃坚汤);瘰疬,肝肾不足,营血亏虚,与何首乌、当归、桑寄生、昆布等配伍(如《医宗金鉴》妙灵散);睾丸肿胀疼痛,与橘核、昆布、川楝子等配伍(如《济生方》橘核丸)。

2. 痰饮水肿:常与茯苓、猪苓、泽泻等配伍。

3. 其他:疝气,与昆布、茴香配伍(《中国药用海洋生物》)。肾炎蛋白尿,与蝉衣、昆布配伍(《浙江药用植物志》)。心绞痛,与桃仁、红花、山楂,或与赤芍、黄精、延胡索、川楝子配伍(《中国药用孢子植物》)。身上生赘肉,单用本品研末、敷并酒煎服(《普济方》)。

【现代研究】 本品主要含褐藻酸、甘露醇、钾、碘、磷、灰分,并含有马尾藻多糖,岩藻甾醇,羊栖菜多糖 A、B、C 及褐藻淀粉等。

提取物对地方性甲状腺肿大有治疗作用,能抑制基础代谢率和甲亢,有降压、抗高血脂、降低血清胆固醇及减轻动脉硬化作用;有抗凝、抗血栓、降低血黏度及改善微循环作用;并表现有抗感染、抗肿瘤和对免疫功能的调节等作用。

十八反研究:有与甘草配伍实验研究表明:急性毒性增强,但亚急性毒性无异常表现;亦有实验动物研究未见相反(毒性)证据报道。

【用法用量】

1. 炮制:生用。

2. 用法：内服：煎服，或入丸、散。外用：研末敷。

3. 用量：内服：煎汤，10～15克。外用：适量。

注意事项：反甘草。

昆　布

【文献记载】

《吴普本草》："酸、咸，寒。无毒。"

《药性论》："温，有小毒。""利水道，去面肿，治恶疮鼠瘘。"

《本草再新》："味苦，性寒。"

《随息居饮食谱》："咸、甘，凉。"

《名医别录》："主十二种水肿，瘿瘤聚结气，瘘疮。"

《本草拾遗》："主癫卵肿。"

崔禹锡《食经》："治九瘘风热，热疮，手脚疼痹，以生啖之益人。"

《本草通玄》："主噎膈。"

《玉楸药解》："泄水去湿，破积软坚。""清热利水，治气臌水胀，瘰疬，瘿瘤，癫疝，恶疮，与海藻、海带同功。"

《现代实用中药》："治水肿，淋疾，湿性脚气，又治甲状腺肿，慢性气管炎，咳嗽。"

《青岛中草药手册》："治高血压，动脉硬化。"

《中国海洋药用生物》："治老年性白内障。"

【药性】咸，寒。

【功能】消痰软坚，利水消肿。

【临床应用】

1. 瘿瘤，瘰疬，癫疝：瘿气初结，咽喉中壅闷，不治即渐渐肿大，与槟榔、海藻研末、炼蜜为丸噙（《太平圣惠方》）；气瘿，胸膈塞满、咽喉项颈渐粗，与通草、羊靥、海蛤、海藻配伍蜜丸噙（如《广济方》昆布丸）；瘿瘤初起，或肿或硬，与海藻、青皮、贝母、半夏等配伍（如《外科正宗》海藻玉壶汤）；肝热所致瘿瘤，与芦荟、青皮、海粉等配伍（如《外科正宗》清肝芦荟丸）；瘿瘤日久，气血虚弱，与人参、当归、熟地黄等配伍（如《外科正宗》活血散瘿汤）。瘰疬初起，恶寒发热，与羌活、防风、海藻、连翘等配伍（如《证治准绳》防风羌活汤）；瘰疬，肝气郁结，气血不足，与人参、当归、香附等配伍（如《外科正宗》滋荣散坚汤）；瘰疬，遍生下颏或颊车，坚而不溃，热毒偏盛，与柴胡、龙胆草、海藻、三棱等配伍（如《兰室秘藏》散肿溃坚汤）。下焦寒湿，气滞血瘀所致癫疝、睾丸肿胀，与橘核、延胡索、桂心等配伍（如《济生方》橘核丸）。

2. 其他：噎膈饮食不下，与杵头糠、百合等配伍（如《圣济总录》昆布方）。高血压，与决明子配伍（《中国药用海洋生物》）。梅核气，与半夏、陈皮、茯苓等配伍。脚气水肿，与海藻、青皮、白芥子配伍（《青岛中草药手册》）。气管炎，咳嗽，肺结核，与百部、知母配伍（《中国药用海洋生物》）。

【现代研究】本品主要含褐藻酸盐、岩藻依多糖、海带淀粉，并含有甘露醇、聚硫酸岩藻多糖、海带氨酸、谷氨酸、天门冬氨酸、脯氨酸、丙氨酸、组氨酸、色氨酸、蛋氨酸等氨基酸，并含有维生素 B_1、B_2、C、P 及胡萝卜素，磷脂，碘、钾、钙等无机盐。

提取物有防治缺碘性甲状腺肿作用，并有抗凝、降压、降糖、降血清胆固醇、抗放射作用，有抗肿瘤及调节免疫功能等作用。

【用法用量】

1. 炮制：生用。

2. 用法:内服:煎汤,或入丸、散。

3. 用量:煎服:5～15 克。

黄药子

【文献记载】

《日华子本草》:"凉。"

《开宝本草》:"苦,平,无毒。""主诸恶肿疮瘘,喉痹,蛇犬咬毒,取根研之,亦含亦涂。"

《滇南本草》:"性大寒,味苦。"

《食物考》:"辛,寒,微毒。""诸药毒除。蒸食甘美,热嗽能去。厚肠充胃,稀痘食像。"

《绍兴本草》:"治瘰疬及瘿气。"

《得配本草》:"治产后时疫热狂。"

《药性考》:"降火止血。"

《萃金裘本草述录》:"治肺热咳嗽,唾血,鼻衄,舌衄,舌肿,咽喉肿痛。"

《江苏省植物药材志》:"治腰酸痛。"

《现代实用中药》:"为止血剂,治吐血,咯血,鼻血,产后流血过多。"

《中国药用植物图鉴》:"治高血压,头痛。"

《湖南药物志》:"祛湿散痰,补虚壮肾,清热解毒,杀虫。主治疝气,腰痛。"

《浙江民间常用草药》:"平喘止咳,抗菌消炎。"

《云南中草药选》:"用于癌肿。"

《得配本草》:"配红花,治血晕;配防己,治吐衄。"

【药性】苦,寒。有毒。

【功能】化痰散结消瘿,清热解毒。

【临床应用】

1. 瘿瘤:项下气瘿结肿,可单用本品浸酒饮(《斗门方》),或与海藻、牡蛎等配伍(如《证治准绳》海药散)。现代临床亦用于治疗缺碘性地方性甲状腺肿、甲状腺瘤,以及毒性弥漫性甲状腺肿等。

2. 疮疡肿毒,咽喉肿痛,毒蛇咬伤:缠喉风、颐颔肿及胸膈有痰,汤水难下,单用本品研末、白汤下(如《扁鹊心书》黄药子散);热毒、毒气攻咽喉肿痛,与地龙、马牙消(硝)研末、蜜水调服(《太平圣惠方》);小儿咽喉肿痛,与白僵蚕等分研末、白矾水调服(如《圣济总录》苦药子散);舌肿及重舌,与甘草研末煎服(如《圣惠总录》黄药汤);发背疮口内满难合,与白芷、白及、鸡内金研末调敷(如《刘涓子鬼遗方》胜金散);发背痈疽脓尽,四面皮黏,恐再有脓毒攻起,与白药子、赤小豆研末调敷(如《刘涓子鬼遗方》逼毒散);瘰疬,单用本品煮鸭蛋,调些酒服(《福建中草药》);睾丸炎,单用本品与猪瘦肉同炖,服汤食肉(《江西草药》);斑豆疮入眼,与木香、大黄研末,好浆水调为膏,隔绢敷上下眼睑(不得入眼)(如《太平圣惠方》黄药散);毒蛇咬伤,与天葵根、生南星配伍捣敷(《贵州草药》),或与七叶一枝花、八角莲研末制片米汤送服(《浙江药用植物志》);直肠癌、贲门癌、食管下段癌,单用本品浸酒、煨后饮(《抗癌本草》引《常用中药类辨》)。

3. 其他:吐血、衄血、咯血,可单用本品水煎服(《太平圣惠方》);咯血,与汉防己研末、水煎服(《经验方》);鼻衄不止,单用本品研末阿胶汤送服(《简要济生方》);舌上出血不止,与青黛研末调服(如《奇效良方》圣金散)。小儿疝气,与三叶木通(果实)、荔枝核、车前子配伍(《湖南药物志》)。腹泻,单用本品研末、开水送服(《贵州草药》)。咳嗽气喘,与胡颓子叶、甘蔗节配伍(《浙江民间常用草药》)。

【现代研究】本品主要含黄药子素 A-H,8-表黄药子素 E 乙酸酯,薯蓣皂苷元,D-山梨糖醇,二氢薯蓣碱,并含蔗糖、还原糖、淀粉、鞣质等。

提取物对缺碘性甲状腺肿有一定的治疗作用，能抑制离体肠管，兴奋未孕子宫，并有止血作用。有抑制心肌、抗真菌等作用。

【用法用量】

1. 炮制：生用。

2. 用法：内服：煎服，或入丸、散，或浸酒饮。外用：捣敷，或研末调敷，或磨汁涂。

3. 用量：内服：5～15克。外用：适量。

注意事项：本品有毒，不宜多服久服。

海蛤壳

【文献记载】

《神农本草经》："（海蛤）味苦，平。""（文蛤）主恶疮，蚀五痔。""（青蛤）主咳逆上气，喘息烦满，胸痛寒热。"

《吴普本草》："（海蛤）岐伯：甘。扁鹊：咸。"

《名医别录》："（文蛤）咸，平，无毒。""（青蛤）咸，无毒。""（文蛤）咳逆胸痹，腰痛胁急，鼠瘘，大孔出血，崩中漏下。""（青蛤）疗阴瘘。"

《药性论》："（海蛤）味咸，有小毒。""（海蛤）治水气浮肿，下小便，治嗽逆上气，项下瘿瘤。"

《本经逢原》："（文蛤）咸，平，微寒，无毒。"

《新修本草》："（海蛤）主十二水满急痛，利膀胱，大小肠。"

《四声本草》："（海蛤）止消渴，润五脏。治服丹石人有疮。"

《日华子本草》："（海蛤）治呕逆，阴瘘，胸胁胀急，腰痛，五痔，妇人崩中，带下病。"

《汤液本草》："（文蛤）能利水。治急疳蚀口鼻，烧灰腊猪脂和涂之。坠痰，软坚，止渴，收涩固济。"

《本草纲目》："（文蛤）能止烦渴，利小便，化痰软坚，治口鼻中蚀疳。""（海蛤）清热利湿，化痰饮，消积聚，除血痢，妇人血结胸，伤寒无汗，搐搦，中风瘫痪。"

《长沙药解》："（文蛤）清金利水，解渴除烦，化痰止嗽，软坚水痞。"

《药性切用》："（海蛤）化痰利水，潜阳益阴；火煅亦能软坚收湿。"

《现代实用中药》："（海蛤）治淋疾，并有利尿之功。"

《得宜本草》："（海蛤）得滑石、甘草、芒硝，治伤寒血结。"

【药性】咸，微寒。

【功能】清肺化痰，软坚散结，利水消肿。

【临床应用】

1. 痰热咳嗽：咳嗽痰稠色黄，不易咯出，与瓜蒌仁、海浮石等配伍；肝火犯肺，咳痰带血、咽喉不利，与青黛研末、蜜丸噙（如《卫生鸿宝》青蛤丸、《医说》黛蛤散）；火郁肺胀，气急息重，与青黛、瓜蒌仁、诃子皮、香附、半夏研末、姜汁糊丸，姜汤送服（如《杂病源流犀烛》海青丸）；痰火咳嗽，喘满、胸闷、痰多而黏难出，与海浮石、海蚬壳、猪胆粉研末、制片服（如《中药临床与应用》蛤胆片）；痰饮胶结不化，咳逆，胸痹，与姜半夏、胆南星、厚朴、陈皮、白芥子、白术、枳实等分研末、白汤送服（《本草汇言》引《方脉正宗》）；阴虚火旺所致咳嗽痰红，以蛤粉炒阿胶用。

2. 瘿瘤，痰核：瘿瘤，痰核，与海藻、昆布等配伍（如《证治准绳》含化丸）；情志抑郁所致，随喜怒而消长者，与青木香、陈皮、海带、海藻、昆布等配伍（如《疡医大全》四海舒郁丸），或与人参、海藻、茯苓、半夏等配伍（如《圣济总录》海蛤散），或与海藻、海带、昆布、乌贼骨配伍煎汤代茶饮（如《验方新编》消瘿五海饮）。

3. 水肿，淋浊带下，遗精：湿热水肿，小便不利，胸满咳喘，不能平卧，与葶苈子、桑白皮、杏仁、防己研末、枣肉为丸，大麻子汤送服（《太平圣惠方》）；水气头面俱肿、四肢无力、小便涩，与消（硝）石、葶苈、杏仁研末、枣肉为丸,木通汤送服(如《圣济总录》海蛤丸);白淫梦泄遗精,及滑出而不收,与黄柏等分研末、水丸,温酒送服(如《卫生宝鉴》珍珠粉丸);砂石淋痛,与鱼脑石等配伍;妇人白带,与椿根皮等配伍。

4. 其他:胃痛泛酸,单用研粉吞服,或与甘草配伍。妇人伤寒血结胸膈,揉而痛,不可抚近,与滑石、甘草、芒硝研末、鸡子清调服(如《类证活人书》海蛤散)。血痢内热,单用本品研末、蜜水调服(刘禹锡《传信适用方》)。鼻衄不止,与槐花研末、水调服(如《杨氏家藏方》神白散);鼻䘌疮,与青黛、石膏、轻粉、黄柏研末、香油、水调敷(如《医宗金鉴》青蛤散)。目生翳障,或疮疹后余毒不散,两眼皆生翳,与谷精草等分研末、与猪肝浓米泔煮食(如《是斋百一选方》退翳散);雀目,与黄丹、夜明砂等分研末、与猪肝米泔煮食(如《证治准绳》猪肝散)。小儿胎毒,痂疮,蜡梨(癞痢)头疮,男妇发痒湿疮等症,与嫩松香、青黛研末、麻油调敷(如《经验奇方》青金散);下疳疮及臁疮,与腊茶、苦参、密陀僧研末、腊猪油调敷(《外科理例》)。阴汗,与牡蛎等分研末掺(如《古今医统》珍珠散)。

【现代研究】本品主要含碳酸钙、壳角质、氨基酸等,并含钠、铅、铁、锶、镁及钡、钴、铬、铜、锌、磷等。提取物有抗衰老作用,能明显降低动物过氧化脂质,明显提高超氧化歧化酶活性,并有抗炎等作用。

【用法用量】

1. 炮制:生用,煅用。
2. 用法:内服:煎服。外用:研末,掺或调敷。
3. 用量:煎汤,10~15克。外用:适量。

注意事项:先煎,蛤粉包煎。

海浮石

【文献记载】

《本草拾遗》:"平,无毒。""主渴。"

朱震亨:"咸。""海石,治老痰结块,咸能软坚也。"(引自《本草纲目》)

陶弘景:"止咳。"

《日华子本草》:"止渴,治淋,杀野兽毒。"

《本草衍义》:"水飞,治目中翳。"

《本草纲目》:"消瘿瘤结核疝气,下气,消疮肿。"

《本草正》:"消食,消热痰,解热渴热淋,止痰嗽喘急,软坚癥,利水湿。"

【药性】咸,寒。

【功能】清肺化痰,软坚散结,利尿通淋。

【临床应用】

1. 痰热咳喘:痰热壅肺,咳喘、咯痰黄稠,与瓜蒌、贝母、胆南星等配伍(如《景岳全书》清膈煎);肝火灼肺,久咳痰中带血,与青黛、山栀、瓜蒌等配伍(如《丹溪心法》咳血方);卒咳嗽不止,单用本品研末、蜜丸,粥饮送服(《太平圣惠方》);小儿天哮,一切风湿燥热,咳嗽痰喘,与滑石、杏仁、薄荷研末、百部汤送服(如《医学从众录》海浮石滑石散)。

2. 瘰疬、瘿瘤:瘰疬、瘿瘤,与牡蛎、贝母、海藻等配伍。

3. 血淋,石淋:血淋,单用本品研末、生甘草汤送服(如《仁斋直指方》海金散);石淋,单用本品研末、醋煎服(《备急千金要方》)。

4. 其他:小肠气,茎缩囊肿,单用本品研末,木通、灯心、赤茯苓、麦门冬汤送服(如《仁斋直指方》海金散)。诸疝,与香附研末、生姜汁调服(《丹溪心法》)。消渴,与青黛等分入麝香少许、温汤调服(《普济本事方》);渴疾饮水不止,与蛤粉、蝉壳(去头足)等分研末、鲫鱼胆调服(如《普济本事方》神效散)。疔疮,发背,恶疮,与没药研末、醋糊丸,冷酒送服(如《普济方》耆老丹);耳底有脓,与没药、麝香研末吹(如《普济方》没药散);痔疮日久不愈,与金银花研末服(《儒门事亲》)。

【现代研究】本品主要含碳酸钙,并含少量镁、铁、二氧化硅等。

提取物有促进尿液分泌及祛除支气管分泌物等作用。

【用法用量】

1. 炮制:生用。

2. 用法:内服:煎服,或入丸、散。外用:研末,吹。

3. 用量:内服:煎汤,10～15克。外用:适量。

瓦楞子

【文献记载】

《本草蒙筌》:"味咸,气温,无毒。""消妇人血块立效,虽癥瘕并消;逐男子痰癖殊功,凡积聚悉逐。"

《本草纲目》:"甘、咸,平,无毒。""连肉烧存性,研敷小儿走马牙疳。"

《本草再新》:"味苦、酸,性凉。""治肝经气血,解热化痰。"

《本草拾遗》:"烧,以米醋三度淬后,醋膏丸,治一切血气,冷气,癥癖。"

《本经逢原》:"其壳煅灰,治积年胃脘瘀血疼痛。"

《医林纂要》:"攻坚破瘀。去一切痰积,血积,气块,破癥瘕,攻瘰疬。"

《要药分剂》:"软坚散结。"

《现代实用中药》:"用于小儿佝偻病,肺结核,淋巴结结核。"

《山东中草药手册》:"制酸止痛,治溃疡病。"

《本经逢原》:"与鳖甲、虻虫,同为消疟母之味。"

《本草用法研究》:"同广木香、绿萼梅、路路通,治胃脘痰积,气滞胀痛。"

【药性】咸,平。

【功能】消痰软坚,化痰散结,制酸止痛。

【临床应用】

1. 瘰疬,瘿瘤:瘿瘤,痰核,与海藻、昆布等配伍(如《证治准绳》含化丸);痰火凝结之瘰疬,与贝母、夏枯草、连翘等配伍。

2. 癥瘕痞块:气滞血瘀及痰积所致癥瘕痞块,可单用本品醋淬为丸服(如《万氏家抄方》瓦垄子丸),或与三棱、莪术、鳖甲等配伍。现代临床常用于治疗肝脾肿大及消化道肿瘤等病症。

3. 胃痛泛酸:胃痛嘈杂,泛吐酸水,与黄连、吴茱萸、乌贼骨、香附等配伍。兼大便秘结,加大黄;胃痛喜暖,加高良姜;久痛瘀滞,加延胡索、五灵脂。胃痛吐酸水,噫气,甚则吐血,与乌贼骨、陈皮研末、开水送服(《经验方》)。急性胃炎,与高良姜、香附、甘草研末服(《青岛中草药手册》)。

4. 其他:痰饮,本品煅研末与熟栝楼作饼子,研末、蜜汤调服(《古今医统》)。烧烫伤,单用本品研末、加冰片少许香油调敷(《山东药用动物》);皮肤刀伤及冻疮溃疡,本品研末、加冰片少许掺(《青岛中草药手册》)。

【现代研究】本品主要含碳酸钙,并含少量铁、镁、硅酸盐、磷酸盐等。

本品能中和胃酸,减轻胃溃疡之疼痛。

【用法用量】

1. 炮制:生用,煅用。

2. 用法:内服:煎服,或入丸、散。外用:研末,掺或调敷。生用,消痰散结;煅用,制酸止痛。

3. 用量:煎汤:10～15克;研末服:1～3克。

礞石

【文献记载】

《医学入门》:"味淡,无毒。"

《本草纲目》:"甘、咸,平,无毒。""治积痰惊痫,咳嗽喘急。"

《嘉祐本草》:"治食积不消,留滞在脏腑,宿食癥块久不瘥,及小儿食积羸瘦,妇人积年食癥,攻刺心腹。"

《本草品汇精要》:"坠痰,消食。"

《得宜本草》:"攻专利痰止惊。"

《本草从新》:"能平肝下气,为治顽痰癖结之神药。"

【药性】咸,平。

【功能】坠痰下气,平肝镇惊,消食攻积。

【临床应用】

1. 实热,顽痰:实热痰积,内结不化,壅塞胶固所致咳喘气逆痰稠、癫狂、惊痫,大便秘结,苔黄厚而腻,脉滑数有力,与大黄、黄芩、沉香等配伍(如《养生主论》滚痰丸);痰热化风所致小儿急惊风、高热惊厥、痰壅气促,本品研末、薄荷叶、白蜜调服(如《婴孩宝书》奇命散);急慢惊风,痰涎壅滞,塞于喉间,命在须臾,与焙硝配伍白炭火煅、研末,服(急惊风痰发热者,薄荷自然汁与蜜调服;慢惊脾虚者,有以青州白丸子再碾,煎稀糊入熟蜜调服)(如《医方大成》引汤氏方"夺命散")。

2. 宿食癖积,癥瘕:食积成痰,胃实眩晕,与白术、木香、枳实等配伍(《方脉正宗》);诸积痞块,攻刺心腹,下利赤白,以及饮食过多,脏腑滑泄,久积久痢,与赤石脂配伍(如《杨氏家藏方》金宝神丹);妇人食癥,块久不消,攻刺心腹疼痛,与木香、巴豆等配伍(如《太平圣惠方》礞石丸)。一切积,不问虚实冷热酒食,远年日久,与滑石、青黛、轻粉研末、面汤调服(如《普济方》礞石散)。

3. 其他:百日咳,与白矾、芒硝研末服(《河南省秘验单方集锦》)。

【现代研究】本品主要含硅酸盐,镁、铝、铁及结晶水(青礞石);云母、石英及钾、铁、镁、锰、铝、硅酸和结晶水等。

本品呈八面体配位的阳离子层夹在两个相同四面体单层间所致电位差产生吸附作用而具有化痰利水等作用。

【用法用量】

1. 炮制:煅用。

2. 用法:内服:煎服,或入丸、散。

3. 用量:煎汤:10~15克;入丸、散:3~6克。

注意事项:体质虚弱及孕妇忌服。

第三节 止咳平喘药

止咳平喘药:药性有辛、苦、甘、寒、温之异,故功效也有宣肺、清肺、润肺、降肺、敛肺之别。有偏于止咳,有偏于平喘,有两者兼之者。

本类药在临床应用时,当根据病症表里、寒热、虚实性质之不同而酌与相应药物配伍,不能只是见咳止咳,见喘平喘。

表病或麻疹等病症初起见有咳嗽者,应疏表为主,佐以止咳药物,更不能过早应用收敛止咳类药。个别麻醉镇咳定喘类药,不仅恋邪,更易成瘾,用之宜慎。

杏 仁

【文献记载】

《神农本草经》:"味甘,温。""主咳逆上气雷鸣,喉痹,下气,产乳金疮,寒心奔豚。"

《名医别录》:"苦,冷利,有毒。""(主)惊痫,心下烦热,风气去来,时行头痛,解肌,消心下急,杀狗毒。"

《日用本草》:"性热。"

《滇南本草》:"味苦,微辛,性微寒。""止咳嗽,消痰润肺,润肠胃,消面皮粉积,下气。治疳虫。"

《本草正》:"味苦、辛、微甘。""佐半夏、生姜,散风邪咳嗽;佐麻黄,发汗,逐伤寒表邪;同门冬,乳酥煎膏,润肺,治咳嗽极妙;同轻粉,研匀油调,敷广疮肿毒最佳。"

《本草经集注》:"解锡、胡粉毒。"

崔禹锡《食经》:"理风噤及言吪不开。"

《药性论》:"治腹痹不通,发汗,主温病。治心下急满痛,除心腹烦闷,疗肺气咳嗽,上气喘促。入天门冬煎,润心肺。可和酥作汤,益润声气。宿即动冷气。"

《食疗本草》:"绵裹,内女人阴中治虫疽。"

《本草拾遗》:"杀虫。以利喉咽,去喉痹、痰唾、咳嗽、喉中热结生疮。"

《珍珠囊》:"除肺热,治上焦风燥,利胸膈气逆,润大肠气秘。"

《医学启源》:"《主治秘要》云:其用有三:润肺气一也;消宿食二也;升滞气三也。"

《医学入门》:"解肌发汗,散肺风寒咳嗽,头面风邪,眼瞤鼻塞,冷泪,中风半身不遂,失音卒哑,兼治脚气,五痔下血不止,扑损瘀血,卒不得小便。"

《本草纲目》:"杀虫,治诸疮疥,消肿,去头面诸风气、皶疱。"

《医林纂要》:"泻心火,除烦热,泻肺邪,泄气逆,攻坚,杀虫,辟毒。"

《药性切用》:"炒黑能解郁消积。"

《赤水玄珠》:"杏仁得五味,则止嗽。"

《药鉴》:"入麻黄,利胸中气逆而喘促;同乌梅,润大肠气闭而便难。"

《本草述》:"同天门冬以润心肺;同生姜、甘草以润大肠;其浸以童便而治肺喘;其同青黛、柿饼以治咯血。"

《慎柔五书》:"虚损大便燥者,用杏仁、枳壳、苏梗,则能去宿粪。"

《得配本草》:"得陈皮,治便闭;合紫菀,利小便。"

【药性】 苦,微温。有小毒。

【功能】 止咳平喘,润肠通便。

【临床应用】

1. 咳嗽气喘:外感风邪,鼻塞头痛,咳嗽多痰,与麻黄、甘草配伍(如《伤寒论》三拗汤);肺感风寒,痰阻气滞,咳嗽气急,咯痰不爽,与麻黄、苏子、陈皮、茯苓等配伍(如《太平惠民和剂局方》华盖散);外感凉燥,咳嗽痰稀,与紫苏、半夏、桔梗、前胡等配伍(如《温病条辨》杏苏散);风热咳嗽,与桑叶、菊花等配伍(如《温病条辨》桑菊饮);燥热咳嗽,干咳无痰,轻者,与桑叶、沙参、浙贝母等配伍(如《温病条辨》桑杏汤);重者,与桑叶、石膏、麦冬等配伍(如《医门法律》清燥救肺汤);肺热咳喘,气急鼻扇,与麻黄、石膏等配伍(如《伤寒论》麻黄杏仁甘草石膏)。肺寒卒咳嗽,与细辛研末、为丸噙(《太平圣惠方》);上气喘急,与桃仁研末为丸,生姜蜜汤送服(《圣济总录》);气喘促,浮肿,小便涩,单用本品研末,煮粥食(《食医心镜》);肺燥喘热,大肠秘,与甘草配伍,蜜熬膏服(《卫生易简方》);小儿久患咳嗽,与茯苓、紫菀茸、皂角研末蜜调、薄荷汤泡开服(如《仁斋直指小儿方》杏仁膏)。

2. 肠燥便秘:津枯肠燥,大便艰难,老人或产后血虚便秘,与柏子仁、郁李仁、桃仁等配伍(如《世医得效方》五仁丸);胃热肠燥,大便干结,与麻子仁、大黄、厚朴等配伍(如《伤寒论》麻子仁丸);风热内伏,血流瘀结,大便秘涩,与大黄、桃仁、归尾等配伍(如《脾胃论》润肠丸);久病大肠燥结不利,与桃仁、蒌仁、川贝母、陈胆星研末、神曲糊丸,淡姜汤送服(《方脉正宗》)。

3. 其他:咯血,与青黛捏作饼子、入柿子中煨、研末服(如《医学入门》圣饼子)。心气痛,闷乱,与吴茱萸研末、为丸,温酒送服(如《圣济总录》山杏煎)。虚劳赢瘦,烦热、口舌干燥、不欲饮食,与乌梅肉、甘草、麦冬研末、枣丸,含嚼之(《太平圣惠方》)。男妇远近风中,左瘫右痪,语言謇涩,风湿脚弱,手足拘挛、不能行立,与麻黄、地骨皮、木鳖子配伍久煎、酒调服(《卫生易简方》)。卒哑,与桂配伍捣丸,噙(《食疗本草》)。小肠气痛欲死,与茴香、葱白研末酒调、嚼胡桃肉咽下(《卫生易简方》)。瘰疬初起,已溃未溃并治,与蓖麻仁、松香捣膏敷贴(《疡医大全》)。鼻中生疮,本品捣乳敷之,亦烧核取油敷之(《备急千金要方》)。面𪘓,本品捣和鸡蛋清,夜卧涂面,次晨以暖清酒洗之(《食疗本草》)。

【现代研究】本品主要含苦杏仁苷及脂肪油、蛋白质及多种游离氨基酸。并含绿原酸、肌醇、雌酮、苯甲醛、芳樟醇、β-谷甾醇等。

提取物能抑制咳嗽中枢而起镇咳平喘作用;有明显的抗炎、镇痛作用;并有润滑性通便及一定的抑菌、抗肿瘤、抗突变等作用。

【用法用量】

1. 炮制:生用。

2. 用法:内服:煎服,或入丸、散。外用:捣敷。

3. 用量:内服:煎汤,3～10克。外用:适量。

注意事项:本品有小毒,婴儿慎服。

紫苏子

【文献记载】

《名医别录》:"味辛,温。""主下气,除寒中。"

《药性论》:"无毒。""主上气咳逆,治冷气及腰脚中湿风结气。"

《宝庆本草折衷》:"味辛、甘,平,无毒。"

《日华子本草》:"主调中,益五脏,下气,止霍乱、呕吐、反胃,补虚劳,肥健人,利大小便,破癥结,消五膈,止嗽,润心肺,消痰气。"

《本草衍义》:"治肺气喘急。"

《本草纲目》:"治风顺气,利膈宽肠,解鱼蟹毒。"

《本草经疏》:"定喘,消痰,降气。"

《本草通玄》:"治蛇犬伤。"

《本经逢原》:"性能下气,故胸膈不利者宜之……为除喘定嗽,消痰顺气之良剂。但性主疏泄,气虚久嗽,阴虚喘逆,脾虚便溏者皆不可用。"

《药品化义》:"味微辛,性温。能降。性气与味俱略厚。""苏子主降,味辛气香主散,降而且散,故专利郁痰。咳逆则气升,喘急则肺胀,以此下气定喘。膈热则痰壅,痰结则闷痛,以此豁痰散结。如气郁不舒,乃风寒客犯肺经,久遏不散,则邪气与真气相持,致饮食不进,痰嗽发热,似弱非弱,以此清气开郁,大为有效。"

《本草经解》:"同良姜、广皮丸,治风湿脚气;同粳米,治上气咳逆。"

《得配本草》:"得川贝,降气止嗽;配萝卜子、桑白皮,治消渴变水。"

《医学衷中参西录》:"苏子与人参同用,又能降逆气之固虚而逆。"

【药性】辛,温。

【功能】降气化痰,止咳平喘,润肠通便。

【临床应用】

1. 咳喘痰多:上盛下虚所致久咳痰喘、痰多胸痞,甚则不能平卧,与前胡、半夏、陈皮、厚朴、肉桂等配伍(如《太平惠民和剂局方》苏子降气汤);老人脾虚不运,食滞夹痰,咳喘痰多、胸脘痞满、饮食不消,与白芥子、莱菔子配伍(如《韩氏医通》三子养亲汤);积痰宿滞,与白芥子、韭菜子研末煎服(如《医学正印》三子散)。

2. 肠燥便秘:肠燥便秘,与杏仁、火麻仁、瓜蒌仁等配伍(如《济生方》紫苏麻仁粥);大便不通,与橘皮、知母研末、生姜汁调成稀膏为丸,蜜汤送服(《全生指迷方》)。

3. 其他:治消渴变水(肿),服此令水从小便出,与莱菔子研末、桑白皮汤送服(《圣济总录》)。脚气及风寒湿痹,四肢挛急、脚肿不可践地,单用本品杵碎、水浸取汁、煮粥和葱、豉、椒、姜食(《太平圣惠方》)。梦遗,单用本品炒、研末、酒调服(《外台秘要》)。食蟹中毒,本品捣汁饮(《金匮要略》)。

【现代研究】本品主要含脂肪油及蛋白质,以及 β-谷甾醇、豆甾醇、维生素 B$_1$ 和氨基酸等。

提取物有明显的降血脂作用,并有抗癌等作用。

【用法用量】

1. 炮制:生用,炒用。

2. 用法:内服:煎服,煮粥食,或入丸、散。

3. 用量:煎服:5~10 克。

百 部

【文献记载】

《名医别录》:"微温。""主咳嗽上气。"

《药性论》:"味苦,无毒。""治肺家热,上气咳逆,主润益肺。"

《新修本草》:"微寒,有小毒。"

《抱朴子》:"治咳及杀虫。"

《本草经集注》:"火炙,酒渍饮之,疗咳嗽,亦主去虱。"

《本草拾遗》:"去虫蚕咬兼疗疥癣疮。"

《日华子本草》:"治疳、蛔及传尸骨蒸劳,杀蛔虫、寸白、蛲虫。"

《本草纲目》:"气温而不寒,寒嗽宜之。"

《本草汇言》:"清痰利气,治骨蒸劳嗽之圣药也。"

《药性纂要》:"虚热咳嗽吐血宜之。"

《本草述》:"以此治暴嗽者,宜于肺气素虚之人,而随分寒热,有以佐之,如寒则生姜,热则和蜜。"

《本草新编》:"倘痨病有传尸之虫,须用地骨皮、沙参、丹皮、熟地、山萸共用为妙。"

《得宜本草》:"得生姜,治经年寒嗽。"

《得配本草》："配秦艽熏衣，去虱；捣取汁，和蜜煎如饴，治三十年嗽。"

《本草求原》："风寒稍佐麻黄、杏仁。"

【药性】苦、微甘，微温。

【功能】润肺止咳，杀虫灭虱。

【临床应用】

1. 咳嗽：卒得咳嗽，本品汁与生姜汁同煎服（《肘后备急方》）；三十年嗽，单用本品捣汁浓煎服（《备急千金要方》）；风寒咳嗽，与荆芥、桔梗、紫菀等配伍（如《医学心悟》止嗽散）；肺寒咳嗽有痰，与麻黄、杏仁配伍蜜丸服（如《小儿药证直诀》百部丸）；咳嗽偏热、口干咽痛，与款冬花、杏仁、甘草配伍（如《圣济总录》百部汤）；久咳而肺虚阴伤，与生地黄配伍（如《鸡峰普济方》百部丸），或与黄芪、沙参、麦冬等配伍（如《本草汇言》百部汤）；肺结核空洞，与白及、黄芩、黄精配伍（《安徽中草药》）；小儿百日咳，与夏枯草配伍（《青岛中草药手册》），或与沙参、川贝母、白前等配伍。

2. 虫病：治蛲虫，可单用本品，或与苦楝根皮、乌梅等配伍浓煎后保留灌肠；阴道滴虫，可单用本品，或与蛇床子、苦参等配伍煎汤坐浴；治头虱、阴虱，本品捣烂，按 1：5 比例浸于 75% 的乙酸或米醋中 12 小时，取浸液涂患处（《福建药物志》）；绣球风（阴囊湿疹），与赤螺、露蜂房等分研末、醋并酱和调涂之（《新本草纲目》）。

3. 其他：肺实鼻塞，不闻香臭，与款冬花、贝母、白薇研末、米饮调服（如《圣济总录》百部散）。蚰蜒入耳，单用本品研末、生油调置耳门处，其虫自出（如《圣济总录》涂耳百部方）。喉癣，与款冬花、麦冬、桔梗研末、蜜丸，噙（《洞天奥旨》）。头癣，鲜品与鲜松针煎汤洗涤患处（《福建药物志》）。

【现代研究】本品主要含百部碱、百部定碱、原百部碱、次百部碱、直立百部碱、蔓生百部碱等，并含糖、脂类、蛋白质和琥珀酸等。

提取物能松弛支气管痉挛、降低呼吸中枢兴奋性、抑制咳嗽反射而起止咳作用，有抑菌、抑病毒、抑真菌作用，对体虱、阴虱有杀灭作用，并有一定的镇静、镇痛等作用。

【用法用量】

1. 炮制：生用，蜜炙用。

2. 用法：内服：煎服，或捣汁煎服。外用：煎汤洗涤，或浸乙醇，或醋搽。久咳，蜜炙用。

3. 用量：内服：5～15 克。外用：适量。

紫　菀

【文献记载】

《神农本草经》："味苦，温。""主咳逆上气，胸中寒热结气，去蛊毒、痿蹶，安五脏。"

《名医别录》："辛，无毒。""疗咳唾脓血，止喘悸，五劳体虚，补不足，小儿惊痫。"

《药性论》："味苦，平。""能治尸疰，补虚下气，有胸胁逆气，治百邪鬼魅，劳气虚热。"

《本草品汇精要》："味苦、辛，性温散。"

《新修本草》："治气喘，阴痿。"

《日华子本草》："调中及肺痿吐血，消痰，止渴，润肌肤，添骨髓。"

《本草衍义》："益肺气。"

王好古："主息贲。"（引自《本草纲目》）

宁原《食鉴本草》："主肺经虚热，开喉痹，取恶涎。"

《本草汇言》："治老人血枯气燥，大便不通。"

《本草从新》："专治血痰，为血劳圣药。又能通利小肠。"

《本草再新》:"润肺下气,寒痰及虚喘者宜之。"

《本草正义》:"紫菀柔润有余,虽曰苦辛而温,非燥烈可比。专能开泄肺郁,定咳降逆,宣通窒滞,兼疏肺家气血。凡风寒外束,肺气壅塞,咳呛不爽,喘促哮吼,及气火燔灼,郁为肺痈,咳吐脓血,痰臭腥秽诸证,无不治之;而寒饮蟠踞,浊涎胶固,喉中如水鸡声者,尤为相宜。"

《本草求原》:"利小便淋浊。"

《药品化义》:"同生地、麦冬入心,宁神养血;同丹皮、赤芍入胃,清热凉血。"

《本草述》:"(紫菀)与麦冬,皆虚劳吐血咳嗽要药,然二味实宜相佐为功。"

《得宜本草》:"得款冬、百部、乌梅,治久嗽;得白前、半夏、大戟,治水气喘逆。"

【药性】苦、辛,温。

【功能】润肺下气,化痰止咳。

【临床应用】

1. 咳嗽:风寒犯肺,咳嗽咽痒,咯痰不爽,与荆芥、桔梗、百部等配伍(如《医学心悟》止嗽散);阴虚劳嗽,痰中带血,与阿胶、贝母等配伍(王海藏紫菀汤);久嗽不瘥,与款冬花、百部研末,生姜、乌梅汤调服(《本草图经》);伤寒后肺痿劳嗽,唾脓血腥臭、连连不止、渐将羸瘦,与桔梗、天冬、贝母、百合、知母、生地黄配伍(如《太平圣惠方》紫菀散);小儿咳嗽气急,与贝母、款冬花研末煎服(如《圣济总录》紫菀汤);小儿咳嗽,声不出者,与杏仁等分研末,蜜丸,五味子汤送服(《全幼心鉴》);妊娠咳嗽不止,胎动不安,与桔梗、甘草、杏仁、桑白皮、天冬研末,竹茹水蜜煎汤送服(如《伤寒保命集》紫菀汤)。

2. 其他:缠喉风,喉闭,饮食不通欲死,单用本品洗净纳喉中取涎(《斗门方》)。吐血、咯血、嗽血,与茜根等分研末、蜜丸,噙(如《鸡峰普济方》紫菀丸)。妇人卒然不得小便,单用本品研末、井花水送服(《备急千金要方》),小便不利,与车前子配伍(《安徽中草药》)。

【现代研究】本品主要含紫菀皂苷 A-G,紫菀苷、紫菀酮、紫菀五肽、紫菀氯环五肽、丁基-D、核酮糖苷、槲皮素、无羁萜、表无羁萜醇、挥发油等。

提取物有显著的祛痰作用,并有止咳、抑菌、抗病毒作用,还有抗癌及利尿等作用。

【用法用量】

1. 炮制:生用,蜜炙用。

2. 用法:内服:煎服,或入丸、散。久咳,蜜炙用。

3. 用量:煎汤,5~10 克。

款冬花

【文献记载】

《神农本草经》:"辛,温。""主咳逆上气,善喘,喉痹,诸惊痫,寒热邪气。"

《名医别录》:"甘,无毒。""(主)消渴,喘息呼吸。"

《珍珠囊》:"辛、甘。"

《医学启源》:"辛、苦。""温肺止嗽。"

《本草通玄》:"辛而微温。"

《药性论》:"主疗肺气心促急,热乏劳咳,连连不绝,涕唾稠粘。治肺痿,肺痈,吐脓。"

《日华子本草》:"润心肺,益五藏,除烦,补劳劣,消痰止嗽,肺痿吐血,心虚惊悸,洗肝明目及中风等疾。"

《本草蒙筌》:"润肺泻火邪,下气定喘促。"

《本经逢原》:"润肺消痰,止嗽定喘。"

《本草述》："治痰饮，喑证亦用之。"

《长沙药解》："降逆破壅，宁嗽止喘，疏利咽喉，洗涤心肺，而兼长润燥。"

《本经疏证》："《千金》《外台》凡治咳逆久嗽，并用紫菀、款冬者，十方而九。而其异在《千金》《外台》亦约略可见，盖凡唾脓血失音者，及风寒水气盛者，多不甚用款冬，但用紫菀；款冬则每同温剂、补用者为多。"

《本草汇言》："得生姜、前胡、白豆仁，可温肺寒；得天麦门冬、知母、玄参，可润肺燥；得黄芩、桑白皮、薄荷叶，可清肺热；得人参、麦门冬、北五味子，可敛肺脱；得苏叶、桔梗、陈皮、杏仁，可调肺逆；得黄耆、人参、甘草，可补肺虚；得葶苈、麻黄、桑白皮，可泄肺实；得百合、茯苓、甘草、枇杷叶，可保肺急；得前胡、防风、杏仁、葱白，可退肺中寒热邪气；得生熟地黄、天麦门冬、知母、贝母，可疗肺中痰血咳嗽。"

《得宜本草》："得白薇、贝母、百部，治肺实鼻塞。得黄连，敷口中疳疮。"

《本草从新》："虽畏贝母，得之反良。"

【药性】辛、微苦，温。

【功能】润肺下气，止咳化痰。

【临床应用】

1. 咳嗽：咳嗽因寒，与干姜、紫菀、五味子等配伍（如《备急千金要方》款冬煎）；咳嗽偏热，与知母、桑叶、川贝母等配伍（如《圣济总录》款冬花汤）；肺气虚弱，咳嗽不已，与人参、白术、甘草等配伍（如《传信适用方》款冬花膏）；久咳嗽，与阿胶、天南星、恶实、甘草研末卧前服（如《圣济总录》款冬花散）；久咳不瘥，单用本品蜜拌后明火熏烟吸（《外台秘要》引《崔氏方》）；阴虚燥咳，与沙参、麦冬、川贝母等配伍；喘咳日久，痰中带血，与百合配伍（如《济生方》百花膏）；小儿咳嗽，昼瘥夜甚，初不得息、不能复啼，与紫菀、伏龙肝、桂心研末蜜调如泥、涂其母乳头，令患儿吮吸之（如《外台秘要》引《小品方》四物款冬丸）；肺痈咳吐脓痰，与桔梗、薏苡仁等配伍（如《疮疡经验全书》款花汤）。

2. 喘症：风寒外束，痰热内蕴致喘，与麻黄、白果、桑白皮等配伍（如《扶寿精方》定喘汤）；寒饮内郁，喘咳而喉中有水鸡声音，与紫菀、射干、麻黄等配伍（如《金匮要略》射干麻黄汤）。

3. 其他：口中疳疮，与黄连等分研末，以唾津和调、蛇床子汤漱口后敷患处（《本草纲目》引《杨诚经验方》）。痔漏，单用本品研末水调敷（《湖南药物志》）。

【现代研究】本品主要含款冬花碱、克氏千里光碱、款冬花素、甲基丁酸款冬花酯、去乙酰基款冬花素，以及款冬花二醇、芸香苷、金丝桃苷、精油、氨基酸、鞣质等。

提取物有镇咳、祛痰作用，并有扩张支气管及呼吸兴奋作用。此外，并有抑制胃肠平滑肌、解痉、升高血压及抗血小板激活因子等作用。

【用法用量】

1. 炮制：生用，蜜炙用。

2. 用法：内服：煎服，或入丸、散，或熬膏服。外用：研末调敷。久咳，蜜炙用。

3. 用量：内服：5～10克。外用：适量。

马兜铃

【文献记载】

《药性论》："平。""主肺气上急，坐息不得，咳逆连连不可。"

《开宝本草》："味苦，寒，无毒。""主肺热咳嗽，痰结喘促，血痔瘘疮。"

《日华子本草》："治痔瘘疮。"

《珍珠囊》："利小便。主肺热，安（一作清）肺气，补肺。"

《本草求原》:"治肺中湿热,声音不清,痰喘咳嗽,水肿,吐蛇蛊毒;小儿麻疹内陷,喘满声喑,宜加用之。"

《现代实用中药》:"治略血。"

《广西中药志》:"外用治痔出血及肛门周围肿胀,并为毒虫、毒蛇咬伤的解毒药。"

《陕西中草药》:"治大便秘结。"

《得配本草》:"得甘草,治肺气喘急。"

《药性集要》:"治热喘音不清,同大力子利肺窍清热。"

【药性】苦、微辛,寒。

【功能】清肺降气,止咳平喘,清泄大肠。

【临床应用】

1. 肺热咳喘:热郁于肺,肺失清肃,咳嗽、气急喘促,与桑白皮、甘草、升麻、灯心配伍(《圣济总录》);肺脏虚实不调,痰滞咳嗽、面目浮肿、颊赤虚烦,与麻黄、五味子、甘草配伍(如《普济方》马兜铃汤);肺气不肃,咳喘肿满、小便不利,与葶苈子,或防己配伍(如《太平圣惠方》马兜铃散,或《普济方》防己丸);久咳不愈,与瓜蒌仁、五味子研末、白汤送服(《本草汇言》);肺虚火盛,咳喘咽干,或痰中带血,与阿胶、杏仁、牛蒡子等配伍(如《小儿药证直诀》补肺阿胶散);伤寒后肺气喘促,与木通、陈皮、紫苏研末、灯心枣汤送服(如《圣济总录》马兜铃汤)。

2. 痔疮肿痛或出血:血痔诸瘘疮,与甘草、生地黄、白术配伍(《本草汇言》);并可与地榆、虎杖、五倍子等配伍煎汤熏洗。

3. 其他:久水,腹肚大如鼓者,单用本品煎服(《备急千金要方》)。肺气热闭,下为癃闭,或为淋涩,与生地黄、生甘草、茯苓、木通、灯心配伍(《本草汇言》)。心痛,本品烧存性研末、温酒调服(《摘玄方》)。瘰疬久不消,与当归、生地黄、牡丹皮配伍(《本草汇言》)。鼻渊,与麻黄、五味子、甘草配伍,煎加黑砂糖少许服(如《外科大成》马兜铃散)。

【现代研究】本品主要含马兜铃酸 A、C、D,β-谷甾醇,木兰花碱及季铵生物碱等。

提取物有明显镇咳、祛痰作用,能舒张支气管、缓解支气管痉挛,并有抑菌等作用。

【用法用量】

1. 炮制:生用,炒用,蜜炙用。

2. 用法:内服:煎服。外用:煎汤熏洗。止咳,蜜炙用。

3. 用量:内服:3～10 克。外用:适量。

注意事项:用量不宜过大。

用量过大可引起中毒反应,对神经节有阻断、箭毒样作用。临床表现为:恶心、呕吐、头晕、气短等症状,严重者可出现出血性下痢、知觉麻痹、嗜睡、瞳孔散大、呼吸困难,以及因肾炎而引起的蛋白尿及血尿等。可予以洗胃、服浓茶或鞣酸等处理,严重者应及时救治。

枇杷叶

【文献记载】

《名医别录》:"味苦,平。无毒。""主卒啘不止,下气。"

《药性论》:"味甘。""主胃气冷,呕哕不止。"

《滇南本草》:"性微寒,味苦、辛。""止咳嗽,消痰定喘,能断痰丝,化顽痰,散吼喘,止气促。"

《本草汇言》:"味苦、微辛,气温。""安胃气,润心肺,养肝肾之药也。"

《新修本草》:"主咳逆,不下食。"

《食疗本草》:"煮汁饮之,止渴。治肺气热嗽及肺风疮,胸、面上疮。"

《日华子本草》:"疗妇人产后口干。"

《本草图经》:"治肺气,主渴疾。"

《日用本草》:"治噎气。"

《医学入门》:"清肺止渴,治肺咳嗽气逆,消渴及久嗽身热肌瘦,将成痨者。"

《本草纲目》:"和胃降气,清热解暑毒,疗脚气。""治胃病以姜汁涂炙,治肺病以蜜水涂炙。"

《药性切用》:"平肝清肺,降气化痰,为咳逆、吐逆、喘逆药。煎汁收膏,润燥止咳。"

《药性考》:"清肺下气,治热咳、呕,宽胸疗痹,凉膈理痰,扫除面䵟。"

《本草再新》:"清肺气,降肺火,止咳化痰,止吐血、呛血,治痈痿热毒。"

《甘肃中草药手册》:"治声音嘶哑。"

《本草经疏》:"治妇人发热咳嗽,经事先期,佐补阴清热之药服之,可使经期正而受孕。"

《得宜本草》:"得香茅根治瘟病发呕;得山栀子治赤鼻面疮;得丁香、人参治反胃呕哕。"

《药论》:"反胃与芦根同用,痰火与麦冬并施。"

【药性】苦,微寒。

【功能】清肺止咳,和胃降逆。

【临床应用】

1. 肺热咳嗽,气逆喘息:咳嗽,喉中有痰声,与川贝母、杏仁、陈皮研末、开水送服(《滇南本草》);风热咳嗽,与杏仁、桑白皮、菊花、牛蒡子等分配伍(《安徽中草药》);肺气抑逆,痰滞成咳、咳声连发、努气不转、痰逆不出(俗名顿呛),与前胡、防风、薄荷、杏仁、桑(白)皮、瓜蒌仁、桔梗、甘草、升麻配伍(《方脉正宗》);肺热咳嗽,可单用本品熬膏服,或与黄芩、桑白皮、山栀等配伍(如《医宗金鉴》枇杷清肺饮);肺风咳逆,与芫荽菜、前胡、艾叶配伍(《天目山药用植物志》);肺燥咳嗽,与干桑叶、茅根配伍(《广西民间常用中草药手册》);燥热咳喘,咯痰不爽、口干舌红,与桑叶、麦冬、阿胶等配伍(如《医门法律》清燥救肺汤);久咳痰血,与白及、藕节、生地黄、蛤粉炒阿胶配伍(如《证治准绳》白及枇杷丸);妇人患肺热久嗽,身如火炙、肌瘦,将成肺痿,与木通、款冬花、紫菀、杏仁、桑白皮、大黄研末、蜜丸噙(《本草衍义》);慢性支气管炎,与冬桑叶、车前草、天浆壳、天花粉配伍(《上海常用中草药》)。

2. 胃热呕吐,呃逆:呕吐,与柿蒂、菖蒲、桂竹青(桂皮刮下的第二层皮)配伍(《江西草药手册》),或与鲜竹茹、灶心土配伍(《恩施中草药手册》);老幼暴吐,服药不止者,与半夏、生姜配伍(如《活幼心书》至圣散);妊娠呕吐,与生姜配伍;小儿吐乳不止,与母丁香研末、涂其母乳上令呷(如《太平圣惠方》枇杷叶散)。

3. 其他:温病有热,饮水暴冷哕,与茅根等分配伍(如《古今录验方》枇杷叶饮子);热病烦渴,饮水过多、时有呕逆,与葛根、茅根配伍(《太平圣惠方》)。五噎,与陈皮、生姜配伍(如《太平圣惠方》治五噎立效方)。霍乱吐利不止,与(肉)桂、厚朴、陈皮、生姜配伍(如《圣济总录》正胃汤);霍乱心烦懊恼不得安卧,与芦根、人参、薤白配伍(如《圣济总录》枇杷叶饮)。衄血不止,单用本品焙干、研末服(《普济本事方》)。回乳,与牛膝根配伍(《浙江民间常用草药》)。面上生疮,单用本品炙干研末、茶汤调服(《急救良方》);鼻赤,与山栀、苦参、苍术等分研末、酒调白开水服(《证治准绳》);肺风,粉刺,鼻齇,初起红色,久则肉匏发肿,与黄芩、甘草、天花粉研末、新安酒为丸服(如《外科正宗》枇杷叶丸)。翻花痔,与乌梅研末敷(《古今医统》)。

【现代研究】本品主要含橙花叔醇、金合欢醇、酒石酸、熊果酸、齐墩果酸、苦杏仁苷、鞣质,以及维生素 B、维生素 C 和山梨醇等。

提取物有镇咳、平喘作用,并有抗炎和抑菌等作用。

【用法用量】

1. 炮制：生用，蜜炙用。

2. 用法：内服：煎服，或入丸、散，或熬膏服。外用：研末调敷。止咳，炙用；止呕，生用。

3. 用量：内服：煎汤，5～10克。外用：适量。

注意事项：包煎。

桑白皮

【文献记载】

《神农本草经》："味甘，寒。""主伤中，五劳六极羸瘦，崩中，脉绝，补虚益气。"

《名医别录》："无毒。""去肺中水气，唾血，热渴，水肿，胀满腹胀，利水道，去寸白，可以缝金疮。"

《药性论》："平。""治肺气喘满，水气浮肿，主伤绝，利水道，消水气，虚劳客热，头痛，内补不足。"

《日华子本草》："温。""调中下气，益五藏，消痰止渴，利大小肠，开胃下食，杀腹藏虫，止霍乱吐泻。"

《食疗本草》："利五藏。下一切风气、水气。"

《滇南本草》："止肺热咳嗽。"

《本草纲目》："泻肺，利大小肠，降气，散血。"

《本草求原》："治脚气痹挛，目昏，黄疸，通二便，治尿数。"

《贵州民间方药集》："治风湿麻木。"

《赤水玄珠》："得苏子则止喘。"

《药鉴》："与阿胶同用，又能治血嗽。"

《药品化义》："合甘菊、扁豆通鼻塞热壅；合沙参、黄芪止肠红下血、皆效。"

《得配本草》："得糯米，治嗽久；配茯苓，利小便。"

【药性】甘，寒。

【功能】泻肺平喘，利水消肿。

【临床应用】

1. 肺热咳喘：肺热喘嗽，痰稠而黄，与贝母、黄芩等配伍；肺热壅盛，阴虚有热，咳喘而兼身热心烦、手足心热者，与地骨皮、甘草研末、入粳米同煎服（如《小儿药证直诀》泻白散）；肺气喘急，坐卧不安，与葶苈子等分配伍（如《圣济总录》泻肺汤）；肺肾两虚，痰多喘逆、日晡发热、气短自汗，与人参、熟地黄、五味子等配伍（如《云岐子保命集》补肺汤）；咳嗽甚者，或有吐血殷鲜，单用本品与糯米研末、米饮调服（《经验方》）。水饮停肺，胀满喘急，与麻黄、桂枝、杏仁、细辛、干姜配伍（《本草汇言》）。

2. 水肿：水湿逗留，身面浮肿、胀满气促、小便不利者，与茯苓皮、大腹皮、陈皮、生姜皮配伍（如《华佗中藏经》五皮散）；水肿，通身皆肿，与吴茱萸、甘草配伍、加姜枣饴糖煎服（如《圣济总录》桑白皮汤）。

3. 其他：腰脚疼痛、筋脉挛急、不得屈伸、坐卧皆难，与酸枣仁、薏苡仁配伍（如《太平圣惠方》桑根白皮散）。患淋积年，与通草、百合、白茅根配伍（《外台秘要》）。大便忽见虫，可单用本品煎服（如《圣济总录》桑根白皮汤）。血脉虚极，发鬓不得润泽，与侧柏叶配伍煎汤沐头（《太平圣惠方》）。石痈坚如石、不作脓，本品研末、烊胶，和酒调敷（《备急千金要方》）；蜈蚣、蜘蛛毒，鲜品捣汁涂立效（《卫生易简方》）；坠马拗损，单用本品研末、熬膏外敷（《经验后方》）。

【现代研究】本品主要含桑素，桑色烯，环桑素，环桑色烯，桑根皮素，环桑根皮素，桑黄酮 A-I、K、L、Y、E，桑白皮素，桑根酮 A-P 及伞形花内酯、东莨菪素等。

提取物有轻度的止咳作用，并能利尿、降低血压，有镇静、安定、抗惊厥、镇痛、降温等作用，对肠及子宫平滑肌有兴奋作用，并有抑菌、抗病毒和抗肿瘤等作用。

【用法用量】

1. 炮制：生用，蜜炙用。
2. 用法：内服：煎服，或入散剂。外用：煎汤沐，或研末、熬膏调敷。久咳，蜜炙用。
3. 用量：内服：9～15克。外用：适量。

葶苈子

【文献记载】

《神农本草经》："味辛，寒。""主癥瘕积聚结气，饮食寒热，破坚逐邪，通利水道。"

《名医别录》："苦，大寒。无毒。""下膀胱水，伏留热气，皮间邪水上出，面目浮肿，身暴中风热痱痒，利小腹。"

《药性论》："酸。有小毒。""能利小便，抽肺气上喘息急，止嗽。"

《本草正》："有毒。"

《本草经疏》："味辛、苦，大寒。无毒。"

《开宝本草》："疗肺痈上气咳嗽，定喘促，除胸中痰饮。"

《伤寒类要》："除肾瘅，唇干。"

《心印绀珠经》："除遍身之浮肿，逐膀胱之留热，定肺气之喘促，疗积饮之痰厥。"

《本草纲目》："通月经。"

《得宜本草》："得汉防己治阳水暴肿，得大枣治肺壅喘急。"

《慎斋遗书》："葶苈得大戟，则逐水之功愈大。"

【药性】苦、辛，寒。

【功能】泻肺平喘，利水消肿。

【临床应用】

1. 咳喘：用于痰涎壅塞，肺失肃降而上气喘息、不得平卧、咳嗽痰多，或面目浮肿，或肺痈，咳唾脓血，与大枣配伍（如《金匮要略》葶苈大枣泻肺汤），或与桑白皮配伍（《广济方》）；咳嗽痰涎喘急，与半夏、巴豆配伍同炒，去巴豆研末，生姜汁、蜜调服（如《杨氏家藏方》葶苈散）；治嗽，与知母、贝母研末、枣肉为丸噙（如《本草图经》引《箧中方》含膏丸）；肺痿咳嗽上气，不得卧，多黏唾，与大枣、桑根白皮配伍（如《医心方》引《玄感传尸方》泻肺汤）；肺痈痰热壅肺，初起轻者，可单用本品，热盛咳吐脓血，与金银花、连翘、桃仁、芦根等配伍。现代常与人参、桑白皮、麻黄、杏仁等配伍用于慢性肺源性心脏病、心力衰竭。

2. 水肿，悬饮，胸腹积水，小便不利：水气，单用本品蒸、捣丸服（《外台秘要》引《崔氏方》）；水肿及暴肿，与汉防己研末、捣丸服（《证类本草》引《经验方》）；肿满腹大，四肢枯瘦，小便涩浊，与莙荙菜根等分研末、蜜丸，陈皮汤嚼服（如《三因极一病证方论》葶苈大丸）；十水，石水，与桃仁、杏仁等配伍（《圣济总录》）；《范汪方》治水肿有寒，与吴茱萸等配伍；水肿甚者，与甘遂配伍；结胸，胸水，腹水肿满，与杏仁、大黄、芒硝配伍（如《伤寒论》大陷胸丸），或与防己、椒目、大黄配伍（如《金匮要略》己椒苈黄丸）；气虚水肿，与人参等配伍（如《卫生宝鉴》人参葶苈丸）。

3. 其他：癥瘕积聚，腹中包块，不能饮食，与大黄、泽泻配伍（《肘后备急方》）。黄疸，大便难，与大黄研末、蜜丸，服（《太平圣惠方》）。瘰疬痰核，与豆豉配伍捣制成饼，置患处灸（如《太平圣惠方》葶苈饼子法）；痈疽恶疮，与木通、大黄、莽草研末、调敷患处（《圣济总录》）；小儿白秃，单用本品研末涂（《小儿卫生总微论方》）；小儿疳蚀口疮，齿龂宣露，臭秽不可近，与胡桐律等分研末、猪脂调膏外用（《颅囟经》）；眼胎赤，兼生翳膜，单用本品与醋、粟米饭捣丸服（如《太平圣惠方》独圣还睛丸）。

【现代研究】本品主要含黑芥子苷、芥子酸、毒毛花苷元、黄白糖芥苷、卫矛单糖苷、卫矛双糖苷、葡萄糖芥苷、芥子油苷、芥子碱，以及脂肪油等。

提取物有强心作用，并有利尿、抗菌、抗癌等作用。

【用法用量】

1. 炮制：生用，炒用。

2. 用法：内服：煎服，或研末服，或入丸、散。外用：研末调敷，或煎汤洗涤。

3. 用量：内服：煎服：5～10克；研末服：3～6克。外用：适量。

白　果

【文献记载】

《绍兴本草》："味苦、甘，平。无毒。""生食戟人。"

《滇南本草》："味甘，平，性寒。"

《本草品汇精要》："味甘、苦，性缓，泄。""煨熟食之，止小便频数。"

《本草纲目》："气味甘、苦，平、涩。无毒。熟食小苦、微甘，性温，有小毒。""熟食温肺益气，定喘嗽，缩小便，止白浊。生食降痰，消毒杀虫；嚼浆涂鼻面手足，去皶疱黯黵皱及疥癣疳䘌阴虱。"

《本草汇言》："味甘、微苦、涩，气寒、平，有毒。"

《医林纂要》："炒食补肺，泄逆气，固肾，除邪湿。"

《本草再新》："补气养心，益肾滋阴，止咳除烦，生肌长肉，排脓拔毒，消疮疥疽瘤。"

《得配本草》："得麻黄、甘草，治哮喘。"

【药性】甘、苦、涩、平。有毒。

【功能】敛肺定喘，止带缩尿。

【临床应用】

1. 哮喘痰嗽：寒喘，与麻黄配伍（如《摄生众妙方》鸭掌散）；外感风寒，内蕴痰热而喘，与麻黄、苏子、款冬花、黄芩、桑白皮等配伍（如《摄生众妙方》定喘汤）。

2. 带下，白浊，尿频，遗尿：湿热带下，色黄腥臭，与黄柏、车前子等配伍（如《傅青主女科》易黄汤）；赤白带下，下元虚惫，与莲肉、江米、胡椒研末、炖乌骨鸡食《濒湖集简方》；慢性淋浊，妇女带下及晕眩，与山药等分研末，米汤或温开水调服《现代实用中药》。小便白浊，单用本品擂水饮《濒湖集简方》；小便频数，遗尿，与蜗牛研末冲服《陕甘宁青中草药选》；噎食反胃，白浊，冷淋，本品与糯米蒸、并核桃捣烂蜜丸服《滇南本草》。

3. 其他：肺结核，与白毛夏枯草配伍《安徽中草药》。止头风，眼疼，本品捣烂敷太阳穴《滇南本草》，眩晕跌倒，老年人更妙，鲜果二粒研烂、开水冲服《惠直堂经验方》。耳出脓血不止，本品鲜者捣烂、绵裹缴入耳《穷乡便方》；鹅掌风、雁来风，本品打烂揉擦患处，次以冰片、麝香桐油调涂、艾火熏之《解围元薮》；头面癣疮，本品切断，频擦患处《本草纲目》引《邵氏经验方》。

【现代研究】本品主要含银杏毒素、6-(8-十五碳烯基)-2,4二羟基苯甲酸、6-十三烷基-2,4二羟基苯甲酸、腰果酸、白果酸、氢化白果酸、氢化白果亚酸、银杏二酚、白果醇、黄酮类化合物及蛋白质、脂肪、碳水化合物、钾、磷、镁、钙、锌、铜等。

提取物能抑制结核分枝杆菌生长，对多种细菌和真菌亦有抑制作用。有一定的祛痰作用，并有降压、抗氧化、抗过敏、抗衰老与免疫调节等作用。

【用法用量】

1. 炮制：生用，炒用。

2. 用法：内服：煎服，或捣、冲服。外用：捣敷，或切片涂擦。

3. 用量：内服：3～9克。外用：适量。

注意事项：煎服，捣碎；过食可发生中毒。

一般中毒症状为：恶心呕吐，腹痛腹泻，发热，烦躁不安，惊厥，精神委顿，呼吸困难，发绀，昏迷、瞳孔对光反射迟钝或消失；严重者可因呼吸中枢麻痹而死亡。轻者处理方法：服后2～3小时内，应洗胃、导泻、利尿，服用鸡蛋清或活性炭，以减轻毒素的吸收。严重者应及时救治。

矮地茶

【文献记载】

《植物名实图考长编》："温，无毒。""治男妇吐血，牙痛，通筋骨，和血。研汁服，解蛇毒。"

《分类草药性》："性温平，无毒。""治吐血、咳嗽、气痛。"

《现代实用中药》："苦，平。"

《安徽中草药》："味苦、辛、微酸，性平。"

《李氏草秘》："捣汁冲酒服，治偏坠疝气。"（引自《本草纲目拾遗》）

《植物名实图考》："治肿毒、血痢，解蛇毒，救中暑。""又治跌打损伤，风痛。"

《草木便方》："治风湿顽痹，肺痿久嗽，涂寒毒肿痛。"

《天宝本草》："消风散寒。治诸般咳嗽，安魂定魄利心肺。"

《草药新纂》："为强壮药，治虚劳盗汗咯血。"

《四川中药志》："治寒湿腰痛，冷气腹痛。"

《上海常用中草药》："活血止痛，利尿，健胃，止血。治湿热黄疸，肝炎，急性肾炎，膀胱炎，肺结核盗汗、咯血，脱力劳伤，筋骨酸痛，月经不调，副鼻窦炎。"

【药性】苦、辛，平。

【功能】止咳平喘，清利湿热，活血化瘀。

【临床应用】

本品有显著的止咳化痰作用，是止咳要药。

1. 咳嗽痰多：肺热咳喘痰多，可单用本品，或与鱼腥草、金荞麦、猪胆汁等配伍；寒痰咳喘，与麻黄、细辛、干姜等配伍；肺痨咳嗽，痰中带血，可单用本品，或与十大功劳、天冬、炙百部、仙鹤草等配伍；咳嗽反复不已，与胡颓子、枇杷叶、炙紫菀、款冬花等配伍。支气管炎，与六月雪、肺经草配伍（《中国民族药志》）；慢性支气管炎，与胡颓子叶、鱼腥草、桔梗配伍（《全国中草药汇编》）；肺结核，与菝葜、白马骨配伍（《全国中草药新医疗法展览会技术资料选编》内科疾病）；小儿肺炎，与枇杷叶、陈皮（咯血或痰中带血加旱莲草）配伍（《全国中草药汇编》）；吐血劳伤，怯症垂危，久嗽成劳，与猪肺连心一具炖食（《本草纲目拾遗》）。

2. 黄疸，水肿，腹水，淋症，带下：湿热黄疸，与茵陈、山栀、连钱草等配伍；水肿尿少，与泽泻、茯苓等配伍；大腹水肿，与马鞭草、石打穿、阴行草等配伍；热淋涩痛，与车前草、萹蓄、石韦等配伍；脾虚带下，与白扁豆、山药、椿根皮配伍（《安徽中草药》）。急性黄疸型肝炎，与阴行草、车前草、白茅根配伍（《安徽中草药》）。

3. 血瘀经闭，风湿痹痛，跌打损伤：血瘀经闭、痛经，与当归、川芎、益母草等配伍；风湿痹痛，与防己、威灵仙、八角枫等配伍；跌打伤痛，与蟅虫、红花、苏木等配伍。风湿筋骨疼痛，跌打损伤疼痛，与威灵仙、八角枫须根（白龙须）、鸡血藤配伍水酒煎服（《四川中药志》）。

4. 其他：肺痈，与鱼腥草配伍（《江西民间草药》）。睾丸肿胀，与栀子根、黄药子、苦楝子配伍煮鸭蛋后食蛋喝汤（《安徽中草药》），或以本品鲜者捣敷（《广西本草选编》）。阴毒初起，单用本品浓煎涂患处（《安徽中草药》）。

【现代研究】本品主要含龙脑、β-桉叶油醇和4-松油烯醇等挥发油，去油后可得岩白菜素，并含紫金牛酚Ⅰ、Ⅱ，2-甲基腰果二酚，以及2-羟基-5-甲氧基-3-十五烯基苯酮、冬青醇、恩贝素、槲皮素、槲皮苷、杨梅苷等。

提取物有明显的止咳、祛痰、平喘作用,并有抗结核及抑菌、抗病毒等作用。

【用法用量】

1. 炮制:生用。

2. 用法:内服:煎服,或研汁服。外用:捣敷,或煎汤涂。

3. 用量:内服:10～30克。外用:适量。

洋金花

【文献记载】

《履巉岩本草》:"性温,有毒。""治寒湿脚,面上破,生疮,晒干为末,用少许贴患处。"

《本草纲目》:"辛,温。""主治诸风及寒湿脚气,煎汤洗之。又主惊痫及脱肛,并入麻药。"

《生草药性备要》:"味甘。""少服止痛,通关利窍,去头风。"

张秉成《本草便读》:"大毒。""止疮疡疼痛,宣痹着寒哮。"

《萃金裘本草述录》:"主惊痫,阳厥气逆,多怒而狂。"

《内蒙古中草药》:"定喘,止咳,祛风,止痛。主治关节痛,哮喘,咳嗽,胃肠痉挛,神经性偏头痛,蛇咬伤,跌打损伤。"

《全国中草药汇编》:"主治支气管哮喘,慢性喘息性支气管炎,胃痛,牙痛,风湿痛,损伤疼痛,手术麻醉。"

【药性】辛,温。有毒。

【功能】平喘止咳,麻醉止痛,解痉止搐。

【临床应用】

1. 哮喘咳嗽:本品为麻醉镇咳平喘药,可用于成人及老年咳喘无痰或痰少,久治乏效者。可单用本品研末服,或制成卷烟燃吸。现代临床常用于治疗慢性喘息性支气管炎、支气管哮喘。治哮喘,与火硝、川贝、法半夏、泽兰、(款)冬花配伍老姜汁如法制烟吸(如《外科十三方考》立止哮喘烟),或与甘草、远志研末服(《浙江药用植物志》);慢性支气管炎,与金银花、远志、甘草研末、蜜丸服(《全国中草药汇编》)。

2. 脘腹疼痛,风湿痹痛,跌打伤痛:本品有良好的麻醉止痛作用,可广泛应用于多种痛症。可单味煎服,或研末服(《全国中草药汇编》)。风湿痹痛,跌打伤痛,可泡酒饮(《内蒙古中草药》),亦可与川芎、当归、姜黄等配伍,或外敷,或煎汤洗浴(《全国中草药汇编》《广西本草选编》)。

3. 手术麻醉:古代早有应用,治(病)人难忍艾火灸痛,服此即昏睡不痛,亦不伤人,与火麻花等分研末、热酒调服(如《扁鹊心书》睡圣散);与草乌、川乌、姜黄等配伍用于骨折整复(如《医宗金鉴》整骨麻药方)。现代已将本品提取物(东莨菪碱)制成药剂供临床使用。

4. 小儿慢惊风,癫狂:小儿慢惊风,与全蝎、天麻、天南星、丹砂、乳香研末、薄荷汤调服(《御药院方》);阳厥气逆,多怒而狂,与朱砂研末、温酒调服(如《证治准绳》祛风一醉散)。现代常配方用于精神类病症之兴奋、躁动及顽固性失眠等治疗。

5. 其他:面上生疮,单用本品研末敷贴(《卫生易简方》)。化脓性骨髓炎,单用本品研末面糊制成药捻使用(《广西本草选编》)。

【现代研究】本品主要含东莨菪碱(天仙子碱)、莨菪碱(天仙胺)、阿托品、酪胺、阿朴东莨菪碱(阿朴天仙子碱)等。

提取物东莨菪碱对大脑皮层和皮层下某些部位主要是抑制作用,使意识丧失,产生麻醉。但对延髓和脊髓则有不同程度的兴奋作用;有一定的镇痛作用。对支气管及胃肠平滑肌有松弛作用。有阿托品样解除血管痉挛、改善微循环及组织器官的血流灌注作用而产生抗休克机制。有散瞳、调节眼麻痹、抑制腺体分泌、降低胃肠道蠕动与张力、膀胱逼尿肌松弛及尿道括约肌收缩（引起尿潴留）的作用。能明显提高血流和大脑皮质超氧化歧化酶（SOD）活性，降低丙二醛（MDA）含量。生物碱小剂量时，兴奋迷走神经中枢使心率减慢；剂量较大时，则阻滞 M 胆碱受体，使心率加快。较高深度时具有抗心律失常作用和非特异性的钙通道阻滞作用。

【用法用量】

1. 炮制：生用，（姜汁、酒）制用。

2. 用法：内服：宜入丸、散，或作卷烟吸，或泡酒饮。外用：煎汤洗涤，或研末敷，或制药捻用。

3. 用量：内服：0.2～0.6 克（每日不超 1.5 克）。外用：适量。

注意事项：本品有毒；青光眼、高血压、心动过速及肝肾功能不全者和孕妇禁服。

用量过大易致中毒，中毒症状和体征可归纳为两类：一类为副交感神经功能阻断症状，包括口干、恶心呕吐、皮肤潮红、心律、呼吸加快、瞳孔散大、视物模糊等；另一类以中枢神经系统症状为主，步态不稳、嗜睡、意识模糊、谵妄、大小便失禁、狂躁不安，甚至抽搐、生理反射亢进等，个别病人可出现发热、白细胞升高、中性粒细胞增加。严重者可因呼吸中枢麻痹而死亡。解毒措施：4～6 小时以内者，以清水或 1∶2 000～1∶5 000 高锰酸钾溶液洗胃。超过 4 小时者，则应以硫酸镁导泻，并配合葡萄糖注射液静脉滴注，无尿者可静脉注射 20％甘露醇或给呋塞米（速尿）40～80 毫克。拮抗剂可用毛果芸香碱或毒扁豆碱，或用抗胆碱酯酶药新斯的明。中药解救可用甘草 30 克，绿豆 60 克，煎汤频服；或用绿豆 120 克，银花 60 克，连翘 30 克，甘草 15 克，煎水服。

凡能安定神志、治疗心神不宁类病症的药物,称为安神药。

安神药因药性不同而分为:重镇安神药和养心安神药二类。

安神药主要适用于心神不宁的心悸怔忡、失眠多梦类病症;亦可作为惊风、癫狂等病症的辅助药物。部分安神药又可用于治疗热毒疮疡、肝阳眩晕、自汗盗汗、肠燥便秘、痰多咳喘等病症。

本类药物临床应用时,实证类病症多选用重镇安神类药,因火热所致者,与清泻心火、疏肝解郁、清肝泻火类药配伍;因痰所致者,与祛痰、开窍类药配伍;因瘀所致者,与活血化瘀药配伍;因肝阳上扰所致者,与平肝潜阳类药配伍;癫狂、惊风类病症,则应以化痰开窍或平肝息风类药为主,重镇安神药辅助应用。虚证类病症多选用养心安神类药为主,血虚阴亏者,与补血、养阴类药配伍;心脾两虚者,与补益心脾类药配伍;心肾不交者,与滋阴降火、交通心肾类药配伍。

本类药物多属对症治标之品,尤其是矿物类重镇安神类药及有毒类药物,中病即止,不宜久服;作丸散剂应用时,须配养胃健脾及消食等类药物,以免碍胃及戕伤正气。

现代药理研究证明:安神药对中枢神经系统有抑制作用,具有镇静、催眠、抗惊厥等作用。部分药物还有祛痰止咳、抑菌防腐、强心、改善冠状动脉血液循环及提高机体免疫功能等作用。

第一节　重镇安神药

重镇安神药多为矿石、化石、介类药物,具有镇安心神、平惊定志、平肝潜阳等作用。主要适用于治疗心火炽盛、痰火扰心、肝郁化火及惊吓等引起的实证类心神不宁、心悸失眠、惊痫、肝阳眩晕等病症。

朱　砂

【文献记载】

《神农本草经》:"味甘,微寒。""主身五脏百病,养精神,安魂魄,益气,明目,杀精魅邪恶鬼,久服通神明不老。能化为汞。"

《吴普本草》:"黄帝、岐伯:苦,有毒。李氏:大寒。"

《药性论》:"有大毒。""镇心,主尸疰,抽风。"

《本草述钩元》:"生砂性寒而无毒,入火则热而有毒。"

《名医别录》:"通血脉,止烦满,消渴,益精神,悦泽人面,除中恶腹痛,毒气疥瘘诸疮,轻身神仙。"

《日华子本草》:"润心肺,治疮疥痂,息肉。服并涂用。"

《珍珠囊》:"凉心热非此不能除。"

李东垣:"纯阴,纳浮溜之火而安神明。"(引自《本草纲目》)

《医学入门》:"痘疮将出,服之解毒,令少出。治心热烦躁,润肺止渴,清肝明目,兼辟邪恶瘟疫,破癥瘕,下死胎。"

《本草纲目》:"治惊痫,解胎毒,痘毒,驱邪疟,能发汗。""同远志、龙骨之类,则养心气;同当归、丹参之类,则养心血;同枸杞、地黄之类,则养肾;同厚朴、川椒之类,则养脾;同南星、川乌之类,则祛风。可以明目,可以安胎,可以解毒,可以发汗,随佐使而见功,无所往而不可。"

《本草从新》:"泻心经邪热,镇心定惊……解毒,定癫狂。"

《得宜本草》:"得枸杞则养阴。"

《本经逢原》:"以人参、茯神浓煎,调入丹砂,治离魂病。"

《本草求真》:"同滑石、甘草则清暑。"

《得配本草》:"得南星、虎掌,去风痰;配枯矾末,治心痛;配蛤粉,治吐血;佐枣仁、龙骨,养心气,抑阴火,以养元气;入托里药,治毒气攻心;纳猪心,治遗浊。"

《本草用法研究》:"同绿豆、乳香、甘草,散痈疽热毒及毒气攻心,发谵语。"

【药性】甘,微寒。

【功能】清心镇惊,安神解毒。

【临床应用】

1. 心神不宁,心悸,失眠:心火偏亢,心烦失眠,与黄连、炙甘草配伍(如《兰室秘藏》朱砂安神丸);若兼阴血不足,心神失养、惊悸怔忡,与黄连、当归、生地黄、炙甘草配伍(如《兰室秘藏》安神丸);心气不足,心怯善恐、夜卧不安,与人参、茯神、菖蒲等配伍(如《杂病源流犀烛》定志丸);因惊而心无所依,神无所归,怔忡不定,与龙齿研末、猪心为丸,麦冬汤送服(如《医宗金鉴》镇心丹);暑热内扰,惊烦口渴、小便不利,与滑石、甘草配伍(如《奇效良方》辰砂益原散)。

2. 惊风,癫痫:温热病,热入心包,或痰热内闭所致高热烦躁、神昏谵语、惊厥或抽搐,与牛黄、麝香等配伍(如《温病条辨》安宫牛黄丸);中风口噤,痰厥,不省人事,与白矾等分配伍入猪胆内阴干,研、化服(《万病回春》);癫狂,心风,心气不足,与胆南星、白附子配伍猪心血泡、蒸饼为丸服(如《古今医统》神归舍丹);小儿惊风,与牛黄、全蝎、钩藤等配伍(如《证治准绳》牛黄散);心肾阴虚,心阳偏亢所致心悸失眠、耳聋耳鸣、癫痫,与磁石配伍(如《备急千金要方》磁朱丸);小儿癫痫,与雄黄、珍珠粉等配伍(如《小儿药证直诀》五色丸);癫狂,痰热蒙心,喧扰易怒、打人毁物、不避亲疏,与白矾、郁金配伍(如《病机沙篆》辰砂丸)。

3. 疮疡肿毒,咽喉肿痛,口舌生疮:对口、发背、恶疽初起,与蓖麻子、当门子、雄黄、藤黄等共捣如泥敷(如《串雅内编》大提药方);外疮溃不长肉,与珍珠粉、炉甘石、血竭等研末掺(如《张氏医通》珍珠散);痈疽发背,无名疔肿,一切恶毒、恶疮,与山慈菇、大戟、草河车等配伍内服,并磨汁外涂(如《同寿录》太乙紫金锭);痔瘘疳疮,与蛇蜕、麝香等分研末,盐汤洗疮后涂少许蜜、复掺药(《外台秘要》引《广济方》)。口内白腐,与硼砂、朴硝、龙脑研末、蜜调敷(如《证治准绳》一字散);咽喉肿痛,咽物不下,与硼砂、朴硝、乳香、没药研末吹(如《杂病源流犀烛》小灵丹);咽喉肿痛,口舌生疮,与冰片、硼砂研末吹(如《外科正宗》冰硼散),或与芒硝研末吹(如《圣济总录》丹砂散);小儿鹅口疮,与枯矾、牙硝研末、搽舌上(如《片玉心书》保命散)。

4. 其他:目赤肿痛,翳膜遮睛,流泪睑烂,与炉甘石、珍珠、熊胆、牛黄等研末、点眼(如《审视瑶函》灵飞散)。心虚遗精,单用本品炖猪心食(《唐瑶经验方》)。眼昏暗,能令彻视见远,单用本品入青羊胆中阴干为丸,粥,送服(如《太平圣惠方》朱砂丸);远年风赤眼肿痛,与青盐、石胆等分配伍醋浆水瓷器中浸、取霜点两眦(《太平圣惠方》);眼白睛肿,赤涩疼痛,与杏仁、青盐、马牙硝、黄连研末、绵裹,以雪水浸、滤后点眼(如《证治准绳》朱砂煎)。面上粉刺,与麝香、牛黄、雄黄研末,面脂和膏涂(如《普济方》红膏)。

【现代研究】本品主要含硫化汞,此外,并含铅、钡、镁、铁、锌等多种微量元素及雄黄、磷灰石、沥青质、氧化铁等物质。

提取物能降低大脑中枢神经兴奋性,有镇静、催眠、抗惊厥、抗心律失常等作用。外用能抑杀细菌及寄生虫;有抑制生育等作用。

【用法用量】

1. 炮制:生用。

2. 用法:内服,入丸、散。外用:研末,吹或掺。

3. 用量:内服:0.1～0.5克。外用:适量。

注意事项:本品有毒,不宜煎服、久服。孕妇及肝肾功能不全者禁服。忌煅。

急性中毒表现为尿少或尿闭、浮肿,甚至昏迷、抽搐、血压下降,或因肾衰竭而死亡。慢性中毒表现为口有金属味、流涎增多、口腔黏膜充血、溃疡、牙龈肿痛、出血、恶心、呕吐、腹痛腹泻、手指或全身肌肉震颤,肾脏损害可表现为血尿、蛋白尿、管型尿等。朱砂中毒的主要原因:一是长期大剂量口服引起积蓄中毒;二是入煎剂时,沉附于煎器底部,经长时间受热析出汞及其有毒物质。朱砂中毒的早期可催吐,并给予解毒剂,严重者应对症处理。

磁　石

【文献记载】

《神农本草经》:"味辛,寒。""主周痹风湿,肢节中痛,不可持物,洗洗酸痟,除大热烦满及耳聋。"

《名医别录》:"咸,无毒。""养肾藏,强骨气,益精除烦,通关节,消痈肿,鼠瘘,颈核,喉痛,小儿惊痫。炼水饮之,亦令人有子。"

《药性论》:"有小毒。""补男子肾虚风虚,身强,腰中不利,加而用之。"

陈藏器:"性温,云寒误也。"(引自《本草纲目》)

《日华子本草》:"味甘、涩,平。""治眼昏,筋骨羸弱,补五劳七伤,除烦躁,消肿毒。小儿误吞针铁等,即细末筋肉莫令断,与磁石同下之。"

《本草品汇精要》:"味辛、咸,性寒。"

《本草蒙筌》:"味苦、咸,无毒。一云平,甘,温,涩,小毒。"

《本草衍义》:"养益肾气,补填精髓,肾虚耳聋目昏皆用之。"

《本草纲目》:"明目聪耳,止金疮血。"

《玉楸药解》:"治阳痿,脱肛,金疮,肿毒,敛汗,止血。"

《本草从新》:"治恐怯怔忡。"

《本草求原》:"治瞳神散大及内障。"

《本草便读》:"纳气平喘。"

《增订治疗汇要》:"镇心。"

《得宜本草》:"得熟地、山萸肉,治耳鸣。"

《得配本草》:"得朱砂、神曲,交心肾,治目昏内障。配人参,治阳事不起。佐熟地、萸肉,治耳聋。"

《增订治疗汇要》:"与雄黄、冰、麝并用,能拔疔脚,水肿核。"

【药性】咸,寒。

【功能】镇惊安神,平肝潜阳,聪耳明目,纳气平喘。

【临床应用】

1. 心神不宁,惊悸,失眠,癫痫:肾虚肝旺,肝火上炎,扰动心神,或惊恐气乱,神不守舍所致心神不宁、惊悸、失眠及癫痫等,与朱砂、神曲配伍糊丸服(如《备急千金要方》磁朱丸)。

2. 头晕目眩:肝肾不足,肝阳上亢,头晕目眩,与白芍、生地黄、天麻等配伍(如《医醇賸义》滋生青阳汤);虚阳上扰,急躁易怒,与石决明、珍珠母、牡蛎等配伍;阴虚甚者,与生地黄、白芍、龟甲等配伍;热显者,与钩藤、菊花、夏枯草等配伍。

3. 耳鸣耳聋,视物昏花:肾虚耳鸣、耳聋,可与猪肾同炖食(如《太平圣惠方》磁石肾羹),或与熟地黄、山茱萸、泽泻、柴胡等配伍(如《饲鹤亭集方》耳聋左慈丸);肝肾不足,目暗不明,视物昏花,与枸杞子、女贞子、菊花等配伍;耳聋耳鸣,常如风水声,与木通、菖蒲配伍浸酒饮(如《圣济总录》磁石酒);耳聋无所闻,与穿山甲研末、新绵裹塞耳内(《济生方续方》);补暖水脏,强益气力,明耳目,利腰脚,与肉苁蓉、木香、补骨脂、槟榔、肉豆蔻、蛇床子研末为丸服(如《太平圣惠方》磁石丸);明目,益眼力,与光明砂、神曲配伍蜜丸服(如《备急千金要方》神曲丸)。

4. 其他:阳不起,单用本品清酒渍后饮(《备急千金要方》)。膏淋,小便肥如膏,与肉苁蓉、泽泻、滑石研末蜜丸服(如《圣济总录》磁石丸)。肛门不收,里急后重,与(肉)桂、刺猬皮研末米饮调服(如《圣济总录》磁石散);子宫不收,名㿗疾,痛不可忍,单用本品酒浸、煅研末,米糊为丸米汤送服(如《本草纲目》磁石丸)。疗肿,本品捣粉,碱、醋和封(敷)之(《古今录验方》);诸般肿毒,与金银藤、黄丹配伍,麻油黄丹熬膏贴(《乾坤秘韫》);金疮,止痛,断血,本品研末敷之(《备急千金要方》)。

【现代研究】本品主要含四氧化三铁,尚含有钙、镁、钾、钠、铬、锰、镉、铜、锌、砷等。

本品有抑制中枢神经系统兴奋性,镇静、抗惊厥等作用。

【用法用量】

1. 炮制:生用,煅用。

2. 用法:内服:煎服,或入丸、散。外用:研末,或熬膏敷贴。

3. 用量:煎服:15～30克。外用:适量。

注意事项:先煎。

龙 骨

【文献记载】

《神农本草经》:"味甘,平。""主心腹鬼疰,精物老魅,咳逆,泄痢脓血,女子漏下,癥瘕坚结,小儿热气惊痫。"

《名医别录》:"微寒,无毒。""疗心腹烦满,四肢痿枯,汗出,夜卧自惊,恚怒,伏气在心下不得喘息,肠痈内疽,阴蚀。止汗,缩小便溺血,养精神,定魂魄,安五脏。""白龙骨疗梦寐泄精,小便泄精。"

《药性论》:"有小毒。""逐邪气,安心神,止冷痢及下脓血,女子崩中带下,止梦泄精,夜梦鬼交,治尿血,虚而多梦纷纭加而用之。"

《绍兴本草》:"味苦、涩,平。无毒。"

《本草从新》:"龙骨,甘涩平……能收敛浮越之正气,涩肠,益肾,安魂镇惊,辟邪解毒,治多梦纷纭、惊痫、疟、痢、吐衄崩带、滑精、脱肛、大小肠利。固精、止汗、定喘、敛疮,皆涩以止脱之义。"

《日华子本草》:"健脾,涩肠胃,止泻痢,渴疾,怀孕漏胎,肠风下血,鼻洪,吐血。"

《本草衍义》:"治精滑及大肠滑不可缺也。"

《珍珠囊》:"固大肠脱。"

《本草纲目》:"益肾镇惊,止阴疟,收湿气脱肛,生肌敛疮。"

《医林纂要》:"补心益肺,敛散泻肝,固精宁神。解毒辟邪。"

《医学衷中参西录》:"善利痰,治肺中痰饮咳嗽,咳逆上气。"

《得宜本草》:"得远志,治健忘;得韭子,治滑精;得桑螵蛸,治遗尿;得白石脂,治泄泻不止。"

【药性】甘、涩,平。

【功能】镇心安神,平肝潜阳,收敛固涩。

【临床应用】

1. 心神不宁,心悸失眠,惊痫癫狂:心悸失眠,健忘多梦,与石菖蒲、远志等配伍(如《备急千金要方》孔圣枕中丹),或与酸枣仁、柏子仁、朱砂、琥珀等配伍;心火扰神,心烦失眠,与山栀、黄连等配伍;血不养心,心悸失眠,与当归、酸枣仁等配伍;伤寒热病后惊狂、心悸、遗精、梦交,与柴胡、桂枝等配伍(如《伤寒论》桂枝加龙骨牡蛎汤、桂枝去芍药加蜀漆龙骨牡蛎救逆汤、柴胡加龙骨牡蛎汤);时气热病,汗后发狂,可单用本品研末服(《普济方》);治好忘(健忘),与虎骨、远志等分研末服(《备急千金要方》);大人、小儿一切癫狂,惊搐,风痫,神志不宁,与犀角、丹砂、琥珀、天竺黄、钩藤等研末糊丸,生姜汤调灌(《方脉正宗》)。

2. 肝阳眩晕:肝阴不足,肝阳上亢所致头痛眩晕、目胀耳鸣、心烦易怒,或突然昏倒、不知人事、口眼㖞斜、半身不遂,与牡蛎、代赭石、龟甲、生地黄、白芍、怀牛膝等配伍(如《医学衷中参西录》建瓴汤、镇肝息风汤)。

3. 滑脱病症:阳虚自汗,与黄芪、白术等配伍;阴虚盗汗,与生地黄、麦冬等配伍;汗出亡阳,肝冷脉伏,与人参、附子等配伍;汗出亡阴,汗出黏稠,脉细数,与人参、麦冬、五味子等配伍;心虚盗汗,与茯苓、人参、莲子研末、麦冬酒煮捣丸服(《方脉正宗》);产后虚汗不止,与麻黄根等分研末、粥饮调服(《太平圣惠方》)。肾虚遗精、滑精,与芡实、沙苑子、牡蛎等配伍(如《医方集解》金锁固精丸);肾虚遗精、白浊及滑泄、盗汗,与牡蛎、鹿角霜配伍(如《济生续方》三白丸);白浊,与赤石脂、白茯苓等分研末、糯米饭糊丸,盐汤送服(如《魏氏家藏方》龙骨丸);色欲过度,精浊白浊,小水长而不痛,并治妇人虚寒淋带崩漏,与生牡蛎、生菟丝子、生韭菜子等分研末、干面冷水调浆为丸,陈酒送服(如《医学实在易》龙牡菟韭丸);遗尿淋沥,与桑螵蛸等分研末、盐汤送服(《本草纲目》引《梅师集验方》);心肾两虚所致小便频数、遗尿,与桑螵蛸、龟甲、茯神等配伍(如《本草衍义》桑螵蛸散)。气虚不摄,冲任不固之崩漏,与黄芪、乌贼骨、五倍子等配伍(如《医学衷中参西录》固冲汤);赤白带下,与当归、白矾等分研末、艾叶汤送服(《太平圣惠方》);大便滑泄,色如鹜溏,与黄连、当归、干姜、甘草研末煎服(如《圣济总录》龙骨黄连丸)。久痢脱肛,与诃子、没石子、罂粟壳研末内服,并葱汤熏洗(《卫生易简方》),或单用本品研末外敷(《普济方》)。

4. 湿疮痒疹,疮疡久溃不敛:阴囊汗痒,与牡蛎研末扑之(《医宗三法》);两耳湿烂,久不收敛,与赤石脂、海螵蛸等分研末吹(《本草汇言》);脐疮,可单用本品烧灰为末敷(《太平圣惠方》),或与轻粉、黄连研末掺(《证治准绳》);诸疮口脓水不干,与寒水石、铅丹研末掺(《重订瑞竹堂方》)。

5. 其他:热病后下痢,脓血不止、不能食,与黄连等分研末,温米饮调服(如《圣济总录》龙骨散)。目卒生珠管,单用本品研末点(《圣济总录》)。鼻衄,单用本品煎服(《太平圣惠方》),或本品研末吹鼻中(《圣济总录》)。

【现代研究】本品主要含碳酸钙、磷酸钙,并含铁、钾、钠、氯及硫酸盐等。

本品对实验小鼠的自主活动有明显的抑制作用,能显著增加巴比妥钠实验小鼠的入睡率;具有镇静、抗惊厥、促进血流凝集、减轻骨骼肌兴奋性等作用。

【用法用量】

1. 炮制:生用,煅用。

2. 用法:内服:煎服,或入丸、散。外用:研末掺。生用,镇静安神、平肝潜阳;煅用,收敛固涩。

3. 用量:内服:15～30克。外用:适量。

注意事项:打碎、先煎。

琥　珀

【文献记载】

《名医别录》:"味甘,平,无毒。""主安五脏,定魂魄,杀精魅邪鬼,消瘀血,通五淋。"

《滇南本草》:"温。"

《本草正》:"味甘、淡,性平。""清心肺,消瘀血、痰涎。"

《本草续疏》:"味苦,平。"

《药性论》:"治百邪,产后血疹痛。"

《本草拾遗》:"止血生肌,合金疮。""合大黄、鳖甲作散子,酒下,下恶血。"

《日华子本草》:"疗盅毒,壮心,明目磨翳,止心痛,癫邪,破结癥。"

《本草别说》:"治荣而安心利水。"

《珍珠囊》:"利小便,清肺,又消瘀血。"

《本草衍义补遗》:"古方用为利小便,以燥脾土有功,脾能运化,肺气下降,故小便可通,若血少不利者,反致其燥结之苦。"

《玉楸药解》:"凉肺清肝,磨障翳,止惊悸,除遗精白浊,下死胎胞衣,涂面益色,敷疗拔毒,止渴除烦,滑胎催生。"

《本草再新》:"定心益智,镇邪养阴,理血分,安魂魄,润肺气,宽肠分,治五淋,利小便,能安胎,能堕胎。"

《本草求原》:"降肺,燥脾。治腹内膀胱恶血。"

《本经逢原》:"血结肿胀,腹大如鼓,而小便不通者,须兼沉香辈破气药用之。"

《得宜本草》:"得黑穭豆,治产后神昏;得麝香,治小便淋沥。"

《得配本草》:"得朱砂,治胎惊;配朱砂、全蝎,治胎痫;和鹿葱,治淋沥。"

【药性】甘,平。

【功能】镇惊安神,散瘀止血,利尿通淋。

【临床应用】

1. 惊悸失眠,惊风癫痫:心悸、失眠、多梦,可单用本品研末冲服,或与朱砂研末服;心气不足,健忘恍惚、神虚不寐,与人参、茯神、远志等配伍(如《景岳全书》琥珀多寐丸);气虚痰壅,惊悸不安,与人参、南星、远志等配伍(如《万病回春》琥珀定志丸);血不养心,心悸怔忡、夜卧不宁,与当归、酸枣仁、柏子仁等配伍(如《证治准绳》琥珀养心丹);病后阴亏而虚烦不眠,与珍珠、生地黄、麦冬等配伍(如《活人心法》琥珀安神丸)。小儿惊风,与胆南星、天竺黄、全蝎等配伍(如《活幼心书》琥珀抱龙丸);天吊惊风发搐,与真珠末、朱砂、铅霜、赤芍研末,煎金、银、薄荷汤送服(如《小儿卫生总微论方》琥珀散);痰浊内郁所致痫风、癫狂,与胆南星、石菖蒲、全蝎等配伍(如《医学心悟》定痫丸)。

2. 血瘀病症:月经不通,少腹胀痛,与没药、当归、川芎等配伍(如《杨氏家藏方》没药琥珀散);经水或前或后,或血崩,及瘀血死胎,并养胎,镇心安神,与乳香、没药、辰砂、麝香研末,灯心汤为丸(如《女科万金方》琥珀丸);血瘀气阻所致痛经,与当归、莪术、乌药等配伍(如《灵苑方》琥珀散),或与没药、生地黄配伍(如《普济方》琥珀散);血瘀经闭,与水蛭、虻虫、大黄等配伍(如《太平圣惠方》琥珀煎丸);产后恶露不下,瘀滞腹痛,与当归、桃仁、牛膝等配伍(如《圣济总录》琥珀汤),或见寒热自汗,或肚腹作痛,与大豆、茯神研末,煎乌豆、紫苏汤送服(如《赤水玄珠》大调经散);血瘀日久,结块不消,与当归、水蛭、虻虫等配伍(如《妇人良方大全》琥珀丸);癥瘕积聚,与三棱、鳖甲、大黄等配伍。现代临床治疗冠心病心绞痛,与三七研末服。

3. 淋症:心经热盛,下移小肠,小便赤涩不利,淋沥作痛,可单用本品研末,萱草根浓煎送服(如《杨氏家藏方》忘忧散),或与木通、生地黄、甘草梢、竹叶等配伍(如《医醇賸义》琥珀导赤汤);血淋或尿血,可单用本品研末,灯心汤送服(《仁斋直指方》),或与蒲黄、海金沙、没药研末,萱草根汤送服(如《赤水玄珠》琥珀散)。老人虚人小便不通,单用本品研末,人参汤送服(《是斋百一选方》)。

4. 其他:目生翳膜,眼弦湿烂,生眵流泪,与煅炉甘石、冰片研末点眼(如《疡医大全》琥珀散),或单用本品研末点眼(《普济方》)。疮疡溃后,脓水时流,或时破时敛,与轻粉、银朱、铅粉等研末,麻油、黄蜡熬膏敷贴(如《医宗金鉴》琥珀膏);痈疽发背,已成未脓之际,与白矾、雄黄、朱砂、黄蜡、蜂蜜制丸、朱砂为衣服(如《外科正宗》琥珀蜡矾丸);一切痈疽痔漏恶血不止,单用本品研末(脓水不干,以黄蜀葵花煎汤洗后)掺(《文堂集验方》)。金疮出血不止,敷此无瘢痕,与降香真木、血竭等分研末敷(如《张氏医通》紫金丹)。

【现代研究】本品主要含树脂、挥发油、二松香醇酸、琥珀银松醇、琥珀酸、龙脑、琥珀氧松香酸、琥珀松香酸,并含有钠、锶、硅、铁、钨、镁、铝、钴、镓等。

本品有中枢抑制作用,能明显减少小鼠自主活动,延长戊巴比妥钠的睡眠时间,而且对大白鼠听源性惊厥与小白鼠电休克反应有保护作用,对苦味毒、土的宁、氨基脲引起的惊厥可延长其出现时间。

【用法用量】

1. 炮制:生用。

2. 用法:内服:研末服,或入丸、散。外用:研末,掺或点眼。

3. 用量:内服:1～3克。外用:适量。

注意事项:不入煎剂。

第二节　养心安神药

养心安神药多为植物种子、种仁类药物,具有滋养心肝、益阴补血、交通心肾等作用。主要适用于阴血不足、心脾两虚、心肾不交等所致心悸怔忡、虚烦不眠、健忘多梦、遗精、盗汗等病症。

酸枣仁

【文献记载】

《神农本草经》:"味酸,平。""主心腹寒热,邪结气聚,四肢酸疼,湿痹。久服安五脏,轻身延年。"

《名医别录》:"无毒。""主烦心不得眠,脐上下痛,血转久泄。"

《饮膳正要》:"味酸、甘,平。"

《本草纲目》:"其仁甘而润,故熟用疗胆虚不得眠,烦渴虚汗之证;生用疗胆热好眠,皆足厥阴、少阳药也。"

《药性论》:"主筋骨风,炒末作汤服之。"

《新修本草》:"补中益气。"

《本草汇言》:"养气安神,荣筋养髓,和胃运脾。"

《医林纂要》:"补心,收散,敛肺,泻肝,皆酸之用。"

《本草再新》:"平肝理气,润肺养阴,温中利湿,敛气止汗,益志定呵,聪耳明目。"

《得宜本草》:"得人参、茯苓,治盗汗。得辰砂、乳香,治胆虚不寐。"

《得配本草》:"得生地、五味子敛自汗(心火盛不用);配地黄、粳米治骨蒸不眠。"

【药性】甘、酸,平。

【功能】养心安神,养肝,敛汗。

【临床应用】

1. 心悸失眠:心肝阴血亏虚,心失所养,神不守舍,所致心悸、怔忡、失眠、多梦、眩晕等病症,与当归、白芍、何首乌、龙眼肉等配伍;肝虚有热之虚烦不眠,与知母、茯苓、川芎等配伍(如《金匮要略》酸枣仁汤);心脾气血亏虚,惊悸不安,体倦失眠,与黄芪、当归、党参等配伍(如《校注妇人良方大全》归脾汤);心肾不足,阴亏血少,心悸失眠、健忘多梦,与麦冬、生地黄、远志等配伍(如《摄生秘剖》天王补心丹);心脏亏虚,神志不宁,恐怖惊惕,常多恍惚、健忘、睡卧不宁、梦涉危险,一切心疾,与人参、辰砂、乳香研末蜜丸服(如《太平惠民和剂局方》宁志膏);骨蒸,心烦不得眠卧,单用本品煎汁煮粥,临熟入地黄汁微煮食(如《太平圣惠方》酸枣仁粥);胆虚睡卧不安,心多惊悸,单用本品研末,竹叶汤调服(《太平圣惠方》);虚劳,烦热不得睡卧,与榆叶、麦冬研末、蜜丸,糯米粥送服(如《普济方》酸枣仁丸)。

2. 自汗,盗汗:睡中汗出,与人参、茯苓等分研末,米饮送服(《直指小儿方论》);体虚自汗、盗汗,兼有心烦失眠者尤佳,与五味子、山茱萸、白芍等配伍(《仁斋直指小儿方论》)。

3. 其他:肝脏风虚,目视䀮䀮,常多泪出,与五味子、蕤仁研末,温酒调服(《太平圣惠方》)。

【现代研究】本品主要含脂肪油,并含酸枣仁碱 A、B、D、F、G_1、G_2、I_a、I_b、B、K,以及酸枣碱、酸枣仁环肽,白桦脂酸,白桦脂醇,美洲茶酸,酸枣仁苷 A、B,胡萝卜苷,斯皮诺素,酸枣黄素,以及多种氨基酸、维生素 C、环腺苷酸及植物甾醇等。

提取物有镇静、催眠、抗惊厥、镇痛、降体温、降压等作用,并有抗心律失常、抗心肌缺血、降压、降血脂及防治动脉硬化作用,尚有抗肿瘤、提高学习和记忆功能、防治烧伤、抑制血小板聚集,增强免疫功能与兴奋子宫等作用。

【用法用量】

1. 炮制:生用,炒用。

2. 用法:内服:煎服,研末服,或入丸、散。

3. 用量:煎服:6～15 克;研末服:1.5～3 克。

柏子仁

【文献记载】

《神农本草经》:"味甘,平。""主惊悸,安五脏,益气,除风湿痹,久服令人润泽美色,耳目聪明,不饥不老,轻身延年。"

《名医别录》:"无毒。""疗恍惚,虚损吸吸,历节,腰中重痛,益血止汗。"

《药性论》:"味甘、辛。""能治腰中冷,膀胱冷脓宿水,兴阳道,益寿,去头风,治百邪鬼魅,主小儿惊痫。"

《本草正》:"味甘平,性微凉。""润心肺,养肝脾。"

《日华子本草》:"治风,润皮肤。"

《本草纲目》:"养心气,润肾燥,安魂定魄,益智宁神;烧沥,泽头发,治疥癣。"

《明医指掌》:"补心益气,敛汗扶阳。"

《医学衷中参西录》:"能涵濡肝木,治肝气横恣胁痛;滋润肾水,治肾亏虚热上浮;能入肺宁嗽定喘,导引肺气下行。"

《岭南采药录》:"治跌打。"

《本草经解》:"同白术、生地、枣肉丸,治心脾虚。"

《得宜本草》:"得远志能交通心肾,得松子、麻仁治老人虚秘。"

【药性】甘,平。

【功能】养心安神,润肠通便。

【临床应用】

1. 心悸失眠:心阴不足,心血亏虚,心神失养所致心悸怔忡、虚烦不眠、头晕、健忘、汗多等,与人参、五味子、白术等配伍(如《普济本事方》柏子仁丸),或与酸枣仁、当归、茯神等配伍(如《校注妇人良方大全》养心汤);心肾不交之心悸不宁、心烦少寐、梦遗、健忘,与麦冬、熟地黄、石菖蒲等配伍(如《体仁汇编》柏子养心丸)。

2. 肠燥便秘:治老人虚秘,与大麻子仁、松子仁等分研末、白蜡为丸服(如《本草衍义》);阴虚血亏,老人、产后便秘,与郁李仁、松子仁、杏仁等配伍(如《世医得效方》五仁丸)。

3. 其他:妇人思虑伤心,不能藏血以致崩漏,与川芎、阿胶、香附、当归、熟地黄、龙齿、棕榈炭等配伍(如《万氏家妙方》柏子仁汤);肠风下血,本品杵破、纱囊贮,好酒煎服(始服出血增多,继则止)(《世医得效方》)。胸痛,与(肉)桂等分研末、米饮调服(如《圣济总录》柏实散)。石淋,与芥子、滑石等分研末,麦汁调服(《外台秘要》)。血虚有火,月经耗损,渐至不通,羸瘦而生潮热,及室女思虑过度,经闭成痨,与牛膝、卷柏、泽兰叶、续断、熟地黄研末、蜜丸,米饮送服(如《妇人良方大全》柏子仁丸)。小儿躯啼,惊痫腹满,不乳食,大便青白色,单用本品研末、温水调服(《太平圣惠方》);小儿囟门不合,与防风、白及研末,乳汁调敷囟上(如《备急千金要方》柏仁散)。视力减退,与猪肝配伍加适量猪油蒸食(《苗族药物集》)。脱发,与当归等分研末、蜜丸服(《全国中草药新医疗法展览会技术资料选编》)。面皯疱,与冬瓜子、冬葵子、白茯苓研末、温酒调服(如《圣济总录》柏子仁散)。

【现代研究】本品主要含脂肪油,柏木醇、谷甾醇和双萜类成分,并含少量挥发油、皂苷等。

提取物有使慢波睡眠期延长的作用,并有显著的恢复体力作用,并有提高学习、记忆能力等作用。

【用法用量】

1. 炮制:生用,制霜用。

2. 用法:内服:煎服,或入丸、散。外用:研末敷,或捣敷。大便溏薄,制霜用。

3. 用量:内服:10～20克。外用:适量。

注意事项:便溏者,制霜用。

灵 芝

【文献记载】

《神农本草经》:"赤芝苦,平。""紫芝甘,温。""赤芝主胸中结,益心气,补中,增智慧不忘。久食轻身不老延年神仙。""紫芝主耳聋,利关节,保神,益精气,坚筋骨,好颜色。久服轻身不老延年。"

《名医别录》:"无毒。"

《药性论》:"紫芝甘,平。"

《青岛中草药手册》:"性温,味淡、微辛。"

《本草经集注》:"紫芝疗痔。"

《新修本草》:"赤芝安心神。"

《本草纲目》:"紫芝疗虚劳。"

《中国药用植物图鉴》:"治神经衰弱、失眠、消化不良等慢性疾病。"

《全国中草药汇编》:"滋养强壮。主治头晕,失眠,神经衰弱,高血压病,血胆固醇过高症,肝炎,慢性支气管炎,哮喘,硅肺,风湿性关节炎。外用治鼻炎。"

《中国传统补品补药》:"养心安神,补肺益肝。适用于血不养心,心悸失眠健忘,肺虚咳喘,日久不愈,以及肝炎恢复期,神疲纳呆等症。"

《抗癌中药的临床效用》:"对癌肿患者放疗、化疗后出现体虚乏力、心悸、失眠、盗汗、白细胞下降等,与其他扶正药如党参、黄芪、白术等配伍,有良好效果。"

【药性】甘,平。

【功能】补气安神,止咳平喘。

【临床应用】

本品在调节免疫、抗肿瘤、降血糖、降血脂等现代临床中应用广泛。

1. 心神不宁,失眠,惊悸:气血不足,心神失养所致心神不宁、失眠、惊悸、多梦、健忘、体倦神疲、食少等病症,可单用本品研末服(《中国药用真菌》),或与人参、五味子、当归、白芍、酸枣仁、龙眼肉等配伍。

2. 咳喘痰多:痰湿或虚寒型痰饮病症,咳嗽形寒,痰多气喘,可单用本品研末服,或与党参、五味子、干姜、半夏等配伍。治硅肺,单用本品浸酒饮(《全国中草药汇编》)

3. 虚劳:虚劳短气、胸胁苦满、唇口干燥、手足逆冷,或有烦躁、目视肮肮、腹内时痛、不思饮食,与山茱萸、天雄、人参、地黄、麦冬、巴戟天、远志等配伍(如《圣济总录》紫芝丸)。

4. 其他:积年胃病,本品切碎、老酒浸泡饮(《杭州药用植物志》)。鼻炎,单用本品浓煎滴鼻(《全国中草药汇编》);乳腺炎,单用本品煎服(《湖南药物志》);对口疮,本品研末,桐油调敷患处(《湖南药物志》)。

【现代研究】本品含有抗肿瘤活性的水溶性多糖 GL-1、葡聚糖 G-A 和降血糖活性的灵芝多糖 A、B、C,还有一种能促进核酸蛋白合成代谢作用、改善造血功能的多糖 BN3C。另含有 100 余种三萜类成分、多种氨基酸、有机酸、生物碱,以及有机锗和钙、镁、钠、锰、铁、锌、铜、硫等元素。

提取物有免疫调节、抗肿瘤、降血糖、降血脂、镇咳平喘、抗氧化、抗衰老、强心、抗心律失常、降压、保肝、镇静、镇痛、抗惊厥作用,并有抗凝血、抑制血小板聚集及抗过敏等作用。

【用法用量】

1. 炮制:生用。

2. 用法:内服:煎服,或研末服,或浸酒饮。外用:研末敷,或煎汤滴鼻。

3. 用量:内服:煎服:6～12克;研末服:1.5～3克。外用:适量。

夜交藤

【文献记载】

《本草再新》:"味苦,性温,无毒。""补中气,行经络,通血脉,治劳伤。"

《饮片新参》:"苦、涩、微甘。""养肝肾,止虚汗,安神催眠。"

《陕西中草药》:"性平,味甘。""祛风湿,治贫血,周身酸痛。"

《本草纲目》:"风疮疥癣作痒,煎汤洗浴。"

《药性集要便览》:"治不寐,风疮癣。"

《本草正义》:"治夜少安寐。"

【药性】甘、微苦,平。

【功能】养血安神,祛风通络。

【临床应用】

1. 心神不宁,失眠多梦:阴虚血少所致失眠多梦、心神不宁、头目眩晕,与合欢皮、酸枣仁、柏子仁等配伍;阴虚阳亢所致失眠,与珍珠母、龙骨、牡蛎等配伍。虚烦失眠多梦,可单用本品煎服,或与珍珠母、丹参配伍(《浙江药用植物志》)。

2. 血虚身痛,风湿痹痛:血虚身痛,与鸡血藤、当归、川芎等配伍;风湿痹痛,属热者,与忍冬藤、络石藤、桑枝等配伍;属寒者,与桂枝、海风藤、羌活等配伍;肝肾不足者,与杜仲、独活、桑寄生、秦艽等配伍。

3. 皮肤瘙疹:皮肤瘙痒,可单用本品,或与防风、苦参、地肤子、蝉蜕、浮萍、地肤子、蛇床子等配伍。皮肤瘙痒,与苍耳子配伍煎汤洗涤患处(《安徽中草药》)。

4. 其他:腋疽,与鸡屎藤捣敷患处(《广西民间常用草药》)。痔疮肿痛,与假蒌叶、杉木叶配伍煎汤熏洗患处(《广西民间常用草药》)。

【现代研究】本品主要含大黄素、大黄酚、大黄素甲醚,并含β-谷甾醇等。

提取物有镇静、催眠作用,并有调节免疫、降脂、抗动脉粥样硬化及预防脂肪肝等作用。

【用法用量】

1. 炮制:生用。

2. 用法:内服:煎服。外用:捣敷,或煎汤洗涤。

3. 用量:内服:10～20克。外用:适量。

合欢皮

【文献记载】

《神农本草经》:"甘,平。""主安五脏,利心志,令人欢乐无忧。久服轻身明目,得所欲。"

《本草汇言》:"甘,温平。"

《饮片新参》:"味苦、涩,温。""平肝开胃,安神止汗。"

《本草拾遗》:"杀虫。"

《日华子本草》:"煎膏,消痈肿,并续筋骨。"

《本草纲目》:"和血,消肿,止痛。"

《得配本草》:"治肺痈,又能补心脾之阴。"

《药性集要便览》:"和血,补阴亏。"

《萃金裘本草述录》:"补阴气,宁心志,解郁结。"

《分类草药性》:"消瘰疬。"

朱震亨:"长肌肉,续筋骨,与白蜡同入膏用神效。"(引自《本草纲目》)

《本经逢原》:"合阿胶煎膏,治肺痿吐血。"

《得配本草》:"配白芥子内服、外敷,治跌打折骨。"

《本草用法研究》:"得酒良。"

【药性】甘,平。

【功能】解郁安神,活血消肿。

【临床应用】

1. 心神不宁,忿怒忧郁,烦躁失眠:可单用本品,或与柏子仁、酸枣仁、夜交藤、郁金等配伍。

2. 跌打骨折,血瘀肿痛:跌打损伤,筋断骨折,血瘀肿痛,与麝香、乳香研末,温酒送服(《续普济本事方》),或与芥菜子研末,酒调服,粗滓敷患处(《是斋百一选方》),或与桃仁、红花、乳香、没药、骨碎补等配伍;创口溃破,与乳香、没药、紫草等配伍熬膏敷贴(如《伤科补要》玉红膏)。

3. 肺痈,疮痈肿毒:肺痈、胸痛、咳吐脓血,可单用本品(如《备急千金要方》黄昏汤),或与鱼腥草、冬瓜仁、桃仁、芦根等配伍;肺痈久不愈,与白蔹配伍(如《景岳全书》合欢饮);疮痈肿毒,与蒲公英、紫花地丁、连翘、野菊花等配伍。

4. 其他:夜盲,与千层塔等分配伍(《青岛中草药手册》)。蜘蛛咬伤,单用本品研末与墨、生油调敷患处(《本草拾遗》)。

【现代研究】本品主要含皂苷、黄酮类化合物、鞣质和多种木脂素及其糖苷、吡啶醇衍生物的糖苷等。

提取物能延长实验小鼠戊巴比妥钠睡眠时间;有抗生育、抗早孕、收缩实验动物子宫而致流产作用,还有增强免疫功能、抗过敏及抗肿瘤等作用。

【用法用量】

1. 炮制:生用。

2. 用法:内服:煎服,或入丸、散。外用:研末调敷,或熬膏敷贴。

3. 用量:内服:6~12克。外用:适量。

附:合欢花

药性甘、苦,平。功效与合欢皮相似,功能安神解郁,理气开胃,消风明目,活血止痛。适用于忧郁失眠,胸闷纳呆,风火眼疾,视物不清,腰痛,跌打伤痛。煎服:3~9克,或入丸、散。

远 志

【文献记载】

《神农本草经》:"味苦,温。""主咳逆伤中,补不足,除邪气,利九窍,益智慧,耳目聪明,不忘,强志倍力。久服轻身不老。"

《名医别录》:"无毒。""利丈夫,定心气,止惊悸,益精,去心下膈气、皮肤中热、面目黄。发颜色延年。"

《本草汇言》:"味苦、甘、辛。""远志同人参、茯苓、白术能补心;同黄芪、甘草、白术能补脾;同地黄、枸杞、山药能补肾;同白芍、当归、川芎能补肝;同人参、麦冬、沙参能补肺;同辰砂、金箔、琥珀、犀角能镇惊;同半夏、胆星、贝母、白芥子能消惊痰;同牙皂、钩藤、天竺黄能治急惊。"

《本草经集注》:"杀天雄、附子毒。"

《药性论》:"治心神健忘,安魂魄,令人不迷,坚壮阳道,主梦邪。"

《日华子本草》:"主膈气惊魇,长肌肉,助筋骨。妇人血噤失音,小儿客忤,服无忌。"

王好古:"(治)肾积奔豚。"(引自《本草纲目》)

《本草纲目》:"治一切痈疽。"

《遵生八笺》:"治胃膈痞闷,去忧邪,润肌肤,壮筋骨。"

《药性通考》:"能交心肾。"

《本草再新》:"行气散郁,并善豁痰。"

《本草求原》:"(治)喉痹痛痈,胸痹心痛,阴虚盗汗。"

《福建药物志》:"主治腹痛,泄泻,消化不良,乳腺炎,蛇伤。"

《本草正》:"以其气升,故同人参、甘草、枣仁,极能举陷摄精,交接水火。但可为佐,用不宜多。"

《绛雪园古方选注》:"远志通肾,使阴精上奉于心,佐以五味,收摄神明,一通一敛,则营有所主而长养矣。"

《得宜本草》:"得茯苓入肾通阳,得枣仁通心安神。"

《得配本草》:"得甘草、陈皮治脾经郁结;配川贝、茯神除痰郁,开心窍;佐茯苓,入肾经以泄邪;佐麦冬,散心郁以宁神。"

《医学衷中参西录》:"其性善理肺……若以甘草辅之,诚为养肺要药。"

【药性】苦、辛,温。

【功能】安神益智,祛痰开窍,消散痈肿。

【临床应用】

1. 失眠多梦，心悸怔忡，健忘：惊恐所致惊悸不安，与茯神、龙齿、朱砂等配伍（如《张氏医通》远志丸）；思虑过度，心气内耗所致心神不安、失眠、健忘，与人参、茯神、菖蒲配伍（如《备急千金要方》开心散、《证治准绳》不忘散）；心气不定，五脏不足，甚者忧愁悲伤不乐、忽忽喜忘、朝瘥暮剧、暮瘥朝发、发则狂眩，与菖蒲、茯苓、人参研末、蜜丸服（如《外台秘要》引《古今录验》茯神丸）；耳目昏重，精神恍惚，与（酸）枣仁、当归、苍耳仁、枸杞子、甘菊花配伍（《本草汇言》引《本草切要》）；健忘，与菖蒲等分配伍（《卫生易简方》）；不寐，与酸枣仁、石莲肉配伍（《种杏仙方》）；心气虚弱而不能下交于肾，肾气虚而不能上交于心，与人参、地黄、五味子等配伍。此外，归脾汤、人参养荣汤、天王补心丹等均配用本品用以宁心安神。

2. 癫痫惊狂：癫痫昏仆、痉挛抽搐，与半夏、天麻、全蝎等配伍；惊风发狂，与白矾、郁金、菖蒲等配伍。

3. 咳嗽痰多：痰多黏稠、咳吐不爽，或外感风寒、咳嗽痰多，与杏仁、贝母、瓜蒌、桔梗等配伍。

4. 痈疽疮毒，乳房肿痛，喉痹：一切痈疽、发背、疔毒，不问虚实寒热，单用本品研末加黄酒调剂，迟顷，（上）澄清饮之，（沉淀）滓敷患处（如《三因极一病证方论》远志酒）；吹乳（乳痈），单用本品酒煎服，滓敷患处（《袖珍方》）；口疮，与五倍子等分研末掺（如《朱氏集验方》远志散）；喉痹作痛，单用本品研末吹喉取涎（《仁斋直指》）；蛇螫，取本品嚼烂敷之，并纳一片于孔中（《外台秘要》引《崔氏方》）。

5. 其他：久心痛，与菖蒲等分研末（如《圣济总录》远志汤）。妇人无病而不生育，与当归配伍炒、研末，浸酒饮（《本草汇言》）。小便赤浊，与茯神、益智仁研末糊丸，枣汤送服（如《朱氏集验方》远志丸）。气郁成臌胀，诸药不效，单用本品麸炒加生姜煎服（《本草汇言》）。男子痿弱，与续断、薯蓣、蛇床子、肉苁蓉研末、雀卵为丸，酒送服（如《外台秘要》引《肘后备急方》远志丸）。脑风头痛不可忍，单用本品研末搐药鼻中（先含水满口，后药入鼻中，继揉按痛处）（如《圣济总录》远志散）。中风，舌不能言，本品甘草水泡后研末，鸡子清调敷天空、咽喉、前心三处（《古今医鉴》）。

【现代研究】本品主要含远志皂苷元 A-G、远志糖苷 A-D、远志寡糖 A-F、远志碱醇、细叶远志碱等。

本品提取物有中枢镇静与抗惊厥作用，并有祛痰、镇咳、降压、收缩子宫作用。此外，还有抑菌、抗衰老、抗癌等作用。

【用法用量】

1. 炮制：生用，炙用。

2. 用法：内服：煎服，或浸酒，或入丸、散。外用：捣敷，或研末吹喉、搐鼻。

3. 用量：内服：煎服，3～9克。外用：适量。

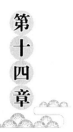

第十四章 平肝息风药

凡能以平肝潜阳或息风止痉为主,治疗肝阳上亢或肝风内动类病症的药物,称为平肝息风药。

平肝息风药因药性及作用趋向不同而分为:平抑肝阳药和息风止痉药二类。

平肝息风药多为介类、昆虫等动物类药及矿石类药物。具有平肝潜阳、息风止痉等功效。部分平肝息风药兼镇惊安神、清肝明目、降逆、凉血等作用;某些息风止痉药兼有祛风通络等作用。主要适用于肝阳上亢、肝风内动类病症。部分药物又可用治心神不宁、目赤肿痛、呕吐、呃逆、喘息、血热出血,以及风中经络之口眼㖞斜、痹痛等病症。

本类药药性有偏寒凉与偏温燥之异,临床应用须加以区别。阴虚阳亢者,与滋养肾阴药配伍;肝火上炎者,与清泻肝火药配伍;兼心神不宁、失眠多梦者,与安神药配伍;热极生风者,与清热泻火解毒药配伍;阴血亏虚而生风者,与补养阴血药配伍;脾虚慢惊风者,与补气健脾药配伍;兼窍闭神昏者,与开窍药配伍;兼痰壅者,与祛痰药配伍。

现代药理研究证明:平肝息风药多具有降压、镇静、抗惊厥作用。能抑制实验性癫痫的发生,可使实验动物自主活动减少,部分药物还有解热、镇痛等作用。

第一节 平抑肝阳药

凡能平抑或潜镇肝阳,主要用于治疗肝阳上亢类病症的药物,称平肝抑阳药。又称平肝潜阳药。

本类药多为质重之介类或矿石类药物,具有平抑肝阳或平肝潜阳之功效。主要用于治疗肝阳上亢之头晕目眩、头痛、耳鸣和肝火上攻之面红、口苦、目赤肿痛、烦躁易怒、头痛头昏等病症。亦用于肝阳化风痉挛抽搐及肝阳上扰烦躁不眠者,当分别与息风止痉药与安神药配伍。

石决明

【文献记载】

《名医别录》:"味咸,平,无毒。""主目障翳痛,青盲。久服益精轻身。"

《蜀本草》:"寒。"

《日华子本草》:"凉。""明目,磨障翳。"

《医学衷中参西录》:"石决明味微咸,性微凉,为凉肝镇肝之要药。肝开窍于目,是以其性善明目。研细水飞作敷药,能治目外障;作丸、散服,能消目内障。为其能凉肝,兼能镇肝,故善治脑中充血作疼作眩晕,因此证多系肝气、肝火挟血上冲也。"

《海药本草》:"主青盲内障,肝肺风热,骨蒸劳极。"

《本草纲目》:"通五淋。"

《药性切用》:"平肝清热,明目去翳。"

《本草求原》:"软坚,滋肾。""同木贼焙末,姜枣汤下,治肝虚翳;同龙齿及养血药用,治风热入肝,烦扰不寐,游魂无定。"

沈文彬《药论》:"消赤眼、白膜,收目泪而除风热头痛,贴脑心而止鼻红。"

《得宜本草》:"功专清热补肝,得枸杞、甘菊,治头痛目昏。"

【药性】咸,寒。

【功能】平肝潜阳,清肝明目。

【临床应用】

1. 肝阳上亢,头晕目眩:风毒气攻入头,眼目昏及头目不利,与羌活、草决明、菊花、甘草研末煎服(如《圣济总录》石决明散);邪热灼阴所致筋脉拘急、手足蠕动、头目眩晕,与白芍、生地黄、牡蛎等配伍(如《通俗伤寒论》阿胶鸡子黄汤);肝阳独亢而有热象之头晕、头痛、烦躁易怒,与夏枯草、黄芩、菊花等配伍(《常见病中医治疗研究》);热盛动风,手足抽搐,与羚羊角、钩藤、地龙、天麻等配伍。

2. 目赤,翳障,视物昏花:风热目痒,羞明流泪,与荆芥、蝉蜕、刺蒺藜、密蒙花等配伍;肝火上炎,目赤暴肿疼痛,与黄连、车前子研末、蜜丸,米饮送服(如《圣济总录》决明丸),或与黄连、龙胆草、夜明砂等配伍(如《全国中药成药处方集》黄连羊肝丸);眼生外障,与薄荷叶、刺蒺藜、荆芥穗、人参研末砂糖冷水送服(如《经验良方》石决明散);白翳内障,与芜蔚子、人参、菊花、车前子、防风研末、米饮送服(如《医宗金鉴》坠翳散);或与木贼、荆芥、桑叶、白菊花、谷精草、苍术等配伍(如《证治准绳》石决明散),并可单用本品煅后水飞研末,点眼,重者与乌贼骨、琥珀、珍珠、冰片研末点眼(如《太平圣惠方》石决明散);肝虚血弱,日久昏暗,与五味子、菟丝子、知母、细辛、熟地黄研末,蜜丸,米饮送服(如《奇效良方》石决明丸);青盲雀目,与苍术研末入猪肝内煮熟,食肝饮汁(《眼科龙木论》)。

3. 其他:小肠五淋,本品去粗皮、研末,熟水调服(《胜金方》)。锁喉风,本品醋煅三次研末,醋调、鹅羽蘸药涂之(《本草汇言》)。

【现代研究】本品主要含碳酸钙,并含有壳角质、胆壳素、角质蛋白和氨基酸,尚含少量钠、钙、钛、锰、镁、铁、铬、磷、锌、铜等。煅后产生氧化钙。

本品有保肝,抗缺氧,扩张气管、支气管平滑肌,抑菌及显著的抗凝血等作用。

【用法用量】

1. 炮制:生用,煅用。

2. 用法:内服:煎服,或入丸、散。外用:煅、研末(水飞),点眼、涂敷。

3. 用量:内服:15~30克。外用:适量。

注意事项:打碎、先煎。

珍珠母

【文献记载】

《中国医学大辞典》:"甘,咸,冷,无毒。""滋肝阴,清肝火。治癫狂惊痫,头眩,耳鸣,心跳,胸腹膜胀,妇女血热,血崩,小儿惊搐发痉。"

《饮片新参》:"咸,平,凉。微腥。""平肝潜阳,安神魂,定惊痫,消热痞、眼翳。"

《吉林中草药》:"止血。治吐血,衄血,崩漏。"

【药性】咸,寒。

【功能】平肝潜阳,安神,定惊明目。

【临床应用】

1. 肝阳上亢,头晕目眩:肝阳上亢、头晕头痛、眼花耳鸣、面颊燥热,与女贞子、旱莲草配伍(《常用中草药图谱》);肝阴不足,肝阳上亢所致头痛眩晕、耳鸣、心悸失眠,与白芍、生地黄、龙齿等配伍(如《医醇賸义》甲乙归藏汤),或与钩藤、菊花等配伍,阴虚阳亢,加配生地、白芍。

2. 惊悸失眠,心神不宁:心悸失眠,心神不宁,与朱砂、龙骨、琥珀等配伍(如《普济本事方》珍珠母丸),或与远志、酸枣仁、炙甘草配伍(《常用中草药图谱》);心火亢盛所致心神不安、烦躁失眠,与黄连、磁石、朱砂等配伍;痰热内盛所致癫狂惊痫,与天麻、胆南星、黄芩、大黄、礞石等配伍。

3. 目赤翳障,视物昏花:内眼疾患(晶体混浊、视神经萎缩),与苍术、人参配伍(《吉林中草药》);肝热目赤,羞明怕光,翳障,与石决明、菊花、车前子等配伍;肝虚目暗,视物昏花,与女贞子、枸杞子、黑芝麻等配伍;肝虚目昏,夜盲,与苍术、猪肝同煮食;目生翳障,可单用本品研末(水飞)点眼。

4. 其他:手足皲裂,与五倍子、凡士林等配伍调膏搽(如《江苏省药品标准》肤裂愈软膏)。

【现代研究】本品主要含碳酸钙、角质蛋白,并含有铝、铜、铁、镁、钠、锌、磷、钡、硫、氯、钾、硅和氨基酸等。

本品对实验性白内障能显著延缓其发生及有良好疗效,并有抗溃疡、抗氧化、镇静、保肝等作用。

【用法用量】

1. 炮制:生用,煅用。

2. 用法:内服:煎服,或入丸、散。外用:煅、研末(水飞),点眼、调敷。

3. 用量:内服:10～30克。外用:适量。

注意事项:内服,打碎、先煎。

牡　蛎

【文献记载】

《神农本草经》:"味咸,平。""主伤寒寒热,温疟洒洒,惊恚怒气,除拘缓鼠瘘,女子带下赤白。久服强骨节,杀邪鬼,延年。"

《名医别录》:"微寒,无毒。""除留热在关节荣卫,虚热去来不定,烦满,止汗,心痛气结,止渴,除老血,涩大小肠,止大小便,疗泄精,喉痹,咳嗽,心胁下痞满。"

《医学启源》:"气寒。"

《药性论》:"主治女子崩中,止盗汗,除风热,止痛。""和杜仲服,止盗汗。末,蜜丸,服三十丸,令人面光白,永不值时气。主鬼交精出,病人虚而多热加用之,并地黄、小草。"

《海药本草》:"主男子遗精,虚劳乏损,补肾正气。止盗汗,去烦热,治伤热疾。能补养安神,治孩子惊痫。久服身轻。"

《珍珠囊》:"软痞积。又治带下,温疟,疮肿,为软坚收涩之剂。"

《本草纲目》:"化痰软坚,清热除湿,止心脾气痛,痢下,赤白浊,消疝瘕积块,瘿疾结核。""伏砒砂。"

《得配本草》:"收往来潮热,消胃膈胀满。凡肝虚魂升于顶者,得此降之而魂自归也。"

《药性切用》:"涩精敛汗,潜热益阴,为虚热上浮专药。又能软坚消瘿。潜热生研,涩脱火煅。"

《医学衷中参西录》:"止呃逆。"

《现代实用中药》:"为制酸剂,有和胃镇痛作用。治胃酸过多,身体虚弱,盗汗及心悸动惕、肉瞤等。对于怀孕妇及小儿钙质缺乏与肺结核等有效。"

《本草拾遗》:"和麻黄根、蛇床子、干姜为粉,去阴汗。"

《汤液本草》:"咸为软坚之剂,以柴胡引之,能去胁下之硬;以茶引之,能消结核;以大黄引之,能除股间肿;地黄为之使,能益精收涩,止小便。"

《得配本草》:"得元参,治男女瘰疬;配鳖甲,消胁积;和贝母,消痰结;合花粉,消瘿瘤。"

【药性】咸,微寒。

【功能】平肝潜阳,重镇安神,软坚散结,收敛固涩。

【临床应用】

1. 肝阳上亢,头晕目眩:水不涵木,阴虚阳亢所致头目眩晕、烦躁不安、耳鸣,与龟甲、玄参、白芍、怀牛膝等配伍(如《医学衷中参西录》镇肝息风汤、建瓴汤);温热后期,阴血亏损,筋脉失养,手指但觉蠕动,甚或瘛疭,时时欲脱,与生龟甲、鳖甲、阿胶等配伍(如《温病条辨》三甲复脉汤)。眩晕,与龙骨、菊花、枸杞、何首乌配伍(《山东中草药手册》)。

2. 惊悸不安,失眠:心神不安,惊悸怔忡、失眠多梦,与龙骨、桂枝等配伍(如《伤寒论》桂枝甘草龙骨牡蛎汤),亦可与朱砂、琥珀、酸枣仁、珍珠母等配伍;阴虚火旺者,与玄参、麦冬、黄连等配伍;心血不足者,加配当归、白芍、阿胶等。心痛气实者,单用本品研末酒调服(《丹溪心法》)。

3. 痰核,瘰疬,瘿瘤,癥瘕积聚:痰火郁结所致痰核、瘰疬,与浙贝母、玄参配伍(如《医学心悟》消瘰丸),或单用本品研末鸡胆汁调敷患处(《脉因证治》);水癫偏大、上下不定、疼痛,与干姜研末冷水调敷(《养生必用方》);气滞血瘀所致癥瘕积聚,与鳖甲、丹参、莪术等配伍。现代临床与海藻、昆布、黄药子、土贝母等配伍治疗甲状腺功能亢进、甲状腺肿大;与丹参、鳖甲、夏枯草等配伍治疗肝脾肿大。

4. 虚汗,遗精,带下,崩漏等症:自汗、盗汗,与黄芪、麻黄根、浮小麦配伍(如《太平惠民和剂局方》牡蛎散),并可单用本品研末扑(《经验方》);风虚汗出,少气,与白术、防风等分(恶风倍防风,少气倍白术,面肿倍牡蛎)研末温水调服(如《太平圣惠方》牡蛎散);诸虚不足及新病暴虚,津液不固、体常自汗、夜卧即甚,久而久之、羸瘠枯瘦、心忪惊惕、短气烦倦,与黄芪、麻黄根等分研末小麦煎服(《太平惠民和剂局方》);肾虚遗精、滑精,与沙苑子、龙骨、芡实等配伍(如《医方集解》金锁固精丸);尿频,遗尿,与桑螵蛸、金樱子、益智仁、龙骨等配伍;白带,与艾叶、茴香、糯米粉配伍糊丸温米饮送服(《澹寮方》),崩漏,与龙骨、乌贼骨、茜草等配伍。

5. 其他:百合病,渴不瘥者,与栝蒌根等分研末服(如《金匮要略》栝蒌牡蛎汤);一切渴,单用本品黄泥裹煅、研末,活鲫鱼汤送服(《证类本草》引《经验方》)。大病瘥后,小劳便鼻衄,与石膏研末(或蜜丸)酒送服(《肘后备急方》);温病下后,大便溏甚,脉仍数者,单用本品研末煎服(如《温病条辨》一甲煎)。胃酸过多,与海螵蛸、浙贝母研末服(《山东中草药手册》)。紫癜风,与胆矾等分研末酽醋调摩患处(如《圣济总录》牡蛎散);阴囊两边生疮,湿水浸淫,痒入骨髓,又治脚汗腋汗,与枯矾、黄丹研末擦(如《疡科选粹》牡矾散)。令面光白腻润,去䵟䵒面皱,与土瓜根研末白蜜调夜卧时敷面(《太平圣惠方》)。

【现代研究】本品主要含碳酸钙、磷酸钙及硫酸钙,并含铜、铁、锌、锰、锶、铬及氨基酸等。

本品有镇静、抗惊厥作用,并有明显的镇痛作用,还有抗溃疡、降血脂、抗血栓、增强免疫等作用。

【用法用量】

1. 炮制:生用,煅用。

2. 用法:内服:煎服,或入丸、散。外用:研末掺,或调敷。收敛固涩,煅用。

3. 用量:内服:10～30克。外用:适量。

注意事项:内服,打碎、先煎。

代赭石

【文献记载】

《神农本草经》："味苦、甘，寒。""主鬼疰贼风蛊毒，杀精物恶鬼，腹中毒邪气，女子赤沃漏下。"

《名医别录》："味甘，无毒。""主带下百病，产难，胞衣不出，堕胎，养血气，除五脏血脉中热，血痹血瘀，大人小儿惊气入腹及阴痿不起。"

《药性论》："味甘，平。""主治女子崩中，淋沥不止，疗生子不落。末温服之，辟鬼魅。"

《日华子本草》："止吐血，鼻衄，肠风，痔瘘，月经不止，小儿惊痫，疳疾，反胃，止泻痢脱精，尿血遗溺，金疮长肉，安胎，健脾，又治夜多小便。"

《本草正》："能下气降痰，清火。"

《长沙药解》："驱浊下冲，降摄肺胃之逆气，除哕噫而泄郁烦，止反胃呕吐，疗惊悸，哮喘。"

《得配本草》："镇包络之气，除血脉之热。"

《药性切用》："镇肝和血，降逆除噫。"

《本草再新》："平肝降火，治血分去瘀生新，消肿化痰，治五淋崩带，安产堕胎。"

《本草汇纂》："凉血解热镇惊。"

《医学衷中参西录》："能生血兼能凉血，而其质重坠，又善镇逆气，降痰涎，止呕吐，通燥结。""治吐血衄之证，当以降胃为主，而降胃之药，实赭石为最效。"

《本草新编》："代赭石虽能旋转逆气，然非旋覆花助之，亦不能成功，二味并用为佳。"

《得宜本草》："得冬瓜仁，治慢惊风。"

《配得本草》："得生地汁，治吐血、衄血、下血；佐半夏，蠲痰饮。"

【药性】 苦、甘，微寒。

【功能】 平肝潜阳，重镇降逆，凉血止血。

【临床应用】

1. 肝阳上亢，头晕目眩：肝阳上亢所致头目眩晕、目胀耳鸣，与怀牛膝、生龙骨、生牡蛎、生白芍配伍（如《医学衷中参西录》建瓴汤）；肝阳上亢，肝火上炎所致头晕头痛、心烦难寐，与珍珠母、磁石、猪胆膏、冰片、半夏等配伍（如《上海市药品标准》脑立清）。

2. 癫狂，惊痫：癫狂失心，与大黄、朴硝、半夏、郁金配伍（如《医学衷中参西录》涤痰汤）；五痫，与明矾研末糊丸服（《古今医统》）；痫风，与磁石、清半夏、朱砂研末酒曲为丸，铁锈水煮沸送服（如《医学衷中参西录》加味磁朱丸）；急慢惊风，吊眼撮口、搐搦不定、壮热困身，可单用本品醋煅十次研末（水飞），白汤送服（《小儿卫生总微论方》）；小儿夜啼腹痛，鸡鸣即止，与牡丹皮、芍药、麝香研末蜜丸，薄荷汤送服（《普济方》）。

3. 呕吐，呃逆，噫气：胃气上逆之呕吐、呃逆、噫气不止，与旋覆花、半夏、生姜等配伍（如《伤寒论》旋覆代赭汤）；噎膈不能食，大便燥结，与党参、当归、肉苁蓉等配伍（如《医学衷中参西录》参赭培气汤）；宿食结于肠间，胃气上逆不降，大便多日不通，与甘遂、芒硝、干姜等配伍（如《医学衷中参西录》赭遂攻结汤）。产后肿胀、胸中有物状，是噫气不调降，与桃仁、大黄研末薄荷水为丸，温水送服（《普济方》）；寒温结胸，呼吸不利、满闷短气，与蒌仁、苏子、芒硝配伍温服（如《医学衷中参西录》荡胸汤），

4. 气逆喘息：哮喘有声，卧睡不得，可单用本品研末醋调服（《普济方》）；肺肾不足，阴阳两虚之虚喘，与党参、山茱萸、胡桃肉、山药等配伍（如《医学衷中参西录》参赭镇气汤）；肺热咳喘，与桑白皮、苏子、旋覆花等配伍。

5. 血热吐衄，崩漏：肝郁多怒，胃郁气逆所致吐血、衄血及吐衄之证屡服他药不效者，与大黄、油肉桂配伍各研细末，以本品煎汤送服（如《医学衷中参西录》秘红丹）；肠风下血、吐血、衄血，单用本品醋淬研

末白汤送服(《斗门方》);崩中淋沥不止,可单用本品研末醋汤调服(《普济方》);热扰所致吐血、衄血、胸中烦热,与白芍、竹茹、牛蒡子、清半夏等配伍(如《医学衷中参西录》寒降汤);血热崩漏下血,与禹余粮、赤石脂、五灵脂等配伍(如《太平惠民和剂局方》震灵丹)。

6. 其他:赤眼肿闭,与石膏研末,新汲水调敷眼头尾及太阳穴(《仁斋直指方》)。胃火牙龈作痛,与怀牛膝、滑石、甘草配伍(《医学衷中参西录》);牙宣,与荆芥研末擦并以荆芥汤漱口(《是斋百一选方》)。风癜疹久不瘥,每发或先心腹痛、痰哮麻痹、筋脉不仁,与当归研末冷酒调服(如《圣济总录》小朱散);一切疮疖,与虢丹、牛皮胶等分研末好酒冲,上清服,渣外敷(《朱氏集验方》);丹热诸毒,与青黛、软滑石、荆芥研末蜜水调服兼以扑身(如《仁斋直指方》朱黛散)。下元虚惫,子宫寒冷,月信不调,脐腹连腰疼痛、面黄肌瘦、泄泻、滑精,一切虚损之症,与赤石脂、禹余粮等分研末入阳城罐炼制后研末醋糊丸,酒送服(如《扁鹊心书》紫金丹);治产难,不可早服,必胎衣破后,小儿头至产门者,然后服之,与野党参、当归配伍,以卫足花子或大菊花瓣作引(如《医学衷中参西录》大顺汤)。

【现代研究】本品主要含三氧化二铁,并含有硅、铝、钛、镁、锰、钙、铅、砷等。

本品能兴奋肠管、促进蠕动,并有造血、镇静等作用。

【用法用量】

1. 炮制:生用,煅用。

2. 用法:内服:煎服,或入丸、散。外用:研末,掺或调敷。

3. 用量:内服:15～30克。外用:适量。

注意事项:内服,打碎、先煎。孕妇慎服。

刺蒺藜

【文献记载】

《神农本草经》:"味苦,温。""主恶血,破癥结积聚,喉痹,乳难。久服长肌肉,明目,轻身。"

《名医别录》:"辛,微寒,无毒。""身体风痒,头痛,咳逆伤肺,肺痿,止烦,下气,小儿头疮,痈肿,阴溃。"

《药性论》:"味甘,有小毒。""治诸风疬疡,破宿血,疗吐脓,主难产,去躁热。"

《日华子本草》:"治奔豚肾气,肺气胸膈满,催生并堕胎。益精,疗肿毒,及水脏冷,小便多,止遗沥、泄精、溺血。"

《本草图经》:"主痔漏,阴汗,及妇人发乳,带下。"

《本草蒙筌》:"疗双目赤疼,翳生不已。治遍身白癜,瘙痒难当。"

《医学入门》:"治鼻久塞,咽喉卒痛,齿痛齿落。"

《本草纲目》:"治风秘,及蛔虫心腹痛。"

《本草正》:"除喉痹,癣疥,痔漏,癜风,通身湿烂,恶疮,乳岩,带下。""凉血养血,亦善补阴。"

《本草备要》:"泻肺气而散肝风。"

《医林纂要》:"补肝祛风,坚肾去湿,泻肺泄热,通行上下。"

《本草再新》:"镇肝风,泻肺火,益气化痰,散湿破血,消痈疽,散疮毒。"

《南京民间药草》:"治红、白痢疾。"

《江苏药用植物志》:"镇痛,治胁痛,疗诸伤。"

《中国民族药志》:"治浮肿,高血压,肝炎黄疸及感冒发烧(蒙族)。""润燥通便,消石,通经,利尿。治淋病,各种结石,小便不利,大便秘,及热病引起的肿胀(维族)。"

《五十二病方》:"治蛊,以蒺藜、白蒿封之。"

《握灵本草》:"治风秘,同牙皂为末;治月事不通,同当归为末;催生下胎衣,同贝母为末。"

《得宜本草》:"得鸡子油,治偏枯。"

【药性】苦、辛,微温。

【功能】平肝疏肝,祛风明目。

【临床应用】

1. 头痛,眩晕:肝阳上亢所致头痛、眩晕,与天麻、生白芍、生石决明等配伍;风热所致头风头痛,与桑叶、菊花、蔓荆子等配伍;风寒所致头痛,与白芷、川芎、防风等配伍。

2. 胸胁或乳房胀痛,经闭,癥瘕:肝气郁结所致胸胁或乳房胀痛,与香附、郁金、橘叶、青皮等配伍。产后乳难,肝气郁结者,与香附、柴胡、漏芦等配伍;气血双亏者,与生黄芪、当归、王不留行等配伍。气滞所致血瘀经闭,与当归、川芎、红花等配伍;癥瘕,与丹参、䗪虫、鳖甲等配伍。胸痹,膈中胀闷不通或作痛,或乳胀不行,或乳岩作块作痛,单用本品炒、研末,白汤调服(《本草汇言》引《方龙潭家秘》)。恶血积聚或成癥瘕,与干漆研末水丸,酒送服(《本草汇言》引《方龙潭家秘》)。

3. 目赤翳障:肝经风热所致目赤多泪,或痛或痒,轻者,单用本品即可;重且热盛者,与菊花、决明子、青葙子等配伍。目生翳膜,与谷精草、密蒙花、蝉蜕等配伍;肝肾亏虚者,酌加枸杞子、菟丝子、女贞子。风热目赤肿痛,多泪多眵,或翳膜遮睛,与菊花、蔓荆子、决明子、青葙子等配伍(如《张氏医通》蒺藜散);肝肾风毒上攻,目赤痛痒,昏花羞明,多泪,与黄芪、独活等分研末,薄荷酒调服(如《医学入门》四生散)。

4. 风疹瘙痒,白癜风:风邪偏盛,与荆芥、蝉蜕、防风等配伍;血热挟风,与荆芥穗、生地黄、紫草等配伍;风邪挟湿,与地肤子、苦参、白鲜皮等配伍;病久兼血虚者,与当归、制首乌、苏木等配伍。白癜风,可单用本品研末冲服(《备急千金要方》,《本草纲目》引《孙真人食忌》),或与紫草、生首乌、土茯苓等配伍。身体风痒,燥涩顽痹,与胡麻仁、葳蕤、金银花研末蜜丸,白汤送服(《本草汇言》引《方龙潭家秘》)。

5. 其他:伤寒头痛、身热、百节疼痛,与白芷、附子、白僵蚕等分研末,茶清或酒调服(如《圣济总录》四白散)。肺痈、肺痿,咳唾脓血腥秽,与百合、川贝母研末,白汤送服(《本草汇言》引《方龙潭家秘》)。少小洞注下痢,本品捣汁温服(《备急千金要方》)。小便不通,腹胀,单用炒本品研末,黄酒调服(《寿世保元》)。黄疸,与茵陈研末煎服(《本草汇言》引《方龙潭家秘》)。阴疝牵引小腹痛,与附子、(山)栀等分研末,煎服(如《宣明论方》蒺藜汤)。瘰疬脓溃不干,与牡丹皮、当归研末,蜜丸服(《本草汇言》引《方龙潭家秘》);一切疔肿,单用本品烧灰存性醋调敷(《备急千金要方》);口常有疮,与扁豆研末,如茶点吃(如《圣济总录》蒺藜子散)。

【现代研究】本品主要含刺蒺藜苷、山柰酚、槲皮素、维生素 C、薯蓣皂苷元及棕榈酸、硬脂酸、油酸、亚油酸、亚麻酸、鞣质、树脂及微量生物碱等。

提取物有强心、减慢心率、扩张冠状动脉、抗心肌缺血、降压及抗粥样动脉硬化、抗血小板聚集、降糖、降脂、利尿作用,有提高机体免疫功能、性强壮、抗衰老、抗过敏等作用。

【用法用量】

1. 炮制:生用,盐炙用。

2. 用法:内服:煎服,或入丸、散。外用:煎汤洗涤,或研末掺,或调敷。

3. 用量:内服:6~9克。外用:适量。

注意事项:孕妇慎服。

罗布麻

【文献记载】

《陕西中草药》:"味淡涩,性凉,有小毒。""清凉泻火,强心利尿,降血压。治心脏病,高血压,神经衰弱,肾炎浮肿。"

《新疆中草药手册》:"味甘苦,性平,有小毒。"

《中国药用植物图鉴》:"嫩叶,蒸炒揉制后代茶,有清凉去火,防止头晕和强心的作用。"

《江苏植物志》:"乳汁可愈合伤口。"

【药性】甘、苦,凉。有小毒。

【功能】平抑肝阳,清热,利尿。

【临床应用】

1. 头晕目眩:肝阳上亢及肝火上炎所致头晕目眩、烦躁失眠,可单用本品代茶饮;肝阳上亢者,与牡蛎、石决明、代赭石等配伍;肝火上炎者,与钩藤、夏枯草、野菊花等配伍。神经衰弱,眩晕,脑震荡后遗症,心悸,失眠,高血压,肝硬化腹水,浮肿,单用本品开水冲泡当茶饮(不可煎煮)(《新疆中草药手册》)。

2. 水肿,小便不利:本品根部利尿效果显著,用于水肿、小便不利,可单用,或与车前子、木通、猪苓、泽泻等配伍。

3. 其他:肝炎腹胀,与甜瓜蒂、延胡索、公丁香、木香研末开水送服(《新疆中草药手册》)。

【现代研究】本品叶中主要含槲皮素、异槲皮苷、金丝桃苷、芸香苷、右旋儿茶精、二十九烷、三十烷、三十一烷、羽扇豆醇棕榈酸酯、棕榈酸蜂花醇酯、棕榈酸十六醇酯、内消旋肌醇、β-谷甾醇及多种氨基酸、鞣质、氯化钾等;根含加拿大麻苷、K-毒毛旋花子次苷-β 及毒毛花子苷元等。

提取物有显著的降血压、强心作用,能改善冠状动脉血流、防止心肌及冠状血管硬化,并有降血脂、调节免疫、利尿,以及抗衰老、镇静、抗惊厥、抑制流感病毒等作用。毒性主要来源于根部物质。

【用法用量】

1. 炮制:生用。

2. 用法:内服:煎服,或泡茶饮。

3. 用量:煎服,5~10 克。

注意事项:不宜过量或长期服用。

如用量过大或使用不合理,可出现恶心、呕吐、腹泻、上腹不适,也可出现心动过缓和期前收缩。中毒救治:早期催吐,洗胃,导泻;服蛋清、维生素C,大量饮浓茶及对症处理。出现心脏毒性反应时,按洋地黄中毒处理。

第二节　息风止痉药

凡能以平息肝风为主,主要用于治疗肝风内动惊厥抽搐类病症的药物,称为息风止痉药。

本类药物适用于温热病热极动风、肝阳化风、血虚生风等所致之眩晕欲仆、项强肢颤、痉挛抽搐等病症,以及风阳夹痰、痰热上扰之癫痫、惊风抽搐,或风毒侵袭、引动内风之痉挛抽搐、角弓反张等病症。部分药物兼有平肝潜阳、清泻肝火作用,亦可用于治疗肝阳眩晕和肝火上攻之目赤、头痛等。此外,某些药物尚兼祛外风之功效,可用于治疗风邪中经络之口眼㖞斜、肢麻痉挛、头痛、痹病等。

羚羊角

【文献记载】

《神农本草经》:"味咸,寒。""主明目,益气起阴,去恶血注下,辟蛊毒,恶鬼不祥,安心气,常不魇寐。"

《名医别录》:"苦,微寒,无毒。""疗伤寒时气寒热,热在肌肤,温风注毒伏在骨间;除邪气,惊梦狂越僻谬，及食噎不通。久服强筋骨、轻身，起阴益气，利丈夫。"

《药性论》："味甘。""能治一切热毒风攻注，中恶毒风卒死昏乱不识人。散产后血冲心烦闷，烧末酒服之。主小儿惊痫，治山瘴，能散恶血，烧灰治噎塞不通。"

《本草汇言》："味淡，气寒，无毒。"

《眼科全书》："味咸、苦，性温。"

《食疗本草》："主中风筋挛，附骨疼痛。生摩和水涂肿上及恶疮，良。又卒热闷，屑作末，研和少蜜服。亦治热毒痢疾及血痢。""伤寒热毒下血，末服之即瘥。又疗疝气。"

《本草拾遗》："主溪毒及惊悸烦闷，卧不安，心胸间恶气毒，瘰病。"

《绍兴本草》："明目，破毒，利经络。"

《本草纲目》："平肝舒筋，定风安魂，散血下气，辟恶解毒，治子痫痉疾。"

《药性切用》："清肝泄热，去翳，舒筋，为惊狂抽搐专药。"

《本草再新》："定心神，止盗汗，消水肿，去瘀血，生新血，降火下气，止渴除烦。"

《得配本草》："得钩藤钩，能息肝风；调鸡子白，涂赤丹；磨东流水治产后烦闷汗出不识人；烧存性研末，童便调下，治败血冲心。"

【药性】咸，寒。

【功能】平肝息风，清肝明目，凉血解毒。

【临床应用】

1. 肝风内动，惊痫抽搐：小儿惊痫寒热，可单用本品研末乳汁化服（《卫生易简方》）；热盛动风，高热烦躁，神昏谵语，惊厥抽搐，与钩藤、菊花、桑叶、生地黄、竹茹等配伍（如《通俗伤寒论》羚角钩藤汤）；热极狂躁或发斑，与犀（水）牛角、石膏、知母、玄参等配伍；孕妇子痫，抽搐不已，与防风、独活、茯神配伍（如《济生方》羚羊角散）。癫痫发作，昏仆抽搐，与钩藤、天麻、全蝎、蜈蚣等配伍。小儿夜啼及多惊热，与黄芩、犀角屑、甘草、茯神、麦冬配伍捣散煎服（如《太平圣惠方》羚羊角散）。伤寒时气，寒热伏热，汗、吐、下后余热不退，或心惊狂动，烦乱不宁，或谵语无伦、人情颠倒、脉仍数急，迁延不愈，单以本品磨汁与甘草、灯心汤和服（《方脉正宗》）。

2. 肝阳上亢，头晕目眩：肝阳上亢，头晕目眩，与石决明、刺蒺藜、钩藤等配伍；夹痰热者，加贝母、竹茹；肝经火旺者，加夏枯草、黄芩；阴虚火旺者，加生地黄、枸杞子，或菊花、龟甲等；头晕目眩，烦躁失眠，头痛如劈，与石决明、龟甲、生地黄、菊花等配伍（如《医醇賸义》羚羊角汤）；肝火上炎所致头痛、目赤肿痛，羞明流泪，与决明子、黄芩、龙胆草、车前子等配伍（如《太平惠民和剂局方》羚羊角散）。阳厥气逆，多怒，与人参、茯苓、远志、大黄、甘草研末，煎服（如《黄帝素问宣明论方》羚羊角汤）。

3. 血热出血，温病发斑：肝火上冲，胃气不降，卒然吐血，与大黄、肉桂配伍（如《圣济总录》羚羊角饮）；鼻衄如注、血色紫黑、烦躁不安，与三七粉同服；下（便）血如鸡肝色、时时作渴，与黄连、黄柏配伍（如《世医得效方》羚羊角丸）；产后下血不止，烦闷腹痛，与白芍、枳壳等分研末服（《经效产宝》）；温热病，液涸动风、鼻窍无涕、目干无泪、面色焦枯、神昏痉厥，与生石膏、知母、菊花、钩藤、生甘草、荷叶、犀角配伍（清·王孟英经验方）；温热病，壮热神昏、谵语躁狂，甚或抽搐、热毒斑疹，与石膏、寒水石、麝香等配伍（如《备急千金要方》紫雪丹）。

4. 其他：筋痹，肢节酸痛，与薄荷、附子、独活、白芍、防风、川芎等分配伍加生姜煎服（如《医门法律》羚羊角散）；骨蒸，饮食不作肌肉、发热自汗，若日夜间热易治，日夜俱热难愈，可单用本品研末，温水调服（《卫生易简方》）；中风手颤、弹曳语涩，与犀角、羌活、防风、薏苡仁、秦艽研末蜜丸，竹叶汤送服（如《太平圣惠方》羚羊角丸）；肝中风，筋脉拘急、舌强语涩，与独活、附子等分研末，加生姜、竹沥煎服（《太平圣惠方》）；偏风，手足不随、四肢顽痹，与独活、乌头、防风配伍（如《圣济总录》羚羊角汤）；中风，心烦、恍惚、腹中痛或时闷绝,单用本品微炒、研末温酒送服(《简易普济良方》);产后中风,身体反张如角弓,与独活、当归、防风、人参、赤芍、细辛、桂心、麻黄配伍锉散入生姜煎服(如《太平圣惠方》羚羊角散)。治陷翳久不得去,用此焮发,与升麻、细辛、甘草研末半散半蜜丸服(如《张氏医通》保命羚羊角散);心肺风热冲目,生胬肉,与黄芩、柴胡、升麻、甘草配伍捣散煎服(如《圣济总录》羚羊角汤);眼卒生白翳膜,与泽泻、菊花、葳蕤、菟丝子配伍捣散煎服(如《太平圣惠方》羚羊角散)。痘瘡后余毒未清,随处肿痛,本品磨汁与黄芪、金银花配伍煎服(《本草汇言》);恶疮肿,单用本品磨汁涂(《普济方》);小儿面身卒得赤丹,或痒或肿起,以本品磨屑煎汤调猪脂为膏摩(《太平圣惠方》)。

【现代研究】本品主要含角蛋白、磷酸钙、不溶性无机盐、多种氨基酸,以及卵磷脂、脑磷脂、神经鞘磷脂、磷脂酰丝氨酸、磷脂酰肌醇、维生素 A 等。

提取物有解热镇痛、镇静抗惊厥作用,对实验动物胃肠道平滑肌、子宫等有兴奋作用,并有降压和抗缺氧等作用。

【用法用量】

1. 炮制:镑片或研细粉用。

2. 用法:内服:煎服,或磨汁,或入丸、散。外用:磨汁涂,或熬膏敷。

3. 用量:内服:煎汤:1～3克;磨汁或研末吞服:0.3～0.6克。外用:适量。

注意事项:煎服,先煎 2 小时以上。

牛　黄

【文献记载】

《神农本草经》:"味苦,平。""主惊痫,寒热,热盛狂痓。"

《吴普本草》:"无毒。"

《名医别录》:"有小毒。""疗小儿百病,诸痫热口不开,大人癫狂。又堕胎。久服轻身增年,令人不忘。"

《药性论》:"味甘。""能辟邪魅,安魂定魄,小儿夜啼。主卒中恶。"

《日华子本草》:"凉。""疗中风失音,口禁,妇人血禁,惊悸,天行时疾,健忘虚乏。"

《日用本草》:"治大人小儿惊痫搐搦烦热之疾,清心化热,利痰凉惊。"

《本草纲目》:"痘疮紫色,发狂谵语者可用。"

《本草从新》:"清心解热,利痰凉惊,通窍辟邪。治中风入脏,惊痫口禁,小儿胎毒,痰热诸疾。"

《药性切用》:"清心利窍,豁痰安神,为惊痫入脏专药。"

《会约医镜》:"疗小儿急惊,热痰壅塞,麻疹余毒,丹毒,牙疳,咽肿,一切实证垂危者。"

《本草经集注》:"人参为之使。得牡丹、菖蒲,利耳目。"

《本草汇言》:"牛黄为治心之药,必酌佐使得宜而后可。故得丹砂而有宁静之功,得参、苓而有补养之妙,得菖蒲、山药而有升达心孔之能,得枣仁、远志而有和平藏府之理,得归、地而有凉血之功,得金、银而有安神之美。凡诸心疾,皆牛黄所宜。"

《得宜本草》:"得犀角、朱砂,治小儿诸惊。"

《得配本草》:"得天竺黄发声音;得竹茹治口噤热惊。"

【药性】苦、甘,凉。

【功能】清心凉肝,豁痰开窍,清热解毒。

【临床应用】

1. 热病神昏:温热病热陷心包或痰阻心窍所致高热神昏、谵语烦躁、四肢抽搐,以及中风痰迷,或小儿惊痫、痰涎壅盛,与黄连、黄芩、山栀、麝香、郁金、冰片等配伍(如《痘疹心法》牛黄清心丸、《温病条辨》

安宫牛黄丸、《太平惠民和剂局方》至宝丹);心经实热,狂言妄语、神志不安,与冰片、朱砂、大黄研末冷姜汤或蜜水调服(如《景岳全书》牛黄泻心汤)。现代临床本品配生石膏、羚羊角、水牛角、蝎尾等治疗流行性乙型脑炎,与茵陈、大黄、山栀等配伍治疗重症肝炎均获得一定效果。

2. 小儿惊风,癫痫:小儿心经积热,两腮红如胭脂、手足常热、唇口干燥,亦治(急惊),与天竺黄、郁金、栀子仁研末蜜丸,薄荷汤送服(如《小儿病源方论》牛黄丸);小儿急惊风,壮热神昏、惊厥抽搐,与朱砂、全蝎、钩藤等配伍(如《证治准绳》牛黄散);小儿惊热,发歇不定,与大黄、蝉壳、子芩、龙脑研末蜜丸,煎金银、薄荷汤送服(《太平圣惠方》);痰蒙清窍之癫痫发作,与珍珠、远志、胆南星等配伍(如《中医内科学讲义》痫证镇心丹)。

3. 口舌生疮,咽喉肿痛,牙痛,痈疽疔毒:火毒郁结所致口舌生疮、咽喉肿痛、牙痛,与黄芩、雄黄、大黄等配伍(如《全国中药成药处方集》牛黄解毒丸);咽喉肿痛、溃烂,与珍珠研末吹(如《绛囊撮要》珠黄散);痈疽、疔毒、疖肿等病症,与金银花、草河车、甘草等配伍(如《保婴撮要》牛黄解毒丸),或与麝香、乳香、没药等配伍(如《外科证治全生集》犀黄丸);伤寒咽喉痛,心中烦躁、舌上生疮,与朴硝、甘草、升麻、山栀子、芍药配伍研末姜蜜汤置冷调服(如《圣惠总录》牛黄散);一切已溃未溃,肿痛色艳烂喉症,并治痘毒攻喉,以及疹痘后牙疳,杨梅后毒结咽喉,与贝母、人中白、珍珠、马勃、冰片、琥珀、硼砂、人指甲、青鱼胆(或干青果煅炭代)配伍研极细末,吹喉(如《疫痧草》十宝丹);鹅口疮,与硼砂、雄黄、黄连等分研末,乳调敷患处(如《医方一盘珠》牛黄散)。

4. 其他:初生胎热或身体黄者,兼治腹痛夜啼,单用本品入蜜调膏、乳汁化开频滴患儿口中(《本草纲目》引《钱氏小儿方》);小儿疟疾烦热,与杏仁等分研末蜜丸,温水送服(如《太平圣惠方》牛黄丸);痘疹毒气入骨,便血日夜无度、腹痛啼哭,与郁金研末,浆水煎服(如《小儿卫生总微论方》牛黄散);小儿肝脏风热,上攻于目,疼痛不止,与大黄研末,生地黄汁调成稀膏敷贴眼上并时时以冷水润之(如《太平圣惠方》牛黄膏);治痞积热甚眼蒙,与冰片、熊胆、麝香配伍研极细末,人乳为丸点眼(如《鲁府禁方》明目化积丸);酒皶鼻,单用本品研末水调敷(《普济方》)。

【现代研究】本品主要含胆红素、胆汁酸、胆汁酸盐、胆甾醇、脂肪酸、卵磷脂,以及维生素D、钠、钙、镁、锌、铁、铜、磷等。此外,并含有胡萝卜素、黏蛋白、肽类及多种氨基酸等。

本品有镇静、抗惊厥、解热、镇痛作用,并有强心、抗心律失常、扩张血管、降压、降脂、抗氧化、减少自由基生成、利胆、保肝、抗炎,以及兴奋平滑肌及收缩子宫、抗病原微生物、调节免疫功能等作用。

【用法用量】

1. 炮制:生用。

2. 用法:内服:研末,或入丸、散。外用:研末,撒或调敷。

3. 用量:内服:吞服,0.15～0.35克。外用:适量。

注意事项:孕妇慎服。

钩 藤

【文献记载】

《名医别录》:"微寒,无毒。""主小儿寒热,十二惊痫。"

《药性论》:"味甘,平。""主小儿惊啼,瘈疭热壅。"

《蜀本草》:"味苦。"

钱乙:"温、平。"(引自《本草汇言》)

《绍兴本草》:"味苦、甘,微寒。"

《日华子本草》:"治客忤胎风。"

《本草纲目》："治大人头旋目眩,平肝风,除心热,小儿内钓腹痛,发斑疹。"

《本草汇言》："祛风化痰,开气闭。""同麻、桂,发内伏之寒;同芩、连,解酷烈之暑;同前、葛,祛在表之邪;同查、朴,消久滞之食;同鼠粘、桔梗、羌、防、紫草茸,发痘瘄之隐约不现也。"

《本草正》："清手厥阴之火,足厥阴、足少阳之风热。"

《本草徵要》："舒筋除眩,下气宽中。"

《本草述》："治中风瘫痪,口眼歪斜,及一切手足走注疼痛,肢节挛急。又治远年痛风瘫痪,筋脉拘急作痛不已者。"

《本经逢原》："治妇人带下赤白。"

《玉楸药解》："泻湿清热,止惊安悸。治木郁筋惕,惊悸。"

张秉成《本草便读》："凉血。"

《全国中草药汇编》："清热,平肝,熄风,止痉。主治小儿高热,惊厥,抽搐,小儿夜啼,风热头痛,头晕目眩,高血压病,神经性头痛。"

《得宜本草》："得甘草,治痫疾;得紫草,发斑疹。"

《得配本草》："得硝石、炙甘草,治惊热。"

【药性】甘、微苦,微寒。

【功能】清热平肝,息风定惊。

【临床应用】

1. 头痛,眩晕:肝阳上亢所致头胀头痛、眩晕,与天麻、石决明、牛膝等配伍(如《杂病证治新义》《杂病源流犀烛》天麻钩藤饮);肝火上炎所致头胀头痛,与龙胆草、夏枯草、黄芩等配伍。

2. 肝风内动,惊痫抽搐:小儿惊风抽搐,轻者可单用本品,或与炙甘草等分配伍(《小儿卫生总微论方》);重者,肝热急惊,与蝉蜕、僵蚕、龙胆草等配伍;脾虚慢惊,与天麻、白术、茯苓等配伍;热盛动风,高热、烦躁、抽搐,甚至昏迷,发为痉厥,与羚羊角、鲜生地、生白芍等配伍(如《通俗伤寒论》羚角钩藤汤);诸痫啼叫、痉挛抽搐,与天竺黄、蝉蜕、黄连、大黄、甘草配伍(如《普济方》钩藤饮)。

3. 其他:小儿惊疳、腹大项细,与人参、甘草、栝楼根等分配伍(如《圣济总录》钩藤饮)。小儿夜啼,与蝉蜕、灯心配伍(《安徽中草药》)。伤寒,头痛、壮热、鼻衄不止,与桑白皮、马牙硝、栀子仁、大黄、黄芩、甘草配伍加竹叶煎服(如《圣济总录》钩藤汤);呕血,与隔山消、鸟不落等分配伍(《湘西苗药汇编》)。风热,目赤、头痛,与赤芍、桑叶、菊花配伍(《四川中药志》)。妊娠胎动、腹痛、面青冷汗、气欲绝者,与当归、茯神、人参、苦梗、桑寄生配伍(如《校注妇人良方大全》钩藤饮)。小儿盘肠内钓,啼哭而手足上撒,或弯身如虾者,与枳壳、延胡、甘草配伍(如《幼科指掌》钩藤汤)。发斑疹,与紫草等分研末,温酒调服(如《小儿药证直诀》紫草饮)。面神经麻痹,与鲜何首乌藤配伍(《浙江民间常用草药》)。

【现代研究】本品主要含钩藤碱、异钩藤碱、去氢钩藤碱、异去氢钩藤碱、硬毛钩藤碱、去氢硬毛钩藤碱、柯楠因碱、二氢柯楠因碱、β-育亨宾、钩藤酸、异钩藤酸、翅柄钩藤酸、异翅柄钩藤酸、四氢鸭脚木碱等。

提取物有显著的降压作用,并有镇静、抗惊厥、解痉、抗心律失常作用,尚有抑制血小板聚集、抗血栓形成、降脂等作用。

临床应用

1. 炮制:生用。

2. 用法:内服:煎服,或入散剂。

3. 用量:煎汤,6～30克。

注意事项:后下,不宜久煎。

天　麻

【文献记载】

《神农本草经》:"味辛,温。""主杀鬼精物,蛊毒恶气,久服益气力,长阴肥健,轻身增年。"

《药性论》:"无毒。味甘,平。""治冷气顽痹,瘫缓不遂,语多恍惚,多惊失志。"

《日华子本草》:"味甘,暖。""助阳气,补五劳七伤,鬼疰蛊毒,通血脉,开窍。"

《名医别录》:"主下支满,疝,下血。"

《医学启源》:"气平,味苦。""治头风。"

《吴普本草》:"治痈肿。"

《开宝本草》:"主诸风湿痹,四肢拘挛,小儿风痫,惊气,利腰膝,强筋力。"

张洁古:"治风虚眩运头痛。"(引自《本草纲目》)

李东垣:"其用有四,疗大人风热头痛,小儿风痫惊悸,诸风痹不仁,风热语言不遂。"(引自《本草纲目》)

《本草汇言》:"主头风,头痛,头晕虚旋,癫痫强痉,四肢挛急,语言不顺,一切中风,风痰等证。"

《得宜本草》:"得川芎则补肝,得白术则去湿。"

【药性】甘,平。

【功能】息风止痉,平抑肝阳,祛风通络。

【临床应用】

本品为治疗头晕、头痛之要药。

1. 眩晕,头痛:肝阳上亢,肝风上扰所致眩晕、头痛、失眠,与钩藤、石决明、黄芩、牛膝等配伍(如《杂病证治新义》天麻钩藤饮);风痰上扰所致眩晕、头痛,与半夏、陈皮、茯苓、白术等配伍(如《医学心悟》半夏白术天麻汤);偏正头痛,首风攻注,眼目肿疼昏暗、头目旋运、起坐不能,与附子、半夏、荆芥穗、木香、(肉)桂、川芎研末水丸,茶清送服(如《圣济总录》天麻丸)。心忪烦闷、头晕欲倒、项急、肩背拘倦、神昏多睡、肢节烦痛、皮肤瘙痒、偏正头痛、鼻鼽、面目虚浮,消风化痰,清利头目,宽胸利膈,与川芎研末蜜丸,茶酒送服(如《普济方》天麻丸)。

2. 肝风内动,惊痫抽搐:小儿急惊风,与羚羊角、钩藤、全蝎等配伍(如《小儿药证直诀》钩藤饮子);小儿慢惊风,与人参、白术、全蝎等配伍(如《普济本事方》醒脾散);小儿诸惊,与全蝎、天南星、白僵蚕研末酒糊丸,荆芥汤送服(如《魏氏家藏方》天麻丸);破伤风,痉挛抽搐,角弓反张,与天南星、白附子、防风等配伍(如《外科正宗》玉真散)。中急风,与天竺黄、天南星、全蝎等分研末,温酒调服(如《圣济总录》天麻散)。

3. 肢体麻木,手足不遂,风湿痹痛:中风手足不遂,筋骨疼痛,与没药、制乌头、麝香等配伍(如《圣济总录》天麻丸);妇人风痹,手足不遂,与牛膝、杜仲、附子浸酒饮(如《十便良方》天麻酒);风湿痹痛,关节屈伸不利,与秦艽、羌活、桑枝等配伍(如《医学心悟》秦艽天麻汤);风湿麻木瘫痪,与扭子七、羌活、独活配伍浸酒饮(《秦岭巴山天然药物志》);腰脚疼痛,与细辛、半夏等分配伍煮、热熨患处(《世传神效名方》)。

4. 其他:肺脏风毒,外攻皮肤,瘙痒生疮,与蝉蜕、皂荚研末,精羊肉为丸,荆芥汤送服(如《普济方》天麻丸);风疾癫病,遍身生疮,与荆芥、薄荷、白花蛇研末、酒蜜制膏温服(《医垒元戎》);白癜风,与天蓼木配伍熬膏,薄荷汤、酒调服(如《太平圣惠方》天麻煎)。

【现代研究】本品主要含天麻苷,另含天麻醚苷、对羟基苯甲醇、对羟基苯甲醛、香草醇、柠檬酸、柠檬酸甲酯、琥珀酸、棕榈酸、β-谷甾醇、胡萝卜苷、蔗糖、铁、氟、锰、锌、锶、碘、铜等。

提取物有镇静、抗惊厥、镇痛作用,并有降压、减慢心率、降低心肌耗氧量与心脑血管阻力,及抗炎、免疫调节、抗衰老等作用。

【用法用量】

1. 炮制：生用。

2. 用法：内服：煎服，或入丸、散。外用：热熨。

3. 用量：内服：煎服：3～10克；研末吞服：1～1.5克。外用：适量。

地 龙

【文献记载】

《神农本草经》："味咸，寒。""主蛇瘕，去三虫、伏尸、鬼疰、蛊毒，杀长虫。"

《名医别录》："大寒，无毒。""疗伤寒伏热狂谬，大腹、黄疸。"

《滇南本草》："味苦、辛，性寒。""祛风。治小儿瘘疭惊风，口眼歪斜，强筋，治瘘软。"

《本草经集注》："温病大热狂言，饮其汁皆瘥，与黄龙汤疗同也。熬作屑，去蛔虫甚有验也。"

《药性论》："干者熬末用之，主蛇伤毒。"

《新修本草》："《别录》云：盐沾为汁，疗耳聋。"

《本草拾遗》："破之去泥，以盐涂之，化成水，大主天行诸热，小儿热病癫痫等疾。"

《蜀本草》："解射罔毒。"

《日华子本草》："治中风并痫疾，治传尸、天行热疾、喉痹、蛇虫伤。"

《嘉祐本草》："涂丹毒，并敷漆疮效。"

《本草图经》："治脚风药，必须此物为使。"

《本草衍义》："治肾脏风下疰病。"

《本草衍义补遗》："大解诸热毒，行湿病。"

《本草纲目》："主伤寒、疟疾，大热狂烦，及大人、小儿小便不通，急慢惊风，历节风痛，肾脏风注，头风，齿痛，风热赤眼，木舌，喉痹，鼻瘜，聤耳，秃疮，瘰疬，卵肿，脱肛。解蜘蛛毒，疗蚰蜒入耳。"

《医林纂要》："清肾去热，渗湿行水，去脾结，治跌扑，祛虫瘕，破血结。"

《得宜本草》："得乳香，治惊风闷乱；和面作馄饨治痴癫。"

《得配本草》："配枯矾末搽齿血，调荆芥汁治热狂。"

【药性】咸，寒。

【功能】清热定惊，平肝息风，通经活络，平喘利尿。

【临床应用】

1. 高热惊痫，癫狂：热极生风所致神昏谵语、痉挛抽搐，及小儿惊风，或癫痫、癫狂等，可用盐将鲜活本品化水服（《本草拾遗》），或以鲜品捣烂绞汁服（《肘后备急方》），或与朱砂配伍捣丸服（《摄生众妙方》），并可与钩藤、牛黄、白僵蚕、全蝎等配伍。

2. 肝阳上亢，头痛眩晕：治疗肝阳上亢型高血压，与石决明、黄芩、夏枯草等配伍。

3. 中风偏瘫，风湿痹痛：中风，风痰入络，气血不调，运行不畅，半身不遂、口眼歪斜、语言謇涩，与天麻、钩藤、天南星、半夏等配伍；中风后，气虚血滞，经络不利、半身不遂、口眼㖞斜，与黄芪、当归、川芎等配伍（如《医林改错》补阳还五汤）。热痹，关节红肿热痛、屈伸不利，与防己、秦艽、忍冬藤、桑枝等配伍；风寒湿痹，肢体关节麻木，疼痛尤甚，屈伸不利，与川乌、草乌、天南星、乳香等配伍（如《太平惠民和剂局方》小活络丹）；白虎风疼痛不可忍，与好茶叶、白僵蚕等分研末，温酒调服（如《太平圣惠方》在龙散）。

4. 肺热哮喘：邪热壅肺，肺失宣降所致喘息不止、喉中哮鸣有声，可单用本品研末服，亦可鲜品加白糖熬膏服，并可与麻黄、杏仁、黄芩、葶苈子等配伍。百日咳，痉咳痰鸣，亦多用本品配伍，能缓解痉咳。

5. 小便不利，尿闭不通：热结膀胱，小便不通，可单用本品捣烂浸水，滤汁服（《斗门方》《文堂集验方》），并可与车前子、木通、冬葵子等配伍；老人命火不足，膀胱气化不及，小便不通，与茴香等分配伍捣汁服（《朱氏集验方》）。

6. 其他：风头痛，与半夏、赤茯苓研末，生姜、荆芥汤送服（如《圣济总录》地龙散）；偏正头痛，与人中白等分研末，羊胆汁为丸，新汲水化后滴鼻（如《张氏医通》一滴金）；产后头痛，与麝香研末，吹鼻中（《圣济总录》）。耳聋气闭，与川芎等分研末，麦冬汤送服（《圣济总录》）。鼻衄，鲜品捣烂，井水和稀，取澄清液服，重者并渣汁调服（《古今医鉴》）。咽喉红肿，防其蛾患，取白头者开水泡澄，候冷去泥和荸荠汁饮（如《喉科金钥》地龙饮）；木舌肿满，鲜品盐化水取汁涂之（《太平圣惠方》）；聤耳，与生猪脂、釜下墨等分研，葱汁捣丸，薄绵包塞耳（《仁斋直指方》），或以本品微炒与乌贼骨等分研末，绵裹塞耳中（《太平圣惠方》）。打伤，单用本品焙干研末，葱姜汤送服（《伤科汇纂》）；乳痈，本品与生姜研如泥涂敷患处（《普济方》）；对口毒疮，已溃出脓，单用本品捣细凉水调敷（《扶寿精方》）；唇菌，唇翻突肿起如菌，症极危急，宜速灸两手少商穴，并与吴茱萸研末，加灰面少许、热醋调敷两足心（《华佗神医秘传》）；丹毒，本品活者与紫背浮萍捣敷（《仁斋直指方》）；瘰疬溃烂流串者，本品煅与乳香、没药、轻粉、穿山甲共为末，于荆芥根下段煎汤洗涤疮后油调敷（《本草纲目》引《保命集》）；一切远年疮毒起管成漏，脓水时流，久不收口，取本品出于韭菜地者与蜣螂、刺猬皮研末，蜜丸服（《鲟溪单方选》）；小儿外肾肿硬成疝，或风热暴肿，单用本品研末调涂患处（《澹寮集验方》）；阳证脱肛，与风化硝研末，患处湿者干扑、燥者油调敷（《活幼心书》蟠龙散）。

【现代研究】本品主要含蚯蚓素、蚯蚓解热碱、蚯蚓毒素，并含有 6-羟基嘌呤、黄嘌呤、腺嘌呤、鸟嘌呤、胍、胆碱，以及谷氨酸、天冬氨酸、氨酸等多种氨基酸及铁、锌、镁、铜、铬等。

提取物有良好的溶纤蛋白活性，具有溶栓与抗凝作用，并有解热、镇静、抗惊厥、舒张支气管作用，及降压、增强免疫、抗肿瘤、抑菌、利尿、兴奋子宫及肠平滑肌等作用。

【用法用量】

1. 炮制：生用，鲜用。
2. 用法：内服：煎服，化水服，或熬膏服。外用：捣敷、研末调敷。
3. 用量：内服：5～10克，鲜品加倍。外用：适量。

全 蝎

【文献记载】

《日华子本草》："平。"

《开宝本草》："味甘、辛，平，有毒。""疗诸风隐疹，及中风半身不遂，口眼㖞斜，语涩，手足抽掣。"

《本草品汇精要》："味甘，性平。"

《得配本草》："辛，热，有毒。""配白附、僵蚕，治抽制证；配天麻、蜂实（即蜂窠蒂，如无蜂窠实，蜂窠亦可），治破伤风。"

《本草求真》："全蝎，专入肝祛风，凡小儿胎风发搐，大人半身不遂，口眼㖞斜，语言謇涩，手足抽掣，疟疾寒热，耳聋，带下，皆因外风内客，无不用之。"

《本草从新》："治诸风掉眩，惊痫抽掣，口眼㖞斜。"

《本草图经》："治小儿惊搐。"

《医学发明》："治疝气，带下。"

《本草会编》："破伤风宜以全蝎、防风为主。"

《本草蒙筌》："却风痰耳聋。"

《本草纲目》："主治小儿惊痫风搐，大人痉疟，耳聋，疝气，诸风疮，女人带下，阴脱。"

《玉楸药解》："穿筋透节，逐湿除风。"

《医林纂要》:"主治诸风,兼能益心,下清肾水。"

《药性切用》:"攻毒祛风。"

《本草述》:"得胡桃同煅共研,黄芪银花汤下,治横痃不收口。"

《本草新编》:"治漏疮者用之必用蜈蚣、山甲,使之相制而相成耳。"

【药性】辛,平。有毒。

【功能】息风镇痉,攻毒散结,通络止痛。

【临床应用】

1. 痉挛抽搐:多种原因之惊风、痉挛抽搐,与蜈蚣研末服(如《经验方》止痉散);热病热极生风,小儿急惊、四肢抽搐、角弓反张,与羚羊角、钩藤、地龙等配伍;脾虚慢惊,与党参、白术、半夏、天麻等配伍;中风口眼㖞斜,半身不遂,与白附子、僵蚕等配伍(如《杨氏家藏方》牵正散);中风语言不清,与茯苓、薄荷配伍(如《普济方》正舌散)。癫痫,与矾郁金、菖蒲、远志等配伍,或与琥珀、朱砂配伍(如《婴童百问》全蝎散)。小儿夜啼,与青薄荷研末,薄荷汤送服(如《保婴撮要》神绿散)。破伤风,以薄荷叶裹,炙微黄研末,热酒调服(《普济本事方》),或与天麻、蟾酥配伍糊丸,豆淋酒送服(如《圣济总录》干蝎丸),或与蜈蚣、钩藤、朱砂等配伍(《证治准绳》),或与蝉蜕、防风、天南星等配伍(如广州中医学院《方剂学》五虎追风散)。

2. 痛症:风湿久痹,筋脉拘挛,顽痛不休,可单用本品研末服,或与僵蚕、白附子、麝香研末蜜丸,温酒送服(如《妇人良方大全》通灵丸)。偏正头痛,与川芎、白芷等配伍,或与藿香叶、细辛、麻黄研末,薄荷酒送服(如《圣济总录》神圣散)。脾劳羸瘦,脐腹疞痛,与桃仁研末,清酒、童便各半熬膏制丸,温酒送服(如《普济方》二圣丸);小肠气痛,与茴香研末,醋糊丸,温酒送服(《神效名方》),或与砂仁、茴香研末热酒调服(如《东医宝鉴》立效散)。风虫牙痛,与胡椒、细辛研末擦(《卫生家宝》),或与细辛、草乌、乳香研末擦(如《济生方》穿牙散)。现代临床治疗晚期癌肿剧痛,单用本品或与蟅虫、延胡索等配伍有一定疗效。

3. 疮疡肿毒:诸疮肿毒,与山栀配伍,麻油、黄蜡熬膏外敷(《澹寮集验方》);颌下肿硬,可单用本品焙、研末,黄酒送服(《医学衷中参西录》);多年瘰疬,与油核桃肉捣丸,火酒送服(《外科启玄》全蝎丸),或以本品活者麻油浸三日后涂疮上(《潜斋简效方》);流痰、瘰疬、瘿瘤,与马钱子、半夏、五灵脂等研末服(如《经验方》小金散);小儿鹅口不能乳,以薄荷汁浸、薄荷叶文武火焙令干后研末、与黄丹研匀熟蜜成膏敷患处(《小儿卫生总微论方》);便毒痈肿,与核桃隔膜等分研末,酒调服(如《证治准绳》立消散);蛇头疮,与雄黄、蜈蚣等分研末,掺或涂(疮湿则掺,干则油调涂敷)(《外科集验方》);阴囊湿痒成疮,浸淫汗出,状如疥癣,与延胡索、杜仲研末,温酒送服(如《外科真诠》全虫散);牛皮癣,与巴豆、斑蝥配伍清香油熬、黄蜡收膏外擦(《证治准绳》)。蛇咬伤,与蜈蚣研末,酒送服(《经验良方》)。

4. 其他:耳聋,取梢与淡豆豉、巴豆配伍研泥成丸,纳葱白内薄棉裹定卧时塞耳(次晨取出)(如《杨氏家藏方》蝎梢膏),或单用本品先后以糯米、生姜炮制后研极细末于服黑锡丹三五日后临卧时酒送服(如《重订瑞竹堂经验方》姜蝎散)。

【现代研究】本品主要含蝎毒素、透明质酸酶、氨基酸、钠、钾、磷、钙、镁、锌、铁、铝、铜、锰等,并含有三甲胺、甜菜碱、铵盐、苦味酸羟胺、胆甾醇、卵磷脂、蝎酸、硬脂酸、油酸、亚麻酸等。

提取物有显著的抗惊厥、抗癫痫、镇痛作用,并能收缩血管、强心、减慢心率及引起心律不齐,有抗血栓形成、抗肿瘤及抑制猪囊尾蚴等作用。

【用法用量】

1. 炮制:生用。

2. 用法:内服:煎服,或入丸、散。外用:研末掺,或熬膏,或油浸涂。

3. 用量:内服:煎汤:3~6克;研末吞服:0.5~1克。外用:适量。

注意事项:本品有毒,用量不宜过大。蝎尾内服减为常用量的三分之一。孕妇禁服。

用量过大可致头痛、头昏、血压升高、心悸、烦躁不安；严重者血压突然下降、呼吸困难、发绀，可因呼吸麻痹而死亡。若过敏者可出现全身性红色皮疹及风团。此外，还可引起蛋白尿、神经中毒，表现为面部咬肌强直性痉挛，并可发生全身剥脱性皮炎等。中毒的主要原因：一是用量过大，二是过敏体质者出现过敏反应。故须严格掌握用量，过敏体质者忌用。中毒救治：早期催吐、洗胃；蝎毒中毒出现全身症状者，可注射抗蝎毒血清，并可静滴 10％葡萄糖酸钙 10 ml；10％水合氯醛保留灌肠；肌注阿托品 1～2 毫克等抗过敏、镇静等救治措施。可处方：金银花 30 克，半边莲 9 克，土茯苓、绿豆各 15 克，甘草 9 克，水煎服。

蜈 蚣

【文献记载】

《神农本草经》："味辛，温。""主鬼疰蛊毒，啖诸蛇虫鱼毒，杀鬼物老精，温疟，去三虫。"

《名医别录》："有毒。""疗心腹寒热结聚，堕胎，去恶血。"

《医林纂要》："辛、咸，寒。""入肝祛风，入心散瘀，旁达经络，去毒杀虫。"

《医学衷中参西录》："味微辛，性微温。"

《抱朴子》："末，以治蛇疮。"

《日华子本草》："治癥癖，邪魅，蛇毒。"

《宝庆本草折衷》："治小儿急慢惊风，潮搐，项背反折，大人中风瘫痪，骨节疼痛，牙疼，偏正头痛。"

《本草纲目》："治小儿惊痫风搐，脐风口噤，丹毒，秃疮，瘰疬，便毒，痔痛，蛇瘕、蛇瘴、蛇伤。"

《本草述》："治疠风。"

《玉楸药解》："拔脓消肿。"

《得配本草》："入鸡子白煮，治腹大如箕。"

【药性】辛，温。有毒。

【功能】息风镇痉，通络止痛，解毒散结。

【临床应用】

1. 痉挛抽搐：多种原因引起的痉挛抽搐，与全蝎配伍（如《经验方》止痉散）；中风抽掣或破伤风后受风抽掣者，与生箭芪、当归、羌活、独活、全蝎配伍（如《医学衷中参西录》逐风汤）；小儿撮口，手足抽搐，与全蝎、钩藤、僵蚕等配伍（如《证治准绳》撮风散）；小儿急慢惊风，搐搦潮作，与麝香研末吹鼻，或与朱砂配伍为丸服（如《杨氏家藏方》通关散）；小儿急惊，与朱砂、轻粉等分研末，乳汁送服（如《太平圣惠方》万金散）。破伤风，角弓反张，与天南星、防风等配伍（如《医宗金鉴》蜈蚣星风散），或用本品头与乌头尖、附子底、蝎梢等分研末，热酒调服（如《儒门事亲》蜈蚣散）；儿初生者口噤不开，不收乳，本品半枚去足炙令焦研末绢筛，猪乳合和之分三四次服（如《外台秘要》引崔氏方）；婴儿脐风撮口，不能吮乳，或单用本品，或与蝎尾、钩藤、僵蚕、朱砂等研末，竹沥调服（如《仁斋直指小儿方》撮风散）。

2. 风湿顽痹，偏正头痛：顽痹疼痛麻木，与白花蛇、乳香、没药配伍；偏正头痛，与川芎、地龙、僵蚕等配伍。

3. 疮疡肿毒，瘰疬结核：疮疡肿毒作痛，或单服本品，或与穿山甲、鹿角片研末，酒送服；亦可与乌贼骨、甘草、麝香、冰片研末，先以甘草汤洗疮口后掺（如《杨氏家藏方》却痛散）；疔疮初起，红肿剧痛，与雄黄、全蝎研末调敷（如《医方拔萃》不二散，《疡医大全》蜈蚣散）；瘰疬溃烂，与茶叶研末，甘草汤洗净疮后掺（《神枕方》）；丹毒瘤，与白矾、雷丸、百步（《本草品汇精要》作"百部"）研末，醋调敷患处（《本草衍义》）；臁疮多年，黑腐臭烂作疼，与独活、白芷、甘草配伍入桐油煎滚，疮上洗净后以面调作圈围于疮周，疮内注热药油、温则易去，盖解毒紫金膏（如《外科正宗》蜈蚣钱）；一切便毒，连连作痛，更不肿起，名曰阴毒，取本品活者炭火烧存性、研末,好酒调服(如《仁斋直指方》秘传独圣散);肛内生痈肿痛,与穿山甲、血余、带血管鹅毛、生鹿角配伍俱煅存性研细等分和匀,好酒送服(《证治准绳》)。蛇窠疮,兼治蛇咬伤,与白芷、雄黄、甘草配伍油浸三日后涂搽(或随浸调搽)(如《洞天奥旨》蜈蚣油);毒蛇咬伤,可单用本品研末服,或与大黄、甘草、黄连等配伍,并可与雄黄、白芷、樟脑研末,调敷伤处(如《洞天奥旨》蜈蚣散)。

　　4. 其他:瘢痕疙瘩,与五倍子、冰片研末,以醋与蜂蜜熬膏敷贴(如《赵炳南临床经验集》黑布药膏)。口眼歪斜,口内麻木,与天南星、半夏、白芷研末加麝香少许,热酒调服(《本草纲目》引《世医通变要法》)。

　　【现代研究】本品主要含二种类蜂毒样物质:组胺样物质和溶血性蛋白质。并含有氨基酸、脂肪油、胆甾醇、蚁酸、色素及磷、钾、钙、镁、锌、铁等20余种无机元素等。

　　提取物有抗惊厥、镇痛、抗炎、抗肿瘤、抑菌及诱导血小板聚集、增强免疫功能、强心、扩张血管、改善血流等作用。

　　【用法用量】

　　1. 炮制:生用。

　　2. 用法:内服:煎服,或入丸、散。外用:研末掺,或油浸搽,或熬膏敷贴。

　　3. 用量:内服:煎汤:2～5克;研末服:0.5～1克。外用:适量。

　　注意事项:本品有毒,用量不宜过大。孕妇忌服。

　　蜈蚣用量过大可引起中毒,中毒表现为:恶心、呕吐、腹痛、腹泻、不省人事、心跳缓慢、呼吸困难、体温下降、血压下降等。出现溶血反应时,尿呈酱油色、排黑便、并出现溶血性贫血症状。出现过敏者,全身起过敏性皮疹,严重者出现过敏性休克。另有服用蜈蚣粉致肝功能损害及急性肾衰竭者。中毒原因:一是用量过大,二是过敏性体质者出现过敏反应。故应严格掌握用量,过敏体质者忌用。中毒救治:早期催吐、洗胃;心动过缓者,可肌注阿托品等;呼吸衰竭者,可用中枢兴奋剂、强心及升压药。过敏者,给予抗过敏治疗。中医方法有:可用茶叶适量泡水频饮;或用凤尾草120克,银花90克,甘草60,水煎服。

僵蚕

　　【文献记载】

　　《神农本草经》:"味咸。""主小儿惊痫夜啼,去三虫,灭黑䵟,令人面色好,男子阴疡病。"

　　《名医别录》:"辛,平,无毒。""女子崩中赤白,产后余痛,灭诸疮瘢痕。"

　　《药性论》:"有小毒。""治口噤,发汗,主妇人崩中下血不止。"

　　《医学启源》:"性微温,味微辛。""去皮肤间诸风。"

　　《新修本草》:"《别录》云,末之,封疔肿,根当自出。"

　　《本草拾遗》:"主白疹,涂之。"

　　《日华子本草》:"治中风失音,并一切风疾,小儿客忤,男子阴痒痛,女子带下。"

　　《本草图经》:"治中风急喉痹欲死者。"

　　《本草纲目》:"散风痰结核瘰疬,头风,风虫齿痛,皮肤风疮,丹毒作痒,痰疟癥结,妇人乳汁不通,崩中下血,小儿疳蚀鳞体,一切金疮,疔肿风痔。"

　　《本草正》:"小儿疳蚀,牙龈溃烂,重舌、木舌。"

　　《玉楸药解》:"活络通经,驱风开痹。治头痛胸痹,口噤牙疼,隐疹风瘙;烧研酒服,能溃痈破顶,又治血淋崩中。"

　　《得配本草》:"得生矾、枯矾、姜汁,治喉风;得姜汁,治一切风痰;得葱、茶,治头风;得冰、硼治喉痹;得乌梅治肠风下血;合蛇退,浴小儿肤如鳞甲。"

　　【药性】咸、辛,平。

第
十
四
章
　
平
肝
息
风
药

【功能】祛风定惊,化痰散结。

【临床应用】

1. 惊痫抽搐:小儿惊风,与蝎梢、天雄尖、附子尖研末,生姜水灌服(《本草衍义》);小儿高热惊风,与桑叶、钩藤等配伍;惊痫中风,抽搐痰鸣,与全蝎、天麻、胆南星等配伍;热甚痰壅气粗,与牛黄、黄连、天竺黄等配伍;慢脾风,阳气未甚脱者,与胆南星、地龙、五灵脂、全蝎研末半夏煮糊为丸,姜汤送服(如《仁斋直指小儿方》白僵蚕丸);脾虚久泻所致慢惊,与党参、白术、茯苓等配伍;风痰中络,经脉痹阻所致口眼㖞斜,与白附子、全蝎配伍(如《杨氏家藏方》牵正散);瘫缓风,手足不遂、言语不正,与乌头、没药、蜈蚣研末,酒面糊为丸,薄荷酒送服(如《圣济总录》僵蚕丸)。破伤风,牙关不开,单用本品研末,生姜自然汁调扫疮口勿令其干,并生姜汁调服(如《圣济总录》白僵蚕散);破伤风、小儿脐风,可单用本品研末,外敷脐部,或与蝉蜕、全蝎、天麻、天南星等配伍。

2. 肝风头痛,目赤,咽喉肿痛:肝风及风热上扰所致偏正头痛,可单用本品研末,葱茶调服(《赤水玄珠》),或与菊花、刺蒺藜、钩藤、白芍等配伍;首风,每遇风时,即发头痛,与菊花、石膏配伍捣为末,葱汁糊丸,荆芥茶或温酒送服(如《圣济总录》白僵蚕丸);风热目赤肿痛,见风流泪,与桑叶、荆芥、木贼草等配伍;冲风泪出,与细辛、旋覆花、荆芥、木贼草、桑叶、甘草配伍锉散煎服(如《世医得效方》白僵蚕散);风热喉痹,咽喉肿痛连及腮颊,与牛蒡子等分研末、蜜丸噙(如《杨氏家藏方》消毒丸);喉痹失音,与瓜蒌皮、甘草研末,姜汤送服(《疑难杂症简方》);缠喉风,气息不通,与枯矾研末,生姜蜜水调匀,细细服之(如《御药院方》开关散),或与硼砂、火硝、冰片研末吹喉(如《三因极一病证方论》玉钥匙)。

3. 瘰疬,痄腮,乳痈,便毒,风疹,疥癣:瘰疬痰核,可单用本品研末服(《备急千金要方》),或与浙贝母、夏枯草、牡蛎等配伍;重舌、木舌,与黄连研末,掺(《积德堂经验方》);风温热毒所致痄腮,硬肿疼痛,与连翘、黄芩、板蓝根等配伍,加大黄可用于时行热毒上攻头面之大头瘟;时毒疙瘩恶证,与牡蛎、大黄等分研末、蜜丸,新汲水化服(如《杏苑生春》消毒僵黄丸);乳痈初起,可单用本品研末,陈醋调敷患处;鱼口便毒,与姜黄、大黄、穿山甲等分研末,酒调服(如《疑难杂症简方》错枉散);遍身痒疹,疼痛成疮,单用本品焙黄研末,酒送服(《太平圣惠方》);一切疥癣,与蝎梢、地龙配伍研极细末,温酒调服(如《杨氏家藏方》三神散);小儿身上皮肤如蛇皮之鳞,本品去丝嘴为末,煎汤洗浴(《小儿卫生总微论方》)。

4. 其他:喘嗽,喉中如锯、不能睡卧,与好茶等分研末、沸水冲泡,临卧前服(如《瑞竹堂经验方》僵蚕汤)。白虎风,痛不可忍,与地龙、腊茶、甘草研末,热酒调服(如《圣济总录》白僵蚕散)。肠风下血,与乌梅肉等分研末、米糊丸,白汤送服(《卫生杂兴》)。

【现代研究】本品主要含蛋白质、草酸铵,并含赖氨酸、亮氨酸、天门冬氨酸等17种氨基酸,镁、钙、锌等28种元素,以及变态活性刺激素、促蜕皮甾酮和一种色素 3-羟基犬尿素、6-N-羟乙基腺嘌呤等。

提取物有明显的抗惊厥、镇静作用,并有抗凝、降血糖、抑菌及抗肿瘤等作用。

【用法用量】

1. 炮制:生用,炒用。

2. 用法:内服:煎服,研末服,或入丸、散。外用:煎汤洗涤,或研末撒,或调敷。

3. 用量:内服:煎汤:3~10克;研末服:1~3克。外用:适量。

凡具辛香走窜特性，以开窍醒神为主要作用，治疗闭证神昏类病症的药物，称为开窍药。

开窍药药性辛香，具有通关开窍、启闭回苏、醒脑复神的作用。部分开窍药以其辛香行散之性，尚兼活血、行气、止痛、辟秽、解毒等功效。主要适用于治疗温热病热陷心包、痰浊蒙蔽清窍之神昏谵语，以及惊风、癫痫、中风等卒然昏厥、痉挛抽搐等病症。又可治疗湿浊中阻，胸脘冷痛满闷；血瘀、气滞疼痛，经闭癥瘕；湿阻中焦，食少腹胀及目赤咽肿、痈疽疔疮等病症。

本类药物在临床应用时，须根据病症的寒热属性不同而选择不同性质的开窍药，并与其他药物配伍使用。寒闭者，面青、身凉、苔白、脉迟等，须用温开之品，与温里祛寒类药配伍；热闭者，面红、身热、苔黄、脉数等，须用凉开之品，与清热泻火解毒类药配伍。若闭症神昏兼惊厥抽搐者，还须与平肝息风止痉类药配伍；兼烦躁不安者，须与安神定惊类药配伍；痰浊壅盛者，须与化湿、涤痰类药配伍。

开窍药辛香走窜，为救急、治标之品，且易耗伤正气。故只宜暂服，不宜久用；另外，本类药物药性辛香，其有效成分易于挥发，内服多不宜入煎剂，常入丸、散剂服用。

现代药理研究证明：开窍药对中枢神经系统有兴奋作用，并有镇痛、兴奋心脏与呼吸、升高血压等作用。某些药物尚有抗菌、抗炎等作用。

麝 香

【文献记载】

《神农本草经》："味辛，温。""主辟恶风，杀鬼精物，温疟，蛊毒，痫痓，去三虫。久服除邪，不梦寤魇寐。"

《名医别录》："无毒。""疗诸凶邪鬼气，中恶，心腹暴痛，胀急痞满，风毒，妇人产难，堕胎，去面䵟，目中肤翳。"

《药性论》："味苦、辛。""除心痛，小儿惊痫、客忤，镇心安神。以当门子一粒，细研，熟水灌下，止小便利。能蚀一切痈疮脓。"

《本草经集注》："疗蛇毒。""疗蛇虺百虫毒。"

《日华子本草》："杀脏腑虫，制蛇、蚕咬，沙虱、溪、瘴毒。吐风痰。纳子宫暖水脏，止冷带疾。"

王好古："疗鼻窒不闻香臭。"（引自《本草纲目》）

《本草纲目》："通诸窍，开经络，透肌骨，解酒毒，消瓜果食积。治中风、中恶，痰厥，积聚癥瘕。"

《本草正》："除一切恶疮痔漏肿痛，脓水腐肉，面䵟斑疹。凡气滞为病者，俱宜用之。若鼠咬、虫咬成疮，以麝香封之。"

《本草备要》："治耳聋、目翳，阴冷。"

《医学入门》："得肉桂,消瓜果诸积。"

《得宜本草》："得盐豉、烧酒为末淬酒服,产妇败血裹子难产立效。"

《本草求原》："同硫黄、辰砂贴疽肿。"

《本草用法研究》："同竹沥、生姜汁,治中风有痰不省;《皇汉医方》佐樟脑、乳香、没药,治阴痿。"

【药性】辛,温。

【功能】开窍醒神,活血通经,消肿止痛。

【临床应用】

1. 闭症神昏:本品气味芳烈,走窜之力极强,内而脏腑筋骨,外而肌肤毛窍,无所不达,力能通关开窍,醒神回苏,为治窍闭神昏之要药。可用于多种原因引起的闭症神昏,无论是寒闭、热闭,用之皆效。温热病热陷心包,痰热蒙蔽心窍,小儿惊风及中风痰厥等热闭神昏,与犀角、牛黄等配伍(如《温病条辨》安宫牛黄丸、《太平惠民和剂局方》至宝丹);寒浊或痰湿闭阻气机,蒙蔽神明之寒闭神昏,中风卒昏、中恶胸腹满痛,与苏合香、丁香、沉香等配伍(如《太平惠民和剂局方》苏合香丸)。痰迷心窍,与月石、牙皂、明矾、雄精研末服(《疡科遗编》)。

2. 经闭,癥瘕,难产死胎,心腹暴痛,头痛,跌打损伤,痹痛麻木:血滞经闭,与丹参、桃仁、红花、川芎等配伍;癥瘕痞块,与水蛭、虻虫、三棱等配伍(如《温病条辨》化癥回生丹);死胎不下,与桂木(肉桂)研末暖酒送服(《普济本事方》);心痛或心腹急痛,属寒者,与附子、肉桂等配伍;属热者,与犀角、牛黄等配伍;寒凝气滞血瘀所致厥心痛,与吴茱萸、木香、桃仁等配伍(如《圣济总录》麝香汤);心痹,与牛黄、犀角研末温酒调服(如《圣济总录》麝香散);肾脏积冷,气攻心腹疼痛,频发不止,与阿魏、干蝎、桃仁研末蜜丸,热酒送服(如《太平圣惠方》麝香丸);跌仆肿痛,骨折扭挫,与血竭、红花、乳香、没药等配伍内服外用(如《良方集腋》七厘散、《医宗金鉴》八厘散);从高坠下或打扑损伤,与炒水蛭研末,酒调服(如《世医得效方》麝香散);白虎历节,诸风疼痛,游走不定,状若虫啮,昼静夜剧及一切手足不测疼痛,与川乌、全蝎、生黑豆、地龙研末、糯米糊丸,温酒送服(如《普济本事方》麝香丸);瘀血所致痹痛,与桃仁、红花、当归、水蛭等配伍(《证治准绳》)。风寒湿痹疼痛,顽固不愈,与独活、威灵仙、桑寄生等配伍。

3. 痈疽恶疮,瘰疬痰核,以及喉痹、口疮、牙疳、聤耳:本品治疗疮疡肿毒,内服、外用均有良效。流注、瘰疬、痰核、乳癌及其他痈疽恶疮,与牛黄、乳香、没药配伍(如《外科证治全生集》犀黄丸),或与白胶香、草乌、木鳖子等配伍(如《外科证治全生集》小金丹);疖子破与未破,涩隐赤痛,与蓖麻子、葵菜子、轻粉研末,温酒调服(《杨氏家藏方》);鼠瘘,与雄黄等分研末,以鲜蟾酥汁和涂疮中(《古今录验方》);瘿瘤(生于喉旁,形如圆眼,血丝相裹),与冰片、黄连研末,吹(如《医学心悟》麝香散);喉痹、咽喉肿痛等,与牛黄、蟾酥、珍珠等配伍(如《中药制剂手册》六神丸);牙齿动摇,龈腭宣露,骨槽风毒,宣蚀溃烂,不能入食,与胆矾、雄黄、龙骨配伍研极细末,掺,若小儿走马牙疳,则先青盐汤洗涤后掺(如《杨氏家藏方》麝香雄矾散);聤耳疼痛,与蝎梢、坯子燕脂、乳香配伍研匀,掺(如《杨氏家藏方》麝红散);妇人阴疮,与烧存性杏仁研末,入布袋中热熨于内(如《黄帝素问宣明论方》麝香杏仁散);痈疽发背及诸恶疮,去恶肉,与雄黄、矾石、茼茹(一作"真朱")研末,猪膏调敷(如《备急千金要方》麝香膏)。

4. 其他:小便淋血或出砂膏如条,其痛如刀割者,与葱白、儿茶、琥珀研末,开水兑葱汁服(《种杏仙方》);砂淋、石淋,溺如屑块、小腹胀痛,与牛膝配伍(如《疑难急症简方》牛麝通淋散)。卒中风,与青州白丸子同研末,生姜汁调灌服(《魏氏家藏方》)。小儿诸痫潮发,不省、困重,与白僵蚕、天竺黄、牛黄、龙脑研末,生姜汁调灌服(如《小儿卫生总微论方》白金散)。

【现代研究】本品含有五环化合物如麝香酮、降麝香酮等,甾族化合物如睾酮、雌二醇、胆甾醇等,以及蛋白质、氨基酸、卵磷脂、脂肪、蛋白激酶激活剂、尿囊素等。

提取物对中枢神经系统呈现小剂量兴奋、大剂量抑制的双重调节、抗脑缺氧、改善脑循环作用;具有明显的强心、预防及治疗缺血性障碍作用；对子宫有明显兴奋、增强宫缩的作用，尤对在体妊娠子宫更为敏感，对非妊娠子宫的兴奋性发生较慢，但作用持久，能明显增加子宫收缩频率与强度，有抗着床和抗早孕作用，且随孕期延长，抗孕作用更趋显著；并有抗炎、抑菌、抗肿瘤等作用。

【用法用量】

1. 炮制：生用。

2. 用法：内服：入丸、散。外用：掺用。

3. 用量：内服，0.03～0.1克。外用：适量。

注意事项：孕妇禁用。

冰　片

【文献记载】

《新修本草》："味辛、苦，微寒。一云：温、平，无毒。""主心腹邪气，风湿积聚，耳聋。明目，去目赤肤翳。"

《海药本草》："味苦、辛，微温。""主内外障眼，三虫，治五痔，明目，镇心，秘精。"

《本经逢原》："辛、苦，温，有毒。"

《名医别录》："妇人难产，取龙脑研末少许，以新汲水调服。"

张洁古："治大肠脱。"（引自《本草纲目》）

王好古："散心盛有热。"（引自《本草纲目》）

《本草元命苞》："通关膈热塞，利闭壅风涎，点内外障神物不睹，退目赤痛，肤翳侵睛。能镇惊明目，善安神秘精。治心腹邪气，去风湿耳聋。"

《本草药性大全》："治喉痹肿塞。治小儿痘疮心烦狂躁妄语。治内外障眼。治大人小儿风涎闭塞及暴得惊热。"

《本草纲目》："疗喉痹，脑痛，鼻自瘜，齿痛，伤寒舌出，小儿痘陷，通诸窍，散郁火。"

《本草备要》："治惊痫痰迷。"

《医林纂要》："生肌止痛。"

《会约医镜》："治肢节疼痛。"

【药性】辛、苦，微寒。

【功能】开窍醒神，清热止痛。

【临床应用】

1. 闭症神昏：痰热内闭，暑热卒厥，小儿惊风，与牛黄、麝香、黄连等配伍（如《温病条辨》安宫牛黄丸）；寒闭，与苏合香、丁香、沉香等配伍（如《太平惠民和剂局方》苏合香丸）；急中风目瞑牙噤，不能下药，与天南星等分研末，揩齿（如《圣济总录》开关散）。

2. 目赤肿痛、翳障，喉痹口疮：目生翳障，与芒硝研末，点眼（如《太平圣惠方》龙脑散）；暴发火眼，外障云翳，与麝香、熊胆、炉甘石配伍（如《良朋汇集》拨云散）；赤眼，与砂糖、生姜汁配伍点眼（如《普济方》砂糖膏）；眼赤，眶睑赤烂，与蕤仁、杏仁等研末，加人乳点眼（如《续济生方》龙脑膏）；睛漏疮，目大眦出脓汁有窍，与马牙硝、绿豆粉配伍研极细末、灯心草蘸药点之（《圣济总录》）；目赤肿痛，与炉甘石、硼砂、熊胆等配伍（如《全国中成药处方集》八宝眼药水）；风热喉痹，与灯心、黄柏、白矾研末吹（《濒湖集简方》）；口疮咽燥，与黄柏研末，蜜丸，麦门冬汤送服（《摘玄方》）；咽喉肿痛，口舌生疮，与硼砂、朱砂、玄明粉、黄柏、薄荷等研末，吹（如《外科正宗》冰硼散、《景岳全书》冰玉散、《医灯续焰》冰柏丸）；牙齿疼痛，龈间血出，去口气，与蔓荆实、细辛、升麻配伍捣散，揩牙，温汤漱口（《圣济总录》）。

3. 疮疡肿痛，疮溃不敛，水火烫伤：一切疮疡，已成未溃，与巴豆霜、雄黄、麝香等研末，掺用（如《外科证治全生集》拔毒散);脚底心烂,与辰砂、熊胆研末,鸡蛋清调搽(《丹台玉案》);疮疡溃后,日久不敛,与牛黄、珍珠、炉甘石等研末,掺(如《疡医大全》八宝丹),或与象皮、血竭、乳香等研末,掺(如《经验方》生肌散);痔疮,与蜗牛、熊胆、铅白霜研末外用(如《洞天奥旨》世传方),也可与风化硝配伍外用(如《疡医大全》胜雪膏),或本品以葱汁化开搽之(《简便单方》);下疳臭烂,与炉甘石研末,掺(《备急千金要方》);水火烫伤,与银朱、香油制膏外用(《中草药新医疗法资料选编》);急慢性化脓性中耳炎,单用本品溶于核桃油中滴耳。

4. 其他:头脑疼痛,单用本品纸卷作捻,烧烟熏鼻(吐出痰涎即愈)(《寿域神方》)。伤寒时疾,发豌豆疮及赤疮子未透,心烦狂躁、气喘、妄语,单用本品研末、滴猪血为丸,紫草汤送服(《圣济总录》)。耳聋,与椒目、杏仁配伍捣匀绵裹塞耳中(《太平圣惠方》)。伤寒舌长出寸长,连日不收,单用本品研末,掺舌上(《普济方》)。痢疾,肛门肿胀如痔状,以本品研乳,调搽(《慎斋遗书》)。

【现代研究】本品主要含右旋龙脑、葎草烯、榄香烯、石竹烯等倍半萜,以及齐墩果酸、麦珠子酸、积雪草酸、龙脑香醇、古柯二醇等三萜化合物等。

提取物有明显的镇静、镇痛作用,并有抗炎、抗菌和抗生育作用,对实验动物有中、晚期妊娠有引产等作用。

【用法用量】

1. 炮制:生用。

2. 用法:内服:入丸、散。外用:研末掺。

3. 用量:内服:0.15~0.3克。外用:适量。

注意事项:孕妇慎用。

苏合香

【文献记载】

《名医别录》:"味甘,温,无毒。""主辟恶,温疟,痫痓。去三虫,除邪,令人无梦魇。"

《本草正》:"味甘辛,性温。""杀虫毒。疗癫痫,止气逆疼痛。"

《本草备要》:"走窜,通窍开郁,辟一切不正之气。"

《玉楸药解》:"利水消肿,治胀,疹痹,气积血症,调和脏腑。"

《本经逢原》:"能透诸窍藏,辟一切不正之气。凡痰积气厥,必先以此开导,治痰以理气为本也。凡山岚瘴湿之气袭于经络,拘急弛缓不均者,非此不能除。但性燥气窜,阴虚多火人禁用。"

【药性】辛,温。

【功能】开窍醒神,辟秽,止痛。

【临床应用】

1. 寒闭神昏:寒邪、痰浊所致中风痰厥、惊痫、面青、身凉、苔白、脉迟,与麝香、安息香、檀香、丁香等配伍(如《太平惠民和剂局方》苏合香丸);中风痰迷心窍所致言语不清、神志错迷、痰涎壅盛,牙关紧闭,与沉香、丁香、檀香、青木香、香附、乳香、麝香、安息香等配伍(如《中国药典》十香返生丸)。

2. 胸腹冷痛,满闷:痰浊、血瘀或寒凝气滞所致胸脘结胸痞满、冷痛,与冰片等配伍(如《太平惠民和剂局方》苏合丸);寒凝心脉所致冠心病心绞痛、胸闷憋气、肢冷汗出,以及寒邪凝滞所致胃痛、腹痛、腰痛、胆绞痛,与冰片、乳香、檀香、青木香配伍(如《中国药典》冠心苏合滴丸);情志不舒,七情所伤,肝气郁结,气血逆乱,脉络闭塞所致突然昏倒、不省人事、胸痛彻背,与石菖蒲、郁金、荜茇、香附、丁香等配伍(如《北京市药品标准》通窍镇痛散)。

3. 其他:卒大腹水病,与水银、白粉等分配伍、蜜丸服(如《补缺肘后方》利水汤)。冻疮,本品溶于酒精后涂(如《现代实用中药》冻疮汤)。

【现代研究】本品主要含萜类和挥发油,包括单萜、倍半萜、三萜类化合物及芳樟醇、α,β-蒎烯、松香油醇、二氢香豆酮、柠檬酸、桂皮醛、乙苯酚等。

提取物有抗血栓作用,能明显延长血浆复钙时间、凝血酶原时间和白陶土凝血活酶时间,显著提高纤溶酶活性;可增加冠状动脉血流、减慢心率、降低心肌耗氧量;有较弱的抗菌、刺激性祛痰作用,可用于多种呼吸道感染;有缓解局部炎症,促进溃疡与创伤的愈合等作用。

【用法用量】

1. 炮制:生用。
2. 用法:内服,入丸、散。外用:溶于乙醇涂,或制膏敷贴。
3. 用量:内服:0.3～1克。外用:适量。

石菖蒲

【文献记载】

《神农本草经》:"辛,温。""主风寒湿痹,咳逆上气,开心孔,补五脏,通九窍,明耳目,出音声。久服轻身,不忘,不迷惑,延年。"

《名医别录》:"无毒。""主耳聋,痈疮,温肠胃,止小便利,四肢湿痹,不得屈伸,小儿温疟,身积热不解,可作浴汤。聪耳目,益心智,高志不老。"

《药性论》:"味苦、辛,无毒。""治风湿顽痹,耳鸣,头风,泪下,杀诸虫,治恶疮疥瘙。"

柴裔《食鉴本草》:"辛、苦、温,无毒。"

《日华子本草》:"除风下气,除烦闷,止心腹痛,霍乱转筋。治客风疮疥,涩小便,杀腹藏虫。耳痛,作末、炒,承热裹窨,甚验。"

王好古:"治心积伏梁。"(引自《本草纲目》)

《滇南本草》:"治九种胃气,止疼痛。"

《医学入门》:"治头风,补五脏虚,兼治丈夫水脏,妇人血海久冷,安胎,治产后下血不止。"

《本草纲目》:"治中恶卒死,客忤癫痫,下血崩中,安胎漏,散痈肿。捣汁服,解巴豆、大戟毒。"

《遵生八笺》:"能开智慧,添神明,暖下元,补虚,减小便。"

《生草药性备要》:"祛风消肿,洗疳疔。"

《本草备要》:"补肝益心,去湿逐风,除痰消积,开胃宽中。疗噤口毒痢,风痹惊痫。"

《得宜本草》:"功专开发心阳。"

《药性考》:"疗疟,除烦,止吐,舒脾开胃。"

《本草再新》:"止鼻血,散牙痈。"

《广西中草药》:"治癫狂,惊痫,痰厥昏迷,胸腹胀闷或疼痛。"

《本草图经》:"蜀人用治心腹冷气㽲痛者,取一、二寸捣碎,同吴茱萸煎汤饮之良。"

《本草经疏》:"菖蒲同熟地黄、黄柏作丸,治肾虚耳聋;心气郁结者,加沉香能益火以开心。"

《医宗必读》:"佐地黄、门冬之属,资其宣通,臻于太和。"

《本草新编》:"石菖蒲,止可为佐使,而不可为君药。开心窍必须佐人参;通气必须君以苍术;遗尿欲止,非加参、芪不能取效;胎动欲安,非多加白术不能成功;除烦闷,治善妄,非以人参为君,亦不能两有奇验也。"

《得宜本草》:"得犀角、生地、连翘,治热邪入络神昏。"

《得配本草》:"配白面,治肺虚吐血;配破故纸,治赤白带下;配蛇床,搽阴汗湿痒。"

《药义明辨》:"佐人参能益宗气。"

沈文彬《药论》:"鼻塞耳鸣,夹黄连以开心窍;健忘惊悸,偕远志以肃心神;入平胃散而云单臌胀消,惟宜暴病;入参苓散而云噤口痢夺,独利脾亏。"

【药性】辛、苦,微温。

【功能】开窍醒神,化湿和胃,宁神益志。

【临床应用】

1. 痰蒙清窍,神志昏迷:温热、湿温、冬温之邪,窜入心包,神昏谵语,或不语,舌苔焦黑,或笑或痉,与连翘、犀角、川贝母、配伍与牛黄至宝丹同服(《时病论》);中风痰迷心窍,神志昏乱、舌强不能语,与半夏、天南星、橘红等配伍(如《济生方》涤痰汤);痰热蒙蔽所致高热、神昏谵语,与郁金、半夏、竹沥等配伍(如《温病全书》菖蒲郁金汤);痰热癫痫抽搐,与枳实、竹茹、黄连等配伍(如《古今医鉴》清心温胆汤);癫狂痰热内盛,与远志、朱砂、生铁落配伍(如《医学心悟》生铁落饮);痰厥神昏,与黄芩、半夏等配伍(如《霍乱论》昌阳泻心汤);湿浊蒙蔽所致头晕、嗜睡、健忘,与茯苓、远志、龙骨等配伍(如《医学心悟》安神定志丸);癫痫,单用本品研末,以猪心汤送服(《医学心悟》),或本品研末,猪心血糊丸服(如《古今医鉴》清神丹);少小热风痫,兼失心者,与宣连、车前子、生地黄、苦参、地骨皮研末,蜜丸服(如《普济方》菖蒲丸)。

2. 健忘,失眠,耳鸣,耳聋:健忘,与人参、茯苓等配伍(如《证治准绳》不忘散、《备急千金要方》开心散);劳心过度、心神失养所致失眠、多梦、心悸怔忡,与人参、白术、龙眼肉、酸枣仁、茯神等配伍(如《杂病源流犀烛》安神定志丸);心气不定,五脏不足,甚者忧愁悲伤不乐、忽忽喜忘、朝差暮剧、暮差朝发、狂眩,与远志、茯苓、人参配伍蜜丸服(如《备急千金要方》定志小丸);心肾两虚所致耳鸣、耳聋、头昏、心悸,与菟丝子、女贞子、旱莲草、丹参、夜交藤等配伍(如《中药制剂手册》安神补心丸)。耳聋,与巴豆配伍捣为丸,绵裹临卧前塞耳(如《肘后备急方》菖蒲根丸),或与附子等分研末,麻油调后以绵裹之塞耳(《备急千金要方》),或与苍术配伍同米泔水浸后去苍术研末,糯米饮调服(如《古今医统》菖蒲散);耳鸣或聋,与通草、磁石配伍清酒浸后温饮(《外台秘要》);耳聋耳鸣如风水声,本品煮取汁与猪肾、葱白、米同煮调味作羹食(如《圣济总录》菖蒲羹)。

3. 湿阻中焦,脘腹痞满,胀闷疼痛:湿阻中焦所致脘闷腹胀、痞塞疼痛,与砂仁、苍术、厚朴等配伍;湿热内蕴所致身热吐利、胸脘痞闷、舌苔黄腻,与黄连、厚朴等配伍(如《霍乱论》连朴饮);九种心痛,与蓬莪(莪术)、良姜研末,无灰热酒送服(如《卫生家宝》神应散)。

4. 噤口痢,泻痢:噤口恶痢,粒米不入者,与黄连、甘草、五谷虫研末,蜜汤调服(《本草汇言》);湿浊、热毒蕴结肠中所致水谷不纳、痢疾后重,与黄连、茯苓、石莲子等配伍(如《医学心悟》开噤散);水谷痢及冷气,腹肚虚鸣,与干姜研末,粳米饭和丸,粥饮送服(如《太平圣惠方》菖蒲丸);妊娠下痢,及水泻不止,米谷不消化者,与赤石脂、干姜研末,米饮送服(如《圣济总录》神捷散);霍乱吐泻不止,与高良姜、青橘皮、白术、甘草研末煎服(如《圣济总录》菖蒲饮)。

5. 其他:中热喝不省,本品鲜者捣汁饮(《圣济总录》)。妇人脾血积气及心腹疼,与吴茱萸、香附子配伍锉、酽醋煮干后研末,神曲糊丸,淡姜汤送服(如《妇人良方大全》菖蒲圆)。一切诸风,手足顽痹、瘫痪不遂,五劳七伤,填血补脑,坚骨髓,润五脏,神六府,开胃口,和血脉,益口齿,明耳目,除三尸九虫,天行时疾,妇人带下,产后血运,单用本品以水及米泔浸后去皮、曝干研末与糯米粥蜜为丸服(姚可成《食物本草》引《道藏·菖蒲传》);治大风十二痹,通血脉,调荣卫,治骨立萎黄,延年益寿,单用本品反复浸酒后晒干研末,酒调服(如《太平圣惠方》菖蒲散)。手足不得屈伸,乃寒湿瘀滞所致,可单用本品煎汤熏洗(《吉人集验方》)。喉痹肿痛,本品捣汁烧铁秤锤淬酒一杯饮之(《圣济总录》);小儿卒然音哑,单用本品为丸麻油泡汤调服(如《普济方》菖蒲散)。鼻塞不得喘息,与皂荚等分研末,绵裹临卧塞鼻(《太平圣惠方》)。小便一日数十行,与黄连等分研末,酒送服(《范汪方》)。渴日夜饮水,随饮水即利,与栝楼根、黄连研末,新汲水调服(如《圣济总录》石菖蒲散)。赤白带下,与破故纸等分配伍炒、研末,更以菖蒲酒调服(《妇人良方大全》）；妇人阴户肿痛，月水涩滞，与当归、秦艽、吴茱萸研末，葱汤调服（如《济阴纲目》菖蒲散）；产后下血不止，单用本品研末，清酒煮饮（《千金翼方》）。痈肿发背，单用本品捣敷，或研末、水调涂（《经验方》）；癣，单用本品煮水取汁酿酒醉饮（《外台秘要》）；阴汗湿痒，与蛇床子等分研末，搽（《济急仙方》）；诸般赤眼、攀睛云翳，捣汁文武火熬成膏，点眼（《圣济总录》）。解大戟毒，单用本品捣散温汤调服（《圣济总录》）。

【现代研究】本品主要含 β-细辛脑、α-细辛脑、γ-细辛脑、顺式甲基异丁香油酚、榄香脂素、细辛醛、δ-荜澄茄烯、百里香酚、肉豆蔻酸、丁香烯、橙花叔醇、愈创薁醇、金钱蒲烯酮等。

提取物有镇静、抗惊厥作用；对支气管和肠道平滑肌有显著的解痉、平喘、促进消化液分泌、制止胃肠异常发酵作用；并有抗心律失常、抑菌、增强体力和促进智力等作用。

【用法用量】

1. 炮制：生用。
2. 用法：内服：煎服，或入丸、散，或酿酒饮。外用：煎汤洗涤，或研末掺、塞耳，或熬膏点眼。
3. 用量：内服：3～9 克，鲜品加倍。外用：适量。

凡能补虚扶弱，纠正人体气血阴阳虚衰趋向，治疗虚弱类病症的药物，称为补虚药。

补虚药多为甘味，具有补虚作用，适用于人体正气虚弱、精微物质亏耗所致精神萎靡、体倦乏力、面色少华、心悸气短、脉象虚弱等类病症。有些药物具有祛寒、润燥、生津、清热等作用。根据其药性及治疗方向不同而分为：补气药、补阳药、补血药和补阴药四类。

本类药物在临床应用时，首先须根据虚弱病症气血阴阳属性的不同而分别选择补气、补血、补阴和补阳的不同药物。其次，考虑到彼此间在生理、病理上的联系，有时须补气温阳、补气养血、补气养阴、阴血同补、阴阳同补配合使用。此外，补虚药除用于虚弱类病症外，并与其他类别药物配伍或扶正祛邪，或在祛邪时通过少许佐入补虚药而达到顾护正气以防祛邪伤正。补虚药作汤剂，一般宜久煎出味；而丸剂、膏药（膏滋）、胶囊剂、口服液等剂型便于保管且服用方便，对于病情较为稳定且需较长期应用的虚弱患者较为合适。

补虚药中补气、补阳类药药性偏温；而补阴、补血类药物药性偏凉且滋腻，在配伍应用中须加以注意。此外，对于邪气未衰，尤其是"真实假虚"类病症当慎用或忌用补虚类药。

现代药理研究证明：补虚药可增强机体的免疫功能，产生扶正祛邪的作用。在物质代谢方面，补虚药对肝脏、脾脏和骨髓等器官组织的蛋白质合成有促进作用，或改善脂质代谢、降低高脂血症。对神经系统的作用，主要是提高学习记忆功能。并可调节和改善虚弱患者的内分泌功能。本类药物还有延缓衰老、抗氧化、增强心肌收缩力、抗心肌缺血、抗心律失常、促进造血功能、改善消化功能、抗应激及抗肿瘤等多方面作用。

第一节　补气药

凡能补益人体脏气，以治疗多种脏气虚弱类病症的药物，称为补气药。

补气药药性多以甘温或甘平为主，具有补益脏气功效，适用于脾气虚、肺气虚、心气虚、元气不足等病症。少数药兼有苦味且药性偏寒，并能清火或燥湿。

本类药在临床应用时，并须根据病症特点随证配伍。如补益脾气药，与消食类药配伍可用于脾虚食滞；与化湿、燥湿、利水渗湿药配伍可用于脾虚湿滞；与升阳药配伍可用于脾虚中气下陷；与涩肠止泻药配伍可用于脾虚久泻；与止血药配伍可用于脾不统血。补益肺气药,与化痰、止咳、平喘药配伍可用于肺虚喘咳有痰;与固表止汗药配伍可用于脾肺气虚自汗。补益心气药,与安神药配伍可用于心气不足、心神不安;补气药与补阳药、温里药、补血药,或补阴药配伍并可分别用于气虚兼阳虚里寒、血虚或阴虚者。如与解表药、清热药,或泻下药配伍可用于扶正祛邪。

人 参

【文献记载】

《神农本草经》:"味甘,微寒。""主补五脏,安精神,定魂魄,止惊悸,除邪气,明目,开心益智,久服轻身延年。"

《吴普本草》:"桐君、雷公:苦;岐伯、黄帝:甘,无毒;扁鹊:有毒。"

《名医别录》:"微温。""疗肠胃中冷,心腹鼓痛,胸胁逆满,霍乱吐逆,调中,止消渴,通血脉,破坚积,令人不忘。"

《珍珠囊》:"甘、苦。""养血,补胃气,泻心火。"

《药性论》:"主五脏不足,五劳七伤,虚损瘦(原作'痰')弱,吐逆不下食,止霍乱烦闷呕哕,补五脏六腑,保中守神。消胸中痰,主肺痿吐脓及痫疾,冷气逆上,伤寒不下食,患人虚而多梦纷纭,加而用之。"

《海药本草》:"主腰腹,消食,益气,安神,止呕逆,平脉,下痰,止烦躁,变酸水。"

《日华子本草》:"杀金石药毒,调中治气,消食开胃,食之无忌。"

《医学启源》:"治脾肺阳气不足,及肺气喘促,短气少气,补中缓中,泻肺脾胃中火邪。《主治秘要》云:补元气,止渴,生津液。""善治短气,非升麻为引用,不能补上升之气,升麻一分,人参三分,可为相得也;若补下焦元气,泻肾中火邪,茯苓为之使。"

《本草衍义补遗》:"补阴火。"

《滇南本草》:"治阴阳不足。肺气虚弱。"

《本草要略》:"通经活血。"

《本草蒙筌》:"定喘嗽,泻阴火,滋补元阳。"

《本草纲目》:"治男妇一切虚证,发热自汗,眩运头痛,反胃吐食,痎疟,滑泻久痢,小便频数淋沥,劳倦内伤,中风中暑,痿痹,吐血,嗽血,下血,血淋,血崩,胎前产后诸病。"

《遵生八笺》:"润肺生津,生气生脉。"

《眼科全书》:"润心肺,泻虚热。治气虚内障,陷翳不起,或服破血过多,两目愈昏,宜多服久服则复明。"

《本草汇言》:"补气生血,助精养神之药也。"

《本草备要》:"补剂用熟,泻火用生。"

《冯氏锦囊》:"托里排脓,气虚痘疹必用。"

《本草从新》:"大补元气,生阴血,亦泻虚火。"

《本草再新》:"聪耳明目,固精滋水。"

张山雷:"辽参、高丽参其力皆厚,惟一则甘而能清,一则甘而兼温,功力自别。若党参则为补脾缓和之药,而力量较为薄弱,三者之性情功用,迥乎不侔,万不能一陶同治而无区别。"(引自《本草正义》)

李东垣:"热伤元气,以人参、麦门冬、五味子生脉。"(《脾胃论》)"益脾气,与干姜同用。"(引自《本草发挥》)"人参得黄芪、甘草,乃甘温除大热,泻阴火,补元气,又为疮家圣药。"(引自《本草纲目》)

朱丹溪:"治外感夹内伤证,但气虚热甚者,必与黄芪同用,托住正气,仍恐性缓,不能速达,少加附子,资其健悍之性,以助成功。"(引自《本草蒙筌》)

《医学发明》:"久病津液不行,上焦虚渴,宜补以人参、葛根。"

《本草要略》:"与黄芪同用,则助其补表;与白术同用,则助其补中;与熟地同用,而佐以白茯苓,则助补下焦而补肾。"

李言闻《人参传》:"东垣李氏理脾胃,泻阴火,交泰丸内用人参、皂荚,是恶而不恶也;古方疗月闭,四物汤加人参、五灵脂,是畏而不畏也;又疗痰在胸膈,以人参、藜芦同用,而取涌越,是激其怒性也。"(引自《本草纲目》)

《药鉴》:"用升麻为使,而佐以柴胡,则能引之上升而补上;多用麦冬,大能止渴生津;加以山楂,极会去滞消积;手经有疾,桂枝为使,足经有疾,附子为使。"

《本草经疏》:"人参补五脏阳气之君药,开胃气之神品。君藿香、木瓜、橘红,治胃弱呕吐反胃,如妊娠呕吐加竹茹、枇杷叶;同白术、吴萸,治脾虚泄久不止;同白芍药、炙甘草,治血虚腹痛鼓痛;同附子、干姜、肉桂,治寒厥指爪青黯、便清、蹉卧;同附子、五味子,治阳气脱,温肠胃中冷;同沉水香、茯神,治心虚邪客之作痛;同黄芪、白芍药、五味子,治汗多亡阳;同苏木、麦门冬,治产后气喘;同白术、黄芪、芍药,治自汗;同苏木、当归、童便,治产后血晕。"

《药镜》:"人参养气,无黄芪而力弱;浸蜂蜜,用润肠枯;渍人乳,还荣血脉;茯苓是领,导虚闭之淋癃;升麻以君,引陷伏之阳气。"

《本草新编》:"人参宜同诸药共用,始易成功。如和中也,必加陈皮、甘草,如健脾也,必加茯苓、白术;如定怔忡也,必加远志、枣仁;如止嗽也,必加薄荷、苏叶;如消痰也,必加半夏、白芥子;如降胃火也,必加石膏、知母;如清(祛)阴寒也,必加附子、干姜;如败毒也,必加芩、连、栀子;如下食也,必加大黄、枳实。"

《本草经解》:"同辰砂,治惊;同炮姜,则补气温中;同半夏、陈皮,治脾湿生痰;同半夏、生姜,治食入即吐;同柴胡、大枣、生姜,治虚劳发热;同茯苓、麦冬,治齿缝出血;同莲肉、川连,治噤口痢。"

《得配本草》:"得当归活血;配广皮理气;配磁石治喘;使龙骨摄精;入峻补药,崇土以制火;入消导药,运行益健;入大寒药,扶胃使不减食;入发散药,驱邪有力。"

《中国药物学》:"配龙齿,治精神不宁;配白芍,治虚热盗汗;配代赭石,治心下痞坚;配川朴,治虚大胀满。"

【药性】甘、微苦,微温。

【功能】大补元气,补脾益肺,生津,安神益智。

【临床应用】

本品能大补元气,复脉固脱,为拯危救脱之要药。

1. 元气虚脱:大失血、大汗、大吐、大泻,以及一切疾病导致面色苍白、神情淡漠、肢冷汗多、脉微欲绝,元气虚极欲脱,可单用本品一味浓煎服(如《鲁府禁方》独参汤);气虚伴有亡阳,兼见冷汗淋漓、四肢厥逆、呼吸微弱,与附子配伍同用(如《正体类要》参附汤);热伤气阴,肢体倦怠、气短懒言、汗出口渴、脉细虚数,与麦冬、五味子配伍(如《医学启源》生脉散)。

2. 脏腑虚损:脾虚,倦怠乏力、食欲不振、呕吐及泄泻,与白术、茯苓、甘草配伍(如《太平惠民和剂局方》四君子汤);脾胃久虚,服温药不得,与白术研末沸汤送服(如《卫生家宝》温脾汤);脾胃虚冷,中脘气满,不能传化,饥不能食,与附子、生姜等配伍(如《圣济总录》温胃煮散);脾胃虚寒吐泻,与炒白术、炒甘草、炮姜配伍(如《景岳全书》调中丸);脾气虚弱,健运不全,气血两虚,与茯苓、当归、熟地黄、川芎等配伍(如《丹溪心法》八珍汤);脾虚挟湿,便溏或泄泻,与茯苓、白术、山药等配伍(如《太平惠民和剂局方》参苓白术散);气虚清阳下陷,久泻脱肛或其他脏器下垂,与黄芪、白术、升麻等配伍(如《脾胃论》补中益气汤)。心虚,心气不足,恍惚善忘、怔忡惊悸,与石菖蒲、远志、茯苓配伍(如《备急千金要方》远志小丸);心脾两虚,虚烦不眠,心悸健忘,与黄芪、白术、龙眼肉、酸枣仁等配伍(如《重订严氏济生方》归脾汤)。肺虚,肺气虚弱,气短喘促、懒言声微、痰多,与五味子、苏子、杏仁等配伍(如《备急千金要方》补肺汤);肺阴不足,干咳少痰,或痰中带血、羸瘦气短,与生地黄、茯苓等熬膏服(如《洪氏集验方》引《申铁翁方》琼玉膏);咳嗽日久,脾肺两虚,大便溏泻,与款冬花、罂粟壳、乌梅等配伍(如《三因极一病证方论》人参散);肺肾两虚,喘促气短,与蛤蚧、胡桃肉、五味子等配伍(如《卫生宝鉴》人参蛤蚧散、《是斋百一选方》观音人参胡桃汤)。肾虚,精神衰弱、目暗耳鸣、遗精盗汗、腰腿酸软,与菟丝子、巴戟天、鹿茸、冬虫夏草等研末、蜜丸服(如《北京市中药成方选集》人参鹿茸丸);肾虚膀胱虚寒之尿频,与桑螵蛸、益智仁、沙苑子、白果等配伍。心肾不足,阴亏血虚,与五味子、麦冬、丹参、酸枣仁、柏子仁等配伍(如《万病回春》天王补心丹)。胆虚,睡眠不安、惊悸,与白茯苓、朱砂、茯神配伍(如《圣济总录》人参散)。表里俱虚,伤冒寒冷,腹肋胀满、呕逆痰涎,及治邪中阴经,手足厥冷、既吐且利、小便频数,里寒,身体疼痛,脉细微,下利清谷、头痛恶寒,亡阳自汗,与附子、干姜、甘草配伍(如《鸡峰普济方》四顺汤)。

3. 汗症,消渴:虚劳自汗不止,与白术、桂心(阳虚甚者加附子)配伍(如《赤水玄珠》参术散);风虚汗出,热闷甚者,与牡蛎、石膏、甘草配伍(如《圣济总录》人参散);阳虚汗出不止,与附子配伍;睡中汗出,与酸枣仁、茯苓配伍(如《景岳全书》参苓散);阴虚盗汗,与五味子、白芍、麦冬、浮小麦等配伍;小儿惊热盗汗,与黄芪、当归、猪心配伍煎服(如《婴童百问》团参饮子)。热病气津两伤,身热烦渴不止、汗多、脉浮大而无力,与知母、生石膏、粳米、甘草配伍(如《伤寒论》白虎加人参汤);消渴引饮无度,与天花粉等分研末、蜜丸服(如《仁斋直指方》玉壶丸)。

4. 其他:气虚外感,与羌活、独活、柴胡等配伍(如《太平惠民和剂局方》人参败毒散)。胃口有热,呕吐咳逆、虚烦不安,与半夏、陈皮、竹茹配伍(如人参竹茹汤);噤口痢,与黄连配伍(如《婴童类萃》参连饮)。胸痹心中痞气,气结在胸,胸满、胁下逆抢心,与甘草、干姜、白术配伍(如《金匮要略》人参汤)。里实正虚,大便秘结,不任攻下者,与当归、大黄、芒硝等配伍(如《伤寒六书》黄龙汤)。牙衄属虚火者,与玄参等分配伍(如《外科大成》二参汤);血气妄行,势若涌泉、口鼻俱出,须臾不救,与侧柏叶等分研末,新汲水调服(如《杏苑生春》参柏饮)。老人气虚淋证,与白术、山栀仁、木通等分配伍(《古今医统》引《经验秘方》);癃闭,与麻黄等分配伍(《时方妙用》)。一切水气,通身肿满,与葶苈子研末,枣肉为丸,桑皮汤送服(《卫生易简方》)。妊娠,酸心吐清水、腹痛不能食,与干姜等分配伍,生地黄汁为丸,米汤送服(如《太平惠民和剂局方》小黄丸);月经不行、四肢虚肿,与茯苓、白术配伍(如《普济方》三物汤);妇人产后血入于肺,面黑发喘欲死,与苏木配伍(如《妇人良方大全》参苏饮);产后虚劳发热,与银州柴胡等分配伍,加姜枣煎服(如《奇效良方》愚鲁汤)。小儿惊后瞳仁不正,与阿胶等分配伍(《仁斋直指方》);痘疹不起,为因平日气血不足,或劳力气弱,与黄芪、当归、白术、陈皮等分配伍(如《杏苑生春》人参当归散)。便毒肿硬、不消不溃、疼痛无已,此一服即能止痛,与大黄等分煎汁加乳香、没药服(如《赤水玄珠》止痛绝妙饮);疮疡久不收口,单用本品嚼烂罨疮上(《疡医大全》)。

【现代研究】本品主要含人参皂苷、挥发油、氨基酸、微量元素及有机酸、糖类、维生素等。

提取物对中枢神经系统的兴奋和抑制过程均有加强作用,并且以兴奋作用更为显著,有强心、调节血压和抗休克、调节脑血流量和脑能量代谢、增强脑力、抗疲劳、增进智力、抗衰老、促进蛋白质合成、增强性腺机能作用;能调节免疫、促进造血、增强代谢、降糖、抗炎、抗过敏、抗利尿及抗肿瘤等作用。本品的药理活性常因机体功能状态不同而呈双向调节作用。

【用法用量】
1. 炮制:生用,蒸制用。
2. 用法:内服:煎服,或入丸、散,或浸酒,或熬膏。外用:嚼烂敷。
3. 用量:内服:煎汤:3~9克,大剂量,10~30克;研末:1~2克。外用:适量。
注意事项:内服,宜文火另煎、分次兑服。反藜芦。

长期或过量服用本品,可出现腹泻、皮疹、失眠、神经过敏、血压升高、忧郁、性欲亢进(或性功能减退)、头痛、心悸等不良反应。出血是人参急性中毒的特征之一。

西洋参

【文献记载】

《本草从新》:"苦,寒,微甘。""补肺降火,生津液,除烦倦。虚而有火者相宜。"

《药性切用》:"气味浓厚。""补气清肺。"

《药性考》:"甘、苦,性寒。""补阴热退,姜制益元,扶正药配。"

《本草再新》:"味甘、辛,性凉,无毒。""治肺火旺,咳嗽痰多,气虚呵喘,失血,劳伤,固精安神,生产诸虚。"

《本草求原》:"清肺肾、凉心脾以降火,消暑,解酒。"

张秉成《本草便读》:"益气培脾。"

《医学衷中参西录》:"能补助气分,兼能补益血分。"

《中国药用植物志》:"补血,强壮。"

【药性】甘、微苦,凉。

【功能】补气养阴,清热生津。

【临床应用】

1. 气阴两伤:热病,或大汗、大泻、大失血,耗伤元气及阴津所致神疲乏力、气短息促、自汗热黏、心烦口渴、尿短赤涩、大便干结、舌燥、脉细数无力,与麦冬、五味子等配伍。夏伤暑热,舌燥喉干,主生津润燥,敛气消烦,与麦冬、北五味配伍代茶饮(如《喉科金钥》生脉散)。

2. 肺气虚及肺阴虚:火热耗伤肺脏气阴所致短气喘促、咳嗽痰少,或痰中带血等,与玉竹、麦冬、川贝母等配伍。肺气阴虚有痰热所致久咳、痰中带血、咽干燥,亦治支气管扩张、肺结核具该证者,与北沙参、川贝母、白及配伍(如《补品补药与补益良方》二参化痰止血汤)。

3. 热病气虚津伤口渴及消渴:热伤气津所致身热汗多、口渴心烦、体倦少气、脉虚数,与西瓜翠衣、竹叶、麦冬等配伍(如《温热经纬》清暑益气汤);阴虚内热,消渴不止,与鲜地黄、鲜石斛、鲜麦冬等配伍;气阴两虚兼火者,与生黄芪、生山药、天花粉等配伍;热病后津伤未复,或久病伤津所致口燥咽干,轻者可单用本品,重者与麦冬、石斛、知母等配伍。心气阴虚,兼瘀血之心悸、胸痛、气短、口干等,亦治冠心病属气阴两虚有瘀血者,与灵芝、三七、丹参研末,温开水送服(如《补品补药与补益良方》洋参灵芝三七散)。

【现代研究】本品主要含多种人参皂苷、挥发性成分、树脂、淀粉、糖类及氨基酸、无机盐等。

提取物有明显的中枢抑制作用,对心律失常有预防和对抗作用;并有抗缺氧、抗心肌缺血、抗心肌氧化、增加心肌收缩力、抗心律失常、抗疲劳、抗应激、抗惊厥、降血糖、止血和抗利尿等作用。

【用法用量】

1. 炮制:生用。

2. 用法:内服:煎服,或入丸、散,或熬膏。

3. 用量:内服:煎汤:3~6克;研末:1~2克。

注意事项:内服,宜文火另煎,分次兑服。反藜芦。

党 参

【文献记载】

《本经逢原》:"甘,平。""清肺。"

《本草从新》:"无毒。""补中,益气,和脾胃,除烦渴。"

《本草纲目拾遗》:"治肺虚,能益肺气。"

《药性集要》:"能补脾肺,益气生津。"

《本草正义》:"补脾养胃,润肺生津,健运中气,本与人参不甚相远。"

《得配本草》:"得黄芪实卫;配石莲止痢;君当归活血;佐枣仁补心。补肺蜜拌蒸熟。补脾恐其气滞,加桑皮数分,或加广皮亦可。"

【药性】甘,平。

【功能】补脾肺气,益气生津。

【临床应用】

本品功似人参而力弱,性质平和,不燥不腻,临床常作为人参的代用品广泛应用于原使用人参的方剂之中。

1. 脾胃虚弱:中气不足,脾胃虚弱所致体虚倦怠、食少便溏,与白术、茯苓、甘草配伍(如《太平惠民和剂局方》四君子汤);脾虚气陷,脱肛久泻,胃及子宫下垂等,与黄芪、升麻等配伍(如《脾胃论》补中益气汤)。脱肛,与升麻、甘草配伍(《全国中草药汇编》)。

2. 肺气虚弱:肺气亏虚所致咳喘气短、声音低微、言语无力,与黄芪、五味子等配伍(如《永类钤方》补肺汤);热伤气津所致气短口渴、多汗、脉虚弱,与麦冬、五味子配伍(如《医学启源》生脉散)。清肺气,补元气,开声音,助筋力,与沙参、桂圆肉配伍熬膏冲服(如《得配本草》上党参膏)。

3. 气血两虚:气血两虚所致面色苍白或萎黄、乏力、头晕、心悸,与白术、当归、熟地黄等配伍(如《正体类要》八珍汤、《太平惠民和剂局方》十全大补汤);气血两虚所致失眠、多梦易惊,与酸枣仁、龙眼肉等配伍(如《济生方》归脾汤)。

4. 其他:气虚外感,恶寒发热,气短乏力,与紫苏、生姜等配伍(如《太平惠民和剂局方》参苏饮);气血两虚,热结里实,与当归、大黄、芒硝等配伍(如《伤寒六书》黄龙汤)。过服寒凉峻剂,致伤脾胃、口舌生疮,与黄芪、茯苓、甘草、白芍配伍(如《喉科紫珍集》参芪安胃散);抑制或杀灭麻风杆菌,与重楼(蚤休)、刺包头根皮等分配伍(北京中医学院《新医疗法资料汇编》)。

【现代研究】本品主要含甾醇、党参苷、党参多糖、党参内酯、生物碱、无机元素、氨基酸和微量元素等。

提取物能增强机体应激能力和免疫功能、抗衰老、抗溃疡、抗肿瘤作用,并有增强胃肠蠕动、促进子宫收缩、提升造血功能的作用,并表现有对中枢神经系统、心血管系统等的药理作用。

【用法用量】

1. 炮制:生用。

2. 用法:内服:煎服,或入丸、散,或熬膏。

3. 用量:煎服,6～15克。

注意事项:反藜芦。

太子参

【文献记载】

《饮片新参》:"甘润、微苦,平。""补脾肺元气,止汗生津,定虚悸。"

《浙江药用植物志》:"微寒。""治气血不足,病后虚弱,自汗,口干,食欲不振。"

《中国药用植物志》:"用作补药,尤治小儿出虚汗为佳。"

《江苏省植物药材志》:"用作强壮健胃药。治胃弱,消化不良,神经衰弱,有和中气之功。民间用来治小儿虚汗。"

《天目山药用植物志》:"民间治劳力损伤。"

《河北中草药》:"益气补脾,生津除烦。"

【药性】甘、微苦,平。

【功能】补气健脾,生津润肺。

【临床应用】

1. 脾胃虚弱:脾胃虚弱且不受峻补者,与黄芪、白术等配伍;脾胃虚弱,纳食不馨、倦怠乏力,与山药、白扁豆、谷芽等配伍。

2. 肺气阴虚:肺气阴两虚所致咳嗽痰少、短气乏力,与沙参、百合、麦冬、贝母等配伍;肺虚咳嗽,与麦冬、甘草配伍(《安徽中草药》)。

3. 其他:温病后期,气虚津伤,内热口渴,与生地黄、知母、麦冬等配伍。心气阴两虚所致心悸、失眠,与麦冬、五味子、酸枣仁、柏子仁等配伍。卫表不固,汗出频频,与麦冬、五味子、生黄芪、浮小麦等配伍。

【现代研究】本品含氨基酸、多糖、皂苷、黄酮、鞣质、香豆素、甾醇、三萜及多种微量元素等。

提取物对淋巴细胞有明显的刺激等作用。

【用法用量】

1. 炮制:生用。

2. 用法:内服:煎服,或入丸、散,或熬膏。

3. 用量:内服,10~15克。

黄　芪

【文献记载】

《神农本草经》:"味甘,微温。""主痈疽,久败疮,排脓止痛,大风癞疾,五痔,鼠瘘,补虚,小儿百病。"

《名医别录》:"无毒。生白水者,冷。""主妇人子脏风邪气,逐五脏间恶血。补丈夫虚损,五劳羸瘦,止渴,腹痛,泄痢,益气,利阴气。"

《医学启源》:"气温,味甘,平。""治虚劳自汗,补肺气,实皮毛,泻肺中火,脉弦自汗。善治脾胃虚弱,疮疡血脉不行,内托阴证,疮疡。"

《药性论》:"治发背,内补,主虚喘,肾衰,耳聋,疗寒热。生陇西者,下补五脏。"

《日华子本草》:"黄芪助气壮筋骨,长肉补血,破癥癖,瘰疬,瘿赘,肠风,血崩,带下,赤白痢,产前后一切病,月候不匀,消渴,痰嗽,并治头风,热毒,赤目等。""白水芪,排脓治血,及烦闷,热毒,骨蒸劳,功次黄芪;赤水芪,治血,退热毒,余功用并同上;木芪治烦,排脓力微于黄芪,遇缺即倍用之。"

《珍珠囊》:"益胃气,去肌热,止自汗,诸痛用之。"

《汤液本草》:"心云:补五脏诸虚不足,而泻阴火,去虚热。无汗则发之,有汗则止之。"

王好古:"主太阴疟疾。阳维为病苦寒热,督脉为病逆气里急。"(引自《本草纲目》)

《本草汇言》:"补肺健脾,实卫敛汗,驱风运毒。"

《本草正》:"补元阳,充腠理,治劳伤,长肌肉。"

《本草备要》:"主血,生肌,排脓内托,疮痈圣药。痘疹不起,阳虚无热者宜之。"

《医学衷中参西录》:"善利小便。""善治肢体痿废。""与发表药同用,能祛外风,与养阴清热药同用,更能熄内风也。""得葛根,能补元气。"

《本草品汇精要》:"合人参、甘草,退劳役发热;合白芷、连翘,排脓止痛消毒;合防风,补力愈大。"

《赤水玄珠》:"得白术则止虚汗。""得大附子则补阳。"

《本草经疏》:"同人参、甘草,治天行痘疮,阳虚无热证。"

《济阴纲目》:"黄芪补上焦元气,而配以地骨之苦寒,是补气不补火。"

《医方集解》:"加甘草,大能生血。"

《本经逢原》:"同人参则益气;同当归则补血;同白术、防风则运脾湿;同防己、防风则祛风湿;同桂枝、附子则治卫虚亡阳汗不止,为腠理开阖之总司。"

《本草经解》:"同甘草,治虚渴;同麻仁、陈皮、白蜜,治老人虚闭;同川连,治肠风下血;同川芎、糯米治胎动不安。"

《得宜本草》:"得当归能活血,得白术则补气。"

《得配本草》:"得枣仁,止自汗;得干姜,暖三焦;配川连,治肠风下血;配茯苓,治气虚白浊;配川芎、糯米,治胎动腹痛,下黄汁;佐当归补血;使升、柴发汗。补虚蜜炒,嘈杂病乳炒,解毒盐水炒,胃虚米泔炒,暖胃、除泻痢,酒拌炒,泻心火,退虚热,托疮疡生用,恐滞气加桑白皮数分。"

【药性】甘,微温。

【功能】益气升阳,固表止汗,利水消肿,托毒生肌。

【临床应用】

1. 脾肺气虚,中气下陷:脾肺气虚弱所致倦怠乏力、食少便溏、咳喘气促,或气不摄血所致吐血、嗽血、便血、尿血、崩漏,或中气下陷所致脱肛、子宫下垂,可单用本品熬膏服;气虚甚者,与人参、白术、山药等配伍;食少便溏,再加茯苓、炒扁豆、薏苡仁等;肺虚咳喘气短,痰多稀白,与党参、茯苓、紫菀、陈皮等配伍,或与人参、五味子配伍(如《永铃类方》补肺汤);气不摄血,与人参、当归、龙眼肉等配伍(如《严氏济生方》归脾汤);脾虚日久,中气下陷所致脱肛、内脏下垂,与人参、升麻、柴胡等配伍(如《脾胃论》补中益气汤);气血双亏所致面黄气短、头晕目眩、心悸失眠,与当归配伍(如《内外伤辨惑论》当归补血汤)。

2. 卫表不固:体虚卫弱,肌表不固所致自汗,与防风、白术配伍(如《丹溪心法》玉屏风散),或与牡蛎、浮小麦等配伍(如《太平惠民和剂局方》牡蛎散);气虚阳弱所致虚汗不止,与附子、生姜配伍(如《严氏济生方》耆附汤);阴虚盗汗,与生地黄、黄精等配伍(如《兰室秘藏》当归六黄汤)。

3. 水肿:脾虚失运,水湿停聚所致肢体、面目浮肿、小便不利,与防己、白术等配伍(如《金匮要略》防己黄芪汤)。现代临床常用于慢性肾炎,具有良好的消除蛋白尿和改善肾功能作用。

4. 气血亏虚之疮痈:本品能托毒生肌,被誉为"疮家圣药",常用于疮痈气血不足病症。脓成日久不溃,与当归、川芎、穿山甲、皂角刺等配伍(如《外科正宗》透脓散);疮痈溃后久不收口,与当归、人参、肉桂、熟地黄、白术等配伍(如《太平惠民和剂局方》十全大补汤);小儿痘疮,气虚塌陷,与人参、肉桂、炙甘草配伍(如《博爱心鉴》保元汤)。

5. 肢体麻木,疼痛,半身不遂:血痹肢体麻木,与桂枝、白芍、生姜、大枣配伍(如《金匮要略》黄芪桂枝五物汤);中风半身不遂,与当归、川芎、桃仁等配伍(如《医林改错》补阳还五汤);风湿痹阻所致肩臂疼痛,与羌活、防风、当归等配伍(如《是斋百一选方》蠲痹汤)。

6. 其他:消渴,与茯神、栝楼、甘草、麦冬、干地黄配伍(如《备急千金要方》黄耆汤);血气不足,肠燥便秘,与火麻仁、白蜜等配伍(如《金匮翼》黄芪汤);老人便秘,与陈皮配伍(如《太平惠民和剂局方》黄耆汤);妊娠胎动不安,与糯米、川芎等配伍;白浊,与茯苓配伍(如《经验良方》黄耆散)。

【现代研究】本品主要含苷类、多糖、黄酮、氨基酸、微量元素等。

提取物能显著调节机体的免疫功能;有明显的抗衰老、抗氧化、抗癌作用;能促进机体代谢、抗疲劳、促进血清和肝脏蛋白质的更新;有明显的利尿作用,能消除实验性肾炎蛋白尿;能改善动物贫血现象;能升高低血糖,降低高血糖;能兴奋呼吸;有较广泛的抗菌作用及一定的抑制病毒作用;能增强心肌收缩力,保护心血管系统,抗心律失常,扩张冠状动脉及外周血管,降低血压,可降低血小板黏附力,减少血栓形成。此外,尚有降血脂、抗缺氧、抗辐射、保肝等作用。

【用法用量】

1. 炮制：生用，蜜炙用。
2. 用法：内服：煎服，或入丸、散，或熬膏。补中益气，蜜炙用。
3. 用量：煎服，10～15克，大剂量可用至30～60克。

白　术

【文献记载】

《神农本草经》："味苦，温。""主风寒湿痹，死肌，痉，疸，止汗，除热，消食。作煎饵久服，轻身延年不饥。"

《名医别录》："甘。无毒。""主大风在身面，风眩头痛，目泪出。消痰水，逐皮间风水结肿，除心下急满及霍乱吐下不止。利腰脐间血，益津液，暖胃，消谷，嗜食。"

《药性论》："味甘、辛。""能主大风顽痹，多年气痢，心腹胀痛。破消宿食，开胃去痰涎，除寒热，止下泄。主面光悦，驻颜，去䵟。治水肿胀满。止呕逆、腹内冷痛、吐泻不住及胃气虚冷痢。"

《珍珠囊补遗药性赋》："味甘，性温，无毒。""佐黄芩有安胎之能，君枳实有消痞之妙。"

《新修本草》："利小便，及用苦酒渍之，用拭面䵟䵴，极效。"

《日华子本草》："治一切风疾，五劳七伤，冷气腹胀。补腰膝。消痰，治水气，利小便。止反胃呕逆，及筋骨弱软，痃癖气块，妇人冷癥瘕，温疾，山岚瘴气，除烦长肌。"

《医学启源》："除湿益燥，和中益气。其用有九：温中，一也；去脾胃中湿，二也；除胃热，三也；强脾胃，进饮食，四也；和胃，生津液，五也；主肌热，六也；治四肢困倦，目不欲开，怠惰嗜卧，不思饮食，七也；止渴，八也；安胎，九也。"

《药类法象》："去诸经之湿，理胃。"（引自《汤液本草》）

《汤液本草》："治皮间风，止汗消痞，补胃和中，利腰脐间血，通水道，上而皮毛，中而心胃，下而利脐，在气主气，在血主血。"

《本草衍义补遗》："除湿之功为胜。又有汗则止，无汗则发。味亦有辛，能消虚痰。"

《药性考》："兼补气血，定痛，（止）呕逆，水肿宜之。"

《本草品汇精要》："洁古云：合人参、芍药补脾，合泽泻疗心下有水。"

《本草汇言》："兼参、芪而补肺；兼杞、地而补肾；兼归、芍而补肝；兼龙眼、枣仁而补心；兼芩、连而泻胃火；兼橘、半而醒脾土；兼苍、朴可以燥湿和脾；兼天、麦亦能养肺生金；兼杜仲、木瓜，治老人之脚弱；兼麦芽、枳、朴，治童幼之疳癥；黄芩共之，能安胎调气；枳实共之，能消痞除膨；君参、芩、藿、半，定胃寒之虚呕；君归、芎、芍、地，养血弱而调经。"

《长沙药解》："脾胃不开，加生姜、半夏以驱浊；肝脾不达，加砂仁、桂枝以宣郁，令其旋补而旋行，则美善而无弊矣。"

《得配本草》："得当归、白芍补血，得半夏止呕吐，配姜、桂治五饮，配莲肉止泻痢，配茯苓利水道；君枳实化癥瘕，佐人参、黄芪补气止汗，佐川连去湿火，佐黄芩安胎清热，合车前除肿胀，入广皮生津液。"

《本草求原》："止虚泻，同白芍、玉叩；滑泻，同苓、淮（山药）、参、糯米；久泻，同半夏、丁香，姜汁糊丸；暑湿泻，同车前；肠风、痔漏、脱肛泻血，同生地；脾虚胀满，同陈皮；盗汗加牡蛎、浮麦、石斛；肌热加芍、苓、甘；少食加猪肚、谷芽；心下水气，同泽泻；下血，同熟地炭、姜炭、北味；痿躄，同斛、芍、柏、冬、苡、瓜、味；酒癖、饮停，同姜、桂；肢肿，同大枣；同归、地、芍益脾血，加枳实、姜炒川连，除脾湿热；加干姜，逐脾寒湿。"

【药性】甘、苦，温。

【功能】健脾益气，燥湿利水，止汗，安胎。

【临床应用】

本品被前人誉为"补气健脾第一要药。"

1. 脾气虚弱：脾虚胀满，与橘皮研末酒糊丸，木香汤送服（如《全生指迷方》宽中丸）；脾气虚弱，神疲乏力、不思饮食、脘腹胀满、大便溏薄，与人参、茯苓、炙甘草配伍（如《太平惠民和剂局方》四君子汤）；脾虚不运，食积不消，气机不畅，脘腹胀满，与枳实配伍（如《内外伤辨惑论》引张洁古"枳术丸"）；脾虚日久，阴寒内生，脘腹冷痛、四肢不温、呕吐便泄，与干姜、人参、炙甘草配伍（如《伤寒论》理中汤）；脾虚气陷，久泻脱肛，以及子宫下垂、胃下垂或其他内脏下垂，与黄芪、升麻、柴胡等配伍（如《脾胃论》补中益气汤）；虚弱枯瘦，食而不化，与菟丝子研末、蜜丸服（《本草纲目拾遗》）；小儿久患泄泻，脾虚不进饮食，或食讫仍前泻下，米谷不化，与半夏配伍生姜汁糊丸，淡生姜汤送服（如《小儿卫生总微论方》温白丸）。

2. 脾虚不运，水饮内停：脾虚，小便不利、水肿，与桂枝、茯苓、泽泻配伍（如《伤寒论》五苓散）；中阳不振，痰饮内停，胸胁支满，目眩心悸，咳而短气，与桂枝、茯苓、炙甘草配伍（如《伤寒论》茯苓桂枝白术甘草汤）；心下坚，下如盘，边如旋盘，水饮所作，与枳实配伍（如《金匮要略》枳术汤）；水饮内停，清阳不升，浊阴上犯，头昏目眩，与泽泻配伍（如《金匮要略》泽泻汤）；妊娠七八月后，两脚肿甚，与白茯苓、防己、木瓜研末沸汤调服（如《广嗣纪要》白术茯苓散）。

3. 自汗，盗汗：气虚自汗不止，可单用本品煎服或研末服；卫气虚弱，腠理不固，或体虚易感风邪，自汗恶风，与黄芪、防风配伍（如《丹溪心法》玉屏风散）；老小虚汗，与小麦配伍水煮干后研末，黄芪汤送服（《全幼心鉴》）；阴虚盗汗，本品分四份分别与黄芪、石斛、牡蛎、麦麸同炒后，去它药研末，粟米汤送服（《丹溪心法》）。

4. 脾虚胎动不安：妊娠恶阻，胎动不安、呕吐清水、饮食不下，与人参、甘草、丁香等配伍（如《妇人良方大全》白术散）；妊娠血虚有热，胎动不安，与当归、白芍、黄芩等配伍（如《万病回春》安胎丸）；妊娠胎漏下血，与桑寄生、茯苓、甘草配伍（如《外台秘要》文仲安胎寄生汤）；和养胎气，与人参、旋覆花、熟地黄、当归、阿胶研末、水酒煎服（如《鸡峰普济方》白术散）。

5. 其他：伤寒八九日，风湿相搏，身体疼痛、不能自转侧、不呕不渴、脉浮虚而涩、大便坚、小便自利者，与附子、甘草、生姜、大枣配伍（如《金匮要略》白术附子汤）。妇人血虚肌热，或脾虚蒸热，或内热寒热，与白茯苓、白芍药、甘草配伍姜枣水煎服（如《妇人良方大全》乞力伽散）；产后风痉，单用本品研末、温酒调服（如《圣济总录》白术酒方）。风瘙隐疹，单用本品研末，酒送服（《备急千金要方》）。

【现代研究】本品主要含 α-及 β-葎草烯、榄香烯、姜黄烯、芹子二烯酮、桉叶醇、棕榈酸、茅术醇、东莨菪素、果糖、菊糖，以及天门冬氨酸、丝氨酸、谷氨酸、丙氨酸、甘氨酸、缬氨酸、苯丙氨酸、赖氨酸、组氨酸、异亮氨酸、亮氨酸、酪氨酸、苯丙氨酸、精氨酸、脯氨酸等氨基酸。

提取物有预防溃疡、舒缓肠管痉挛、保肝、利胆作用，并有利尿、抗氧化、抗肿瘤、抗凝血、降血糖、抗菌，以及表现有对免疫系统、心血管系统等的药理等作用。

【用法用量】

1. 炮制：生用，（土、麸）炒用。

2. 用法：内服：煎服，或入丸、散，或熬膏。止泻，炒用。

3. 用量：煎汤，6～12 克。

山 药

【文献记载】

《神农本草经》："味甘，温。""主伤中，补虚羸，除寒热邪气，补中益气力，长肌肉。久服耳目聪明，轻身不饥延年。"

《名医别录》:"平,无毒。""主头面游风,风头(一作"头风"),眼眩,下气,止腰痛,补虚劳羸瘦,充五藏,除烦热,强阴。"

《本草汇言》:"味甘,气寒平。""东垣老人:君参、术以补脾,君参、麦以补肺,君参、归以补心,君参、地以补肝,君参、杞以补肾,无毒可尝服,使之乳制尤妙。"

《药品化义》:"生者性凉,熟则化凉为温。"

《药性论》:"补五劳七伤,去冷风,止腰疼,镇心神,安魂魄,开达心孔,多记事,补心气不足,患人体虚羸,加而用之。"

《食疗本草》:"治头疼,利丈夫,助阴力。"

《日华子本草》:"助五脏,强筋骨,长志安神,主泄精健忘。"

李东垣:"治皮肤干燥,以此物润之。"(引自《汤液本草》)

《本草衍义补遗》:"生者能消肿硬。"

《伤寒蕴要》:"补不足,清虚热。"

《本草纲目》:"益肾气,健脾胃,止泄痢,化痰涎,润皮毛。"

《本草正》:"第其气轻性缓,非堪专任。故补脾肺必主参、术,补肾水必君茱、地,涩带浊须破故同研,固遗泄仗菟丝相济。"

《本草再新》:"健脾润肺,化痰止咳,开胃气,益肾水,治虚劳损伤,止吐血遗精。"

《得宜本草》:"得羊肉,补脾阴;得熟地,固肾精。"

《得配本草》:"治阴火,生用恐气滞,佐以陈皮;阴虚火动者,久必脾气衰败,泄泻不止,用白术、米仁以燥土,肾水益致干涸,惟此同芡实、莲子以实之,则补土不妨于水,乃为善治。"

《本草述钩元》:"同羊肉、苁蓉作羹,扶衰老,补虚羸。"

《医学衷中参西录》:"山药与芍药并用,大能泻上焦虚热。""山药、薏米皆清脾肺之药,然单用山药,久则失于黏腻;单用薏米,久则失于淡渗,惟等分并用,乃可久服无弊。"

【药性】甘,平。

【功能】补脾,养肺,固肾,益精。

【临床应用】

1. 脾虚病症:本品既能补脾气,又能益脾阴,可长期作用药膳食用,亦可配伍应用。脾胃虚弱,不思饮食,与白术、人参研末、白面糊丸,温米饮送服(如《圣济总录》山芋丸);脾虚或兼湿邪所致便溏、泄泻,与人参、白术、茯苓等配伍(如《太平惠民和剂局方》参苓白术散);湿热虚泻,与苍术等分配伍饭丸,米饮送服(《濒湖经验方》);噤口痢,本品半炒半生研末,米饮调服(《是斋百一选方》);脾虚带下,与白术、苍术、白芍等配伍(如《傅青主女科》完带汤);脾虚兼有湿热所致带下,与黄柏、车前子、白果等配伍(如《傅青主女科》易黄汤);妇女赤白带下,与生龙骨、生牡蛎、海螵蛸、茜草配伍(如《医学衷中参西录》清带汤)。

2. 肺虚病症:肺气阴虚所致疲倦乏力、短气自汗、咳喘无痰或痰少而黏,与党参、麦冬、百合等配伍;脾肺阴分亏损,饮食懒进、虚热劳嗽,并治一切阴虚之证,与生薏米、柿霜饼配伍随意煮食(如《医学衷中参西录》珠玉二宝粥);肺肾两虚而喘,与熟地黄、山茱萸等配伍(如《医学衷中参西录》薯蓣纳气汤);痰气喘急,本品捣烂与甘蔗汁和匀热饮之(《简便单方》);耳聋由肺气虚者,与白茯苓、杏仁研末、黄蜡为丸,盐汤嚼服(如《外科大成》蜡弹丸)。

3. 肾虚病症:本品补肾且有固涩作用。肾虚腰痛、滑精梦遗,与熟地黄、山茱萸等配伍(如《小儿药证直诀》六味地黄丸);下元虚寒,尿频、遗尿,与益智仁、乌药配伍(如《校注妇人良方大全》缩泉丸),或本品研烂于沸酒中煮熟加葱白少许盐、酒饮(《食医心镜》)。

4. 其他:消渴,可单用本品代茶饮,或与黄芪、葛根、知母、天花粉等配伍(如《医学衷中参西录》玉液汤）。惊悸怔忡、健忘恍惚，与人参、当归、酸枣仁研末蜜丸，白汤送服（《方脉正宗》）。治虚劳诸不足，风气百疾，与当归、桂枝、干地黄、人参、川芎、阿胶等配伍蜜丸，酒送服（如《金匮要略》薯蓣丸）。腰脚疼痛及腹内一切冷病，与杏仁、牛乳调煮加温酒服之（如《太平圣惠方》九仙薯蓣煎）。肿毒，与蓖麻子、糯米配伍水浸为膏敷（《普济方》）；吹乳（乳痈）肿痛不可忍，本品生者捣敷（《古今医鉴》）；冻疮，本品新瓦上磨泥涂敷（《儒门事亲》）。

【现代研究】本品主要含薯蓣皂苷元、盐酸山药碱、多巴胺、儿茶酚胺、胆甾醇、麦角甾醇、β-谷甾醇、甘露糖、果糖、多种氨基酸、淀粉、糖蛋白、淀粉酶等。

提取物对实验大鼠脾虚模型有预防和治疗作用，对家兔离体肠管节律性活动有明显调节作用；对实验小鼠细胞免疫和体液免疫有较强的促进作用；并有降血糖、助消化、抗氧化等作用。

【用法用量】

1. 炮制：生用，炒用。
2. 用法：内服：煎服，或入丸、散。外用：捣敷。补阴，生用。
3. 用量：内服：15～30克，可大剂量应用。外用：适量。

甘 草

【文献记载】

《神农本草经》："味甘，平。""主五脏六腑寒热邪气，坚筋骨，长肌肉，倍力，金疮肿，解毒。"

《名医别录》："无毒。""温中下气，烦满短气，伤脏咳嗽，止渴，通经脉，利血气，解百药毒。"

《本草衍义》："微凉。"

《珍珠囊》："生甘，平；炙甘，温。"

《药性论》："主腹中冷痛，治惊痫，除腹胀满；补益五脏；制诸药毒；养肾气内伤，令人阴（不）痿，主妇人血沥腰痛，虚而多热，加而用之。"

《日华子本草》："安魂定魄，补五劳七伤，一切虚损、惊悸、烦闷、健忘。通九窍，利百脉，益精养气，壮筋骨，解冷热。入药炙用。"

《医学启源》："能补三焦元气，调和诸药相协，共为力而不争，性缓，善解诸急。《主治秘要》云：其用有五：和中一也；补阳气二也；调诸药三也；能解其太过四也；去寒邪五也。又云，养血，补胃。梢子：去肾茎之痛；胸中积热，非梢子不能除。"

《用药心法》："热药用之缓其热，寒药用之缓其寒。""炙之散表寒，除邪热，去咽痛，除热，缓正气，缓阴血、润肺。"（引自《汤液本草》）

《汤液本草》："治肺痿之脓血，而作吐剂；消五发之疮疽，与黄耆同功。"

《心印绀珠经》："生则分身梢而泻火，炙则健脾胃而和中，解百毒而有效，协诸药而无争。"

《医学入门》："梢子生用，性寒，能泻胃火，解热毒，除胸中积热，去茎中痛。节，生用水肿导毒，治咽痛；炙则性温，能健脾胃和中。身大者，补三焦元气，止渴止嗽及肺痿吐脓，腹中急痛，赤白痢疾。又养血补血，坚筋骨，长肌肉倍力，下气除烦满逆气，通经脉。"

《本草纲目》："解小儿胎毒、惊痫，降火止痛。"

《本经逢原》："能和冲脉之逆，缓带脉之急。"

《药性考》："生用泻心，邪火急热，痈肿皆平。""梢：利小便。"

《药笼小品》："炙黑能治吐血。"

《药性集要》："缓正气，和肝，止痛，生肌肉，养阴血，悸安。"

《医学衷中参西录》："生服，转能通利二便，消胀除满。"

《中国药用植物图鉴》:"治消化性溃疡和黄疸。"

《本草经疏》:"佐黄芪、防风,能运毒走表,为痘疹气血两虚者首尾必资之剂;得白芍药则补脾,甲己化土故也;同人参、黄芪、白术、大枣、当归身、麦门冬,加升麻、柴胡,为补中益气药,志理饥饱、劳役内伤、阳气下陷发热;同人参、干姜、肉桂则温中;同麦门冬、苏子、枇杷叶则下气;同黄连、芍药、升麻、滑石,解热毒滞下;同菖蒲、益智、龙眼肉、远志,治健忘;同麦门冬、石膏、竹叶、知母,除烦闷、燥渴、头疼、解肌;同紫花地丁、金银花、甘菊、夏枯草、益母草、贝母、白及、白芷,消一切疔肿;同川黄连,止小儿胎毒、惊痫;同黄连、木通、赤芍药、生地黄,泻心经有余之火;同预知子、贯众,解一切蛊毒;单用水炙百遍,煎熬斤许,治悬痈如神;炙则补伤寒病瘥后血虚。"

《本草汇言》:"咽喉肿痛,佐枳实、鼠粘,可以清肺开咽;痰涎咳嗽,共苏子、二陈,可以消痰顺气;得黄芩、白芍药,止下痢腹痛;得连翘,散悬痈于垂成之际。"

沈文彬《药论》:"混参、芪作气虚之助,和归、芍作血少之需。"

《得配本草》:"佐陈皮和气,佐茯苓泄胀。"

【药性】甘,平。

【功能】益气补中,缓急止痛,润肺止咳,泻火解毒,调和诸药。

【临床应用】

1. 心气不足,脉结代、心动悸:伤寒脉结代、心动悸,可单用本品二两煎服(《鲟溪单方选》);气血两虚所致心动悸、脉结代,与人参、阿胶、生地黄等配伍(如《伤寒论》炙甘草汤);气血不足,心失所养,心悸怔忡,健忘失眠,与人参、龙眼肉、酸枣仁等配伍。

2. 脾气虚弱:本品"助参芪成气虚之功"(《本草正》),脾胃虚弱,食少倦怠,面黄肌瘦,大便溏薄,与人参、白术等配伍(如《太平惠民和剂局方》四君子汤);脾虚日久,中气下陷,久泻不止,内脏下垂,与黄芪、升麻、柴胡等配伍(如《脾胃论》补中益气汤)。食便吐出,不得安住,与大黄、黄芩配伍(如《外台秘要》引《小品方》甘草饮)。

3. 脘腹绞痛,四肢挛急:本品能舒缓挛急,止痛,与白芍配伍(如《伤寒论》芍药甘草汤)。

4. 咳嗽:本品可配伍应用于各种咳嗽。风寒咳嗽,与麻黄、杏仁配伍(如《太平惠民和剂局方》三拗汤);风热咳嗽,与桑叶、杏仁、桔梗等配伍(如《温病条辨》桑菊饮);肺热咳喘,与麻黄、杏仁、石膏配伍(如《伤寒论》麻黄杏仁甘草石膏汤);肺寒咳喘,与干姜、细辛、五味子等配伍(如《太平惠民和剂局方》温肺汤);咳嗽痰多,与半夏、橘红、茯苓配伍(如《太平惠民和剂局方》二陈汤);痰热咳嗽,与瓜蒌、贝母、知母等配伍(如《医学统旨》清金化痰汤);热嗽,本品猪胆汁浸宿,炙后研末、蜜丸,薄荷汤送服(如《圣济总录》凉膈丸);肺热喉痛,有痰热者,与桔梗、阿胶配伍(《小儿药证直诀》);干咳无痰或少痰,与沙参、麦冬、桑叶等配伍(如《温病条辨》沙参麦冬汤);肺痿,吐涎沫而不咳,与干姜配伍(如《金匮要略》甘草干姜汤)。胃(肺)痈,痰气上壅,与桔梗、麦冬配伍(如《疡医大全》甘桔汤)。

5. 咽喉肿痛,口舌生疮,痈肿疮毒:一切痈疽发背,疮肿,治便毒最验,与没药、大瓜蒌配伍(《是斋百一选方》);咽喉肿痛,可单用本品煎服(如《伤寒论》甘草汤),或与桔梗配伍(如《伤寒论》桔梗汤)。口舌生疮,小便淋涩、疼痛,与生地黄、竹叶等配伍(如《小儿药证直诀》导赤散)。一切痈疖毒,可单用本品麻油熬膏制丸服(如《是斋百一选方》万金膏);诸疮痛不可忍,本品研末、嚼后涂之(《幼科指南》);乳痈初起,单用本品煎服(《仁斋直指方》),或与金银花、连翘、蒲公英、紫花地丁等配伍;太阴口疮,本品与白矾嚼(《素问病机气宜保命集》甘矾散);外阴蚀,下疳,湮疮肿痛,与赤皮葱、大豆、槐条配伍煎汤洗涤(如《太平圣惠方》甘草大豆汤);丹毒、烫伤、疮疡溃后,可用本品煎汤洗涤;脓腐已净,可用本品研末,掺、敷。

6. 食物、药物中毒:食物或药物中毒,在无特殊解毒药物时,可单用本品,或与黑豆、绿豆配伍浓煎频服。饮馔中毒,中砒毒,与黑豆煮汁,恣饮无虞(《本草蒙筌》);食诸菜蕈菌中毒,与贝子、胡粉等分配伍水调服(《圣济总录》);解中药毒,吐逆躁烦,与白矾、延胡索配伍煎服(如《证治准绳》粉草饮)。

7. 调和药性：本品药性平和，能调和、缓急性烈药物的偏性或毒性，并能减缓过苦、过辛药物的口味，以利服用。

8. 其他：伤寒中风，医反下之，以致胃气虚弱，其人下利日数十行、完谷不化、腹中雷鸣、心下痞硬而满、干呕、心烦不得安，与黄芩、半夏、干姜、黄连、大枣配伍（如《伤寒论》甘草泻心汤）。妇人脏躁，喜悲伤欲哭、数欠伸，与小麦、大枣配伍（如《金匮要略》甘麦大枣汤）。皮水，一身面目悉肿，与麻黄配伍（如《外台秘要》甘草麻黄汤）。肝经气滞蕴热，小便淋痛，与青皮、黄柏、泽泻配伍（《赤水玄珠》）；婴孩小儿砂石淋，与黑豆配伍煎，冲滑石末服（《幼科证治大全》）；小儿尿血，单用本品炙、研末，蜜丸服（《小儿卫生总微论方》）；胎热，与黑豆、淡竹叶、灯心配伍（如《幼科类萃》甘豆汤）。

【现代研究】本品主要含三萜类（主要为甘草酸）、黄酮类（甘草苷元、甘草苷、异甘草苷元、异甘草苷等）、香豆精类（甘草香豆素、甘草酚等）、生物碱、多糖等。

提取物有抑制艾滋病病毒增殖作用，并对水疱性口炎病毒、Ⅱ型腺病毒、Ⅰ型单纯疱疹病毒均有明显抑制作用；有抗溃疡、抑制胃酸分泌、缓解胃肠平滑肌痉挛、促进胰液分泌、保肝作用；有抗心律失常、降脂、抗动脉硬化、抗氧化作用；有明显的镇咳、祛痰及一定的平喘作用；有抗菌、抗炎、抗过敏、解毒作用；有类似肾上腺皮质激素样作用；并表现有调节免疫功能等的药理作用。

【用法用量】

1. 炮制：生用，蜜炙用。

2. 用法：内服：煎服，或入丸、散，或熬膏。外用：煎汤洗涤，或研末、嚼敷。补益，炙用。

3. 用量：内服：调和：2～6克；主药：10～30克；中毒抢救：30～60克。外用：适量。

注意事项：长期大量服用可引起脘闷、纳呆、水肿等。反大戟、芫花、甘遂、海藻。

刺五加

【文献记载】

《陕西中药志》："辛，温。"

《东北药用植物志》："为强壮剂。有驱风、化湿、利尿、健胃之效，治阴痿、筋骨疼痛、四肢不遂及疝气腹痛等症。"

《黑龙江常用中药手册》："治慢性关节炎，风湿痛，腰痛，足膝痛，遗尿，水肿，囊湿，小便余沥，女子阴痒。有祛风湿、壮筋骨、逐瘀、活血作用。"

《宁夏中草药手册》："利尿。治小儿筋骨痿软，行走较迟，气虚浮肿。"

《全国中草药汇编》："治跌打损伤。"

《长白山植物药志》："补气益精，祛风湿，强筋骨。主治神经衰弱，气虚乏力，高血压症，糖尿病，风湿症，慢性支气管炎，慢性中毒，肿瘤切除后辅助治疗。"

《东北药用植物》："治脚气，疮疖肿毒。"

【药性】甘、微苦，温。

【功能】补肾强腰，益气安神，活血通络。

【临床应用】

1. 肾虚体弱，腰膝酸软，小儿行迟：本品为补肾强腰要药，可单用或与杜仲、续断、桑寄生等配伍；小儿肾虚，筋骨痿弱、行走较迟，可单用本品，或与牛膝、木瓜、茜草、牛膝配伍（《宁夏中草药手册》）。

2. 脾虚乏力，食欲不振：脾虚乏力，可单用本品，或与黄芪、党参、白术等配伍；脾虚食欲不振，与党参、炒山药、炒麦芽等配伍；兼气滞胀满者，与党参、陈皮、砂仁等配伍。

3. 失眠，多梦，健忘：本品能健脑益智安神，失眠、多梦、健忘，可单用本品；心气虚怯，与人参、茯苓、五味子等配伍;心血不足,与生地黄、当归、酸枣仁、龙眼肉等配伍;心脾两虚,与黄芪、当归、川芎、龙眼肉等配伍;心肾不交,与石菖蒲、莲子、远志等配伍。

4. 胸痹疼痛,风寒湿痹,跌打肿痛:本品能通血脉,祛风湿。气虚血滞所致胸痹疼痛,与黄芪、当归、地龙等配伍;痰阻血瘀,与瓜蒌、薤白、川芎等配伍。风湿疼痛,可单用本品煎服或浸酒饮(《甘肃中草药手册》);风湿性关节炎、关节拘挛疼痛,与独活、防风、桑枝、威灵仙配伍(《辽宁常用中草药手册》),或与穿山龙、白鲜皮配伍浸酒饮(《陕甘宁青中草药选》)。跌打肿痛,与川芎、红花、乳香等配伍,兼骨折者,与骨碎补、䗪虫、自然铜等配伍。

5. 其他:脚气浮肿,与黄芪配伍煎服(《宁夏中草药手册》)。

【现代研究】本品主要含刺五加苷 A、B、B_1、C、D、E、I、K、L、M,并含有多糖,异秦皮啶,绿原酸,芝麻素,硬脂酸,β-谷甾醇,白桦脂酸,苦杏仁苷等。

提取物有明显的抗疲劳、抗衰老、抗辐射、抗应激、耐缺氧、提高机体对温度变化的适应力、解毒作用;能增加特异性和非特异性免疫功能;对实验动物移植性瘤、药物诱发瘤、癌的转移和自发白血病都有一定的抑制作用,能减轻抗癌药物的毒性;并能改善大脑供血量、调节血压、抗心律失常、改善大脑皮层的兴奋、抑制过程,提高脑力劳动效率;还有止咳、化痰、扩张支气管、调节内分泌功能紊乱、促性腺、抗炎、抗菌、抗病毒等作用。

【用法用量】

1. 炮制:生用。

2. 用法:煎服,或入丸、散,或浸酒。

3. 用量:煎服:6～15 克。

大 枣

【文献记载】

《神农本草经》:"味甘,平。""主心腹邪气,安中养脾,助十二经。平胃气,通九窍,补少气、少津液,身中不足,大惊,四肢重,和百药。久服轻身长年。"

《备急千金要方》:"味甘、辛,热,滑。无毒。"

《食疗本草》:"温。""主补津液,强志。""洗心腹邪气,和百药毒,通九窍,补不足气。""蒸煮食,补肠胃,肥中益气。""小儿患秋痢,与虫枣食,良。"

《吴普本草》:"主调中益脾气,令人好颜色,美志气。"

《名医别录》:"补中益气,强力,除烦闷,疗心下悬,肠澼。"

《日华子本草》:"润心肺,止嗽,补五脏,治虚劳损,除肠胃癖气。"

《珍珠囊》:"纯阳温胃。"

《本草汇言》:"补中益气,壮心神,助脾胃,养肝血,保肺气,调营卫,生津之药也。"

《本草再新》:"滋肾暖胃,治阴虚。"

《随息居饮食谱》:"杀川椒毒。"

成无己:"邪在荣卫者,辛甘以解之,故用姜、枣以和荣卫,生发脾胃之气。"(引自《本草纲目》)

《本草汇言》:"配合生姜,主发脾胃升达之气;佐用陈皮,调畅中脘虚滞之痰。"

《得宜本草》:"主治和营,得生姜则兼和卫;得小麦,治脏躁悲伤。"

【药性】甘,温。

【功能】补脾胃,益气血,安心神,调营卫,和药性。

【临床应用】

1. 脾胃虚弱：本品能"安中养脾"，常用于脾气虚弱者的食疗之品，更常作为人参、党参、白术等的辅助药被广泛应用，如《太平惠民和剂局方》参苓白术散以枣汤调服；若脾胃不和，干呕恶心，腹胀食少，与生姜、甘草配伍（如《太平惠民和剂局方》枣汤）。久患脾泻，脏腑虚滑，不进饮食，以木香易枣核共煮后食、枣汤送（《普济方》）；脾胃湿寒，饮食减少，长作泄泻、完谷不化，与白术、干姜、鸡内金配伍烘饼服食（如《医学衷中参西录》益脾饼）。

2. 气血不足：凡气虚、血虚，或气血两虚，大枣每为常用之品。气虚，与人参配伍（如《醒园录》参枣丸）；血虚，与当归、白芍等配伍；气血两虚，则入于补气养血方中（如《正体类要》八珍汤、《三因极一病证方论》养荣汤）；心脾两虚，气血不足，惊悸失眠，可将本品加入补益心脾剂中（如《济生方》归脾汤）；情志抑郁，思虑过度，脏阴暗耗，致成脏躁，自悲、自喜、自笑、呵欠频作，轻者可单用本品烧存性，米饮调服（《证治准绳》），或与浮小麦、甘草配伍（如《金匮要略》甘麦大枣汤）。中风惊恐虚悸，四肢沉重，与青粱粟米煮粥食（如《圣济总录》补益大枣粥）；喜怒伤肝，胸中菀结，或系呕血者，与干地黄、阿胶、甘草配伍（如《圣济总录》大枣汤）。

3. 营卫不和：表病营卫不和，头痛发热、汗出恶风，与生姜同用以助桂枝、白芍调和营卫（如《伤寒论》桂枝汤）。

4. 调和药性：本品常用于药性峻烈、有毒之剂中，可以缓和或减少其毒性及副作用，如《伤寒论》逐水之十枣汤、《金匮要略》泻肺水之葶苈大枣泻肺汤、《备急千金要方》治历节疼痛之大枣汤等，一则用以缓解大戟、甘遂、芫花、附子之毒性和葶苈子之峻烈之性，二则可以顾护胃气，以防戕伤。

5. 其他：小儿脓血痢，每日三、二十行，与山栀、干姜配伍烧存性、研末，煮粥食（如《太平圣惠方》必效方）。伤中经脉急，上气咳嗽，本品去核酥煎嚼之（《太平圣惠方》）；肺疽，吐血并妄行，本品连核烧存性与煅百药煎等分，米汤调服（如《三因极一病证方论》二灰散）。口干，与甘草、杏仁、乌梅配伍捣丸，嚼（《外台秘要》引张文仲方）。眼生赤脉息肉，急痛不开，如芥在眼碜痛，与竹叶、黄连配伍煎、滤极清点眼（如《圣济总录》大枣膏子）；耳聋、鼻塞，不闻声音、香臭，与蓖麻子配伍捣、绵裹塞耳、鼻中（《食疗本草》）；重舌，本品去核包青矾煨熟，取清水浓调点舌下（《医方一盘珠》）；小儿口疮，本品去核纳少许白矾烧存性、研末与雄黄、孩儿茶配伍研匀，于荆芥汤漱口后掺（《鲁府禁方》）；走马牙疳，本品去核纳信石（砒霜）煅与黄柏研末，掺（《海上方》）。

【现代研究】本品主要含光千金藤碱，N-去甲基荷叶碱，白桦脂酮酸，齐墩果酸，山楂酸，马斯里酸，大枣皂苷Ⅰ、Ⅱ、Ⅲ和酸枣皂苷B，环腺苷酸，环鸟苷酸，果糖，葡萄糖，蔗糖，油酸，谷甾醇，芸香苷，维生素C，核黄素，硫胺素，胡萝卜素，烟酸，以及多种氨基酸和微量元素等。

提取物有增加体重、增强体力作用；能增加胃肠黏液、纠正胃肠病损、护肝；有镇静催眠及增强睡眠作用；有增加白细胞内cAMP含量、抗变态反应作用；并有抑制癌细胞增殖、抗突变、镇痛及镇咳、祛痰等作用。

【用法用量】

1. 炮制：生用。
2. 用法：内服：煎服，或入丸、散。外用：煎汤点眼，或研末掺。
3. 用量：内服：6～15克。外用：适量。

绞股蓝

【文献记载】

《中药大辞典》："性寒，味苦。""消炎解毒，止咳祛痰。现多用作滋补强壮药。"

《中华本草》:"味苦、微甘,性凉。""清热,补虚,解毒。主体虚乏力,虚劳失精,白细胞减少症,高脂血症,病毒性肝炎,慢性胃肠炎,慢性气管炎。"

【药性】甘、苦,寒。

【功能】益气健脾,化痰止咳,清热解毒。

【临床应用】

1. 脾虚病症:脾胃气虚,体倦乏力、纳食不佳,与白术、茯苓等配伍;脾胃气阴两虚所致口渴、咽干、心烦,与太子参、山药、南沙参等配伍。

2. 肺虚咳嗽:肺中燥热,气阴两虚,咳嗽痰粘,与川贝母、百合等配伍;肺气虚,痰湿内盛,咳嗽痰多,与半夏、陈皮等配伍。慢性支气管炎,可单用本品晒干研末吞服(《浙江药用植物志》)。

3. 清热解毒:手足癣等,鲜品捣烂取汁涂擦患处。现常研末装胶囊或配方用于肿瘤患者。

4. 其他:劳伤虚损,遗精,可单用本品煎服(浙江《民间常用药物》)。

【现代研究】本品含有绞股蓝糖苷 TN-1 和 TN-2,绞股蓝苷 Ⅰ-LXXIX 共 79 个,其中Ⅲ、Ⅳ、Ⅷ、Ⅻ级结构与人参皂苷-Rb1、Rb3、Rd、F2 相同;还含有糖类、黄酮类、维生素 C,以及 18 种氨基酸和多种微量元素等。

提取物能抗疲劳、抗缺氧、抗高温、抗低温,延长生物体细胞及果蝇、小鼠的寿命,并能明显升高 SOD 活性,降低心、脑、肝细胞内脂褐素的含量,防止正常细胞癌化,提高荷瘤动物免疫力;能明显增加非特异性免疫、细胞免疫、体液免疫的功能,并具免疫调节作用;具有明显的降血脂、降血糖作用,还能提高脾脏、睾丸、大脑和血液蛋白质的合成速率,并具有镇静、镇痛、催眠、增加冠状动脉流量、抗心肌缺血、增加脑血流量、抑制血栓形成、保肝、抗溃疡等作用。

【用法用量】

1. 炮制:生用。

2. 用法:内服:煎服,或泡服,或研末服。外用:捣汁涂擦。

3. 用量:煎服:10～20 克;研末:1～3 克。外用:适量。

红景天

【文献记载】

《全国中草药汇编》:"甘、涩,寒。""清肺止咳,止血,止带。用于肺热咳嗽,咯血,白带;外用治跌打损伤,烧烫伤。"

《中药大辞典》:"性寒,味甘、涩。活血止血,清肺止咳。治咳血,咯血,肺炎咳嗽,妇女白带;外用治跌打损伤,汤火伤。"

《中华本草》:"寒、甘、涩。""补气清肺,益智养心,收涩止血,散瘀消肿。主气虚体弱,病后畏寒,气短乏力,肺热咳嗽,咯血,白带,腹泻,跌打损伤,烫火伤,高原反应。"

【药性】甘,寒。

【功能】健脾益气,清肺止咳,活血化瘀。

【临床应用】

1. 脾气虚弱:脾气虚弱,倦怠乏力,可单用本品;脾虚带下,与山药、芡实、白术、白果等配伍;气血两虚,可单用,或与当归、白芍、川芎、熟地黄等配伍。

2. 肺阴虚、肺热咳嗽:肺阴不足,咳嗽痰黏,或有咯血,可单用本品,或与南沙参、百合等配伍。

3. 其他:本品常内服用于预防与治疗高原反应,并可外用于跌打损伤、烫火伤。

【现代研究】本品主要含红景天苷、红景天苷元、咖啡酸、伞形花内酯、酪醇、没食子酸、没食子酸乙酯、山柰酚、β-谷甾醇、胡萝卜苷、二苯甲基六氢吡啶等。

提取物具有抗疲劳、抗缺氧、抗寒冷、抗微波辐射、提高工作效率、提高脑力活动，并能增强脑干网状系统的兴奋性，增强对光、电刺激的应答反应，调整中枢神经系统介质的含量趋于正常；并能增强甲状腺、肾上腺、卵巢的分泌功能，提高肌肉总蛋白含量和 RNA 水平，使血液中血红蛋白和红细胞数增加，促使负荷肌肉氧化代谢指数正常化，对抗破伤风毒素等作用；对 S_{180} 肉瘤细胞有抑制等作用。

【用法用量】

1. 炮制：生用。

2. 用法：内服：煎服，或入丸、散。外用：捣敷，或研末调敷。

3. 用量：内服：煎汤，6～12 克。外用：适量。

沙　棘

【文献记载】

《晶珠本草》："治肺病、喉病……益血。"

《如意宝树》："沙棘果治消化不良，肝病。"

《中药大辞典》："止咳化痰，消食化滞，活血散瘀。"

《中华本草》："味酸、涩，性温。""止咳化痰，健胃消食，活血散瘀。主咳嗽痰多，肺脓肿，消化不良，食积腹痛，胃痛，肠炎，闭经，跌打瘀肿。"

【药性】甘、酸，温。

【功能】健脾消食，止咳祛痰，活血祛瘀。

【临床应用】

1. 脾虚食少：脾气虚弱或气阴两虚所致食少纳差、消化不良、脘胀腹痛、体倦乏力，与芫荽子、藏木香、余甘子、石榴子等配伍（《四部医典》）。

2. 咳嗽痰多：咳喘痰多，可单用本品熬膏服（《四部医典》），或与余甘子、白葡萄、甘草等配伍（如《青海省藏药标准》五味沙棘散）。现代临床以沙棘口服液治疗慢性支气管炎，能明显缓解咳嗽、咯痰等症状。

3. 瘀血病症：胸痹心痛，跌打损伤，妇女月经不调等病症，可单用本品，亦可与其他活血化瘀药配伍应用。

【现代研究】本品主要含维生素类及叶酸、黄酮及萜类、蛋白质及多种氨基酸、脂肪及脂肪酸、糖类等。

提取物能改善心肌微循环、降低心肌耗氧量、降血脂、抗血管硬化，有抗炎、抗疲劳、抗辐射、抗溃疡、保肝及增强免疫功能等作用。

【用法用量】

1. 炮制：生用。

2. 用法：内服：煎服。

3. 用量：3～9 克。

饴　糖

【文献记载】

《名医别录》："味甘，微温。""主补虚乏，止渴，去血。"

《本草蒙筌》："味甘苦。""和脾，润肺，止渴，消痰。"

《本草纲目》："甘，大温，无毒。"

《备急千金要方》:"补虚冷,益气力,止肠鸣、咽痛,除唾血,却咳嗽。"

《日华子本草》:"益气力,消痰止嗽,并润五脏。"

《太平圣惠方》:"解乌头、天雄、附子毒。"

《本草汇言》:"治中焦营气暴伤,眩晕,消渴,消中,怔忡烦乱。"

《长沙药解》:"补脾精,化胃气,生津,养血,缓里急,止腹痛。"

【药性】甘,温。

【功能】补益气血,缓急止痛,润肺止咳。

【临床应用】

1. 中虚脘腹疼痛:脾胃虚寒所致脘腹疼痛、喜按,空腹时痛甚、食后稍缓,可单用本品;虚劳里急,悸衄、腹中痛、梦失精、四肢酸痛、手足烦热、咽干口燥,与芍药、桂枝、甘草、大枣、生姜配伍(如《伤寒论》小建中汤);气虚甚者,与黄芪、大枣、炙甘草等配伍;心胸中大寒痛,呕不能饮食,腹中寒,脘腹痛甚,与干姜、花椒、人参配伍(如《金匮要略》大建中汤)。

2. 肺燥咳嗽:咽喉干燥,喉痒咳嗽,可单用本品嚼服;肺虚久咳,干咳少痰、少气乏力,与人参、阿胶、杏仁等配伍。卒得咳嗽,与干姜、豆豉配伍(《补缺肘后方》);伤寒大毒嗽,于蔓菁、薤汁中煎一沸服(《食疗本草》);咸哮喘嗽,本品拌轻粉为丸嚼(《本经逢原》);大人小儿顿咳不止,与白萝卜汁蒸化饮(《本草汇言》)。

3. 其他:大便干结不通,本品与绿矾末、香油作栓塞肛内(《本草汇言》)。胎坠不安,本品以砂仁汤化服(《本草汇言》)。服药过剂(有毒或过量)闷乱,轻者可单服本品(《备急千金要方》)。

【现代研究】本品主要含麦芽糖及少量蛋白质、脂肪、维生素 B 等。

【用法用量】

1. 炮制:生用。

2. 用法:内服:烊化。外用:作栓塞肛。

3. 用量:内服:15～20 克。外用:适量。

蜂　蜜

【文献记载】

《神农本草经》:"味甘,平。""主心腹邪气,诸惊痫痓,安五脏诸不足,益气补中,止痛解毒,除众病,和百药;久服强志轻身,不饥不老。"

《名医别录》:"微温,无毒。""养脾胃,除心烦,食饮不下,止肠澼,肌中疼痛,口疮,明耳目;延年。"

《本草拾遗》:"主牙齿疳䘌,唇口疮,目肤赤障,杀虫。"

《本草衍义》:"汤火伤涂之痛止,仍捣薤白相和。"

《本草蒙筌》:"润燥。蜜导通大便久闭,蜜浆解虚热骤生。"

《医学入门》:"润肺燥,消渴、便难及肛门肿塞。又治目生珠管,肤翳赤肿,口舌生疮,火烧汤泡、热油烧,丹毒,阴头生疮,诸恶疮癞,俱外敷之。"

《本草纲目》:"和营卫,润脏腑,通三焦,调脾胃。"

《医林纂要》:"补脾和胃,缓肝润肺,滋血养气。"

《食疗本草》:"治心肚痛,血刺腹痛及赤白痢,生捣地黄汁,和蜜一大匙服;若觉热,四肢不和,即服蜜浆一碗,甚良。"

《本草经疏》:"同芦根汁、梨汁、人乳、牛羊乳、童便,治噎膈大便燥结,用此润之,有痰加竹沥。"

【药性】甘,平。

【功能】调补脾胃,缓急止痛,润肺止咳,润肠通便,润肤生肌,解毒。

【临床应用】

1. 脾胃虚弱,脘腹疼痛:中虚胃痛,可单用本品兑水服(《药性论》);虚寒者,与白芍、甘草、桂枝、干姜等配伍;胃痛吐血,与生地黄汁同服;胃及十二指肠溃疡,与生甘草、陈皮配伍(《现代实用中药》)。

2. 肺虚久咳,肺燥干咳,津伤咽痛:肺燥,干咳无痰,胸闷胁痛,咽喉干燥,可单用本品冲服,或兑入杏仁汤服;虚劳久咳,咽燥咯血,胸闷气短,消瘦乏力,与人参、茯苓、生地黄熬膏服(如《洪氏集验方》琼玉膏);咳嗽,与生姜配伍熬膏噙(《备急千金要方》);上气咳嗽,喘息、喉中有物、唾血,与杏仁、生姜汁、糖、猪膏熬膏服(《备急千金要方》)。热病后期,余热上扰,咽喉干痛,与甘草、猪脂配伍熬膏噙(如《圣济总录》贴喉膏);食管灼伤,或津枯液燥,噎膈、胸后灼痛、食物艰下,可单以本品含(《食医心镜》),或与酥油、姜汁熬膏,噙化或酒化服(《太平圣惠方》)。

3. 肠燥便秘:津液匮乏,肠燥便秘,可单用本品内服,或制成栓剂塞肛(如《金匮要略》蜜煎导法);血虚者,与当归、何首乌、黑芝麻等配伍;阴虚者,与生地黄、玄参、麦冬等配伍;阴虚挟有燥热,与香油、朴硝配伍(如《古今医鉴》润肠汤)。

4. 目赤,口疮,风疹瘙痒,慢性溃疡,水火烫伤:眼赤肿痛,与黄连、蕤仁、龙脑制膏点眼(《太平圣惠方》);口疮,以本品浸大青叶含之(《药性论》),或以本品炙黄柏研末,撒(如《证治准绳》蜜柏散),或单以生品涂疮上(《圣济总录》);舌上生疮,或苔干涩、语言不真,与薄荷汁等分,于生姜蘸水清疮后敷(《医学入门》)。汤(烫)火伤,以本品及时涂抹(《梅氏集验方》),或以本品调侧柏灰(炭)涂之(《圣济总录》)。

5. 解乌头类药毒:本品与乌头类药同煎,可降低其毒性。服乌头类药物中毒轻者,可大剂量服用本品以解毒。《金匮要略》大乌头煎治寒疝腹痛、手足厥冷,取其与乌头配伍既能缓急止痛,且能缓和乌头的毒副作用。

6. 其他:疔疮恶毒,与隔年葱捣敷(《济急仙方》);男子阴疮,以本品煎甘草末涂之(《肘后备急方》),或烂煮黄柏洗后以本品涂之(《外台秘要》引《葛氏方》);痘疮甚痒,误搔成疮,及疮痂欲落不落者,单以本品涂疮上(如《普济方》百花膏);风疹瘙痒不止,与酒配伍饮(《太平圣惠方》);大风疾,与酸石榴、生姜配伍隔水浓煎,温酒调服(如《太平圣惠方》百花煎)。

【现代研究】本品主要含糖类、挥发油、蜡质、有机酸、花粉粒、泛酸、烟酸、乙酰胆碱、维生素、抑菌素、酶类、微量元素等。

本品有促进实验动物小肠推进运动的作用,能显著缩短排便时间;能增强体液免疫功能;对多种细菌有抑杀作用;有解毒作用,以多种形式使用均可减弱乌头毒性,以加水同煎解毒效果最佳;能减轻化疗药物的毒副作用;有加速肉芽组织生长,促进创伤组织愈合的作用;还有保肝、抗肿瘤等作用。

【用法用量】

1. 炮制:生用。

2. 用法:内服:煎服,或冲服,或熬膏。外用:涂,或制栓塞肛。

3. 用量:内服:15~30克,大剂量可加倍。外用:适量。

第二节 补阳药

凡能补助人体阳气,以治疗各种阳虚类病症的药物,称为补阳药。

补阳药药性多甘辛咸而温热,具有补助人体阳气功效,用于治疗肾阳虚、心阳虚、脾阳虚等类病症。

本类药在临床应用时，与温里药配伍可用于助心阳、温脾阳；与补脾益肺药配伍可用于兼见气虚者；与养阴补血药配伍可用于兼见精血亏虚者。补阳药大多性温燥烈，易耗伤阴津，用之宜慎。

鹿　茸

【文献记载】

《神农本草经》："味甘，温。""主漏下恶血，寒热惊痫，益气强志，生齿不老。"

《名医别录》："酸，微温，无毒。""疗虚劳，洒洒如疟，羸瘦，四肢酸疼，腰脊痛，小便利，泄精，溺血，破留血在腹，散石淋，痈肿，骨中热，疽痒（《本草经疏》云：'痒'应作'疡'）。"

《药性论》："味苦、辛。""主补男子腰脊虚冷，脚膝无力，夜梦鬼交，精溢自出，女人崩中漏血。""又主赤白带下。"

《本草蒙筌》："味甘、咸，气温。"

《日华子本草》："补虚羸，壮筋骨，破瘀血，杀鬼精，安胎下气。"

《本草品汇精要》："助阳气。"

《本草纲目》："生精补髓，养血益阳，强健筋骨。治一切虚损，耳聋，目暗，眩晕，虚痢。"

《本草切要》："治小儿痘疮虚白，浆水不充，或大便泄泻，寒战咬牙；治老人脾肾衰寒，命门无火，或饮食减常，大便溏滑诸证。"

【药性】甘、咸，温。

【功能】补肾阳，益精血，强筋骨，调冲任。

【临床应用】

1. 肾阳虚衰，阳痿滑精，宫寒不孕：肾阳虚衰、阳痿滑精、宫寒不孕、腰膝酸软、畏寒肢冷、小便频数等病症，与熟地黄、山茱萸、补骨脂、菟丝子等配伍；肾阳虚弱，阳事不举、面色不明、小便频数、饮食不思，与山药配伍浸酒饮（如《普济方》鹿茸酒），或与白龙骨、桑螵蛸、椒红、附子、山茱萸研末蜜丸，盐汤送服（如《太平圣惠方》鹿茸丸）；肾阴阳两虚，阳不化精，与附子配伍（如《世医得效方》茸附汤）；肾虚不固，遗精滑精、遗尿、尿频，与附子、菟丝子、益智仁、龙骨、桑螵蛸等配伍。

2. 肝肾精血不足，小儿五迟：肝肾不足，精气两亏，诸虚百损、头晕目眩、耳鸣、形容憔悴、疲乏无力，与人参配伍；精血不足，筋骨无力或小儿发育迟缓、行迟、齿迟、囟门不合，与熟地黄配伍（如《医宗金鉴》加味地黄丸）；精血耗竭，阴阳两虚所致面色黧黑、耳聋目昏、口干多渴、腰痛脚弱、小便白浊、上燥下寒，与当归、乌梅配伍（如《济生方》黑丸）；肾虚腰痛，不能转侧，与菟丝子、小茴香、羊肾配伍（如《普济本事方》鹿茸丸）；眩晕之甚，抬头则屋转、眼前黑花、观见常如有物飞动，或见物有二，可单用本品无灰酒煎、入麝香少许服（《证治要诀》）。

3. 妇女崩漏带下：肝肾不足，冲任不固所致崩漏，与阿胶、熟地黄、当归、乌贼骨、蒲黄配伍（如《备急千金要方》鹿茸散）；室女冲任虚寒，带下纯白，与白蔹、金毛狗脊研末、艾煎、醋汁糯米糊丸，温酒送服（如《济生方》白蔹丸）。尿血，与当归、干地黄、天葵子、蒲黄研末，酒送服（如《古今录验方》鹿茸散）。

4. 其他：补虚，益真气，暖下焦，助老扶弱，久服强健，与附子、沉香、麝香研末、入酒煮、肉苁蓉熬膏为丸，温酒、盐汤送服（《杨氏家藏方》）。湿久不治，伏足少阴，舌白身痛、足跗浮肿，与附子、草果、菟丝子、茯苓配伍（如《温病条辨》鹿附汤）。下痢危困，与麝香配伍灯心煮、枣肉为丸，服（如《是斋百一选方》香茸丸）。

【现代研究】本品的脂溶性成分中分离出雌二醇、胆固醇等，其中雌二醇及其在体内代谢产物——雌酮为鹿茸雌激素作用的主要成分。鹿茸中的氨基酸以甘氨酸含量最为丰富，还含有中性糖、葡萄糖胺；鹿茸灰分中有钙、磷、镁等，水浸出物中含多量胶质。

提取物有明显的强壮作用，能提高机体工作能力，减轻疲劳，改善睡眠，促进食欲；并有提高性功能、益智、延缓衰老、增强免疫功能作用;并有抗溃疡、促进创伤愈合作用;并表现有对心血管系统、物质代谢等的药理作用。

【用法用量】

1. 炮制:生用。

2. 用法:内服:研末服,或入丸剂,或浸酒饮。

3. 用量:冲服:1～3克。

鹿角霜

【文献记载】

《宝庆本草折衷》:"味涩,温,无毒。""治亡血盗汗,遗沥失精,小便滑数,妇人宫脏冷,带下无子,秘精坚髓补虚。"

《医学入门》:"味咸,温,无毒。""治五劳七伤羸瘦,补肾益气,固精壮阳,强骨髓,治梦遗。"

《医林纂要》:"甘、咸,温。"

《本草蒙筌》:"主治同鹿角胶,功效略缓。"

《本草汇言》:"收涩止痢,去妇人白带。"

《本草新编》:"止滑泻。"

《本经逢原》:"治脾胃虚寒,食少便溏,胃反呕逆。"

《本草便读》:"鹿角胶、鹿角霜,性味功用与鹿茸相近,但少壮衰老不同,然总不外乎血肉有情之品,能温补督脉,添精益血。如精血不足,而可受腻补,则用胶;若仅阳虚而不受滋补者,则用霜可也。"

【药性】 咸、涩,温。

【功能】 补肾助阳,收敛止血。

【临床应用】

1. 脾肾阳虚:肾阳不足,精血亏损,羸弱面黧、阳痿、不孕,与肉苁蓉、熟附子、巴戟天等配伍(如《圣济总录》鹿角霜丸);茎痿,与茯苓等分研末、酒糊丸,盐汤送服(《四科简效方》);命门火衰,火不生土,胃寒吐逆、食少便溏,与干姜、白术、陈皮等配伍;久泻久痢,滑脱不禁,与补骨脂、肉豆蔻等配伍。

2. 盗汗,遗精,尿频遗尿,崩漏带下:肾虚精关不固,梦遗滑泄,或睡中汗出,或尿后余沥不爽,与龙骨、牡蛎研末、酒糊丸,盐汤送服(《普济方》);小便频数,与茯苓等分研末、酒糊丸,盐汤送服(《梁氏总要方》);产后淋沥遗溺,与熟地黄、党参、黄芪、韭菜子、肉桂、菟丝子配伍(如《产孕集》鹿角霜饮);膏淋溺与精并出,混之如糊如米泔者,与白茯苓、秋石、海金沙研末、老米醋糊丸,米汤送服(如《丹台玉案》鹿角霜丸);肾阳虚寒,冲任不固,崩漏不止,与当归、阿胶、艾叶炭等配伍;带下如注、清稀无臭、阴部湿冷,轻者,与党参、白术、芡实等配伍,虚寒甚者,与附子、肉桂、乌贼骨等配伍。

3. 其他:诸虚百损,羸弱不堪者,与薄荷、山药、鳗鱼配伍制丸服(如《何氏济生论》鹿角霜丸)。五种腰痛,夜多小便,膀胱宿冷,单用本品研末,温酒调服(如《太平圣惠方》鹿角霜方)。痔痛,单用本品研末、蜜丸,荔枝草汤送服(《王氏医存》)。

【现代研究】 本品主要含磷酸钙、碳酸钙、氮化物,另含有天门冬氨酸等多种氨基酸。

本品能增加心脏搏出量,但对心排出量、心率、平均动脉压、中心静脉压和外周总阻力等无明显改变。

【用法用量】

1. 炮制:生用。

2. 用法:内服:煎服,或入丸、散。

3. 用量:煎汤,5～10克。

附：鹿角胶

咸,温。功效虽不及鹿茸之峻猛,但较鹿角、鹿角霜为佳,且有良好的止血作用。适用于肾阳不足,精血亏虚,虚劳羸瘦,吐衄便血,崩漏,阴疽等偏于虚寒者。用量:5～15克,烊化兑服,或熬膏服。

淫羊藿

【文献记载】

《神农本草经》:"味辛,寒。""主阴痿绝伤,茎中痛。利小便,益气力,强志。"

《名医别录》:"无毒。""坚筋骨,消瘰疬、赤痈。下部有疮,洗,出虫。"

《药性论》:"味甘,平。"

《蜀本草》:"温。"

《日华子本草》:"治一切冷风劳气,补腰膝,强心力,丈夫绝阳不起,女子绝阴无子,筋骨挛急,四肢不任,老人昏耄,中年健忘。"

《医学入门》:"补肾虚,助阳。治偏风手足不遂,四肢皮肤不仁。"

《医林纂要》:"补命门肝肾,能壮阳益精,亦去寒痹。"

《得配本草》:"得覆盆、北味,治三焦冷嗽;配威灵仙,治痘疹入目;君生姜、茶叶,治气胀不食;浸无灰酒,治偏风不仁。"

《本草述钩元》:"入补中益气汤,治气虚而阳道不兴。"

【药性】辛、甘,温。

【功能】补肾壮阳,祛风除湿。

【临床应用】

1. 肾阳虚衰,阳痿尿频,腰膝无力:益丈夫,兴阳,理腰膝冷,可单用本品浸酒饮(《食医心镜》);阳痿,与土丁桂、鲜黄花远志、鲜金樱子配伍(《福建药物志》);肾虚阳痿、遗精,与肉苁蓉、巴戟天、杜仲等配伍(如《丹溪心法》填精补髓丹);虚冷不育,与蛇床子、锁阳等配伍;尿频失禁,或小便余沥不尽,与覆盆子、金樱子、桑螵蛸等配伍;肾虚咳喘,与补骨脂、胡桃肉等配伍。妇女更年期综合征,眩晕,高血压以及其他慢性疾病见有冲任不调症候者,与仙茅、当归、巴戟天、黄柏、知母配伍(上海中医学院《方剂学》二仙汤)。

2. 风寒湿痹,肢体麻木:风湿痹痛,筋骨不利及肢体麻木,与威灵仙、苍耳子、川芎、肉桂配伍(如《太平圣惠方》仙灵脾散);历节痛风,手足顽痹,行步艰难,与茄子根、黑豆配伍煎服(如《太平圣惠方》仙灵脾散);中风偏瘫,肢体麻木、筋脉拘挛、皮肤不仁,可单用本品浸酒饮(《太平圣惠方》)。

3. 其他:三焦咳嗽,腹满不饮食,气不顺,与覆盆子、五味子等分研末、蜜丸,姜茶送服(《圣济总录》)。伤寒后青盲(日近者可治),与淡豆豉配伍煎服(《是斋百一选方》);目昏生翳,与生王瓜(即小栝楼红花者)等分研末,茶调服(《圣济总录》);疮痍入眼,与威灵仙等分研末,米汤送服(如《小儿卫生总微论方》仙灵脾散)。牙疼,可单用本品煎汤漱口(如《卫生家宝》固本散)。

【现代研究】本品主要含淫羊藿黄酮苷、淫羊藿次黄酮苷、皂苷、苦味质及鞣质,并含挥发油、蜡醇、三十烷、植物甾醇、油酸、亚油酸、棕榈酸、槲皮素及钾、钙等微量元素。

提取物能增强下丘脑—垂体—性腺轴及肾上腺皮质轴、胸腺轴等内分泌系统的分泌功能,能影响"阳痿"动物阳虚模型的DNA合成,并促进蛋白质的合成,调节细胞代谢,明显增加实验动物体重及耐冻时间;能显著增加实验动物冠状动脉血流量、降血压作用;并有抗衰老、调节免疫功能及抗病毒等作用。

【用法用量】

1. 炮制：生用，羊脂油炙用。

2. 用法：内服：煎服，或浸酒、熬膏，或入丸、散。

3. 用量：煎服：3～15克。

巴戟天

【文献记载】

《神农本草经》："味辛，微温。""主大风邪气，阴痿不起，强筋骨，安五脏，补中增志益气。"

《名医别录》："甘，无毒。""疗头面游风，小腹及阴中相引痛，下气，补五劳，益精，利男子。"

《日华子本草》："味苦。""安五脏，定心气，除一切风，治邪气，疗水肿。"

《本草品汇精要》："味辛、甘，性微温。"

《药性论》："治男子夜梦鬼交泄精，强阴，除头面中风，主下气，大风血癞，病人虚损，加而用之。"

《本草纲目》："治脚气，去风疾，补血海。"

《本草备要》："强阴益精，治五劳七伤；辛温散风湿，治风气，脚气，水肿。"

《得宜本草》："功专温补元阳。"

《本草述钩元》："治中风，劳倦，虚劳肾气虚而恶寒眩晕，及虚逆咳喘（元阳虚者），腰痛，积聚，痹痿，不能食，消瘅，泄泻，溲血，淋浊，小便不禁，疝。并治目疾，耳聋。"

《本草求原》："化痰，消水肿，治酒人脚气，嗽喘。"

《本草经疏》："得熟大黄，治饮酒人脚弱。"

《本草汇》："其性多热，同黄柏、知母则强阴；同苁蓉、锁阳则助阳。"

《得宜本草》："得纯阴药有既济之功。"

《得配本草》："助阳，杞子煎汁浸蒸；去风湿，好酒拌炒；摄精，金樱子拌炒；理肾气，菊花同煮。"

【药性】辛、甘，微温。

【功能】补肾助阳，强筋壮骨，祛风除湿。

【临床应用】

1. 阳痿不举，宫冷不孕，小便频数：虚羸阳道不举，与牛膝配伍浸酒饮（《备急千金要方》），或与补骨脂等分配伍（《甘肃中医验方集锦》）；肾阳虚弱，命门火衰所致阳痿不育，与淫羊藿、仙茅、枸杞子等配伍（如《景岳全书》赞育丸）；肾脏久虚，体瘦骨痿、腰脚酸疼、脐腹冷痛、饮食无味、行坐少力、夜多梦泄、耳内蝉鸣，与补骨脂、茴香子、附子研末，取一半酒熬膏与另半成丸，盐汤送服（如《圣济总录》巴戟天丸）；下元虚寒之宫冷不孕、月经不调、少腹冷痛，与肉桂、吴茱萸、高良姜等配伍（如《太平惠民和剂局方》巴戟丸）；小便不禁，与桑螵蛸、益智仁、菟丝子等配伍（《奇效良方》）。阳衰气弱，精髓空虚，形神憔悴，腰膝痿痹，或女人血海干虚，经脉断续，子嗣难成，与当归、枸杞子、陈皮、黄柏研末，蜜丸，白汤送服（《本草汇言》）。

2. 风湿腰膝疼痛，肾虚腰膝酸软：肾虚骨痿、腰膝酸软，与肉苁蓉、杜仲、菟丝子等配伍（如《张氏医通》金刚丸）；风冷腰胯疼痛、行步不利，与羌活、杜仲、五加皮等配伍（如《太平圣惠方》巴戟丸）。

3. 其他：饮酒人脚气甚危，与大黄研末，蜜丸，温水送服（《本草衍义》）。元脏虚冷，上攻口疮，与白芷、高良姜研末、纳猪腰子中煨食（如《圣济总录》巴戟散）。偏坠，与川楝子、茴香等分研末，温酒调服（《卫生易简方》）。

【现代研究】本品主要含糖类及黄酮、氨基酸等，并含有少量的蒽醌类及维生素C、锌、锰、铁、铬等微量元素。

提取物有强壮作用，具有明显的促肾上腺皮质激素样作用；并有抗炎、升白细胞等作用。

【用法用量】

1. 炮制:生用,盐水炒用。

2. 用法:内服:煎服,或入丸、散,或浸酒、熬膏。

3. 用量:煎服:5～15克。

仙　茅

【文献记载】

《海药本草》:"味甘,微温,有小毒。""味辛、平,无大毒,有小热,有小毒。""主风,补暖腰脚,清安五脏,强筋骨,消食,久服轻身,益颜色。""宣而复补,主丈夫七伤,明耳目,益筋力,填骨髓,益阳不倦。"

《开宝本草》:"味辛,温,有毒。""主心腹冷气不能食,腰脚风冷挛痹不能行,丈夫虚劳,老人失溺,无子,益阳道。久服通神强记,助筋骨,益肌肤,长精神,明目。"

《宝庆本草折衷》:"辛、甘,平、温。"

《滇南本草》:"味辛、微咸,性温。""治妇人红崩下血,攻痈疽,排脓。"

《日华子本草》:"治一切风气,延年益寿,补五劳七伤,开胃下气,益房事。"

《本草正》:"开胃消食,温利五脏。"

《生草药性备要》:"补肾,止痛,治白浊,煲肉食。十蒸九晒,用沙糖藏好,早晨送茶,能壮精神,乌须发,理痰火。"

《玉楸药解》:"治皮肤风癞。"

《本草再新》:"温中下湿,理腰脚气,兼治鼻血。"

【药性】辛,温。有小毒。

【功能】温肾壮阳,祛寒除湿。

【临床应用】

1. 下元虚冷,命门火衰:男子阳痿精冷,与淫羊藿、熟地黄、山茱萸等配伍;阳虚遗精、滑泄,与五味子、覆盆子、菟丝子等配伍;阳虚小便频数,甚至遗尿,可单用本品浸酒饮,或与益智仁、乌药等配伍;命火不足,不能温暖脾土,脘腹冷痛、大便泄泻,与补骨脂、肉豆蔻等配伍。男子虚损,阳痿不举,与淫羊藿、五加皮等分配伍浸酒饮(如《万氏家抄方》仙茅酒)。阳痿,耳鸣,与金樱子根及果实配伍炖肉服食(《贵州草药》)。

2. 肾虚腰膝疼痛:肾虚,寒湿入侵所致腰膝酸痛、关节不利,可单用本品浸酒饮,或与杜仲、桑寄生、续断、独活等配伍。

3. 其他:壮筋骨,益精神,明目,与苍术、车前子、白茯苓、熟地黄、生地黄、枸杞子、柏子仁、茴香研末、酒糊丸,温酒送服(如《圣济总录》仙茅丸)。鼻衄,与白茅根、踏地消等分配伍炖猪精瘦肉食(《湖南药物志》);妇人红崩下血,以成漏证,本品研末,以全秦归、蛇果煎汤送服(《滇南本草》);定喘,补心肾,下气,与阿胶、鸡肚胫、团参研末、糯米饮调服(《三因极一病证方论》)。痈疽火毒,漫肿无头,色青黑者,单用本品煎、点水酒服,并以鲜品捣敷患处(《滇南本草》)。

【现代研究】本品主要含仙茅苷 A、B,地衣二醇葡萄糖苷,地衣二醇-3-木糖葡萄糖苷,仙茅皂苷 A、B、C、D、E、F、K、L、M,仙茅素 A、B、C,仙茅皂苷元 A、B、C,仙茅萜醇,丝兰苷元,以及石蒜碱、环木菠萝煅醇、β-谷甾醇、豆甾醇等。

提取物可延长实验动物的平均存活时间,有雄激素样作用,可明显增加实验动物垂体前叶、卵巢和子宫重量,卵巢 HCG/LH 受体特异结合力明显提高;有镇静、抗惊厥、抗炎、抗菌、调节免疫功能及降血糖、抗癌等作用。

【用法用量】

1. 炮制：生用。

2. 用法：内服：煎服，或入丸、散，或浸酒饮。外用：捣敷。

3. 用量：内服：煎汤，5～15克。外用：适量。

注意事项：本品有小毒，不宜久服。

杜 仲

【文献记载】

《神农本草经》："味辛，平。""主腰膝痛，补中，益精气，坚筋骨，强志，除阴下痒湿，小便余沥，久服轻身耐老。"

《名医别录》："甘，温，无毒。""（主）脚中酸痛，不欲践地。"

《药性论》："味苦。""能治肾冷臀腰痛也，腰病人虚而身强直，风也。腰不利加而用之。"

《本草正》："味甘、辛、淡，气温平。""暖子宫，安胎气。"

《药品化义》："气和，味苦，性凉。""牛膝主下部血分，杜仲主下部气分，相须而用。"

《日华子本草》："治肾劳，腰脊挛。"

《医学启源》："其用壮筋骨，及足弱无力行。"

王好古："润肝燥，补肝经风虚。"（引自《本草纲目》）

《本草蒙筌》："止小水，梦遗。"

《医学入门》："治妇人胎脏不安，产后诸疾。"

《玉楸药解》："益肝肾，养筋骨，去关节湿淫。治腰膝酸痛，腿足拘挛。"

《医林纂要》："和筋束骨，续绝除伤。"

《四川中药志》："主治高血压。"

《药鉴》："腰痛不能屈者，同芡实、枣肉丸之神方；足疼不能践者，入黄芪、苍术煎之灵丹。"

《本草经疏》："肾虚火炽者，不宜用。即用，当与黄柏、知母同入。"

《本草新编》："与熟地同用则燥湿相宜，自然无火动之忧。"

《本草经解》："同续断、砂仁，治胎前杂症；同续断、山药糊丸，治频堕胎。"

《得宜本草》："得羊肾，治肾虚腰痛；得牡蛎，治虚汗；得糯米、山药、枣肉，治频惯堕胎；得补骨脂、青盐、枸杞，能壮肾阳。"

《得配本草》："配菟丝、五味治肾虚泄泻；佐当归补肝火。"

【药性】甘、微辛，温。

【功能】补肝肾，强筋骨，安胎。

【临床应用】

1. 肝肾不足，腰膝酸痛无力：肾虚腰痛，或足膝痿弱，与胡桃肉、补骨脂配伍（如《太平惠民和剂局方》青蛾丸）；肾阳亏虚，精血不足而见阳痿、尿频、小便余沥，与鹿角、附子、肉桂、熟地黄、当归、枸杞子等配伍（如《景岳全书》右归丸）；内冷伤肾，腰痛不能屈伸，单用本品浸酒饮（如《三因极一病证方论》杜仲酒）；风寒湿痹日久，兼肝肾亏损、肢节疼痛、屈伸不利，与独活、桑寄生、细辛、秦艽、当归等配伍（如《备急千金要方》独活寄生汤）；外伤腰痛，与川芎、桂心、丹参等配伍（如《太平圣惠方》杜仲散）；妇女经期腰痛，与当归、川芎、芍药等配伍；肾虚阳痿，精冷不固，小便频数，与鹿茸、山茱萸、菟丝子等配伍（如《鲍氏验方》十补丸）；卒腰痛，与丹参、川芎配伍浸酒饮（如《外台秘要》引《经心录》杜仲酒）；臂痛、腰痛，与破故纸、鹿茸、没药、胡桃肉研末，酒、面捣煮糊丸，米饮或温酒、盐汤送服（如《是斋百一选方》补髓丹）；腰脚疼痛不遂，风虚，偏宜冷病妇人服，与石楠、羌活、附子配伍浸酒饮（《备急千金要方》）。

2. 胎动不安,习惯性胎堕:胎动不安,可单用本品研末、枣肉为丸服(如《圣济总录》杜仲丸),或与续断等分研末、枣肉为丸,米饮送服(如《普济方》杜仲丸);频惯胎堕或三四月即堕者,于两月前,与续断、山药配伍糊丸,米饮送服(《简便单方》)。

3. 其他:高血压,肝肾不足者,与桑寄生、生牡蛎、白菊花、枸杞子配伍(《山东中草药手册》);肝阳偏亢者,与夏枯草、黄芩配伍(《陕西中草药》)。中风筋脉挛急,腰膝无力,与川芎、附子、生姜配伍(如《圣济总录》杜仲饮);小便余沥,阴下湿痒,与小茴香、车前子、山茱萸研末、蜜丸,白汤送服(《本草汇言》)。风虚多汗,夜卧尤甚,与黄芪、麻黄根、牡蛎配伍(如《圣济总录》杜仲饮)。霍乱转筋,与(肉)桂、甘草研末加姜煎服(如《圣济总录》杜仲汤)。肾炎,与盐肤木根二层皮配伍猪肉炖食(《福建药物志》)。

【现代研究】本品主要含杜仲胶、杜仲苷、松脂醇二葡萄糖苷、桃叶珊瑚苷、鞣质、黄酮类化合物等。

提取物能对抗垂体后叶激素对子宫的作用,显著抑制实验动物离体子宫的自主收缩作用;有降压作用(炒品优于生品);有调节细胞免疫功能、兴奋垂体—肾上腺皮质系统、利尿、镇痛、抗炎及抗实验动物"类阳虚"模型等作用。

【用法用量】

1. 炮制:生用,盐水炒用。

2. 用法:内服:煎服,或浸酒饮,或入丸、散。

3. 用量:煎服,10～15克。

续 断

【文献记载】

《神农本草经》:"味苦,微温。""主伤寒,补不足,金疮,痈疡、折跌,续筋骨,妇人乳难,久服益气力。"

《名医别录》:"辛,无毒。""主崩中漏血,金疮血内漏,止痛,生肌肉,及踠伤,恶血,腰痛,关节缓急。"

《珍珠囊补遗药性赋》:"味苦、辛,微寒,无毒。"

《滇南本草》(整理本):"味苦、微酸,性温,无毒。""补肝,强筋骨,走经络,止经中(筋骨)酸痛,安胎,止妇人白带,生新血,破瘀血,落死胎,止咳嗽咳血,治赤白便浊。"

《雷公炮制药性解》:"味苦、辛,性温,无毒。"

《药性性》:"主绝伤,去诸温毒,宣通经脉。"

《日华子本草》:"助气,调血脉,补五劳七伤,破癥结瘀血,消肿毒,肠风,痔痿,乳痈,瘰疬,扑损,妇人产前后一切病,面黄虚肿,缩小便,止泄精,尿血,胎漏,子宫冷。"

《滇南本草图说》:"治一切无名肿毒,杨梅、天泡诸疮。"

《医林纂要》:"坚肾,补肝,去伤,续断。"

《外科真诠》:"消湿毒坚肿。"

《本草求原》:"治肝肾病及心肺,骨蒸劳热,盗汗烦躁,气喘咳嗽脓血。""同桑寄生治腰痛脚软。"

《药品化义》:"若同紫菀用之,调血润燥,治血枯便闭,大能宣通气血而不走泄。"

《得宜本草》:"得当归,治劳伤腰痛。"

《得配本草》:"配杜仲,治漏胎;佐人参,扶脾气。"

【药性】苦、辛,微温。

【功能】补益肝肾,强筋健骨,止血安胎,疗伤续折。

【临床应用】

1. 阳痿不举,遗精遗尿:肾阳不足,下元虚冷所致阳痿不举、遗精滑泄、遗尿、尿频,与鹿茸、肉苁蓉、菟丝子配伍(如《鸡峰普济方》鹿茸续断散);或与远志、蛇床子、山药等配伍(如《外台秘要》远志丸);或与龙骨、茯苓等配伍(如《瑞竹堂经验方》锁精丸)。

2. 腰膝酸痛,寒湿痹痛:肝肾不足,腰膝酸痛,与萆薢、杜仲、牛膝等配伍(如《证治准绳》续断丹);肝肾不足兼寒湿痹痛,与防风、川乌等配伍(如《太平惠民和剂局方》续断丸);腰痛并脚软,与破故纸、牛膝、木瓜、杜仲等配伍(如《扶寿精方》续断丸);气滞卒腰痛,与威灵仙、(肉)桂、当归研末,温酒送服(如《圣济总录》续断散);老人风冷,转筋骨痛,与牛膝研末,温酒调服(如《杨氏家藏方》续断散)。

3. 崩漏下血,胎动不安:妊娠胎动两三月堕,预宜服此,与杜仲研末、枣肉为丸,米饮送服(《本草纲目》);崩中下血不止,与侧柏炭、当归、艾叶等配伍(《永类钤方》);肝肾不足所致滑胎,与桑寄生、阿胶等配伍(如《医学衷中参西录》寿胎丸);妊娠风入胞门,腹痛欲绝,脉浮弦,与防风配伍(《盘珠集》)。

4. 跌打损伤,筋伤骨折:跌打损伤,瘀血肿痛,筋伤骨折,与当归、自然铜、土鳖虫研末、红曲为丸,温酒送服(《本草汇言》),或与桃仁、红花、穿山甲、苏木等配伍;脚膝折损愈后失补,筋缩疼痛,与当归、木瓜、黄芪等配伍(如《赛金丹》邱祖伸筋丹)。

5. 其他:男子妇人精滑、下元虚冷及疝气证,妇人经脉不调,大人小儿皆可服,与独活、谷精草、茵陈研末、鸡蛋清为丸,温酒送服(如《瑞竹堂经验方》鸡清丸);产后血晕、心腹硬、乍寒乍热,单用本品研末煎服(如《圣济总录》续断汤);下血久不止、虚寒色淡晦,与侧柏叶、鹿茸研末、阿胶为丸,乌梅汤、人参汤、米饮任送服(如《张氏医通》断红丸)。胃痛,单用本品煎服(《广西民族药简编》);乳痈,初起可消,久患可愈,与蒲公英研末白汤调服(《本草汇言》)。

【现代研究】本品主要含三萜皂苷类、挥发油等。

提取物有抗维生素E缺乏症作用,并有强心、降压及对疮疡的排脓、止血、镇痛、促进组织再生作用;并有促进去卵巢实验动物子宫生长发育等作用。

【用法用量】

1. 炮制:生用,炒用,炒炭用。
2. 用法:煎服,或入丸、散。止血,炒炭用。
3. 用量:煎汤,6~15克。

肉苁蓉

【文献记载】

《神农本草经》:"味甘,微温。""主五劳七伤,补中,除茎中寒热痛,养五脏,强阴,益精气,多子,(治)女人癥瘕。久服轻身。"

《吴普本草》:"神农、黄帝:咸,雷公:酸,李氏:小温。"

《名医别录》:"酸、咸,无毒。""除膀胱邪气,(治)腰痛,止痢。"

《本草发挥》:"温。"

《本草正》:"味甘、咸、微辛酸,气微温。"

《药性论》:"益髓,悦颜色,延年,治女人血崩,壮阳,大补益,主赤白下。"

《日华子本草》:"治男绝阳不兴,女绝阴不产。润五脏,长肌肉,暖腰膝,男子泄精,尿血,遗沥,带下,阴痛。"

《汤液本草》:"命门相火不足,以此补之。"

《本草汇言》:"养命门,滋肾气,补精血之药也。"

《本草经疏》:"淡白酒煮烂顿食,治老人便燥闭结。"

《玉楸药解》:"暖腰膝,健骨肉,滋肾肝精血,润肠胃结燥。"

《医林纂要》:"暖水脏,泻邪湿,敛精气,壮阳事。"

《药性考》:"(主)虚劳骨痿。"

《现代实用中药》:"对于膀胱炎、膀胱出血及肾脏出血时为止血药。"

《本草图经》:"合山芋、羊肉作羹,益人。"

《本草经解》:"同黄芪,治肾气虚;同北味丸,治水泛成痰;同鹿茸、山药、白茯丸,治肾虚白浊;同沉香、脂麻丸,治汗多便秘;同山萸,北味丸,治消中易饥。"

《喻选古方试验》:"苁蓉治肾,必妨心,以牛膝、磁石等取之,即不入心。"

《得宜本草》:"苁蓉补肾之阴,得菟丝,补肾之阳,二者同用,能生精补阳。"

《得配本草》:"合菟丝子,治尿血泄精;佐精羊肉,治败精面黑。"

《本草述钩元》:"同牛膝浸酒服,益肾。"

《医学衷中参西录》:"苁蓉与当归、赭石并用,其润便通结之功,又甚效也。"

【药性】甘、咸,温。

【功能】补肾阳,益精血,润肠道。

【临床应用】

1. 肾阳亏虚,精血不足类病症:性欲减退,阳痿,不育,可单用本品,或与巴戟天、熟地黄、五味子等配伍(如《杨氏家藏方》还少丹);男子五劳七伤,阳痿不起、小便余沥,与菟丝子、续断、杜仲配伍(如《医心方》肉苁蓉丸);强筋健髓,与鳝鱼为末、黄精酒丸服(《本草拾遗》);禀赋虚弱,小便数或不禁,与熟地黄、五味子、菟丝子研末、煮山药糊丸服(如《证治准绳》肉苁蓉丸);补精败、面黑劳伤,单用本品研末与精羊肉煮粥食(《药性论》);肾虚白浊,与鹿茸、山药、白茯苓研末、米糊丸,枣汤送服(《圣济总录》);肾虚骨痿,不能起动,与杜仲、巴戟天、紫河车等配伍(如《张氏医通》金刚丸);柔风举体无力,四肢缓弱,不能行立,与牛膝、菟丝子、附子研末、面糊丸,温酒送服(如《圣济总录》苁蓉丸);久服至老不忘,与续断、石菖蒲、白茯苓研末,温酒调服(如《证治准绳》苁蓉散)。

2. 肠燥津枯便秘:肾气虚弱所致大便不通、小便清长、腰酸背冷,与当归、牛膝、泽泻等配伍(如《景岳全书》济川煎);发汗,利小便亡津液,大腑秘结,老人、虚人皆可服,与沉香研末、麻子仁汁打糊丸,米饮送服(如《济生方》润肠丸)。

3. 其他:膏淋,小便肥如膏,与磁石、泽泻、滑石研末、蜜丸,温酒送服(如《圣济总录》磁石丸);小便纯血,血下则凝,亦无痛处,惙惙短气,由阳气不固,阴无所守,五液注下,与菟丝子、鹿茸、干地黄等分配伍糊丸,米饮送服(如《全生指迷方》苁蓉丸)。血少喜汗,与鳖甲、黄芪、何首乌研末、蜜丸,米饮送服(《小儿卫生总微论方》)。聤耳,累年脓水不绝、臭秽,与龙胆、白茅根配伍烧存性研末与鲤鱼胆调滴耳,并制捻纸裹后塞耳(《太平圣惠方》);暖水脏,明目,与巴戟、枸杞子、菊花、川楝子研末、蜜丸,温酒或盐汤送服(如《洪氏集验方》苁蓉丸)。蜘蛛蛊胀,与青矾、红枣、香附、大麦芽配伍,先本品与青矾同煅至烟尽后共研末、糊丸,酒送服(如《医学入门》诸蛊保命丹)。

【现代研究】本品主要含肉苁蓉苷 A、B、C、H,2′-乙酰基洋丁香酚苷、海胆苷,并含鹅掌楸苷、8-表马钱子苷酸、胡萝卜苷、甜草碱、β-谷甾醇、甘露醇、苯丙氨酸等 15 种氨基酸及琥珀酸、三十烷醇、多糖类等。

提取物有延缓衰老、调整内分泌、促进代谢及强壮作用;有显著的通便作用;并表现有对中枢神经系统和免疫系统等的药理作用。

【用法用量】

1. 炮制:生用,酒制用。

2. 用法:内服:煎服,或入丸、散,或浸酒。

3. 用量:煎服:9～15 克。

锁　阳

【文献记载】

《本草衍义补遗》："甘。""补阴气,治虚而大便燥结用。"

《本草纲目》："甘,温,无毒。""润燥养筋,治痿弱。"

《本草求真》："甘咸,性温。"

《宁夏中草药手册》："甘、涩,温。"

《本草原始》："补阴血虚火,兴阳固精,强阴益髓。"

《内蒙古中草药》："治阳痿遗精,腰腿酸软,神经衰弱,老年便秘。"

【药性】甘,温。

【功能】补肾助阳,益精血,润肠通便。

【临床应用】

1. 肾虚精亏病症:肾阳虚弱,阳痿早泄,与肉苁蓉、桑螵蛸、菟丝子、熟地黄等配伍;肾虚骨痿,腰膝无力,与熟地黄、龟甲、虎骨等配伍(如《丹溪心法》虎潜丸)。阳痿,与肉苁蓉、枸杞子、胡桃仁、菟丝子、淫羊藿配伍(《全国中草药汇编》);肾虚带下,与沙枣树皮配伍煎服(《陕甘宁青中草药选》);肾虚滑精,腰膝软弱,与桑螵蛸、茯苓、龙骨配伍(《全国中草药汇编》);妇女子宫下垂,与木通、车前、甘草、五味子、大枣配伍煎服(《沙漠地区药用植物》)。

2. 血虚津亏,肠燥便秘:阳虚血枯之肠燥便秘,可单用本品,或与肉苁蓉、当归配伍,或与麻子仁、瓜蒌仁、柏子仁等配伍。老年气弱阴虚,大便燥结,与桑椹子配伍煎、兑蜜服(《宁夏中草药手册》);阳弱精虚,阴衰血竭,大肠燥涸,便秘不运,单用本品浓煎蜜收膏,热酒化服(《本草切要》)。

3. 其他:尿血,与忍冬藤、白茅根配伍(《宁夏中草药手册》)。胃溃疡,与珠芽蓼等分配伍煎服(《陕甘宁青中草药选》)。

【现代研究】本品主要含锁阳萜、乙酰熊果酸、熊果酸,并含脂肪、谷甾醇、菜油甾醇、谷甾醇棕榈酸酯、胡萝卜甾醇、鞣质及15种氨基酸等。

提取物能显著提高实验动物血睾酮含量,能显著阻止超氧化歧化酶(SOD)活性降低及过氧化脂质(LPO)的升高;并有抗缺氧、抗血小板聚集作用;且有降血压、促进唾液分泌作用,能使细胞内DNA和RNA合成率增加,并表现有对免疫功能调节等作用。

【用法用量】

1. 炮制:生用。

2. 用法:内服:煎服,或入丸、散,或浸酒。

3. 用量:煎汤,5～15克。

补骨脂

【文献记载】

《雷公炮炙论》："性本大燥,毒。"

《药性论》："味苦、辛。""主男子腰疼、膝冷、囊湿,逐诸冷痹顽,止小便利,腹中冷。"

《开宝本草》："味辛,大温,无毒。""主五劳七伤,风虚冷,骨髓伤败,肾冷精流及妇人血气堕胎。"

《本草汇言》："味辛,气香,性热,无毒。"

《日华子本草》："兴阳事,治冷劳,明耳目。"

《本草品汇精要》："固精气。"

《本草纲目》："治肾泄、通命门、暖丹田、敛精神。""得胡桃、胡麻良。"

《玉楸药解》："温暖水土，消化饮食，升达肝脾，收敛滑泄、遗精、带下、溺多、便滑诸证。""同青盐、乳香，搽日久牙瘘。"

《医林纂要》："治虚寒喘嗽，能纳气归肾。"

《本草图经》："补骨脂，今人多以胡桃合服，此法出于唐郑相国。（服）弥久则延年益气，悦心明目，补添筋骨。"

《得宜本草》："得菟丝子，治下元虚惫；得杜仲、胡桃，治肾虚腰痛；得茯苓、没药，能定心补肾；得茴香，治小便无度；得韭子，治肾漏茎举。得肉果，治脾肾虚泄；得粟壳，治洞泄久利。"

《得配本草》："得肉果、大枣为丸，治脾肾虚泄（或加木香）；得山栀、茯神，治上热下寒；配茴香、肉桂，治血瘀腰痛；配胡桃、杜仲，治风寒腰痛。"

【药性】苦、辛，温。

【功能】补肾壮阳，固精缩尿，温脾止泻，纳气平喘。

【临床应用】

1. 肾虚阳痿，腰膝冷痛：肾虚阳痿，与菟丝子、胡桃肉、沉香等配伍（如《太平惠民和剂局方》补骨脂丸）；肾虚阳衰，风冷侵袭所致腰膝冷痛，与胡桃肉配伍（如《太平惠民和剂局方》青蛾丸）。

2. 肾虚遗精，遗尿，尿频：肾虚，精关不固，与茴香配伍（如《太平圣惠方》补骨脂散）；肾亏精血不足，阳痿早泄，与鹿角胶、熟地黄、菟丝子等配伍（如《医学正传》青囊斑龙丸）；肾虚滑精，与青盐等分炒、研末服（《三因极一病证方论》）；小儿遗尿，可单用本品炒、研末服（如《补要袖珍小儿方论》破故纸散）；肾气虚冷，小便无度，与小茴香等分配伍为丸服（如《魏氏家藏方》破故纸丸）；遗溺，与白茯苓、益智仁研末、米汤送服（如《婴童类萃》破故纸散）；小便白浊，与青盐、白茯苓、五倍子研末、酒煮糊为丸，温酒或盐汤送服（如《奇效良方》锁精丸）。

3. 脾肾阳虚，五更泄泻：脾肾阳虚，五更泄泻，与肉豆蔻、生姜、大枣配伍为丸服（如《普济本事方》二神丸），或更加吴茱萸、五味子（如《证治准绳》四神丸）；脾肾虚寒，肠鸣泄泻，有膈不快，饮食不化，与木香、肉豆蔻研末、灯心煮枣肉为丸，姜盐汤送服（《卫生易简方》）；牙痛日久，肾虚也，与青盐炒，研擦（《御药院方》）。

4. 肾不纳气，虚寒喘咳：虚寒性喘咳，与胡桃肉、蜂蜜等配伍（如《医方论》治喘方）；虚喘劳嗽，与人参、木香等配伍（如《是斋百一选方》劳嗽方）。

5. 其他：妊娠腰痛，状不可忍，本品炒令香熟研末与胡桃肉嚼食、温酒送服（如《妇人良方大全》通气散）；妇人血山崩，与蒲黄、千年石灰、大黄等分研末、热酒调服（如《重订瑞竹堂经验方》蒲黄散）；赤白带下，与石菖蒲等分研末、以菖蒲浸酒调温服（如《妇人良方大全》破故纸散）。打坠凝瘀，腰疼通用，与茴香、辣桂等分研末、热酒调服（如《仁斋直指方》茴香酒）；寒湿气滞，腰疼脚膝肿满，行走艰难，与黑牵牛研末、橘皮汤送服（如《杨氏家藏方》补骨脂散）。小儿气卵之疾，与萝卜子、牵牛子、橘核等分配伍炒、研末、酒糊为丸，盐汤送服（《普济方》）。白癜风，扁平疣，斑秃，银屑病，单用本品浸乙醇涂擦并照日光（如南京市卫生局《医院制剂规范》补骨脂酊）。

【现代研究】本品主要含香豆素类、黄酮类及单萜类以及挥发油、皂苷、多糖、类脂等。

提取物有强心、扩张冠状动脉、增加冠状动脉血流量作用；有调节平滑肌、抗早孕和雌激素样作用；有光敏及抗病原体（细菌、原虫）、抗肿瘤作用；并有通过调节神经和血液系统，促进骨髓造血、增强免疫和内分泌功能，达到抗衰老等作用。

【用法用量】

1. 炮制：生用，炒用，盐水炒用。

2. 用法:内服:煎服,或入丸、散。外用:研末擦,或浸乙醇涂。

3. 用量:内服:煎服,6~15克。外用:适量。

益智仁

【文献记载】

《南方草木状》:"味辛。"

《开宝本草》:"味辛,温。无毒。""治遗精虚漏,小便余沥,益气安神,补不足,安三焦,调诸气。夜多小便者,取二十四枚,碎,入盐同煎服。"

《医学启源》:"气热,味大辛。""治脾胃中寒邪,和中益气。治人多唾,当于补气中药内兼用之。"

张秉成《本草便读》:"味辛、苦,性热。"

《本草拾遗》:"止呕哕。《广志》云:含之摄涎秽。"

刘完素:"开发郁结,使气宣通。"(引自《本草纲目》)

王好古:"益脾胃,理元气,补肾虚滑沥。"(引自《本草纲目》)

《本草纲目》:"治冷气腹痛,及心气不足,梦泄,赤浊,热伤心系,吐血,血崩。"

《本草经疏》:"益智子仁,以其敛摄,故治遗精虚漏,及小便余沥,此皆肾气不固之证也。肾主纳气,虚则不能纳矣。又主五液,涎乃脾之所统,脾肾气虚,二脏失职,是肾不能纳,脾不能摄,故主气逆上浮,涎秽泛滥而上溢也,敛摄脾肾之气,则逆气归元;涎秽下行。"

《本草备要》:"能涩精固气,温中进食,摄涎唾,缩小便。治呕吐泄泻,客寒犯胃,冷气腹痛,崩带泄精。"

《得宜本草》:"得乌药,治小便频数。"

《得配本草》:"得茯神、远志、甘草,治赤浊;配乌药、山药,治溲数;配厚朴、姜、枣,治白浊腹满;同山药,补脾胃。"

【药性】辛,温。

【功能】暖肾固精缩尿,温脾止泻摄唾。

【临床应用】

1. 下元虚寒,遗精,遗尿,小便频数:肾气虚寒所致膀胱不约,小便频数或遗尿,可单用本品与食盐同煎服,或与乌药、山药配伍糊丸服(如《校注妇人良方大全》缩泉丸、《世医得效方》三仙丸);治小儿遗尿,亦治白浊,与白茯苓等分研末,米汤送服(如《补要袖珍小儿方论》益智仁散);妊娠遗尿不禁,与白薇、白茯苓等分研末,盐白汤送服(《丹台玉案》)。

2. 脾胃虚寒,腹痛吐泻,口涎自流:腹胀忽泻,日夜不止,诸药不效,此气脱也,可大量单用本品浓煎服(《世医得效方》);脾肾阳虚,统摄无权,脘腹冷痛、呕吐泄利,与川乌、干姜、青皮等配伍(如《太平惠民和剂局方》益智散);脾胃虚寒,呕吐泄泻、脘腹冷痛,与干姜、白术等配伍;中气虚寒,涎唾常流,如《医学启源》"治人多唾,当于补气中药内兼用之",与人参、白术等配伍,或与理中丸、六君子汤同用。

3. 其他:小便赤浊,与茯神、远志、甘草研末,酒糊丸,姜汤送服(《本草纲目》)。胎漏下血,与砂仁研末,白汤送服(胡氏《济阴方》)。疝痛,连小腹挛搐,叫呼不已,与干姜、甘草、茴香、乌头、生姜配伍加盐少许煎服(如《济生方》益智仁散)。

【现代研究】本品主要含二苯庚体类、类倍半萜类及挥发油类等。

提取物对实验动物左心房有明显增强作用,并对实验性胃损伤有明显抑制作用,还能对腹水型肉瘤细胞的增长有中等强度的抑制及类似前列腺素、升高白细胞等作用。

【用法用量】

1. 炮制:生用,盐水微炒用。

2. 用法:内服:煎服,或入丸、散。

用量:煎服,3～10克。

菟丝子

【文献记载】

《神农本草经》:"味辛,平。""主续绝伤,补不足,益气力,肥健,汁去面黚,久服明目,轻身延年。"

《名医别录》:"甘,无毒。""养肌强阴,坚筋骨,主茎中寒,精自出,溺有余沥,口苦燥渴,寒血为积。"

《本草正》:"味甘辛,气微温。"

《雷公炮炙论》:"补人卫气,助人筋脉。"

《药性论》:"治男子女人虚冷,添精益髓,去腰疼膝冷,久服延年,驻悦颜色,又主消渴热中。"

《日华子本草》:"补五劳七伤,治鬼交泄精,尿血,润心肺。"

王好古:"补肝脏风虚。"(引自《本草纲目》)

王靖远:"专补肝脏风虚,活利腰膝间,一切顽麻痹痪诸疾。"(引自《本草汇言》)

《本草经疏》:"为补脾、肾、肝三经要药。"

《本草汇言》:"补肾养肝,温脾助胃之药也。主男子阳道衰微,阴茎痿弱,或遗精梦泄,小便滑涩;治女人腰脊酸疼,小腹常痛,或子宫虚冷,带下淋沥,或饮食减少,大便不实,是皆男妇足三阴不足证。"

《湖南药物志》:"舒筋活气,退热祛寒。治腹痛。"

《本草经疏》:"君莲实、山药、人参,能实脾止泻,嗜食;加五味子、肉豆蔻、砂仁,能治肾泄。"

《本经逢原》:"老人肝肾气虚,腰痛膝冷,合补骨脂、杜仲用之,诸筋膜皆属于肝也。气虚瞳子无神者,以麦门冬佐之,蜜丸服。"

《得配本草》:"得元参,补肾阴而不燥;配熟地,补营血而不热;配麦冬治赤浊;配肉豆蔻进饮食(胃暖则开);佐益智仁,暖卫气;使车前子治横生,调鸡子治目眩。"

《本草求原》:"同参、地治阳气虚,气逆,加沉香。"

【药性】辛、甘,平。

【功能】补肾益精,养肝明目,止泻,安胎。

【临床应用】

1. 肾虚腰痛,阳痿遗精,尿频,宫冷不孕:补肾气,壮阳道,助精神,轻腰脚,与附子研末、酒糊丸,酒送服(如《扁鹊心书》菟丝子丸);肾中水火两损,阳事不刚,易于走泄、骨软筋麻、饮食减少、畏寒,与熟地黄、山茱萸、巴戟天配伍(如《辨证录》菟丝地黄汤);肾虚腰痛,与炒杜仲等分配伍山药糊丸服(《是斋百一选方》);丈夫腰膝积冷痛,或顽麻无力,与牛膝酒浸、曝干研末、酒糊丸,酒送服(《经验后方》),或与杜仲末、山药末、酒煮糊丸,酒送服(如《经验后方》固阳丹);肝肾亏虚,精关不固,梦遗滑精,与煅牡蛎、金樱子等配伍(如《景岳全书》固真丸);肾虚精少,婚久不育,与枸杞子、覆盆子、车前子、五味子配伍(如《摄生众妙方》五子衍宗丸);小便过多或失禁,与桑螵蛸、鹿茸、肉苁蓉等配伍(如《世医得效方》菟丝子丸);心气不足,思虑太过,肾经虚损,真阳不固,溺有余沥、小便白浊、梦寐频泄,与白茯苓、石莲子研末、酒煮糊丸,盐汤送服(如《太平惠民和剂局方》茯菟丸);膏淋,与桑螵蛸、泽泻研末、蜜丸,米饮送服(如《普济方》菟丝丸);精气不足,肾水涸燥、耳鸣头晕、目视昏、面色黧黑、腰膝疼痛、脚膝酸弱,屡服药不得痊者,与五味子研末、蜜丸,盐汤或酒送服(如《普济方》引《济生方》双补丸);消渴,遗精,白浊,与白茯苓、干莲肉、五味子研末、酒煮山药糊丸,米汤送服(如《三因极一病证方论》玄菟丹)。

2. 肝肾不足,目暗不明:肝肾阴虚,精血不足,无力上荣头目,与熟地黄、车前子研末、蜜丸,温酒送服(如《太平圣惠方》驻景丸),加防风、菊花、石决明、女贞子等可用于除翳。

3. 脾肾阳虚，便溏泄泻：脾虚便溏，与人参、白术、补骨脂配伍为丸服（《方脉正宗》）；脾肾两虚泄泻，与枸杞子、山药、茯苓、莲子配伍（如《沈氏尊生书》菟丝子丸）。脾肾两虚，大便溏泄，与石莲子、茯苓、山药配伍（《安徽中草药》）。

4. 肾虚胎动不安：肝肾虚损所致胎漏下血，胎动不安，腰痛欲堕，与桑寄生、续断、阿胶等配伍（如《医学衷中参西录》寿胎丸）；妇人子宫虚冷，带下淋漓，与山茱萸、枸杞子、白术、赤石脂等配伍。

5. 其他：关节炎，与鸡蛋壳、牛骨粉研末冲服（《辽宁常用中草药手册》）。痔下部痒痛如虫啮，本品熬令黄黑研末，以鸡子黄调涂患处（《肘后备急方》）。面上粉刺，本品捣取汁，涂（《肘后备急方》）；白癜风，本品浸 95％乙醇 2～3 天后，取液涂之（《青岛中草药手册》）。

【现代研究】本品主要含槲皮素、紫云英苷、金丝桃苷、香豆精衍生物等。

提取物有雌激素样作用，提示有下丘脑—垂体—性腺（卵巢）轴功能兴奋作用，能明显增强实验动物交配次数；对实验性白内障有治疗作用；并对实验性心肌缺血有预防与治疗作用，能增强心肌组织乳酸脱氢酶活性、对心肌过氧化氢酶及脑组织的乳酸脱氢酶和过氧化酶活性有增强趋势；还有保肝、抑癌等作用。

【用法用量】

1. 炮制：生用，炒用，或制饼用。

2. 用法：内服：煎服，或入丸、散，或浸酒。外用：研末调敷。

3. 用量：内服：3～10 克。外用：适量。

沙苑子

【文献记载】

《本草图经》："味甘而微腥。"

《本草纲目》："甘，温，无毒。""补肾，治腰痛泄精，虚损劳乏。"

《本草汇言》："味甘兼苦。""补肾固精，强阳有子，兼止小便遗沥。"

《本草从新》："苦，温。""补肾，强阴，益精，明目。治虚劳腰痛遗精，带下，痔瘘，阴癀。性能固精。"

《医林纂要》："苦、咸，平。""坚肾水，泻邪湿，去癥瘕痔瘘。"

《本草衍义》："补肾。"

《本草求原》："能导肺归脾，下行直入于肾。""补肾，治肺痿，肾冷尿多遗溺，长肌肉，亦治肝肾风毒攻注。"

【药性】甘、微苦，温。

【功能】补肾固精，养肝明目。

【临床应用】

1. 肾虚腰痛，阳痿遗精，尿频，遗尿，带下淋漓：肾虚腰痛，单用本品有效（《外台秘要》），或与菟丝子、杜仲、狗脊等配伍；肾虚精关不固，遗精滑泄、腰酸耳鸣、四肢乏力、舌淡苔白、脉细弱，与龙骨、莲须、芡实、牡蛎研末，莲子粉糊丸，盐汤送服（如《医方集解》金锁固精丸）；男子精薄无嗣、久患梦遗，妇人滑胎不孕，与黄鱼鳔胶配伍、蜜丸，温酒白汤送服（如《证治准绳》聚精丸）；腰膝酸软、遗精，与菟丝子、枸杞子、补骨脂、炒杜仲配伍（《全国中草药汇编》）。

2. 目暗不明，头昏眼花：目昏不明，与茺蔚子、青葙子配伍（《吉林中草药》）；翳障（如早期老年性白内障），与石菖蒲、女贞子、生地黄、菟丝子、夜明砂配伍（如《中药临床应用》实肾明目散）。

【现代研究】本品含有以谷氨酸为主的 14 种氨基酸，以及多肽、酚类、鞣质、甾醇和三萜类成分、生物碱、黄酮类成分等。

提取物有显著强壮作用,并有镇痛、抗炎、解热、抗利尿、保肝作用,能明显降低血清胆固醇、甘油三酯、升高高密度脂蛋白,抑制血小板聚集和改善血液流变性、增加脑血流量等作用。

【用法用量】

1. 炮制:生用,盐水炒用。

2. 用法:内服:煎服,或入丸、散,或熬膏。

3. 用量:煎服,10～20克。

蛤　蚧

【文献记载】

《海药本草》:"无毒。""主肺痿上气,咯血咳嗽。"

《开宝本草》:"味咸,平,有小毒。""主久肺劳传尸,疗咳嗽,下淋沥,通水道。"

《本经逢原》:"甘、咸,温,小毒。"

《本草再新》:"性热。""温中益肾,固精助阳,通淋行血,蛤蚧尾能治疝。"

《日华子本草》:"治肺气,止嗽,并通月经,下石淋及治血。"

《本草衍义》:"补肺虚劳嗽。"

《医学入门》:"壮元阳。"

《本草纲目》:"补肺气,益精血,定喘止嗽,疗肺痈消渴,助阳道。"

《本草汇言》:"生津退热。"

《本草经疏》:"蛤蚧,其主久肺劳咳嗽、淋沥者,皆肺肾为病,劳极则肺肾虚而生热,故外邪易侵,内证兼发也。蛤蚧属阴,能补水之上源,则肺肾皆得所养,而劳热咳嗽自除。肺朝百脉,通调水道,下输膀胱;肺气清,故淋沥水道自通也。"

【药性】咸,平。

【功能】益肾补肺,纳气平喘,助阳益精。

【临床应用】

1. 肺肾两虚,喘嗽气急:虚劳咳嗽及肺壅上气,与贝母、紫菀、杏仁、桑白皮等研末、蜜丸,枣汤送服(如《太平圣惠方》蛤蚧丸);虚劳咳嗽、咯血、潮热盗汗、不思饮食,与人参、百部、款冬花、贝母、阿胶、鳖甲等配伍(如《杨氏家藏方》人参蛤蚧散);肺痿咳嗽,与人参、茯苓、知母、贝母、桑白皮等配伍(如《博济方》蛤蚧散);肺气咳嗽面肿、肢浮,与人参(紫团参)研末、熔蜡为饼,糯米粥咽食(如《圣济总录》独圣饼子);久嗽不愈,肺间积虚热、久则成疮,故嗽出脓血、晓夕不止、喉中气塞、胸膈噎痛,与阿胶、犀角、鹿角胶、羚羊角配伍(《本草衍义》);产后气喘,气血两脱,与人参、熟地黄、麦冬、肉桂、苏子、半夏配伍(如《辨证录》蛤蚧救喘丹)。

2. 肾虚阳痿,宫冷不孕:可单用本品浸酒饮,或与益智仁、巴戟天、补骨脂等配伍(如《御药院方》养真丹);妇人气血不足,胞宫虚冷,精滑不能受孕;并男子衰滑易遗,与人参、胡桃、补骨脂、菟丝子、山茱萸、鹿鞭等配伍为丸服(如《医级》人参蛤蚧丸)。

【现代研究】本品含有肌肽、胆碱、肉毒碱、鸟嘌呤、蛋白质、胆固醇、磷脂酰乙醇胺、神经鞘磷脂、磷脂酰胆碱、磷脂酸、溶血磷脂酰胆碱及亚油酸、油酸、亚麻酸等9种脂肪酸,并含甘氨酸等14种氨基酸及钙、磷、锌等多种微量元素等。

提取物有雄激素样作用,能使实验动物睾丸、前列腺、精囊腺等增重;雌激素样作用,能使动物阴道开放时间提前,动情期延长,子宫和卵巢发生增生;有平喘、抗炎、延缓衰老及免疫增强作用;能明显保护实验动物对低温、高温、缺氧等的刺激,有"适应原"样等作用。

【用法用量】

1. 炮制：微火焙用。

2. 用法：内服：煎服，或研末服，或入丸、膏剂，或浸酒。

3. 用量：煎服：5～10克；研末服：1～2克。

胡桃仁

【文献记载】

《七卷食经》："味甘，温。""去积气。"（引自《医心方》）

《备急千金要方》："味甘，冷滑，无毒。"

《本草拾遗》："味甘，平，无毒。""食之令人肥健，润肤黑发，去野鸡病。"（引自《医心方》）

《本草图经》："性热。"

《医林纂要》："甘、辛、涩，温。""补肾，润命门，固精，润大肠，通热秘，止寒泻虚泻。"

《食疗本草》："除风，令人能食。""通经脉，润血脉，黑鬓发。""常服，骨肉细腻光润，能养一切老痔疾。"

崔禹锡《食经》："下气，主喉痹，杀白虫。"（引自《医心方》）

《日华子本草》："润肌肉，益发，食酸齿齼，细嚼解之。"

《开宝本草》："敷瘰疬疮，拔白须发。多食利小便，去五痔。"

《本草药性大全》："补下元。"

《本草纲目》："补气养血，润燥化痰，益命门，利三焦，温肺润肠。治虚寒喘嗽，腰脚重痛，心腹疝痛，血痢肠风，散肿毒，发痘疮，制铜毒。"

《玉楸药解》："止嗽定喘，利水下食。"

《本草从新》："治痿，强阴。"

《得宜本草》："得杏仁，治喘嗽；得骨脂，补下焦阳虚。"

《得配本草》："得全蝎烧研，酒服治便毒；得温酒，治损伤；得生姜，治痰嗽；配破故纸、杜仲、草薢为丸，温酒盐汤任下，强筋壮骨。"

【药性】甘、涩，温。

【功能】补肾益精，温肺定喘，润肠通便。

【临床应用】

1. 肾气亏虚，腰痛脚弱，头晕乏力，尿频遗精：肾亏腰酸脚弱，腰间重坠而起坐困难，与补骨脂、杜仲等配伍（如《太平惠民和剂局方》青娥丸）；虚而兼寒，与附子、肉桂等配伍；肾虚，髓海空虚，头晕耳鸣、腰酸乏力，与枸杞、何首乌等配伍；下元虚寒，膀胱、精关不固，与菟丝子、金樱子等配伍；消肾，亦云内消，多因快情纵欲，极意房中，年少惧不能房，多服丹石及失志伤肾，遂致唇口干燥、精溢自出，或小便赤黄、五色浮浊、大便燥实、小便大利而不甚渴，与白茯苓、附子等分研末蜜丸，米饮送服（如《三因极一病证方论》胡桃丸）。肾虚耳鸣、遗精，与五味子、蜂蜜睡前嚼食（《贵州草药》）。

2. 肺肾不足，虚寒喘咳，肺虚久咳，气喘：久患肺喘，咳嗽不已，与杏仁等分研末、蜜丸，生姜汤送服（如《普济方》杏仁煎）；久嗽不止，与人参、杏仁配伍研匀、蜜丸，人参汤送服（《本草纲目》引《萧大尹方》）；肺肾不足，肾不纳气所致虚喘，与人参配伍（如《是斋百一选方》观音人参胡桃汤），或与生姜配伍（如《世医得效方》胡桃汤）；气息喘促、呼多吸少、不得平卧、乏力自汗、腰膝酸软，与人参、熟地黄、蛤蚧等配伍。湿伤于内外，阳气衰绝，虚寒喘嗽，腰脚疼痛，与补骨脂研末，蜜调服（《续传信适用方》）；

3. 肠燥便秘：老人气虚便秘及产后、病后津血亏耗之肠燥便秘，单味嚼食本品有效，或与火麻仁、肉苁蓉、当归等配伍（如《医方择要》大便不通方）。

4. 其他:急心气痛,枣子去核夹本品煨熟生姜汤嚼服(如《神效名方》盏落汤)。血寒凝滞不行,筋骨酸痛,单以本品浸酒饮之(《简便方》)。小肠气痛,单用本品烧炭存性研末热酒调服(《奇效良方》);胁痛,本品不去皮水酒各半煎服(《朱氏集验方》)。血痢不止,与枳壳、皂荚配伍煅存性荆芥茶送服(如《圣济总录》枳壳散);肠风下血,老人更宜,与皂角刺、补骨脂、槐花研末,米饮送服(如《古今医统》胡桃散)。石淋痛楚,便中有石子,单用本品煮浆粥食(《海上名方》)。妇人少乳及乳汁不行,与穿山甲研末,黄酒送服(如《济阴纲目》胡桃散)。目翳,与凫茈、柿饼等分捣烂,开水调服(《鲟溪单方选》)。压扑损伤,单用本品捣、温酒调服(《本草图经》)。一切痈肿、背痈、附骨疽未成脓者,与槐花研末,热酒调服(《古今录验》);小儿头疮久不愈,本品煅存性、研末,入轻粉少许生油调涂(《保幼大全》)。

【现代研究】本品含脂肪、蛋白质、碳水化合物,以及钙、磷等微量元素。粗蛋白中以谷氨酸为主,其次为精氨酸、天冬氨酸;粗脂类中主要是中性脂类甘油三酯、甾醇酯和游离脂肪酸等。

提取物可能影响胆固醇的体内合成及其氧化排泄,有镇咳及抗癌等作用。

【用法用量】

1. 炮制:生用,炒用。

2. 用法:内服:煎服,嚼服,或入丸、散、膏剂。外用:研末调敷。

3. 用量:内服:煎服:9～15克;嚼服:10～30克。外用:适量。

胡芦巴

【文献记载】

《珍珠囊》:"苦。"

《饮膳正要》:"味苦,温,无毒。"

《医学入门》:"味苦,气大温。""得补骨脂、肉豆蔻,治元脏虚寒易泄;得硫黄、茴香,治阳衰阴痿,冷痰壅上。"

《玉楸药解》:"味苦辛,气温。"

《嘉祐本草》:"主元脏虚冷气。""得附子、硫黄,治肾虚冷、腹胁胀满、面色青黑,得蘹香子、桃仁治膀胱气。"

《本草纲目》:"治冷气疝瘕,寒湿脚气;益右肾,暖丹田。""元阳不足,冷气潜伏,不能归元者宜之。"

《本草求真》:"胡芦巴,苦温纯阳,亦能入肾补命门。""功与仙茅、附子、硫黄恍惚相似,然其力则终逊于附子、硫黄,故补火仍须兼以附、硫、茴香、吴茱萸等药同投,方能有效。"

《国药的药理学》:"为滋养强精药,用于阴痿、遗精及早泄。"

《四川中药志》:"治肾阳虚腹泻。"

《得宜本草》:"得茴香、川楝治奔豚、偏坠;得荞麦、茴香治冷气疝瘕;得补骨脂,木瓜治寒湿脚气。"

【药性】苦,温。

【功能】温肾助阳,散寒止痛。

【临床应用】

1. 寒疝腹痛,腹胁胀痛:寒疝腹痛,痛引睾丸,或睾丸偏坠,局部冰冷者,与吴茱萸、小茴香、炮川乌等配伍(如《太平惠民和剂局方》胡芦巴丸);偏坠肿痛或小肠疝气,下元虚冷者,与小茴香、沉香、木香配伍曲打糊丸,白汤送服(《本草汇言》);腰痛,单用本品焙研,木瓜酒调服(《疡医大全》);下元虚冷,胁胀腹痛,与附子、硫黄配伍(如《圣济总录》胡芦巴丸);妇人经行腹痛,小腹冷痛者,与小茴香、艾叶等配伍;小肠气攻刺,本品炒研末,以茴香热酒沃,取酒调服(如《仁斋直指方》胡芦巴散);疝气,与桃仁研末,酒调服(如《普济方》胡桃散)。

2. 足膝冷痛,寒湿脚气:一切寒湿脚气,腿膝疼痛、行步无力,与破故纸研末、入木瓜内煮熟、捣和,温酒送服(如《杨氏家藏方》胡芦巴丸)。

3. 阳痿滑泄,精冷囊湿:肾虚精冷自遗,与枸杞子、六味地黄丸淡盐汤送服(《本草汇言》);肾阳不足,命门火衰之阳痿、滑泄精冷、头晕目眩,与附子、覆盆子、枸杞子等配伍。

4. 其他:气攻头痛,与三棱、干姜研末、生姜汤或温酒调服(如《济生方》葫芦巴散)。脾胃虚寒,洞泄不止,与补骨脂、白术、人参配伍炒研末,饴糖为丸,汤酒送服(《本草汇言》)。乳岩、乳痈,单用本品捣、酒煎服,渣外敷(《蕙怡堂经验方》)。

【现代研究】本品含胡芦巴碱、胆碱、番木瓜碱、胡芦巴肽酯及多种黄酮,还含有薯蓣皂苷元,芰脱皂苷元,替告皂苷元,丝兰皂苷元,胡芦巴皂苷 H、I、J、K、L、M、N 和胡芦巴素 B,以及脂肪油、蛋白质、糖类和维生素 B_1 等。

提取物有抗生育及抗雄激素、抗肿瘤、抗炎作用;实验表现有抑制平滑肌、催乳、刺激毛发生长等的药理效应,并有强心、降血糖、利尿及降压等作用。

【用法用量】

1. 炮制:盐水或酒炒用。

2. 用法:内服:煎服,或入丸、散。外用:研末敷。

3. 用量:煎服:3～10 克。外用:适量。

韭菜子

【文献记载】

《本草纲目》:"辛甘,温,无毒""补肝及命门。治小便频数、遗尿,女人白淫白带。"

《中药大辞典》:"性温,味辛、甘。""补肝肾,暖腰膝,固精。用于阳痿、遗精、遗尿小便频数、腰膝酸软、冷痛、白带过多。"

《中华本草》:"味辛、甘,性温。""补益肝肾,壮阳固精。主肾虚阳痿,腰膝酸软,遗精,尿频,尿浊,带下清稀。"

《中国药典》:"辛、甘,温。""温补肝肾,壮阳固精。用于阳痿遗精,腰膝酸痛,遗尿尿频,白浊带下。"

《名医别录》:"主梦泄精、溺白(一作溺血)。"

《日华子本草》:"暖腰膝。"

《滇南本草》:"补肝肾,暖腰膝,兴阳道,治阳痿。"

《本草汇言》:"通淋浊,利小水。"

《本草正》:"妇人阴寒,少腹疼痛。"

姚可成《食物本草》:"研末,治白痢白糖拌,赤痢黑糖拌,陈米饮下。"

《本草再新》:"治筋骨疼痛,赤白带下。"

《岭南采药录》:"患烂鼻渊,烧烟熏之。内服能散跌打损伤积瘀。"

《现代实用中药》:"治疝痛。"

【药性】辛、甘,温。

【功能】温补肝肾,壮阳固精。

【临床应用】

1. 阳痿,遗精,白带,白淫:肾阳虚衰,下元虚冷之阳痿不举、遗精、遗尿,可单用本品(《本草纲目》),或与麦冬、车前子、菟丝子等配伍(如《外台秘要》尿精梦泄露方),亦可与补骨脂、龙骨、益智仁等配伍(《魏氏家藏方》);虚劳尿精,与稻米煮粥食(《备急千金要方》);肾虚,膀胱虚冷,真气不固,小便滑数,与茴香、补骨脂、益智仁、鹿角霜、龙骨研末、以青盐、鹿角胶煮酒糊丸,温酒送服(《魏氏家藏方》)。

2. 肝肾不足,腰膝酸软:肝肾不足,筋骨痿软、步履艰难、屈伸不利,可单用本品,或与仙茅、巴戟天、枸杞子等配伍。

3. 其他:玉茎强硬不痿、精流不住、时时如针刺、捏之则痛,其病名强中,乃肾滞漏疾也,与破故纸等分研末,水煎服(《经验方》)。烟熏虫牙,本品瓦上煅红时以清油数滴点泼,待烟起以筒吸并引至痛处(《救急易方》)。

【现代研究】本品主要含生物碱和皂苷等。

提取物有祛痰作用及显著的抗菌等作用。

【用法用量】

1. 炮制:生用,盐水炙用。

2. 用法:内服:煎服,或入丸、散。

3. 用量:煎服,3~9克。

阳起石

【文献记载】

《神农本草经》:"味咸,微温。""主崩中漏下,破子脏中血,癥瘕结气,寒热,腹痛无子,阴痿不起,补不足。"

《药性论》:"味甘,平。""补肾气精乏,腰疼膝冷,湿痹,能暖女子子宫久冷,冷症寒瘕,止月水不定。"

《医林纂要》:"咸、辛,温。"

《名医别录》:"疗男子茎头寒,阴下湿痒,去臭汗,消水肿。令人有子。"

《日华子本草》:"治带下,温疫,冷气,补五劳七伤。"

王好古:"补命门不足。"(引自《本草纲目》)

《医学入门》:"能助人阳气,主男子下虚阳衰乏。"

《本草纲目》:"散诸热肿。""阳起石,下焦虚寒者宜用之,然亦非久服之物。张子和《儒门事亲》云:喉痹急速,相火之病也,宜以火逐之。一男子病缠喉风肿,表里皆作,药不能下,以凉药灌鼻中,下十余行,外以阳起石烧赤,伏龙肝等分,研极细末,日以新汲水调扫百遍,三日热始退,肿始消。"

《玉楸药解》:"治寒疝。"

《本草经疏》:"阳起石,补助阳气,并除积寒宿血留滞下焦之圣药,故能主崩中漏下,及破子脏中血症瘕结气,寒热腹痛,及男子茎头寒,阴痿不起,阴下湿痒。真阳足,则五脏之气充溢,邪湿之所气外散,故并云臭汗也。《别录》又主消水肿者,盖指真火归元,则能暖下焦熏蒸糟粕,化精微,助脾土以制水也。"

【药性】咸,温。

【功能】温肾壮阳。

【临床应用】

1. 阳痿不举,宫冷不孕:阳痿阴汗,可单用本品煅后研末,盐汤送服(《普济方》);下元虚冷,精滑不禁、便溏足冷,与钟乳石等分研末、酒煮附子末为丸,米饮送服(如《杂病源流犀烛》、《济生方》白丸);精清、精冷无子,与鹿茸、菟丝子、肉苁蓉等配伍(如《妇科玉尺》阳起石丸);子宫虚寒不孕,与吴茱萸、干姜、熟地黄等配伍(如《太平惠民和剂局方》阳起石丸);冲任不交,虚寒之极,崩中不止,变生他证,与鹿茸研末、醋煮艾汁、糯米糊丸,米饮送服(如《济生方》阳起石丸)。

2. 其他:丹毒,单用本品煅研末,调涂患处(如《儒门事亲》阳起石散)。

【现代研究】本品主要含碱式硅酸镁钙,并含少量锰、铝、钛、铬、镍等。

【用法用量】

1. 炮制:煅、黄酒焠用。

2. 用法:内服:煎服,或入丸、散。外用:研末调涂。

3. 用量:内服:煎汤,3～6克。外用:适量。

紫石英

【文献记载】

《神农本草经》:"味甘,温。""主心腹咳逆邪气,补不足,女子风寒在子宫,绝孕十年无子,久服温中,轻身延年。"

《吴普本草》:"神农、扁鹊:味甘,平;李氏(当之):大寒;雷公:大温;岐伯:甘,无毒。"

《名医别录》:"辛,无毒。""疗上气,心腹痛,寒热邪气,结气,补心气不足,定惊悸,定魂魄,填下焦,止消渴,除胃中久寒,散痈肿;令人悦泽。"

《汤液本草》:"气温,味甘辛,无毒。"

《药性论》:"女人服之有子,主养肺气,治惊痫,蚀脓,虚而惊悸不安者,加而用之。"

《日华子本草》:"治痈肿毒。"

《本草纲目》:"上能镇心,重以去怯也;下能益肝,湿以去枯也。"

《本草再新》:"定心定神,养血去湿。"

张秉成《本草便读》:"温营血而润养,可通奇脉,镇冲气之上升。"

【药性】甘,温。

【功能】温肾助阳,镇心安神,温肺平喘。

【临床应用】

1. 肾阳亏损,宫冷不孕,崩漏带下:元阳衰惫,血海虚寒,宫冷不孕、崩漏带下,与当归、熟地黄、川芎、香附、白术等配伍(《青囊秘方》);虚劳梦与鬼交,虚竭至甚,与朱砂、柏子仁、人参、桑螵蛸、肉苁蓉等配伍蜜丸,温酒送服(如《太平圣惠方》紫石英丸)。

2. 心悸怔忡,虚烦不眠:怔忡惊悸,魂魄不宁,或心虚不寐,精神烦乱,与当归、远志、川贝母、茯苓、柏子仁、黄连研末,蜜丸,黑枣汤送服(《本草汇言》);心悸怔忡,虚烦不眠,与酸枣仁、柏子仁、当归等配伍(《郑子来家秘方》);心经痰热,惊痫抽搐,与龙骨、寒水石、大黄等配伍(如《金匮要略》风引汤);治虚劳,止惊悸,令能食,单用本品打碎煎汤温服,或煎汤代水煮粥食(如《太平圣惠方》紫石英汤)。

3. 肺寒气逆,痰多咳喘:温肺寒,止喘嗽,治肺寒气逆,痰多喘嗽,可单用本品煅研末、花椒泡汤送服(《青囊秘方》);肺气不足,短气喘乏、口出如含冰雪、语言不出,与五味子、人参、款冬花、桑白皮等配伍(如《御药院方》钟乳补肺汤)。

4. 其他:痈肿毒气,本品醋淬捣为末、生姜米醋煎,敷(摩亦得)(《日华子本草》);烂喉症,与六神曲、蒲公英、杏仁泥配伍(《平易方》);解中石钟乳毒,单用本品研末,温水调服(《圣济总录》)。

【现代研究】本品主要含氟化钙及氧化铁等。

本品有兴奋中枢神经和卵巢分泌功能的作用,但久服易对牙齿、骨骼、神经系统、肾脏、心血管及甲状腺有损害作用。

【用法用量】

1. 炮制:生用,煅用。

2. 用法:内服:煎服,或入丸、散。外用:研末调敷。

3. 用量:内服:煎汤,10～15克。外用:适量。

注意事项:先煎;不宜久服。

海狗肾

【文献记载】

《药性论》:"大热。""治男子宿症、气块、积冷,劳气羸瘦,肾精衰损,瘦悴。"

《海药本草》:"甘,大温,无毒。""主五劳七伤,阴痿少力,肾气衰弱,虚损,背膊劳闷,面黑精冷。"

《开宝本草》:"味咸,无毒。"

《本草拾遗》:"主心腹痛,宿血积块,痃癖羸瘦。"

《日华子本草》:"补中,益肾气,暖腰膝;助阳气,破癥结,疗惊狂痫疾,及心腹疼,破宿血。"

《本草纲目》:"《和剂局方》治诸虚损,有腽肭脐丸,今之滋补药中多用之。精不足者,补之以味也。大抵与苁蓉、锁阳之功相近。亦可同糯米、法曲酿酒服。"

【药性】咸,热。

【功能】暖肾壮阳,益精补髓。

【临床应用】

1. 阳痿精冷,精少不育:肾阳亏虚,腰膝痿弱、阳痿不举、精寒不育、尿频便溏、腹中冷痛,与人参、鹿茸、附子等配伍捣丸,盐酒、盐汤送服(如《济生方》腽肭脐丸);精少不育,与鹿茸、紫河车、人参等配伍。

2. 肾阳衰微,心腹冷痛:肾阳衰微,下元久冷,虚寒攻冲,心腹冷痛,与吴茱萸、甘松、高良姜等配伍(如《圣济总录》腽肭脐散)。

【现代研究】本品含雄性激素、蛋白质及脂肪等。

提取物有雄激素样等作用。

【用法用量】

1. 炮制:生用。

2. 用法:内服:研末服,或入丸、散,或浸酒。

3. 用量:研末服:1～3克。

海　马

【文献记载】

《本草拾遗》:"性温平,无毒。""主妇人难产。"

《本草品汇精要》:"味咸,性温平,无毒。""调气和血。"

《本草纲目》:"甘,温平,无毒。""暖水藏,壮阳道,消癥块,治疔疮肿毒。"

《医林纂要》:"甘,热。"

《本草图经》:"妇人将产,烧末饮服。《异鱼图》云:主难产及血气。"

《宝庆本草折衷》:"能补元阳。""能补助元阳,多与石燕相须而行。"

《本经逢原》:"阳虚多用之,可代蛤蚧。"

《海南介语》:"主夜遗。"(引自《本草纲目拾遗》)

《萃金裘本草述录》:"益精种子。"

【药性】甘、咸,温。

【功能】补肾壮阳,散结消肿。

【临床应用】

1. 阳痿,遗精,遗尿:男子阳痿,妇人宫冷不孕,可单用本品炙研末,温酒送服(《现代实用中药》);肾阳亏虚,阳痿不举,肾关不固,遗精、遗尿,与鹿茸、人参、熟地黄等配伍(如《北京市中药成方选集》海马保肾丸);肾阳虚弱,夜尿频繁,或妇女因体虚而白带量多,与鱼鳔、枸杞、红枣配伍(如《中药临床应用》海马汤)。

2. 肾虚作喘:气喘,与当归配伍炖鸡服食,或单用本品焙研末,水冲服(《青岛中草药手册》);肾阳不足,摄纳无权所致虚喘,与蛤蚧、胡桃肉、人参、熟地黄等配伍。

3. 癥瘕积聚,跌打损伤:气滞血瘀所致癥瘕积聚,与木香、白牵牛、大黄、陈皮等配伍(如《圣济总录》木香汤);跌打瘀肿,与血竭、当归、川芎、乳香、没药等配伍。

4. 疔疮肿毒:气血凝滞,营卫不和,经络阻塞,肌肉腐溃之疮疡肿毒,恶疮发背、疔疮,与穿山甲、水银、朱砂等研末,点用(如《急救仙方》海马拔毒散)。

【现代研究】本品含有蛋白质和多种氨基酸。并含有大量的钙、镁、钾、钠、铁,以及锌、锰、铜和少量的铬、钴、硒、铅等物质。

提取物有性激素样作用,能使正常雌小鼠的动情期延长,子宫及卵巢的重量增加,并且使去势的实验鼠再现动情期;能使实验雄鼠的前列腺、精囊、肛提肌重量显著增加,并能显著增加小鼠的精子数和精子活率,能显著增强实验小鼠的耐缺氧能力和小鼠体内超氧化歧化酶(SOD)的活性,延长小鼠的游泳时间,显示较好的抗应激和抗衰老能力;还有抗血栓形成等作用。

【用法用量】

1. 炮制:生用。

2. 用法:内服:煎服,或入丸、散,或浸酒。外用:研末掺。

3. 用量:内服:煎汤:3～9克;研末服:1～1.5克。外用:适量。

骨碎补

【文献记载】

《日华子本草》:"平。""治恶疮,蚀烂肉,杀虫。"

《开宝本草》:"味苦,温。无毒。""主破血,止血,补伤折。"

《得配本草》:"辛、苦,温。"

《雷公炮炙论》:"治耳鸣,亦能止诸杂痛。"

《药性论》:"主骨中毒气,风血疼痛,五劳六极,口手不收,上热下冷。"

《本草拾遗》:"主伤折,补骨碎。"

《本草图经》:"治闪折筋骨伤损。""又用治耳聋。""亦入妇人血气药用。"

《本草纲目》:"治耳鸣及肾虚久泄,牙疼。"

《药镜》:"去风毒之发疼,疗下寒血而上热,能令齿固,耳闭兼开,治肾虚之久泻,起痢后之痿废。"

张秉成《本草便读》:"浸水刷能长发。"

【药性】苦,温。

【功能】补肾强骨,活血止痛。

【临床应用】

1. 肾虚腰痛,足膝痿弱,耳鸣耳聋,齿痛龈血,久泻久痢:肾虚腰痛,足膝痿弱,与补骨脂、牛膝、肉桂等配伍;兼风湿痹着,与独活、桑枝、鸡血藤等配伍;肾虚耳鸣耳聋、牙齿浮动疼痛或牙龈渗血,与熟地黄、山茱萸、泽泻等配伍。耳聋,并可单用本品煎服;肾虚气攻牙齿出血,牙龂痒痛,单用本品炒黑研末,揩齿(如《普济方》骨碎补散)。耳鸣,亦能止诸杂痛,本品蜜制研末与猪心炖食(《雷公炮炙论》引《乾宁记》);肾虚久泄,可单用本品,或与补骨脂、山药、五味子配伍(《山西中草药》);肾虚腰痛,风湿性腰腿痛,与桑寄生、秦艽、豨莶草配伍(《陕甘宁青中草药选》)。

2. 跌打骨折,瘀肿疼痛:跌打骨折,瘀肿疼痛,可用本品浸酒饮,或与自然铜、没药、龟甲等配伍(如《太平圣惠方》骨碎补散)。被打伤破,腹中有瘀血,与刘寄奴、延胡索等分配伍煎、纳酒及童便热饮(《备急千金要方》);金创,伤筋断骨,疼痛不可忍,与自然铜、虎胫骨、败龟板、没药研末与胡桃肉嚼、温酒送服(如《太平圣惠方》骨碎补散);接骨入臼者,先用此药服之,软其筋骨,与香附、草乌、川芎研末姜酒调服(饮醋即解)(《伤科汇纂》)。外伤,皮开肉绽出血者,单用本品研末掺;未破者,可单用本品研末调敷,或与自然铜、血竭、乳香、没药等研末调敷。

3. 其他:病后发落不住,与野蔷薇枝配伍煎汁刷之(《本草汇言》);斑秃,脱发,单用本品浸酒,涂搽(《安徽中草药》)。小儿疳积,本品与瘦猪肉炖食(江西药科学校《草药手册》)。

【现代研究】本品含柚皮苷、21-何帕烯、13(18)-新何帕烯、9(11)-羊齿烯、7-羊齿烯、3-雁齿烯、β-谷甾醇、豆甾醇、菜油甾醇及环木菠萝甾醇乙酸酯、环水龙骨甾烯醇乙酸酯、环鸦片甾烯醇乙酸酯等。

提取物能改善骨性关节炎模型大鼠软骨细胞功能,推迟细胞退行性改变,降低骨性关节病的病变率,发病时间推迟、发病程度减轻;并能显著抑制骨丢失、防治激素引起的大鼠骨质疏松等起强骨作用;能抑制链霉素的耳毒性作用,并有降血脂及强心及较强的抑菌等作用。

【用法用量】
1. 炮制:生用,炒用。
2. 用法:内服:煎服,或入丸、散。外用:研末调敷,或浸酒(乙醇)涂擦。
3. 用量:内服:10～20克。外用:适量。

494

第三节　补血药

凡能补血,以治疗血虚类病症为主的药物,称为补血药。

补血药药性甘温质润,具有补血生新的功效。

本类药在临床应用时,与补气药配伍,此乃"有形之血不能自生,生于无形之气"之谓;与补益脾气药配伍,亦出于脾为气血生化之源,血虚源于脾虚之说;与补阴药配伍可用于兼见阴虚者。补血药大多滋腻,脾虚食少、湿滞者慎用。

当　归

【文献记载】

《神农本草经》:"味甘,温。""主咳逆上气,温疟寒热洗洗在皮肤中,妇人漏下,绝子,诸恶疮疡金疮,煮饮之。"

《吴普本草》:"神农、黄帝、桐君、扁鹊:甘,无毒。岐伯、雷公:辛,无毒。李氏,小温。"

《名医别录》:"辛,大温,无毒。""温中止痛,除客血内塞,中风痓、汗不出,湿痹,中恶客气、虚冷,补五脏,生肌肉。"

《药性论》:"止呕逆,虚劳寒热,破宿血,主女子崩中,下肠胃冷,补诸不足,止痢腹痛。单煮饮汁,治温疟。主女人沥血腰痛,疗齿疼痛不可忍。患人虚冷加而用之。"

《日华子本草》:"治一切风,一切血,补一切劳,破恶血,养新血及主癥癖。"

《医学启源》:"能和血补血。《主治秘要》云:其用有三:心经药一也,和血二也,治诸病夜甚三也。又云:治上治外,酒浸洗糟黄色,嚼之大辛,可能溃坚。"

《注解伤寒论》："通脉。"

李东垣："当归梢,主癥癖,破恶血,并治产后恶血上冲,云诸疮疡肿结,治金疮恶血,温中润燥止痛。"（引自《本草发挥》）

《用药心法》："治血通用,能除血刺痛。"（引自《汤液本草》）

王好古："主痿躄嗜卧,足下热而痛。冲脉为病,气逆里急;带脉为病,腹痛,腰溶溶如坐水中。"（引自《本草纲目》）

《本草蒙筌》："逐跌打血凝,并热痢刮疼滞住肠胃内;女人胎产诸虚,男子劳伤不足;眼疾、齿疾痛难忍,痈疽金疮肌不生;中风挛蹉,中恶昏乱,崩带湛漏,燥涩焦枯。"

《本草发明》："治皮肤涩痒。"

《本草纲目》："治头痛、心腹诸痛,润肠胃筋骨皮肤。治痈疽,排脓止痛,和血补血。"

《长沙药解》："治产后腹痛,妊娠小便难。"

《本草再新》："治浑身肿胀,血脉不和,阴分不足,兼能安生胎,堕死胎。"

《汤液本草》："易老云,在参、芪皆能补血,在牵牛、大黄皆能破血,从桂、附、茱萸则热,从大黄、芒硝则寒。"

《韩氏医通》："血虚以人参、石脂为佐,血热以生地黄、姜黄、条芩,不绝生化之源;血积配以大黄。"

《医学入门》："引以川芎、细辛之类,则治血虚头痛、眼痛、齿痛。合诸血药,入薏苡、牛膝,则下行而治血不荣筋,腰痛足疾;合诸血药,入人参、川乌、乌药、薏苡,则能荣表以治一身筋寒湿毒。在参、芪则补气血虚劳而止汗长肌;在芍、术、地黄则养血滋阴而补肾。合芍药、木香,则能和肝而止痛治痢;合鳖甲、柴胡,则定寒热而除温疟;合陈皮、半夏,则以止呕;合远志、酸枣,则能养心定悸。在桂、附则热而温中散冷;在硝、黄则寒而通肠润燥;在莪、棱、牵牛则破恶血而消癥痞。"

《药鉴》："与白术、白芍、生地同用,则能滋阴补肾;与川芎同用,则能上行头角,治血虚头疼,再入白芍、木香少许,则生肝血以养心血。"

《本草汇言》："沈则施曰:归、芍同用,可以养血敛血;归、芎同用,可以养血而补血;归、术同用,可以养血而生血。用之凉血,非配生地、芩、连不能凉;用之止血,非配地榆、乌梅、姜炭不能止;用之破血,非配棱、术、桃、桂不能破;用之清血,非配蒲黄、山栀不能清。"

《本草经解》："同知母,治衄血不止;同牛膝、甘草梢,治小便血;同白芷,治大便不通;同生地,治妇人血虚。"

【药性】甘、辛、苦,温。

【功能】补血调经,活血止痛,润肠通便。

【临床应用】

1. 血虚病症:血虚,与熟地黄、白芍、川芎配伍(如《太平惠民和剂局方》四物汤);气血两虚,与黄芪配伍(如《兰室秘藏》当归补血汤、《瘟疫论》人参养荣汤)。

2. 血虚血瘀,月经不调,经闭,痛经:本品被冠以"调经专药",主要基于叶天士"女子以肝为先天"之说。兼气虚,与人参、黄芪等配伍;兼气滞,与香附、延胡索等配伍;兼血热,与黄芩、生地黄,或牡丹皮、地骨皮等配伍;兼血瘀,与桃仁、红花等配伍;兼寒滞,与阿胶、艾叶、炮姜等配伍。月经过多,崩漏,与生地黄、白芍、阿胶、艾叶炭等配伍;血崩不止,与龙骨、香附、棕毛灰研末,米汤送服(《杏苑生春》当归头散)。血瘕痛胀,脉滞涩者,与桂心、白芍、蒲黄、血竭、延胡索配伍酒煎温服(如《医略六书》当归蒲延散)。

3. 虚寒性腹痛,跌打损伤,痈疽疮疡,风寒痹痛:血虚血瘀寒凝之腹痛,与桂枝、芍药、生姜等配伍(如《金匮要略》当归生姜羊肉汤、《备急千金要方》当归建中汤);下腹中绞痛,重下,下赤白,与黄连、黄柏、干姜研末,乌梅汁调服(如《医心方》引《录验方》当归散);血痢腹痛,与大黄、黄芩、白芍、木香等配伍(如《素问病机气宜保命集》芍药汤);休息痢、气痢、脓血不止,疼痛、困弱,与乌梅、黄连等分研末、研大蒜作膏和丸,厚朴汤送服(如《证治准绳》神效散)。跌打损伤,瘀血作痛,与乳香、没药、红花、桃仁等配伍(如《医学发明》复元活血汤、《医学衷中参西录》活络效灵丹)。疮疡初起,肿胀疼痛,与金银花、赤芍、天花粉等配伍(如《妇人良方大全》仙方活命饮);附骨疽,及一切恶疮,与甘草、山栀、木鳖子研末,冷酒调服(如《奇效良方》当归散);痈疽诸毒,内脓已成不穿破者为宜,与黄芪、穿山甲、皂角刺配伍(如《外科正宗》透脓散);痈疮成脓不溃,或溃后不敛,与黄芪、人参、肉桂等配伍(如《太平惠民和剂局方》十全大补汤);脱骨疽,溃烂不收,夜痛剧烈,与金银花、玄参、甘草配伍(如《验方新编》四妙勇安汤);风寒痹痛,肢体麻木,与羌活、防风、黄芪等配伍(如《是斋百一选方》蠲痹汤);手足厥寒,脉细欲绝者,与桂枝、芍药、细辛、甘草、通草、大枣配伍(如《伤寒论》当归四逆汤)。

4. 血虚肠燥便秘:大便不通,与白芷等分研末,米汤送服(《圣济总录》);血虚肠燥便秘,与肉苁蓉、牛膝、升麻等配伍(如《景岳全书》济川煎),或与生地黄、桃仁、火麻仁等配伍(如《证治准绳》润肠汤)。

5. 其他:妊娠,腹中疠痛,与芍药、茯苓、白术、泽泻、川芎研末,酒调服(如《金匮要略》当归芍药散);妊娠胎动不安,腰腹疼痛,与葱白配伍以水、酒先后煎,服(如《圣济总录》安胎饮);妊娠小便难,饮食如故,与贝母、苦参等分研末、蜜丸服(如《金匮要略》当归苦参丸);儿枕痛,不可忍者,与肉桂、延胡索等分研末,热酒或童便调服(《是斋百一选方》);产后败血不散,结聚成块(俗呼儿枕),疼痛发歇不可忍,与鬼箭羽、红蓝花配伍捣散、酒煎温服(如《太平圣惠方》当归散);产后自汗、盗汗,与黄芪、麻黄根研末,水煎服(如《济阴纲目》当归二黄汤);产后中风,不省人事,口吐涎,手足瘈疭,与荆芥等分配伍小酒煎服(如《妇人良方大全》荆芥散)。

【现代研究】本品含香荆芥酚、藁本内酯、当归酮、马鞭草烯酮、正十四醇、新当归内酯、棕榈酸、烟酸、琥珀酸、胡萝卜苷、腺嘌呤、蔗糖、葡萄糖、果糖、赖氨酸、精氨酸等氨基酸、溶血磷脂胆碱,以及钾、钠、钙、镁、硅、铝等。

提取物表明对子宫呈"双向调节作用",其挥发油能对抗肾上腺素—垂体后叶素或组胺对于子宫的兴奋作用;而非挥发性物质对离体子宫有兴奋作用,使子宫收缩加强,大量或多次给药甚至可出现强直性收缩;能显著促进血红蛋白和红细胞生成、降低血小板聚集及抗血栓形成;并能扩张冠状动脉并显著增加血流量、降低心肌耗氧量、抗心律失常及降血脂、抗氧化和清除自由基作用,对心肌缺血有明显保护作用;此外,并有抗炎、镇痛、抗辐射损伤、抗肿瘤、调节免疫功能等作用。

【用法用量】
1. 炮制:生用,酒炒用。
2. 用法:内服:煎服,或入丸、散,或浸酒,或熬膏。
3. 用量:煎服,5～15克。

熟地黄

【文献记载】

《医学启源》:"气寒,味苦。《主治秘要》云:性温,味苦、甘。""虚损血衰之人须用,善黑须发。《主治秘要》云:其用有五:益肾水真阴一也,和产后气血二也,去脐腹急痛三也,养阴退阳四也,壮水之源五也。"

《本草纲目》:"甘、微苦、微温。""填骨髓,长肌肉,生精血。补五脏内伤不足,通血脉,利耳目,黑须发,男子五劳七伤,女子伤中胞漏,经候不调,胎产百病。"

《本草新编》:"味甘,性温。"

《珍珠囊》:"大补血虚不足,通血脉,益气力。"

王好古:"主坐而欲起,目䀮䀮无所见。"(引自《本草纲目》)

《本草从新》:"滋肾水,封填骨髓,利血脉,补益真阴,聪耳明目,黑发乌须。又能补脾阴,止久泻。治劳伤风痹,阴亏发热,干咳痰嗽,气短喘促,胃中空虚觉馁,痘证心虚无脓,病后胫股酸痛,产后脐腹急疼,感证阴亏,无汗便秘,诸种动血,一切肝肾阴亏,虚损百病,为壮水之主药。"

《药品化义》:"熟地,借酒蒸熟,味苦化甘,性凉变温,专入肝脏补血。因肝苦急,用甘缓之,兼主温胆,能益心血,更补肾水。凡内伤不足,苦志劳神,忧患伤血,纵欲耗精,调经胎产,皆宜用此。安五脏,和血脉,润肌肤,养心神,宁魂魄,滋补真阴,封填骨髓,为圣药也。"

《活法机要》:"熟地、当归合用名补髓剂。"

《本草经疏》:"同砂仁,治胎动下血腰痛。"

《得配本草》:"得乌梅,引入骨髓;得砂仁,纳气归阴;得炒干姜,治产后血块;得丹皮,滋阴凉血;使元参,消阴火;合当归,治胎痛;加牛膝,治胫股腹痛;和牡蛎,消阴火之痰。"

【药性】甘,温。

【功能】补血滋阴,填精益髓。

【临床应用】

1. 血虚病症:心脾失养,面色萎黄、眩晕、心悸、失眠及月经不调、崩中漏下,与当归配伍(如《普济本事方》内补丸),或与当归、白芍、川芎配伍(如《太平惠民和剂局方》四物汤);气血两虚,肢软乏力、精神倦怠、面色㿠白无华,与人参配伍(如《景岳全书》两仪膏),或再加茯苓、白术、当归、白芍等配伍(如《正体类要》八珍汤);心血虚心悸怔忡,与远志、酸枣仁等配伍。血虚经少,或经行不调,与当归、白芍、荆芥炭、山茱萸配伍(如《傅青主女科》加减四物汤);崩漏下血,血虚血寒所致少腹冷痛,与阿胶、艾叶等配伍(如《金匮要略》胶艾汤);产后血虚恶露量少,少腹疼痛,与当归、肉桂、续断等配伍;男妇精血不足,营卫不充等,与沉香、枸杞配伍浸酒饮(如《景岳全书》地黄醴)。

2. 肝肾阴虚:肝肾阴虚,腰膝酸软、遗精、盗汗、耳鸣、耳聋及消渴,与山药、山茱萸等配伍(如《小儿药证直诀》六味地黄丸);阴虚骨蒸潮热,与知母、黄柏、龟甲等配伍(如《丹溪心法》大补阴丸),或与当归、地骨皮、枳壳、柴胡、秦艽、知母、鳖甲研末,乌梅煎汤送服(如《幼幼新书》地黄散);精血亏虚,须发早白,与何首乌、牛膝、菟丝子等配伍(如《医方集解》七宝美髯丹);肾虚喘促,与炙甘草、当归配伍(如《景岳全书》贞元饮);肝肾不足,五迟五软,与龟甲、锁阳、狗脊等配伍(如《医方集解》虎潜丸)。

3. 其他:血弱阴虚不能养心,致心火旺,阳火盛,偏头肿闷、瞳子散大、视物则花,与五味子、枳壳、甘草研末,蜜丸,清茶送服(《银海精微》)。水亏火盛,六脉浮洪滑大,少阴不足,阳明有余,烦热干渴、牙疼、失血等,与生石膏、麦冬、知母、牛膝配伍(如《景岳全书》玉女煎);肝木乘胃,胃脘当心而痛,及胁痛吞酸、吐酸、疝瘕,一切肝病,与北沙参、麦冬、当归、枸杞、川楝配伍(如《柳州医话》一贯煎)。小便数而多,与龙骨、桑螵蛸、栝楼根、黄连配伍捣散,粥饮调服(《太平圣惠方》)。肺肾虚寒水泛为痰,或年迈阴虚血气不足,外受风寒、咳嗽、呕恶、多痰、喘急等,与当归、陈皮、半夏、茯苓、炙甘草、生姜配伍(如《景岳全书》金水六君煎)。鹤膝风,贴骨疽,及一切阴疽,与肉桂、麻黄、鹿角胶、白芥子、姜炭、生甘草配伍(治乳癖、乳岩,加土贝母)(如《外科证治全生集》阳和汤)。

【现代研究】本品含梓醇、地黄素、甘露醇、维生素 A 类物质、糖类及氨基酸等。

提取物可促进贫血实验动物红细胞、血红蛋白的恢复,加快造血干细胞(CFU-S)、骨髓红系造血祖细胞(CFU-E)的增殖、分化作用,能显著抑制肝脏出血性坏死灶及单纯性坏死;能对抗地塞米松对垂体—肾上腺皮质系统的抑制作用,并能促进肾上腺皮质激素的合成;并表现有对免疫系统、心血管系统的药理作用;还能明显对抗 N-亚硝基氨酸乙酯诱发小鼠前胃鳞状上皮细胞癌等作用。

【用法用量】

1. 炮制:酒、姜、砂仁制用,炒炭用。

2. 用法:内服:煎服,或入丸、散,或浸酒,或熬膏。

3. 用量:煎服,10～30克。

白　芍

【文献记载】

《神农本草经》:"味苦,平。""主邪气腹痛,除血痹,破坚积,寒热疝瘕,止痛,利小便,益气。"

《吴普本草》:"神农:苦。桐君:甘,无毒。岐伯:咸。李氏:小寒。雷公:酸。"

《名医别录》:"味酸、微寒,有小毒。""主通顺血脉,缓中,散恶血,逐贼血,去水气,利膀胱大小肠,消痈肿,时行寒热,中恶,腹痛,腰痛。"

《医学启源》:"《主治秘要》云:性寒,味酸。""白芍药,补中焦之药,炙甘草为辅,治腹中痛;如夏月腹痛,少加黄芩;如恶寒腹痛,加肉桂一分,白芍药二分,炙甘草一分半,此仲景神品药也;如冬月大寒腹痛,加桂一钱半,水二盏煎至一盏服。《主治秘要》云:酒浸引经,止中部腹痛,去皮用。"

《药性论》:"治肺邪气,腹中疠痛,血气积聚,通宣脏腑拥气,治邪痛败血,主时疾骨热,强五脏,补肾气,治心腹坚胀,妇人血闭不通,消瘀血,能蚀脓。"

《新修本草》:"益好血。"

《日华子本草》:"治风补劳,主女人一切病,并产前后诸疾,通月水,退热除烦,益气,治天行热疾,瘟瘴惊狂,妇人血运,及肠风泻血,痔瘘,发背,疥疮,头痛,明目,目赤,胬肉。白者治血。"

张洁古:"泻肝,安脾肺,收胃气,止泻利,固腠理,和血脉,收阴气,敛逆气。"(引自《本草纲目》)

王好古:"理中气,治脾虚中满,心下痞,胁下痛,善噫,肺急胀逆喘咳,太阳鼽衄目涩,肝血不足,阳维病苦寒热,带脉病苦腹痛满,腰溶溶如坐水中。"(引自《本草纲目》)

《滇南本草》:"泻脾热,止腹痛,止水泄,收肝气逆痛,调养心肝脾经血,舒经降气,止肝气痛。"

《本草纲目》:"止下痢腹痛后重。""同人参补气,同当归补血,以酒炒补阴,同甘草止腹痛,同黄连止泻痢,同防风发痘疹,同姜、枣温经散湿。""今人多生用,惟避中寒者以酒炒,入女人血药以醋炒耳。"

《本草正》:"白者味甘,补性多,故入血分,补血热之虚,泻肝火之实,退虚热,缓三消诸证于因热而致者为宜。""止血虚之腹痛,敛血虚之发热,安胎热不宁。"

《本草求真》:"赤芍药与白芍药主治略同,但白则有敛阴益营之力,赤则有散邪行血之意;白则能于土中泻木,赤则能于血中活滞。"

朱丹溪:"白芍药酒浸炒与白术同用则补脾,与川芎同用补肝,与人参、白术同用则补气。治腹中痛下利者必炒,后重者不炒。"(引自《本草发挥》)

《本草蒙筌》:"与参、芪同用益气,与川芎同用泻肝。"

《本草汇言》:"同甘草止气虚腹痛,同芎、归止血虚腹痛,同查、朴止积滞腹痛,同砂仁止胎孕腹痛,同芩、连止热痢腹痛,同姜、附、肉桂止阴寒腹痛,同防风发痘于已出未出之际,同姜、枣散风寒于表热里虚之时。又同参、芪补气,同归、地补血,同木香行中有止,同麻黄藏中有发。"

《药品化义》:"伐肝生用,补肝、行经酒炒,入脾肺炒用。"

沈文彬《药论》:"盗汗则赖黄芪,失血则和生地。"

《得配本草》:"得干姜治年久赤白带下;得犀角治衄血咯血;配香附、熟艾治经水不止;配甘草止腹痛,并治消渴引饮;君炒柏叶,治崩中下血。""血溢醋炒,滋血蜜炒,除寒姜炒,多用伐肝,炒用敛阴。"

《药性切用》:"泻火生用,敛阴炒用。酒炒和血,醋炒止血。"

《本草求原》:"生用攻下,醋炒入肝治血,酒浸蒸升阳行经,酒炒焦则避泄滑,川椒同炒七次,可去上中之湿。"

【药性】苦、酸,微寒。

【功能】养血和营,缓急止痛,敛肝平肝。

【临床应用】

1. 肝血亏虚,月经不调:肝血亏虚,面色苍白,眩晕心悸,或月经不调,崩中漏下,与熟地黄、当归、川芎配伍(如《太平惠民和剂局方》四物汤);血虚有热,月经不调,与黄芩、黄柏、续断等配伍(如《景岳全书》保阴煎);崩漏不止,与荷叶配伍(《济阴纲目》),或与侧柏叶配伍(如《一盘珠》六一散)。产后虚烦不得眠,与当归、山栀、香豉配伍(如《济阴纲目》芍药栀豉汤)。

2. 肝脾不和,胸胁脘腹疼痛,四肢挛急疼痛:血虚肝郁,胁肋疼痛,与柴胡、当归、白术等配伍(如《太平惠民和剂局方》逍遥散);妇人胁痛,凡药不进,与香附、肉桂、延胡索研末,沸汤调服(如《朱氏集验方》芍药汤);产后腹痛,烦满不得卧者,与枳实配伍(如《金匮要略》枳实芍药散);妊娠,腹中疼痛,与当归配伍(如《金匮要略》当归芍药散);脾虚肝旺,腹痛泄泻,与防风、白术、陈皮配伍(如《景岳全书》痛泻要方);热利腹痛,与黄芩配伍(如《伤寒论》黄芩汤),或与木香、黄连等配伍(如《素问病机气宜保命集》芍药汤),或与黄柏、黄连、当归研末、饭为丸,米饮送服(如《兰室秘藏》芍药柏皮丸);小儿脾受湿气,泄利不止,脐腹刺痛,或挟热而泻,或疝气下痢,与黄连、吴茱萸研末、面糊为丸,温水送服(如《续易简方论》戊己丸);肝脾失和,脘腹挛急作痛和血虚所致之四肢拘挛作痛,与甘草配伍(如《伤寒论》芍药甘草汤)。

3. 肝阳上亢,头痛眩晕:肝阳上亢,头痛眩晕,与牛膝、代赭石、龙骨、牡蛎等配伍(如《医学衷中参西录》建瓴汤);积热不散,目赤肿痛,或目生翳障,与柴胡、决明子、青葙子等配伍(如《圣济总录》泻肝汤)。

4. 其他:外感风寒,表虚自汗出而恶风,与桂枝、甘草、生姜、大枣配伍(如《伤寒论》桂枝汤)。妇人血伤兼赤白带下,与黄芪、生地黄、艾叶配伍浸酒饮(如《普济方》芍药浸酒方);妇女赤白带下,年月深久不瘥,与干姜研末,米饮送服(《广利方》)。衄血、咯血,与犀角研末服(《古今录验》);衄血,汗血,与生地黄汁、生藕汁、生姜汁配伍(如《圣济总录》白芍药散);酒毒下血,与白鸡冠花、陈槐花配伍以青蒿根汁煮丸,米饮送服(如《朱氏集验方》芍药丸);金创血不止,痛,单用本品研末,酒或米饮送服(《广利方》)。水气通身肿,其脉沉迟,与(肉)桂、黄芪研末、水醋合煎服(如《圣济总录》芍药汤)。风湿百节疼痛,不可屈伸,痛时汗出,与川芎、附子、甘草配伍(《外台秘要》引《深师方》);骨髓虚冷,疼痛倦怠,与生地黄、虎骨配伍酒浸后研末,温酒送服(如《圣济总录》芍药虎骨散)。诸疮痈肿不散,本品鲜者捣敷,或干品研末水调敷(《普济方》)。

【现代研究】本品含芍药苷,氧化芍药苷,苯甲酰芍药苷,白芍苷,芍药苷元酮,没食子芍药苷,芍药新苷,β-谷甾醇,芍药内酯 A、B、C,右旋儿茶精及牡丹酚等。

提取物有明显的镇痛、解痉作用,并有抗炎、抗溃疡、抗菌、抗诱变、抗肿瘤、保肝和解毒作用;并表现为对心血管系统、免疫系统等的药理作用。

【用法用量】

1. 炮制:生用,清炒、酒炒用。

2. 用法:内服:煎服,或入丸、散,或浸酒饮。外用:鲜品捣敷,或干品研末调敷。平肝阳,生用。

3. 用量:内服:煎服,5~15 克,大剂量加倍。外用:适量。

阿 胶

【文献记载】

《神农本草经》:"味甘,平。""主心腹内崩,劳极洒洒如疟状,腰腹痛,四肢酸疼,女子下血。安胎。久服轻身益气。"

《名医别录》:"微温,无毒。""(主)丈夫小腹痛,虚劳羸瘦,阴气不足,脚酸不能久立,养肝气。"

《雷公炮制药性解》:"味甘、咸。"

《药性论》:"主坚筋骨,益气止痢。"

《备急千金要方》:"治大风。"

《食疗本草》:"治一切风毒骨节痛,呻吟不止者,消和酒服。"

《日华子本草》:"治一切风,并鼻洪、吐血、肠风、血痢及崩中带下。"

《珍珠囊》:"补肺,补虚。"

《本草元命苞》:"咳脓血非此不补,续气止嗽,补血安胎,止女子崩中下血,疗瘫痪。"

《本草蒙筌》:"治风淫木旺,遍疼延肢体;火盛金衰,久嗽唾脓血。""利便秘调猪苓汤吞,禁胎漏加四物汤服,定喘促同款冬、紫菀,止泻痢和蜜蜡、黄连。"

《本草纲目》:"疗吐血、衄血、血淋、尿血,肠风,下痢。女人血痛、血枯,经水不调,无子,崩中,带下,胎前产后诸疾。男子一切风病,骨节疼痛,水气浮肿,虚劳咳嗽喘急,肺痿唾脓血,及痈疽肿毒。和血滋阴,除风润燥,化痰清肺,利小便,调大肠。"

《本草正》:"实腠理,止虚汗,托补痈疽肿毒。"

《医林纂要》:"补心和血,散热滋阴。"

《本草纲目拾遗》:"治内伤腰痛,强力伸筋,添精固肾。"

《药鉴》:"倘肺家要用,须用桑白皮同剂,以监制之,立效。何者?盖阿胶敛肺之药,桑白皮泻肺之药,以此监彼,但取阿胶之能,而泻阿胶之敛故耳。若痢家要用,即多枳壳、槟榔,无有不可,此又通变之炒用也。"

《得宜本草》:"得黄连治血痢,得生地治吐血,得蒲黄、生地治大衄不止。"

【药性】甘,平。

【功能】补血,滋阴,润肺,止血。

【临床应用】

1. 血虚病症:血虚诸症,单用本品有效,或与熟地黄、当归、芍药等配伍(如《杂病源流犀烛》阿胶四物汤);气虚血少所致心动悸、脉结代,与桂枝、炙甘草、人参等配伍(如《伤寒论》炙甘草汤)。

2. 出血病症:妊娠尿血,与熟干地黄研末,葱汤送服(《太平圣惠方》);衄血,与贝母研末,温水调服(《太平圣惠方》),或与生地黄、蒲黄配伍(《千金翼方》);舌上出血不止,与蒲黄、黄芪研末,生地黄汁调服(如《普济方》阿胶散);肺伤嗽血,与人参、天冬、白及等配伍(如《仁斋直指方》阿胶散);血虚、血寒所致崩漏下血,与熟地黄、当归、芍药等配伍(如《金匮要略》胶艾汤);便血如小豆汁,与赤芍、当归、甘草配伍捣散,入竹叶同煎服(如《圣济总录》阿胶芍药汤);脾气虚寒便血或吐血,与白术、灶心土、附子等配伍(如《金匮要略》黄土汤)。

3. 肺阴虚燥咳:肺虚咳嗽,与苏叶、乌梅配伍(如《幼科发挥》小阿胶散);肺热阴虚,燥咳痰少、咽喉干燥、痰中带血,与马兜铃、牛蒡子、杏仁等配伍(如《小儿药证直诀》补肺阿胶汤);燥邪伤肺,干咳无痰、心烦口渴、鼻燥咽干,与桑叶、杏仁、麦冬等配伍(如《医门法律》清燥救肺汤)。

4. 热病伤阴,心烦失眠,阴虚风动,手足瘛疭:热病伤阴,肾水亏而心火亢,心烦不得眠,与黄连、白芍等配伍(如《伤寒论》黄连阿胶汤),温热病后期,真阴欲竭,阴虚风动,手足瘛疭,与龟甲、鸡子黄等配伍(如《温病条辨》小定风珠)。

5. 其他:妊娠胎动不安,腰腹疼痛,与当归、桑寄生配伍捣散,薄粥饮调服(如《圣济总录》阿胶散);产后下痢,与粳米、蜡、当归、黄连配伍以米汤煎药,烊胶,蜡服(如《僧深集方》胶蜡汤);产后虚羸,大便秘涩,与枳壳、滑石研末,蜜丸,温水送服(如《太平惠民和剂局方》阿胶枳壳丸);转胞小便不得,与葱白、琥珀、车前子配伍(《备急千金要方》)。老人、虚人,大便秘涩,与连根葱、白蜜配伍(如《仁斋直指方》胶蜜汤);遗尿,与牡蛎、鹿茸配伍(《普济方》)。虫蚀下部痒,谷道中生疮,与当归、青葙子配伍,入艾叶同煎服

（如《圣济总录》阿胶汤）。

【现代研究】本品为一类明胶蛋白，水解后可得到多种氨基酸；并含有钾、钠、钙、镁等20种微量元素。

本品有提高红细胞数和血红蛋白，促进造血功能作用；能显著促进实验动物凝血过程，使凝血时间缩短；并有抗休克、抗肌痿、耐缺氧、耐寒冷、抗疲劳、利尿消肿及调节免疫功能等作用。

【用法用量】

1. 炮制：生用，（蛤粉、蒲黄）炒珠用。

2. 用法：内服：煎服，或入丸、散，或熬膏。

3. 用量：煎服，5～15克。

注意事项：不入煎剂，烊化、兑服。

何首乌

【文献记载】

《何首乌传》："味甘，温，无毒。""治五痔，腰膝之病，冷气心痛，积年劳瘦，痰癖，风虚败劣，长筋力，益精髓，壮气，驻颜，黑发，延年，妇人恶血痿黄，产后诸疾，赤白带下，毒气入腹，久痢不止。"

《开宝本草》："味苦、涩，微温。""主瘰疬，消痈肿，疗头面风疮，疗五痔，止心痛，益血气。"

《日华子本草》："久服令人有子，治腹脏宿疾，一切冷气及肠风。"

《本草元命苞》："常饵明目，轻身。"

王好古："泻肝风。"（引自《本草纲目》）

《滇南本草》："涩精，坚肾气，止赤白便浊，缩小便，入血分，消痰毒。治赤白癜风，疮疥顽癣，皮肤瘙痒。截疟，治痰疟。"

《药品化义》："益肝，敛血，滋阴。治腰膝软弱，筋骨酸痛，截虚疟，止肾泻，除崩漏。"

《本草述》："治中风，头痛，行痹，鹤膝风，痫证，黄疸。"

《药性通考》："养血祛风。"

《药性切用》："为平补阴血之良药。"

《本草再新》："补肺虚，止吐血。"

【药性】苦、甘、涩，微温。

【功能】养血滋阴，润肠通便，截疟，祛风，解毒。

【临床应用】

1. 精血亏虚，头晕健忘，须发早白，腰膝酸软：血虚萎黄，失眠健忘，与熟地黄、当归、白芍、酸枣仁等配伍；精血亏虚，腰酸脚弱、头晕眼花、须发早白及肾虚无子，与当归、菟丝子、枸杞等配伍（如《积善堂经验方》七宝美髯丹）；肝肾亏虚，腰膝酸软、头晕目花、耳鸣耳聋，与桑椹子、黑芝麻、杜仲等配伍（如《世补斋医书》首乌延寿丹）。

2. 久疟，痈疽，瘰疬，肠燥便秘：疟疾日久，气血虚弱，与人参、当归、陈皮、煨姜配伍（如《景岳全书》何人饮）；久疟阴虚，热多寒少，与鳖血为丸、朱砂为衣服（如《赤水玄珠》何首乌丸）。瘰疬，或破或不破，以至下胸前者，单用本品生嚼常服，并以叶捣敷（《斗门方》）；瘰疬并便毒，一切毒疮，与土茯苓、当归、金银花配伍熬膏服（《心医集》）；瘰疬延蔓，寒热羸瘦，乃肝（经）郁火，久不治成劳，与夏枯草、土贝母、当归、香附、川芎研末，蜜丸服（《本草汇言》）；遍身疮肿痒痛，与防风、苦参、薄荷配伍煎汤洗涤（如《外科精要》首乌散）；疥癣满身作疮不可疗，甚解痛生肌，与艾等份配伍煎汤洗涤（《博济方》）。年老体弱，血虚肠燥之便秘，与肉苁蓉、当归、火麻仁等配伍。

3. 其他：自汗不止，单用本品研末、津调封脐中（《濒湖集简方》）。破伤出血，单用本品研末敷之即止

（《卫生杂兴》）。大肠风毒，泻血不止，单用本品研末，温粥饮调服（《太平圣惠方》）。

【现代研究】本品主要含大黄酚、大黄素及大黄素甲醚、大黄酸、大黄酚蒽酮等蒽醌类化合物，并含白藜芦醇、云杉新苷、没食子酸、右旋儿茶精、右旋表儿茶精、β-谷甾醇及粗脂肪等。

提取物有明显的降血脂及抗动脉粥样硬化、增强免疫功能、延缓衰老作用；还有强心、保肝、抗菌等作用；并有促进肠管运动、利于排便等作用。

【用法用量】

1. 炮制：生用，制用。

2. 用法：内服：煎服，或入丸、散，或浸酒，或熬膏。外用：煎汤洗涤，或研末敷。养血滋阴，宜制用。

3. 用量：内服：煎服，10～20克。外用：适量。

龙眼肉

【文献记载】

《神农本草经》："味甘，平。""主五脏邪气，安志厌食，久服强魂魄，聪明，轻身不老，通神明。"

《名医别录》："无毒。""除虫去毒。"

《新修本草》："味甘、酸。"

《雷公炮制药性解》："味甘，性温。"

《蜀本草》："除蛊毒，去三虫。"

《开宝本草》："归脾而能益智。"

《日用本草》："益智宁心。"

《滇南本草》："养血安神，长智敛汗，开胃益脾。"

《本草药性大全》："养肌肉，美颜色，除健忘，却怔忡。"

《本草汇言》："补血气，壮精神。"

《本经逢原》："补血益肝。"

《医林纂要》："补中益气，和脾，生血，交心肾于黄庭。"

《随息居饮食谱》："补心气，安志定神；益脾阴，滋营充液。"

《医学衷中参西录》："治心虚怔忡，夜不成寐，或脾虚泄泻，或脾虚不能统血，致二便下血，肺虚劳嗽，痰中带血。"

《福建药物志》："治贫血、胃痛、久泻、崩漏。"

《药品化义》："入归脾汤同莲肉、芡实以补脾阴，使脾旺统血归经；如神思劳倦，心经血少，以此助生地、麦冬补养心血；又筋骨过劳，肝脏空虚，以此佐熟地、当归，滋补肝血。"

《本经逢原》："同枸杞熬膏，专补心脾之血。"

【药性】甘，温。

【功能】补心脾，益气血，安心神。

【临床应用】

1. 惊悸怔忡，失眠健忘：思虑过度，劳伤心脾所致惊悸怔忡、失眠健忘，可单用本品，或与人参、黄芪、当归、酸枣仁等配伍（如《济生方》归脾汤）；阴血不足，心烦少寐，与生地黄、百合、酸枣仁、柏子仁等配伍；气阴不足，身体消瘦、失眠多梦，与党参、熟地黄等配伍。

2. 月经不调，崩漏：脾气虚弱，统摄无权所致便血、月经过多、崩漏，与黄芪、白术等配伍；气血不足之月经不调，与红糖炖服，或与白糖、西洋参隔水蒸成膏冲服（产妇临盆服之尤妙）（如《随息居饮食谱》玉灵膏）。

3. 其他：产后浮肿，与生姜、大枣配伍煎服（《泉州本草》）。脾虚泄泻，与生姜配伍煎服（《泉州本草》）。

【现代研究】本品含葡萄糖、蔗糖、酸类、腺嘌呤和胆碱，并含有蛋白质、脂肪和维生素 B_1、B_2、P、C 等。

提取物有滋补强壮作用，并有抗应激和抗菌作用等。

【用法用量】

1. 炮制：生用。

2. 用法：内服：煎服，或炖，或入丸、散，或熬膏。

3. 用量：煎服，10～15 克，大剂量可加倍。

第四节　补阴药

凡能滋养阴液，以治疗阴虚类病症为主的药物，称为补阴药。

补阴药药性多以甘、寒为主，能清热者，兼有苦味。具有补益阴液（精）功效，适用于肺阴虚、胃（脾）阴虚、肝阴虚、肾阴虚、心阴虚等病症。

本类药在临床应用时，兼见血虚或气虚者，须与补血药或补气药配伍；因热邪伤阴或阴虚内热者，与清热药配伍；并随病症相兼，与止咳化痰、降逆和中、润肠通便、健脾消食、平肝、固精、安神等类药配伍。补阴药药性滋腻，脾胃虚弱、痰湿内阻、腹胀便溏者慎用。

北沙参

【文献记载】

《本经逢原》："甘淡，性寒，无毒。"

《本草从新》："甘、苦，微寒，味淡。""专补肺阴，清肺火。治久咳肺痿。"

《得配本草》："甘，平，微苦，微寒。""补阴以制阳，清金以滋水，治久咳肺痿，皮热瘙痒，惊烦，嘈杂，多眠，疝痛，长肌肉，消痈肿。"

《药性切用》："性凉。"

《药义明辨》："清肺热，益肺气。"

《饮片新参》："养肺胃阴，治劳咳痰血。"

《东北药用植物志》："治慢性支气管炎，肺结核，肺膨胀不全，肺脓疡等。"

《全中国草药汇编》："润肺止咳，养胃生津。主治肺虚有热，干咳少痰，热病后口干。"

【药性】甘、微苦，微寒。

【功能】养阴清肺，益胃生津。

【临床应用】

1. 肺阴虚证：一切阴虚火炎，似虚似实，逆气不降，清气不升，烦渴咳嗽，胀满不食，可单用本品煎服（《本草汇言》引《林仲先医案》）；咳嗽无痰，骨蒸劳热，肌肤枯燥，口苦烦渴，与麦冬、知母、川贝母、熟地黄、鳖甲、地骨皮配伍作丸或膏服（《本草汇方》引《卫生易简方》）；阴虚咳嗽，或久咳音哑，与玄参、知母、牛蒡子、生地黄配伍（《山西中草药》）；肺结核咳嗽，与麦冬、甘草配伍代茶饮（《食物中药与便方》）；治多种肺热咳嗽脓痰、咯血、哮喘，与诃子、山栀、茜草、紫草、紫草茸、川楝子研末煎服（如《中国民族药志》七味沙参汤)。

2. 胃阴虚证:热病后干渴,食欲不振,与麦冬、石斛、生地黄、玉竹配伍(《青岛中草药手册》);胃阴虚有热之口干多饮、饥不欲食、大便干燥、舌苔光剥或舌红少津及胃痛、胃胀、干呕,与石斛、玉竹、乌梅等配伍;胃阴脾气俱虚,宜与山药、太子参、黄精等配伍。

3. 其他:虚火牙痛,与地骨皮、生地黄、知母、细辛配伍(《安徽中草药》)。

【现代研究】本品含补骨脂素、香柑内酯、花椒毒素、异欧前胡内酯、欧前胡内酯、香柑素、9-牻牛儿醇基补骨脂素、花椒毒酚、别异欧前胡内酯、东莨菪素、北沙参多糖、卵磷脂、脑磷脂等。

提取物有调节免疫功能作用,并有解热镇痛等作用。

【用法用量】

1. 炮制:生用。

2. 用法:内服:煎服,或入丸、散、膏剂。

3. 用量:煎服:9～15克。

注意事项:反黎芦。

沙 参

【文献记载】

《神农本草经》:"味苦,微寒。""主血积惊气,除寒热,补中,益肺气,久服利人。"

《吴普本草》:"神农、黄帝、扁鹊:无毒。岐伯:咸。李当之:大寒。"

《名医别录》:"无毒。""疗胃痹心腹痛,结热邪气,头痛,皮间邪热,安五脏,补中。"

《本草衍义》:"苦、甘,微寒。"

《本草纲目》:"甘淡而寒。""清肺火,治久咳肺痿。"

《药性论》:"去皮肌浮风,疝气下坠,治常欲眠,养肝气,宣五脏风气。"

《日华子本草》:"补虚,止惊烦,益心肺,并一切恶疮疥癣及身痒,排脓消肿毒。"

《滇南本草》:"补肺气以及六腑之阴气。"

《本草品汇精要》:"清肺热,除惊气。"

《本草正》:"能养肝气,治多眠,除邪热,益五脏阴气,清肺凉肝,滋养血脉,散风热瘙痒,头面肿痛,排脓长肌肉,止惊烦,除疝痛。"

《药性通考》:"补阴泻火,专补肺气,清肺养肝,兼益脾胃。"

《玉楸药解》:"清肺气,生肾水,涤心胸烦热,凉头目郁蒸,治瘰疬,斑疹,鼻疮,喉痹,疡疮热痛,胸膈燥渴,溲便红涩,膀胱癃闭。"

《医林纂要》:"泄上逆之气,润燥清金,布膻中之治令。"

《药性考》:"清胃,泻火解毒,止嗽宁肺。"

《得配本草》:"得糯米,助脾阴;配生地,凉血热;佐柴、葛,去邪火,合玄参,止干嗽。"

【药性】甘、微苦,微寒。

【功能】养阴清热,润肺化痰,益胃生津。

【临床应用】

1. 阴虚久咳,劳嗽痰血,燥咳痰少:肺热燥咳,可单用本品煎服(《卫生易简方》);阴虚久咳,痰少而黏,与生地黄、麦冬、贝母等配伍,肺热较盛,酌加桑白皮、地骨皮,久嗽不已,可加款冬花、炙百部,久咳声哑,复增玄参、诃子等。肺痨咳嗽,痰中带血,与阿胶、百部、川贝母等配伍(如《医学心悟》月华丸)。燥邪伤肺,干咳无痰,与桑叶、杏仁等配伍(如《温病条辨》桑杏汤);燥伤肺胃,津液亏损、干咳烦热、口鼻干燥,与麦冬、天花粉等配伍(如《温病条辨》沙参麦冬汤)。

2. 胃阴虚亏:热病伤津及杂病伤胃之胃阴虚亏,口干咽燥、舌红少苔,与生地黄、玉竹等配伍(如《温病条辨》益胃汤);津伤较重,舌绛少津,宜本品鲜用并与鲜生地、鲜石斛等配伍。

3. 其他:虚火牙痛,本品煮鸡蛋食用(《湖南药物志》)。诸虚之证,单用本品纳嫩鸡腹中炖汤服食(《滇南本草》)。赤白带下,皆因七情内伤,或下元虚冷,本品研末,米饮调服(《证治要诀类方》);产后无乳,单以本品炖猪肉服食(《福建植物志》)。卒得诸疝,小腹及阴中相引痛如绞,自汗出欲死,本品捣细末服(《肘后备急方》);睾丸肿痛,单用本品与猪肚炖服(《福建药物志》)。

【现代研究】本品含β-谷甾醇、β-谷甾醇-D-吡喃葡萄糖苷、蒲公英赛酮及二十八碳酸等。

提取物有一定的祛痰、抗真菌作用,并表现有对免疫系统及心血管系统等的药理作用。

【用法用量】

1. 炮制:生用。

2. 用法:内服:煎服,或入丸、散。

3. 用量:煎服,10～15克,鲜品加倍。

麦　冬

【文献记载】

《神农本草经》:"味甘,平。""主心腹结气,肠中伤饱,胃络脉绝,羸瘦短气,久服轻身不老不饥。"

《吴普本草》:"黄帝、桐君、雷公:甘,无毒。李氏:甘,小温。"

《名医别录》:"微寒。""(主)身重目黄,心下支满,虚劳客热,口干燥渴,止呕吐,愈痿蹶,强阴益精,消谷调中,保神,定肺气,安五脏,令人肥健,美颜色,有子。"

《医学启源》:"气寒,味微苦、甘。""《主治秘要》云:治经枯,乳汁不下。"

《药性论》:"治热毒,止烦渴。主大水面目肢节浮肿,下水。治肺痿吐脓,主泄精。"

《本草拾遗》:"止烦热消渴,寒热体劳,止呕开胃,下痰饮。""和车前子、干地黄为丸,食后服,去温瘴,变白,明目,夜中见光。"

《日华子本草》:"治五劳七伤,安魂定魄,时疾热狂,头痛,止嗽。"

《本草衍义》:"治心肺虚热。"

《珍珠囊》:"治肺中伏火,生脉,保神。"

《用药心法》:"补心气不足,及治血妄行。"(引自《汤液本草》)

《本草通玄》:"理劳瘵骨蒸。"

《冯氏锦囊》:"清热宣痘,痘无脓者可服,痘后尤宜。"

《本草再新》:"去瘀生新,清耳明目,疗痈疮诸毒。"

《福建药物志》:"治胃酸缺少,口腔炎,小儿疳热。"

《慎斋遗书》:"同五味子益元精而止渴。"

《药鉴》:"能引生地而至所生之处。"

《本草经疏》:"止泄精,宜兼覆盆、蒺藜、黄柏、五味子;同黄连,治消渴;治心肺虚热,虚劳客热,入沙参、五味子。"

《药品化义》:"同生地,令心肺清则气顺,结气自释,治虚人元气不运,胸腹虚气痞满,及女人经水枯、乳汁不下;同黄连、茯苓,挟金制木,治膨胀浮肿;同山栀,清金气利水,治支满黄疸;同小荷钱,清养胆腑,以佐少阳生气。"

《得配本草》:"得犀角,治乳汁不下;得桔梗,清金气之郁;佐地黄、阿胶,益经血;佐生地、川贝,治吐衄。"

《本草求原》:"同石膏、知母、粳米,治胃热狂渴。"

【药性】甘、微苦,微寒。

【功能】滋阴润肺,益胃生津,清心除烦。

【临床应用】

1. 阴虚口燥咽干:燥热或久病,伤及胃阴,口舌干燥、舌红少苔,与沙参、玉竹、生地黄等配伍(如《温病条辨》玉竹麦门冬汤、益胃汤),兼纳食不佳,可伍谷芽、扁豆等,兼气逆呕恶,与半夏、粳米、甘草配伍(如《金匮要略》麦门冬汤);气阴两伤,汗出不止、口干作渴,与人参、五味子配伍(如《备急千金要方》生脉散)。胃酸缺少,与石斛、牡荆、糯稻根配伍(《福建药物志》)。

2. 热燥咳嗽,肺痈:肺燥咳嗽,与桑白皮配伍(《新编常用中草药手册》),或与北沙参、黄芩、桔梗、杏仁、甘草配伍(《山东中草药手册》);温燥犯肺,干咳无痰,或痰少而黏,与桑叶、沙参、天花粉等配伍(如《温病条辨》沙参麦冬汤);阴虚肺燥有热之鼻燥咽干、干咳痰少、咳血、咽痛音哑,与阿胶、石膏、桑叶、枇杷叶等配伍(如《医门法律》清燥救肺汤);燥邪化火,咳痰黄稠,甚则胸痛咯血,可与桑白皮、天冬、贝母、阿胶等配伍;肺痈咳吐脓痰,与桔梗、甘草研末、青蒿同煎服(如《圣济总录》麦门冬汤)。

3. 阴虚劳嗽咯血:阴虚劳嗽轻者,与天冬、知母、贝母等配伍;劳嗽日久,痰中带血或咯血者,与生地黄、百部、白及、阿胶等配伍(如《医学心悟》月华丸);兼见潮热骨蒸者,与地骨皮、青蒿、鳖甲等配伍。

4. 内热消渴:内热消渴,本品鲜汁与芦根、栝楼根、生姜、白茅根配伍(《备急千金要方》);消渴日夜饮水不止,饮下小便即利,与黄连、冬瓜干等分配伍(如《卫生宝鉴》麦门冬汤);虚劳口干,与大枣、蜜与米蒸食(《备急千金要方》);痢兼渴,与乌梅配伍(《外台秘要》引《必效方》);热炽者,与黄连、生地黄汁、牛乳、瓜蒌根汁等配伍;气阴两伤者,与人参、五味子、生山药等配伍。

5. 心热烦躁失眠:外感热病,邪热传营,身热夜盛,心烦不寐,与犀角、干地黄、丹参、金银花等配伍(如《温病条辨》清营汤);热病后期,气津两伤,虚烦不眠,与竹叶、生石膏、人参、半夏等配伍(如《伤寒论》竹叶石膏汤);久病阴血不足,虚烦不寐,心悸神疲、舌红少苔,与干地黄、丹参、酸枣仁、柏子仁等配伍(如《摄生秘剖》天王补心丹);心血虚、心肾失调之精神恍惚、惊悸不寐、健忘盗汗,与柏子仁、枸杞子、熟地黄等配伍(如《体仁汇编》柏子养心丸)。

6. 其他:热毒偏甚,咽喉红肿疼痛,与黄连、金银花等配伍(如《普济方》麦门冬丸)。疟伤胃阴,不饥、不饱、不便、潮热、得食则烦热愈加,津液不复,与火麻仁、生白芍、何首乌、乌梅、知母配伍(如《温病条辨》麦冬麻仁汤);热邪伤津之便秘,与生地黄、玄参配伍(如《温病条辨》增液汤),脉沉有力者,可增益大黄、知母、牡丹皮等(如《温病条辨》护胃承气汤);热结阴亏,燥屎不行,与玄参、大黄、芒硝等配伍(如《温病条辨》增液承气汤)。子烦,与白茯苓、人参配伍入生姜、淡竹叶同煎服(如《济生方》麦门冬汤);产后兼渴,饮水不止,与黄芩配伍(如《杨氏家藏方》黄芩散)。小儿伤寒,寒热、头痛呕逆,与石膏、炙甘草配伍(如《普济方》麦门冬散);小儿痘疮毒气上攻咽嗌,口舌生疮,与黄连研末、蜜丸,麦冬汤送服(如《杨氏家藏方》如圣麦门冬汤)。热眼赤肿,与车前子、生地黄等分配伍锉散、煎服(如《仁斋直指方》麦黄汤)。吐血、衄血不止,与生刺蓟汁、生地黄汁配伍调服伏龙肝末(如《太平圣惠方》麦门冬饮子)。小便闭淋,单用本鲜品煎服(《福建民间草药》)。乳发,与白茅根、齐头蒿配伍煎服(如《万氏秘传外科心法》乳发消毒饮);面上肺风疮,与橘红、蜜配伍熬膏服(如《古今医鉴》麦门冬膏);中耳炎,单用本品捣汁滴耳(《广西本草选编》);热汤滚水泡烂皮肉疼痛呼号者,单用本品煎汤涂(《本草新编》)。

【现代研究】本品含多种甾体皂苷、β-谷甾醇、豆甾醇、高异黄酮类化合物、多种氨基酸、多聚糖、维生素 A 样物质及铜、锌、铁、钾等微量元素。

提取物有显著的降血糖作用;有改善心功能、保护缺血及治疗实验性心肌梗死、抗心律失常等作用;并有清除自由基、抗衰老、抗菌等作用。

【用法用量】

1. 炮制:生用。

2. 用法:内服:煎服,或入丸、散,或熬膏。外用:鲜品捣汁滴耳,或涂敷。

3. 用量:内服:煎服,6～12克。外用:适量。

天 冬

【文献记载】

《神农本草经》:"味苦,平。""主诸暴风湿偏痹,强骨髓,杀三虫,去伏尸。久服轻身,益气延年。"

《名医别录》:"甘,大寒,无毒。""保定肺气,去寒热,养肌肤,益气力,利小便,冷而能补。"

《珍珠囊》:"甘、苦。"

《汤液本草》:"气寒,味微苦,苦而辛。"

《药性论》:"主肺气咳逆,喘息促急,除热,通肾气,疗肺痿生痈吐脓,治湿疥,止消渴,去热中风,宜久服。煮食之,令人肌体滑泽,除身中一切恶气,不洁之疾,令人白净。"

《日华子本草》:"镇心,润五脏,益皮肤,悦颜色,补五劳七伤。治肺气并嗽,消痰,风痹热毒,游风,烦闷吐血。"

《用药心法》:"苦以泄滞血,甘以助元气,及治血妄行。"(引自《本草纲目》)

《本草蒙筌》:"除热淋,止血溢妄行,润粪燥闭结。""和姜蜜熬膏,破顽痰癖。"

《本草纲目》:"润燥滋阴,清金降火。"

《本草原始》:"制雄黄、硇砂。"

《长沙药解》:"愈口疮,除肿痛。"

《本草再新》:"清心火,益肾水,通经络,兼理血分。"

《品珠本草》:"治黄水病。"

《植物名实图考》:"拔疔毒。"

《药鉴》:"与百合同用,能除肺痿;与片芩同用,能除肺痈。未溃用藕叶、枳壳为佐;已破用贝母、白芷为辅。"

《本草经疏》:"同麦冬、五味子熬膏,入炼蜜,益肺甚妙,亦治消渴。同甘菊花酿酒,除一切风,能愈大风病;水煮则除风热,兼除烦闷。同熟地黄、胡麻仁,和蜜久服,驻颜不饥。"

《本草新编》:"天冬与地黄同用,则天冬之凉者不凉,肾得其滋补之益。""入细节甘草,同蜜糖共制,治阴虚咳嗽而两有所宜。"

《本经逢原》:"合地黄、麦冬,主心肺虚热。"

《本草经解》:"同生地、人参,滋养阴血。"

《得配本草》:"得乌药,治小肠偏坠;得川贝,止吐血;配花粉,治痰热结胸;配人参,定虚喘;佐元参,治口疮;佐熟地,补肾水。"

【药性】甘、苦,寒。

【功能】滋阴润燥,清肺降火。

【临床应用】

1. 燥热咳嗽:燥邪伤肺,身热、微恶风寒,与桑叶、南沙参、杏仁等配伍;燥邪化火,轻者,可单用本品熬膏内服(如《医学正传》天门冬膏),或与麦冬配伍同用(如《张氏医通》二冬膏);重者,痰中带血,更加知母、贝母、阿胶等配伍;肺火炽盛之咳喘,痰黄黏稠,与桑白皮、地骨皮、瓜蒌等配伍。

2. 阴虚劳嗽,百日咳:阴虚劳嗽咳血,与麦冬、生地黄、百部、阿胶等配伍(如《医学心悟》月华丸),兼有潮热骨蒸盗汗,酌加地骨皮、青蒿、银柴胡等;久咳气阴两伤,与人参、熟地黄配伍(如《儒门事亲》三才丸)。百日咳阴虚有热,与麦冬、百部配伍(如《安徽中草药》治百日咳方),咳嗽阵作、痰黏难咯、气逆急迫,更加瓜蒌仁、竹茹、化橘红、法半夏等。肺痿咳嗽、吐涎沫、心中温温、咽燥而不渴,本品鲜者取汁与酒、饴、紫菀配伍制丸服(《肘后备急方》)。肺痨,与百部、地骨皮、麦冬、折耳根配伍煨水或炖肉食(《贵州草药》)。

3. 热病伤阴:热病后期,热退阴亏之咽燥口干、舌红少苔、脉细数,可单用本品,或与麦冬配伍(如《医学心悟》天门冬膏、《张氏医通》二冬膏);气阴两伤,与人参(或西洋参)、干地黄等配伍(如《温病条辨》三才汤)。肾瘅真阴不足,与怀地黄、知母、黄柏配伍煎汁、冲玄武胶收膏服(如《症因脉治》家秘天地煎)。

4. 内热消渴:上消,与麦冬、天花粉、黄芩、知母、甘草、人参、荷叶配伍(如《医学心悟》二冬汤);中消,与生石膏、知母、石斛、黄连等配伍;下消,与六味地黄丸合用。妇人喘、手足烦热、骨蒸寝汗、口干引饮、面目浮肿,与麦冬、生地黄配伍制膏为丸,煎逍遥散送服(如《素问病宜气机保命集》天门冬丸)。

5. 肠燥便秘:老人津枯肠燥便秘,与麦冬、当归、麻子仁、生地黄配伍炼蜜制膏服(《方氏家珍》);阴血双亏,与当归、肉苁蓉、白芍等配伍(如《温疫论》六成汤)。

6. 其他:吐血、咯血,与甘草、杏仁、贝母、阿胶、白茯苓研末,蜜丸,噙(如《普济本事方》天门冬丸)。心烦,与麦冬、水杨柳配伍煎服(《湖南药物志》)。健忘,与远志、茯苓、干地黄研末,蜜丸,酒送服(《备急千金要方》);心血燥少,口干咽燥、心烦喜冷、怔忡恍惚、小便黄赤,或生疮疡,与熟地黄研末蜜丸,熟水人参汤送服(如《济生续方》天地煎)。五淋痛甚久不愈,单用本品生者捣汁,饮(《疑难急症简方》)。女子白带,单用本品捣汁,井花水调服(《普济方》);催乳,单用本品炖肉服(《云南中草药》)。夜盲,与水皂角配伍炖肉食(《贵州草药》);目能远视,不能近视,与地黄、枳壳、菊花研末,蜜丸,清茶送服(如《御药院方》万寿地芝丸)。扁桃体炎,咽喉肿痛,与麦冬、板蓝根、桔梗、山豆根、甘草配伍(《山东中草药手册》);口疮连年不愈,与麦冬、玄参研末,蜜丸,噙(如《外科精义》玄参丸);肺火鼻红,年久服诸药不效,与侧柏叶、细茶配伍代茶饮(如《古今医统》天柏茶);面上黑气不退,单用本品和蜜为丸,洗面(《吉人集验方》);瘰疬,单用本品浸酒饮、渣外敷(《卫生易简方》);诸般痈肿,本品鲜者研细,好酒荡起、滤渣顿服(《医学正传》);疝气,与乌药配伍煎加酒服(如《童婴类萃》立消饮)。

【现代研究】本品含天门冬素(天冬酰胺)、黏液质、β-谷甾醇及5-甲氧基甲基糠醛、甾体皂苷、多种氨基酸、新酮糖、寡糖及多糖等。

提取物有一定的止咳、平喘、祛痰作用;可使外周血管扩张、血压下降、心收缩力增强、心率减慢和尿量增加;并有增强网状内皮系统吞噬能力及体液免疫功能作用;能升高白细胞、抑菌及非常显著的抗细胞突变作用,或升高肿瘤细胞 cAMP 水平,抑制肿瘤细胞增殖。

【用法用量】

1. 炮制:生用。

2. 用法:内服:煎服,或入丸、散,或熬膏,或浸酒饮。外用:鲜品捣敷,或绞汁涂敷。

3. 用量:内服:6～12克,鲜品加倍。外用:适量。

百 合

【文献记载】

《神农本草经》:"味甘,平。""主邪气腹胀、心痛。利大小便,补中益气。"

《名医别录》:"无毒。""除浮肿胪胀,痞满,寒热,通身疼痛,及乳难,喉痹,止涕泪。"

《药性论》:"有小毒。""主百邪鬼魅,涕泣不止,除心下急、满、痛,治脚气,热咳逆。"

《救荒本草》:"甘辛,平。"

《本草经疏》:"味甘,微寒。"

《医林纂要》:"甘、苦、涩、平。"

《食疗本草》:"主心急黄。"

《日华子本草》:"安心,定胆,益志,养五脏。治癫邪啼泣、狂叫,惊悸,杀蛊毒气,𤻸乳痈、发背及诸疮肿,并治产后血狂运。"

《本草衍义》:"治伤寒坏后百合病。"

《本草蒙筌》:"除时疫咳逆。"

《医学入门》:"治肺痿,肺痈。"

《本草原始》:"温肺止嗽。"

《本草汇言》:"养肺气,润脾燥。治肺热咳嗽,骨蒸寒热,脾火燥结,大肠干涩。"

《本草纲目拾遗》:"清痰火,补虚损。"

《萃金裘本草述录》:"治消渴。"

《上海常用中草药》:"治干咳久咳,热病后虚热,烦躁不安。"

《本草新编》:"倘用之安心益志,补中益气,当与参、术同施。"

《得配本草》:"得川贝母,降肺气;配款冬花,治痰血。"

《本草求原》:"同绿豆敷痘后遗毒,能移能消。"

【药性】甘、微苦,微寒。

【功能】养阴润肺,清心安神。

【临床应用】

1. 阴虚肺燥咳嗽:阴虚肺燥,干咳少痰,咳血或咽干音哑,与款冬花研末、蜜丸服(如《济生方》百花膏);肺虚久咳,劳嗽咳血,与生地黄、玄参、桔梗、川贝母等配伍(如《慎斋遗书》百合固金汤)。支气管扩张、咯血,与白及、蛤粉、百部研末、蜜丸服(《新疆中草药手册》)。妊娠心胸气壅喘促咳嗽,与桑白皮、栝楼根、葶苈子、甘草配伍捣散、入葱白煎服(如《太平圣惠方》百合散)。

2. 心神不安:热病后期,余热未清,阴虚阳扰,神志恍惚、坐卧不安,莫名所苦者,或与知母,或与生地黄汁,或与鸡子黄,或与滑石,或与滑石、代赭石配伍(如《金匮要略》百合知母汤、百合地黄汤、百合鸡子黄汤、百合滑石散、滑石代赭汤);心阴亏虚,心肾不交所致心烦、失眠、健忘、多梦,可单用本品与蜜蒸食(《太平圣惠方》),或与黄连、阿胶等配伍。

3. 其他:失音不语,与百药煎、杏仁、诃子、薏苡仁等分研末、鸡蛋清为丸噙(如《古今医统》百合丸)。肺痈,单用本品,或煮或蒸(拌蜜更佳)、频食(如《经验广集》百合煎)。心口痛,服诸热药不效者,与乌药配伍(《时方歌括》)。伤寒脾胃有余热,气满不能食,与人参、粳米、陈皮、薤白、生姜配伍锉散煎服(如《圣济总录》百合饮)。疮肿不穿,本品与盐捣敷(《包会应验方》);颅颏疮(一名独骨疮),与黄柏、白及、蓖麻子研末,朴硝水作饼,贴患处(如《圣济总录》百合散);天疱湿疮,单用本品鲜者捣敷(《濒湖集简方》);耳聋、耳痛,单用本品研末,温水调服(《备急千金要方》)。

【现代研究】本品含酚酸甘油酯、丙酸酚衍生物、酚酸的糖苷、酚酸甘油酯糖苷、甾体糖苷、甾体生物碱、微量元素、淀粉、蛋白质、脂肪等。

提取物有镇咳、平喘、祛痰作用,可对抗组胺诱发的实验动物哮喘;并有强壮、镇静、抗过敏、抗应激作用;并表现有对免疫系统等的药理作用。

【用法用量】

1. 炮制:生用,蜜炙用。

2. 用法:煎服,或入丸、散,或蒸食。外用:捣敷,或研末敷。

3. 用量:内服:6～12克。外用:适量。

石　斛

【文献记载】

《神农本草经》:"味甘,平。""主伤中,除痹,下气,补五脏虚劳羸瘦,强阴,久服厚肠胃,轻身延年。"

《吴普本草》:"扁鹊:酸。李当之:寒。"

《名医别录》:"无毒。""益精,补内绝不足,平胃气,长肌肉,逐皮肤邪热痱气,脚膝疼冷痹弱,定志除惊。"

《滇南本草》:"味甘、淡,性平。""平胃气,能壮元阳,升托,发散伤寒。"

《本草再新》:"味甘苦,性微寒。""理胃气,清胃火,除心中之烦渴,疗肾经之虚热,安神定惊,解盗汗,能散暑。"

深师:"囊湿精少,小便余沥者,宜加之。"(引自《本草纲目》)

《药性论》:"益气除热。主治男子腰脚软弱,健阳,逐皮肌风痹,骨中久冷,虚损,补肾积精,腰痛,养肾气,益力。"

《日华子本草》:"治虚损劣弱,壮筋骨,暖水脏,轻身益智,平胃气,逐虚邪。"

《本草衍义》:"治胃中虚热。"

《本草纲目》:"治发热自汗,痈疽排脓内塞。"

《药品化义》:"治肺气久虚,咳嗽不止。"

《本草备要》:"疗梦遗滑精。"

《本草纲目拾遗》:"清胃除虚热,生津,已劳损,以之代茶,开胃健脾,功同参芪。定惊疗风,能镇涎痰,解暑,甘芳降气。"

《得宜本草》:"得生姜,治囊湿精清,小便余沥;同川芎为末搐鼻,治睫毛倒入。"

《得配本草》:"配菟丝,除冷痹;佐生地,厚肠胃。"

【药性】甘、微苦,微寒。

【功能】益胃生津,滋阴清热,润肺益肾,明目强腰。

【临床应用】

1. 热病伤津,舌干口渴,虚热不退,肺燥干咳:热病伤津,胃热口渴较轻者,可单用本品煎汤代茶饮;阴伤较重,舌质深赤、舌苔焦黑、干燥无津、口渴欲饮,与天花粉、生地黄、麦冬等配伍;气阴不足,发热口渴,与黄芪、麦冬、生地黄等配伍(如《证治准绳》石斛汤);病后虚热口渴,与麦冬、五味子配伍代茶饮(《浙江药用植物志》);肺火炽盛所致咽燥口干,引饮不休之上消,与天冬、沙参、胡黄连等配伍(如《医醇賸义》逢原饮);胃中痰火相乘导致消谷善饥之中消,与石膏、天花粉、半夏等配伍(祛烦养胃汤)。胃阴不足,虚热内扰所致胃痛干呕,舌光少苔,与竹茹、芦根、枇杷叶等配伍;肺燥干咳,与瓜蒌、贝母、枇杷叶等配伍。温热有汗,风热化火,热病伤津,温疟舌苔变黑,与连翘、天花粉、鲜生地、麦冬、参叶配伍(如《时病论》清热保津法)。肺热干咳,与枇杷叶、瓜蒌皮、生甘草、桔梗配伍(《浙江药用植物志》)。

2. 肝肾阴亏,目失所养而致视物昏花:肾阴亏虚之目暗不明、视物昏花,与枸杞子、熟地黄、菟丝子等配伍(如《原机启微》石斛夜光丸);雀目,与苍术、淫羊藿等配伍(如《圣济总录》石斛散)。

3. 腰脚软弱:肾虚精亏所致腰背痛、两胫悄疼、小便多沥、失精、精自出、囊下湿痒,与巴戟天、桑螵蛸、杜仲等研末、蜜丸,酒送服(如《医心方》引《录验方》淮南王枕中丸);产后血虚阴亏,腰痛不能久立,与牛膝、白芍、生地黄等配伍(《妇科玉尺》);胃火上冲,心中烦闷、怔忡惊悸、久则成痿、两足无力、不能步履,与玄参配伍(如《辨证录》石斛玄参汤)。

【现代研究】本品含石斛碱、石斛酮碱、石斛胺、6-羟基石斛醚碱、4-羟基石斛碱、石斛酯碱、3-羟基-2-氧-石斛碱,以及亚甲基金钗石斛素、金钗石斛菲醌、β-谷甾醇、胡萝卜苷、黏液质、淀粉等。

提取物能促进胃液的分泌而助消化;有一定的解热、镇痛作用;有抗衰老、免疫调节及对心血管系统等的药理作用;并对晶状体中的异化变化有阻止及纠正作用,对半乳糖性白内障有预防和治疗等作用。

【用法用量】

1. 炮制:生用,鲜用。

2. 用法:内服:煎服,或入丸、散,或熬膏。

3. 用量:煎服:6～15 克;鲜品加倍。

玉 竹

【文献记载】

《神农本草经》:"味甘,平。""主中风暴热,不能动摇,跌筋结肉,诸不足。久服去面黑皯,好颜色,润泽,轻身不老。"

《吴普本草》:"神农:苦;桐君、雷公、扁鹊:甘,无毒;黄帝:辛。"

《珍珠囊补遗药性赋》:"性温。"

《滇南本草》:"味甘、微苦,性平、微温。""补气血,补中健脾。""治男妇虚症,肢体酸软,自汗、盗汗。"

《名医别录》:"(主)心腹结气,虚热湿毒,腰痛,茎中寒,及目痛眦烂泪出。"

《药性论》:"主时疾寒热,内补不足,去虚劳客热。头痛不安,加而用之良。"

《本草拾遗》:"主聪明,调血气,令人强壮。""和漆叶为散,主五脏益精去三虫,轻身不老,变白,润肌肤,暖腰脚。"

《四声本草》:"补中益气。"

《日华子本草》:"除烦闷,止渴,润心肺,补五劳七伤,虚损,腰脚疼痛,天行热狂。"

李东垣:"润肺清热。"(引自《汤液本草》)"(主)风淫四肢不用。"(引自《珍珠囊补遗药性赋》)

《本草纲目》:"主风温自汗灼热,及劳疟寒热,脾胃虚乏,男子小便频数,失精,一切虚损。"

《本草汇言》:"祛风湿,益筋脉。"

《冯氏锦囊》:"润肺而止嗽痰,补脾而祛湿热,养肝而理管伤泪出,益肾而除腰痛茎寒。"

《长沙药解》:"清肺金而润燥,滋肝木而清风。清金利水。"

《医林纂要》:"补脾,缓肝,和阴阳,润肌肉。"

《广西中药志》:"治阴虚,多汗,燥咳,肺痿。"

《北方常用中草药手册》:"活血消肿,治跌打损伤。"

《青藏高原药物图鉴》:"祛寒,补精髓。治局部浮肿,寒湿腰痛,瘙痒性和渗出性皮肤疾病及精髓内亏,衰弱无力。"

《本草经疏》:"同黄精、桑椹、何首乌,能驻颜。"

《本草经解》:"同黄芪,治老人大便闭;同漆叶,治阴虚,兼令人有子。"

《得宜本草》:"得石膏、干葛,治风温自汗身重,语言难出。"

《得配本草》:"得薄荷、生姜,治目痛昏暗;得芭蕉根、滑石,治卒淋;得葵子、龙胆草、茯苓、前胡,治小儿痫病后身面虚肿,配赤芍、当归、黄连,煎汤熏洗眼赤涩痛。"

《本草求原》:"老人便秘,合北芪;阴虚臂痛,同豺漆叶(即五加皮叶)。"

【药性】甘,平。

【功能】滋阴润肺,养胃生津。

【临床应用】

1. 燥咳,劳嗽:肺胃燥热,阴液不足,干咳少痰、口燥咽干,与沙参、麦冬、桑叶等配伍(如《温病条辨》沙参麦冬汤);凉燥伤肺,与杏仁、紫苏叶、前胡、桔梗等配伍;阴虚劳嗽,与生地黄、知母、贝母等配伍;兼低热不退,酌加地骨皮、青蒿、白薇等。肺热咳嗽,与杏仁、石膏、麦冬、甘草配伍(《山东中草药手册》);虚咳,与猪肉同炖食(《湖南植物志》),或与百合配伍(《内蒙古中草药》);肺结核咳血,与大黄炭、地骨皮炭、白及配伍(《安徽中草药》)。

2. 热病咽干口渴,内热消渴:热病后期,胃阴未复,或脏腑失调、内火伤及胃阴、饥不择食、口舌干燥,与沙参、麦冬、生地黄、冰糖等配伍(如《温病条辨》玉竹麦门冬汤、益胃汤);内热消渴,与天花粉、山药、生地黄、生葛根等配伍。糖尿病,与生地黄、枸杞配伍熬膏服(《北方常用中草药手册》)。

3. 阴虚外感:素体阴虚,复有外感,微恶风寒、干咳痰少、心烦口干,与薄荷、豆豉、桔梗等配伍(如《通俗伤寒论》加减葳蕤汤);伤寒数日,余热不解、时发寒热,与柴胡、羚羊角、石膏配伍(《圣济总录》);湿温伤人,久久不已,发热身痛,与茯苓配伍(如《易简方论》葳蕤汤)。

4. 其他:胃热口干、便秘,与麦冬、沙参、生石膏配伍(《山东中草药手册》)。眼见黑花、赤痛昏暗,单用本品研末,入薄荷叶、生姜、蜜同煎服(如《圣济总录》甘露汤);赤眼涩痛,与当归、赤芍、黄连配伍煎汤熏洗(《卫生家宝方》)。男妇虚症,肢体酸软、自汗、盗汗,与丹参配伍(《滇南本草》)。梦遗、滑精,与莲须、金樱子、五味子配伍(《安徽中草药》);卒小便淋涩痛,与芭蕉根配伍煎汁、冲滑石粉服(《太平圣惠方》)。白喉性心肌炎及末梢神经麻痹,与麦冬、百合、石斛配伍(《山西中草药》)。中风暴热,四肢拘挛、不能转动,与黄芪、当归、胆南星、天麻配伍(《本草汇言》引姜士农《本经录》方)。跌打损伤,单以本品浸酒饮(《湖南药物志》),或以鲜品捣敷患处(《东北常用中草药手册》)。

【现代研究】本品含甾体皂苷(铃兰苦苷、铃兰苷等)、黄酮及其糖苷(槲皮素苷等)、微量元素、氨基酸及其他含氮化合物,尚含黏液质、白屈菜酸、维生素 A 样物质等。

提取物有促进实验动物抗体生成,提高巨噬细胞的吞噬百分数和吞噬指数,促进干扰素合成,抑制结核分枝杆菌生长,降血糖,降血脂,缓解动脉粥样斑块形成,使外周血管和冠脉扩张,延长耐缺氧时间,强心、抗氧化、抗衰老等作用,并有类似肾上腺皮质激素样等作用。

【用法用量】

1. 炮制:生用。

2. 用法:内服:煎服,或入丸、散,或浸酒,或熬膏。外用:捣敷,或煎汤熏洗。

3. 用量:内服:煎服,6～12 克。外用:适量。

黄 精

【文献记载】

《名医别录》:"味甘,平,无毒。""主补中益气,除风湿,安五脏。久服轻身延年不饥。"

《四声本草》:"寒。"

《本草品汇精要》:"味甘,性平缓。"

《天宝本草》:"味苦、甘,微温。"

《日华子本草》:"补五劳七伤,助筋骨,止饥,耐寒暑,益脾胃,润心肺。单服九蒸九暴,食之驻颜。"

《道藏神仙芝草经》:"宽中益气,五脏调良,肌肉充盛,骨体坚强,其力倍,多年不老,颜色鲜明,发白更黑,齿落更生。下三尸虫。"

《滇南本草》:"补虚添精。"

《本草蒙筌》:"壮元阳。小儿羸瘦多啖弥佳。"

《本草纲目》:"补诸虚,止寒热,填精髓。"

《本草从新》:"平补气血而润。"

《本草求真》:"补脾阴。"

《药物图考》:"主理血气,坚筋骨,润皮肤,去面黑,目痛,眦烂。"

《现代实用中药》:"为滋养强壮药,对病后诸虚弱症有效。又为解热剂,用于间歇热、痛风、骨膜炎等。并为蛔虫驱除药,对于高血压有效。"

《四川中药志》:"补肾滋阴。治脾虚面黄,肺虚咳嗽,筋骨酸痹无力及产后气血衰弱。"

《贵州民间药物》:"止咳,接骨。"

《吉林中草药》:"治脚癣,蛲虫病。"

《宁夏中草药手册》:"治消渴。"

《湖北中草药志》:"治阴血不足,大便秘结,神经性皮炎。"

《东北药用植物志》:"温肾,排脓,去黄水。"

《本草经疏》:"同术久服,可轻身涉险,不饥;同地黄、天门冬酿酒,可去风益气血。"

《得宜本草》:"得枸杞,补精益气;得蔓菁,养肝明目。"

【药性】甘,平。

【功能】养阴润肺,补脾益气,滋肾填精。

【临床应用】

1. 阴虚劳嗽,燥咳:咳嗽日久,或虚劳久咳、干咳少痰、短气乏力,气阴两虚,或单用本品熬膏长期服食,或与沙参、麦冬、川贝母、百部、杏仁等配伍,兼咳血,与白及、阿胶、旱莲草、冰糖等配伍,骨蒸潮热,与地骨皮、生地黄、知母配伍,气短乏力,益黄芪、党参、五味子等。肺燥咳嗽,鼻咽干痒,无论偏凉偏热均宜。温燥,与桑叶、杏仁、川贝母等配伍;凉燥,与紫苏、杏仁、紫菀等配伍。久咳不愈,与一朵云配伍(《贵州草药》);肺痿咳嗽,与北沙参、杏仁、桑叶、麦冬、生甘草配伍(《山东中草药手册》);肺结核,与夏枯草、北沙参、百合、百部配伍(《安徽中草药》)。

2. 脾胃虚弱:脾胃气虚,与党参、山药、白术、陈皮等配伍;脾胃阴伤,与北沙参、麦冬、玉竹、谷芽等配伍;气阴两虚,与人参、麦冬、山药等配伍。

3. 消渴:阴虚内热消渴,可单味大剂量服用。热甚,与天花粉、知母、石膏等配伍;阴伤重者,与生地黄、天冬、沙参等配伍;消渴日久,阴损及阳,可与熟地黄、山药、山茱萸、附子、肉桂等配伍;气阴两虚,与生黄芪、西洋参、山药、石斛等配伍。消渴,与山药、天花粉、生地黄配伍(《宁夏中草药手册》)。

4. 肾精亏虚:肾虚精亏之腰膝酸软、阳痿遗精、头晕耳鸣、目暗眼花、须发早白及小儿五迟等,与枸杞子配伍(如《圣济总录》二精丸),阳痿、遗精,更加淫羊藿、菟丝子、沙苑子等,精血两亏,可增当归同用。壮筋骨,益精髓,变白发,与苍术、枸杞根、侧柏叶、天冬配伍煮汁,酿酒饮(如《本草纲目》黄精酒)。

5. 体虚羸瘦:本品有强壮作用,偏虚寒者,与少量干姜、肉桂等配伍(如《备急千金要方》黄精膏);偏阴虚者,与天冬、白蜜等配伍(如《圣济总录》黄精丸);气阴两虚者,与生地黄、黄芪、党参等配伍。脾胃虚弱,体倦乏力,与党参、山药等分炖鸡食,或与当归配伍(《东北药用植物》);病后体虚,面黄肌瘦,疲乏无力,与党参、当归、枸杞子配伍(《宁夏中草药手册》)。

6. 其他:神经衰弱,失眠,与野蔷薇果、甘草配伍(《新疆中草药》);白细胞减少症,与黄芪、炙甘草、淡附片、肉桂配伍(《安徽中草药》)。阴血不足,大便秘结,与火麻仁、玄参、当归、肉苁蓉、熟地黄配伍(《湖北中草药志》)。大风癞病,面赤疹起、手足挛急、身发疮痍、指节已落,与生地黄配伍捣烂加水绞汁、蜜收膏,温酒化服(如《圣济总录》黄精煎);足癣、体癣,与丁香、百部配伍煎汤洗涤(《新编常用中草药手册》);神经性皮炎,单用本品九蒸九晒,早晚嚼服(《湖北中草药志》)。劳伤跌损,单用本品浸酒饮(《贵州草药》);骨折,与小九龙盘(即观音草)配伍(复位后)拌酒捣敷(《贵州草药》)。

【现代研究】本品含甾体皂苷、黄精多糖、低聚糖、黏液质、淀粉及多种氨基酸等。

提取物有提高机体免疫功能、抗衰老、促进 DNA、RNA 及蛋白质合成和促进淋巴细胞转化作用；具有显著的抗结核分枝杆菌作用，对其他细菌及真菌亦有抑制作用；并有增加冠状动脉流量及降血脂、降血糖、减轻冠状动脉粥样硬化程度作用；尚有抑制肾上腺皮质激素等作用。

【用法用量】

1. 炮制：生用，制用。

2. 用法：内服：煎服，或入丸、散，或浸酒饮，或熬膏。外用：煎汤洗涤，或捣敷患处。

3. 用量：内服：煎服，9～15 克。外用：适量。

枸杞子

【文献记载】

《名医别录》："微寒，无毒。"

《药性论》："味甘，平。""能补益精诸不足，易颜色，变白，明目，安神，令人长寿。"

《食疗本草》："寒。""坚筋耐老，除风，补益筋骨，能益人，去虚劳。"

《本草蒙筌》："味甘、苦，气微寒，无毒。"

《明医指掌》："甘，温。"

《本草经集注》："补益精气，强盛阴道。"

王好古："主心病嗌干，心痛，渴而引饮，肾病消中。"（引自《本草纲目》）

《本草纲目》："滋肾，润肺，明目。"

《本草汇言》："润肺生津，补肾添精。"

《本草述》："疗肝风血虚，眼赤痛痒昏翳。""治中风眩晕，虚劳，诸见血证，咳嗽血，痿、厥、挛，消瘅，伤燥，遗精，赤白浊，脚气，鹤膝风。"

《药鉴》："并麦冬同生地入茄子，治肾虚目疾如神，佐杜仲同芡实加牛膝，疗房劳腰疼甚捷。"

《本草正》："此物微助阳而动性，故用之以助熟地最妙。"

《药品化义》："人参固气令精不遗，枸杞滋阴使火不泄，二品相须为用。"

《本草经解》："同五味，治痉夏；同熟地、白茯、白术，治肾虚目暗。"

《得宜本草》："得杜仲、萆薢，治肾虚腰痛；得青盐、川椒，治肝虚目暗。"

《得配本草》："得麦冬，治干咳；得北五味，生心液；配椒、盐，理肾而除气痛；佐术、苓，补阴而不滑泄。"

《重庆堂随笔》："枸杞子与元参、甘草同用，名坎离丹，可以交通心肾。"

【药性】甘，平。

【功能】养肝，滋肾，润肺。

【临床应用】

1. 肝肾亏虚：肝肾阴亏，虚阳上扰，头晕目眩，与桑叶、菊花、牡蛎等配伍；肝肾阴虚，目失所养，两目干涩、疼痛、羞明流泪、视物不清，与菊花、地黄、山茱萸、山药等配伍（如《医级》杞菊地黄丸）；肝肾不足，眼目昏暗、瞻视不明、茫茫漠漠，常见黑花，多有冷泪，与巴戟天、甘菊、肉苁蓉研末、蜜丸，温酒或盐汤送服（如《太平惠民和剂局方》菊睛丸）；肾经虚损，眼目昏花，或云翳遮睛，本品分别与蜀椒、小茴香、脂麻、川楝子炒制后与熟地黄、白术、白茯苓研末、蜜丸服（如《瑞竹堂经验方》四神丸）；肾虚腰痛，与地骨皮、萆薢、杜仲配伍浸酒饮（《备急千金要方》）；肝肾阴亏，肝体失养，胁肋隐痛、咽干口燥、舌红少津，与沙参、麦冬、当归、川楝子配伍（如《柳洲医话》一贯煎）；肝肾两亏，筋骨失养，腰膝酸软无力，与杜仲、续断、桑寄生等配伍。

2. 阴虚劳嗽:肺肾阴虚,咳嗽久延不愈,与知母、贝母、麦冬、百部等配伍。

3. 消渴:可单用本品嚼食,或与生地黄、黄芪、天花粉、山药等配伍。虚劳烦渴不止,与地骨皮、麦冬、熟地黄配伍,酒煮捣膏和丸,白酒送服(《备急千金要方》);虚劳,下焦虚伤,微渴、小便数,与黄芪、人参、桂心、当归、白芍配伍捣散,入姜枣煎服(如《太平圣惠方》枸杞子散)。

4. 其他:安神养血,滋阴壮阳,益智,强筋骨,泽肌肤,驻颜色,与龙眼肉熬膏服(如《摄生秘剖》杞圆膏)。一切痈疽恶毒,溃烂不已;及瘰疬结核,马刀肉瘿,延结不休;或风毒流注,上愈下发,左消右起延串不止;或便毒鱼口,杨梅破烂,日久不合,单嚼本品予萆薢汤送服(《外科全书》引《本草汇言》)。

【现代研究】本品含甜菜碱、天仙子胺、阿托品、玉蜀黍黄质、酸浆果红素,以及天门冬氨酸、脯氨酸、丝氨酸、甘氨酸等多种氨基酸,还含钾、钙、钠、锌等多种微量元素。

提取物对免疫有促进作用,同时具有免疫调节作用;可提高血睾酮水平,起强壮作用;有升高白细胞及促进造血功能;并有抗衰老、抗肿瘤、保肝、抗脂肪肝、降血糖、降血脂、降血压及抗遗传损伤等作用。

【用法用量】

1. 炮制:生用。

2. 用法:内服:煎服,或入丸、散,或熬膏,或浸酒饮。

3. 用量:煎服,6~12克。

女贞子

【文献记载】

《神农本草经》:"味苦,平。""主补中,安五脏,养精神,除百疾,久服肥健,轻身不老。"

《名医别录》:"甘,无毒。"

《本草纲目》:"温。""强阴,健腰膝,变白发,明目。"

《本草正》:"味苦,性凉。""养阴气,平阴火,解烦热骨蒸,止虚汗,消渴及淋浊,崩漏,便血,尿血,阴疮,痔漏疼痛。亦清肝火,可以明目止泪。"

《本草经疏》:"甘,寒。""凉血,益血。"

《本草蒙筌》:"黑发黑须,强筋强力。""多服补血去风。"

《本草纲目》:"强阴,健腰膝,变白发,明目。"

《本草从新》:"益肝肾。"

《医林纂要》:"坚补肾水,安养阳气。"

《得配本草》:"善行水。"

《药性切用》:"为阴虚有火,不胜腻补之良药。"

《本草再新》:"养阴益肾,补气舒肝。治腰腿痛,通经和血。"

沈文彬《药论》:"清肺火肠红有验,补肝血。""伴地黄、首乌能补肾虚;同益智、金樱滑精堪医。"

《江苏省植物药材志》:"治颈淋巴结结核,肺结核潮热,水肿腹水者。"

《广西中药志》:"治老人大便虚秘。"

《广西本草选编》:"主治肾虚腰痛,慢性肝炎,神经衰弱,眩晕,遗精,月经不调。"

《安徽中草药》:"治白细胞减少症。"

《全国中草药汇编》:"主治慢性苯中毒。"

【药性】甘、苦,凉。

【功能】滋补肝肾,乌须明目。

【临床应用】

1. 头晕目眩,腰膝酸软,须发早白,骨蒸潮热:补腰膝,壮筋骨,强肝肾,乌髭发,与旱莲草(一方加桑椹干或桑椹膏)配伍捣、熬成膏,酒送服(如《医方集解》二至丸);肾虚精亏,须发早白,与熟地黄、当归、枸杞子、何首乌等配伍,或与生姜汁、川椒、黑豆研末蜜丸,白汤或酒送服(如《医学广笔记》乌须神方);头昏腰酸,潮热心烦,与龟甲、鳖甲、地骨皮、白薇等配伍;阴虚骨蒸潮热,与地骨皮、青蒿、夏枯草配伍(《安徽中草药》)。脂溢性脱发,与何首乌、菟丝子、当归配伍(《四川中药志》)

2. 目暗不明:肝肾阴虚,精血亏乏所致视力减弱、目暗不明,与枸杞子、菟丝子等配伍;肝肾不足,肝火上炎者,酌加决明子、青葙子等。风热赤眼,单用本品熬膏点眼(《济急仙方》);视神经炎,与草决明、青葙子等分配伍(《浙江民间常用草药》)。现代临床多用于中心性视网膜炎、早期老年性白内障、视神经炎的治疗等。

3. 其他:神经衰弱,与鳢肠(旱莲草)、桑椹子配伍煎服,或单用本品浸酒饮(《浙江民间常用草药》)。月经不调,腰酸带下,与当归、白芍、续断配伍(《安徽中草药》)。口腔炎,与金银花配伍(《安徽中草药》)。慢性苯中毒,与旱莲草、桃金娘根等分研末,蜜丸服(《全国中草药汇编》)。

【现代研究】本品含齐墩果酸、乙酰齐墩果酸、熊果酸、甘露醇、葡萄糖、棕榈酸、硬脂酸、油酸、亚油酸等。

提取物能增强非特异性免疫功能,对异常的免疫功能具有双向调节作用;对化疗及放疗所致白细胞减少有升高作用;可降低实验动物的血清胆固醇,有预防和消减动脉粥样硬化斑块和减轻斑块厚度的作用,能减少冠状动脉粥样硬化病变数并减轻其阻塞程度;能明显降低高龄鼠脑、肝中丙二醛含量,提高超氧化物歧化酶(SOD)活性,具有一定的抗衰老作用;有强心、利尿、降血糖及保肝作用;并有止咳、缓泻、抗菌、抗肿瘤等作用。

【用法用量】

1. 炮制:生用,酒制用。

2. 用法:内服:煎服,或入丸、散,或熬膏,或浸酒;外用:熬膏点眼。

3. 用量:内服:煎服,6～15克。外用:适量。

墨旱莲

【文献记载】

《新修本草》:"味甘酸,平,无毒。""主血痢。针灸疮发,洪血不可止者,傅之立已。汁涂发眉,生速而繁。"

《滇南本草》:"味咸,性寒。""固齿,乌须。""洗九种痔疮。"

《医林纂要》:"苦、咸,温。""补心血,泻心火,济水火,交心肾。"

《日华子本草》:"排脓,止血,通小肠,敷一切疮并蚕病。"

《本草纲目》:"乌须发,益肾阴。"

《本草述》:"疗溺血及肾虚变为劳淋。"

《生草药性备要》:"治跌打伤,理酒顶,化痰,杀螆,止痒,干水,乌须。"

《分类草药性》:"止血,补肾,退火,消肿。治淋、崩。"

《本草正义》:"入肾补阴而生长毛发,又能入血,为凉血止血之品。"

《南宁市药物志》:"治目疾,翳膜。"

《云南中草药》:"治胃肠炎,痢疾,肝炎。"

《青岛中草药手册》:"主治阑尾炎,慢性肝炎,肾炎。"

《本草汇言》:"治一切齿痛,用鳢肠草炒焦黑成炭,研末,见证配后药擦之。如齿痛牵引头脑,配石膏、细辛、芽茶末；如齿痛怕风，配干姜、藁本末；如齿痛有虫，配干姜、细辛、花椒末；如齿痛兼牙龈出血条者，配人参末，或千年古石灰末，配人参可咽，配石灰末擦牙不可咽，用白汤泪漱吐之；如齿痛成牙疳，配硼砂、黄连、枯矾末；如齿痛动摇不坚，无力嚼食物者，配补骨脂、没石子、青盐末。已上所配诸药，俱为细末，和鳢肠草末擦之。"

《得宜本草》："得青盐能固齿，得车前治溺血。"

《得配本草》："得川连治热痢，佐绿豆治热胀，入热酒治痔漏。"

【药性】甘、酸，寒。

【功能】滋补肝肾，凉血止血。

【临床应用】

1. 肝肾不足：肝肾不足，头晕目眩、须发早白、齿摇发脱、腰膝酸软、遗精耳鸣，可单用本品熬膏服（如《医灯续焰》旱莲草膏），或与女贞子配伍（如《医便》二至丸）；头晕目眩较甚，与熟地黄、菟丝子、山药、天麻等配伍；两目干涩，视物昏花，与枸杞子、当归、密蒙花、决明子等配伍；须发早白、眉髭脱落，与何首乌、马料黑豆等配伍，并以鲜品捣汁涂；固齿，与青盐、食盐腌制、炒干、研末擦（如《慈幼心书》固齿方）。虚损百病，久服发白再黑，返老还童，与猪牙草、桑椹子配伍制丸，淡盐汤送服（《简便单方》）。

2. 血热出血：血热出血，可单用本品捣汁饮，或与桦木花配伍《浙江药物植物志》；吐血，与童便、徽墨春汁、藕节汤开服（《生草药性备要》）；胃、十二指肠溃疡出血，与灯心草等分配伍（《全国中草药汇编》）；肠风脏毒，下血不止，本品种子瓦上焙、研末，米饮送服（如《普济方》引《家藏经验方》莲子散）；血痢，与铁苋菜配伍（《安徽中草药》）；血淋，与芭蕉根等分配伍（如《圣济总录》旱莲子汤）；小便溺血，与车前子等分配伍捣汁饮（《医学正传》）；功能性子宫出血，本品鲜者与鲜仙鹤草、血余炭、槟榔炭配伍（《全国中草药汇编》）；刀伤出血，鲜品捣敷患处，或研末撒敷（《湖南药物志》）。现代临床用于血小板减少性紫癜、眼底出血有一定疗效。

3. 其他：白带、梦遗，与白果、冰糖配伍（《福建药物志》）；白浊，与车前子、金银花、土茯苓配伍（《陆川本草》）。肿毒，与苦瓜同捣烂敷（《湖南药物志》）；阴癣，本品揉擦（《疡医大全》）；妇女阴道痒，可单用本品煎服，或与钩藤根、白矾少许配伍煎汤洗涤（《重庆草药》）。偏正头痛，本品捣汁滴鼻（《圣济总录》）。肾虚齿痛，单用本品焙、研末擦（《滇南本草》）。白喉，单用本品捣烂加盐少许、开水冲服（《岭南草药志》）。

【现代研究】本品含烟碱、芹菜素、木犀草素、鳢肠醛、谷甾醇、豆甾醇、原儿茶酸、4-羟基苯甲酸，以及蛋白质、氨基酸、皂苷等。

提取物有显著的止血及明显的镇静、镇痛作用；具有提高机体非特异性免疫功能，消除自由基以抑制5-脂氧酶，保护染色体，保肝，促进肝细胞再生，增加冠状动脉血流、抗缺氧等作用；并有促进毛发生长、使头发变黑、抗菌、抗阿米巴原虫、抗癌等作用。

【用法用量】

1. 炮制：生用。

2. 用法：内服：煎服，或捣汁饮，或入丸、散，或熬膏。外用：捣敷，或捣汁滴鼻，或涂眉毛，或研末调敷。

3. 用量：内服：煎服，6~12克。外用：适量。

桑 椹

【文献记载】

《新修本草》："味甘，寒，无毒。""单食，主消渴。"

《本草衍义》："微凉。""治服金石发热渴，生精神，及小肠热。"

《滇南本草》:"甘、酸。""益肾脏而固精,久服黑发明目。"

《本草拾遗》:"利五脏关节,通血气,久服不饥。"

《本草纲目》:"捣汁饮,解中酒毒,酿酒服,利水气,消肿。"

《玉楸药解》:"治癃淋,瘰疬,秃疮。"

《医林纂要》:"补肺生肾水,敛魄拘魂。"

《本草求真》:"除热,养阴,止泻。"

《随息居饮食谱》:"滋肝肾,充血液,祛风湿,健步履,息虚风,清虚火。"

《现代实用中药》:"清凉止咳。"

《得配本草》:"得生熟地,治阴虚火动。"

【药性】甘、酸,寒。

【功能】滋阴补血,生津润燥。

【临床应用】

1. 肝肾阴血亏虚:肝肾不足,阴亏血少所致的头晕目眩、耳鸣、腰酸、须发早白、心悸失眠,可单用本品,或与何首乌、女贞子、旱莲草配伍(如《世补斋医书》延寿丹)。健脾去湿,息火消痰,久服轻身,发白转黑、面如童子,本品(人精)与苍术(天精)、地骨皮(地精)配伍蜜丸,酒汤送服(如《医学入门》三精丸)。

2. 津伤口渴、消渴及肠燥便秘:津伤口渴,与麦冬、石斛、天花粉等配伍;兼气虚,加西洋参、太子参、山药等合用;津液匮乏所致肠燥便秘,与何首乌、肉苁蓉、胡桃仁、火麻仁等配伍。

3. 其他:百种风热,与白蜜、酥油、生姜配伍和酒饮,或单以本品汁熬烧酒饮(如《本草纲目》桑椹酒)。瘰疬,单用本品熬膏服(如《素问病宜气机保命集》文武膏);烫火伤,以汁涂之(《是斋百一选方》)。心肾衰弱不寐,或习惯性便秘,可单用本品煎服(《闽南民间草药》)。饮酒中毒,以本品浸酒饮(《圣济总录》)。

【现代研究】本品含糖、鞣酸、苹果酸、维生素 B_1、维生素 B_2 和胡萝卜素,以及亚油酸、油酸、软脂酸、硬脂酸、辛酸、壬酸、癸酸、肉豆蔻酸、亚麻酸等,并含有桉叶素、牻牛儿醇、芳樟醇乙酸脂、芳樟醇、樟脑、α-蒎烯、柠檬烯等。

提取物有中度促进淋巴细胞转化作用,能促进 T 细胞成熟,从而使衰老的 T 细胞功能得到恢复,对青年小鼠体液免疫功能有促进作用;对粒细胞的生长有促进作用;并有防治实验性白细胞减少等作用。

【用法用量】

1. 炮制:生用。

2. 用法:内服:煎服,或鲜食,或熬膏,或浸酒。外用:捣汁涂。

3. 用量:内服:煎服,9～15 克。外用:适量。

楮实子

【文献记载】

《名医别录》:"味甘,寒,无毒。""主阴痿,水肿,益气,充肌肤,明目,久服不饥不老,轻身。"

《本草通玄》:"甘,平。"

《日华子本草》:"壮筋骨,助阳气,补虚劳,助腰膝,益颜色。"

《本草汇言》:"健脾养肾,补虚劳,明目。主阳亢阴痿,水涸目蒙,及脾热水肿,腰膝痿弱,筋骨乏力诸证。"

《本草从新》:"甘寒而利,消水肿,疗骨鲠,明目,软坚。"

《萃金裘本草述录》:"泻湿热。"

【药性】甘,寒。

【功能】滋肾,清肝,明目,利尿。

【临床应用】

1. 腰膝酸软,虚劳骨蒸,头晕目昏:虚损劳伤,脾肾虚寒,心血不足,腰膝酸软、失眠健忘、眩晕倦怠、小便混浊、遗精阳痿、未老先衰、疲乏无力,与山茱萸、熟地黄、枸杞子、山药、五味子、肉苁蓉、杜仲、巴戟天等配伍捣末蜜丸,盐汤送服(如《洪氏集验方》还少丹);肾虚腰膝无力,与杜仲、续断、牛膝、狗脊等配伍;阳痿不举,与枸杞子、补骨脂、肉苁蓉、淫羊藿等配伍;肝肾不足,劳热骨蒸、盗汗、梦遗,与山茱萸、菟丝子、银柴胡、干地黄等配伍。

2. 目翳昏花:肝经有热,目生翳障,可单用本品研末,蜜汤调服(如《仁斋直指方》楮实散);一切眼内外翳膜遮障,碜涩疼痛,羞明怕日,胬肉攀睛,及冷热泪,与荆芥穗、炙甘草配伍捣散,腊茶送服(如《圣济总录》拨云散);目昏,与荆芥穗、地骨皮研末、蜜丸,米饮送服(《儒门事亲》)。

3. 水肿胀满:肾气阴两虚,气化不利所致水液停滞之臌胀、小便不利,与丁香、茯苓研末,以本品浸膏为丸(如《素问病机气宜保命集》楮实子丸);水肿,与大腹皮配伍(《青岛中草药手册》)。

4. 其他:脾、肾、肝三脏阴虚,吐血咯血、骨蒸夜汗、口苦烦渴、梦中遗精,或大便虚燥、小便淋涩,或眼目昏花、风泪不止,本品以黑豆汁反复浸晒与枸杞子研末,白汤送服(《本草汇言》)。喉痹喉风,单用本品研末,井华水送服(《濒湖集简方》)。石疽,状如痤疖而皮厚,亦治金疮,本品捣敷患处(《备急千金要方》);去皱皱,悦皮肤,与土瓜根、商陆等分研末,每晨洗擦患处(如《御药院方》楮实散)。

【现代研究】本品含皂苷、维生素 B 及油脂等。

提取物对毛发癣菌有抑制等作用。

【用法用量】

1. 炮制:生用。

2. 用法:内服:煎服,或入丸、散。外用:捣敷,或研末洁面(去皱皱)。

3. 用量:内服:煎服,6～10克。外用:适量。

龟 甲

【文献记载】

《神农本草经》:"味咸,平。""主漏下赤白,破癥瘕,痎疟,五痔,阴蚀,湿痹,四肢重弱,小儿囟不合,久服轻身不饥。"

《名医别录》:"甘,有毒。""主头疮难燥,女子阴疮及惊恚气,心腹痛,不可久立,骨中寒热,伤寒劳复,或肌体寒热欲死。益气资智,亦使人能食。"

《药性论》:"无毒。""(烧)灰治脱肛。"

《四声本草》:"主风脚弱,炙之,末,酒服。"

《日华子本草》:"治血麻痹。"

《本草衍义》:"补心。"

《日用本草》:"治腰膝酸软,不能久立。"

《本草衍义补遗》:"补阴之功力猛,而兼去瘀血,续筋骨,治劳倦。""治阴血不足,止血,治四肢无力。"

《本草蒙筌》:"专补阴衰,善滋肾损。"

《本草纲目》:"治腰脚酸痛。补心肾,益大肠,止久痢久泄,主难产,消痈肿。烧灰敷臁疮。"

《医林纂要》:"治骨蒸劳热,吐血衄血,肠风痔血,阴虚血热之证。"

《得宜本草》:"得黄柏、知母,治阴虚劳热。得侧柏、香附,治郁结。得妇人发、川芎、当归,能下死胎。"

《得配本草》:"通血脉,疗蒸热,治腰脚血结及疟邪成癖。""得枳壳开产门。配杜仲止泻痢。配鳖甲烧研,治人咬伤疮。"

【药性】咸、甘,微寒。

【功能】滋阴潜阳,益肾健骨,补心安神。

【临床应用】

1. 阴虚阳亢,阴虚内热,虚风内动:阴虚阳亢,头目眩晕,与天冬、白芍、牡蛎等配伍(如《医学衷中参西录》镇肝息风汤);阴虚内热,骨蒸潮热、盗汗遗精,与熟地黄、知母、黄柏等配伍(如《丹溪心法》大补阴丸);阴虚风动,神倦瘛疭,与阿胶、鳖甲、生地黄等配伍(如《温病条辨》大定内珠)。

2. 肾虚骨痿,囟门不合:肾虚之筋骨不健、腰膝酸软、步履乏力及小儿鸡胸、龟背、囟门不闭,与熟地黄、知母、黄柏、锁阳等配伍(如《丹溪心法》虎潜丸),或与鹿茸、紫河车、山药、当归等配伍;小儿解颅,与地黄配伍(如《温氏经验良方》解颅煎)。痿厥,筋骨软,气血俱虚,与黄柏、干姜、牛膝、陈皮研末姜汁(或酒)为丸,白汤送服(如《丹溪心法》补肾丸)。

3. 阴血亏虚,惊悸,失眠,健忘:阴血不足,心肾失养所致惊悸、失眠、健忘,与石菖蒲、远志、龙骨等配伍(如《备急千金要方》孔子大圣智枕中方);失志善忘,与木通、远志、菖蒲等分配伍酒送服(如《圣济总录》龟甲散)。虚损精极,梦泄遗精、瘦削少气、目视不明,与鹿角、枸杞子、人参配伍熬膏服(如《摄生秘剖》龟鹿二仙膏)。

4. 其他:崩中漏下,赤白不止,气虚竭,与牡蛎等分研末,酒送服(《备急千金要方》);妇女白带,腹时痛,与黄柏、干姜、山栀研末,酒糊丸服(《仁斋直指方》)。无名肿毒,对口疔疮,发背流注,无论初起、将溃、已溃,与白蜡同炙酥研末,黄酒送服(如《梅氏验方新编》龟蜡丹);乳头破烂,与冰片研末,麻油调搽(《潜斋简效方》);臁疮朽臭,本品煅存性与轻粉、麝香研末,葱汤洁疮后掺(《急救方》)。五痔,结硬焮痛不止,与蛇蜕、露蜂房、麝香、猪后蹄甲研末、温粥饮调服(如《太平圣惠方》龟甲散);杨梅结毒,筋骨疼痛、日久腐烂、臭败不堪,或咽喉唇鼻破坏,与石决明、朱砂配伍研极细、米饮和丸,酒或土茯苓汤送服(如《外科正宗》结毒紫金丹)。

【现代研究】本品含动物胶、角蛋白、脂肪、骨胶原、天门冬氨酸、苏氨酸、丝氨酸、谷氨酸、脯氨酸等18种氨基酸,以及锶、锌、铜等微量元素。

本品能改善实验动物"阴虚"模型的机能状态,使之恢复正常;能增强免疫功能;具有双向调节DNA合成的效应;有解热、镇静、补血、抗衰老等作用;并有抗凝血、增加冠状动脉血流、抗缺氧及兴奋子宫等作用。

【用法用量】

1. 炮制:生用,炒用,炒后、醋或酒淬用。

2. 用法:内服:煎服,或入丸、散,或熬膏。外用:煅存性、研末,掺,或麻油调敷。

3. 用量:内服:煎服,10～30克。外用:适量。

注意事项:煎服,宜先煎。

鳖　甲

【文献记载】

《神农本草经》:"味咸,平。""主心腹癥瘕坚积,寒热,去痞、息肉、阴蚀、痔、恶肉。"

《名医别录》:"无毒。""疗温疟,血瘕,腰痛,小儿胁下坚。"

《长沙药解》:"味咸气腥。"

《本草从新》:"咸寒属阳。""治劳瘦骨蒸,往来寒热,温疟疟母。"

《雷公炮炙论》:"治气、破块、消癥、定心药中用之。"

《药性论》:"主宿食、癥块、痃癖气、冷瘕、劳瘦、下气。除骨热、骨节间劳热、结实壅塞。治妇人漏下五色、嬴瘦者。"

《日华子本草》:"去血气,破癥结、恶血,堕胎,消疮肿并扑损瘀血、疟疾、肠痈。"

《本草衍义补遗》:"补阴。"

《医学入门》:"主劳疟、老疟,女子经闭,小儿痫疾。"

《本草纲目》:"除老疟疟母,阴毒腹痛,劳复,食复,斑痘烦喘,妇人经脉不通,产难,产后阴脱,丈夫阴疮,石淋,敛溃痈。"

《本经逢原》:"煅灰研极细末,疗汤火伤,皮纵肉烂者并效,干则麻油调敷,湿则干掺。"

《本草品汇精要》:"鳖甲合诃黎勒皮、干姜疗癥癖病;合牛乳,治痃癖气;合琥珀、大黄,下妇人蓄积恶血;合鸡子白傅丈夫阴头痛;合酒服疗石淋;合蜜丸疗小儿痫。合灯心、蜜疗上气急满,坐卧不得。"

《本草蒙筌》:"治劳热,渍童便;摩坚积,渍酽醋。"

《得配本草》:"和青蒿,治骨蒸。配牡蛎,消积块。佐桃仁、三棱,治奔豚气痛。调鸡子白,敷阴疮。"

【药性】咸,微寒。

【功能】滋阴清热,潜阳息风,软坚散结。

【临床应用】

1. 阴虚发热:肝肾阴虚所致虚劳骨蒸、潮热盗汗、身体消瘦,与胡黄连研末、青蒿汤送服(孙思邈),或与银柴胡、知母、青蒿、地骨皮等配伍(如《证治准绳》清骨散);肺痨久嗽之肌蒸盗汗、咳血、咯血,与阿胶、鹿角霜或熟地黄、蛤蚧配伍(如《圣济总录》鳖甲散);温病后期,阴液耗伤,邪伏阴分,夜热早凉、热退无汗,与牡丹皮、生地黄、青蒿等配伍(如《温病条辨》青蒿鳖甲汤)。风劳病,骨蒸盗汗、肌肉消瘦、唇红颊赤、午后潮热、咳嗽困倦、脉象微数,与地骨皮、柴胡、秦艽、知母、当归研末、青蒿乌梅煎汤送服(《如卫生宝鉴》秦艽鳖甲汤)

2. 虚风内动:热病后期,热入下焦,肝阴已伤,虚风内动,手指蠕动,甚则痉厥,脉沉数、舌干光绛齿燥,与牡蛎、龟甲、生地黄、阿胶等配伍(如《温病条辨》二甲复脉汤)。

3. 癥瘕积聚及肝脾肿大:久疟、疟母及多种原因所致肝脾肿大、胁肋疼痛,或气血痰湿凝聚而成癥瘕痞块,与柴胡、䗪虫、大黄等配伍(如《金匮要略》鳖甲煎丸);正气已虚,疟疾久发不已、时时发热、胁下痞块,与黄芪、川芎、槟榔配伍(如《医方集解》鳖甲饮);妇女血瘀经闭,腹中有块,与桃仁、大黄、丹参、穿山甲等配伍;癥瘕兼有气郁,与香附、木香、三棱、莪术等配伍。

4. 其他:石淋,单用本品研末,酒送服(《肘后备急方》)。小儿痫,单用本品炙、研末,人乳送服,或蜜丸服(《子母秘录》)。痔漏,脓血淋漓,或肿痛坚硬下坠,与露蜂房、蛇蜕、猪后蹄、刺猬皮、麝香研末,生地黄汤送服,更以末敷患处(如《证治准绳》鳖甲散)。肾病综合征低蛋白血症,与白茅根配伍(《补益药治病与健身》)。痛疽不敛,不拘发背一切疮,单用本品煅存性、研末掺(《怪症奇方》)。

【现代研究】本品含动物胶、骨胶原、角蛋白、天门冬氨酸、苏氨酸、谷氨酸、甘氨酸等17种氨基酸,并含碳酸钙、磷酸钙、维生素D、中华鳖多糖,以及钙、钠、铅、钾、锰、铜、锌等十余种微量元素。

本品能降低实验性甲亢动物血浆cAMP含量;能提高淋巴母细胞转化率,延长抗体存在时间,增强免疫功能;能保护肾上腺皮质功能、促进造血功能、提高血红蛋白含量;能抑制结缔组织增生,并有抗肿瘤、防止细胞突变及一定的镇静等作用。

【用法用量】

1. 炮制:生用,炒用,炒后、醋淬用。

2. 用法:内服:煎服,或入丸、散,或熬膏。外用:研末,掺或调敷。

3. 用量:内服:煎服,10～30克。外用:适量。

注意事项:煎服,宜先煎。

紫河车

【文献记载】

《本草蒙筌》:"味甘,气大温,无毒。""疗诸虚百损,劳瘵传尸,治五劳七伤,骨蒸潮热,喉咳音哑,体瘦发枯,吐衄来红。煮食滋补尤佳,又益妇人,俾育胎孕。"

宁源《食鉴本草》:"味甘、咸,温。"

《本草拾遗》:"主血气羸瘦,妇人劳损,面䵟皮黑,腹内诸病渐瘦悴者。"

吴球:"治男女一切虚损劳极,癫痫失志恍惚,安心养血,益气补精。"(引自《本草纲目》)

《雷公炮制药性解》:"主男子精衰,妇人无子。"

《冯氏锦囊》:"专滋肝肾。""骨蒸盗汗,腰脊酸疼,足膝痿软,惊悸羸乏等证。""大补气血,凡痘气血两虚者用之。"

《药性切用》:"治久崩。"

《本草再新》:"大补元气,理血分,治神伤梦遗,能壮阳道,能滋阴亏,调经安产。"

《现代实用中药》:"用于神经衰弱,阳痿,不孕及慢性衰弱病,如肺结核等。又为阵痛催进剂及促进乳汁分泌剂。"

《得宜本草》:"得熟地、牛膝、杜仲,能补肾益精。"

【药性】 甘、咸,温。

【功能】 补肾填精,养血益气。

【临床应用】

本品为血肉有情之品,为峻补精血,益肾强身,助孕生育之要药。

1. 虚劳:本品适用于一切虚劳病症。肾气亏虚,精血衰少所致阳痿、遗精、性欲减退、不孕不育、月经失调、腰酸乏力,可单用本品研末服,或与龟甲、黄柏、杜仲、牛膝、生地黄、白茯苓、天冬、麦冬、人参等配伍制丸服(如《本草纲目》引《诸证辨疑》大造丸);劳瘵虚损,骨蒸,与白茯苓、人参、山药研末,面糊丸,米饮送服(如《妇人良方大全》河车丸);吐血,男子失血后,劳疾后,本品煮烂入茯苓并少许酒杵丸,米饮或酒送服(《朱氏集验方》);肾阴肾阳俱不足者,与鹿角胶、补骨脂、菟丝子、肉苁蓉等配伍。

2. 肺肾两虚之咳喘:老人久病喘息、咳嗽、吐少量清稀痰、动则喘甚、张口抬肩、心悸少寐、虚羸消瘦舌淡、两寸尺脉弱,与杏仁、百合、胡桃仁配伍加佐料炖食(如《养老奉亲书》炖胎盘方);哮喘、咳嗽日久,由肺及肾,肺肾两虚,动则气喘、发作频仍,可单用本品研末服,或与人参、蛤蚧等配伍。

3. 气血亏虚:体质虚弱,少气乏力、面色萎黄、心悸、自汗、产后缺乳等,可单用本品研末服,或与党参、黄芪、当归、熟地黄等配伍;脾虚食少,与白术、茯苓等配伍。现代临床用治再生障碍性贫血、白细胞减少症,可与熟地黄、当归、杜仲等配伍。

4. 其他:小儿惊痫,可单用本品研烂、入人乳调如泥服,或研泥后入人参、当归末为丸,人乳化服(《保婴撮要》)。久癫失志,气虚血弱,单用本品煮食(《本草纲目》引《刘氏经验方》)。产后乳汁不足,单用本品焙、研末服(《吉林中草药》)。

【现代研究】本品成分较为复杂,含有干扰素、β-抑制因子,以及促性腺激素A和B、催乳素、促甲状腺激素、催产素样物质,多种甾体激素和雌酮、雄甾酮、去氧皮质甾酮等,并含有溶菌酶、激肽酶、组胺酶、催产毒酶、清蛋白酶及红细胞生成素、磷脂、氨基多糖体、胎盘乳原、多种氨基酸、维生素B_{12}、乙酰胆碱及碘等。

提取物有激素样作用,能显著促进实验动物胸腺、脾脏、子宫、阴道、乳腺等的发育,也可促进甲状腺、睾丸的发育;有调节免疫功能、增强机体抵抗力及抗过敏、抗菌、抗病毒等作用。

【用法用量】

1. 炮制:鲜用,或焙干用。

2. 用法:内服:研末服,或入丸、散,或熬膏,或炖食。

3. 用量:研末服,1.5～3克。

哈蟆油

【文献记载】

曹炳章:"温平,无毒,味微咸。""坚益肾阳,化精添髓,泽润肺脏,增长脂肪,为脾肾虚寒、气不化精之要药。"

《饮片新参》:"甘,凉。""养肺、肾阴。治虚劳咳嗽。"

《中国药典》:"甘、咸,平。""补肾益精,养阴润肺。用于阴虚体弱,神疲乏力,心悸失眠,盗汗不止,痨嗽咳血。"

《中药大辞典》:"甘咸,平。""补肾益精,润肺养阴。治病后、产后虚弱,肺痨咳嗽吐血,盗汗。"

《辽宁主要药材》:"味甘,性寒,无毒。""治体虚,神经衰弱。"

《神农本草经》:"主邪气,破癥坚、血、痈肿,阴疮,服之不患热病。"

《中药志》:"补虚,退热。治体虚、精力不足。"

《中药材手册》:"治产后气虚。"

【药性】甘、咸,平。

【功能】补肾益精,养阴润肺。

【临床应用】

本品能补益肺肾之精血,有强壮体魄,补虚扶羸之能。为治疗女性内分泌失调、不孕之要药。

1. 病后体虚,神衰盗汗:病后、产后,伤血耗气,虚弱羸瘦,神衰盗汗,单用本品即效,或与党参、白术、阿胶、黄芪配伍制丸服(《四川中药志》)。

2. 劳嗽咯血:肺肾阴伤,劳嗽咯血,与白木耳配伍炖食(《四川中药志》),或与蛤蚧、人参、熟地黄、胡桃肉等入丸、散服。

【现代研究】本品主要含蛋白质,其次含糖类和脂肪。含睾酮、孕酮、雌二醇、色氨酸、赖氨酸、蛋氨酸、亮氨酸、维生素 A、维生素 E 及钾、钠、镁等。

提取物有较好的强壮作用,能促进动物性成熟、增强机体机能及应激能力,并有抗疲劳及抗衰老等作用。

【用法用量】

1. 炮制:生用。

2. 用法:内服,煎服,或入丸、散,或炖食。

3. 用量:煎服,3～10 克。

冬虫夏草

【文献记载】

《本草从新》:"甘,平。""保肺益肾,止血化痰,已劳嗽。"

《药性考》:"味甘,性温。""秘精益气,专补命门。"

《本草再新》:"有小毒。"

《现代实用中药》:"味甘、酸,性平。气香。""适用于肺结核、老人衰弱之慢性咳嗽气喘,吐血,盗汗,自汗等;又用于贫血虚弱遗精,老人畏寒,涕多泪出等症。"

《柑园小识》:"以酒浸数枚啖之,治腰膝间痛楚,有益肾之功。"

《本草纲目拾遗》:"潘友新云治膈症,周兼士云治蛊胀。"

【药性】甘,平。

【功能】补肾益肺,止血化痰。

【临床应用】

1. 咳喘:肺虚咳喘,或肺肾两虚、咳喘不已、呼长吸短,与人参、胡桃肉配伍;肺虚阴亏,劳嗽痰血,与阿胶、川贝母、麦冬等配伍。肺结核咳嗽、咯血,老年虚喘,与贝母、百合配伍(《河北中草药》)。

2. 自汗,盗汗:自汗,与黄芪、白术、桂枝、防风等配伍;盗汗,与生地黄、牡蛎、秦艽、鳖甲等配伍。

3. 肾气不足,阳痿,遗精:肾气虚弱,腰膝酸软,与菟丝子、淫羊藿、山茱萸、巴戟天、鹿茸等浸酒饮。肾虚腰痛,与枸杞子配伍浸酒饮(《河北中草药》)。

4. 其他:病后虚损,将本品纳于劈开鸭头中,以线绑定后煲汤食用(《本草纲目拾遗》);贫血,病后虚弱,阳痿、遗精,与黄芪配伍煎服(《河北中草药》)。

【现代研究】本品含有虫草酸,多种氨基酸,硬脂酸,油酸,亚油酸,维生素 A、C、B,烟酸、烟酰胺,麦角甾醇,尿嘧啶,腺嘌呤,腺嘌呤核苷,肌苷,麦角甾醇过氧化物,胆甾醇软脂酸酯及水溶性多糖、磷、钠、钾、钼、镁、铝、锰等多种微量元素。

提取物有抗癌、抗炎、抗菌、调节免疫功能作用;对急性肾衰有明显的保护作用,对应激性心肌梗死也有一定的保护作用;并有抗衰老、镇静、抗惊厥等作用。

【用法用量】

1. 炮制:生用。

2. 用法:内服:煎服,或入丸、散,或炖食。

3. 用量:煎服,5~10克。

凡能收敛固涩,以治疗各种滑脱病症的药物,称为收涩药。

收涩药多酸涩、性温或平,具有敛耗散、固滑脱功效。主要适用于久病体虚、正气不固、脏腑功能衰退所致自汗、盗汗、久咳虚喘、久泻、久痢、遗精、滑精、遗尿、尿频、崩漏、带下等病症。部分收涩药兼有清湿热、解毒等功效。

收涩药因药性及功效趋向不同而分为:固表止汗药、敛肺涩肠药、固精缩尿止带药三类。

收敛药所治滑脱病症本质在于正气虚弱、不能固摄所致。因此,本类药多为治标之治,临床应用时须与补益药配伍。如治气虚自汗、阴虚盗汗,须与补气药或补阴药配伍;脾肾阳虚所致久泻、久痢,须与温补脾肾药配伍;肾虚所致遗精、滑精、遗尿、尿频,须与补肾药配伍;冲任(带)不固所致崩漏、带下,须与补肝肾、固冲任(带)药配伍;肺肾虚损所致久咳虚喘,须与补肺益肾纳气药配伍。

收涩药性涩敛邪,对于表邪未解、湿热内蕴所致泻痢、带下、尿频等病症忌用,否则有"闭门留寇"之弊。

现代药理研究证明:收涩药多含大量鞣质。有止泻、止血、使分泌细胞减少分泌等作用。此外,尚有抑菌、消炎、防腐、吸收肠内有毒物质等作用。

第一节　固表止汗药

凡能收敛止汗,治疗自汗、盗汗类病症的药物,称为固表止汗药、

固表止汗药药性多甘、平,具有调节营卫、顾护腠理、固表止汗的功效,治疗自汗、盗汗类病症。

本类药临床应用时,因气虚肌表不固所致自汗,须与补气药配伍;因阴虚不能制阳、阳热迫津外出所致盗汗,须与滋阴除蒸药配伍。

麻黄根

【文献记载】

《本草纲目》:"味甘,平,无毒。""麻黄发汗之气,驶不能御。而根节止汗,效如影响。"

《本草正》:"味甘、微苦、微涩,平。"

《名医别录》:"止汗,夏月杂粉扑之。"

《滇南本草》:"止汗,实表气,固虚,清肺气、梅核气。"

《本草品汇精要》:"止盗汗。"

《本草正义》:"其根则深入土中……则轻扬走表之性尤存,所以能从表分而收其散越,敛其轻浮,以还归于里。是故根荄收束之本性,则不特不能发汗,而并能使外发之汗敛而不出。此则麻黄根所以有止汗之功力,投之辄效者也。"

《四川中药志》:"敛汗固表。治阳虚自汗,阴虚盗汗。"

【药性】甘、微涩,平。

【功能】固表止汗。

【临床应用】

1. 自汗,盗汗:气虚自汗,与黄芪配伍(如《谈野翁试验方》治虚汗无度方),或与黄芪、牡蛎配伍(如《太平惠民和剂局方》牡蛎散);阴虚盗汗,与熟地黄、当归等配伍(如《兰室秘藏》当归六黄汤);产后虚汗不止,与当归、黄芪等配伍(如《太平圣惠方》麻黄根散)。大虚汗出欲死,若自汗不止者,与附子、牡蛎等分研末与白粟粉合扑汗处(如《圣济总录》麻黄根散)。汗劳不止,与石膏研末,蜜丸服(如《医心方》引《效验方》麻黄丸)。

2. 肾劳热,阴囊生疮,与石硫黄、米粉研末撒(如《备急千金要方》麻黄根粉)。

【现代研究】本品含有多种生物碱,主要包括麻黄根素,麻黄根碱 A、B、C、D 及阿魏酰组胺等。尚含有麻黄宁 A、B、C、D 和麻黄酚等双黄酮类成分等。

提取物能抑制低热和烟碱所致的发汗;并有比较明显的降血压等作用。

【用法用量】

1. 炮制:生用。

2. 用法:内服:煎服,或入丸、散。外用:研粉扑。

3. 用量:内服:煎服,3～9 克。外用:适量。

浮小麦

【文献记载】

《本草纲目》:"甘、咸,寒。无毒。""益气除热,止自汗、盗汗,骨蒸虚热,妇人劳热。"

《本草汇言》:"味甘、苦,气平、寒。"

《本草备要》:"咸,凉。"

《本草从新》:"涩。"

《本草蒙筌》:"敛虚汗。"

《本草药性大全》:"治骨热、肌热大效,妇人劳热,小儿肤热。"

《现代实用中药》:"补心,止烦,除热,敛汗,利小便,养肝气,令女人易孕。"

《青岛中草药手册》:"养心安神,治脏躁症。"

【药性】甘,凉。

【功能】固表止汗,益气,除热。

【临床应用】

1. 自汗,盗汗:凡自汗、盗汗,均可单用本品炒焦研末,米饮调服(如《卫生宝鉴》独圣散);气虚自汗,与黄芪、牡蛎、麻黄根等配伍(如《太平惠民和剂局方》牡蛎散);阴虚盗汗,本品煎汤调服防风末(《卫生易简方》),或与五味子、麦冬、地骨皮等配伍。

2. 骨蒸劳热:阴虚发热,骨蒸劳热,与玄参、麦冬、生地黄、地骨皮等配伍。

3. 其他:脏躁症,与甘草、大枣配伍(《青岛中草药手册》)。男子血淋不止,可单用本品童便炒为末,砂糖煎水调服(《奇方类编》)。

【现代研究】本品含淀粉及酶类蛋白质、脂肪、钙、磷、铁、维生素等。

【用法用量】

1. 炮制：生用。

2. 用法：内服：煎服，或研末服。

3. 用量：煎服：15～30克；研末服：3～5克。

糯稻根

【文献记载】

《本草再新》："味甘、辛，性平，无毒。""补气化痰，滋阴壮胃，除风湿，治阴寒，安胎和血，疗冻疮、金疮。"

《中国医学大辞典》："甘，寒。""养胃，清肺，健脾，退虚热。"

《岭南草药志》："味甘、淡。""治久热不退，小儿脾虚发热。"

《药材学》："补肺健脾，养胃津。"

《四川中药志》："治阴寒湿邪，胃弱食少。"

《福建药物志》："清热除湿，敛阴和血。治传染性肝炎，盗汗，鼻衄，乳糜尿。"

《青岛中草药手册》："健胃，止汗，渗湿。主治神经性腹痛，肝炎，虚寒吐逆，丝虫病。"

【药性】甘，平。

【功能】固表止汗，益胃生津，退虚热。

【临床应用】

1. 自汗，盗汗：气虚自汗，可单用本品煎服，或与黄芪、党参、白术、浮小麦等配伍；阴虚盗汗，与生地黄、地骨皮、麻黄根等配伍，或与乌枣、红糖配伍（《福建药物志》）。

2. 虚热不退，骨蒸潮热：阴虚口渴，虚热不退及骨蒸潮热，与沙参、麦冬、地骨皮等配伍。

3. 其他：肝炎，与紫参配伍加糖适量煎服（南京药学院《中草药学》）。丝虫病（乳糜尿），用本品大剂量加枣煎服（南京药学院《中草药学》）。

【用法用量】

1. 炮制：生用。鲜品为佳。

2. 用法：煎服。

3. 用量：15～30克。

第二节　敛肺涩肠药

凡能敛肺止咳、涩肠止泻，治疗久咳虚喘、久泻、久痢病症的药物，称为敛肺涩肠药。

敛肺涩肠药药性酸涩收敛，具有敛肺止咳喘、涩肠止泻痢功效，治疗久咳虚喘、久泻、久痢类病症。

本类药临床应用时，因肺虚所致久咳虚喘，须与补肺益气药配伍；因肾虚所致虚喘，须与补肾纳气药配伍；因脾肾阳虚所致久泻、久痢，须与温补脾肾药配伍；咳喘、泻痢而兼见脾气虚弱或中气下陷者，须与补益脾气或升提中气药配伍。

五味子

【文献记载】

《神农本草经》："味酸，温。""主益气，咳逆上气，劳伤羸瘦，补不足，强阴，益男子精。"

《名医别录》："无毒。""养五脏，除热，生阴中肌。"

《新修本草》："皮肉甘、酸，核中辛、苦，都有咸味。"

《汤液本草》："气温，味酸、微苦。"

《本草经集注》："胜乌头。"

《药性论》："治中下气，止呕逆，补诸虚劳，令人体悦泽，除热气。病人虚而有气兼嗽加用之。"

《日华子本草》："明目，暖水脏，治风，下气，消食，霍乱转筋，痃癖奔豚冷气，消水肿，反胃，心腹气胀，止渴，除烦热，解酒毒，壮筋骨。"

李东垣："生津止渴，治泻痢，补元气不足，收耗散之气，瞳子散大。""五味子治嗽，有痰者，以半夏为佐；喘者，阿胶为佐，但分两少不同耳。"（引自《本草纲目》）

王好古："治喘咳燥嗽，壮水镇阳。"（引自《本草纲目》）

《本草蒙筌》："风寒咳嗽，南五味为奇；虚损劳伤，北五味最妙。"

《本草通玄》："固精，敛汗。"

《药性纂要》："疗梦遗滑泄。"

《药性切用》："敛肺滋肾，专收耗散之气，为喘嗽虚乏多汗之专药。"

《医学启源》："孙真人曰，五月常服五味子，以补五脏之气。遇夏月季夏之间，令人困乏无力，无气以动，与黄耆、人参、麦门冬，少加黄檗，锉煎汤服之，使人精神，元气两足，筋力涌出。"

《用药心法》："五味子，酸以收逆气，肺寒气逆，则以此药与干姜同用治之。"（引自《汤液本草》）

《本草品汇精要》："合人参、麦门冬，生脉。"

《本草经解》："同炮姜炭，敛浮游之火归于下焦；同淫羊藿，治阴虚阳痿，临房不举，易泄易软。"

【药性】酸、甘，温。

【功能】收敛固涩，益气生津，补肾宁心。

【临床应用】

1. 久咳虚喘：肺虚久咳，与罂粟壳研末、白饧为丸服（如《卫生家宝方》五味子丸）；肺肾两虚喘咳，与山茱萸、熟地黄、山药等配伍（如《医宗己任编》都气丸）；肺经感寒，咳嗽不已，与白茯苓、甘草、干姜、细辛研末，煎服（如《鸡峰普济方》五味细辛汤）；小儿暴嗽，与（肉）桂、干姜等分配伍（如《圣济总录》五味子汤）；寒饮咳喘，与麻黄、细辛、干姜等配伍（如《伤寒论》小青龙汤、《金匮要略》苓甘五味姜辛汤）。痰嗽并喘，与白矾等分研末，以炙熟猪肺蘸食（《普济方》）。

2. 自汗，盗汗：自汗、盗汗，与麻黄根、浮小麦、牡蛎等配伍，单以本品研末、唾调成饼，临睡前贴脐（《医方一盘珠》）。

3. 遗精，滑精：肾虚精关不固所致遗精、滑精，可单用本品熬膏服（如《医学入门》五味子膏），或与桑螵蛸、煅龙骨等配伍（如《杨氏家藏方》桑螵蛸丸），或与麦冬、山茱萸、熟地黄、山药等配伍（如《医宗金鉴》麦味地黄丸）；滑泄，与陈米、肉豆蔻、赤石脂研末，粟米汤送服（如《世医得效方》豆蔻饮）；肾虚精少，阳痿早泄、久不生育，与菟丝子、枸杞子、覆盆子等配伍（如《摄生众妙方》五子衍宗丸）；阳痿不起，与菟丝子、蛇床子等分研末，蜜丸服（《备急千金要方》）。

4. 久泻不止：脾肾虚寒所致久泻不止，与吴茱萸配伍炒香研末，米饮送服（如《普济本事方》五味子散）；或与补骨脂、肉豆蔻、吴茱萸配伍（如《内科摘要》四神丸）。

5. 津伤口渴：热伤气阴，汗多口渴，与人参、麦冬配伍（如《内外伤辨惑论》生脉散）；阴虚内热，口渴多饮之消渴，与山药、知母、天花粉、黄芪等配伍（如《医学衷中参西录》玉液汤）；肾水枯涸，口燥舌干，与黄芪、人参、麦冬、甘草配伍（如《外科精要》五味子汤）；三消并遗精白浊，与菟丝子、茯苓、莲子研末、山药煮糊为丸，米汤送服（如《仙拈集》止消丸）。

6. 心悸,失眠,多梦:阴血亏损,心神失养,或心肾不交之虚烦心悸、失眠多梦,与麦冬、丹参、生地黄、酸枣仁等配伍(如《摄生秘剖》天王补心丹)。

7. 其他:肾泄,与吴茱萸配伍同炒香研末、陈米饮送服(如《普济本事方》五味子散)。虚劳羸瘦,短气、夜梦、骨肉烦疼、腰背酸痛、动辄微喘,与续断、地黄、鹿茸、附子研末、酒糊丸,盐汤送服(如《卫生家宝方》五味子丸)。口内生疮,与滑石、黄柏配伍研末掺(《卫生易简方》);烂弦风眼,与蔓荆子配伍煎汤洗涤(《谈野翁试验方》);疮疡溃烂,皮肉欲脱,单用本品炒焦研末敷(《本草新编》);赤游成片,赤者如染,肿毒渐渐引大,单用本品焙干研末,热酒调服(《小儿卫生总微论方》)。妇人阴冷,子门痒闭,单用本品研末以口中玉泉和如兔屎大,纳阴门中,热即效(《妇人良方大全》);产后劳伤阴脱,与硫黄、乌贼骨研末掺(如《胎产辑萃》硫黄散)。痔漏,与朴硝、莲房、桑寄枝配伍煎汤,先熏后洗(如《脉因证治》煎洗秘方)。

【现代研究】本品含挥发油、有机酸、鞣质、维生素、糖及树脂等。种子挥发油中的主要成分为五味子素。

提取物对神经系统各级中枢均有兴奋作用,对大脑皮层的兴奋和抑制过程均有影响,使之趋于平衡。对呼吸系统有明显的兴奋作用,有镇咳和祛痰作用。能降低血压,有提高免疫、抗氧化、抗衰老作用。能利胆、保肝,有人参相似的适应原样作用,能增强机体对非特异性刺激的防御能力。并有抑菌等作用。

【用法用量】

1. 炮制:生用,(醋、蜜)制用。

2. 用法:内服:煎服,或入丸、散,或熬膏。外用:煎汤洗涤,或研末掺,或调敷,或制丸塞。敛肺止咳,用量宜小;滋补、安神、救脱等,用量宜稍大。

3. 用量:内服:煎服,3～6克。外用:适量。

乌　梅

【文献记载】

《神农本草经》:"味酸,平。""主下气,除热烦满,安心,肢体痛,偏枯不仁,死肌,去青黑痣,恶疾。"

《名医别录》:"无毒。""止下痢,好唾,口干。"

《医学启源》:"气寒,味酸。"

《本草纲目》:"酸,温,平,涩。""敛肺涩肠,治久嗽,泻痢,反胃噎膈,蛔厥吐利,消肿,涌痰,杀虫,解鱼毒、马汗毒、硫黄毒。"

《本草经集注》:"伤寒烦热,水渍饮汁。"

《新修本草》:"利筋脉,去痹。"

《食疗本草》:"大便不通,气奔欲死,以乌梅十颗置汤中,须臾挪去核,杵为丸如枣大,纳下部,少时即通。谨按:擘破水渍,以少蜜相和,止渴。霍乱心腹不安及痢赤、治疟方多用之。"

《本草拾遗》:"去痰,止疟瘴,止渴调中,除冷热痢,止吐逆。"

《日华子本草》:"除劳,治骨蒸,去烦闷,涩肠止痢,消酒毒,治偏枯皮肤麻痹,去黑点,令人得睡。""入建茶、干姜为丸,止休息痢。"

《本草图经》:"主伤寒烦热及霍乱躁渴,虚劳瘦羸,产妇气痢等方中多用之。"

《用药心法》:"收肺气。"

《本草新编》:"收敛肝气。"

《本草求真》:"乌梅酸涩而温……入肺则收,入肠则涩,入筋与骨则软,入虫则伏,入于死肌、恶肉、恶痣则除,刺入肉则拔……痈毒可敷,中风牙关紧闭可开,蛔虫上攻眩仆可治,口渴可止。宁不为酸涩收敛止一验乎!"

《医林纂要》:"和脾,泻肝火,解热毒。"

《本草求原》:"治溲血,下血,诸血证,自汗,口燥咽干。"

《赤水玄珠》:"得香附则顺气。""得干葛则消酒。"

《得配本草》:"得川连治赤痢肠痛。""佐麦冬治产后痢渴。"

【药性】酸,平。

【功能】敛肺止咳,涩肠止泻,安蛔止痛,生津止渴。

【临床应用】

1. 肺虚久咳:肺虚久咳、少痰,或干咳无痰,与罂粟壳配伍(如《普济方》宁肺散),或与罂粟壳、杏仁等配伍(如《世医得效方》一服散);虚劳久咳,声音嘶哑,与诃子、贝母等配伍。

2. 久泻,久痢:久泻、久痢,可单用本品煎服(如《圣济总录》乌梅汤),或与罂粟壳、诃子等配伍(如《证治准绳》固肠丸);湿热泻痢,与黄连等配伍(如《太平圣惠方》乌梅丸);虚寒泻痢,与艾叶、黄柏配伍(如《外台秘要》延年乌梅丸),或与附子、黄连、干姜等配伍(如《圣济总录》乌梅丸)。

3. 便血、咯血、崩漏:热留肠胃,脐腹疗痛、下痢纯血,或服热药过多,毒蕴于内,渗成血痢,与黄连、当归、枳壳研末,醋糊丸,米饮送服(如《赤水玄珠》乌梅丸);便血,与柿饼配伍(如《仙拈集》梅柿饼);泻血,与白矾、诃黎勒配伍制丸,米饮送服(如《圣济总录》乌梅丸);肠风脏毒下血,与白芷、百药煎等分配伍米饮糊丸,米汤送服(如《普济方》香梅丸);咯血,以本品煎汤送百草霜(《朱氏集验方》);妇人崩中下血不止,与棕榈炭、干姜配伍(《太平圣惠方》)。

4. 蛔厥腹痛,呕吐:蛔虫所致腹痛、呕吐、四肢厥冷之蛔厥病症,与细辛、川椒、黄连、附子等配伍(如《伤寒论》乌梅丸)。

5. 虚热消渴:消渴及津少口渴,可单用本品,或与甘草、食盐配伍(如《卫生家宝》造化汤);上焦肺热,口渴少津,与薄荷、白砂糖配伍捣丸噙(如《鲁府禁方》梅苏丸);虚热消渴,与天花粉、麦冬、人参等配伍(如《沈氏尊生书》玉泉散),或与麦冬、生地黄、甘草等配伍(如《圣济总录》乌梅散);虚躁暴渴,与麦冬、生地黄、甘草研末,温热水调服(如《圣济总录》乌梅散);伤寒病后,体虚烦满,与山栀、甘草、葛根等配伍(如《圣济总录》乌梅汤);骨蒸潮热,唇干口渴,欲得饮水者,与石膏等配伍。

6. 其他:咽喉肿痛,与金银花、雄黄研末、蜜丸噙(辽宁《中草药新医疗法资料选编》);诸疮水毒肿痛,与皂荚子等分配伍烧存性、研匀贴疮上(《普济方》);伤寒下部生䘌疮,单用本品研末、蜜丸,石榴皮汤送服(《太平圣惠方》);鸡眼,与荔枝肉等分捣膏敷贴(《疡医大全》);小儿头疮,积年不瘥,单用本品烧灰研细、生油调涂(《太平圣惠方》);阴脱,与蛇床子配伍煎汤浸洗(《四科简效方》)。疟疾屡发,发作已微,作则多痰,与常山等分制丸服(如《医级》山梅丸)。

【现代研究】本品含柠檬酸、苹果酸、琥珀酸、酒石酸、碳水化合物、谷甾醇、蜡样物质及齐墩果酸样等物质。

提取物对多种致病菌及某些真菌有抑制作用;能抑制离体兔肠管的运动;有轻度的收缩胆囊作用并能促进胆汁分泌;在体外对蛔虫活动有抑制作用;并表现有免疫增强及对子宫颈癌JTC$_{26}$毒株的抑制等作用。

【用法用量】

1. 炮制:生用,炒炭用。

2. 用法:内服:煎服,或入丸、散。外用:煎汤洗涤,或烧存性、研末,撒或调敷。

3. 用量:内服:煎服,3～10克。外用:适量。

五倍子

【文献记载】

《开宝本草》:"味苦、酸,平,无毒。""疗齿宣疳䘌,肺脏风毒流溢皮肤作风湿癣疮,瘙痒脓水,五痔下血不止,小儿面鼻疳疮。"

《本草纲目》:"酸、咸,平。""敛肺降火,化痰饮,止咳嗽、消渴、盗汗、呕血、失血、久痢、黄病、心腹痛、小儿夜啼,治眼赤湿烂,消肿毒、喉痹,敛溃疮、金疮,收脱肛、子肠坠下。"

《本草经疏》:"味苦、酸、涩,气平无毒。""取其苦能杀虫,酸平能敛浮热,性燥能主风湿、疮痒脓水。"

《本草拾遗》:"肠虚泄痢,为末,热汤服之。"

《日华子本草》:"治中蛊毒、毒药,消酒毒。"

《本草图经》:"生津液最佳。"

《本草衍义》:"口疮,以末掺之便可饮食。"

《本草衍义补遗》:"噙口中,善收顽痰有功,解诸热毒。"

《本草蒙筌》:"煎汤洗眼目,消赤目止疼,专为收敛之剂。"

《本草备要》:"其色黑,能染发。"

《陕西中药志》:"治肺虚咳嗽,痔疮下血,子宫出血,赤白带下,皮肤湿疮,中耳炎等症。"

《青岛中草药手册》:"可作为收敛剂,并解生物碱中毒。"

《得宜本草》:"得茯苓、龙骨,治虚劳遗浊。得白矾,治肠风下血。"

《得配本草》:"得乌梅,疗赤痢不止。配五味子,止黄昏咳嗽。""配鲫鱼治脏毒。""合全蝎,掺聤耳。合黄丹,敷风眼赤烂。"

【药性】 酸、涩,寒。

【功能】 敛肺降火,止咳止汗,涩肠止泻,固精止遗,收敛止血,收湿敛疮。

【临床应用】

1. 咳嗽,咯血:肺虚久咳,痰中带血,与五味子、麦冬、黛蛤散等配伍;肺虚久咳不愈,与五味子、罂粟壳配伍(《四川中药志》);肺热咳嗽,与瓜蒌、黄芩、贝母等配伍;热灼肺络,咳嗽咯血,与藕节、白及、生地黄等配伍。

2. 自汗,盗汗:自汗、盗汗,可单用本品研末与荞麦面作饼食用,或水调敷脐(《本草纲目》引《集灵方》),或与龙骨、牡蛎、麻黄根等配伍。

3. 久泻,久痢,脱肛:久泻、久痢,积滞已清者,可单用本品研末,米饮送服(《集灵方》),或半生半烧为末糊丸(红痢烧酒、白痢水酒、水泄米汤)服(《本草纲目》)。脱肛不收,与白矾配伍煎汤熏洗(《三因极一病证方论》),或以本品水煮极烂熏之,待温以手托上,并内服人参、黄芪、升麻等(《简便方》);产后肠脱,单用本品研末掺,或与白矾配伍煎汤熏洗(《妇人良方大全》)。

4. 遗精,滑精:虚劳遗浊,与白茯苓、龙骨研末、水糊丸,盐汤送服(如《太平惠民和剂局方》秘传玉锁丹)。

5. 出血:鼻出血,以本品研末吹,并与新绵灰等分米饮送服(《本草纲目》);牙缝出血不止,单用本品烧存性、研末,敷之(《卫生易简方》);孕妇漏胎,单用本品研末,酒送服(《朱氏集验方》);小便尿血,本品研末、盐梅捣丸,酒送服(《濒湖集简方》);粪后下血,本品研末,艾汤送服(《全幼心鉴》),或与槐花、地榆配伍(《陕甘宁青中草药选》);金疮血不止,本品研末敷(如《圣济总录》五倍散)。

6. 疮疡:一切肿毒,与大黄、黄柏研末,调敷(如《圣济总录》五倍子散);头疮热疮,风湿诸毒,与白芷等分研末掺,或清油调敷(《卫生易简方》);咽中悬痈,舌肿塞痛,与白僵蚕、甘草等分研末,白梅肉捣丸噙

《本草纲目》引《朱氏经验方》）；走马牙疳，与青黛、枯矾、黄柏等分研末掺（《痘疹便览》）；疮口不收，单用本品焙、研末，腊醋脚调涂疮周（《本草纲目》）；痔疮，与艾叶、白胶、苦楝根皮等分锉碎，煎汤熏洗（《仁斋直指方》）；手足皲，单用本品研末，牛骨髓调填裂缝中（《医方大成论》）；宫颈糜烂，与枯矾等分研末，甘油调涂（《陕甘宁青中草药选》），或单用本品研末调敷（《四川中药志》）；滴虫性阴道炎，单用本品煎汤洗涤（《四川中药志》）；风毒上攻，眼肿痒涩痛不可忍，或上下睑眦赤烂，浮肉瘀翳侵睛，与蔓荆子配伍同杵末、煎汤淋洗（如《博济方》神效驱风散）。

【现代研究】本品含五倍子鞣质、树脂、脂肪、蜡质及淀粉等。

提取物对皮肤、黏膜及溃疡的组织蛋白质产生凝固，形成一层被膜而呈收敛、止血、减少渗出、抗炎、止痛等作用，也可用于收敛减轻肠道炎症而止泻；腺细胞的蛋白质被凝固引起分泌抑制产生黏膜干燥；神经末梢蛋白质的沉淀可呈微弱的局部麻醉现象；并有明显的抗菌、抑制流感病毒及抗肿瘤等作用。

【用法用量】

1. 炮制：生用。

2. 用法：内服：煎服，或入丸、散。外用：煎汤熏、洗，或研末掺、敷。

3. 用量：内服：煎服，3～10克。外用：适量。

罂粟壳

【文献记载】

《医学启源》："味酸涩。""固收正气。"

《本草纲目》："酸涩，微寒，无毒。""止泻痢，固脱肛，治遗精久咳，敛肺涩肠，止心腹筋骨诸痛。""罂子粟壳，酸主收涩，故初病不可用之。泄泻下痢既久，则气败不固而肠滑肛脱，咳嗽诸病既久，则气散不收而肺胀痛剧，故俱宜此涩之、固之、收之、敛之。"

《本草从新》："酸涩，平。""固肾，治遗精多溺。"

《本草经疏》："若肺家火热盛，与大风寒外邪未散者，误用则咳愈增而难治……如肠胃积滞多，湿热方炽，命门火盛，湿热下流为遗精者，误用之则邪气无从而泄，或腹痛不可当，或攻入手足骨节，肿痛不能动，或遍身发肿，或呕吐不下食，或头面俱肿，或精窍闭塞，水道不通，变证百出而淹延不起矣，可不慎哉！"

《本草求真》："功专敛肺涩肠固肾，凡久泻、久痢脱肛、久嗽气乏，并心腹筋骨诸痛者最宜。"

《现代实用中药》："适用于慢性衰弱之久下痢、肠出血、脱肛、贫血拘挛之腹痛、腰痛、妇女白带。又用于慢性久咳嗽、肺结核、咳血、喘息等症。"

【药性】酸、涩，平。有毒。

【功能】涩肠止泻，敛肺止咳，止痛。

【临床应用】

1. 久泻，久痢：本品适用于久泻、久痢而无邪滞者，《本草纲目》称"为涩肠止泻之圣药。"水泄不止，与乌梅肉、大枣肉配伍煎服（《经验方》）；一切痢，不问赤白，或一日之间一二百行，与厚朴研末，米饮调服（如《是斋百一选方》百中散）；脾虚久泻不止，与诃子、陈皮、砂仁等配伍（如《普济方》罂粟散）；脾虚中寒久痢不止，与肉豆蔻等配伍（如《太平惠民和剂局方》真人养脏汤）；脾肾两虚，久泻不止，与苍术、人参、乌梅等配伍（如《证治准绳》固肠丸）。

2. 肺虚久咳：肺虚，久咳不止，可单用本品蜜炙研末，蜜汤送服（《世医得效方》），或与乌梅肉配伍（如《黄帝素问宣明论方》小百劳散）。

3. 胃痛，腹痛，筋骨疼痛：本品有良好的止痛效果，单用有效，亦可配方使用。

【现代研究】本品含多种生物碱（如吗啡、那可汀、那碎因、罂粟碱、罂粟壳碱等），另含有多糖、内消旋肌醇、赤癣醇等。

提取物有显著的镇痛、镇咳作用,能使胃肠道及其括约肌的张力提高,消化液分泌减少,便意迟钝而起止泻等作用。

【用法用量】

1. 炮制:蜜或醋炙用。

2. 用法:内服:煎服,或入丸、散。咳嗽,蜜炙用;泻痢,醋炙用。

3. 用量:煎服,3～6克。

注意事项:过量或久用易成瘾。

诃 子

【文献记载】

《药性论》:"味苦、甘。""能通利津液,主破胸膈结气,止水道,黑髭发。"

《新修本草》:"味苦、温,无毒。""主冷气心腹胀满,下食。"

《四声本草》:"苦、酸。""下宿物,止肠澼,久泄赤白痢。"

《海药本草》:"味酸、涩,温。""主五膈气结,心腹虚痛,赤白诸痢及呕吐、咳嗽,并宜使。皮,其主嗽,肉炙,治眼涩痛。"

《南方草木状》:"作饮,变白髭发令黑。"

《日华子本草》:"消痰,下气,除烦,治水,调中,止泻痢霍乱,奔豚肾气,肺气喘急,消食开胃,肠风泻血,崩中带下,五膈气。怀孕未足月有漏胎及胎动欲生,胀闷气喘,并患痢人后分急痛,并产后阴痛,和蜡烧熏及热煎汤熏洗。"

《本草图经》:"治痰嗽咽喉不利,含三数枚殊胜。"

朱丹溪:"实大肠,敛肺降火。"(引自《本草纲目》)

《本草通玄》:"生用则能清金行气,煨用则能暖胃固肠"。

《雷公炮制药性解》:"生津止咳,治嗽开音。"

《本草从新》:"治泻痢脱肛。"

《医林纂要》:"补肺敛气,泄逆去热,燥脾和胃,安厚仓廪。"

《萃金裘本草述录》:"治鱼骨鲠,烧灰调服。"

《现代实用中药》:"为收敛药。适用于喉头结核、肠结核,肠出血、痔疮出血及妇人子宫出血,慢性子宫炎,分泌带下等。"

《本草纲目》:"同乌梅、五倍子则收敛;同橘皮、厚朴用则下气;同人参用则能补肺治咳嗽。"

《赤水玄珠》:"诃子,得肉果则止泻。"

《本草经疏》:"得人参治肺虚受寒喘嗽;得橘皮、砂仁,主冷气入内,心腹胀满,及因寒食不下;得益智止气虚寒,小水不禁;佐樗根白皮止肠澼泻血;佐白术、莲实止久泄因于虚寒。"

《药品化义》:"若久泻久痢,则实邪去而元气脱,用此同健脾药,固涩大肠,泻痢自止。"

【药性】 苦、酸、涩,平。

【功能】 涩肠止泻,敛肺止咳,利咽开音。

【临床应用】

1. 久泻,久痢:久泻、久痢,可单用本品(如《金匮要略》诃黎勒散);虚寒久泻或脱肛,与干姜、罂粟壳、陈皮配伍(如《兰室秘藏》诃子皮饮);腹痛渐已,泄下微少,与黄连、木香、甘草研末,白术芍药汤送服(如《素问病宜气机保命集》诃子皮散);脱肛日久,服药未验,复下赤白脓痢,作里急后重、白多赤少,不任其苦,与橘皮、干姜、罂粟壳研末煎服(如《兰室秘藏》诃子皮散);肠风下血,与防风、秦艽、白芷等配伍(如

《本草汇言》肠风泻血丸)。

2. 久咳,失音:久咳,与杏仁、通草、煨姜配伍(如《济生方》诃子饮);肺虚久咳、失音,与人参、五味子配伍;肺虚或有郁火之失音声哑、咽喉肿痛,与桔梗、甘草配伍(如《黄帝素问宣明论方》诃子汤);久咳语声不出,与杏仁、通草配伍与煨姜同煎服(如《济生方》诃子饮);久咳失音,咽喉肿痛,与硼砂、青黛、冰片等配伍蜜丸噙(如《医学统旨》清音丸)。

3. 其他:一切风痰霍乱,食不消、大便涩,单用本品捣、和酒服《外台秘要》。产后胃虚呕吐,胸满不食,与人参、炙甘草配伍姜水煎服(如《赤水玄珠》开胃散)。风热冲项热闷,与芒硝配伍浸醋中,搅令消摩、敷热处(《外台秘要》)。奔豚气,与槟榔配伍各半炮半生、紫苏叶同煎服(《是斋百一选方》)。老人气虚不能收摄,小水频行,缓放即自遗下,或涕泪频来,或口涎不收,单用本品嚼食(《本草汇言》);肾虚脱精,与龙骨等分研末、水丸、朱砂为衣,葱汤送服(如《普济方》诃子丸)。臁疮,单用本品烧灰存性、香油调搽(《普济方》);嵌甲流脓,经久不瘥,与降真香、青黛、五倍子研末,洁疮后掺或油调敷(如《证治准绳》诃子散);唇紧疼及疮,与五倍子等分研末,少许粘唇上(《卫生宝鉴》);口疮经久不愈,本品煨后加好冰片少许研匀,掺并徐徐咽下(《本草汇言》);飞血赤脉疼痛,漠漠昏暗,兼热泪磣涩,单用本品锉细、绢裹水渍、频点(《圣济总录》)。

【现代研究】本品含大量鞣质(诃子酸、原诃子酸等),尚含诃子素、鞣酸酶、番泻苷 A 等。

提取物有收敛、止泻、解痉作用,并有明显的抑菌作用;还有抗氧化等作用。

【用法用量】

1. 炮制:生用,煨用。

2. 用法:内服:煎服,或入丸、散。外用:煎汤热敷,或研末掺,或调敷。敛肺清火,宜生用;涩肠止泻,宜煨用。

3. 用量:内服:煎服,3～6 克。外用:适量。

石榴皮

【文献记载】

《药性论》:"味酸,无毒。""治筋骨风,腰脚不遂,行步挛急疼痛。主涩肠,止赤白下痢,取汁止目泪下,治漏精。"

《本草元命苞》:"味酸涩。"

《滇南本草》:"味酸,性寒。""治久痢脓血,大肠下血。""治日久水泻,煨砂糖服;同马兜铃煎,治小儿疳虫蛊毒。亦洗膀胱。"

《本草纲目》:"酸涩,温,无毒。""止泻痢,下血,脱肛,崩中带下。"

《名医别录》:"疗下痢,止漏精。"

《本草拾遗》:"主蛔虫。"

《日用本草》:"止赤白带下及下虚漏精。"

《本草蒙筌》:"染皓发,理虫牙。"

《生草药性备要》:"治瘤子疮,止泻痢,洗疝痛。"

《本草求原》:"洗瘀疥癣。"

《草药新纂》:"治久泄,盗汗,喉症。"

《科学的民间草药》:"驱除钩、绦虫。"

《滇南本草图说》:"同水金凤熬水,荡洗周身两胯,可强筋壮骨。"

《得配本草》:"得茄梗,治肠血;配槟榔,杀虫。"

【药性】酸、涩,温。

【功能】涩肠止泻,杀虫,收敛止血。

【临床应用】

1. 久泻,久痢:久泻、久痢,滑脱不禁,甚至脱肛,与赤石脂、禹余粮,或煅龙骨、煨诃子配伍(如《太平圣惠方》石榴皮散);暴泻不止及痢赤白,可单用本品烧存性、研末,米饮送服(《袖珍方》引《经验方》);产后泻,与香附研末,米饮送服(如《朱氏集验方》榴附散);小儿冷热痢,与黄连、赤石脂研末、煎汁、溶蜡温服(如《太平圣惠方》石榴皮煎);虚寒客于下焦,肠滑洞泄,困极欲死,与干姜、黄柏、阿胶配伍(如《圣济总录》石榴皮汤);久痢成疳、便下白色,食不为肌肤,与无食子、厚朴、炮姜、橡实、附子研末,米饭和丸,生姜汤送服(如《圣济总录》石榴丸);血痢日夜不止,腹中疠痛,心神烦闷,与枳壳、当归研末,粥饮调服(《太平圣惠方》)。脱肛,与陈壁土、白矾配伍浓煎熏洗,复以五倍子末敷托上之(《医钞类编》)。

2. 虫积腹痛:蛔虫、蛲虫、绦虫等虫积腹痛,与槟榔、使君子等配伍(如《太平圣惠方》石榴皮散);蛔去心痛,腹中疠刺痛不可忍,往往吐酸水,与槟榔、桃符、胡粉配伍水酒同煎服(如《太平圣惠方》石榴皮散);取寸白虫,与紫槟榔配伍(《仁斋直指方》)。

3. 崩漏,便血:积年肠风下血不止,与侧柏叶研末,木贼汤调服(《太平圣惠方》)。崩漏及妊娠下血不止,与当归、阿胶、艾叶炭等配伍(如《产经方》石榴皮汤)。虚劳尿精,与桑白皮配伍酒煎服(《备急千金要方》)。脱肛便血,与地榆、槐花等配伍。

4. 其他:丁肿恶毒,针刺疮周后以本品研末敷疮上,复面围后疮周灸之(《肘后备急方》);臁疮,单用本品煎浓汁,稍冷后拂疮上(《世医得效方》);冻疮久烂不愈,与冬瓜皮、甘蔗皮配伍烧灰存性、研末敷(《本草汇言》);霉疮,与香附、甘草配伍(如《霉疬新书》石榴皮汤);牛皮癣,单用本品研细末,麻油调敷(《全国中草药新医疗法展览会技术资料选编》);烫火伤,与冰片研末,麻油调敷(《陕甘宁青中草药选》)。

【现代研究】本品含鞣质、蜡、树脂、甘露醇、黏液质、没食子酸、苹果酸、果胶、草酸钙、树胶、菊糖、非结晶糖等。并含石榴皮碱、异石榴皮碱、伪石榴皮碱、N-甲基异石榴皮碱等。

提取物有收敛作用,能使黏膜、创面形成致密的保护层,有助于局部创面愈合或保护局部免受刺激;有抗菌、抗病毒作用;并有驱虫等作用。

【用法用量】

1. 炮制:生用,炒炭用。

2. 用法:内服:煎服,或入丸、散。外用:煎汤熏洗,或研末、撒或调敷。

3. 用量:内服:煎服,3~10克。外用:适量。

肉豆蔻

【文献记载】

《药性论》:"味苦、辛。""能主小儿吐逆,不下乳,腹痛;治宿食不消,痰饮。"

《海药本草》:"味辛,温,无毒。""主心腹虫痛,脾胃虚冷气并,冷热虚泄,赤白虚泄,赤白痢等。凡痢以白粥饮服佳;霍乱气并,以生姜汤服良。"

《本草正》:"味苦、辛而涩,性温。"

《日华子本草》:"调中下气,止泻痢,开胃消食。"

《开宝本草》:"温中,治积冷心腹胀痛,霍乱中恶,冷疰,呕沫冷气,消食止泄,小儿乳霍。"

《本草纲目》:"暖脾胃,固大肠。"

《本草经疏》:"肉豆蔻辛味能散能消,温气能和中通畅,其气芬芳,香气先入脾,脾主消化,温和而辛香,故开胃,胃喜暖故也。""君人参、补骨脂、吴茱萸、五味子、砂仁,为治肾泄及冷泄之圣药。得缩砂密、橘皮、红曲、山楂肉、藿香、麦芽,为开胃进饮食,消宿食,止泻之上剂。"

《本草新编》："疗心腹胀疼,止霍乱,理脾胃虚寒,能消宿食,专温补心包之火,故又入膻中与胃经也。但能止下寒之泻,而不能止下热之痢。"

《医林纂要》："行相火于脾胃,以去中土之积郁。""行湿消痰。亦能醒酒。"

《本草经读》："治精冷。"

《本草求原》："除冷痰,又治水肿虫痛。""得川连、木香,治气虚湿热痢。"

沈文彬《药论》："小儿伤乳之吐泻用之最宜,大人五更之肾泄非此莫治。""虚泻必佐以参、苓;脾泄当助以参、术;火泄舍黄连不可,湿泻除苍术何堪;寒泻当合以姜、桂;飧泄合助以防风。"

《得宜本草》："得木香,附子,治久泻不止。"

《得配本草》："配木香下气消胀,配补骨脂使戊癸化火以运谷气。"

【药性】辛、微苦,温。

【功能】涩肠止泻,温中行气。

【临床应用】

1. 虚泻,冷痢:虚寒泄泻,肠鸣腹痛,与姜汁或乳香面煨研末服(如《杨氏家藏方》、《圣济总录》肉豆蔻散);脾虚久泻、久痢,胀满喜暖,与诃子、四君子汤同用(如《世医得效方》加味四君子汤);脾肾阳虚,大便稀溏或五更泄泻,与补骨脂、五味子、吴茱萸配伍(如《证治准绳》四神丸);久泻而腹痛极者,与罂粟壳配伍(如《是斋百一选方》肉豆蔻丸);泻痢日久,脾胃虚寒,日夜无度、腹痛喜温喜按、倦怠食少,及脱肛坠下,与人参、当归、白术、肉桂、甘草、白芍、木香、诃子、罂粟壳配伍(如《太平惠民和剂局方》真人养脏汤);一切血痢腹痛,与人参、乌贼骨研末,温米饮调服(如《普济方》人参散);脏腑虚寒,湿热蕴结所致赤白下痢,与黄连配伍(如《叶氏录验方》赤白痢方)。

2. 胃寒胀痛,食少呕吐:一切冷气,心腹胀满、胸膈痞滞、哕逆呕吐、泄泻虚滑、水谷不消、困倦少力、不思饮食,与丁香枝杖、甘草、白面配伍炒盐为末,沸汤点服(如《太平惠民和剂局方》豆蔻汤);治宿食,温中焦,与甘草、胡椒、盐配伍为末,沸汤点服(如《卫生家宝》一字汤);留饮宿食不消,与半夏、巴豆研末酒煮面糊为丸,茶酒送服(如《圣济总录》肉豆蔻丸)。

3. 其他:妇人白带下,腹内冷痛,与附子、白石脂研末、蜜丸,热酒送服(如《太平圣惠方》肉豆蔻丸)。小儿霍乱不止,与藿香配伍捣散,水煎温服(《太平圣惠方》);霍乱呕吐不止,与人参、厚朴配伍捣散,与生姜粟米煎汤温服(《太平圣惠方》)。水湿胀如鼓,不食者,病可下,与槟榔、轻粉、黑牵牛研末、面糊丸,连翘汤送服(如《黄帝素问宣明论方》肉豆蔻丸)。

【现代研究】本品含挥发油,并含肉豆蔻醚、丁香酚、异丁香酚及多种萜类化合物等。

提取物少量能促进胃液分泌及胃肠蠕动,有开胃和促进食欲、消胀止痛作用,但大量则呈抑制作用,且有较显著的麻醉作用;并有抑菌(细菌与霉菌)、抗炎、抗肿瘤等作用。

【用法用量】

1. 炮制:煨用,炒用。

2. 用法:内服:煎服,或入丸、散。

3. 用量:煎服,1.5～6克。

注意事项:用量不宜过大,过量可引起中毒。轻者,可出现幻觉,或恶心,眩晕;重者则谵语,昏迷,瞳孔散大,呼吸变慢,反射消失,甚至死亡。早期催吐、洗胃,严重者应综合救治。

赤石脂

【文献记载】

《神农本草经》："味甘,平。""主黄疸,泄痢,肠澼脓血,阴蚀下血赤白,邪气痈肿,疽痔恶疮,头疡疥瘙。久服补髓益气,肥健不饥,轻身延年。"

《名医别录》："味甘、酸、辛,大温,无毒。""主养心气,明目,益精,疗腹痛泄澼,下痢赤白,小便利,及痈疽疮痔,女子崩中,漏下,胞衣不出。久服补髓,好颜色,益智,不饥,轻身延年。"

《长沙药解》："性涩。"

《药性论》："补五脏虚乏。"

《日华子本草》："治泻痢,血崩,带下,吐血,衄血,并涩精,淋沥,安心镇五脏,除烦,疗惊悸,排脓,治疮疖,痔瘘,养脾气,壮筋骨,补虚损,久服悦色。"

《珍珠囊》："固脱。"

李东垣："其用有二:固肠胃,有收敛之能;下胎衣,无推荡之峻。"(引自《心印绀珠经》)

《医学入门》："排脓止痛,生肌敛口,固肠胃。""得厚朴并米饮,止便脓。"

《本草纲目》："补心血,生肌肉,厚肠胃,除水湿,收脱肛。"

《本经逢原》："赤石脂功专止血固下。仲景桃花汤下痢便脓血者,取石脂之重涩,入下焦血分固脱……火热暴注,初痢有积滞者勿用。"

《得宜本草》："得干姜、粳米,治下痢脓血;得蜀椒、附子,治心痛彻背。"

《得配本草》："得干姜、胡椒,醋糊丸,治大肠寒滑,小便精出;配破故纸,治经水过多;配伏龙肝为末,傅脱肛;配牡蛎,盐糊丸,治小便不禁。"

【药性】甘、涩,温。

【功能】涩肠止泻,收敛止血,敛疮生肌。

【临床应用】

1. 久泻,久痢:泻痢日久,滑脱不禁、脱肛,与禹余粮配伍(如《伤寒论》赤石脂禹余粮汤);虚寒下痢,便脓血不止,与干姜、粳米配伍(如《伤寒论》桃花汤);脾气虚弱,与人参、甘草配伍(如《温病条辨》桃花粥);久泻脱肛,与白矾或伏龙肝配伍外用(如《太平圣惠方》赤石脂散);赤白痢久下不瘥,与干姜、肉豆蔻等分研末、面糊丸,米饮送服(如《普济方》红倩丸)。因于热而泻痢肠澼,或下白冻,或下紫血水,与黄芩、黄连、甘草研末,莲肉糊丸,白汤送服(《本草汇言》引《方脉正宗》)。

2. 崩漏,便血:妇人经水过多,与破故纸等分研末,粥饮调服(如《普济方》调经散);妇人漏下,数年不瘥,与侧柏叶、乌贼骨研末,粥饮调服(如《太平圣惠方》赤石脂散),或与海螵蛸、侧柏叶等配伍(如《太平惠民和剂局方》滋血汤);便血、痔疮出血,与禹余粮、龙骨、地榆等配伍。

3. 带下,遗精,遗尿:妇人带脉失固,赤白带下日久,与乌贼配伍(《卫生易简方》),或与白芍、干姜研末,粥饮调服(《太平圣惠方》);小便失禁,与牡蛎研末,酒煮面糊为丸,盐汤送服(如《普济方》牡蛎丸)。

4. 疮疡久溃不敛,烫伤,湿疹:卒发痈疮,与寒水石研末调敷(《武威汉代医简》);诸疮多脓水,久不干、不敛口,单用本品掺(《本草汇言》引《外科精义》);痦子磨破成疮,与黄柏、腊茶、白面、龙骨研末,以棉搵扑之(《证治准绳》);痘后疮成毒,与龙骨、滑石、白及研末掺(如《蕙怡堂经验方》桃花散);烫火伤,可单用本品研末,生油调涂(如《圣济总录》神填散),或与大黄、寒水石等分研末,新汲水调涂(《卫生易简方》)。

5. 其他:外伤出血,与五倍子、松香研末撒、加压包扎(内蒙古《中草药新疗法资料选编》)。

【现代研究】本品含水化硅酸铝,并含氧化铁等物质。

本品能吸附消化道内有毒物质、细菌毒素及代谢产物,减少对肠道黏膜的刺激而呈现止泻作用;并能保护胃肠黏膜、制止胃肠道出血,显著缩短实验动物血浆再钙化时间。

【用法用量】

1. 炮制:生用,煅用。

2. 用法:内服:煎服,或入丸、散。外用:研末,撒或调涂。

3. 用量:内服:煎服,10～20克。外用:适量。

注意事项:打碎、先煎;孕妇慎服。

禹余粮

【文献记载】

《神农本草经》:"味甘,寒。""甘,平。""主咳逆,寒热烦满,下赤白,血闭癥瘕,大热。""炼饵服之不饥,轻身延年。""主漏下,除邪气。久服耐寒暑不饥。"

《吴普本草》:"李氏:小寒。扁鹊:甘,无毒。"

《药性论》:"味咸。""主治崩中。"

《名医别录》:"疗小腹痛结烦疼。""肢节不利,大饱绝力身重。"

《日华子本草》:"治邪气及骨节疼,四肢不仁,痔漏等疾。"

《本草发挥》:"化滞物,解烦渴。"

《本草纲目》:"催生,固大肠。"

《本草汇言》:"治久病或卒暴致神志委顿不振者,服此立安。"

《长沙药解》:"止小便之痛涩,收大肠之滑泄。"

《医林纂要》:"补脾,敛固胃气,泻肝,去瘀血,厚大肠。"

《得配本草》:"固下焦,治烦满,癥瘕,肠泄,下痢。""配赤石脂治大肠咳嗽(嗽即遗失);配赤石脂、牡蛎粉、乌贼骨、伏龙肝治崩中漏下。"

《本草述钩元》:"治气证胀满,咳嗽遗矢,血痢遗精。"

《现代实用中药》:"外用为撒布剂,治溃疡;配合他种强壮药,作补血剂。"

《得宜本草》:"得赤石脂,治伤寒下利;得干姜,治赤白带下;得牡蛎、乌贼鱼骨、桂心,治崩中漏下。"

【药性】甘、涩,微寒。

【功能】涩肠止泻,收敛止血,止带。

【临床应用】

1. 久泻,久痢:大肠气虚,固摄无力之久泻、久痢,与赤石脂配伍(如《伤寒论》赤石脂禹余粮汤);老人气虚滑泄,久不止,与白术、甘草、补骨脂研末,参汤或米汤调服,或饴糖作丸服(《方脉正宗》);冷劳,大肠转泄不止,与乌头研末、醋煮面糊为丸,温水送服(如《圣济总录》神效太乙丹);下焦虚寒之滑泄,与干姜、附子、肉豆蔻等配伍(《澹寮集验方》);久泻、久痢所致阴伤者,与熟地黄等配伍(《临证指南医案》)。

2. 崩漏,便血:崩漏,与赤石脂、龙骨等配伍(如《备急千金要方》治妇人漏下方);气不摄血所致便血,与人参、白术、棕榈炭等配伍。

3. 带下:妇人赤白带下,与干姜研末,温酒送服(《胜金方》);肾虚带脉不固之带下清稀,与海螵蛸、煅牡蛎、白果等配伍。

4. 其他:妇人少腹痛,面青或黄或赤或黑,不能喘息,单用本品研末,米饮调服(《卫生易简方》);五劳七伤、气胀饱满、黄病四肢无力、女子赤白带、干血劳症、久疟成块,单用本品醋煮服(《秘传大麻疯方》)。产后烦躁,单用本品如法煅制研末,甘草汤送服(《经验方》)。大风疠疾,眉发秃落,遍身顽痹,与白矾、青盐配伍煅制研末与熟胡麻末,以荆芥茶送服(《太平圣惠方》)。皮肤瘢痕,与半夏等分研末,以鸡子黄和、新布擦令瘢赤后涂(《备急千金要方》)。

【现代研究】本品含氧化铁及磷酸盐,尚含铝、镁、钾、钠等微量元素以及泥土、有机质等。

本品能抑制实验小鼠肠蠕动;生品能明显缩短凝血时间和出血时间,而煅品则出现延长作用;有研究称能促进胸腺增生,提高细胞免疫功能。

【用法用量】

1. 炮制:生用,煅用。

2. 用法:内服:煎服,或入丸、散。外用:研末、调涂。

3. 用量:内服:煎服,10～20克。外用:适量。

注意事项:打碎、先煎;孕妇慎服。

第三节 固精缩尿止带药

凡能固精、缩尿、止带,治疗体虚所致遗精、滑精、遗尿、尿频、带下病症的药物,称为固精缩尿止带药。

固精缩尿止带药药性酸涩,具有收敛、固涩功效,治疗久病体虚所致遗精、滑精、遗尿、尿频、带下等病症。

本类药临床应用时,因于肾虚失约所致者,须与补肾固摄药配伍;因于脾虚不摄者,须与补脾统摄药配伍。

山茱萸

【文献记载】

《神农本草经》:"味酸,平。""主心下邪气,寒热,温中,逐寒湿痹,去三虫,久服轻身。"

《吴普本草》:"神农、黄帝、雷公、扁鹊:酸,无毒。岐伯:辛。一经:酸。"

《名医别录》:"微温,无毒。""主肠胃风邪,寒热,疝瘕,头风,风气去来,鼻塞,目黄,耳聋,面疱,温中下气,出汗,强阴益精,安五脏,通九窍,止小便利,明目,强力长年。"

《药性论》:"味咸、辛,大热。""治脑骨痛,止月水不定,补肾气,兴阳道,添精髓,疗耳鸣,除面上疮,主能发汗,止老人尿不节。"

《本草汇言》:"味酸涩,微甘,气温。"

《雷公炮炙论》:"壮元气,秘精。"

《日华子本草》:"暖腰膝,助水脏,除一切风,逐一切气,破癥结,治酒皶。"

《珍珠囊》:"温肝。"

《汤液本草》:"滑则气脱,涩剂所以收之,山茱萸止小便利,秘精气,取其味酸涩以收滑之。"

《得宜本草》:"功专助阳固阴。""得熟地补肾虚,得五味摄精气。"

《本草再新》:"益气养阴,补肾平肝,温中发汗,利小便,除寒气。"

《本草求原》:"止久泻,心血虚发热汗出。"

《本草述》:"治久泻,初用参、术、姜、桂罔功,乃舍姜、桂而用山萸、芡实,概取此味,能收肝肾之阴气,以资脾阴之化原耳。"

【药性】酸,微温。

【功能】补益肝肾,收敛固涩。

【临床应用】

1. 肝肾不足:肝肾阴虚,头晕目眩、腰酸耳鸣,与熟地黄、山药等配伍(如《小儿药证直诀》六味地黄丸);肾阳不足,腰痛脚弱、下肢觉冷、少腹拘急、小便不利或频数,与地黄、肉桂、附子等配伍(如《金匮要略》肾气丸);肾阳虚阳痿,与淫羊藿、巴戟天、羌活等配伍。素渴引水,一旦不饮不渴,小便日数十行、气乏、肉消脱,此消中肾气败也,与肉苁蓉、五味子、山药等分研末、酒糊丸服(如《全生指迷方》茱萸丸)。

2. 气血滑脱:病后阳虚,腠理不固,遍身汗出,与人参、黄芪、熟地黄、白芍等配伍(如《辨证录》摄阳汤);冷汗不止,元气耗散,气息欲断,可急用大剂本品与人参煎服,张锡纯谓"救脱之药,当以萸肉为第一。"寒温外感诸证,大病瘥后不能自复,寒热往来、虚汗淋漓,或但热不寒、汗出而热解,须臾又热又汗,目睛上窜、势危欲脱,或喘逆,或怔忡,或气虚不足以息,诸证若见一端,即宜急服,与生龙骨、生牡蛎、生白芍、野台参、甘草配伍(如《医学衷中参西录》来复汤)。肾阳不足,阳痿、遗精、遗尿,与补骨脂等配伍(如《扶寿精方》草还丹);老人小便不节,或自遗不禁,与益智仁、人参、白术等配伍;五更肾泄,与人参、白术、补骨脂等配伍(如《先醒斋医学广笔记》脾肾双补丸)。妇女血崩,与白芍、黄芪、白术配伍(如《医学衷中参西录》固冲汤)。

3. 其他:脑骨痛,与沙苑子、熟地黄、人参、麦冬配伍如法制丸,白汤送服(《本草汇言》引《缪氏家抄》);五种腰痛,下焦风冷,腰脚无力,与牛膝、桂心研末,温酒送服(《太平圣惠方》)。心虚怔忡,与龙眼肉、酸枣仁、柏子仁、生龙骨、牡蛎、乳香、没药配伍(如《医学衷中参西录》定心汤)。

【现代研究】本品含山茱萸苷、乌索酸、莫罗忍冬苷、7-O-甲基莫罗忍冬苷、獐牙菜苦素、番木鳖苷,并含没食子酸、苹果酸、酒石酸、原维生素 A 及皂苷、鞣质等。

提取物对非特异性免疫功能有增强作用,能促进巨噬细胞吞噬功能;并能增强体液免疫功能及明显的促进免疫反应作用。能增强心肌收缩性,提高心脏效率、扩张外周血管、明显增强心脏泵血功能,使血压升高及抗失血性休克作用;并有抗炎、抗菌、抗肿瘤、降血糖、抑制血小板聚集等作用。

【用法用量】

1. 炮制:生用。

2. 用法:内服:煎服,或入丸、散,或熬膏。

3. 用量:煎服:5～10 克;急救固脱:20～30 克。

覆盆子

【文献记载】

《名医别录》:"味甘,平,无毒。""主益气,轻身,令发不白。"

《药性论》:"微热,味甘、辛。""主男子肾精虚竭,女子食之有子,主阴痿,能令坚长。"

《食疗本草》:"味酸。"

《药性切用》:"甘、酸、涩、温。"

《本草拾遗》:"笮取汁,合成膏,涂发不白,食其子,令人好颜色。"

《日华子本草》:"安五脏,益颜色,养精气,长发,强志,疗中风身热及惊。"

《开宝本草》:"补虚续绝,强阴健阳,悦泽肌肤,安和脏腑,温中益力,疗劳损风虚,补肝明目。"

《本草衍义》:"益肾脏,缩小便。今人取汁,作煎为果,仍少加蜜或熬为稀汤点服,治肺虚寒。"

《本草纲目》:"其补益与桑椹同功。"

《雷公炮制药性解》:"主肾伤精滑,阴痿不起,小便频数,黑发润肌。"

《本草述》:"治劳倦、虚劳,肝肾气虚恶寒,肾气虚逆咳嗽、痿,消瘅,泄泻,赤白浊,鹤膝风;诸见血证及目疾。"

《医林纂要》:"补肺,生水,泻肝,益肾,固精,敛气。"

《浙江药用植物志》:"安胎。主治习惯性流产。"

《得宜本草》："得肉苁蓉、补骨脂治阳事不起。"

《得配本草》："得益智仁，治小便频数；佐破故纸，治阳事不起。研细末，绵裹，浸人乳，点青盲目暗，能使视物如常。"

【药性】甘、酸，微温。

【功能】补益肝肾，固精缩尿，明目。

【临床应用】

1. 肾虚阳痿，遗精滑精，遗尿尿频：阳痿遗精，可单用本品酒浸、焙研末，酒送服（《濒湖集简方》），或与菟丝子、枸杞子、五味子、车前子配伍（如《丹溪心法》五子衍宗丸）；肾虚遗尿、尿频，与桑螵蛸、益智仁、补骨脂等配伍；膀胱虚冷，小便频数不禁，与木通、甘草研末，白汤送服（《本草汇言》引《寇氏本草》）；尿崩症，年老体虚小便失禁，与山药、益智仁、乌梅、炙甘草等配伍（《安徽中草药》）。

2. 肝肾不足，目暗不明：肝肾亏损，精血不足所致视弱昏花，可单用，或与熟地黄、女贞子、枸杞子等配伍；积年目疾昏涩不明，本品捣汁滴眼，赤目尤效（《古今医统》）；血虚生风，肝肾俱虚，目昏不明，与桑椹子、枸杞子、当归、白芍、葳蕤、牡丹皮、生地黄、川芎研末，白汤送服（《本草汇言》引《寇氏本草》）。

【现代研究】本品含有机酸、糖类及少量维生素 C，并含没食子酸、覆盆子酸、鞣花酸和 β-谷甾醇等。提取物有抑菌作用，并似有类雌激素样等作用。

【用法用量】

1. 炮制：生用。

2. 用法：内服：煎服，或入丸、散。外用：捣汁滴眼。

3. 用量：内服：煎服，5～10 克。

桑螵蛸

【文献记载】

《神农本草经》："味咸，平。""主伤中，疝瘕，阴痿，益精生子。女子血闭腰痛，通五淋，利小便水道。"

《名医别录》："甘，无毒。""疗男子虚损，五藏气微，梦寐失精，遗溺。久服益气养神。"

《本草正》："味甘、微咸，性平。"

《医林纂要》："甘、咸、酸，温。"

《药性论》："主男子肾衰漏精，精自出，患虚冷者能止之。止小便利，火炮令热，空心食之。虚而小便利，加而用之。"

《本草衍义》："治小便白浊。"

《绍兴本草》："养阴滋肾，固精。"

《玉楸药解》："起痿壮阳，回精失溺，温暖肝肾，疏通膀胱。治带浊淋漓，耳痛，喉痹，瘕疝，骨鲠。"

《得配本草》："得黄芩，治小便不通；配人参、龙骨，疗虚汗遗浊；佐马勃、犀角，治喉痛；酒炒研，白汤下，治产后遗溺，并疗血闭不通。"

【药性】甘、咸，平。

【功能】固精缩尿，补肾助阳。

【临床应用】

1. 遗精滑精，遗尿尿频，白浊：遗精白浊，盗汗虚劳，与白龙骨等分研末，淡盐汤送服（《本草纲目》引《外台秘要》）；肾虚遗精、滑精，与龙骨、五味子、制附子等配伍（如《世医得效方》桑螵蛸丸），或与龙骨、白茯苓研末、米糊为丸，煎茯苓、盐汤送服（如《普济方》锁阳丹）；虚劳梦泄，与韭子研末，温酒送服（如《古今医统》桑螵蛸散）；下焦虚冷，精滑不固、遗沥不断，与附子、五味子、龙骨研末、醋糊丸，温酒、盐汤送服（如

《杨氏家藏方》桑螵蛸丸）；痟肾，小便白浊，久不瘥，与菟丝子、熟地黄、山茱萸、黄连研末、蜜丸，大麦汤送服（如《太平圣惠方》桑螵蛸丸）；小儿遗尿，可单用本品研末，米饮送服；心神恍惚、遗尿、白浊，与远志、龙骨、石菖蒲等配伍（如《本草衍义》桑螵蛸散）。

2. 肾虚阳痿：肾虚阳痿，与鹿茸、淫羊藿、巴戟天、肉苁蓉、菟丝子等配伍。

3. 其他：小便不通，与黄芩配伍（如《医心方》引《小品方》云解散）；五淋涩痛不通，单用本品研末，车前子煎汤调服（《方脉正宗》）。木舌肿强，单用本品研末，莱菔汁调服（如《圣济总录》螵蛸散）；小儿咽喉肿痛塞闷，与马勃研末、蜜丸，犀角汤送服（《太平圣惠方》）。聤耳，与麝香、轻粉研末，洁耳后掺（《是斋百一选方》）；吹奶(乳痈)疼痛不止，或时寒热，与皂荚配伍捣末、酒煎温服（《普济方》）；软疖屡发再作者，单用本品研末，清油调敷（《世医得效方》）；内臁，与枯矾研末、以椒、茶、盐水洁疮后敷（《万氏秘传外科心法》）。

【现代研究】本品含蛋白质、脂肪、柠檬酸钙等。

提取物有轻微抗利尿及敛汗作用；有报道并具有促进消化液分泌、降血糖、降血脂及抑癌等作用。

【用法用量】

1. 炮制：生用。

2. 用法：内服：煎服，或入丸、散。外用：研末，掺或调敷。

3. 用量：内服：煎服，5～10 克。外用：适量。

金樱子

【文献记载】

《开宝本草》："味酸、涩，平、温，无毒。"

《本草纲目》："味酸、涩，平。"

《本草正》："味涩，性平。生者酸涩，熟者甘涩。""止吐血、衄血，生津液，收虚汗，敛虚火，益精髓，壮筋骨，补五藏，养血气，平咳嗽，定喘急，疗怔忡惊悸，止脾泄、血痢及小水不禁。"

《名医别录》："止遗泄。"

《蜀本草》："疗脾泄下痢，止小便利，涩精气。久服，令人耐寒轻身。"

《本草元命苞》："补虚劳，益气。"

《滇南本草》："治日久下痢，血崩带下，涩精遗泄。"

《本草药性大全》："善止咳嗽。"

《医学入门》："久服养精益肾，调和五脏。"

《本草新编》："涩精滑，止梦遗、遗尿，杀寸虫。"

《医林纂要》："补肺生水，和脾泻肝，固精，敛气。"

《南宁市药物志》："熬膏治火伤。"

《贵州民间方药集》："涩肠固精。治老人遗尿，肾虚阳痿，崩漏，腹泻，劳伤疼痛，久咳。外治烫火伤，刀伤等。"

《得宜本草》："得芡实能固精，得缩砂能益精。"

《得配本草》："得人参、熟地，治精从便出；配芡实、莲子，治阴虚作泻。"

【药性】酸、涩，平。

【功能】固精缩尿止带，涩肠止泻。

【临床应用】

1. **遗精滑精，尿频遗尿**：精滑梦遗，小便后遗沥，与鸡头肉（芡实）、白莲花蕊、龙骨研末、糊丸，盐汤送服（如《古今医统》金樱子丸）；男子遗精，与黄精、猪精肉炖食（《吉水草药汇编》）；肾虚精关不固之遗精滑精、膀胱失约之遗尿尿频、带脉不束之带下过多,可单用本品熬膏服(如《明医指掌》金樱子膏),或与芡实配伍(如《仁存堂经验方》水陆二仙丹);或与菟丝子、补骨脂、海螵蛸等配伍;尿频遗尿,与桑螵蛸、莲须、山药配伍(《陕甘宁青中草药选》)。

2. 久泻,久痢,带下:脾虚久泻、久痢,可单用本品浓煎服,或与党参、白术、芡实、五味子等配伍(如《景岳全书》秘元煎);女子白带,男子下消、滑精,单用本品煎服,或与猪膀胱加冰糖炖食(《闽东本草》);脾泄下利,止小便利,涩精气,单以本品浓煎如饧服(如《寿亲养老新书》金樱子煎)。

3. 其他:子宫下垂,与生黄芪、党参、升麻配伍(《安徽中草药》)。久咳,单用本品浓煎服(《天目山药用植物志》)。烫火伤,以本品煎取浓汁涂搽(《福建中草药》)。

【现代研究】本品含柠檬酸,苹果酸,金樱子鞣质 A、B、C、D、E、F、G 和仙鹤草素,前矢车菊素 B-3,地榆素 H-4,长梗马兜铃素,蛇含鞣质和仙鹤草酸 A 和 B,以及维生素 C、果糖、蔗糖及少量淀粉等。

提取物有收敛、止泻作用,并有抑菌及抗动脉硬化等作用。

【用法用量】

1. 炮制:生用。

2. 用法:内服:煎服,或入丸、散,或熬膏。外用:煎汁涂搽。

3. 用量:内服:煎服,6~12 克。外用:适量。

海螵蛸

【文献记载】

《神农本草经》:"味咸,微温。""主女子漏下赤白经汁,血闭,阴蚀肿痛,寒热,癥瘕,无子。"

《吴普本草》:"冷。"

《名医别录》:"无毒。""(主)惊气入腹,腹痛环脐,阴中寒肿,令人有孕。又止疮多脓汁不燥。"

《药性论》:"有小毒。""止妇人漏血,主耳聋。"

《本草用法研究》:"味咸、涩,性温。""合秋石、石决明、龙胆末,治肺结核咯血;佐胆矾、枯矾,治痔出血;同葛根粉、麻油,治疮疡。"

《新修本草》:"疗人目中翳,用之良也。"

《食疗本草》:"主小儿大人下痢,炙令黄去皮细研成粉,粥中调服之良。久食之主绝嗣无子,益精。"

《本草拾遗》:"主小儿痢下,细研为末,饮下之。亦主妇人血瘕,杀小虫。"

《日华子本草》:"疗血崩,杀虫。"

《本草品汇精要》:"止精滑,去目翳。""为末,合蜜,点眼中,去一切浮翳;以醋磨,疗疬疡风,及三年者先以布磨肉赤,即敷之效。合鸡子黄敷喉及舌下,疗小儿重舌。"

《本草纲目》:"主女子血枯竭,伤肝,唾血下血,治疟消瘿,研末敷小儿疳疮,痘疮臭烂,丈夫阴疮,烫火伤,跌伤出血。烧存性,酒服,治妇人小户嫁痛。""同鸡子黄,涂小儿重舌鹅口;同蒲黄末,敷舌肿,血出如泉;同槐花末吹鼻,止衄血;同银朱吹鼻,治喉痹;同白矾末吹鼻,治蝎螫疼痛;同麝香吹鼻,治聤耳有脓及耳聋。"

《玉楸药解》:"止吐衄崩带,磨翳障癥瘕,疗跌打汤火,泪眼雀目,重舌鹅口,喉痹,耳聤,缩瘿消肿,拔疔败毒,敛疮燥脓,化鲠止嗽,收阴囊湿痒,除小便血淋。"

《得配本草》:"通血脉,祛寒湿,治血痢,除痰疟,并治赤白带下,阴蚀肿痛,惊气入腹,腹痛环脐。""配辰砂、黄蜡,治赤翳攀睛;配干姜煎服,治血瘕;配炒蒲黄,敷舌血如泉;配鸡子黄,涂重舌、鹅舌;研铜绿,治血风赤眼;调白蜜,点浮翳(目泪亦除);拌槐花吹鼻,止衄血;加麝香,吹聤耳。"

《现代实用中药》:"为制酸药,对胃酸过多,溃疡病有效。"

《得宜本草》："得生地,治血淋;得干姜,治血痕;得鹿茸、阿胶,治崩中带(下)。"

《本草求真》："同冰片少许以治赤白目翳;同干胭脂为末,油调以治小儿脐疮出血及脓。"

【药性】咸、涩,微温。

【功能】固精止带,收敛止血,制酸止痛,收湿敛疮。

【临床应用】

1. 遗精,带下:肾失固藏之遗精、滑精,与山茱萸、菟丝子、沙苑子等配伍;肾虚带脉不固之带下清稀,与山药、芡实等配伍;赤白带下,与白芷、血余炭配伍(如《妇人良方大全》白芷散)。

2. 崩漏,吐血,便血及外伤出血:吐血及衄血不止,可单用本品研末,米饮调服(《太平圣惠方》);鼻血不止,与槐花等分配伍半生半炒、研末,吹鼻(《世医得效方》),胃出血,与白及研末服(《山东中草药手册》);积年肠风下血,面色萎黄、下部肿痛,或如鼠奶,或如鸡冠,常似虫咬,痛痒不息,与绿矾、釜底墨配伍捣末、粟米饭为丸,糙米汤送服(《太平圣惠方》)。崩漏,与茜草、棕榈炭、五倍子等配伍(如《医学衷中参西录》固冲汤),或与当归、鹿茸、阿胶、蒲黄研末,酒送服(《备急千金要方》)。小便血淋,本品研末,以生地黄汁调服(《本草纲目》引《经验方》)。外伤出血,可单用本品研末敷(《是斋百一选方》)。

3. 胃痛吐酸:胃痛吐酸,与贝母、甘草、瓦楞子研末服,或与阿胶同炒研末服(《山东中草药手册》),或与瓦楞子、白及、延胡索、浙贝母等配伍。

4. 湿疮,湿疹,溃疡不敛:湿疮、湿疹,与黄柏、青黛、煅石膏等研末撒;溃疡多脓,久不愈合,可单用本品研末外敷,或与煅石膏、枯矾、冰片等研末掺。

5. 其他:慢性气管炎,兼治慢性哮喘,与地龙、百部研末、加白糖服(《青岛中草药手册》);小儿痰齁多年,单用本品研末,米饮送服(《孭溪单方选》)。诸痔疮,与白及、轻粉研末,洁疮后掺(如《小儿药证直诀》白粉散);耳底出脓,与麝香少许研末吹耳(《澹寮集验方》);疽创,与鲫鱼胆敷(《刘涓子鬼遗方》);乳痈,单用本品研末酒送服(《疡医大全》);囊痈,与蛤粉、儿茶等分配伍研极细掺(《疡医大全》);阴囊湿痒,与蒲黄研末,扑之(《医宗三法》)。风泪不止,与冰片、绿芦甘石配伍研极细末,点眦角(《景岳全书》);目生翳膜、内外障,与生龙胆草配伍研极细末、热汤浸起、铜箸点洗(《世医得效方》)。

【现代研究】本品含碳酸钙、壳角质、黏液质及少量磷酸钙、氯化钠及镁、钾、锌、铜、铝,并含蛋氨酸、天门冬氨酸、谷氨酸等 17 种氨基酸。

本品有抗消化性溃疡、抗肿瘤、抗辐射及促进骨缺损修复(接骨)作用;能中和胃酸、降低胃蛋白酶活性、促进溃疡面愈合(能在溃疡表面形成保护膜,使出血趋于凝固)作用;并有抗癌等作用。

【用法用量】

1. 炮制:生用,炒用。

2. 用法:内服:煎服,或研末服。外用:研末:吹鼻、耳,或撒,或调敷。制酸止痛,收湿敛疮,生用;收敛止血,固粗止带,炒用。

3. 用量:内服:煎服:10～30 克;研末吞服:1～3 克。外用:适量。

莲 子

【文献记载】

《神农本草经》："味甘,平。""主补中,养神,益气力。久服轻身耐老,不饥延年。"

《名医别录》："寒,无毒。"

《日华子本草》："温。""益气,止渴,助心,止痢。治腰痛,泄精,安心,多食令人喜。"

《本草蒙筌》："味甘、涩,气平、寒。"

《本草纲目》："味甘,气温而性涩。""交心肾,厚肠胃,固精气,强筋骨,补虚损,利耳目,除寒湿,止脾泄久痢,赤白浊,女人带下崩中诸血病。"

《食疗本草》:"主五脏不足,伤中气绝,利益十二经脉血气。"

《食医心镜》:"清神,止渴,去热。"

《绍兴本草》:"补心。"

《日用本草》:"止白浊。"

《滇南本草》:"清心解热。"

《明医指掌》:"健脾理胃,止泻涩精,消水谷,除惊悸,实肌肤。"

《遵生八笺》:"能补中益气,壮心神,消水谷,除惊悸,实肌肤。"

《雷公炮制药性解》:"醒脾,进饮食。"

《随息居饮食谱》:"鲜者,清心养胃,治噤口痢,生熟皆宜;干者,可生可熟,安神补气,镇逆止呕,固下焦,已崩带、遗精,厚肠胃,愈二便不禁。"

《得宜本草》:"得乳香、益智治遗精、白浊。得炙甘草治赤浊。得陈仓米治噤口痢。"

《得配本草》:"得茯苓、丁香,治产后呕逆;得乳香治白浊;得浮萍、生姜,治小儿热渴;得甘草,治赤浊。配龙骨、益智仁等分为末,治遗精、白浊;配肉果,治胃虚呕吐;佐参、连,治噤口痢疾;米饮调服,治产后血竭;猪肚为丸,益脾肺虚损。"

【药性】甘、涩,平。

【功能】固精止带,补脾止泻,益肾养心。

【临床应用】

1. 遗精,滑精,白浊:肾虚精关不固之遗精、滑精,与芡实、龙骨等配伍(如《医学集解》金锁固精丸);小便白浊,梦遗泄精,与益智仁、龙骨等分研末,清米饮调服(如《奇效良方》莲肉散)。

2. 带下:脾虚带下,与茯苓、白术等配伍;脾肾两虚,带下清稀、腰膝酸软,与山茱萸、山药、芡实等配伍。

3. 泄泻:久痢不止,单用本品研末,陈米汤调服(《世医得效方》);脾虚久泻,食欲不振,与党参、茯苓、白术等配伍(如《太平惠民和剂局方》参苓白术散);脾肾俱虚,五更泄泻,与补骨脂、肉豆蔻、五味子、人参等配伍(《本草经疏》);病后脾胃虚弱,不能饮食,水谷难消,与粳米、茯苓研末,砂糖白滚汤调服(如《医学入门》莲肉糕)。下痢饮食不入,俗名噤口痢,与黄连、人参配伍浓煎频呷(《本草经疏》)。

4. 心悸失眠:心肾不交之虚烦、心悸、失眠,与酸枣仁、茯神、远志等配伍。

5. 其他:补益虚损,本品好酒浸后入猪肚中煮熟、焙干、研末,酒糊丸温酒送服(如《医学发明》水芝丸)。

【现代研究】本品含碳水化合物、蛋白质、脂肪、钙、磷、铁等。

【用法用量】

1. 炮制:生用。

2. 用法:内服:煎服,或入丸、散。

3. 用量:煎服,6~15克。

附:莲须、莲房、莲子心、荷叶、荷梗

1. 莲须

药性甘、涩,平。功能固肾涩精。适用于遗精、滑精、带下、尿频。煎服用量:1.5~5克。

2. 莲房

药性苦、涩,温。功能止血化瘀。适用于崩漏、尿血、痔疮出血、产后瘀阻、恶露不尽。炒炭用。煎服用量:5~10克。

3. 莲子心

药性苦,寒。功能清心安神,交通心肾,涩精止血。适用于热入心包,神昏谵语;心肾不交,失眠遗精;血热吐血。煎服用量:1.5～3克。

4. 荷叶

药性苦、涩,平。功能清暑利湿,升阳止血。适用于暑热病症、脾虚泄泻和多种出血。煎服用量:3～10克。

5. 荷梗

药性苦,平。功能通气宽胸,和胃安胎。适用于外感暑湿、胸闷不畅、妊娠呕吐、胎动不安。煎服用量:10～15克。

芡 实

【文献记载】

《神农本草经》:"味甘,平。""主湿痹腰脊膝痛,补中除暴疾,益精气,强志,令耳目聪明,久服轻身不饥,耐老神仙。"

《名医别录》:"无毒。"

《滇南本草》:"甘、涩,平。""止渴益肾。治小便不禁,遗精,白浊,带下。"

《本草蒙筌》:"气寒。"

《药鉴》:"气温,味甘。"

《药品化义》:"气和味甘,性干温、鲜凉。"

《食疗本草》:"补中焦。"

《日华子本草》:"开胃助气。"

《本草正》:"健脾养阴止渴,补肾固精,延年耐老。"

《本草从新》:"补脾固肾,助气涩精。治梦遗滑精,解暑热酒毒,疗带浊泄泻、小便不禁。"

《随息居饮食谱》:"耐饥渴,止崩淋、带浊。"

《得宜本草》:"功专暖元阳。得生地能止血,得金樱子能涩精,得菟丝子能实大便。"

【药性】甘、涩,平。

【功能】益肾固精,健脾止泻,除湿止带。

【临床应用】

1. 遗精滑精:肾虚不固之腰膝酸软,遗精滑精,与金樱子配伍(如《仁存堂经验方》水陆二仙丹),或与莲子、莲须、牡蛎等配伍(如《医方集解》金锁固精丸);思虑、色欲过度,损伤精气,小便数、遗精,与秋石、白茯苓、莲肉研末、枣肉为丸,盐汤送服;梦遗漏精,与莲花蕊末、龙骨、乌梅肉研末、煮山药糊丸,温酒、盐汤送服(如《杨氏家藏方》玉锁丹)。

2. 脾虚久泻:脾虚湿盛,久泻不愈,与白术、扁豆、茯苓等配伍。老幼脾肾虚热及久痢,与山药、茯苓、白术、莲肉、薏苡仁、白扁豆、人参研末,白汤调服(《方脉正宗》)。

3. 带下,白浊:脾虚带下,质地清稀,与白术、茯苓、山药、乌贼骨等配伍;湿热带下,与黄柏、车前子等配伍(如《傅青主女科》易黄汤)。脾肾两虚,小便白浊,与茯苓配伍(如《摘玄方》分清丸);膏淋,与生山药、生龙骨、生牡蛎、生地黄、党参、生白芍配伍(如《医学衷中参西录》膏淋汤)。

4. 其他:风湿,足膝疼痛不能步履,与山药、莲肉、茯苓、苡仁、糖霜、粳米研末,土茯苓汤调服(《万氏家传方》);肾虚,盗汗腰痛,与秋石、莲肉、茯苓等分研末,枣肉为丸,温酒送服(如《万氏家抄方》秋石四精丸)。

【现代研究】本品含淀粉、蛋白质及脂肪,并含有钙、磷、铁和维生素 B_1、B_2、C,烟酸及胡萝卜素等。

【用法用量】

1. 炮制:生用,炒用。

2. 用法:内服:煎服,或入丸、散。

3. 用量:煎服,10～15克。

刺猬皮

【文献记载】

《神农本草经》:"味苦,平。""主五痔阴蚀下血,赤白五色血汁不止,阴肿痛引腰背,酒煮杀之。"

《名医别录》:"无毒。""疗腹痛疝积,烧为灰,酒服之。"

《药性论》:"味甘,有小毒。""主肠风泻血,痔病有头,多年不瘥者,炙末白饮下方寸匕;烧末吹主鼻衄。"

孟诜:"烧灰酒服治胃逆,又煮汁服止反胃。"

《本草备要》:"泻,凉血。"

《本经逢原》:"除目中翳障。"

《随息居饮食谱》:"煅研服,治遗精。"

【药性】苦、涩,平。

【功能】固精缩尿,收敛止血,化瘀止痛。

【临床应用】

1. 遗精滑精,遗尿尿频:肾虚精关不固之遗精、滑精,肾虚膀胱失约之遗尿、尿频,可单用本品炒、炙、研末服(《吉林中草药》),或与益智仁、龙骨、金樱子等配伍。

2. 便血,痔血:肠风,与木贼研末,热酒调服(如《杨氏家藏方》猬皮散);痔疮,与穿山甲、肉豆蔻研末,米饮调服(《本草衍义》);痔漏,与槐角配伍(如《寿世保元》猬皮丸);肠痔下部如虫啮,本品烧存性研末,生油调敷(《简要济众方》);肛出,与磁石、桂心研末服(《备急千金要方》)。

3. 胃痛,呕吐,下痢:反胃吐食,本品烧灰存性酒送服,或煮汁,或腌、炙食(《普济方》);气血瘀滞之呕吐,可单用本品焙干研末,黄酒送服,或与延胡索、香附等配伍。五色痢疾,本品烧灰存性,酒送服(《寿域神方》)

4. 其他:鼻衄,本品烧存性、研细,绵裹塞鼻(如《太平圣惠方》塞鼻散);鼻中息肉,本品炙末,绵裹塞之(《备急千金要方》)。前列腺炎、肾结石,本品焙干研末,米汤送服(内蒙古《中草药新医疗法资料选编》)。

【现代研究】本品上层含角蛋白、下层真皮含胶原,弹性蛋白,脂肪等。

提取物有收敛、止血等作用。

【用法用量】

1. 炮制:炒用。

2. 用法:内服:煎服,或入丸、散。外用:研末,塞鼻。

3. 用量:内服:煎服,3～10克。外用:适量。

注意事项:孕妇慎服。

椿 皮

【文献记载】

《药性论》:"味苦,微热,无毒。""治赤白痢,肠滑,痔疾,泻血不住。"

《本草拾遗》:"有小毒。"

《日华子本草》:"温。""止泻及肠风,能缩小便。"

《本草衍义补遗》:"性凉。"

《本草药性大全》:"味苦、涩,气寒。""止女人月信过度,久痢,带漏崩中,禁男子夜梦遗精滑泄,肠风痔瘘。"

《新修本草》:"椿木叶,味苦有毒,主洗疮疥,风疽,水煮叶汁调之。皮主甘蜃。"

《食疗本草》:"主疳痢,杀蛔虫。"

《本草拾遗》:"主赤白久痢,口鼻中疳虫,去疥蜃,主鬼疰,传尸,蛊毒,下血。"

《医林纂要》:"泄肺逆,燥脾湿,行气分湿热。"

《本草再新》:"去肺胃之痰火。"

《药性考》:"性利行滞。脏毒湿病,溺闭淋浊,疳痢痹证,疗疥杀虫,洗服俱应。"

《现代实用中药》:"内服治妇人子宫出血及产后出血,子宫炎,肠炎,肠出血,膀胱及尿道炎症,淋病等,有消炎,制泌,止血之功;又治神经痛及肝脏、脾脏等之疾患。"

【药性】苦、涩,寒。

【功能】清热燥湿,收敛止带,止泻,止血,杀虫。

【临床应用】

1. 赤白带下:湿热下注,带脉失约所致赤白带下,与黄柏等配伍(如《摄生众妙方》樗树根丸);赤白带有湿热者,与白芍、良姜炭、黄柏研末、粥丸,米饮送服(如《赤水玄珠》樗皮丸),或与黄柏、黄芩、鸡冠花、翻白草配伍(《华山植物志》)。

2. 久泻久痢,湿热泻痢:热毒初痢,与黄连、黄柏、黄芩等配伍,或与地榆等配伍(如《鲁府禁方》椿根散);濡泻里急后重,数至圊,与枳壳、甘草配伍捣散,粥饮调服(如《圣济总录》樗根散);湿阻气滞之肠风下利腹痛,与苍术、枳壳配伍(如《普济本事方》椿皮丸);下痢诸药不效,与粳米、葱白、甘草、豆豉配伍(如《世医得效方》樗白皮散);泻痢日久,肠虚不固,或休息痢,与诃子、母丁香配伍(如《卫生宝鉴》诃黎勒丸);正虚较甚,与人参配伍(如《本草衍义》人参樗皮散)。疳痢晓夜无度,以浓汁合粟米泔等分灌肠(《必效方》)。

3. 崩漏经多,便血痔血:崩漏、月经过多,与黄柏、黄芩、白芍、龟甲等配伍(如《医学入门》固经丸);功能性子宫出血,肠出血,与槐花、黄柏、侧柏炭配伍(《山西中草药》);下血经年,可单用本品水酒共煎服(《仁存堂经验方》);肠风下血不止,与臭橘研末,皂荚子煎汤或米饮调服(如《普济方》樗根散);便血、痔血,可单用本品制丸服,或与地榆配伍(如《普济方》地榆散);或与侧柏叶、升麻、白芍等配伍(如《丹溪心法》椿皮丸)。

4. 蛔虫病及疮癣:蛔虫腹痛,与使君子、苦楝根皮等配伍;皮肤疮癣,可单用本品煎汤洗涤,或熬膏涂敷。

5. 其他:产后肠脱不可收拾者,与葱白、汉椒配伍煎汤熏洗(如《妇人良方大全》樗枝散);妇人阴痒突出,与荆芥穗、藿香等分配伍锉、煎汤洗涤(如《妇科心镜》椿根皮汤);滴虫性阴道炎,单用本品煎服,并用千里光全草、薄荷、蛇床子煎汤洗涤(江西药科学校《中草药学》)。膀胱炎,尿道炎,本品鲜者与鲜车前草配伍(《安徽中草药》)。梦遗泄精,少食体倦,与高良姜、黄柏、芍药研末、面糊为丸,茶汤送服(如《摄生众妙方》樗树根丸)。肝脾肿大,单用本品熬膏外贴(《安徽中草药》)。关节肿痛,单用本品酒水各半炖猪脚服食(《福建药物志》)。

【现代研究】本品含臭椿苦酮、臭椿苦内酯、臭椿双内酯、乙酰臭椿苦内酯、苦木素、新苦木素、丁香酸、香草酸、β-谷甾醇、壬二酸、D-甘露醇、川楝素、鞣质、赭红等。

提取物有抗菌、抗原虫及抗肿瘤等作用。

【用法用量】

1. 炮制:生用,炒用。

2. 用法:内服:煎服,或入丸、散。外用:煎汤熏洗或灌肠,或熬膏敷贴。

3. 用量:内服:煎服,6~9 克。外用:适量。

鸡冠花

【文献记载】

《滇南本草》:"味苦、微辛,性寒。""止肠风下血,妇人崩中带下,赤痢下血,用红花效。白痢下血,用白花效。"

《本草纲目》:"甘,凉,无毒。""治痔漏下血,赤白下痢,崩中,赤白带下,分赤白用。"

《药性蒙要》:"味甘,气寒。""止吐血,便血,下痢白带,沙淋崩漏。"

《本草用法研究》:"味甘、涩。"

《玉楸药解》:"清风退热,止衄敛营。治吐血,血崩,血淋诸失血证。"

《药性考》:"泻肝热,疗痔疮。"

《生草药性备要》:"白者可同冬瓜皮洗痔疮,最效。"

《四川中药志》:"配白芍、吴萸、黄连、诃子治赤白下痢;配玉簪花根、百节藕、白木槿花根、阳雀花根炖肉服,治崩带。"

【药性】甘、涩,凉。

【功能】收敛止带,止血,止痢。

【临床应用】

1. 带下:妇人白带,单用本品红者晒干、研末,酒送服(《孙天仁集效方》),并治砂淋,本品白者与苦葫芦等分配伍烧灰存性,酒送服(《摘玄方》);脾虚带下,与白术、茯苓、芡实等配伍;湿热带下,与黄柏、车前子、苍术等配伍。

2. 出血:经水不止,可单用本品红者干晒为末,酒送服(《孙天仁集效方》);血热妄行所致崩漏,与牡丹皮、赤芍、苎麻根、茜草等配伍;冲任虚寒所致崩漏,与党参、黄芪、山茱萸、炮姜等配伍。下血脱肛,与防风等分研末、糊丸,米饮送服,或与棕榈灰、羌活等分研末,米饮送服(《永类钤方》);血热便血、痔血,与地榆、槐花、黄芩等配伍。吐血不止,本品白者醋反复浸煮为末,热酒送服(《经验方》);咳血、吐血,本品与猪肺炖服(《泉州本草》);血淋,单用本品烧炭,米汤送服(《湖南药物志》);

3. 赤白下痢,久痢不止:赤白下痢,可单用酒煎服(赤用红,白用白)(《濒湖集简方》),或与黄连、黄柏、秦皮、白头翁等配伍;久痢不止,与椿皮、石榴皮、罂粟壳等配伍。

4. 其他:五痔肛边肿痛,或鼠乳,或窜穴,或作疮,久而不愈,变成漏疮,与凤眼草等分配伍捣散、煎汤洗涤(如《御院药方》鸡冠散);额疽,与一点红、红莲子草(苋科)配伍捣敷(《福建中草药》)。风疹,本品白者与向日葵配伍加冰糖炖服(《闽东本草》)。青光眼,与干艾根、干牡荆根配伍(《福建中草药》)。

【现代研究】本品含山柰苷、苋菜红苷、松醇及多量硝酸钾等。

提取物对实验动物有明显的中期引产作用,并有杀灭人阴道毛滴虫等作用。

【用法用量】

1. 炮制:生用。

2. 用法:内服:煎服。外用:煎汤洗涤,或捣敷。

3. 用量:内服:煎服,6~15 克。外用:适量。

凡能促使呕吐,治疗毒物、宿食、痰涎等停滞在胃脘或胸膈以上所致病症的药物,称为涌吐药。

涌吐药药性多酸苦辛,具有涌吐毒物、宿食、痰涎等功效,适用于误食毒物,停留胃中,未被吸收;或宿食停滞不化,尚未入肠,胃脘胀痛;或痰涎壅盛,阻于胸膈或咽喉,呼吸急促;或痰浊上涌,蒙蔽清窍,癫痫发狂等病症。

本类药作用强烈,且多具毒性,临床已很少应用。紧急情况下需要使用时,应采用"小量渐增"之法,且"中病即止。"服用后未见呕吐时,不应贸然加量。可少饮热水,或以翎毛探喉助吐。得吐后,应适当休息,不宜马上进食。待胃肠功能恢复后,可少予流质食物或易消化食物。年老体弱、小儿、妇女妊娠及产后忌用。

现代药理研究证明:涌吐药具有催吐作用,主要是刺激胃肠黏膜的感受器,反射性地引起呕吐中枢兴奋所致。

常　山

【文献记载】

《神农本草经》:"味苦,寒。""主伤寒寒热,温疟,鬼毒,胸中痰结吐逆。"

《吴普本草》:"神农、岐伯:苦。桐君:辛,有毒。李当之:大寒。"

《药性论》:"味苦,有小毒。""治诸疟,吐痰涎,去寒热,项下瘤瘿。"

《医学入门》:"截疟,吐痰,去水。治疟母及腹中积聚邪气,痞结坚癥。"

《本草纲目》:"常山、蜀漆有劫痰截疟之功,须在发散表邪及提出阳分之后,用之得宜,神效立见;用失其法,真气必伤。夫疟有六经疟、五脏疟、痰湿食积、瘴疫鬼邪诸疟,须分阴阳虚实,不可一概而论也。""常山生用则上行必吐,酒蒸炒熟则气稍缓,少用亦不致吐也。"

《本草正》:"治狂、痫、癫、厥。"

《医学衷中参西录》:"常山,善消脾中之痰,为治疟疾要药。少服,则痰可徐消,若多服即可将脾中之痰吐出,为其多服即作呕吐,故诸家本草谓其有毒。医家用之治疟,亦因此不敢多用,遂至有效有不效。若欲用之必效,当效古人一剂三服之法,用常山五六钱,煎汤一大盅,分五六次徐徐温饮下,即可不作呕吐,疟疾亦有八九可愈。"

【药性】苦、辛,寒。有毒。

【功能】涌吐痰涎,截疟。

【临床应用】

1. 胸中痰饮:痰饮停聚,胸膈壅塞,不欲饮食,欲吐不能,与甘草配伍水煎兑蜜服(《肘后备急方》)。

2. 疟疾:多种疟疾,寒热往来,发作有时,与槟榔、草果、陈皮、厚朴研末、糊丸服(如《太平惠民和剂局方》胜金丸、《医学正传》截疟七宝饮);发时热多寒少,与黄芩、石膏或青蒿等配伍(如《圣济总录》保安汤);发时寒多热少,与附子、肉桂或丁香、生姜等配伍(如《穷乡便方》截疟方);温疟不下食,与知母、鳖甲、地骨皮、竹叶、石膏配伍(《肘后备急方》);疟疾寒热,或二、三日一发者,与厚朴、草豆蔻、肉豆蔻、槟榔等配伍(如《圣济总录》常山饮);老疟久不断,与鳖甲、升麻、附子、乌贼骨配伍浸酒饮(《肘后备急方》);虚人久疟不止,与黄芪、人参、乌梅等配伍(如《医宗必读》截疟饮);疟久不愈而成疟母者,与三棱、莪术等配伍(如《丹溪心法》截疟常山饮、《岭南卫生方》瘴疟丹)。

3. 其他:痰厥头痛,往来寒热,与云母粉配伍捣散,盐汤送服(《太平圣惠方》)。食中失惊,发搐涎塞,单用本品研末,冷水入茶调灌(《宝庆本草折衷》)。鹅掌风,先以油核桃擦患处,次以本品焚、烟熏之(《何氏济生论》)。

【现代研究】本品含常山碱甲、乙、丙,并含常山定碱、4-喹唑酮、伞形花内酯、常山素 B 等。

提取物有显著的抗疟、抗阿米巴原虫作用;并有解热、催吐作用;还有降压、兴奋子宫、抗肿瘤、抗流感病毒等作用。

【用法用量】

1. 炮制:生用,(酒、醋)炙用。

2. 用法:内服:煎服,或入丸、散。外用:焚、烟熏。涌吐,宜生用。

3. 用量:内服:煎服,4.5～9 克。外用:适量。

注意事项:本品有毒且有催吐作用,用量不宜过大;体弱及孕妇忌用。

瓜 蒂

【文献记载】

《神农本草经》:"味苦,寒。""主大水,身面四肢浮肿,下水,杀蛊毒,咳逆上气及食诸果,病在胸腹中,皆吐下之。"

《名医别录》:"有毒。""去鼻中息肉,疗黄疸。"

《食疗本草》:"主阴黄黄疸及暴急黄。"

《日华子本草》:"治脑塞热鼽,眼昏,吐痰。"

《汤液本草》:"除偏头疼。"

《本草蒙筌》:"逐咽喉窒塞风痰,逐胸中寒,止呃逆气冲。"

《医学入门》:"风痫、风疹。"

《本草纲目》:"治风眩、头痛、癫痫、喉痹,头目有湿气。"

《本草汇言》:"吐痰食之药也。"

《本草通玄》:"病在上焦懊憹。"

《食物本草会纂》:"治酒后反食。"

《本草再新》:"泻心火,健脾土,利湿消水,止头痛衄血。"

张秉成《本草便读》:"苦寒通于胃腑,吐膈上蓄聚之热痰;研散纳之鼻中,治头内蕴留之水湿。"

《中国药用植物图鉴》:"作解毒用,急救催吐。"

《全国中草药汇编》:"主治食积不化,食物中毒,癫痫痰盛。外用治急、慢性肝炎、肝硬化。"

【药性】苦,寒。有毒。

【功能】涌吐痰食,除湿退黄。

【临床应用】

1. 风痰、宿食停滞及食物中毒诸症:凡宿食停滞胃脘,胸脘痞鞕,气逆上冲,或误食毒物不久,尚停留在胃,皆可单用本品取吐,或与赤小豆为散、香豉煎汁和服(如《伤寒论》瓜蒂散);风痰内扰,上蒙清窍,发为癫痫,发狂欲走,或痰涎涌喉,喉痹喘息,亦可单用本品取吐。

2. 湿热黄疸:湿热黄疸,可单用本品研末吹鼻(如《千金翼方》瓜丁散),亦可锉末煎服(如《金匮要略》一味瓜蒂汤)。

3. 其他:湿家,头中寒湿,头疼鼻塞而烦,口含水以本品研末吹鼻(《类证活人书》)。牙齿痛,本品炒黄研末,与少许麝香配伍擦(如《圣济总录》瓜蒂散)。耳重,与麝香、地龙、地丁等分配伍捣散、塞耳(如《圣济总录》抵圣散)。治疟,单用本品煎服(《备急千金要方》)。诸痔,与密陀僧、朱砂、冰片研末调敷(如《古今医统大全》辰砂膏)。

【现代研究】本品含葫芦素 B、E、D,异葫芦素 B 及葫芦素 B 苷,尚含喷瓜素等。

提取物能刺激胃感觉神经,反射性地兴奋呕吐中枢而致吐;能明显降低血清 ALT,对肝脏有一定的保护作用、能增强细胞免疫功能;并能抗肿瘤、降压、抑制心肌收缩力、减慢心率等。

【用法用量】

1. 炮制:生用,炒用。

2. 用法:内服:煎服,或入丸、散。外用:研末,吹鼻,塞耳,调敷。

3. 用量:内服:煎服:2.5～5 克;研末服:0.3～1 克。外用:适量。

注意事项:体弱、孕妇忌用。

本品过量则易出现头晕眼花、脘腹不适、呕吐、腹泻,严重者可因脱水造成电解质紊乱,终致循环衰竭及呼吸中枢麻痹而死亡。

胆　矾

【文献记载】

《神农本草经》:“味酸,寒。”“主明目,金疮,诸痫痉,女子阴蚀痛,石淋,寒热,崩中下血,诸邪毒气。”

《吴普本草》:“神农:酸,小毒。李氏:大寒。桐君:辛,有毒。扁鹊:苦,无毒。”

《名医别录》:“有毒。”“散癥积、咳逆上气及鼠瘘恶疮。”

《药性论》:“有大毒。”“破热毒。”

《日华子本草》:“味酸,涩,无毒。”“主蚛牙,鼻内息肉。”

《医学入门》:“辛、酸、苦,气寒。”

《新修本草》:“下血赤白,面黄,女子脏寒。”

《本草图经》:“吐风痰。”

《本草蒙筌》:“治喉蛾毒。”“杀虫,坚齿。”

《本草汇言》:“消喉痹,疗齿疳龈烂。”

《玉楸药解》:“治脚疽,痔瘘,杨梅,金疮,白癜,一切肿痛,带下崩中,上气,眼疼弦烂,疯狗咬伤,百虫入耳,腋下狐臭。”

《医林纂要》:“行肝风,泻肝火,敛肺气,清肺邪,亦兼补心,软坚去毒。功用略同白矾。”

【药性】酸、涩、辛,寒。有毒。

【功能】涌吐痰涎,解毒收湿,祛腐蚀疮。

【临床应用】

1. 喉痹,癫痫,误食毒物:喉间痰壅闭塞,与白僵蚕研末吹喉(如《济生方》二圣散);酒面热盛,咽喉肿结闭塞,与全蝎研末,以鸡羽蘸药入喉中(如《仁斋直指方》胆矾散);喉内结核不消,与硇砂研末点(如《普济方》保安散);喉闭、乳蛾、口疮,与熊胆、木香研末,以木鳖子去壳磨井水鹅羽蘸药涂(《摄生众妙方》);风痰癫痫,单用本品研末温醋调服(《谭氏小儿方》);误食毒物,可单用本品取吐,以排出胃中毒物。

2. 风眼赤烂,口疮,牙疳:风眼赤烂,以本品煅、研,泡汤洗眼(《明目经验方》);眼生肤翳,目赤痛,痒涩,与石盐、朱砂、盐绿、龙脑、腻粉研末点(如《太平圣惠方》石胆散);眼忽结肿,与滑石、秦皮、腻粉研末,汤浸候温、闭目洗两眦头(如《圣济总录》洗眼石胆散);热眼及有脓之眼目,本品与水合调匀贮之用(如《眼科锦囊》石胆水)。口疮,与蟾皮研末掺(《太平圣惠方》);口舌生疮,可单用本品作溶液漱口,或研末敷,或与蛇胆、冰片研末敷(如《太平圣惠方》石胆散);牙疳,将本品纳枣肉内煅、研末,擦(《简便单方》),或与胡黄连、儿茶研末敷(如《沈氏尊生》胆矾散),或与麝香研末掺(《仁斋直指方》)。

3. 痔疮,肿毒,胬肉:痔疮,单用本品煅为末,蜜调敷(《仁斋直指方》);痔漏脓水,久不生肌,与龙骨、白石脂、黄丹等研末敷(如《杨氏家藏方》胆矾散)。疔疮肿毒,皮色不变,温肿无头,与血竭、蟾酥、麝香等研末敷(如《外科大成》离宫锭子);久患聤耳,风毒冷疮,时发痒痛,与白矾、红花、麝香、蛇蜕研末,洁疮后撒(如《杨氏家藏方》香矾散);甲疽,本品煅至烟尽、研末敷(《梅师集验方》)。胬肉疼痛,单用本品研末敷(《圣济总录》)。

4. 其他:百虫入耳,本品和醋灌之(《备急千金要方》)。

【现代研究】本品的主要成分为硫酸铜。

本品能刺激胃壁神经,引起反射性呕吐,并能促进胆汁分泌。外用与蛋白质结合,生成不溶性蛋白质化合物而沉淀,故胆矾溶液对局部黏膜具有腐蚀作用,可退翳;并有较强的抑菌等作用。

【用法用量】

1. 炮制:生用,煅用。

2. 用法:内服:温水化服,或入丸、散。外用:研末撒,或溶后点洗。

3. 用量:内服:0.3～0.6克。外用:适量。

注意事项:不宜过量与久服;体弱者忌服。

中毒表现为口中有金属涩味,咽干,恶心呕吐,腹痛腹泻,吐出物或排泄物呈蓝绿色,头晕头痛,眼花,疲乏,面色苍黄,黄疸,血压下降,心动过速,呼吸困难,少尿无尿,可因肾衰竭而死。

驱虫药能驱除或杀灭人体内寄生虫,治疗虫类病症。

外用类药物根据功效不同可分为:攻毒杀虫止痒药、拔毒化腐生肌药类。

第一节　驱虫药

凡能驱除或杀灭人体内寄生虫,治疗虫类病症的药物,称为驱虫药。

部分驱虫药具有一定毒性,对人体内寄生虫,特别是肠道寄生虫虫体有杀灭或麻痹作用,促使其排出体外。故可用治蛔虫病、蛲虫病、绦虫病、钩虫病、姜片虫病等多种肠道寄生虫病。部分药物兼有行气、消积、润肠、止痒等作用,可用于食积气滞、小儿疳积、便秘、疥癣瘙痒等病症治疗。

本类药临床应用时,应根据寄生虫的种类及患者的体质状况、病症缓急差异选择合适的驱虫药物。如肠道寄生虫,或大便便秘者,当与泻下药配伍;兼有积滞者,与消积导滞药配伍;脾胃虚弱者,与健脾和胃药配伍;体质虚弱者,须先补后攻(驱虫)或攻(驱虫)补兼施。药剂宜空腹时服用,便于药物充分作用于虫体而保证疗效。驱虫药对人体正气多有损伤,对素体虚弱、年老体衰、儿童及孕妇当慎用。

现代药理研究证明:驱虫药对寄生虫虫体有麻痹作用,使其瘫痪以致死亡。部分驱虫药有抗真菌、抗病毒及抗肿瘤等作用。某些药物并有促进胃肠蠕动、兴奋子宫、减慢心率、扩张血管、降低血压等作用。

使君子

【文献记载】

《开宝本草》:"味甘,温,无毒。""主小儿五疳,小便白浊,杀虫,疗泻痢。"

《本草正》:"有小毒。""使君子,凡小儿食此,亦不宜频而多,大约性滑,多则能伤脾也。但使君子专杀蛔虫,榧子专杀寸白虫耳。"

《本草汇言》:"味甘、酸,气寒。"

《本草纲目》:"健脾胃,除虚热。治小儿百病疮癣。"

《医林纂要》:"补脾、润肺。"

【药性】甘,温。有小毒。

【功能】杀虫,消积,健脾。

【临床应用】

1.蛔虫病,绦虫病:本品为驱蛔要药,尤宜于小儿,可单用本品炒香嚼食(如《补要袖珍小儿方论》使君子散),或与苦楝皮、槟榔等配伍(如《古今医鉴》下虫散),或与槟榔、南星研末、红曲打糊为丸,乌梅花椒汤送服(《万病回春》);治寸白虫疾,将本品研末,纳鸭蛋中蒸熟食(《疑难急症简方》);治蛲虫,与百部、槟榔、大黄等配伍内服,并可同时与百部配伍煎汤熏洗肛门周围。

2. 小儿疳积:小儿疳积,面色萎黄、形瘦腹大、腹痛有虫,与槟榔、神曲、麦芽等配伍(如《医宗金鉴》肥儿丸);小儿五疳,心腹膨胀、不进饮食,与厚朴、陈皮、川芎等配伍(如《太平惠民和剂局方》使君子丸);脾虚湿胜所致便泄、溲浊,与人参、茯苓、白术等配伍。

3. 其他:小儿虚肿,头面、阴囊俱浮,蜜炙本品、研末,米汤送服(《简便方》)。头疮久不瘥,本品烧存性研末,生油调涂(《太平圣惠方》);头癣面疮,香油少许浸本品临睡嚼食并以香油送服(《普济方》)。

【现代研究】本品含使君子酸钾、脂肪、油酸、棕榈酸、硬脂酸、肉豆蔻酸及花生酸、甾醇等。

提取物有较强的麻痹猪蛔虫头部的作用,能使蚯蚓麻痹死亡;对人、动物均有明显的驱蛔效果,还有一定的驱蛲虫作用;并有抗真菌等作用。

【用法用量】

1. 炮制:生用,炒用。

2. 用法:内服:煎服,或嚼服。外用:研末,调敷。

3. 用量:内服:煎服:9～12克;嚼服:6～9克。小儿每岁1～1.5粒,一日总量不可超过20粒。外用:适量。

注意事项:大量服用可致呃逆、眩晕、呕吐、腹泻等反应。若与热茶同服,亦能引起呃逆、腹泻,故服用时忌茶。

苦楝皮

【文献记载】

《名医别录》:"微寒。""疗蛔虫,利大肠。"

《日华子本草》:"苦,微毒。""治游风热毒,风疹,恶疮疥癞,小儿壮热,并煎汤浸洗。"

《医林纂要》:"大苦,大寒。""杀疳,治疸。"

《本草经集注》:"根,以苦酒摩涂疥甚良;煮汁作糜,食之去蛔虫。"

《滇南本草》:"根皮,杀小儿寸白虫。"

《本草汇言》:"去虫杀疥之药也。"

《药性能毒》:"治妇人心痛。"

《生草药性备要》:"治虫积肚痛,消热毒。煲肉食退热。用二皮同片糖煲水饮,亦治疴痢虫出。洗蛤癞。"

《本草求原》:"吐蛊毒。""治虫耗津液而成消渴。""洗疥、疳、疔、痔妙。"

《现代实用中药》:"树皮对缘虫、蛔虫、蛲虫都有效。"

《湖南药物志》:"治冻疮。"

《陕西中草药》:"清热燥湿,治阴道滴虫。"

【药性】苦,寒。有毒。

【功能】杀虫,疗癣。

【临床应用】

1. 蛔虫病、蛲虫病,钩虫病:蛔虫病,可单用本品煎服,或与芜荑配伍(如《小儿卫生总微论方》抵圣散),或与使君子、槟榔、大黄等配伍(如《全国中药成药处方集》化虫丸);蛲虫病,与苦参、蛇床子、皂角研末、蜜丸,纳肛中(如《药物图考》楝皮杀虫丸),或与百部、乌梅配伍煎液,晚间临睡前作保留灌肠(《安徽中草药》);钩虫病,与石榴皮配伍煎服(如《湖北药物志》二皮饮)。

2. 疥癣,湿疮:浸淫疮,本品烧存性研末,猪脂调,苦参、大腹皮煎汤洁疮后敷(湿则掺)(如《外科集验方》苦楝散);瘾疹,单用本品浓煎浴(《斗门方》);蠼螋疮,单用本品烧灰存性、猪脂调敷(《备急千金要方》);瘘疮,与鼠肉、当归配伍制膏敷(如《刘涓子鬼遗方》坐肉膏);伤寒𧏾蚀下部,腹中疗痛,与皂角、白矾、猪胆配伍制丸服(如《太平圣惠方》楝根皮丸);疥疮风虫,与皂角等分研末、猪脂调敷(《奇效良方》)。

3. 其他:痢疾,与骨碎补、荆芥、青木香、楤木花配伍(《湖南药物志》)。

【现代研究】本品含川楝素、异川楝素、苦楝酮、苦楝萜酮内酯,苦楝萜酸甲酯、苦楝子三醇、β-谷甾醇等。

提取物对猪蛔虫有抑制以至麻痹作用;亦能麻痹蛲虫,并能抗血吸虫;能抗肉毒中毒,并表现有对呼吸中枢、神经肌肉传递功能、心乳头肌电和机械特性等的药理作用。

【用法用量】

1. 炮制:生用。

2. 用法:内服:煎服,或入丸、散。外用:煎汤洗涤,或研末调敷。

3. 用量:内服:煎服,6~15克,鲜品加倍。外用:适量。

注意事项:体弱及肝肾功能异常者慎服;孕妇忌服。

槟 榔

【文献记载】

《名医别录》:"味辛,温,无毒。""主消谷逐水,除痰癖,杀三虫、伏尸,疗寸白。"

《药性论》:"味甘,大寒。""宣利五脏六腑壅滞,破坚满气,下水肿,治心痛、风血积聚。"

《海药本草》:"味涩,温。""主贲豚诸气,五膈气,风冷气,宿食不消。"

《新修本草》:"主腹胀,生捣末服,利水谷道。敷疮,生肌肉,止痛。烧为灰,主口吻白疮。"

《日华子本草》:"除一切风,下一切气,通关节,利九窍,补五劳七伤,健脾调中,除烦,破癥结,下五膈气。"

《珍珠囊》:"破气滞,泄胸中至高之气。"

《医学启源》:"治后重如神,性如铁石之沉重,能坠诸药至天下。"

《医学入门》:"止呕吐醋心,祛瘴疟。"

《本草纲目》:"治泻痢后重,心腹诸痛,大小便气秘,痰气喘急。疗诸疟,御瘴疠。"

《本草汇言》:"主治诸气,祛瘴气,破滞气,开郁气,下痰气,去积气,解蛊气,消谷气,逐水气,散脚气,杀虫气,通上气,宽中气,泄下气。"

《本草通玄》:"止疟疗疝。"

《本草再新》:"舒肝散气,破积辟邪,化痰消食,利水通经,治膈噎气蛊。"

《随息居饮食谱》:"制肥甘之毒。能坚齿,解口气。"

《现代实用中药》:"驱除姜片虫、绦虫,兼有健胃、收敛及泻下作用。"

《得宜本草》:"得枳实,治伤寒痞满;得木瓜,治脚气冲心;得橘皮,治金疮恶心。"

《得配本草》:"配良姜,治心脾作痛;配麦冬,治大便秘及血淋;配枳实、黄连,治伤寒痞满。"

《药性集要便读》:"得木香,治后重;得枳实,泻痞满;得草果、平胃散,治山岚瘴气发疟;同苦楝根皮、鹤虱、锡灰,能杀诸虫。"

【药性】苦、辛,温。

【功能】杀虫,消疳,行气,利水,截疟。

【临床应用】

1. 肠道寄生虫病:本品对绦虫、蛔虫、蛲虫、钩虫、姜片虫等肠道寄生虫均有驱杀作用,并以泻下作用驱除虫体为优点。治绦虫疗效最佳,可单用本品研末服(《备急千金要方》),或与木香配伍(如《证治准绳》圣功散),现代多与南瓜子同用疗效更好。小儿虫积腹痛,与鹤虱、苦楝皮等配伍(如《太平惠民和剂局方》化虫丸);治蛔虫、蛲虫病,与使君子、苦楝皮等配伍;治姜片虫,与乌梅、甘草等配伍。

2. 食积气滞,泻痢后重:七情气逆,上气喘急,胸膈满闷,不思饮食,与沉香、乌药、人参配伍磨汁服(如《济生方》四磨汤);食积气滞,腹胀便秘,与木香、青皮、大黄等配伍(如《儒门事亲》木香槟榔丸);脾虚食积难化,腹胀而痛,与白术、麦芽、砂仁、半夏、干姜、萝卜子配伍(《方脉正宗》);湿热泻痢,如木香、黄连、芍药等配伍(如《素问病机气宜保命集》导气汤)。

3. 水肿,脚气肿痛:水肿实证,二便不利,与商陆、泽泻、木通等配伍(如《重订严氏济生方》疏凿饮子);寒湿脚气肿痛,与木瓜、吴茱萸、陈皮等配伍(如《证治准绳》鸡鸣散)。

4. 疟疾:本品截疟,与常山、草果等配伍(如《伤寒保命集》截疟七宝饮);疟疾久发不愈,胁下结块,形成疟母,与鳖甲、白术、川芎等配伍(如《济生方》鳖甲饮子)。

5. 其他:心脾疼,与高良姜等分研末,米饮调服(《是斋百一选方》)。大小便不通,亦治肠胃有湿,大便秘涩,本品以麦冬汤磨汁热饮(如《普济方》槟榔散)。脾肺肾三脏受伤,水气不化,积为肿满,渐成喘急、不能偃卧,与炒白芍、茯苓、猪苓、泽泻、车前子、肉桂配伍(《方脉正宗》)。治五淋,与赤芍研末、煎服(《博济方》)。治痰涎,单用本品研末,白汤送服(《御药院方》)。治醋心,与橘皮配伍捣散,生蜜汤送服(《梅师集验方》)。瘿气初结,咽喉壅闷,与海藻、昆布配伍捣末、蜜丸噙(《太平圣惠方》)。聤耳出脓,单以本品研末吹耳(《鲍氏小儿方》);小儿头疮,积年不瘥,本品水磨晒干取末,生油调敷(《太平圣惠方》);丹毒从脐上起黄肿,单用本品研末,醋调涂(《续普济本事方》);口吻生疮,本品烧灰存性、研细撒(《太平圣惠方》);阴毛生虱,单用本品煎洗涤;金疮,与黄连研末敷之(《经验方》)。

【现代研究】本品含槟榔碱、槟榔次碱、去甲基槟榔碱、去甲基槟榔次碱、槟榔副碱、异去甲基槟榔次碱等,并含月桂酸、肉豆蔻酸、棕榈酸、十四碳烯酸、油酸、亚油酸、硬脂酸等,尚含氨基酸、甘露糖、半乳糖、蔗糖、皂苷、鞣质及槟榔红素等。

提取物能使绦虫虫体引起弛缓性麻痹,触之则虫体伸长而不易断,故能把全虫驱出;对猪肉绦虫有较强的麻痹作用,但对牛肉绦虫仅能使头节和未成熟节片麻痹;对蛲虫、钩虫、肝吸虫、血吸虫均有麻痹或驱杀作用;对皮肤真菌、流感病毒、幽门螺杆菌均有抑制作用;并有抗癌及似胆碱作用,能促进唾液、汗腺分泌,减慢心率,降低血压等。

【用法用量】

1. 炮制:生用。

2. 用法:内服:煎服,或入丸、散。外用:煎汤洗涤,或研末撒、调敷。

3. 用量:煎服,3~10克,驱绦虫、姜片虫,30~60克。

注意事项:孕妇慎服。

南瓜子

【文献记载】

《现代实用中药》:"甘,温,无毒。""为绦虫驱除药。"

《四川中药志》:"性平,味甘,无毒。""疗营养不良之萎黄病。""用于蛲虫病。"

《广西中药志》:"治晚期血吸虫病。"

《安徽药材》:"能杀蛔虫及血吸虫。"

《中国药用植物图鉴》:"治产后手足浮肿,对糖尿病患者有效。"

《辽宁常用中草药手册》:"健脾。治腹痛胀满。"

《青岛中草药手册》:"催乳,治产后缺乳。"

《本草骈比》:"止顿咳,消肿。""治百日咳,产后手足浮肿,痔疮。"

《福建药物志》:"益肾。"

【药性】甘,平。

【功能】杀虫。

【临床应用】

1. 绦虫病:本品杀虫而不伤正气,可单用鲜品捣与蜜调服(《中药的药理与应用》),或与石榴根皮等分配伍煎服(《四川中药志》);与槟榔等配伍更佳(先服本品以冷水调服,两小时后服槟榔煎剂,再过半小时冲服玄明粉)。

2. 其他:血吸虫病须长期大量服食;小儿蛔虫,与韭菜叶、水竹沥配伍开水冲服(《湖南药物志》);钩虫病,以本品榨油服食(四小时后服泻下剂)(《泉州本草》)。产后缺乳,本品研末加红糖开水冲服(《青岛中草药手册》);产后手脚浮肿、糖尿病,单用本品炒熟后水煎服(《食物中药与便方》);营养不良之萎黄病,与花生仁、胡桃仁配伍(《四川中药志》)。内痔,本品煎汤熏洗(《岭南草药志》)。

【现代研究】本品含南瓜子氨酸,并含亚油酸、油酸、棕榈酸、硬脂酸、亚麻酸、肉豆蔻酸、甘油三酯、甘油二酯、甘油单酯、甾醇、甾醇酯、磷脂酰胆碱、磷脂酰乙醇胺、磷脂酰丝氨酸、脑苷脂以及维生素 A、B_1、B_2、C 和胡萝卜素等。

提取物对牛肉绦虫或猪肉绦虫的中段和后段节片均有麻痹作用;对血吸虫有抑制和杀灭作用,使成虫虫体萎缩、生殖器退化、子宫内虫卵减少,但不能杀灭;并有使实验动物血压升高、呼吸加深加快等药理作用。

【用法用量】

1. 炮制:生用。

2. 用法:内服:研粉服;或煎服。驱绦虫,宜研末、冷开水调服。

3. 用量:煎服,30~60 克,驱虫可加倍。

鹤草芽

【药性】苦、涩,凉。

【功能】杀虫。

【临床应用】

1. 绦虫病:治绦虫,单用本品捣末、蜜丸,旦服(《外台秘要》引《范汪方》),或研末早晨空腹开水送服(《四川中药志》)。

2. 其他:妇人阴疮,糜烂痒痛,或痛引腰腹,单用本品煎汤以干棉球蘸汁塞阴中(《金匮要略方义》)。小儿头部疖肿,本品与糯米煮粥去渣加糖(不加油盐)顿食(《四川中药志》)。口腔白色念珠菌感染,可单用本品煎汤含漱。

【现代研究】本品含鹤草酚、仙鹤草内酯、仙鹤草醇、芹黄素、儿茶酚、鞣质等。

提取物主要作用于绦虫头节,对颈节、体节亦有作用,能抑制虫体的糖原分解,对虫体细胞的无氧和有氧代谢及虫体细胞代谢产物琥珀酸的生成均有显著抑制作用;并能使动物体内的血吸虫转移,虫体萎缩,退化,甚至有杀死成虫的作用;对蛔虫有持久的兴奋作用,对阴道滴虫、血吸虫、疟原虫、囊虫等亦有抑杀作用。

【用法用量】

1. 炮制:生用。

2. 用法:内服:研粉吞服。外用:煎汤浸棉球塞用。治绦虫,每日一次,早起空腹服。

3. 用量:内服:研粉吞服,30～45 克,小儿 0.7～0.8 克/公斤体重。外用:适量。

注意事项:不宜入煎剂;服药后偶见恶心、呕吐、腹泻、头晕、出汗等不良反应,停药后即可恢复。

雷 丸

【文献记载】

《神农本草经》:"味苦,寒。""主杀三虫,逐毒气,胃中热。利丈夫,不利女子。作摩膏,除小儿百病。"

《吴普本草》:"神农:苦。黄帝、岐伯、桐君:甘,有毒。扁鹊:甘,无毒。李氏:大寒。"

《名医别录》:"咸,微寒,有小毒。""逐邪气,恶风汗出,除皮中热,结积,蛊毒白虫、寸白自出不止。"

《药性论》:"能逐风,主癫痫狂走,杀蛔虫。"

《玉楸药解》:"清热疏肝,杀寸白虫,驱风除痫,止小儿汗。"

《医林纂要》:"平相火,燥湿土,定惊悸,解杵,消积,杀虫。"

《陕西中药志》:"消积杀虫,清热解毒。治虫积腹痛,小儿疳积,胃中热,对绦虫病疗效较显著。"

【药性】微苦,寒。有小毒。

【功能】杀虫消积。

【临床应用】

1. 绦虫病,钩虫病,蛔虫病:本品对多种肠道寄生虫均有驱杀作用,尤以绦虫为佳。绦虫病,可单用本品研末吞服,每次 20 克,日服 3 次,多数病例可在第 2～3 天后全部或部分排出虫体。治疗钩虫病、蛔虫病,或与槟榔、牵牛子、木香、苦楝皮配伍(如《证治准绳》追虫丸);治蛲虫病,与大黄、牵牛子等配伍;治脑囊虫病,与半夏、茯苓等配伍。

2. 小儿疳积:小儿疳积,与使君子、鹤虱、榧子、槟榔等分研末,温米饮调服(如《杨氏家藏方》雷丸散),或与使君子、苍术研末蒸鸡蛋服食。

3. 其他:小儿寒热,惊啼不安,与牡蛎、黄芩、细辛、蛇床子配伍煎汤沐浴(如《太平圣惠方》雷丸浴汤)。少小有热不汗,与粉配伍捣和细末扑身(如《备急千金要方》二物通汗散)。牡痔生鼠乳疮,与鹤虱、白矾灰、皂荚汁、硫黄配伍捣散、醋煮面糊为丸、雄黄为衣,麝香温酒送服(如《圣济总录》雷丸散)。

【现代研究】本品含雷丸素(蛋白水解酶),并含雷丸多糖 S-4002、钙、铝、镁等。

提取物能分解虫体蛋白质,使虫头不再附于肠壁而排出。并对猪蛔虫有杀灭作用;尚有抑制阴道毛滴虫、抗炎、提高免疫力及一定的抑瘤等作用。

【用法用量】

1. 炮制:生用。

2. 用法:内服:研末吞服,或入丸剂。外用:煎汤沐浴,或研末扑。

3. 用量:内服:15～21 克(每次 5～7 克,日服三次)。外用:适量。

注意事项:不入煎剂。

鹤 虱

【文献记载】

《新修本草》:"味苦,平,有小毒。""主蛔、蛲虫,用之为散,以肥肉臛汁,服方寸匕;亦丸、散中用。"

《日华子本草》:"凉,无毒。""杀五脏虫,止疟及敷恶疮上。"

《本草纲目》:"苦、辛,有小毒。"

《开宝本草》:"心痛,以淡醋和半匕服。"

《本经逢原》:"善调逆气,治一身痰凝气滞。"

《岭南采药录》:"疗恶疮,解蛇毒,均捣敷。"

《现代实用中药》:"治腹痛,为绦虫、蛲虫、蛔虫之驱除剂。"

《药材资料汇编》:"治久痢。"

【药性】苦、辛,平。有小毒。

【功能】杀虫消积。

【临床应用】

1. 虫积腹痛:本品可用于多种肠道寄生虫病。杀蛔虫、蛲虫,可单用本品作散剂服(《新修本草》);蛔咬痛,本品捣末、蜜丸、蜜汤送服(《备急千金要方》);虫痛发作有时,口吐清水,与川楝子、胡粉、白矾、槟榔等配伍(如《小儿药证直诀》安虫散);肠胃诸虫,与苦楝皮、槟榔、使君子、芜荑、胡粉、枯矾研末、酒煮、面糊为丸服(如《医方集解》化虫丸);治蛲虫病,与百部、苦楝皮研末、装胶囊、塞肛;脏腑虚弱,或多食甘肥,致蛔虫动作、心腹绞痛,发则肿聚、往来上下、痛有休止、腹中烦热、口吐涎沫;又治下部有虫生痔,痔痒痛,与木香、诃子、芜荑、附子、干姜、大黄研末、蜜丸,橘皮汤(妇人醋汤)送服(如《三因极一病证方论》集效丸);大肠虫出不断,断之复生、行坐不得,可单用本品研末,水调服(《怪证奇方》)。

2. 小儿疳积:湿热蕴结之蛔疳,与使君子、槟榔、木香配伍(如《医宗金鉴》下虫丸);治虫积所致四肢羸困、面色青黄、饮食虽进却不长肌肤,与胡粉、槟榔、苦楝皮、白矾配伍(如《太平惠民和剂局方》化虫丸)。

【现代研究】本品含鹤虱内酯、天名精内酯酮、二十烷、正己酸、棕榈酸、硬脂酸、油酸、亚油酸、三十一烷、豆甾醇、蜡醇及胡萝卜醇、胡萝卜烯醇等。

提取物有驱蛔及杀犬绦虫作用;并表现有对实验动物中枢神经系统的显著抑制作用及抗着床、抗早孕、中期引产和晚期引产等多种作用。

【用法用量】

1. 炮制:生用,炒用。

2. 用法:内服:煎服,或入丸、散。外用:研末、装胶囊、塞肛。

3. 用量:内服:煎服,3～10克。外用:适量。

注意事项:孕妇忌服。

榧 子

【文献记载】

《神农本草经》:"味甘,温。""主腹中邪气,去三虫,蛇螫蛊毒,鬼疰伏尸。"

《名医别录》:"味甘,无毒。""主五痔。"

《备急千金要方》:"味甘,平,涩。"

《本草经集注》:"疗寸白虫。"

《食疗本草》:"令人能食,消谷,助筋骨,行营卫,明目,轻身。"

《日用本草》:"杀腹间大小虫。小儿黄瘦,腹中有虫积者,食入即愈。又带壳细嚼食下,消痰。"

《生生编》:"治咳嗽,白浊,助阳道。"

《医林纂要》:"治寒嗽,杀尸虫。"

《本草备要》:"润肺。"

《本草再新》:"治肺火,健脾土,补气化痰,止咳嗽,定呵喘,去瘀生新。"

《现代实用中药》:"为缓和无毒之驱虫药,能驱除十二指肠钩虫,并治胃肠病,助消化,增营养。"

【药性】甘,平。

【功能】杀虫消积,润肠通便,润肺止咳。

【临床应用】

1. 虫积腹痛:本品药性缓和,杀虫而不伤脾胃,且能润肠,利于虫体排出。是比较安全有效的驱虫药,对蛔虫、钩虫、绦虫、姜片虫等多种肠道寄生虫引起的虫积腹痛均有效。蛔虫病,与使君子、苦楝皮等配伍;钩虫病,可单用本品,或与槟榔、贯众等配伍;绦虫病,与槟榔、南瓜子等配伍;或以本品与使君子、大蒜各 30 克配伍空腹服治疗蛔虫、蛲虫、钩虫、绦虫等肠道寄生虫病(《实用现代中药》)。

2. 肠燥便秘:痔疮便秘,可单用本品炒熟嚼食(《本草衍义》),或与火麻仁、郁李仁、瓜蒌仁等配伍。

3. 肺燥咳嗽:本品润燥力弱,可与川贝母、瓜蒌仁、炙桑叶、沙参等配伍。

4. 其他:治好食茶叶面黄者,可日食本品七枚至愈(《本草纲目》引《杨起简便方》)。

【现代研究】本品含亚油酸、硬脂酸、油酸,并含麦朊、甾醇、草酸、葡萄糖、多糖、挥发油、鞣质等。

提取物对猫绦虫、猪蛔虫、钩虫、血吸虫尾蚴有驱除或灭杀作用;并能使实验动物子宫收缩(民间用于堕胎)。

【用法用量】

1. 炮制:生用,炒用。

2. 用法:煎服,或嚼服,或入丸、散。煎服,宜生用。

3. 用量:煎服:10～15 克;嚼服:15 克。

芜 荑

【文献记载】

《神农本草经》:"味辛,平。""主五内邪气,散皮肤骨节中淫淫温行毒,去三虫,化食。"

《药性论》:"味苦辛。""能主积冷气,心腹百痛,除肌肤节中风淫淫如虫行。"

《海药本草》:"味辛,温,无毒。""治冷痢心气,杀虫止痛。又治妇人子宫风虚,孩子疳泻。"

《名医别录》:"逐寸白,散肠中嗢嗢喘息。"

《食疗本草》:"散腹中气痛。又和马酪可治癣。又杀中恶虫毒。"

《日华子本草》:"治肠风痔漏,恶疮疥癣。"

《医林纂要》:"泻肺祛风湿,燥脾消寒食,治疸黄,杀虫去蛔。"

《中国药用植物图鉴》:"祛痰利尿。"

【药性】 苦、辛,温。

【功能】 杀虫消积。

【临床应用】

1. 虫积腹痛:治蛔虫、蛲虫、绦虫之面黄、腹痛,可单用本品和面粉炒至黄色、研末,米饮送服(《备急千金要方》),或与槟榔、木香研末,石榴根汤送服(如《仁斋直指方》芜荑散);大人小儿蛔痛,大痛不可忍,或吐青黄绿水涎沫,或吐虫出,发有休止,与雷丸、干漆研末,温水调服(如《奇效良方》芜荑散)。

2. 小儿疳积:小儿疳积腹痛有虫、消瘦泄泻者,与使君子、芦荟、夜明砂、白术、人参、茯苓、甘草配伍(如《补要袖珍小儿方论》布袋丸)。

3. 其他:久患脾胃气泄不止,单用本品捣末、饭丸,陈米饮送服(《续传信适用方》);久痢不瘥,有虫,兼下部脱肛,与黄连、蚺蛇胆配伍捣末,蜜丸,杏仁汤送服(如《太平圣惠方》芜荑丸)。下血结阴,单用本品捣碎去油、与雄猪胆为丸,甘草汤送服(如《太平圣惠方》芜荑丸)。诸冷积气,与大茴香、木香研末、红曲糊丸,白汤送服(《本草汇言》)。疥癣恶疮,本品研末,醋、蜂蜜或猪脂调涂(如《食疗本草》治热疮、湿癣方)。

【现代研究】本品含鞣质、糖类等。

提取物对猪蛔虫有显著杀灭作用；对多种皮肤真菌有抑制作用，并具有抗疟等作用。

【用法用量】

1. 炮制：生用。

2. 用法：内服：煎服，或入丸、散。外用：研末调涂。

3. 用量：内服：煎服，3～10 克。外用：适量。

第二节　攻毒杀虫止痒药

凡以攻毒疗疮、杀虫止痒为主要作用的药物，分别称为攻毒药或杀虫止痒药。

攻毒杀虫止痒类药多具有不同程度的毒性，所谓"攻毒"即有以毒攻毒之意。本类药以外用为主，兼可内服。主要适用于某些外科、皮肤及五官科病症。

本类药临床应用因药因病而异，可研末外撒、煎汤洗涤、含漱，或制成油膏、药捻、硬膏等剂型使用。但无论外用抑或内服，均须严格控制剂量，不可过量使用及久用。制剂时应严格遵守炮制和制剂法度，减毒增效，保证用药安全。

现代药理研究证明：攻毒杀虫止痒药大都具有杀菌消炎作用，可杀灭细菌、真菌、疥虫、螨虫、滴虫等。且在局部外用后能形成薄膜以保护创面，减轻炎症反应与刺激。部分药物有收敛作用，能凝固蛋白质，收缩局部血管，减少充血与渗出，促进疮口愈合。

雄　黄

【文献记载】

《神农本草经》："味苦，平、寒。""主寒热，鼠瘘，恶疮，疽痔，死肌，杀精物恶鬼邪气、百虫毒。"

《名医别录》："甘，大温，有毒。""疗疥虫䘌疮，目痛，鼻中息肉及绝筋破骨，百节中大风，积聚，癖气，中恶腹痛，鬼疰，杀诸蛇虺毒，解藜芦毒，悦泽人面。"

《药性论》："味辛，有大毒。"

《本草拾遗》："杀虫，熏疮，疥，蚰虱及和诸药，熏嗽。"

《日华子本草》："治疥癣风邪，癫痫，岚瘴，一切蛇虫、犬兽伤咬。"

王好古："搜肝气，泻肝风，消涎积。"（引自《本草纲目》）

《本草纲目》："治疟疾寒热，伏暑泄痢，酒饮成癖，惊痫，头风眩运，化腹中瘀血，杀劳虫疳虫。"

《明医指掌》："治喉风鼻肉。"

《本草正》："去痈疽腐肉。"

《本草从新》："燥湿杀虫。治劳疳蛇伤，敷杨梅疔毒。"

《迪庆藏药》："除污排脓，消肿散结。治疮病久烂，痰核。"

【药性】辛、苦，温。有毒。

【功能】解毒，杀虫。

【临床应用】

1. 痈疽肿毒，疔疮：本品有较强的解毒作用，临床以外用为主，并可制丸内服。缠腰火丹（带状疱疹），可单用本品研末，醋调敷（《世医得效方》）；痈疽发背，腐肉暗黑，与明矾、枯矾研末，撒（如《验方新编》金素丹）；疗疮肿痛，与轻粉、蟾酥、冰片研末，外掺（《医宗金鉴》）；臁疮日久不愈，与陈艾配伍以青布卷成大捻烧烟熏之（《本草纲目》引《笔峰杂兴》）；积年冷瘘，出黄水不瘥，与血余、硫黄、黄蜡、清油配伍制膏敷贴（如《太平圣惠方》雄黄膏）；遍身虫疥、虫癣，与蛇床子、水银配伍，以猪油捣匀洁疮后搽（《姜月峰家传方》）；热疖、痱、痤、疥、疹，风湿痒疮，与白矾配伍茶清调化，鹅羽蘸扫（如《外科大成》二味消毒散）；赤鼻，与硫黄、陈水粉研末，乳汁调敷（《摄生众妙方》）；小儿牙齿黑蛀，气臭疼痛，与麝香少许研末，炊饭和为梃子塞（如《医灯续焰》雄黄丸）。痈疽肿硬，尚未成脓，与乳香、没药、麝香配伍、黄米饭为丸，陈酒送服（如《外科证治全生集》醒消丸）。

2. 喉风喉痹，咽喉肿痛，痰涎壅塞：缠喉风及急喉痹，卒然倒仆，失音不语，或牙关紧急，不省人事，上膈壅热，痰涎不利，咽喉肿痛，赤眼，痈肿，一切热毒，与郁金、巴豆研末，醋煮面糊为丸，热茶清送服（如《太平惠民和剂局方》雄黄解毒丸）；烂喉丹痧，喉风，乳蛾及痈肿疔毒，与牛黄、蟾酥、珍珠粉等配伍制丸内服、外敷（雷氏六神丸）；走马牙疳，牙龈腐烂，本品纳枣肉内煅、研末掺（《全幼心鉴》）。

3. 疥癣，湿疮，虫积：湿疮，与黄柏、冰片、枯矾等配伍、研末掺；疥癣，与蛇床子、水银调擦，或与硼砂、苦参、川椒、百部配伍煎汤洗涤；虫积腹痛，与槟榔、牵牛、大黄配伍（如《沈氏尊生书》牵牛丸）；狐惑病，毒蚀下部，肛门瘙痒，以本品烧烟熏之（《金匮要略》）。

4. 惊痫，疟疾，哮喘：惊痫昏迷，与朱砂、胆南星、郁金等配伍；中暑、中恶及温病痰热内闭神昏，与牛黄、冰片、麝香、朱砂等配伍（如《丹溪心法》太乙神丹、《太平惠民和剂局方》至宝丹、《温病条辨》安宫牛黄丸）；蛇虫咬伤，与五灵脂配伍内服、外敷；疟疾，与雌黄、大黄研末，制丸服（如《圣济总录》三圣丸），或与朱砂、牛胆、麝香配伍和丸塞鼻（《太平圣惠方》）；小儿喘满咳嗽，与朱砂、杏仁、淡豆豉等配伍（如《证治准绳》雄黄丹）。

5. 其他：腹胁痞块，与白矾研末、面糊调膏敷贴（《本草纲目》引《集玄方》）。偏头疼痛，与细辛等分研末吹鼻（左边头疼吹右鼻孔，反之亦然）（如《博济方》至灵散）。鼻息、鼻痔，与枯矾、苦丁香汁配伍调稀搽患处（如《洞天奥旨》化息散）。

【现代研究】本品含二硫化二砷，并夹杂有少量硅、铅、铁、钙、镁等杂质。

本品有抗菌、抗血吸虫作用，并可通过诱导肿瘤细胞凋亡，抑制细胞DNA合成，增强机体的细胞免疫功能等多种因素发挥其抗肿瘤作用。

【用法用量】

1. 炮制：生用。
2. 用法：外用：研末撒、调敷，或烧烟熏。内服：入丸、散。
3. 用量：外用：适量；内服：0.15～0.3克。

注意事项：不入煎剂，内服忌火煅；不宜久服；孕妇禁服。

硫　黄

【文献记载】

《神农本草经》："味酸，温。""主妇人阴蚀，疽痔恶血，坚筋骨，除头秃。"

《吴普本草》："神农、黄帝、雷公：咸，有毒。医和、扁鹊：苦，无毒。""治妇人血结。"

《名医别录》："大热，有毒。""疗心腹积聚，邪气，冷癖在胁，咳逆上气，脚冷疼弱无力，及鼻衄，恶疮，下部䘌疮，止血，杀疥虫。"

《本草经集注》："疗脚弱及瘤冷甚良。"

《药性论》："能下气，治脚弱，腰肾久冷，除冷风顽痹。""生用治疥癣及疗寒热咳逆，炼服主虚损泄精。"

《海药本草》："主风冷虚惫，肾冷，止气，腿膝虚羸，长肌肤，益气力，遗精，痔漏，老人风秘等。"

《日华子本草》："壮阳道,治疥癣冷气,补筋骨劳损,风劳气,止嗽上气及下部痔瘘,恶疮疥癣,杀腹脏虫。"

《本草纲目》："主虚寒久痢,滑泄霍乱,补命门不足,阳气暴绝,阴毒伤寒,小儿慢惊。"

《玉楸药解》："驱寒燥湿,补火壮阳。主治虚劳咳嗽,呕吐泄利,衄血便红,冷气寒瘕,腰软膝痛。敷女人阴痒,洗玉门宽冷,涂臁疮疔耳,消瘜肉顽疮。"

《本草求真》："主治老人一切风秘、冷秘、气秘,为补虚助阳圣药。"

《药性考》："疏利大肠,除疝。"

《本草纲目拾遗》："天生磺,治膈证。""舶上硫黄,灭斑,杀疮通血,止泻痢。"

【药性】酸,热。有毒。

【功能】补火壮阳,温脾通便,杀虫止痒。

【临床应用】

1. 肾阳不足,命门火衰所致阳痿、遗精、尿频、带下、腰膝冷痛、寒喘,或心腹冷痛:临床多制成丸、散剂应用于上述诸病症,如《太平惠民和剂局方》之金液丹、《普济本事方》之还阳散、扁鹊之玉壶丸等。肾阳虚衰,阳痿、遗精、尿频、腰膝冷痛等,与鹿茸、补骨脂、附子等配伍;阳虚寒盛之心腹冷痛、疝气腹痛,与丁香、川椒等配伍;命门衰微,阳气暴绝,及虚寒水肿,寒中等候,本品九制与糯米粉等分配伍糊丸,温水送服(如《医级》玉壶丹);真阳不足,下元虚冷,阳气不固,阴气冲逆之寒喘病症,与黑锡、附子、肉桂等配伍(如《太平惠民和剂局方》黑锡丹)。

2. 下元虚冷,脾胃虚寒之泄利或便秘:虚寒久泻,与人参、白术、补骨脂、丁香等配伍(《方脉正宗》);老人虚冷便秘,与半夏配伍(如《太平惠民和剂局方》半硫丸)。

3. 疥疮,顽癣,湿毒疮,阴疽恶疮:本品是治疗疥癣、湿疮瘙痒等皮肤病症的常用药。卒得疥疮,以麻油摩本品涂之(《肘后备急方》),或与油胡桃及水银配伍外用(如《医宗金鉴》臭灵丹);治顽癣,与风化石灰、铅丹、腻粉配伍(如《圣济总录》如圣散);阴部湿疮瘙痒,可单用本品研末扑,或与蛇床子、明矾等配伍;阴疽冷瘘,与荞麦粉研末撒。疣目及痣,本品研末,醋调涂(《太平圣惠方》)。

4. 其他:不孕,本品铜铫甘草汤煮一日后研细糊丸,按章法服(如《古今医统》引《蟫斯广育》神效百子丸);带下,与乌梅配伍捣丸,酒送服(《种杏仙方》)。咳逆服药无效,与乳香等分研末,酒煎急令患人嗅之(《奇效良方》)。

【现代研究】本品含硫,另杂有砷、硒、铁等成分。

本品有溶解角质、杀疥虫、细菌、真菌作用;能使支气管慢性炎症细胞浸润减轻、促进支气管分泌增加而祛痰;并能刺激肠壁蠕动、缓泻等作用。

【用法用量】

1. 炮制:生用,制用。

2. 用法:外用:研末撒,或调敷,或烧烟熏。内服:入丸、散服。

3. 用量:外用:适量;内服:1.5～3克。

注意事项:内服,应制后用,且不宜多服、久服;孕妇忌服。

白 矾

【文献记载】

《神农本草经》："味酸,寒。""主寒热泄痢,白沃,阴蚀恶疮,目痛,坚骨齿。炼饵服之,轻身不老增年。"

《吴普本草》："扁鹊:咸。雷公:酸,无毒。"

《药性论》："有小毒。""能治鼠漏,瘰疬,疗鼻衄,治齆鼻,生含咽津,治急喉痹。"

《名医别录》:"除固热在骨髓,去鼻中息肉。"

《日华子本草》:"除风去劳,消痰止渴,暖水脏,治中风失音,疗癣。""和桃仁、葱汤浴,可出汗也。"

《本草衍义》:"其性却水,治涎药多须者,用此意尔。火枯为粉,贴嵌甲,牙缝中出血如衄者,贴之亦愈。"

《本草蒙筌》:"禁便泻,塞齿疼,洗脱肛涩肠,敷脓疮收水。"

《医学入门》:"治耳卒肿出脓,目赤,目翳,胬肉,口舌生疮,牙齿肿痛出血,历久碎坏欲尽,急喉风痹,心肺烦热,风涎壅盛,作渴泄痢。兼治蛇蝎、恶犬、壁镜、驴涎、马汗毒伤。"

《本草纲目》:"吐下痰涎饮澼,燥湿解毒追涎,止血定痛,蚀恶肉,生好肉,治痈疽疔肿恶疮,癫痫,疸疾,通大小便,口齿眼目诸病,虎犬蛇蝎百虫伤。"

《本草经疏》:"治女劳疸,交接劳复。其性燥急,收涩解毒,除热坠浊。"

《本草崇原》:"可清涤肠胃。"

《得宜本草》:"得黄蜡,解一切肿毒。"

《得配本草》:"得肉桂,治木舌肿强;得皂角末,吐中风痰厥;得甘草水磨,洗目赤肿痛;得朱砂,敷小儿鹅白;得铜绿,泡水洗烂弦风眼;得蓖麻仁、盐梅肉、麝香,杵丸,锦裹,塞鼻中息肉;得细茶叶五钱,生白矾一两,蜜为丸,如梧子大,治风痰痫病;配黄丹,搽口舌生疮。"

《本草用法研究》:"用以制半夏,能散湿痰及食积痰,兼除五饮。"

【药性】酸、涩,寒。

【功能】祛痰燥湿,解毒杀虫,止泻止血。

【临床应用】

1. 中风,癫痫,喉痹及痰饮喘嗽:中风卒倒,痰壅神昏,与皂角配伍(如《圣济总录》稀涎散);癫痫痰多,突然昏仆,口吐涎沫,与郁金研末、薄荷糊丸服(如《普济本事方》白金丸)。痰饮喘嗽,胸膈胀满,与半夏、香附、生姜汁等配伍。

2. 痈疽,疔毒,恶疮:诸疮肿毒,与黄丹配伍外用(如《卫生宝鉴》二仙散);痈疽溃后,腐肉不脱,或胬肉外突,本品煅后与朴硝研末撒;冷疮成瘘,脓水不尽,与五灵脂等分研末、制成药捻使用。疥癣湿疮,可单用本品或与黄柏、五倍子等配伍煎汤洗涤,亦可煅后研末撒用,或与黄连、青黛等研末同用;一切疥,本品煅后与硫黄、胡粉、黄连、雌黄、蛇床子研末、猪脂调如稀面糊,洁疮后涂(如《太平圣惠方》白矾散)。鼻生息肉,本品煅后研末,以面脂调涂,或与硇砂研末点用;聤耳流脓,本品煅后与胭脂研末、吹耳(如《普济本事方》红绵散);水火烫伤轻者,本品煅后加水湿敷;毒虫螫伤,与雄黄等分研末调涂。

3. 泄泻,痢疾,带下:泄泻,日夜下痢白脓,本品煅后与诃黎勒、黄连、木香配伍捣末、水浸蒸饼滤如糊为丸,陈米饮送服(如《圣济总录》矾石丸);老人虚泻,久久不止,与诃黎勒配伍(如《太平圣惠方》诃黎勒散);休息痢不止,与硫黄、硝石配伍(如《太平圣惠方》白矾丸)。赤白带下,本品煅后与蛇床子研末、醋糊丸、干胭脂为衣,绵裹塞阴道(如《普济方》如圣丹)。白浊,与滑石等分研末、米糊为丸,米饮送服(如《鲁府禁方》清浊锁精丹)。

4. 其他:急喉痹,本品慢火溶后加入巴豆同熬,干后去豆、研末吹喉(如《玉机微义》白矾散)。黄肿水肿,与青矾、白面配伍同炒令赤色、醋黄米糊丸,枣汤送服(如《急救仙方》推车丸)。

【现代研究】本品含水硫酸铝钾,枯矾为脱水白矾。

本品能强力凝固蛋白质,有广谱抗菌作用,对绿脓杆菌、大肠杆菌、金黄色葡萄球菌抑制作用明显;有抗阴道滴虫作用;并能促进溃疡愈合。

【用法用量】

1. 炮制:生用,煅用(枯矾)。

2. 用法:外用:生品化水,或煎汤洗涤;煅后研末撒。内服:入丸、散。

3. 用量:外用:适量;内服:0.6～1.5克。

蛇床子

【文献记载】

《神农本草经》:"味苦,平。""主妇人阴中肿痛,男子阴痿湿痒,除痹气,利关节,癫痫,恶疮。久服轻身。"

《名医别录》:"辛、甘,无毒。""温中下气,令妇人子脏热,男子阴强,好颜色,令人有子。"

《药性论》:"有小毒。""治男子、女人虚,湿痹,毒风,痛痛,去男子腰疼。浴男女阴,去风冷,大益阳事。主大风身痒,煎汤浴之差,疗齿痛及小儿惊痫。"

《日华子本草》:"治暴冷,暖丈夫阳气,助女子阴气,扑损瘀血,腰胯疼,阴汗湿癣,四肢顽痹,赤白带下,缩小便。"

《珍珠囊补遗药性赋》:"治风湿痒及阴疮。"

《长沙药解》:"吹聤耳。"

《医林纂要》:"坚肾,润命门,下下部寒湿,去风杀虫。"

《药性考》:"散寒,补肾,强阳,益阴,祛风燥湿,除痹腰疼,疗癣疥癞,专益命门。"

《分类草药性》:"治膀胱疝气,大补元气。"

《得宜本草》:"得五味、菟丝子疗阳痿;得乌梅治产后阴脱。"

《得配本草》:"得乌梅,洗阴脱阴痛;得川连、轻粉,吹耳内湿疮;配白矾,煎汤洗妇人阴痒。"

【药性】辛、苦,温。有小毒。

【功能】杀虫止痒,燥湿,温肾壮阳。

【临床应用】

1. 阴部湿痒,湿疹,疥癣:阴部湿痒,与白矾配伍煎汤洗涤(《濒湖集简方》),或与苦参、黄柏、秦皮等配伍煎汤洗涤;疥癣瘙痒,单用本品研末、猪脂调涂(《备急千金要方》),或与枯矾、苦参、黄柏、硼砂等研末、油调涂搽;秃疮、疥疮、湿注游风,瘙痒,滋水淋漓,与枯矾、雄黄、雌黄、大枫子等研末调擦(如《疡科纲要》蛇床子散)。

2. 寒湿带下,湿痹腰痛:妇人带下,脐腹冷痛、面色萎黄、日渐虚困,与白芷等分配伍捣散、粥饮调服(《普济方》);女子阴痒带下,与苦参、黄柏、白矾配伍煎汤洗涤,或与枯矾研末为丸,作坐药使用;肾虚、寒湿带下,腰膝酸痛,与杜仲、牛膝、山药等配伍。

3. 肾虚阳痿,宫冷不孕:阳痿不起,与菟丝子、五味子等分研末、蜜丸,米饮送服(《备急千金要方》);妇人子脏偏僻,冷结无子,与芫花等分配伍纱囊盛纳阴中(《妇人良方大全》);肾虚阳痿无子,与当归、淫羊藿、肉苁蓉等配伍(如《景岳全书》赞育丹)。

4. 其他:产后阴下脱,亦治产后阴中痛,可单用本品布裹炙熨之(《备急千金要方》)。阴汗,与石菖蒲等分研末撒(《卫生易简方》)。冷疮疼痛不止,与乳香研末、入薤白捣敷(《普济方》)。耳内湿疮,与黄连、轻粉研末吹(如《仙拈集》三妙散)。冬月喉痹肿痛,不可下药者,单用本品烧烟于瓶中,口含瓶口吸烟取痰(《太平圣惠方》)。牙疼,单以本品煎汤含漱(如《古今医鉴》漱牙止痛方)。肛门奇痒,与楝树根、防风、甘草、皂角研末、炼蜜制栓,塞肛(《吉人集验方》)。

【现代研究】本品含挥发油,已分得27个组分,如环莰烯、樟烯、月桂烯、柠檬烯等,另有欧芹酚甲醚、香柑内酯、异茴芹香豆素、花椒毒素、二氢山芹醇当归酸酯及蛇床子明素、台湾蛇床子素A、棕榈酸、β-谷甾醇等。

提取物有性激素样作用,能延长实验动物交尾期,增加子宫、卵巢、前列腺、精囊、肛提肌重量;有抗炎、镇痛、祛痰平喘作用,对耐药性金黄色葡萄球菌、绿脓杆菌及真菌有抑制作用;能杀灭阴道滴虫;并有抗心律失常、降血压、局麻、延缓衰老、促进记忆、抗诱变、抗骨质疏松等作用。

【用法用量】

1. 炮制:生用。

2. 用法:外用:煎汤洗涤,或研末调敷,或包裹、制丸(栓)塞;内服:煎服,或入丸、散。

3. 用量:外用:适量;内服:煎服,3～9克。

蟾 酥

【文献记载】

《神农本草经》:"甘、辛,温,有毒。"

《本草汇言》:"味辛苦烈,气热,有毒。"

《医林纂要》:"辛、咸,温,有大毒。"

《药性论》:"脑疳,以奶汁调,滴鼻中。"

《日华子本草》:"治蚰牙,和牛酥摩;傅腰眼并阴囊,治腰肾冷,并助阳气,以吴茱萸苗汁调妙。"

《本草衍义》:"齿缝中血出,以纸纴子蘸干蟾酥少许,于出血外按之立止。"

《宝庆本草折衷》:"治小儿急慢惊风,天吊撮口,搐搦奶痫诸疾。"

《医学入门》:"主痈疽疔肿瘰疬,一切恶疮顽癣。"

《本草纲目》:"治发背疔疮,一切恶肿。"

《本草正》:"治风、虫牙痛,以纸拈蘸少许点齿缝中。"

《玉楸药解》:"涩精助阳。涂磨尘顶,治精滑梦遗。"

【药性】辛,温。有毒。

【功能】解毒,消肿,止痛,辟秽。

【临床应用】

1. 痈疽疔疮,瘰疬结核及诸恶疮:疮肿,与黄丹、白面配伍丸如麦粒状,挑破疮头后纳入(如《济生方》蟾酥丹);内疔,与鲜桑叶搓丸阴干贮,用时嚼化(如《急救仙方》蟾酥丸);疮疡焮肿木硬,与麝香等分研末、乳汁调如泥敷(如《素问病机气宜保命集》针头散);一切皮肉不变,漫肿无头,肿毒疔毒,与京墨、胆矾、血竭、朱砂、麝香配伍凉水成锭,用时凉水磨涂(如《外科大成》离宫锭子);疮疡,局部红肿热痛,与寒水石、朱砂、铜绿、蜗牛等配伍(如《外科正宗》蟾酥丸);肿疡未溃,本品以醋调敷;已化脓而未溃破,与石灰制饼敷贴疮头使之速溃;溃后腐肉未脱,或溃久不收致生瘘孔,与升药、雄黄、丁香、乳香、没药研末掺(如《外科大成》玉红散)。

2. 喉痹,乳蛾,牙痛,牙疳:咽喉红肿疼痛,与牛黄、珍珠等配伍(如《喉科心法》六神丸);咽喉肿痛,但局部不甚红赤,遇寒易发,则与草乌、牙皂研末、吹点患处(《活人心统》)。风火牙痛,可单用本品或与雄黄、硼砂、甘草等配伍制丸置痛处;走马牙疳,齿龈烂黑,与麝香、人中白、轻粉等研末敷(如《小儿药证直诀》麝香膏、《杨氏家藏方》必效散)。

3. 痧症吐泻腹痛:夏季感寒湿秽浊之气,或误食不洁之物,腹痛吐泻,肢冷脉伏,甚则昏厥,与麝香、雄黄、苍术、丁香等配伍(如《绛囊撮要》蟾酥丸)。

【现代研究】本品含蟾酥毒素类如蟾毒、蟾毒配基脂肪酯、蟾毒配基硫酸酯等,蟾毒配基类,蟾毒色胺类,以及其他化合物如多糖类、有机酸、氨基酸、肽类、肾上腺素等。

提取物有强心、抗心肌缺血、抗凝血、升压、抗休克、兴奋大脑皮层及呼吸中枢、抗炎、镇痛与局部麻醉作用;并有抗肿瘤、升高白细胞、抗放射线,以及镇咳、增加免疫力、抗疲劳、兴奋肠管和子宫平滑肌等作用。

【用法用量】

1. 炮制：生用。

2. 用法：外用：研末调敷，或掺膏药敷贴；内服：入丸、散。

3. 用量：外用：适量；内服：每次0.015～0.03克。

注意事项：外用不可入目；内服切勿过量；孕妇禁服。

露蜂房

【文献记载】

《神农本草经》："味苦，平。""主惊痫瘈疭，寒热邪气，癫疾，蛊毒，肠痔。"

《名医别录》："咸，有毒。""疗蜂毒，毒肿。"

《新修本草》："灰之，酒服，主阴痿；水煮洗狐屎刺疮；服之疗上气，赤白痢，遗尿失禁。"

《日华子本草》："治牙齿痛，痢疾，乳痈；蜂叮、恶疮即煎洗。"

《本草图经》："疗热病后毒气冲目，用半大两，水二升，同煮一升，重滤，洗目三四过（遍）。瘰疬或瘘作孔者，取二枚炙末，腊月猪脂和涂孔上，差。"

《本草蒙筌》："痈肿不消，磨以酽醋敷效；热病后毒气熏口，可煎水频频洗之。"

《本草汇言》："驱风攻毒，散疔肿恶毒。"

《本草崇原》："祛风解毒，镇静清热。"

《本草述》："治积痰久嗽，风惊颤掉，神昏错乱。"

《外科证治全生集》："能托毒，疗久溃，止痛。"

《得配本草》："得蛇退、发灰酒下消疔肿，填鼠粘子煅灰酒下治乳痈，烧灰和酒敷重舌，入盐煅炭擦虫牙。"

【药性】甘，平。有小毒。

【功能】攻毒杀虫，祛风止痛。

【临床应用】

1. 疮疡肿毒，瘰疬，乳痈，咽喉肿痛，癌肿：痈肿初起，与生南星、生草乌、白矾、赤小豆研末，醋调涂（如《外科精要》宣毒散）；痈疽发背，与白芷、苦参、川椒配伍煎汤洗涤（《仁斋直指方》）；瘰疬，与蛇蜕、黄芪、黄丹、玄参等配伍熬膏敷贴（如《太平圣惠方》蜂房膏）；瘰疬久溃，脓水不干，本品研末，猪油调敷，并与青皮、川楝子等配伍煎汤陈酒兑服（如《外科证治全生集》洞天救苦丹）；乳痈，疼痛不止，或时寒热，与鹿角等分配伍烧灰存性，煎服（如《太平圣惠方》露蜂房散）；咽喉肿痛，重舌流涎，可单用本品煎服，或研末吹；头上癣疮，单用本品研末，猪脂调涂（《太平圣惠方》）；乳癌溃烂，脓水不干，与雄鼠粪、川楝子等分配伍煅存性、研末掺（如《外科大成》致和散）。

2. 风湿痹痛，牙痛，风疹瘙痒：风湿久痹，历节风痛，关节僵肿，屈伸不利，甚则变形，与全蝎、蜈蚣、地鳖虫、鸡血藤等配伍煎服，或与乌梢蛇、威灵仙等同用，也可与大蒜、百草霜捣敷（《乾坤秘韫》），或与川乌、草乌配伍酒精浸泡后涂擦。关节炎、骨髓炎，与全蝎、蜈蚣、地鳖虫等分研末、为丸服（《虫类药的应用》）；牙痛，可与天仙藤等分配伍煎汤漱口（如《杨氏家藏方》露蜂房散）。风疹瘙痒，本品煎汤入芒硝敷（《梅师集验方》）；风气客于皮肤，瘙痒不已，与蝉蜕等分研末，酒调服（《姚僧垣集验方》）；乌癞，与苦参配伍煎汁浸曲与秫米酿酒饮（《太平圣惠方》）；肾囊风，与益志壳、竹铃子（雷丸）配伍煎汤洗涤（《外科真诠》）。

3. 其他：重舌口中涎出，单用本品烧存性研末，好酒调敷喉下（《太平圣惠方》）。痔疾风热毒气攻下部生疮肿痛，与槐花、黄芪研末，粥饮调服（如《太平圣惠方》露蜂房散）；痔疮毒气溃作，脓水久不止，或结硬赤肿，疼痛不可忍，与密陀僧配伍如法煅研用（结硬不消，以甘草汤调，疮口小，以纸捻点药纴入疮口内）（如《杨氏家藏方》一井金散）；久年漏疮，或暂瘥复发，或移于别处，与穿山甲、龙骨、麝香研末，腊月猪油调敷，湿则掺（如《仁斋直指方》蜂房散）。汤泡火烧及臁疮、秃疮，与血余配伍香油熬枯去滓黄蜡收膏，待温时加入大黄末、潮脑末调匀敷（如《外科大成》保护膏）。寸白虫、蛔虫，单用本品烧存性，酒调服（《海上名方》）。崩中漏下，青黄赤白，使人无子，单用本品烧存性、研，酒送服（《备急千金要方》）；阴痿不起，单用本品烧存性新汲井水调服（《峋嵝神书》）。蜂螫人，本品研末，猪膏调敷（《备急千金要方》），或与白矾配伍捣末水煎如膏厚涂患处（《太平圣惠方》）。

【现代研究】本品含挥发油（露蜂房油）、蜂蜡、树脂、多种糖类、蛋白质、维生素、铁、钙等。

提取物有抗炎、镇痛作用；有显著的促凝血作用，能明显促进实验动物血栓形成，并能增加血小板的黏附率；并有驱蛔虫、绦虫，降压、扩张血管及强心作用；尚有抗癌、抗菌、降温等作用。

【用法用量】

1. 炮制：生用，炒用。
2. 用法：外用：煎汤洗涤、漱口，或研末掺、调敷；内服：煎服，或研末，或酿酒饮。
3. 用量：外用：适量；内服：3～5克。

第三节　拔毒化腐生肌药

凡以外用拔毒化腐、生肌敛疮为主要作用的药物，称为拔毒化腐生肌药。

拔毒化腐生肌药多为矿石重金属类药，或经加工炼制而成。多具有剧烈毒性或强烈刺激性。适用于痈疽疮疡溃后脓出不畅，或溃后腐肉不去、新肉难生、难于生肌收口类病症。

本类药临床应用时，应根据病症需要选择不同的剂型，如粉剂、油膏、硬膏、药捻等。或点眼、吹喉、嗑鼻、滴耳等。此类药物毒性强烈，须注意使用方法且不可久用，有些药物不宜在头面、指、趾等颜面、皮肉菲薄处使用。其中含砷、汞、铅类药物对肝、肾等脏器毒性明显，应严加注意。

现代药理研究证明，攻毒化腐生肌药多能抑杀病原微生物，有些则具防腐、收敛、保护和促进伤口愈合作用。

升　药

【文献记载】

《疮疡外用本草》："辛，热，燥，有大毒。"

《张氏医通》："治梅疮结毒。"

《外科大成》："治一切顽疮，及杨梅粉毒，喉疳，下疳，痘子毒。"

《吴氏医方汇编》："治一切阳症腐烂太甚者。"

《疡医大全》："提脓长肉。"

《沈氏经验方》："治痈疽烂肉未清，脓水未净。"

《疡科心得集》："治一切疮疡溃后，拔毒去腐，生新长肉，疮口坚硬，肉暗紫色。"

《集成良方三百种》："治痈疽疔毒溃后。"

《全国中草药汇编》："拔毒排脓，除腐生新。外治疔疮痈疽，对口发背等症。"

【药性】辛，热。有大毒。

【功能】拔毒,祛腐。

【临床应用】

1. 痈疽溃后,脓出不畅,腐肉不去,新肉难生:本品为外科疮疡拔毒、祛腐常用药物。临床需根据溃疡脓腐多寡而选择与熟石膏粉的不同配伍比例予以使用。本品一份熟石膏粉九份时习称九一丹,提脓祛腐相对较弱;而与熟石膏粉等分配伍时习称五五丹则祛腐力较强;久溃不愈,或已形成瘘管、窦道而管壁韧实者,则单用本品与饭粒等赋形剂制成药捻使用,拔毒祛腐力尤强。

一切痈疽发背,烂脚恶疮,本品(二钱)与熟石膏(四两)、冬丹(五钱)研末掺(如《疡科遗编》九一丹)。

2. 其他:下疳腐烂,与橄榄炭、梅片配伍研极细末,麻油调敷或掺(《药籨启秘》)。疥癣湿疹顽痒,与硫黄、蛇床子、白芷、樟脑研末涂擦(《矿物药浅说》)。

【现代研究】本品为粗制氧化汞,另含少量硝酸汞(杂质)。

本品有很强的灭菌效果,并能促进疮口愈合。

【用法用量】

1. 炮制:炼制品。

2. 用法:外用:研末掺,或调敷,或制成药捻用。

3. 用量:适量。

注意事项:本品有毒,不可内服;外用亦不宜过量、长期使用。

升药有大毒,只供外用,不可内服。其所含氧化汞对人的致死量为 0.1～0.7 克。

白降丹

【文献记载】

《医宗金鉴》:"治痈疽发背,一切疗毒。水调敷疮头上,初起者立刻起疱消散,成脓者即溃,腐者即脱,消肿。"

【药性】辛,热。有大毒。

【功能】溃脓,蚀腐。

【临床应用】

脓成未溃,瘘管,窦道:痈疽疮疡,脓成未溃,或惧刀针切开,可水调本品少许点于疮头,或本品研末掺膏药中敷贴,次日揭开膏药时其脓自溃;疮疡久溃不敛,或已形成瘘管、窦道,或附骨疽形成死骨碎片不易排出,本品单用或与其他药物研末与饭粒等赋形剂制成药捻使用。

【现代研究】本品为氯化汞及氯化亚汞,并可能含氧化汞、三氧化二砷(杂质)等。

本品对绿脓杆菌等有明显的灭杀作用。

【用法用量】

1. 炮制:炼制品。

2. 用法:水调置疮头(代刀破脓),或研末制捻。

3. 用量:适量。

注意事项:本品有大毒且有腐蚀性,不可内服;外用亦不宜过量、长期使用;头面、指、趾等皮肉菲薄处忌用。

轻 粉

【文献记载】

《嘉祐本草》:"辛,冷,无毒。"

《医学入门》："有毒。""消水肿,止血痢,吐风涎。"

《本草纲目》："温燥有毒。""治痰涎积滞,水肿臌胀,毒疮。"

《本草正》："味微辛,性温燥,有大毒。""尤治瘰疬诸毒疮,去腐肉,生新肉。"

《本草拾遗》："通大肠,转小儿疳并瘰疬,杀疮疥癣虫及鼻上酒皶,风疮瘙痒。"

《本草衍义》："下涎药并小儿涎潮、瘈疭多用。"

张洁古："洁净府,去膀胱中垢腻。"

《玉楸药解》："搽疥癣,涂杨梅。"

《医林纂要》："劫顽痰,风痰,消坚积,热毒。"

《得配本草》："得生姜自然汁调搽,搔破面皮无痕迹;配沙糖,丸如麻子大,空心米饮下一丸,治小儿吃泥;配黄丹为末,治痘目生翳。"

《本草用法研究》："同黄蜡研粉,掺油纸上贴治臁疮。"

【药性】辛,寒。有毒。

【功能】攻毒,祛腐,杀虫,止痒。

【临床应用】

1. 疮疡,癣疥,湿疹诸痒:疮疡湿烂,红肿热痛,与石膏、黄柏、青黛等研末撒,或与萝卜子、桃仁研末撒(如《洞天奥旨》轻粉散);疮面流滋渐少、久不收口,与珍珠、龙骨、象皮等研末掺,或与木香、黄丹、枯矾研末和猪胆汁阴干后研末掺(如《救伤秘旨》神效生肌散);痈疽溃后,胬肉凸出,与乌梅研末掺(《片石居疡科辑要》);臁疮,久溃不愈,湿热甚者,与黄连研末猪胆汁调敷(《卫生易简方》),或与儿茶、血竭、五倍子、黄丹等配伍制成夹纸膏敷贴(《医宗金鉴》)。疥疮瘙痒,滋水淋漓,与大枫子、硫黄、黄丹研末外撒(如《串雅外编》扫疥方),或与吴茱萸、赤小豆、白蒺藜、白芜荑、硫黄研末,生油调擦摩热(如《圣济总录》神捷散);癣癞瘙痒,与雄黄、猪脂配伍调和涂抹;一切干湿癣疮,与风化石灰、铅丹、硫黄研末,生油调涂(如《圣济总录》如圣散);风疹、皮肤瘙痒症,与煅石膏、白芷配伍制散扑(如《医宗金鉴》三白散)。

2. 疳疮,酒渣鼻,痤疮:梅毒,疳疮,皮损肉烂,疼痛剧烈,与珍珠、青缸花配伍(如《外科正宗》月白珍珠散)。酒渣鼻、痤疮,与大黄、硫黄研末,睡前凉水调敷(如《疮疡外用本草》加味颠倒散)。

3. 其他:水肿臌胀、气促、大小便不通,与韭菜子配伍捣膏,生油调敷脐上(《方脉正宗》);水气肿满,本品入鸡蛋清调蒸与葶苈子配伍蒸饼为丸,车前汤送服(《本草纲目》引《医垒元戎》)

【现代研究】本品含氯化亚汞,并可能含少量黄氯汞或钠、锌、铅、镓、铜等微量元素。

本品有广谱的抑菌作用,对多种细菌及真菌均有良好的抑菌效果;有一定的泻下及利尿等作用。

【用法用量】

1. 炮制:炼制品。

2. 用法:外用:研末撒,或调敷;内服:入丸、散。

3. 用量:外用:适量;内服:0.06~0.15克。

注意事项:本品有毒,外用不宜过量及长期使用;内服宜慎,体弱及孕妇、儿童禁服;服后应及时漱口(防止口腔糜烂及损伤牙齿)。

轻粉大量口服可致中毒。汞是一种原浆毒,可损害肾、肝等器官及组织,也可引起中枢神经和自主神经功能紊乱,并可抑制多种酶的活性。外用也可致接触性皮炎。

砒 石

【文献记载】

《日华子本草》："暖,有毒。""治疟疾、肾气。带辟蚤虱。"

《开宝本草》:"苦酸,暖,有毒。"

《本草纲目》:"辛酸,大热,有大毒。""除齁喘,积痢,烂肉,蚀瘀腐,瘰疬。"

【药性】辛,大热。有大毒。

【功能】攻毒杀虫,蚀疮祛腐。

【临床应用】

1. 恶疮,瘰疬,顽癣,牙疳,痔疮:恶疮日久,与硫黄、苦参、附子、蜡配伍调油为膏,柳枝汤洁疮后涂(如《太平圣惠方》砒霜膏);五痔,与白矾、朱砂配伍如法制散,冷水调敷(如《魏氏家藏方》枯药);瘰疬,本品以浓墨浸、焙干为丸如法敷贴(《灵苑方》),或与斑蝥研末面糊为丸,醋浸、先灸后涂(《朱氏集验方》);遍身生云头癣,作圈如画,或大如钱,或小如笔管文印,本品研极细,米汤调涂(《本草汇言》);走马牙疳,本品置枣肉内煅、研末擦(《普济方》),或与铜绿配伍研极细末涂(如《普济方》青金散);瘘管、窦道,经久不愈,腐结坚韧,与明矾、雄黄、乳香配伍制成药捻使用(如《外科正宗》三品一条枪)。皮肤癌,本品研末以小麦浆制成药捻如法插入基底部使用(如辽宁《中草药新医疗法资料选编》黑药条)。

2. 其他:寒痰喘咳,久治不愈,可单用本品研末冷水调服(《元祐本草别说》),或与淡豆豉配伍杵为丸,冷腊茶清送服(如《普济本事方》紫金丹)。休息痢一、二年不差,羸瘦衰弱,兼治脾疼腰痛,黄蜡溶后入本品细末、并以柳枝搅成膏、制丸(痢、脾疼,冷水;腰痛,冷酒)送服(如《太平惠民和剂局方》缚虎圆)。癌症,与轻粉、蟾酥配伍内服;北京、上海、香港等地学者并以砒霜口服或制剂治疗白血病获肯定疗效。

【现代研究】砒石(白砒、红砒)和砒霜主要成分为三氧化二砷,红砒尚含少量硫化砷等。

本品能杀灭微生物、疟原虫和阿米巴原虫;对癌细胞有特定毒性,主要通过诱导细胞凋亡杀伤白血病细胞,对急性幼粒性白血病细胞有诱导分化作用;并能诱导人肝癌细胞凋亡和明显抑制肝癌细胞增殖,也可诱导多发性骨髓癌细胞凋亡。小剂量并能促进蛋白质合成、活跃骨髓造血机能、促使红细胞及血色素新生。此外,并有抗组胺及平喘等作用。

【用法用量】

1. 炮制:生用,或升华制霜用。

2. 用法:外用:研末调敷,或制成药捻;内服:入丸、散。

3. 用量:外用:适量;内服:0.002～0.004克。

注意事项:本品有毒,外用不宜过量及长期使用;内服宜慎;孕妇禁服。

三氧化二砷有极大的毒性,口服5毫克以上即可中毒,20～200毫克可致死。口服吸收后,随血液分布至全身各脏器,而以骨和毛发中贮存量较大且较久。砷为原浆毒,对蛋白质的巯基有巨大亲和力,能抑制在代谢过程中起重要作用的许多巯基的酶,使细胞呼吸和氧化过程发生障碍,还能直接损害小动脉和毛细血管壁。砷剂还可使肝脏变性坏死,心、肝、肾、肠充血,上皮细胞坏死。还可致癌、致畸、致突变等。对皮肤、黏膜有强烈的腐蚀作用。

炉甘石

【文献记载】

《本草品汇精要》:"味甘,性平……无毒。""主风热赤眼,或痒或痛,渐生翳膜,及治下部生疮,津唾调敷。""疗眼目昏赤,眵泪羞明及风眼赤烂,隐涩疼痛,暴发肿痛,翳膜遮睛。"

《本草纲目》:"甘,温。""止血,消肿毒,生肌,明目去翳退赤,收湿除烂。"

《本草求真》:"甘、辛而涩。"

《本经逢原》:"点眼皮湿烂及阴囊肿湿。"

《玉楸药解》:"最能收湿合疮,退翳除烂。""医痔瘘下疳。"

《药笼小品》:"祛痰。"

《现代实用中药》:"用于慢性溃疡、小腿溃疡之不易收口者,有防腐生肌之功。"

【药性】甘,平。

【功能】明目去翳,收湿止痒,敛疮生肌。

【临床应用】

1. 目赤肿痛,目生翳障:目暴赤肿,与风化硝等分研末、新水化后取一粟米大点之(《本草纲目》引《御药院方》);风眼流泪,烂弦,与黄连、朴硝配伍点眼(《本草纲目》引《卫生易简方》);目赤肿痛,眼睑赤烂或翼状胬肉遮睛,与硼砂、玄明粉、冰片配伍研极细末点眼(如《证治准绳》白龙丹);目生翳膜,与青矾、朴硝配伍沸水化开温洗(《本草纲目》引《宣明论方》)。

2. 溃疡不敛,皮肤湿疮:溃疡不敛,脓水淋漓,与黄柏、滑石、石膏等研末掺;诸疮久不收口,与龙骨研末掺(如《御药院方》平肌散);痈疽溃后,脓水将尽,与乳香、琥珀、朱砂等配伍;阴汗湿痒,与蚌粉、五倍子研末掺(如《仁斋直指方》阴汗湿痒方)。下疳阴疮,与儿茶研末,麻油调敷(《本草纲目》引《通妙真人方》)。

3. 其他:聤耳出脓及黄汁,与枯矾、胭脂、麝香研末吹(如《医方大成》红绵散)。口唇干裂破成疮,与文蛤、黄柏、苍术研末、入片脑、蜡油调敷(《古今医鉴》)。子宫颈糜烂,与黄连、雄黄配伍研极细末,洁后撒(《全国中草药汇编》)。

【现代研究】本品含碳酸锌,尚含少量氧化钙、氧化镁、氧化铁、氧化锰等,并含少量铁、铜、钴、镉、铅、铝、钙、镁等。

本品能部分吸收创面的分泌液,有中度的防腐、收敛、保护作用,并能抑制局部葡萄球菌生长。

【用法用量】

1. 炮制:生用,煅用。

2. 用法:水飞点眼,或研末撒、调敷。

3. 用量:适量。

注意事项:因不溶于水,宜水飞或研极细末用。

硼　砂

【文献记载】

《日华子本草》:"味苦、辛,暖,无毒。""消痰止嗽,破癥结喉痹。"

《本草图经》:"性温,平。"

《本草纲目》:"甘、微咸,凉。""治上焦痰热,生津液,去口气,消障翳,除噎膈反胃,积块结瘀肉,阴癀,骨鲠,恶疮及口齿诸病。"

《本草用法研究》:"性寒。"

《本草衍义》:"含化咽津,治喉中肿痛,膈上痰热。"

《本草正》:"退眼目肿痛翳障。"

《本草通玄》:"开胬肉。杀劳虫。"

《外科证治全生集》:"立愈闪颈促腰。"

《本草求原》:"治木舌。散瘀止鼻衄,去瘵蛊,解酒,明目,生肌。生则化腐,煅枯则生肌。"

《新本草纲目》:"防腐、利尿、通经。"

《本草经疏》:"同龙脑香、人中白、青黛为末傅口舌疮效。"

《得配本草》:"得生姜片,蘸揩木舌肿强;得冰片少许,研细末,灯草蘸,点胬肉翳障;配牙消,治咽喉谷贼肿痛;配白梅,治咽喉肿痛。"

【药性】甘、咸,凉。

【功能】解毒防腐,清热消痰。

【临床应用】

1. 咽喉肿痛,口舌生疮,目赤翳障:咽喉、口齿肿痛,可单用本品噙,或与冰片、玄明粉、朱砂研末吹(如《外科正宗》冰硼散);风痰上壅所致缠喉风,与白矾、牛黄、白梅等配伍为丸噙(如《张氏医通》硼砂丹);口疮,与冰片、青黛、石膏、薄荷研末噙(如《景岳全书》蓬砂散)。目痒极难忍,与枯矾、姜粉研末口津调如粟米大置大眦上(如《银海精微》三霜丸);胬肉攀睛,与冰片研末点眼(《仁斋直指方》);火眼,翳障胬肉,与冰片、炉甘石、玄明粉研末点眼(如《证治准绳》白龙丹),或与冰片、珍珠、炉甘石、熊胆研末点眼(如《全国中药成药处方集》八宝眼药)。

2. 痰热咳嗽:肺热咳嗽、痰黄黏稠,咯吐不爽,可单用本品噙,或与瓜蒌、贝母、蛤粉等配伍。

3. 其他:噎食,荞麦秸烧灰淋汁熬取白霜与本品等分研末、酒送服(《海上名方》);现代临床有与火硝、礞石、冰片等配伍制成散剂治疗食管癌。痔疮久不瘥,与绿青(绿)、龙骨研末煮面糊为丸,黄芩汤送服(《太平圣惠方》)。小儿阴癀肿大不消,单以本品化水涂之(《太平圣惠方》)。癣,与铜绿、白矾研末香油调搓(如《疡医大全》碧玉散)。慢性气管炎,与南星、白芥子等分研末服(内蒙古《中草药新医疗法资料选编》)。

【现代研究】本品含四硼酸钠,还含少量铅、铜、钙、铝、铁、镁、硅等杂质。

本品有较弱防腐作用,对多种细菌、真菌有不同程度的抑制作用;对皮肤、黏膜有收敛和保护作用;并有抗惊厥等作用。

【用法用量】

1. 炮制:生用,煅用。

2. 用法:外用:化水含漱;研末撒、吹喉、调涂(敷);内服:入丸、散。防腐,宜生用。

3. 用量:外用:适量;内服:1.5~3克。

注意事项:内服宜慎。

Ⅱ　方　剂

总　论

《汉书·艺文志》最早给方剂的定义是："经方者,本草石之寒温,量疾病之浅深,假药物之滋味,因气感之宜,辨五苦六辛,致水火之齐,以通闭解结,反之与平。"说明方剂包涵以下几点要素:方剂是为解决临床病症(闭,结等)而设立;并根据疾病的性质、程度的差异选择有针对性偏性的药物组成;同时并需了解疾病发生的外在、内在因素加以综合考虑;最终形成适合病症治疗原则要求(寒温、补泻等)且能治愈病症(闭通结解等),使人体返回正常平衡(健康)状态的方案(处方)。

方剂的形成大概可以追溯到 4 000 多年前,有记载的方剂专著近 2 000 部,最新出版的《中医方剂大辞典》收录历代方剂 96 592 首。

方剂是全面展示中医理论体系特色、丰富临床治疗经验的载体,更是卓越临床疗效体现的前提与基础,是对中医理论、中药活的运用与极致发挥。病症为敌,中药为兵,方剂为伍,是集体现中医战略、战术于一体的实案。

第一节　组方的目的

使用方剂的目的有二:一是治病,二是康养。治病自不待言;康养则有二层含义:一是指虽有病症在身,但目前并无明显不适,但期望能通过药物处方干预达至减缓病症进展、防止复发或加重等目的;二是并无病症,但身体处于亚健康状态,希望通过药物纠正体质偏颇,协助机体恢复至健康状态。

第二节　组方的原则

方剂的使用原则依据治疗目的不同有异。

一、治疗

1. 急症、重症:治疗急症、重症类病症时,宜急救类成药(如安宫牛黄丸、紫雪、至宝丹、救急稀涎散等)与汤剂(如犀角地黄汤、承气汤类等)并用,并须根据病情变化及时调整用量与服用频次,且在收到预期效果后及时减量或减少服用频次,做到中(缓)病即止(或调整方案)。

2. 慢性病：治疗慢性病症，宜小剂量、久服，或以丸剂、膏剂治疗为主。

（1）单纯性病症：方剂组成宜简单、明了。一则可以减少药物间可能出现的牵制作用，二是尽量减轻药物对身体潜在的损害。

（2）复杂性病症：方剂组成须在一定的兼顾原则下随机应变，针对不同时期、不同病症为主导的临床特点加以变化，以适应主要病症或主要矛盾的转移。

二、康养

1. 有病防变　虽然当下没有明显的不适，但由于有基础病症的客观存在，防止病症按照自身的发生、发展规律发展、变化则是处方应对的基本原则。因此，针对病症自身当下的病理阶段及未来的发展趋势予以预防性干预也是一种必要，只是宜疏、宜少，无须每日服用。

2. 无病养生　健康的机体除平和型体质外，也会有不同的趋势特征，如偏动、偏静型体质。此外，并有较多的亚健康人群的客观存在。因此，在不同的生存环境（如季节、工作和生活氛围等）、生活起居习惯（如饮食、居处等）发生变化时，通过方剂的干预可以达到容易适应变化、防止病症发生等目的。但值得注意的是：方剂干预只是暂时的、非本质性的，关键还是在于自我通过精神心理、睡眠、饮食和运动等良好习惯的养成方能达至身体健康的目的。

第一节 方剂的分类

方剂的分类是临床治疗原则的需要与体现,有原则分类和细则分类二大类别。方剂应用时必须遵循总体治疗原则,在执行原则前提下才能有不同医者个性化思路、习惯与偏好的选择。

一、原则分类

1. 表里原则 从应对病症在表在里之不同可将方剂分为治表剂和治里剂两类。
2. 虚实原则 从病症的属虚、属实性质不同可将方剂分为补益剂和祛邪剂两类。

二、细则分类

方剂的原则性分类理论指导性强,但实施于临床,还须根据病症的主要症状、体征,以及产生病症的内外因素,病症的发生、发展规律,以及伴随病症所出现的病理与体质改变而制定不同的分类方剂。具体分类包括并不限定于:解表、泻下、和解、清热、祛暑、温里、补益、固涩、理气、理血、治风、润燥、祛湿、祛痰、消食、痈疡和祛虫剂等。

第二节 方剂的组成

方剂由药物组成。处方无论药味多寡,总是表明医生对病症的认知以及应对措施的具体体现。因此,方剂的组成既可体现治疗思路的宏观层面,也展示着该张处方的组织层次。

1. 思路层面 方剂的组成与运用常需应对两种场合:急用与缓用。所谓急用者,即急救之用,多在应对突然发生紧急病症之时。

(1)急救类病症:当临床突遇可能危及生命且无其他更好医疗资源使用的紧急病症时,多采用平时常备之传统成药予以救治,以解决呼吸困难、神志昏迷等危情。如急喉痹,用白矾散(《玉机微义》)吹喉;卒暴中风、昏塞不醒、牙关紧急,药不得下咽者,急与细辛、猪牙皂角等分研末少许吹鼻取嚏(《济生续方》);高热烦躁、神昏谵语、舌红或绛、苔黄燥、脉数有力,安宫牛黄丸(《温病条辨》)化服。其他病症包括食物中毒的催吐、外伤出血的止血、毒蛇咬伤的治疗等。此类病症的应对思路在于及时、简单、有效。但成功的救治有赖于现成的药剂与经验的积淀。

(2) 其他类病症:对于一般性病症,尤其是慢性、复杂性病症,从方剂的组成上最好能体现以下几方面的治疗思路:

① 当下所苦:当下所苦即目前主诉之症状与体征。如咳嗽、呕吐、发热、便秘等。方剂要体现能解决当下所苦,所谓药到病(症)除。

② 寒热虚实:同样的症状与体征,从病症性质而言,可能有属寒、属热、属虚、属实之异。因此,在针对主诉之症状、体征择药时当兼顾其寒热虚实属性有所任用,否则,可能出现貌合神离的窘境。

③ 病因:主诉之症状、体征总是事出有因,即便病因欠明亦可从病症加重或诱发等因素溯源求证。

④ 病势:主诉中的症状与体征,可能是病症的肯綮所系,但更普遍的情况却仅是病症过程中某个病理阶段的暂时性表现。因此,解决当下所苦可能只是方剂的眼前目的而并非最终目的。如能在解决当下所苦的同时兼顾或主要针对病症的发生、发展规律(病症的主要病理发展方向)组成方剂,则是非常理想化的结局。尽管对于病症的诊断和掌握病症的病理发展趋势并不是一件易事,但仍值得且必须为之孜孜以求。

⑤ 兼顾与求变:临床中可能主诉单一,但更多的则可能是除了主诉之外,同时并存其他苦楚。对于急重类病症可以暂且应对主诉而暂时搁置其他诉求,但对于慢性类病症则常需兼而顾之。此外,亦须常中求异。针对主诉,直接对症治疗者为常,异曲同工者为异。比如:气虚者补气,血虚者补血,任用黄芪、当归可以补益气血,此为常法;而重用黄芪辅助当归益气以生血,合破故纸补肾壮骨以生血则皆为变法。同中求变,不仅能扩展了组方思路,尤其是在兼顾非主诉类症状、体征方面将大有裨益。

2. 组织层面　方剂的组成又称配伍,是指一组(亦有单味成方)药物按一定的组方思路与原则合组成方。每味药物在处方中起着不同作用并处于不同地位,习惯将彼此间的关系以君臣佐使论。

(1) 君药:即针对主病、主症、主证或主因起主要治疗作用的药物。通常有几个特征:

① 一般总是一两味药。

② 用量在此药的常用量范围内偏大。

③ 方剂常以此药命名。

(2) 臣药:主要是辅助君药对主病、主症、主证或主因起主要的治疗作用,其次,或是对兼病、兼症等起主要治疗作用。

(3) 佐药:佐药一般有三方面的作用:

① 佐助:在君药、臣药治疗有所不足时起佐助作用,加强或补充臣药照顾未及的兼病、兼症等。

② 佐制:起削弱君药的毒性、燥烈或峻补之性的作用。

③ 反佐:反,是指药性、功效与君药相反;佐,仍然是佐助(相反相成)作用。之所以用反,一是类似于治热病"寒药热服"、治寒病"温药凉服",防止出现服药呕吐("格拒")现象;二是,一些疑难、重症类病症当下的病情表面上虽仍呈一派热象、寒象、实象、虚象特征,但变证危机已然潜伏其中,或有蛛丝马迹可循,使用这类反佐药物有未雨绸缪之思。比如,《伤寒论》四逆汤类方中加用苦寒之猪胆汁、咸寒之人尿,不仅能防止服热药"格拒",而且对格阳、戴阳现象从坚阴、滋阴角度防止"阴阳离决"。

(4) 使药:使药的作用主要有两个方面:

① 调和:方剂中的药物组成绝大部分不是同一类药性、药效相同的药物叠加,因此,对于寒、热、补、泻等不同药性及不同作用趋向药效的药物需要在一种协调机制下的共存、合力与合作。起这种调和作

用的药物就是组方中的使药,如甘草、生姜、大枣等。现代研究也已阐明:加一点生姜合用,其他药物的有效成分更容易煎得。

② 增效:使药的使用不仅能收敛各别药物不利的个性,更能提升全方的协调性,提高治疗效果。

在一定的组方思路与组方原则下形成的方剂,不仅要能解决当下的主诉、减轻病情,而且应力求扭转病症的发展趋势乃至早日治愈病症。

方剂源于药物,但又不同于药物彼此药性、药效的叠加,正如徐灵胎所言:"方之与药,似合而神离也。得天地之气,成一物之性,各有功能,可以变易血气,以除疾病,此药力也。然草木之性,与人殊体,入人肠胃,何以能如人之所欲,以致其效?圣人为之制方以调剂之,或用以专攻,或用以兼治,或相辅者,或相反者,或相用者,或相制者,故方之既成,能使药各全其性,亦能使药各失其性。操纵之法,有大权焉。此方之妙也。"因此,在组方中,要精益求精,尽可能地减少药味,减轻用量,提高药力,减轻毒、副作用,努力做到验、便、廉合一。

第一节 方剂的剂型

方剂的剂型有汤剂、散剂、丸剂、膏剂等不同，以适应临床不同的用药需求。

一、汤剂

汤剂是在配方后，将药物按一定的法度（先煎、后下、烊化、另煎兑入等）用水（少数加用酒、醋，或水酒各半等）煎煮、去渣取汁，制成液体状态的剂型。主要用于内服，此外并有沐浴、洗涤、熏洗、坐浴、湿敷、含漱，以及滴耳、鼻、眼等不同使用途径与方法。汤剂是临床最常用的剂型。

二、散剂

散剂是将药物通过以捣、研、水飞等不同方式制成细末状态的剂型。

1. 外用散剂　外用散剂有粗细之别。相对较粗者多用于疮疡初起，或溃后疮周调敷之用（如：如意金黄散等、青黛散等）；而用于外伤创面、溃疡疮面者则要求较细，减少对创（疮）面刺激，减轻疼痛（如：云南白药、九一丹、生肌散等）；对于使用于口腔、鼻腔，尤其是眼部的散剂则常须制成极细末（如：冰硼散、珠黄散、八宝眼药等）。

2. 内服散剂　内服散剂根据使用方式不同可分为粗散与细散两类。

（1）粗散：药物形态较粗，用时以水煎煮后服用（如：银翘散、逍遥散等）。

（2）细散：药物形态较细，可直接用水或米饮（少数用酒、醋、蜜水、童尿等）等冲服（如：止痉散、紫雪等）。

三、丸剂

丸剂是将药物研粉或浓前成膏后，再加一定的赋形剂后搓制成丸状的剂型。赋形剂可以是药汁、水、水与蜜、蜜、酒、醋、米（粟米）饭、面糊等（如：防风通圣丸、参苓白术丸、左金丸、六味地黄丸、安宫牛黄丸等）。

四、膏剂

膏剂因使用场合不同而分为外用膏剂和内服膏剂两类。

1. 外用膏剂　外用膏剂又以制作方法不同而分软膏与硬膏两类。

（1）软膏：软膏的制作有调制与熬制的不同。前者是将散剂用油脂（如：猪脂、麻油)、凡士林、蜂蜜等调制而成(如:如意金黄膏、青黛散油膏等);后者通常是将组成药物入植物油(如:麻油、茶油、桐油等)中熬制去渣成药油后加虫蜡、松香、凡士林等赋形剂制成(如:生肌玉红膏、夹纸膏等)。亦有少数是将药物与松香捣制而成者(如:千捶膏)。

(2)硬膏:是将药物用植物油熬制成药油后以黄(铅)丹收膏而成的剂型。亦有不用药物直接以植物油熬制后以黄丹收膏者(配合外用散剂起固定作用)。可事先于布或牛皮纸上摊制好备用,用时加温烘软直接或加用外用散剂后敷贴患处。亦可用时将硬膏(俗称"膏药肉")烊化后现场摊制或再加用散剂后敷贴患处(如:太乙膏、阳和解凝膏、狗皮膏等)。

2. 内服膏剂 内服膏剂又称膏滋。是将药物反复煎煮取汁、合并,再经过浓缩,最后以蜂蜜、冰糖、饴糖,或事先烊化好的胶类(如:阿胶、鹿角胶、龟甲胶等)加入收膏而成的膏状剂型(如:大全大补膏、琼玉膏、益母草膏等)。可直接嚼化或温开水化服。

五、丹剂

丹剂有内服丹剂和外用丹剂两类。

1. 内服丹剂 内服丹剂常无固定剂型,一般因配用名贵药材或功效显著而被赋予丹名,可以是丸剂、锭剂,亦可是散剂,如:仁丹、太乙紫金锭(又称玉枢丹)、至宝丹、紫雪丹、小儿回春丹等。

2. 外用丹剂 外用丹剂一般专指含水银为主配方的药物经过高温炼制而得到的升华品(如:升丹、降丹、轻粉等)。用时多与其他药物配伍研末,掺用或制成药捻使用。

六、酒剂

酒剂是将药物置入酒中浸泡一段时间后制成的药酒剂型。有内服酒剂和外用酒剂两类。

1. 内服酒剂 内服酒剂多用于补益强壮,或祛风湿、活血脉、止痹痛、强筋骨等用途(如:鹿茸酒、风湿药酒等),尤适用于寒冷季节。

2. 外用酒剂 外用酒剂多用于风湿痹痛、骨质增生或跌仆损所致关节疼痛、脱发等(如:风湿止痛药酒、壮骨药酒、骨碎补酒等)。现代常以乙醇替代酒类应用(如:治疗白癜风的补骨脂酊)。

七、线(条)剂

线(条)剂包括药线、药捻两大类。

1. 药线 药线有两类。

(1)点灸药线:壮族民间医生将苎麻搓成不同直径(如:1毫米/0.7毫米/0.25毫米)的线状,并浸于配方药物溶液后加工而成药线在特定穴位上以点灸方法使用。可用于临床各科有畏寒、发热、肿块、疼痛、痿痹、麻木不仁、瘙痒等特征的病症。

(2)丝质药线:是将丝质等韧性较强的线类浸泡(或浸煮)于配方药汁后、干燥,使用时利用其阻断血流供应方式使赘瘤萎缩、坏死,直至脱落,或使瘘管在钝性切割方式下边切开、边愈合中尽可能做到创伤最小、后遗症最轻(如:肛瘘挂线治疗)。

2. 药捻 药捻主要适用于窦道、瘘管及赘生物的治疗。根据其制作方法不同分为两类。

(1)纸质药捻:纸质药捻有两种形式。一是用纸将外用散剂卷裹成卷烟状,使用时插入窦道或瘘管中起祛腐、拔管、敛疮作用。但此类药捻体型较粗且质地偏软,遇脓液、滋水后易于腐烂而难以送及疮底。二是用纸先搓成不同直径纸捻(并可在搓成形后于表面沾涂少许面糊以增加其韧性)灭菌备用。换药时取粗细、长短合适之纸捻于表面均匀涂上少许油膏或凡士林后,蘸取外用祛腐、拔管等作用散剂插入疮内使用。

(2)纯药捻:以外用提脓祛腐、蚀疮拔管类散剂以饭粒、面糊等赋形剂研匀搓制成条、阴干后备用。

用时取粗细、长短合适之药捻插入疮内。此种药捻并适合于皮肤赘生物的治疗。用时在赘生物表面或基底部切一小口后将药捻置入,可促使赘生物坏死、脱落(如:三品一条枪)。

八、露剂

露剂亦称药露。是将具有芳香(含挥发油)气味的药物经过蒸馏手段制成澄明状液体的剂型。一般作为饮料或清凉解暑剂应用(如:金银花露、青蒿露等)。

九、栓剂

古称坐药或塞药。是将外用散剂加一定的赋形剂制成圆柱形固体(在腔道内能融化或溶解)的剂型。治疗时通过塞肛或阴道给药用于便秘、滴虫性阴道炎等病症(如:蜜煎导法、蛇床子散坐药等)。

第二节 方剂的服法

方剂以内服为主。常规的内服方法是一日一剂,煎二次、合并煎汁后于饭前或饭后分二至三次服。但且须依据病症轻重、缓急,以及方剂的基本特性和药效反应等因素而服法有所不同。

一、基于病症

1. 急、重病症 对于急、重类病症,服用方剂应尽量做到快与频。快是指无论是汤剂,还是散剂,要尽可能快地让病人服上,服药困难者应考虑鼻饲、灌肠等途径给药;频是指服药的频次要密,可以一日二剂或以上、煎分四到六次服用。

2. 慢性病症 慢性病症宜小量、持久服用。小量可以是指方剂的剂量偏轻;也可以是指选择丸剂、膏剂为主;再则就是可以间隔服药,可以二日一剂,煎煮二次、分四次早晚服;亦可以隔日服药等。持久通常是指需连续服用服药一个月或以上。

3. 养生保健 对于亚健康及体质健康而出于养生目的的人群而言,则宜选择丸剂、膏剂等小剂量,间断服用。

二、基于方剂

1. 攻邪类方剂 对于发汗、泻下、涌吐等类方剂,应"中病即止,不必尽剂。"而其他克伐类方剂也宜在取得明显疗效时,及时通过减少服用剂数、服药频次、服药量等措施修正服药方法,以适应病症与顾护正气的需要。其后并及时更方。

2. 补益类方剂 补益类方剂通常较为浓郁或滋腻,宜在饭前空腹时服用而利于吸收。如服用后有碍胃、饱胀等不适时可改为餐后服用,或通过减少每次用量、增加服药频次等方法予以应对。

三、基于体质

1. 平常体质 对于病前体质较好,或病后体质下降不明显者,可根据病症需要采取大剂量、多频次的服用方法。

2. 虚弱体质 对于平素体质虚弱,或病后体质下降明显者,即便是邪盛证实,亟需服用发汗、泻下等类方剂时,亦应先小量试服,根据服药后的变化及时调整服药方法,切不可贸然行事。

各 论

凡以解表药为主组成,具有发汗、解肌、透疹、消疮、利水等作用,治疗表病的方剂,称为解表剂。

表病时邪入未深,病势轻浅,使用辛散轻宣类解表药物为主组成方剂能使外邪从表而出,将疾病治愈在表病阶段。《素问·阴阳应象大论》有谓:"善治者治皮毛,其次治肌肤,其次治筋脉,其次治六腑,其次治五脏。治五脏者,半死半生也。"

解表剂主要用治表病,故凡风寒、风热、风湿外感,或温病初起,以及麻疹、疮疡、水肿、痢疾等病症初起之时,见恶寒、发热、头疼、身痛、无汗或有汗、苔薄、脉浮等表病征象者,均可用解表剂治疗。

表病有寒热不同,体质也有强弱区别。因此,寒性表病者,当辛温解表;热性表病者,当辛凉解表;表病兼体质虚弱者,则宜扶正解表。其他诸如疏散外风、轻宣外燥、祛风胜湿类中的部分方剂亦有解表之效,应注意互参。

解表剂多用辛散轻扬、气味芳香之品组方,故不宜久煎。服药时宜温服。并可通过增衣被、饮热粥等方法以助取汗。药后出汗以遍身微微出汗为佳,不透则邪不易解,过汗则易耗气伤阴。若表病未愈,复见里病者,一般应先解表,后治里;表里并重者,当表里双解。

第一节 辛温解表

辛温解表剂,以辛温解表药为主组成,适用于风寒表病。症见恶寒发热,头身疼痛,无汗或有汗,鼻塞流涕,咳喘,苔薄白,脉浮紧或浮缓等。

麻黄汤

【出处】《伤寒论》

【组成】麻黄去节,三两(6克) 桂枝去皮,二两(4克) 杏仁去皮尖,七十个(9克) 甘草炙,一两(3克)

【用法】上四味,以水九升,先煮麻黄,减二升,去上沫,内诸药,煮取二升半,去滓,温服八合,覆取微似汗,不须啜粥,余如桂枝汤法将息(现代用法,煎服)。

【功用】发汗解表,宣肺平喘。

【主治】外感风寒。恶寒发热,头痛身疼,无汗而喘,舌苔薄白,脉浮紧。

【附方】

1. 麻黄加术汤(《金匮要略》):即麻黄汤原方加白术四两(4克)。水煎服。功能发汗解表,散寒祛湿。主治湿家身烦疼。

2. 麻黄杏仁薏苡甘草汤（《金匮要略》）：麻黄去节,汤泡,半两(6克)、杏仁去皮尖,炒,十个(6克)、甘草炙,一两(3克)、薏苡仁半两(12克)。剉麻豆大,每服四钱(12克)。水一盏,煮八分,去滓温服,有微汗避风。功能解表祛湿。主治风湿,一身尽疼,发热,日晡所剧者。

3. 大青龙汤（《伤寒论》）：麻黄去节,六两(12克)、桂枝去皮,二两(4克)、甘草炙,二两(5克)、杏仁去皮尖,四十枚(6克)、石膏如鸡子大,碎(12克)、生姜切,三两(9克)、大枣十二枚,擘(3枚)。以水九升,先煮麻黄,减三升,去上沫,内诸药,煮取三升,去滓,温服一升,取微似汗。汗出多者,温粉扑之。一服汗者,停后服。汗多亡阳（现代用法：水煎服）。功能发汗解表,清热除烦。主治外感风寒。发热恶寒,寒热俱重,脉浮紧,身疼痛,不汗出而烦躁。

4. 三拗汤（《太平惠民和剂局方》）：麻黄不去根节、杏仁不去皮尖、甘草不炙,等分。为粗末,每服五钱(15克),水一盏半,姜五片,同煎至一盏,去滓,口服,以衣被盖覆睡,取微汗为度。功能宣肺解表。主治感冒风邪,鼻塞声重,语音不出,或伤风伤冷,头痛目眩,四肢拘倦,咳嗽多痰,胸满气短。

5. 华盖散（《太平惠民和剂局方》）：麻黄去根节、桑白皮炙、紫苏子炒、杏仁去皮尖,炒、赤茯苓去皮、陈皮去白各一两、甘草炙,半两。上药为末,每服二钱(9克)水一盏,煎至七分,去滓,食后温服。功能宣肺解表,祛痰止咳。主治肺感寒邪。咳嗽上气,胸膈烦满,项背拘急,声重鼻塞,头昏目眩,痰气不利,呀呷有声,脉浮数。

【方解】麻黄汤治疗外感风寒,肺气失宣。方中麻黄发汗、宣肺平喘为君药;桂枝助麻黄发汗,又能解肌和营,温通经脉为臣药;杏仁降利肺气,辅佐麻黄平喘且能润肺为佐药;炙甘草调和诸药,又能缓和麻黄、桂枝之峻烈为使药。

麻黄加术汤和麻黄杏仁薏苡甘草汤均在麻黄汤基础上加减而成,治疗外感风寒夹湿。前方风寒较重且多湿;后方风寒相对较轻,且有化热趋势。

大青龙汤由麻黄汤倍麻黄、甘草加石膏、生姜、大枣而成。用于风寒较重且里有郁热。表寒重,故加重麻黄发表之力;里热亦盛,故增石膏清热除烦;麻黄峻烈之弊增且麻黄石膏寒温药性相反,故加重甘草调和之量。

三拗汤与华盖散均于麻黄汤去桂枝。前方杏仁升格使用,后方更是增益紫苏子、桑白皮等,意在治肺之咳喘。三拗汤主治症轻且成宣肺解表基础方;华盖散则宣肺散寒与降气化痰并重。

【临床应用】

1. 配伍特点与思考:麻黄、桂枝配伍发汗解表作用很强,但后世多以荆芥、防风等替代。而麻黄宣肺、平喘、利水,桂枝通阳、温经、通脉、化气等作用被发扬光大。

2. 使用要点:恶寒发热,无汗而喘,脉浮紧。

3. 加减变化:喘急胸闷、咳嗽痰多、表寒不甚者,去桂枝,加紫苏子、法半夏;鼻塞流涕重者,加苍耳子、辛夷;夹湿而骨节酸痛,加苍术、薏苡仁;兼见里热烦躁、口干,加黄芩、生石膏。

4. 现代运用:临床常用于感冒、流行性感冒、急性支气管炎、支气管哮喘等病症。

5. 注意事项:体质虚弱者慎用;中病即止,不可过汗。

【现代研究】麻黄汤有发汗解热、平喘、抗过敏、抗病毒、抗癌及兴奋中枢神经等作用;低剂量时对实验动物血压、心率无明显影响,高剂量组收缩压、舒张压、平均压均高于正常剂量组。

桂枝汤

【出处】《伤寒论》

【组成】桂枝去皮,三两(9克)　芍药三两(9克)　甘草炙,二两(6克)　生姜切,三两(9克)　大枣十二枚,擘(3枚)

【用法】上五味,㕮咀,以水七升,微火煮取三升,去滓,适寒温,服一升。服已须臾,啜热粥一升余,以助药力。温服令一时许,遍身漐漐微似有汗者益佳,不可令如水淋漓,病必不除。若一服汗出病差,停后服,不必尽剂;若不汗,更服,依前法;又不汗,后服小其间,半日许,令三服尽;若病重者,一日一夜服,周时观之。服一剂尽,病证犹在者,更用服;若汗不出,乃服到二三剂。禁生冷、黏滑、肉、面、五辛、酒酪、臭恶等物(现代用法:水煎服)。

【功用】解肌发表,调和营卫。

【主治】外感风寒。头痛发热,汗出恶风,鼻鸣干呕,苔白不渴,脉浮缓或浮弱者。

【附方】

1. 桂枝加葛根汤(《伤寒论》):葛根四两(12克)、桂枝二两(6克)、芍药二两(6克)、甘草炙,二两(6克)、生姜切,三两(9克)、大枣擘,十二枚(3枚)。上六味,以水一斗,先煮葛根,减二升,去上沫,内诸药,煮取三升,去滓,温服一升,覆取微似汗,不须啜粥,余如桂枝汤法将息及禁忌。功能解肌舒筋。主治桂枝汤证兼项背强而不舒者。

2. 桂枝加厚朴杏子汤(《伤寒论》):桂枝汤加厚朴炙,去皮,二两(6克)、杏仁去皮尖,五十枚(6克)。上七味,以水七升,微火煮取三升,去滓,温服一升,覆取微似汗。功能解肌发表,下气平喘。主治宿有喘病,又感风寒而见桂枝汤证者;或桂枝汤证,兼有微喘者。

3. 桂枝加桂汤(《伤寒论》):桂枝汤桂枝加量去皮,五两(15克)。上五味,以水七升,煮取三升,去滓,温服一升。功能温通心阳,平冲降逆。主治心阳虚弱,寒水凌心之奔豚(气从少腹上冲心胸,起卧不安,有发作性者)。

4. 桂枝加芍药汤(《伤寒论》):桂枝汤倍芍药。上五味,以水七升,煮取三升,去滓,温分三服。功能温脾和中,缓急止痛。主治脾胃阴阳失调,中焦气血不利之腹痛。

【方解】桂枝汤治疗外感风寒,营卫不和之表病。方中桂枝助卫阳,通经络,和营散风(解肌发汗)为君药;芍药益阴敛营,敛固外泄之营阴为臣药;桂芍相配,既能营卫同调,又能相辅相成。桂枝得芍药益阴养血使汗有其源,而芍药得桂枝则滋而能化;更可相制相成,使散中有收,汗中寓补。桂芍配伍,构成外调营卫,内调脾胃的基本组方结构。生姜助桂枝发表,大枣能滋津生液。姜枣相伍又成外调营卫,内调脾胃的基本组方结构。共为佐药;甘草调和药性,合桂枝能辛甘化阳以助卫;伍芍药酸甘化阴以益营为使药。全方结构严谨,配伍精当,散中有收,祛中有补,营卫、阴阳并调,是方剂配伍的典范之作。柯琴《伤寒来苏集·伤寒附翼》赞其为"仲景群方之冠,乃滋阴和阳,调和营卫,解肌发汗之总方也。"

桂枝加葛根汤加葛根意在舒缓经脉挛急,升散、敷布津液,用于桂枝汤证基础上兼有项背强而不舒者。

桂枝加厚朴杏子汤在桂枝汤基础上添厚朴、杏仁,旨在降气平喘,兼顾桂枝汤证且有喘满者。

桂枝加桂汤重用桂枝在于温通心阳,和煦于肾,不致寒水上凌于心而发奔豚。

桂枝加芍药汤倍芍药益阴敛肝,调和阴阳,缓急而止腹痛。

【临床应用】

1. 配伍特点与思考:桂枝与白芍,一散一收,一温阳一阴敛的配伍结构成为后世方剂调和阴阳、调和脾胃、调和虚实的基本思路,并由此派生出无数优秀方剂,故桂枝汤又被称为"群方之冠"。

2. 使用要点:恶风,发热,汗出,脉浮缓。

3. 加减变化:恶风寒较甚者,加防风、荆芥、淡豆豉;体质素虚者,加生黄芪;兼见咳喘者,加杏仁、紫苏子。

4. 现代运用:临床常用于感冒、流行性感冒、原因不明性低热、产后及病后低热、妊娠呕吐、多形红斑、冻疮、荨麻疹等病症。

【现代研究】桂枝汤有解热、抗炎、降低血压、保护血管内皮及降糖等作用。

九味羌活汤

【出处】《此事难知》(引张元素方)

【组成】羌活—两半(9克)　防风—两半(9克)　苍术—两半(9克)　细辛五分(3克)　川芎—两(6克)　香白芷—两(6克)　生地黄—两(6克)　黄芩—两(6克)　甘草—两(6克)

【用法】上㕮咀,水煎服。若急汗,热服,以羹粥投之;若缓汗,温服,而不用汤投之(现代用法:水煎温服)。

【功用】发汗祛湿,兼清里热。

【主治】外感风寒湿邪,内有里热。恶寒发热,肌表无汗,头痛项强,肢体痠楚疼痛,口苦而渴,舌苔白,脉浮。

【附方】

大羌活汤(《此事难知》):羌活、独活、防风、细辛、防己、黄芩、黄连、苍术、甘草炙、白术各三钱(9克),知母、川芎、生地各—两(30克)。水煎服。功能发散风寒,祛湿清热。主治风寒湿邪表病兼有里热,头痛发热,恶寒,口干烦满而渴,舌苔白腻,脉浮数。

【方解】九味羌活汤治外感风寒,内有里热。羌活散表寒,祛风湿,利关节,止痹痛为君药;防风祛风除湿,散寒止痛;苍术发汗祛湿;两者相合,协助羌活,共为臣药;细辛、白芷、川芎祛风散寒、宣痹止痛;生地、黄芩清泄里热,并防诸散寒药辛燥伤津。五味共为佐药;甘草调和诸药为使药。

【临床应用】

1. 配伍特点与思考:使用羌活、防风(荆芥)等解表药组方为后世开创了除麻黄、桂枝外等解表系列之先河;并在大队辛温解表药中佐用黄芩、生地黄等清热药制,约解表药温燥之性,并重视兼有病症共方并治。

2. 使用要点:恶寒发热,头痛无汗,肢体酸楚疼痛,口苦微渴。

3. 加减变化:若湿邪较轻,肢体酸楚不甚者,可去细辛、苍术;若肢体关节痛甚者,加独活、威灵仙、姜黄;湿重胸满者,去生地,加枳壳、厚朴;无口苦口渴者,生地、黄芩并可酌情裁减;里热甚而烦渴者,加石膏、知母。

4. 现代运用:临床常用于感冒、流行性感冒、急性肌炎、风湿性关节炎、偏头痛、腰肌劳损等病症。

【现代研究】九味羌活汤有解热、镇痛、抗炎、抑菌和调节免疫功能等作用。

香苏散

【出处】《太平惠民和剂局方》

【组成】香附子炒香,去毛　紫苏叶各四两(120克)　甘草炙,—两(30克)　陈皮不去白,二两(60克)

【用法】上为粗末。每服三钱(9克),水一盏,煎七分,去滓,热服,不拘时候,日三服;若作细末,只服二钱(6克),入盐点服(现代用法:作汤剂,水煎服,用量按原方比例酌减)。

【功用】疏散风寒,理气和中。

【主治】四时感冒,兼有气滞不舒。恶寒发热,头痛无汗,胸脘痞闷,不思饮食,舌苔薄白,脉浮。

【附方】

1. 香苏葱豉汤(《重订通俗伤寒论》):制香附—钱半至二钱(4.5~6克)、新会皮—钱半至二钱(4.5~6克)、鲜葱白二三枚(3枚)、紫苏—钱半至三钱(4.5~9克)、清炙草六分至八分(2~2.56克)、淡香豉三钱至四钱(9~12克)。水煎服。功能发汗解表,调气安胎。主治妊娠感冒。恶寒发热,无汗,头身痛,胸脘痞闷,苔薄白,脉浮。

2. 加味香苏散(《医学心悟》):紫苏叶—钱五分(5克),陈皮、香附各—钱二分(4克),甘草炙,七分(2.5克),荆芥、秦艽、防风、蔓荆子各一钱(3克),川芎五分(1.5克)生姜三片。水煎服。功能发汗解表,理气解郁。主治外感风寒,兼有气滞。头痛项强,鼻塞流涕,身体疼痛,发热恶寒或恶风,无汗,胸脘痞闷,苔薄白,脉浮。

【方解】香苏散治疗外感风寒,兼有气滞不舒。方中紫苏叶发表散寒,理气宽中为君药;香附行气化水滞为臣药;两者相配,紫苏叶得香附之助,调畅气机之功益著;香附借紫苏叶发散,则更能舒散而行滞。陈皮既助君臣调畅气机,又能化湿以行津液,为佐药;甘草调和诸药,健脾而不至于香附与陈皮行气、耗气是为使药。

香苏葱豉汤与加味香苏散均为香苏散加味而成。香苏葱豉汤为香苏散与葱豉汤合方,解表之力胜于香苏散,且紫苏叶又有安胎之功,故对妊娠感冒尤为合适;加味香苏散发汗解表、宣痹止痛之力较强,宜于表寒较重,头身疼痛明显且伴有气滞者。

【临床应用】

1. 配伍特点与思考:表病而兼有气滞,以紫苏叶为君则一举两得。中药自身多功效特点被充分得以运用。

2. 使用要点:恶寒发热,头痛无汗,胸脘痞闷,苔薄白,脉浮。

3. 加减变化:风寒较重时,加葱白、生姜、荆芥;气滞较盛,胸胁胀痛、脘腹胀满者,加柴胡、佛手、枳壳;湿浊较显,胸闷、不思饮食、苔白腻者,加厚朴、藿香、苍术;兼见咳嗽者,加紫苏子、杏仁、白前。

4. 现代运用:临床常用于胃肠型感冒等病症。

【现代研究】香苏散有抗抑郁等作用。

小青龙汤

【出处】《伤寒论》

【组成】麻黄去节,三两(9克)　芍药三两(9克)　细辛三两(3克)　干姜三两(3克)　甘草炙,三两(6克)　桂枝去皮,三两(6克)　五味子半升(3克)　半夏半升(9克)

【用法】上八味,以水一斗,先煮麻黄,减二升,去上沫,内诸药,煮取三升,去滓,温服一升(现代用法,水煎温服)。

【功用】解表散寒,温肺化饮。

【主治】风寒外伤,水饮内停。恶寒发热,无汗,喘咳,痰多而稀,或痰饮咳喘,不得平卧,或身体疼重,头面四肢浮肿,舌苔白滑,脉浮者。

【附方】

1. 小青龙加石膏汤(《金匮要略》):即小青龙汤加石膏二两(9克)。水煎服。功能解表蠲饮,兼除烦躁。主治咳而上气,烦躁而喘,脉浮者。

2. 射干麻黄汤(《金匮要略》):射干三两(6克)、麻黄四两(9克)、生姜四两(9克)、细辛三两(3克)、紫菀三两(6克)、款冬花三两(6克)、大枣七枚(3枚)、半夏半升(9克)、五味子半升(3克)。上九味,以水一斗二升,先煮麻黄两沸,去上沫,内诸药,煮取三升,分温三服。功能宣肺祛痰,下气止咳。主治咳而上气,喉中有水鸡声。

【方解】小青龙汤治疗风寒外伤,水饮内停。方中麻黄、桂枝为君药,发散风寒以解表,麻黄并能平喘;干姜、细辛为臣药,温肺化饮,兼助麻黄、桂枝发散表寒;五味子敛肺止咳,芍药和营益阴,并能共制诸温燥药物辛烈之性;半夏燥湿化痰,和胃降逆。共为佐药;炙甘草调和诸药,并能益气和中为使药。

小青龙石膏汤为小青龙汤加石膏而成,意在兼有内热,症见烦躁。

射干麻黄汤于小青龙汤减桂枝、芍药、炙甘草,加入射干、款冬花、紫菀等,意在风寒表象较小青龙汤为轻,而痰涎壅盛、咳喘较著。

【临床应用】

1. 配伍特点与思考:麻黄配桂枝、细辛配干姜是针对表寒与里寒两对矛盾而设。因同缘于肺,故解表、温里可以兼顾。这是同性(寒)同质(实)同脏(肺)兼顾的范例。也为其后应对寒热、虚实错杂组方启源。

2. 使用要点:恶寒发热,无汗,喘咳,痰多而稀,舌苔白滑,脉浮。

3. 加减变化:表寒较轻者,可去桂枝,麻黄由生用改为炙用;鼻塞涕多者,加苍耳子、辛夷;兼有热象者,加石膏、黄芩;喉中痰鸣,加杏仁、射干、紫苏子;面目浮肿者,加杏仁、香加皮。

4. 现代运用:临床常用于慢性阻塞性肺疾病、支气管哮喘、急性支气管炎、肺炎、百日咳、过敏性鼻炎、卡他性眼炎、卡他性中耳炎等病症。

【现代研究】小青龙汤有平喘、拮抗炎症反应和抗过敏等作用。

止嗽散

【出处】《医学心悟》

【组成】桔梗炒　荆芥　紫菀蒸　百部蒸　白前蒸,各二斤(各1千克)　甘草炒,十二两(375克)　陈皮水洗,去白,一斤(500克)

【用法】上为末,每服三钱(9克),食后、临卧开水调下;初感风寒,生姜汤调下(现代用法:共为末,每服6~9克,温开水或姜汤送下。亦可作汤剂,水煎服,用量按原方比例酌减)。

【功用】宣利肺气,疏风止咳。

【主治】风邪犯肺。咳嗽咽痒,咯痰不爽,或微有恶风发热,舌苔薄白,脉浮缓。

【附方】

金沸草散(《博济方》):旋覆花三两(90克)、麻黄去节,三两(90克)、前胡三两(90克)、荆芥穗四两(120克)、甘草炙,一两(30克)、半夏洗净,姜汁浸,一两(30克)、赤芍药一两(30克)。共为末,每服二钱(6克),水一盏,加生姜、大枣,同煎至六分,热服(现代用法:作汤剂,用量按原方比例酌减,水煎服)。功能发散风寒,降气化痰。主治伤风咳嗽。恶寒发热,咳嗽痰多,鼻塞流涕,舌苔白腻,脉浮。

【方解】止嗽散治疗外感风邪,经服解表药后咳嗽不止者。方中紫菀、百部止咳化痰为君药。桔梗开宣肺气;白前降气化痰。一升一降,合肺气之宣降,共为臣药。荆芥疏风解表,祛表之余邪;陈皮理气化痰。均为佐药。甘草调和诸药,合桔梗又能利咽止咳,是为佐使之用。

金沸散解表化痰,用于风邪犯肺初起,咳嗽痰多。方中以旋覆花、前胡与麻黄、荆芥等相配,则解表与化痰之功皆较止嗽散略胜。

【临床应用】

1. 配伍特点与思考:方中以止咳药为主组成,重在止咳化痰。因咳嗽缘于外感且表现较轻,故配以荆芥、生姜即可。

2. 使用要点:咳嗽咽痒,微恶风、发热,苔薄白。

3. 加减变化:风寒初起,头痛鼻塞,恶寒发热等较重者,加防风、紫苏叶、生姜;湿聚生痰,痰涎稠黏者,加半夏、茯苓、桑白皮;燥气伤肺,干咳无痰者,加瓜蒌、贝母、知母。

4. 现代运用:临床常用于上呼吸道感染、支气管炎、百日咳等病症。

【现代研究】止嗽散有镇咳化痰与平喘等作用。

正柴胡饮

【出处】《景岳全书》

【组成】柴胡一至三钱(9克)　防风一钱(3克)　陈皮一钱半(4.5克)　芍药二钱(6克)　甘草一钱(3克)　生姜三五片

【用法】水一盅半,煎七八分,热服(现代用法:水煎温服)。

【功用】解表散寒。

【主治】外感风寒轻症。微恶风寒,发热,无汗,头痛身痛,舌苔薄白,脉浮。

【方解】方中柴胡辛散表邪为君药。防风祛风寒,止疼痛为臣药。生姜辛温发散,助柴胡、防风解表透邪;陈皮疏畅气机,助药运作;芍药益阴和营,并防辛散太过。共为佐药。甘草调和诸药为使药。

【临床应用】

1. 配伍特点与思考:药用柴胡、防风(或与桂枝、荆芥,或与黄芩、板蓝根组合)发散表邪(风寒、风热),形成了近现代第三类解表类方剂配伍结构新思路。

2. 使用要点:微发热恶寒,头痛身痛,苔白脉浮。

3. 加减变化:头痛甚者,加川芎;热而烦渴者,加葛根;呕恶者,加半夏;湿盛者,加苍术;寒盛者,加荆芥或紫苏叶。

4. 现代运用:临床常用于感冒、流行性感冒、疟疾初起以及经期、妊娠、产后感冒等治疗。

【现代研究】正柴胡饮有抗病毒、解热镇痛、调节免疫、抗炎、抗过敏等作用。

第二节 辛凉解表

辛凉解表剂,以辛凉解表药为主组成,适用于风热表病。症见发热,微恶风寒,头痛,咽痛,咳嗽,口渴,舌边尖红,苔薄白而少津或薄黄,脉浮数等。

桑菊饮

【出处】《温病条辨》

【组成】桑叶二钱五分(7.5克) 菊花一钱(3克) 杏仁二钱(6克) 连翘一钱五分(5克) 薄荷八分(2.5克) 桔梗二钱(6克) 甘草生,八分(2.5克) 苇根二钱(6克)

【用法】水二杯,煮取一杯,日二服(现代用法:水煎温服)。

【功用】疏风清热,宣肺止咳。

【主治】风温初起,表热病轻者。但咳,身热不甚,口微渴,脉浮数。

【方解】方中桑叶疏风散热宣肺而止咳;菊花疏散风热而肃肺。共为君药。薄荷疏散风热助君药以解表;杏仁肃降肺气;桔梗开宣肺气。一降一升,迎合肺之宣降功能而止咳,共为臣药。连翘透邪解毒;芦根清热生津。共为佐药。甘草调和诸药为使药。

【临床应用】

1. 配伍特点与思考:随着明清温病学说的创建,形成了桑、菊、银、翘为主针对风温、温热初期表病的解表新思路与方剂基本配伍结构。清透、芳化、解毒是其特点。

2. 使用要点:咳嗽,发热不甚,微渴,脉浮数。

3. 加减变化:若二三日后,气粗似喘,是气分热势渐盛,加石膏、知母;若热盛咳嗽较频,加鱼腥草;若咳嗽痰黄,咯吐不爽,加瓜蒌、黄芩、桑白皮、贝母;咳嗽咯血者,加白茅根、茜草根、牡丹皮;若口渴甚者,加天花粉;兼咽喉疼痛,加玄参、板蓝根。

4. 现代运用:临床常用于感冒、流行性感冒、急性支气管炎、上呼吸道感染、肺炎、急性结膜炎、角膜炎等病症。

5. 注意事项:不宜久煎。

【现代研究】桑菊饮有解热、抑菌、调节免疫功能、抑制肠蠕动亢进等作用。

银翘散

【出处】《温病条辨》

【组成】连翘一两(9克)　银花一两(9克)　苦桔梗六钱(6克)　薄荷四钱(4克)　竹叶四钱(4克)　生甘草五钱(5克)　荆芥穗四钱(5克)　淡豆豉五钱(5克)　牛蒡子六钱(9克)

【用法】共杵为散,每服六钱(9克),鲜苇根汤煎,香气大出,即取服,勿过煎。肺药取轻清,过煮则味厚而入中焦矣。病重者,药二时一服,日三服,夜一服;轻者,三时一服,日二服,夜一服;病不解者,作再服(现代用法:按原方配伍比例酌情增减,改作汤剂,水煎服;亦可制丸剂或散剂服用)。

【功用】辛凉透表,清热解毒。

【主治】温病初起。发热无汗,或有汗不畅,微恶风寒,头痛口渴,咳嗽咽痛,舌尖红,苔薄白或薄黄,脉浮数。

【附方】

银翘汤(《温病条辨》):银花五钱(15克)、连翘三钱(9克)、竹叶二钱(5克)、生甘草一钱(3克)、麦冬四钱(12克)、细生地四钱(12克)。水煎服。功能滋阴透表。主治阳明温病,下后无汗,脉浮者。

【方解】银翘散治疗温病初起。方中银花、连翘气味芳香,既能透散表邪,又能辟秽解毒,共为君药。薄荷、牛蒡子疏散风热,清利头目,且能解毒利咽;荆芥穗、淡豆豉辛而微温,温而不燥,助解表达邪,行去性存用之力。四药共为臣药。芦根、竹叶清热生津;桔梗宣发肺气,并能止咳利咽。同为佐药。生甘草调和药性,并能解毒,合桔梗并能利咽止咳,是为佐使之用。

银翘汤用于阳明温病用了下法后,无汗、脉仍浮。说明里热已去,表邪未尽,缘于津伤气弱,无力透表达邪。故用银花、连翘清透达表祛邪;麦冬、细生地、竹叶,生津、清透,助银翘达表却邪。

【临床应用】

1. 配伍特点与思考:银花、连翘与荆芥穗、豆豉寒温并用意在加强发汗解表作用,冀病邪早日被驱。温病初期很多是传染性疾病(瘟疫)的早期阶段,能早日终止疾病的发展是十分重要的治疗节点。因此,在温病初起,特别是有流行性倾向类病症的应对时须加重解表药物的使用,而无须囿于温散之虑。此外,瘟疫之源的另一个特征就是多秽浊之气为患,所以,常须配伍芳香化浊、辟秽之品(如紫苏叶、苍术、厚朴、藿香、佩兰、青蒿、豆蔻、茴香、草果等)同用。

2. 使用要点:发热,微恶寒,咽痛,口渴,脉浮数。

3. 加减变化:伤津较甚,加天花粉;项肿咽痛者,加马勃、玄参;衄者,去荆芥穗、淡豆豉,加白茅根、侧柏炭、栀子炭;咳频,加杏仁、前胡;胸膈闷者,加藿香、紫苏梗。

4. 现代运用:临床常广泛应用于急性发热性疾病的初起阶段。如感冒、流行性感冒、急性扁桃体炎、上呼吸道感染、肺炎、麻疹、流行性脑脊髓膜炎、乙型脑炎、流行性腮腺炎以及皮肤病、荨麻疹、外科皮肤感染等病症。

5. 注意事项:不宜久煎。

【现代研究】银翘散有抗病毒、解热、抑菌、抗炎、调节免疫功能等作用。

麻黄杏仁甘草石膏汤

【出处】《伤寒论》

【组成】麻黄去节,四两(9克)　杏仁去皮尖,五十个(9克)　甘草炙,二两(6克)　石膏碎,绵裹,半斤(18克)

【用法】上四味,以水七升,煮麻黄,减二升,去上沫,内诸药,煮取二升,去滓。温服一升(现代用法:水煎温服)。

【功用】辛凉解表,清肺平喘。

【主治】外感风热,邪热壅肺。身热不解,咳逆气急,甚则鼻扇,口渴,有汗或无汗,舌苔薄白或黄,脉浮而数。

【附方】

越婢汤(《金匮要略》):麻黄六两(9克)、石膏半斤(18克)、生姜三两(9克)、甘草二两(5克)、大枣十五枚(5枚)。水煎服。功能发汗利水。主治风水,恶风,一身悉肿,脉浮,不渴,续自汗出,无大热。

【方解】麻黄杏仁甘草石膏汤治疗表邪入里化热,壅遏于肺,肺热喘嗽。方中麻黄开宣肺气以平喘,开腠达表以散邪;石膏清肺泄热平喘,辛散解肌以透邪。二者一寒一温,一清一散,共为君药。杏仁降逆肺气,止咳平喘。与麻黄能助宣肺降气;与石膏能共成清肃之功。是为臣药。炙甘草既能益气和中生津,又能调和寒温两端。是为佐使。

越婢汤治疗一身悉肿为主。方中加重麻黄用量并配生姜以泄肌表之水湿;大枣、甘草意在培中制水;因无喘,故去杏仁。

【临床应用】

1. 配伍特点与思考:麻黄、杏仁宣肺平喘,石膏清里(肺)热,用于风寒化热,或风热、温热之表病。麻黄本为发散风寒之峻药,征于斯证,全在于与石膏的配方比例来调控其作用方向。如表寒不显,可重用石膏,或加清肺泄热药将麻黄去性存用后径投于肺热壅盛所致咳喘类病症,此实乃开去性存用之用药先河。

2. 使用要点:发热,喘咳,苔薄黄,脉数。

3. 加减变化:肺热甚,宜加重石膏用量,更益桑白皮、黄芩、知母;表邪偏重,无汗而恶寒,加薄荷、紫苏叶、桑叶;痰多气急,加葶苈子、枇杷叶;痰黄稠,胸闷者,加瓜蒌、浙贝母、桔梗、枳壳。

4. 现代运用:临床常用于感冒、流行性感冒、上呼吸道感染、急性支气管炎、肺炎、支气管哮喘、麻疹合并肺炎等病症。

【现代研究】麻黄杏仁甘草石膏汤有解热、抗炎、抗病毒、镇咳、平喘、抑菌等作用。

柴葛解肌汤

【出处】《伤寒六书》

【组成】柴胡(6克)　干葛(9克)　甘草(3克)　黄芩(6克)　羌活　白芷各(3克)　芍药(6克)　桔梗(3克)(原书未注用量)

【用法】水二盅,姜三片,枣二枚,槌法加石膏末一钱(5克),煎之热服。无汗恶寒甚者,去黄芩,加麻黄,冬月宜加,春宜少,夏秋去之加苏叶(现代用法:加生姜3片,大枣2枚,石膏12克,水煎温服)。

【功用】解肌清热。

【主治】主治感冒风热,郁而化热。恶寒渐轻,身热增盛,无汗头痛,目疼鼻干,心烦不眠,眼眶痛,脉来微洪。

【附方】

柴葛解肌汤(《医学心悟》):柴胡一钱二分(6克)、葛根一钱五分(9克)、甘草五分(3克)、赤芍药一钱(6克)、黄芩一钱五分(6克)、知母一钱(5克)、生地二钱(9克)、牡丹皮一钱五分(3克)、贝母一钱(6克)。水煎服。功能解肌清热。主治"春温夏热之病,其证发热头痛,与正伤寒同,但不恶寒而口渴,与正伤寒异耳,此方主之"。

【方解】《伤寒六书》柴葛解肌汤治疗风寒未解,化热入里。方中柴胡为"解肌要药"(《明医指掌》),

且能疏散风热、畅利气机；葛根外透表热，内清郁热。共为君药。羌活、白芷助君药辛散发表，并止诸痛；黄芩、石膏清泄里热。皆为臣药。桔梗宣畅肺气以利解表；白芍、大枣敛阴养血，防止发散太过；生姜既助发散风寒，又与大枣合作有调营卫、和脾胃之功。均为佐药。甘草调和诸药是为使药。

《医学心悟》柴葛解肌汤治疗表热病，但发热，不恶寒。与《伤寒六书》柴葛解肌汤相较，一个不恶寒，一个寒轻。故方中去羌活、白芷、桔梗、石膏，加知母、生地、牡丹皮、贝母。

【临床应用】

1. 配伍特点与思考：柴胡、黄芩配伍解表、和营（卫）、清热结构由此奠定。用于表寒，与荆芥、桂枝、防风等相伍；用于表热，与葛根、薄荷、升麻等配伍；用于（肝）阴阳不调，与桂枝、白芍等相伍。

2. 使用要点：发热重，恶寒轻，头痛，眼眶痛，鼻干，脉浮微洪。

3. 加减变化：无汗而恶寒甚者，可去黄芩，冬日加细辛，夏秋加紫苏叶；热邪伤津而见口渴者，加天花粉、知母；恶寒不明显而里热较甚，发热重，烦躁，舌质偏红，宜加银花、连翘，并重用石膏。

4. 现代运用：临床常用于感冒、流行性感冒、牙龈炎、急性结膜炎等病症。

【现代研究】《伤寒六书》柴胡解肌汤有解热、缓解胆总管痉挛等作用。

升麻葛根汤

【出处】《阎氏小儿方论》

【组成】升麻　干葛各(3克)　芍药(6克)　甘草(3克)

【用法】上同为粗末，每服四钱，水一盏半，煎至一盏，量大小与之，温服，无时（现代用法：作汤剂，水煎温服）。

【功用】解肌透疹。

【主治】麻疹初起未发，或发而不透，身热头痛。

【附方】

竹叶柳蒡汤（《先醒斋医学广笔记》）：西河柳五钱(6克)、荆芥穗一钱(4.5克)、干葛一钱五分(4.5克)、蝉蜕一钱(3克)、薄荷叶一钱(3克)、鼠粘子炒，研，一钱五分(4.5克)、知母蜜炙，一钱(3克)、玄参二钱(6克)、甘草一钱(3克)、麦门冬去心，三钱(9克)、竹叶三十片(1.5克)[甚者加石膏五钱(15克)、冬米一撮]。水煎服。功能透疹解表，清热生津。主治痧疹初起，透发不出，喘嗽，鼻塞流涕，恶寒轻，发热重，烦闷躁乱，咽喉肿痛，唇干口渴，苔薄黄而干，脉浮数。

【方解】升麻葛根汤治疗麻疹初起。方中升麻解肌透疹，清热解毒为君药。葛根解肌透疹，生津除热为臣药。二者轻扬升散，是透疹常用组合。芍药（赤芍）清热凉血解毒为佐药。炙甘草调和诸药并有解毒之功为使药。

竹叶柳蒡汤治疗痧疹透发不出，但与升麻葛根汤有所不同。升麻葛根汤专于解肌透疹，是用于治疗麻疹初起的基础方，适用于病症较轻者。无论是透散，还是清热之力均较弱；而竹叶柳蒡汤，既有西河柳、浮萍、薄荷叶等发汗解表力强者；又有竹叶、知母、玄参、升麻等清热解毒力盛者。因此，较升麻葛根汤不仅透疹之力强，清热生津除烦力亦盛，适用于痧疹透发不出，热毒内蕴兼有津伤较重类病症。

【临床应用】

1. 配伍特点与思考：本方为透疹类基础方。然透疹力尚可，解毒力不足，宜配伍银花、大青叶、贯众等同用。

2. 使用要点：疹发不出或出而不畅，舌红，脉数。

3. 加减变化：若因风寒袭表而不能透发者，加荆芥、防风、柽柳；麻疹未透，色深红者，宜加紫草、牡丹皮、大青叶。

4. 现代运用：临床常用于麻疹、带状疱疹、单纯性疱疹、水痘、腹泻、急性细菌性痢疾等病症。

5. 注意事项：麻疹类病症虽已少见，但用时组方宜慎。解表不可以过，否则易疹出密集，耗散正气而至病程延长；重用清热解毒，易出现凉遏现象而致疹不易出。此外，麻疹初起，咳嗽是邪之在表之象；如表象已解，咳嗽转甚而喘甚至伴高热者，应警惕热毒蕴肺，防止生变、加重。

第三节　扶正解表

扶正解表剂，适用于表病而兼正气虚弱者。表病常经汗而解，而"阳加阴谓之汗"。正虚无论是气、血、阴、阳之不足，均可致正虚无力鼓动外邪而从汗解；而表病之邪不解，则易于深入、变化而使之更虚。

此类方剂需兼顾并平衡好扶正与祛邪两个方面的权重。若过于祛邪易于伤正；而过于扶正则有恋邪之弊。

败毒散

【出处】《小儿药证直诀》

【组成】柴胡去苗,去芦　前胡　川芎　枳壳　羌活　独活　茯苓　桔梗炒　人参各一两　甘草半两

【用法】上为末。每服二钱(6克)，入生姜、薄荷煎(现代用法：作汤剂，用量按原方比例酌减，水煎温服)。

【功用】发汗解表，散风祛湿。

【主治】感冒风寒湿邪。憎寒壮热，头项强痛，肢体痠痛，无汗，鼻塞声重，咳嗽有痰，胸膈痞满，舌苔白腻，脉浮数而重取无力。

【附方】

1. 荆防败毒散(《摄生众妙方》)：羌活、独活、柴胡、前胡、枳壳、茯苓、荆芥、防风、桔梗、川芎各一钱五分(5克)甘草五分(3克)。水煎服。功能发汗解表，消疮止痛。主治疮肿初起，红肿疼痛，恶寒发热，无汗不渴，舌苔薄白，脉浮数。

2. 仓廪散(《普济方》)：人参、茯苓、甘草、前胡、川芎、羌活、独活、桔梗、枳壳、柴胡、陈仓米各等分(9克)罗匀，加生姜、薄荷水煎，热服。功能益气解表，败毒止呕。主治噤口痢，毒气冲心，有热呕吐。

【方解】败毒散治疗体虚而外感风寒湿者。方中羌活、独活发散风寒，除湿止痛，通治一身风寒湿邪。共为君药。川芎行气活血，并能驱风；柴胡解肌透邪，并能行气。二药既能助君药解表逐邪，又可行气活血，加强宣痹止痛之力。俱为臣药。桔梗辛散，宣肺利膈；枳壳理气宽中；二者一升一降，形成畅通气机，宽胸利膈的常用组合；前胡化痰止咳；茯苓渗湿消痰。共为佐药。生姜、薄荷发散风邪；甘草调和诸药。共成佐使。人参亦为佐药，一则益气扶正，助托邪外出；二则防诸发散药有伤正之弊。本方原为小儿稚体所用，顾护正气则属缜密之思。

荆防败毒散于败毒散去人参、生姜、薄荷，加荆芥、防风而成。解表散寒力增强而未及补虚之用。

仓廪散于败毒散中加陈仓米，意在健脾和胃，适用于脾胃素虚之人感冒风寒而出现噤口痢者。

【临床应用】

1. 配伍特点与思考：本方中人参的使用是一个亮点。一是可以兼顾气虚的体质；二是可以预防解表

伤正。但另外的问题也在于:表药与里药同用;补药与祛邪药并施。会否犯恋邪、引邪入里之误？人参用量只占总药量的十分之一,因此,不会出现喧宾夺主之实。此外,恋邪与"截断"虽都是医家名论,但关键还是要看临床效果与预期是否一致,不必拘泥。

2. 使用要点:憎寒壮热,肢体酸痛,无汗,脉浮按之无力。

3. 加减变化:若正气未虚,而表寒较重者,去人参,加荆芥、防风;气虚明显者,加重人参用量,或加黄芪;湿滞肌表经络,肢体酸楚疼痛者,加威灵仙、白芷;咳嗽重者,加杏仁、白前;痢疾而兼表象者,加木香、白芍、葛根。

4. 现代运用:临床常用于感冒、流行性感冒、支气管炎、风湿性关节炎、痢疾、过敏性鼻炎、过敏性皮炎、湿疹等病症。

【现代研究】败毒散有抗癌、抑制丙酸杆菌等作用。荆防败毒散有解热、抗炎、镇痛、抗病毒等作用。

参苏饮

【出处】《太平惠民和剂局方》

【组成】人参　紫苏叶　干葛洗　半夏汤洗七次,姜汁炒制　　前胡去苗　茯苓去皮各三分(6克)　　枳壳去瓤,麸炒
桔梗去芦　木香　陈皮去白　甘草炙,各半两(4克)

【用法】上㕮咀,每服四钱(12克),水一盏半,姜七片,枣一个,煎六分,去滓,微热服,不拘时(现代用法:作汤剂,用量按原方比例酌减,水煎温服)。

【功用】益气解表,理气化痰。

【主治】外感风寒,内有痰饮。恶寒发热,无汗,头痛,鼻塞,咳嗽痰白,胸脘满闷,倦怠无力,气短懒言,苔白脉弱。

【方解】参苏饮治疗素体脾肺气虚,内有痰湿,复感风寒病症。方中紫苏叶发散表邪,又能宣肺止咳,行气宽中,为君药。葛根解肌发汗;人参益气健脾;紫苏叶、葛根得人参之助,则无祛邪伤正之虞,两者为臣药。半夏、前胡、桔梗止咳化痰,宣降肺气;木香、枳壳、陈皮理气宽胸,醒脾畅中;茯苓健脾渗湿杜痰之源,七药共为佐药。甘草补气安中,调和诸药,为佐使。

【临床应用】

1. 配伍特点与思考:本方与败毒散虽同为扶正解表之用,但有本质区别。败毒散仅为解表防损正气而设;而本方病患素有体弱(或有基础性疾病),乃脾肺气虚之本(倦怠无力、气短懒言、脉弱)复感外邪,故处方中人参、甘草分量相对较重,而祛邪之药较为温和(紫苏叶、干葛)。

2. 使用要点:恶寒发热,无汗头痛,咳痰色白,胸脘满闷,倦怠乏力,苔白,脉弱。

3. 加减变化:若恶寒发热、无汗等表寒重者,加荆芥、防风;头痛甚者,加川芎、白芷、藁本;气滞较轻,则宜减少行气之味。

4. 现代运用:临床常用于感冒、流行性感冒、胃肠型感冒、上呼吸道感染等病症。

【现代研究】参苏饮有清热解毒等作用。

麻黄附子细辛汤

【出处】《伤寒论》

【组成】麻黄去节,二两(6克)　　附子炮,去皮,一枚,破八片(9克)　　细辛二两(3克)

【用法】上三味,以水一斗,先煮麻黄,减二升,去上沫,内诸药,煮取三升,去滓。温服一升,日三服(现代用法:水煎温服)。

【功用】助阳解表。

【主治】

1. 素体阳虚，外感风寒：发热，恶寒甚剧，虽厚衣重被，其寒不解，神疲欲寐，脉沉微。

2. 暴哑：突发声音嘶哑，甚至失音不语，或咽喉疼痛，恶寒发热，神疲欲寐，舌淡苔白，脉沉无力。

【附方】

麻黄附子甘草汤（《伤寒论》）：麻黄去节，二两(6克)、甘草炙，二两(6克)、附子炮，去皮，一枚，破八片(9克)。水煎服。功能助阳解表。主治阳虚外感风寒。恶寒身寒，无汗，微发热，脉沉微者；或水病身而浮肿，气短，小便不利，脉沉而小。

【方解】麻黄附子细辛汤治疗素体阳虚，复感风寒。方中麻黄发汗解表为君药；附子温肾助阳为臣药。二者配合，发汗而不伤阳；温阳有助发汗。成为助阳解表常用组合。细辛既能助麻黄发表，且能助附子温阳，为佐药。

麻黄附子甘草汤是麻黄附子细辛汤去细辛加甘草而成。都可用于阳虚外感风寒病症。病重势急，外寒与内寒俱重者用麻黄附子细辛汤；而麻黄附子甘草汤则用于相对病轻势缓之时。

【临床应用】

1. 配伍特点与思考：仲景方简洁、有效是一大特色。风寒有表病，麻黄不可或缺；阳虚体弱，非附子不能温；细辛则兼而能之。叹为观止。

2. 使用要点：恶寒甚，发热轻，神疲欲寐，脉沉。

3. 加减变化：本方既是阳虚外感风寒的代表方、基础方，也是寒邪直入引起咽痛声哑的常用方。阳气虚弱甚者，加人参、黄芪；兼咳喘吐痰者，加半夏、杏仁、紫苏子、白芥子；兼湿滞经络之肢体酸痛者，加苍术、独活。

4. 现代运用：临床常用于感冒、流行性感冒、支气管炎、病态窦房结综合征、风湿性关节炎、过敏性鼻炎、暴盲、暴喑、皮肤瘙痒等病症。

【现代研究】麻黄附子细辛汤有抗变态反应、抗心律失常、镇痛等作用。

再造散

【出处】《伤寒六书》

【组成】黄芪(6克)　人参　桂枝各(3克)　甘草(1.5克)　熟附片(3克)　细辛(2克)　羌活　防风　川芎　煨姜各(3克)　（原书无用量）

【用法】水二盅，加大枣二枚，煎一盅。槌法再加炒赤芍一撮，煎三沸，温服（现代用法：加大枣2枚，炒赤芍3克，水煎温服）。

【功用】助阳益气，解表散寒。

【主治】阳气虚弱，外感风寒。恶寒发热，热轻寒重，无汗肢冷，倦怠嗜卧，面色苍白，语声低微，舌淡苔白，脉沉无力或浮大无力。

【方解】再造散治疗阳气虚弱，外感风寒。方中黄芪、人参、附子补气助阳，以治阳虚；桂枝、细辛、羌活、川芎、防风疏风散寒，以解表逐邪。共为君臣。炒赤芍和营，并能监制附子、桂枝、羌活、细辛等药温燥之性；煨姜温胃，大枣滋脾，外调营卫，内益脾胃，使生汗有源。共为佐药。甘草调和诸药寒温补泻之异，是为使药。

【临床应用】

1. 配伍特点与思考：本方由桂枝汤与麻黄附子细辛汤去麻黄加味而成。以羌活、防风易麻黄承九味羌活之意；加人参、黄芪大补元气；白芍与桂枝相伍养阴和营而固表。

2. 使用要点：恶寒发热，热轻寒重，无汗肢冷，倦怠嗜卧，面色苍白，语声低微，舌淡苔白，脉沉无力或浮大无力。

3．加减变化：方中炒赤芍宜炒白芍代之；药后欲汗无汗者，可啜热粥或生姜红糖水助之；兼咳嗽痰多者，加杏仁、紫苏子；中脘饱胀，食欲不佳者，加紫苏梗、陈皮、淡豆豉。

4．现代运用：临床常用于流行性感冒、过敏性鼻炎、项背筋膜炎等病症，亦用于心律失常、荨麻疹等。

加减葳蕤汤

【出处】《重订通俗伤寒论》

【组成】生葳蕤二钱至三钱（9克）　生葱白二枚至三枚（6克）　桔梗一钱至钱半（4.5克）　东白薇五分至一钱（3克）　淡豆豉三钱至四钱（12克）　苏薄荷一钱至钱半（4.5克）　炙草五分（1.5克）　红枣二枚

【用法】水煎，分温再服。

【功用】滋阴解表。

【主治】素体阴虚，外感风热。头痛身热，微恶风寒，无汗或有汗不多，咳嗽，心烦，口渴，咽干，舌红，脉数。

【附方】

葱白七味饮（《外台秘要》）：葱白连根切，一升（9克）、干葛切，六合（9克）、新豉一合（6克）、生姜切，二合（6克）、生麦门冬去心，六合（9克）、干地黄六合（9克）、劳水八升，以杓扬之一千遍。水煎服。功能养血解表。主治血虚外感风寒。素体或病后阴血亏虚，感冒风寒，头痛身热，微寒无汗。

【方解】加减葳蕤汤治疗阴虚外感风热。方中葳蕤（玉竹）润肺养胃，清热生津，薄荷"为温病宜汗解者之要药"，疏散风热，清利咽喉，共为君药。葱白、淡豆豉解表散邪，助薄荷以逐外邪，皆为臣药。桔梗宣肺止咳；大枣甘润养血，均为佐药。使以甘草调和药性。

葱白七味饮治疗素有血虚外感风寒。方中葱白、豆豉发汗解表，共为君药。地黄、麦冬养血滋阴，以生汗源为臣药。葛根、生姜助葱白、豆豉解表，并能生津助汗、调和营卫。共为佐使。

【临床应用】

1．配伍特点与思考：阴虚与发汗是一对矛盾，自古有"血家忌汗"之戒，血亦阴也。因此，该方任薄荷、豆豉轻汗发表，复以玉竹、白薇养阴，俟汗能却邪而不复伤其阴。

2．使用要点：身热微寒，咽干口燥，舌红，苔薄白，脉数。

3．加减变化：表病较重者，加防风、葛根；咳嗽咽干，咯痰不爽，加牛蒡子、川贝母、瓜蒌皮；心烦口渴较甚者，加竹叶、天花粉。

4．现代运用：临床常用于老年人及产后感冒、急性扁桃体炎、咽炎等病症。

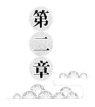

第二章

泻下剂

凡以泻下药为主组成,具有通导大便、排除肠胃积滞、荡涤实热,或攻逐水饮、寒积等作用,治疗里实病症的方剂称为泻下剂。

形成里实的原因不一,有因热、因寒、因燥、因水之不同,而患者体质亦有强弱之异。因此,热结者,宜寒下;寒结下,宜温下;燥结者,宜润下;水结者,宜逐水。实病者,攻而逐之;体虚兼实者,当攻补兼施。因而泻下剂也相应地分为寒下、温下、润下、逐水和攻补兼施五类。

泻下剂主要适用于里实病症。表未解里已见,可先解表后治里,亦可表里同治;里实而兼见虚弱体质,或因虚致实者,当补泻兼施。若兼瘀血、痰浊、虫积等症状,则需相应结合化瘀、化痰、杀虫等药物同用。此外,泻下剂药性峻烈,易损伤人体正气,应中病即止,不可过剂。老人、孕妇、产后以及体质特别虚弱者应慎用或禁用。

第一节 寒 下

寒下剂,适用于里热积滞。症见大便秘结,腹部胀满疼痛,甚或潮热,苔黄厚,脉实等。

大承气汤

【出处】《伤寒论》

【组成】大黄酒洗,四两(12克)　厚朴去皮,炙,八两(15克)　枳实炙,五枚(12克)　芒硝三合(9克)

【用法】上四味,以水一斗,先煮二物,取五升,去滓,内大黄,更煮取二升,去滓,内芒硝,更上微火一二沸,分温再服。得下,余勿服(现代用法:水煎,大黄后下,芒硝溶服)。

【功用】峻下热结。

【主治】

1. 阳明腑实:大便不通,频转矢气,脘腹痞满,腹痛拒按,按之硬,甚或潮热谵语,手足濈然汗出,舌苔黄燥起刺,或焦黑燥裂,脉沉实。

2. 热结旁流:下利清水,色纯青,其气臭秽,脐腹疼痛,按之坚硬有块,口舌干燥,脉滑实。

3. 里实热所致热厥、痉病或发狂兼有便秘等病症。

【附方】

1. 小承气汤(《伤寒论》):大黄酒洗,四两(12克)、厚朴去皮,炙,二两(6克)、枳实炙,三枚大者(9克)。水煎服。功能轻下热结。主治阳明腑实。谵语,潮热,大便秘结,胸腹痞满,舌苔老黄,脉滑而疾;痢疾初起,腹中胀痛,或脘腹胀满,里急后重者。

2. 调胃承气汤（《伤寒论》）：大黄四两,酒洗(12克)、甘草炙,二两(6克)、芒硝半升(12克)。水煎服。功能缓下热结。主治阳明病胃肠燥热。大便不通,口渴心烦,蒸蒸发热,或腹中胀满,或为谵语,舌苔正黄,脉滑数;以及肠胃热盛而致发斑吐衄,口齿、咽喉肿痛等。

3. 复方大承气汤（《中西医结合治疗急腹症》）：厚朴(15～30克)、炒莱菔子(15～30克)、枳实(15克)、桃仁(9克)、赤芍(15克)、大黄后下(15克)、芒硝冲服(9～15克)。水煎服。功能通里攻下,行气活血。主治单纯性肠梗阻,属于阳明腑实,而气胀(即痞满)较明显者。

【方解】大承气汤治疗阳明腑实类病症。方中大黄泻热通便,荡涤肠胃实热积滞,为君药。芒硝软坚润燥,泻热通便,为臣药。君臣相配,泻下热积之力益强。厚朴下气除满;枳实行气消痞。共为佐药。

小承气汤未用芒硝,厚朴、枳实用量亦有减少,且三药同煎,故攻下热结之力略减。

调胃承气汤未用厚朴、枳实,虽后纳芒硝,但大黄与甘草同煎,故泻下之力在《伤寒论》三承气汤中最为缓和。

复方大承气汤在大承气汤基础上,以枳壳易枳实,加炒莱菔子、桃仁、赤芍,意在加强行气导滞、活血祛瘀功能。

【临床应用】

1. 配伍特点与思考:本方为急症所设,简单明了。大黄攻下,芒硝软坚助泻;厚朴、枳实破气下气,导滞下行。不仅是有形之燥屎排出体外,并可将依附之无形之热一并荡涤于外。开之后逐饮、祛痰、消积、破瘀、导滞、利水、取嚏、催吐等急则治标无数法门。并随之衍化出先攻后补、攻补兼施、先补后攻等应变法则。

2. 使用要点:痞(自觉胸脘闷塞不通,有压重感)、满(脘腹胀满)、燥(燥屎内结)、实(实热内结)四症具备,舌红苔黄,脉沉实(痞、满、实,宜小承气汤;燥、实,宜调胃承气汤)。

3. 加减变化:若兼气虚者,加人参;兼阴津不足者,加玄参、生地黄。

4. 现代运用:临床常用于急性单纯性肠梗阻、粘连性肠梗阻、蛔虫性肠梗阻、急性胆囊炎、急性胰腺炎、幽门梗阻,以及某些急性热性病过程中出现高热、神昏谵语、惊厥、发狂而伴便秘等病症。

5. 注意事项:本方为峻下剂,中病即止;老人、儿童、体弱者慎用;孕妇禁用。

【现代研究】大承气汤有解热、消(腹)胀、通便、促进胃肠动力、改善微循环、抑菌、拮抗炎症反应及保护多器官(肝、胰、肺、肠黏膜)等作用。

大陷胸汤

【出处】《伤寒论》

【组成】大黄去皮,六两(10克)　芒硝一升(10克)　甘遂一钱匕(1克)

【用法】上三味以水六升,先煮大黄,取二升,去滓,内芒硝,煮一两沸,内甘遂末,温服一升,得快利,止后服(现代用法:水煎,溶芒硝,冲甘遂末服)。

【功用】泻热逐水。

【主治】结胸。从心下到少腹硬满而痛不可近,大便秘结,日晡所小有潮热,或短气躁烦,舌上燥而渴,脉沉紧,按之有力。

【附方】

大陷胸丸（《伤寒论》）：大黄半斤(250克)、葶苈子半升,熬(175克)、芒硝半升(175克)、杏仁半升,去皮尖,熬黑(175克)。上四味。捣筛二味,内杏仁、芒硝,合研如脂,和散,取如弹丸一枚,别捣甘遂末一钱匕(1克),白蜜二合,水二升,煮取一升,温顿服之,一宿乃下。如不下,更服,取下为效(现代用法:上药为末,再入甘遂30克,白蜜250克,为丸,每服5～10克,温开水送服)。功能泻热逐水。主治结胸。胸中硬满而痛,项强如柔痉状。

【方解】大陷胸汤治疗水热互结之结胸。方中甘遂善攻逐水饮,泻热破结,为君药。大黄、芒硝荡涤肠胃,泻结泄热,润燥软坚,为臣佐之用。

大陷胸丸同治水热互结之结胸,但较大陷胸汤为缓。一是甘遂用量很少;二是易汤为丸。尽管如此,大黄、芒硝、甘遂同用,并重用葶苈子配杏仁开肺气、降肺、泻肺利水之力亦不能小觑。

【临床应用】

1. 配伍特点与思考:本方在承气类汤基础上加入甘遂,不仅泻下力峻,而且逐水。

2. 使用要点:心下硬满,疼痛拒按,便秘,舌燥,苔黄,脉沉有力。

3. 现代运用:临床常用于急性胰腺炎、急性肠梗阻、肝脓肿、渗出性胸膜炎、胆囊炎、胆石症等病症。

4. 注意事项:本方为峻下泻水重剂,中病即止,不可过用;体质虚弱者慎用;用后须注意可能出现的水及电解质平衡问题。

【现代研究】大陷胸汤有导泻、抗炎症反应、保护肾功能等作用。

第二节 温 下

温下剂适用于里寒积滞。症见大便秘结,脘腹胀满,腹痛喜温,手足不温,甚或厥冷,脉沉紧等。

大黄附子汤

【出处】《伤寒论》

【组成】大黄三两(9克)　附子炮,三枚(12克)　细辛二两(3克)

【用法】以水五升,煮取二升,分温三服。若强人煮取二升半,分温三服。服后如人行四五里,进一服(现代用法:水煎服)。

【功用】通便止痛,温里散寒。

【主治】寒积里实。腹痛便秘,胁下偏痛,发热,手足寒冷,舌苔白腻,脉弦紧。

【方解】大黄附子汤治疗寒积便秘里实。方中大黄泻下通便,荡涤积滞;附子温里散寒,通阳止痛。共为君药。细辛辛散宣通,散寒止痛,助附子温里散寒,是为臣药。大黄药性虽为苦寒,与附子、细辛相配,去性存用,寒性被抑而泻性依然。

【临床应用】

1. 配伍特点与思考:大黄乃苦寒之物,经与附子、细辛配伍后用于寒性便秘而收效,开去性存用之法门,给后世无限启迪。峻下、苦寒之大黄不惟可征之于热实病症,而且可以配伍应用于气、血、阴、阳诸虚等便秘病症。从麻黄附子细辛汤到大黄附子汤,附子、细辛同在,君麻黄则发表治阳虚外感;君大黄则泻下通便而温里散寒。不仅体现了中医临床思维、方法学的博大精深和历史积淀,而且彰显了中医病症治疗学活的灵魂。

2. 使用要点:腹痛便秘,手足不温,苔白腻,脉弦紧。

3. 加减变化:腹痛甚,喜温,加肉桂;腹胀满,可加厚朴、木香;体虚或积滞较轻,可以制大黄易生大黄;体虚较甚者,加党参、肉苁蓉。

4. 现代运用:临床常用于急性阑尾炎、急性肠梗阻、睾丸肿瘤、胆绞痛、胆囊术后综合征、慢性痢疾、尿毒症等病症。

5. 注意事项:大黄用量一般不超过附子。

三物备急丸

【出处】《金匮要略》

【组成】大黄一两(30克) 干姜一两(30克) 巴豆去皮心研熬,外研如脂,一两(30克)

【用法】上药各须精新,先将大黄、干姜研末,再研巴豆,与上末和匀共捣为散;或炼蜜为丸,瓷器密贮。每服大豆许3～4丸,温开水送下。或药不下,捧头起,灌令下咽,须臾当愈;如未愈,再予3丸,当腹中鸣,即吐下便愈;若口噤,亦须折齿灌之(现代用法:为丸剂,成人每服0.6～1.5克,用米汤或温开水送服;若口噤不开者,用鼻饲法给药)。

【功用】攻逐寒积。

【主治】寒实冷积。大便不通,心腹卒暴胀痛,痛如锥刺,气急口噤,肢厥,苔白,脉沉而紧。

【方解】三物备急丸治疗寒积急症。方中巴豆辛热峻下,逐寒开闭;大黄去性存用,苦泄通降,并制巴豆辛热之毒;共为君药。干姜既助巴豆温里逐寒,并顾护脾胃之气。是为佐使。

【临床应用】

1. 使用要点:大便秘结,腹中卒痛,肢冷苔白,脉沉紧。

2. 现代运用:临床可用于肠梗阻、食滞、便秘、噎膈、慢性胆囊炎急性发作等病症。

3. 注意事项:本方仅为备急而用,中病即止;年老、体弱者忌。

【现代研究】三物备急丸有泻下、解痉、抗肠粘连、抗菌等作用。

第三节　润　下

润下剂,适用于肠燥津亏,大便秘结。症见大便干结,状若羊屎,常三五日一行,余无所苦,舌燥少津,脉细涩。

五仁丸

【出处】《世医得效方》

【组成】桃仁半两(15克) 麸炒杏仁去皮尖,一两(30克) 柏子仁一钱二分五厘(3.75克) 炒郁李仁一钱(3克) 松子仁一钱(3克) 陈皮另研末,四两(120克)

【用法】将五仁别研为膏,入陈皮末同研匀,炼蜜为丸,如梧桐子大。每服五十丸,食前米饮下(现代用法:五仁为膏,陈皮为末,炼蜜为丸,每服9克,每日1～2次,温开水送服)。

【功用】润肠通便。

【主治】肠燥便秘。大便干结,状若羊屎,排便艰难,常三五日一行,舌燥少津,脉细涩。

【方解】五仁丸治疗肠燥便秘。方中杏仁润燥通便,宣肺气、利大肠,为君药;桃仁润燥滑肠,助杏仁通便,是为臣药;柏子仁、郁李仁、松子仁质润、滑利,共为佐药;陈皮理气行滞,调和诸药,是为使药。

【临床应用】

1. 配伍特点与思考:药食同源,药缘于食而识高于食。仅是便秘,形如羊屎,别无它苦(年老、体虚亦多生理变故)。日日而常,攻之乏理,丸以缓图。此为一妙。若皆为果仁,复加蜂蜜,叠加应用,润燥行便,并无不妥。妙在配用陈皮一味,行气导滞,助便下行。既有助消化、促蠕动、行气滞,调节消化功能之治本,又有助诸果仁润下通便之治标。此为二妙。

2. 使用要点:大便干结,状若羊屎,排便艰难,常三五日一行,舌燥少津,脉细涩。

3. 加减变化:津液亏损较甚者,宜麦冬、生地、玄参煎汤送服。

4. 现代运用:临床常用于便秘型肠易激综合征、老年性便秘、习惯性便秘、产后便秘、小儿厌食等病症。

5. 注意事项:服药同时,应注意调整饮食结构,养成良好排便习惯。

【现代研究】五仁丸有促进肠动力等作用。

麻子仁丸

【出处】《伤寒论》

【组成】麻子仁二升(500克)　芍药　枳实炙,各半斤(250克)　大黄去皮,一斤(500克)　厚朴炙,去皮,一尺　杏仁去皮尖,熬,别作脂,一升(250克)

【用法】上六味,蜜和丸,如梧桐子大,饮服十丸,日三服,渐加,以知为度(现代用法:上药为末,炼蜜为丸,每次9克,每日1～2次,温开水送服。亦可按原方比例酌减,改汤剂煎服)。

【功用】润肠泄热,行气通便。

【主治】肠胃燥热,津液不足之便秘。大便干结,小便频数。

【附方】

润肠丸(《脾胃论》):大黄去皮、当归梢、羌活各五钱(15克)、桃仁汤浸去皮尖,一两(30克)、麻子仁去皮取仁,一两二钱五分(37.5克)。上除桃仁、麻仁另研细如泥外,捣罗为细末,炼蜜为丸,如梧桐子大,每服五十丸,空腹用,白汤送下(现代用法:上药为末,炼蜜为丸,每服12克,空腹温开水送服)。功能润肠通便,活血祛风。主治饮食劳倦,大便秘结,或干燥,闭塞不通,全不思食,以及风结、血秘等。

【方解】麻子仁丸治疗津亏肠燥便秘。方中麻子仁润肠通便为君药。杏仁上肃肺气,下润大肠;白芍养血敛阴,缓急止痛,共为臣药。大黄、枳实、厚朴,轻下热结,共为佐药。蜂蜜甘缓,既能助麻子仁通便,又能制约小承气攻下之力,用为佐使。

润肠丸治疗津枯肠燥便秘。方中用大黄泻下热结;麻子仁、桃仁、当归、蜂蜜润肠通便,羌活启升脾胃气机。润下通便作用较麻子仁为强。

【临床应用】

1. 配伍特点与思考:仲景三承气汤均用于实病、热病。本方以小承气汤为基,加味麻子仁、杏仁、白芍、蜂蜜而成。易攻下为缓下、润下之方。为吴鞠通《温病条辨》创制新加黄龙汤、牛黄承气汤、导赤承气汤、宣白承气汤、增液承气汤启蒙、垂范。

2. 使用要点:大便秘结,舌苔微黄少津。

3. 加减变化:便秘,痔疮出血者,加槐花、地榆;津伤较甚者,加生地黄、天花粉、麦冬。

4. 现代运用:临床常用于虚人及老人肠燥便秘、习惯性便秘、产后便秘、痔疮术后便秘等病症。

5. 注意事项:虽为缓泻之剂,但不宜久服;孕妇慎用;习惯性便秘者,应注意调整饮食结构,养成良好排便习惯。

【现代研究】麻子仁丸有润肠通便、促肠动力、抗肠粘连、降血糖及改善肾功能等作用。

第四节 逐 水

逐水剂,适用于水饮壅盛于里类病症。症见胸胁引痛或水肿腹胀,二便不利,脉实有力等。

十枣汤

【出处】《伤寒论》

【组成】芫花_熬 甘遂 大戟_{各等分}

【用法】三味等分,各别捣为散。以水一升半,先煮大枣肥者十枚,取八合去滓,内药末。强人服一钱匕(1克),羸人服半钱(匕),温服之,平旦服。若下后病不除者,明日更服,加半钱(匕),得快下利后,糜粥自养(现代用法:上三味等分为末,或装入胶囊,每服0.5~1克,以大枣10枚煎服送服,清晨空腹服。得快下利后,糜粥自养)。

【功用】攻逐水饮。

【主治】

1. 悬饮:咳唾胸胁引痛,心下痞硬胀满,干呕短气,头痛目眩,或胸背掣痛不得息,舌苔滑,脉沉弦。

2. 水肿:一身悉肿,尤以身半以下为重,腹胀喘满,二便不利。

【附方】

控涎丹(又名妙应丸、子龙丸《三因极一病证方论》):甘遂_{去心}、紫大戟、白芥子_{各等分}。上药为末,煮糊为丸如梧桐子大,晒干。食后,临卧,淡姜汤或熟水下五七丸到十丸。如痰猛气实,加数丸不妨(现代用法:共为细末,水泛为丸,如绿豆大。每服1~3克,晨起以温开水送服)。功能祛痰逐饮。主治痰伏胸膈。忽然胸背、颈项、股胯隐痛不可忍,筋骨牵引钓痛,走易不定,或手足冷痹,或令头痛不可忍,或神志昏倦多睡,或饮食无味,痰唾稠黏,夜间喉中痰鸣,多流涎唾等。现常用于颈淋巴结结核、慢性淋巴结炎、胸腔积液、腹水、精神病、关节痛及慢性支气管炎、哮喘等属痰涎水饮内停胸膈者。

【方解】十枣汤治疗水饮壅盛。方中甘遂善行经遂之水湿,为君药。大戟善泄脏腑水湿;芫花善消胸胁伏饮痰癖。均为臣药。大枣既可缓和三者攻伐之毒,又能益气护胃,培土顾本。用为佐药。

控涎丹乃十枣汤去芫花、大枣,加白芥子而成。方中甘遂、大戟合用,善于祛痰逐饮,且改丸剂应用,其力较缓。

【临床应用】

1. 配伍特点与思考:芫花、甘遂、大戟均为峻下逐水药,不得已而征之。配大枣不仅因为甘草配伍禁忌(会增强三者毒性),也确能缓和药性,并能健脾、制生水源。同时服用方法特别重要:一是从小剂量开始试服;二是早晨服药,即便不效也须明晨再服(既防止药物的毒性积累,也能使患者药后出现不适反应时在白天有充足的时间予以应对)。

2. 使用要点:咳唾胸胁引痛,或水肿腹胀,二便不利,脉沉弦。

3. 现代运用:临床可用于渗出性胸膜炎、结核性胸膜炎、肝硬化、慢性肾炎所致的胸水、腹水或全身水肿,以及晚期血吸虫病所致腹水等病症。

4. 注意事项:本方作用峻猛,用之宜慎;体弱及孕妇忌服;用时须注意:散剂以枣汤送服,并从小剂量开始服用;二是须在早晨服用;三是得快利后以糜粥养胃善后。

【现代研究】十枣汤有逐水、抗炎等作用。

第五节 攻补兼施

攻补兼施剂,适用于体虚便秘。症见大便秘结,脘腹胀满伴气血阴津不足等。

增液承气汤

【出处】《温病条辨》

【组成】玄参一两(30克) 麦冬连心 细生地各八钱(25克) 大黄三钱(9克) 芒硝一钱五分(5克)

【用法】水八杯,煮取三杯,先服一杯,不知再服。

【功用】滋阴增液,泄热通便。

【主治】阳明温病。热结阴亏,燥屎不行,下之不通。

【方解】增液承气汤治疗热结阴亏之便秘。方中重用玄参,滋阴泄热通便为君;麦冬、生地黄滋阴生津,共为臣药。三味合方实为增液汤,功能滋阴清热,增液通便。大黄、芒硝,泄热通便,软坚润燥,共为佐使。

【临床应用】

1. 配伍特点与思考:便秘有因于热者,有因于寒者,此为阴液不足,肠枯、便结不行。径下则燥结虽行,但有津枯更甚之虞;单以增液汤增水行舟(燥屎),然水到舟未必能行,故尚赖大黄、芒硝等推而荡之。滋阴与泻下并施,则既能解决舟停之实,又可顾及津枯之虚。吴鞠通五承气皆用心良苦。

2. 使用要点:燥屎不行,下之不通,口干唇燥,苔黄,脉细数。

3. 加减变化:阴虚甚者,加天花粉、桑椹;燥结甚者,加瓜蒌仁、麻子仁。

4. 现代运用:临床常用于功能性便秘、糖尿病性便秘以及有机磷农药中毒、产后尿潴留等病症。

黄龙汤

【出处】《伤寒六书》

【组成】大黄(9克) 芒硝(12克) 枳实(6克) 厚朴(3克) 当归(9克) 人参(6克) 甘草(3克)(原书未注用量)

【用法】水二盅,姜三片,枣子二枚,煎之后,再入桔梗煎一沸,热服为度(现代用法:上药加桔梗3克,生姜三片,大枣2枚,水煎,芒硝溶服)。

【功用】攻下通便,补气养血。

【主治】阳明腑实,气血不足。自利清水,色纯青,或大便秘结,脘腹胀满,腹痛拒按,身热口渴,神疲少气,谵语,甚则循衣摸床,撮空理线,神昏肢厥,舌苔焦或焦黑,脉虚。

【附方】

新加黄龙汤(《温病条辨》):细生地五钱(15克)、生甘草二钱(6克)、人参另煎,一钱五分(4.5克)、生大黄三钱(9克)、芒硝一钱(3克)、玄参五钱(15克)、麦冬连心,五钱(15克)、当归一钱(4.5克)、海参洗,二条(2条)、姜汁六匙(六匙)。以水八杯,煮取三杯。先用一杯,冲参汁五分,姜汁二匙,顿服之。如腹中有响声,或转矢气者,为欲便也,候一二时不便,再如前法服一杯;候二十四刻不便,再服第三杯。如服一杯,即得便,止后服,酌服益胃汤一剂。余参或可加入。功能泄热通便,滋阴益气。主治热结里实,气阴不足。大便秘结,腹中胀满而硬,神倦少气,口干咽燥,唇裂舌焦,苔焦黄或焦黑燥裂。

【方解】黄龙汤治疗便秘因于气血不足。方中大黄、芒硝、厚朴、枳实(即大承气汤)攻下热结,荡涤肠胃实热积滞,急下存阴;人参、当归,益气补血,扶正以利逐邪,使攻不伤正;桔梗开宣肺气,冀上开下通,助大便通降;生姜、大枣、甘草补益脾胃,助人参、当归益虚;甘草并能调和诸药。

新加黄龙汤治疗热结里实,应下失下,正气久耗,阴液耗损尤重者。较黄龙汤阴虚为甚。故方中重用养阴增液之品,增水行舟;以调胃承气汤缓下热结。

【临床应用】

1. 配伍特点与思考:既有阳明腑实,又有气血不足(或虑攻下正脱),故大承气汤与人参、当归气血双补共进。亦为重病患者攻补兼施,或扶正祛邪垂范。

2. 使用要点:大便秘结,或自利清水,脘腹胀满,身热口渴,神倦少气,舌苔焦黄或黑,脉虚。

3. 加减变化:原注云:"老年气血虚者,去芒硝",以减缓泻下之力;正虚明显者,加西洋参、熟地黄。

4. 现代运用:临床常用于伤寒、副伤寒、流行性脑脊髓膜炎、乙型脑炎、老年性肠梗阻等病症。

【现代研究】黄龙汤有通便、解痉止痛等作用。

济川煎

【出处】《景岳全书》

【组成】当归三至五钱(9~15克)　牛膝二钱(6克)　肉苁蓉酒洗去咸,二至三钱(6~9克)　泽泻一钱半(4.5克)　升麻五分至一钱(1.5~3克)　枳壳一钱(3克)

【用法】水一盅半,煎七分,食前服(现代用法:作汤剂,水煎服)。

【功用】温肾益精,润肠通便。

【主治】肾阳虚弱,津液不足之便秘。大便秘结,小便清长,腰膝酸软,头目眩晕,舌淡苔白,脉沉迟。

【方解】济川煎治疗肾阳虚弱,精津不足之便秘。方中肉苁蓉温肾益精,暖腰润肠为君药。当归补血润燥,润肠通便;牛膝补益肝肾,强壮腰膝,共为臣药。枳壳下气宽肠助于通便;泽泻利小便而泄肾浊;升麻升清阳,畅通气机,相反相成,共为佐药。

【临床应用】

1. 配伍特点与思考:肾阳虚弱,精津不足,便为之结且鼓动无力。肉苁蓉,当归温肾养血润燥通便;升麻、枳壳调理气机;牛膝、泽泻泄浊并导引下行。

2. 使用要点:大便秘结,小便清长,腰膝酸软,舌淡苔白,脉沉迟。

3. 加减变化:《景岳全书》此方后加减法提出"如气虚者,但加人参无碍;如有火加黄芩;若肾虚加熟地。""虚甚者,枳壳不必用。"

4. 现代运用:临床常用于习惯性便秘、老年便秘、产后便秘等病症。

【现代研究】济川煎有促进胃肠动力等作用。

温脾汤

【出处】《备急千金要方》

【组成】大黄五两(15克)　当归　干姜各三两(9克)　附子　人参　芒硝　甘草各二两(6克)

【用法】上七味,咬咀,以水七升,煮取三升,分服,一日三次(现代用法:水煎服)。

【功用】攻下冷积,温补脾阳。

【主治】阳虚寒积便秘。腹痛便秘,脐下绞结,绕脐不止,手足不温,苔白不渴,脉沉弦而迟。

【方解】温脾汤治疗脾阳不足,腹痛便秘。方中附子温壮脾阳,解散寒凝;大黄泻下积滞。二者相配,共能温阳通便,为君药。芒硝润肠软坚,助大黄攻下积滞;干姜温中助阳,助附子温运中阳,共为臣药。人参、当归益气养血，使下不伤正，共为佐药。甘草助人参益气，且调和寒热、补泻诸药，是为佐使。

【临床应用】

1. 配伍特点与思考：燥屎内结与里寒阳虚并存，故以调胃承气润燥通便治其标；附子、干姜温阳散寒；人参、当归补益气血顾其本。乃补仲景、吴鞠通承气汤变方之不逮。

2. 使用要点：便秘，腹痛，手足不温，苔白，脉沉弦。

3. 加减变化：腹中胀痛甚者，加枳壳、木香；腹中冷痛，加吴茱萸、乌药。

4. 现代运用：临床常用于急性单纯性肠梗阻或不全性梗阻、蛔虫性腹痛、慢性结肠炎、肝硬化腹水、慢性肾炎、尿毒症等病症。

【现代研究】温脾汤有保护肾细胞、改善肾功能、改善血液流变学等作用。

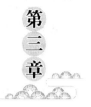

　　凡具有和解少阳、调和肝脾、调和肠胃等作用，治疗少阳病症、肝脾不和、肠胃不调等病症的方剂，称为和解剂。

　　和解剂组方特别，常涉及两组较为对立且联系的病位、病性或脏腑。如表里、寒热、虚实等。此类方剂临床适应面广、加减灵活、疗效显著。

第一节　和解少阳

　　和解少阳剂，适用于伤寒邪在少阳类病症。病见往来寒热，胸胁苦满，默默不欲饮食，心烦喜呕；以及口苦，咽干，目眩，脉弦等。

小柴胡汤

【出处】《伤寒论》

【组成】柴胡半斤(12克)　黄芩三两(9克)　人参三两(6克)　甘草炙，三两(5克)　半夏洗，半升(9克)　生姜切，三两(9克)　大枣擘，十二枚(4枚)

【用法】上七味，以水一斗二升，煮取六升，去滓，再煎，取三升，温服一升，日三服（现代用法：水煎服）。

【功用】和解少阳。

【主治】

1. 伤寒少阳病症。往来寒热，胸胁苦满，默默不欲饮食，心烦喜呕，口苦，咽干，目眩，舌苔薄白，脉弦。

2. 妇人伤寒，热入血室，以及疟疾、黄疸与内伤杂病而见上述征象者。

【附方】

柴胡枳桔汤（《重订通俗伤寒论》）：川柴胡一钱至钱半(4克)、枳壳钱半(4.5克)、姜半夏钱半(4.5克)、鲜生姜一钱(3克)、青子芩一钱至钱半(4克)、桔梗一钱(3克)、新会皮钱半(4.5克)、雨前茶一钱(3克)。水煎服。功能和解透表，畅利胸膈。主治往来寒热，两头角痛，耳聋目眩，胸胁满痛，舌苔白滑，脉右弦滑，左弦而浮大。

【方解】小柴胡汤治疗伤寒少阳病症。方中柴胡透泄少阳之邪，并能疏泄气机之郁滞，为君药。黄芩清泄少阳郁热，为臣药。二者形成和解少阳的基本配伍结构。半夏、生姜和胃降逆止呕；人参、大枣益气健脾。共为佐药。炙甘草既助人参、大枣益气，又能调和诸药，为使药。

　　柴胡枳桔汤治疗少阳病症偏于半表者。原书谓："邪郁腠理，逆于上焦，少阳经病偏于半表证也,柴胡枳桔汤主之。"小柴胡汤去人参、甘草、大枣,加枳壳、桔梗、陈皮,畅达胸膈之气,开宣上焦;去枣留姜,意在助柴胡透邪之力;雨前茶清热降火,利水去痰,助黄芩清泻邪热。

【临床应用】

1. 配伍特点与思考:仲景所论常为恶寒、发热、无汗;咳喘;呕吐;腹痛、便秘、泻利;大热、神昏谵语;四肢逆冷、脉微欲绝等脏腑、系统性病症。而如小柴胡汤证所涉症状似是而非,以心理性、功能性病变症候群为特征者却属罕见。其实,无论是在任何年代,心理性、功能性疾病与器质性病变都是客观存在。只是在不同的历史发展阶段,经济与医疗水平差异等制约下,有所侧重而已,但不会或缺。从亚健康或精神心理层面来剖析小柴胡汤的构成可能会扩展临床思路,也可不囿于半表半里等认知范畴。徐灵胎认为此方当以人参为君便是一种很好的诠释。亚健康本质便是正气相对孱弱,对自然、环境、工作、饮食、起居等状态缺乏良好的适应与应对能力。而精神心理层面的亚健康更是与中医心与肝的功能不健密切相关。如斯,则人参益气养心;柴胡、黄芩调适肝之枢机(包括并不限于情志和气机)。进而影响或调节机体的诸系统机能,使身心向着良性状态发生转变,最终摆脱亚健康而趋向健康。这也许可以用来诠释临床之所以广泛应用小柴胡汤加减,或使用人参、黄芪、黄精、百合、地黄、山药等补益正气,结合柴胡、黄芩、郁金、佛手、桂枝、白芍、枳壳等疏肝理气药物作为基本配伍结构来调节机体亚健康及不良精神心理状态类病症的肯綮所系。

2. 使用要点:往来寒热,胸胁苦满,默默不欲饮食,心烦喜呕,咽干,苔白,脉弦。临床只要抓住前四项中一二主要见症就可,不必俱全(《伤寒论》有云:"伤寒中风,有柴胡证,但见一证便是,不必悉具。")。

3. 加减变化:若胸中烦而不呕,去半夏、人参,加瓜蒌;渴者,去半夏,加天花粉;腹中痛,去黄芩,加芍药;胁下痞硬,去大枣,加牡蛎;心下悸,小便不利,去黄芩,加茯苓;不渴,外有微热,去人参,加桂枝;咳者,宜去人参、大枣、生姜,加五味子、干姜。

4. 现代运用:临床常用于感冒、流行性感冒、疟疾、慢性肝炎、肝硬化、急慢性胆囊炎、胆结石、急性胰腺炎、胸膜炎、中耳炎、产褥感染、急性乳腺炎、睾丸炎、胆汁反流性胃炎、胃溃疡等病症。

【现代研究】小柴胡汤有解热、保肝、调节血脂、抗肝纤维化、抗病毒、抑菌、抗内毒素、调节免疫功能、抗炎症反应、促进胃肠动力、调节内分泌、抗组胺、造血、抗衰老、保护胃黏膜及抑制子宫内膜异位生长等作用。

大柴胡汤

【出处】《金匮要略》

【组成】柴胡半斤(15克) 黄芩 芍药各三两(9克) 半夏洗,半升(9克) 生姜切,五两(15克) 枳实炙,四枚(9克) 大枣擘,十二枚(4枚) 大黄二两(6克)

【用法】上八味,以水一斗二升,煮取六升,去滓,再煮,温服一升,日三服(现代用法:水煎2次,去滓,再煎,分2次温服)。

【功用】和解少阳,内泻热结。

【主治】少阳阳明合病。往来寒热,胸胁苦满,呕不止,郁郁微烦,心下痞硬,或心下满痛,大便不解或协热下利,舌苔黄,脉弦数有力。

【附方】

厚朴七物汤(《金匮要略》):厚朴半斤(24克)、甘草三两(9克)、大黄三两(9克)、大枣十二枚(4枚)、枳实五枚(12克)、桂枝二两(6克)、生姜五两(15克)。水煎服。功能解肌发表,行气通便。主治表证未罢,里实已成,腹满,大便不通,发热,脉浮而数。

【方解】大柴胡汤治疗少阳阳明合病。方中柴胡为君药,与臣药黄芩相配,和解清热,以除少阳之邪。轻用大黄配伍枳实泻下热结,内消痞积。亦为臣药。芍药柔肝缓急止痛,与大黄相伍可解腹中实痛,与枳实相配可理气和血,以除心下满痛。半夏和胃降逆,与大量生姜配伍,止呕降逆。共为佐药。大枣与生姜配伍外调营卫,内和脾胃。功兼佐使。

厚朴七物汤治疗里有浊气而表邪尤存。方中重用厚朴下气散满,与枳实、大黄配伍荡涤实滞里热。桂枝、生姜解表散寒,甘草、大枣调和诸药。

【临床应用】

1. 配伍特点与思考:本方与小柴胡汤相较减人参,加大黄、枳实、白芍而成。则从调和转向治疗胁痛、腹痛因于湿热、积滞在里类病症,发生由务虚转而务实之根本性改变。

2. 使用要点:往来寒热,胸胁苦满,心下满痛,呕吐,便秘,苔黄,脉弦数有力。

3. 加减变化:兼黄疸者,加茵陈、山栀;胁痛甚者,加延胡索、川楝子;有胆石者,加金钱草、虎杖、郁金。

4. 现代运用:临床常用于急性胰腺炎、急性胆囊炎、胆石症、胃及十二指肠溃疡等病症。

【现代研究】大柴胡汤有保肝降酶、抗肝纤维化、抗溃疡、调节肠功能、抗动脉硬化及保护胰腺等作用。

蒿芩清胆汤

【出处】《重订通俗伤寒论》

【组成】青蒿脑钱半至二钱(4.5～6克)　淡竹茹三钱(9克)　仙半夏钱半(4.5克)　赤茯苓三钱(9克)　青子芩钱半至三钱(4.5～9克)　生枳壳钱半(4.5克)　陈广皮钱半(4.5克)　碧玉散(滑石、甘草、青黛)包,三钱(9克)

【用法】原方未注用法(现代用法:水煎服)。

【功用】清胆利湿,和胃化湿。

【主治】少阳湿热病症。寒热如疟,寒轻热重,口苦膈闷,吐酸苦水,或呕黄涎而黏,甚则干呕呃逆,胸胁胀疼,小便黄少,舌红苔白腻,间现杂色,脉数而右滑左弦者。

【方解】蒿芩清胆汤治疗少阳湿热病症。方中青蒿清透少阳邪热;黄芩善清胆热,又能燥湿。共为君药。竹茹善清胆胃之热,化痰止呕;枳壳下气宽中,除痰消痞;半夏燥湿化痰,和胃降逆;陈皮理气化痰,宽胸畅膈,共为臣药。赤茯苓、碧玉散清热利湿,导邪从小便而出,共为佐药。

【临床应用】

1. 配伍特点与思考:发热类病症,因寒、因热、因虚、因实,通常应对较易也高效。惟湿热、痰浊蕴结之热胶固难除。汗无据,泻无依,补无门。过于苦寒,则阳气受损,湿浊痰饮愈固;燥湿、化痰,则温药难免助热之弊。此方以青蒿、黄芩、青黛清透其热;茯苓、六一散清利其湿。使两者分崩离析,各个击破。充分体现了临床思维之缜密与抽丝剥茧之功。

2. 使用要点:寒热如疟,寒轻热重,胸胁胀疼,吐酸苦水,舌红苔腻,脉弦滑数。

3. 加减变化:若呕多,加黄连、紫苏叶;湿重,加藿香、佩兰、白豆蔻;小便不利,加车前子、泽泻、通草。

4. 现代运用:临床常用于肠伤寒、急性胆囊炎、急性黄疸型肝炎、胆汁反流性胃炎、肾盂肾炎、疟疾、盆腔炎、钩端螺旋体病等病症。

【现代研究】蒿芩清胆汤有清胆利湿退黄、解热、抑菌、抗内毒素、抗炎、止泻、保护黏膜、抑制胃酸分泌及调节免疫功能等作用。

达原饮

【出处】《温疫论》

【组成】槟榔二钱(6克)　厚朴一钱(3克)　草果仁五分(1.5克)　知母　芍药　黄芩各一钱(3克)　甘草五分(1.5克)

【用法】上用水二盅,煎八分,午后温服(现代用法:水煎服)。

【功用】开达膜原,辟秽化浊。

【主治】温疫或疟疾邪伏膜原。憎寒壮热,或一日三次,或一日一次,发无定时,胸闷呕恶,头痛烦躁,脉弦数,舌边深红,舌苔垢腻,或苔白厚如积粉。

【附方】

1. 柴胡达原饮(《重订通俗伤寒论》):柴胡钱半(5克)、生枳壳钱半(5克)、川朴钱半(5克)、青皮钱半(5克)、炙草七分(2克)、黄芩钱半(5克)、苦桔梗一钱(3克)、草果六分(2克)、槟榔二钱(6克)、荷叶梗五寸(6克)。水煎服。功能宣湿化痰,透达膜原。主治痰湿阻于膜原。胸膈痞满,心烦懊憹,头眩口腻,咳痰不爽,间日发疟,舌苔厚如积粉,扪之糙涩,脉弦而滑。

2. 清脾饮(《济生方》):青皮去白、厚朴姜汁炒、白术、草果仁、柴胡去芦、茯苓、黄芩、半夏汤泡七次、甘草炙,各等分。㕮咀,每服四钱(12~15克),水一盏半,姜五片,煎至七分,去滓温服(现代用法:水煎服)。功能燥湿化痰,泄热清脾。主治疟疾,热多寒少,口苦咽干,小便赤涩,脉来弦数。

【方解】达原饮治疗温疫或疟疾邪伏膜原。方中槟榔祛除湿浊之邪,化痰破结,为君药。厚朴芳香化浊,理气祛湿;草果辛香化浊,辟秽止呕,宜透伏邪,共为臣药。白芍、知母清热滋阴,并能防止辛燥药物耗阴之弊;黄芩清热燥湿,共为佐药。甘草调和诸药并能清热解毒,为使药。

柴胡达原饮、清脾饮均能治疟之往来寒热。柴胡达原饮无知母、芍药之滋腻,任柴胡、枳壳、桔梗、青皮、荷梗、槟榔共施透邪外出,升降气机,通畅三焦之功;清脾饮则柴胡、青皮、白术、茯苓、半夏同用,治疗湿阻膜原之疟。

【临床应用】

1. 配伍特点与思考:本方以槟榔、厚朴、草果等为主配伍成方,较前针对湿热、痰浊蕴蒸所致病症治疗思路有所拓展,可以用于瘟疫类病症治疗。意在芳香化浊,辟秽除瘴。为流行性感冒及两次冠状病毒流行的预防与治疗开拓了新的治疗路径,也为达菲等西药的研制提供了一定的佐证。

2. 使用要点:憎寒壮热,舌红苔垢腻如积粉。

3. 加减变化:兼胁痛、耳聋、寒热、呕而口苦,加柴胡;兼腰背项痛,加羌活;兼目痛、眉棱骨痛、眼眶痛、鼻干、不眠,加葛根。

4. 现代运用:临床常用于疟疾、流行性感冒、病毒性脑炎等病症。

【现代研究】达原饮有清热解毒等作用。

610

第二节　调和肝脾

调和肝脾剂,适用于肝脾不和类病症。症见脘腹胁肋胀痛、神疲食少、月经不调、腹痛泄泻、手足不温等。

四逆散

【出处】《伤寒论》

【组成】甘草炙　枳实破,水渍,炙干　柴胡　芍药各十分(6克)

【用法】上四味,捣筛,白饮和服方寸匕,日三服(现代用法:水煎服)。

元中医 YUAN ZHONG YI

【功用】透邪解郁,疏肝理脾。

【主治】

1. 阳郁厥逆:手足不温,或腹痛,或泄利下重,脉弦。

2. 肝脾气郁:胁肋胀闷,脘腹疼痛,脉弦。

【附方】

1. 柴胡疏肝散(《证治准绳》引《医学统旨》):柴胡、陈皮醋炒,各二钱(6克)、川芎、香附、枳壳麸炒、芍药各一钱半(4.5克)、甘草炙,五分(1.5克)。功能疏肝行气,活血止痛。主治肝气郁滞。胁肋疼痛,胸闷喜太息,情志抑郁易怒,或嗳气,脘腹胀满,脉弦。

2. 枳实芍药散(《金匮要略》):枳实烧令黑,勿太过、芍药各等分。二味,杵为散,服方寸匕,日三服,以麦粥下之(现代用法:水煎服)。功能行气和血,缓急止痛。主治气血郁滞。产后腹痛,烦满不得卧。并主痈脓。

【方解】四逆散治疗气机郁滞。方中柴胡升发阳气,疏肝解郁,透邪外出,为君药。白芍敛阴养血柔肝,为臣药。枳实理气解郁,泄热破结。与柴胡配伍,一升一降,增强调理气机,疏通肝脾不调之力;与白芍相伍,理气和血,使气血调和,为佐药。甘草调和诸药,益脾和中,为使药。

柴胡疏肝散乃四逆散去枳实,加陈皮、枳壳、川芎、香附,增强了疏肝理气、活血止痛效果。

枳实芍药散以枳实破气散结;芍药和血止痛;佐以麦粥和胃益气。痛者,气血壅滞之谓;脓者,壅滞腐败之气血所酿,故破气、和血,能消散气滞血瘀,则可消痈脓。

【临床应用】

1. 配伍特点与思考:本方与小柴胡汤类。因无热、无虚,故不用黄芩、人参。以枳实、白芍易半夏、生姜、大枣,意在从肝胃偏向肝脾,仍以肝为中心。后世临床以此为基础方化裁用治男科、妇科兼有精神心理因素的病症,诸如性欲减退、勃起障碍、月经不调、痛经、乳癖、性冷淡、性交痛等病症获效良多。

2. 使用要点:手足不温,或胁肋、脘腹疼痛,脉弦。

3. 加减变化:若咳,加五味子、干姜;悸动,加桂枝;小便不利,加茯苓;腹中冷痛,加炮附子;泄利下重,加薤白;气郁甚者,加香附、郁金;郁而化热者,加山栀、淡豆豉。

4. 现代运用:临床常用于慢性肝炎、胆囊炎、胆石症、胆道蛔虫病、肋间神经痛、胃溃疡、胃炎、胃肠神经官能症、附件炎、输卵管阻塞、急性乳腺炎等病症。

【现代研究】四逆散有保肝降酶、调节免疫功能、抗忧郁、调节消化功能、改善睡眠、抗炎症反应及抗乙肝病毒等作用。

柴胡疏肝散有增强阴茎勃起、抑制乳腺增生等作用。

逍遥散

【出处】《太平惠民和剂局方》

【组成】柴胡去苗　当归去苗,剉,微炒　白芍　白术　茯苓去皮,白者,各一两(30克)　甘草微炙赤,五钱(15克)

【用法】上为粗末,每服二钱(6～9克),水一大盏,烧生姜一块切破,薄荷少许,同煎至七分,去滓热服,不拘时候服(现代用法:水煎服)。

【功用】疏肝解郁,健脾和营。

【主治】肝郁血虚所致两胁作痛、寒热往来、头痛目眩、心怔颊赤、口燥咽干、神疲食少,月经不调,乳房作胀,脐腹作痛,脉弦而虚。

【附方】

1. 加味逍遥散(《内科摘要》):当归、芍药、茯苓、白术炒、柴胡、牡丹皮、山栀炒、甘草炙,各五分(3克)。

功能养血健脾,疏肝清热。主治肝郁血虚,内有郁热。潮热晡热,烦躁易怒,或自汗盗汗,或头痛目涩,或颊赤口干,或月经不调,少腹胀痛,或小便涩痛,舌红苔薄黄,脉弦虚数。

2. 黑逍遥散(《医略六书》):逍遥散加生地黄或熟地黄。功能疏肝健脾,养血调经。主治肝脾血虚之临经腹痛,脉弦虚。

【方解】逍遥散治疗肝郁血虚脾弱类病症。方中柴胡疏肝解郁,复肝条达,为君药。当归养血和血;白芍养血敛阴,柔肝缓急,共为臣药。白术、茯苓健脾培本,健旺气血,共为佐药。薄荷疏散肝郁,宣散郁热,为佐药。甘草调和诸药,为使药。

加味逍遥散是在逍遥散的基础上加丹皮、栀子而成,故又名丹栀逍遥散、八味逍遥散。丹皮清血中伏火,炒山栀清肝热并导之下行。多用于肝郁血虚有热所致月经不调,经时过多、日久不止,以及经期吐衄等。

黑逍遥散是在逍遥散基础上加地黄,治逍遥散证而血虚较甚者。血虚有热,宜生地黄;血虚无热,宜熟地黄。

【临床应用】

1. 配伍特点与思考:此方宗小柴胡意而设。增薄荷助柴胡以疏肝;添白芍、当归养血柔肝;白术、茯苓易人参健脾益气;无郁热而舍黄芩。全方以散易汤,用量亦小,说明病症较为轻浅,意在缓图,并利于长期服用而不致病患抵触。

2. 使用要点:两胁作痛,神疲食少,或月经不调,脉弦而虚。

3. 加减变化:肝郁气滞甚者,加香附、郁金、陈皮;血虚甚者,加熟地黄;郁而化火者,加牡丹皮、山栀。

4. 现代运用:临床常用于慢性肝炎、肝硬化、胆石症、胃及十二指肠溃疡、慢性胃炎、胃肠神经官能症、经前期紧张症、乳腺小叶增生、围绝经期综合征、盆腔炎、不孕症、子宫肌瘤等病症。

【现代研究】逍遥散有疏肝理脾、解郁化瘀、保肝降酶、抗海马突触体损伤、改善学习记忆功能、调节神经递质、抗抑郁、抗应激损伤、抑制乳腺增生、调节免疫功能、抗肝纤维化、抗衰老、抗肿瘤及祛斑等作用。

加味逍遥散(丹栀逍遥散)有抗衰老、增强记忆、抗焦虑及抗应激损伤等作用。

痛泻要方

【出处】《丹溪心法》

【组成】白术炒,三两(90克)　白芍药炒,二两(60克)　陈皮炒,一两五钱(45克)　防风一两(30克)

【用法】上细切,分作八服,水煎或丸服(现代用法:作汤剂,水煎服,用量按原比例酌减)。

【功用】补脾柔肝,祛湿止泻。

【主治】脾虚肝旺之痛泻。肠鸣腹痛,大便泄泻,泻必腹痛,泻后痛缓,舌苔薄白,脉两关不调,左弦而右缓。

【方解】痛泻要方治疗脾虚肝旺之痛泻。方中白术补脾燥湿,为君药。白芍柔肝缓急止痛,为臣药。陈皮调理肝脾,畅达气机,为佐药。防风既能散肝,又能燥湿止泻,为佐使药。

【临床应用】

1. 配伍特点与思考:白术补脾益气,白芍养阴柔肝,直奔健脾柔肝主题而去。陈皮理脾,防风散肝,各侍其主。配伍精当、高效,经典非常。

2. 使用要点:肠鸣腹痛,大便泄泻,泻必腹痛,泻后痛缓,脉左弦右缓。

3. 加减变化:腹胀痛甚,加香附、枳壳;舌苔黄腻,加黄芩、木香。

4. 现代运用:临床常用于急性肠炎、慢性结肠炎、肠易激综合征等病症。

【现代研究】痛泻要方有疏肝理脾、镇痛、止泻、调节胃肠等作用。

第三节　调和肠胃

调和肠胃剂,适用于肠胃不和之寒热错杂、虚实夹杂、升降失常类病症。症见心下痞满,恶心呕吐,肠鸣下利等。

半夏泻心汤

【出处】《伤寒论》

【组成】半夏洗,半升(9克)　黄芩　干姜　人参　甘草炙,各三两(6克)　黄连一两(3克)　大枣擘,十二枚(4枚)

【用法】上七味,以水一斗二升,煮取六升,去滓,再煎,取三升,温服一升,日三服(现代用法:水煎服)。

【功用】寒热平调,消痞散结。

【主治】寒热错杂之痞症。心下痞,但满而不痛,或呕吐,肠鸣下利,舌苔腻而微黄。

【附方】

1. 生姜泻心汤(《伤寒论》):即半夏泻心汤减干姜(三两减到一两)加生姜四两(12克)。水煎服。功能和胃消痞,散结除水。主治水热互结,心下痞硬,干噫食臭,腹中雷鸣,下利等。

2. 甘草泻心汤(《伤寒论》):即半夏泻心汤加甘草(由三两加至四两),一方无人参。水煎服。功能益气和胃,消痞止呕。主治胃气虚弱,腹中雷鸣下利,水谷不化,心下痞硬而满,干呕,心烦不得安等。

3. 黄连汤(《伤寒论》):黄连三两(5克)、甘草炙,三两(6克)、干姜三两(5克)、桂枝三两(5克)、人参二两(3克)、半夏洗,半斤(9克)、大枣擘,十二枚(4枚)。水煎服。功能平调寒热,和胃降逆。主治胸中有热,胃中有寒。胸中烦闷,欲呕吐,腹中痛,或肠鸣泄泻,舌苔白滑,脉弦。

【方解】半夏泻心汤治疗寒热错杂之心下痞。方中半夏散结除痞,降逆止呕,为君药。干姜温中散寒;黄芩、黄连泄热开痞,为臣药。四药配伍,寒热平调,辛开苦降。人参、大枣甘温益气,健脾补虚,共为佐药。甘草调和诸药,为使药。本方为小柴胡汤去柴胡、生姜,加黄连、干姜而成,变调和少阳为调和肠胃之剂。

生姜泻心汤即半夏泻心汤减干姜二两,加生姜四两而成。意在加强和胃降逆,宣散水气而消水热互结中焦之痞。

甘草泻心汤即半夏泻心汤重用炙甘草而成。意在补中益气,治疗胃气虚弱,寒热错杂之痞。

黄连汤即半夏泻心汤加黄连二两,并以桂枝易黄芩而成。意在治上热欲呕予黄连;治下寒腹痛以干姜、桂枝。半夏和胃降逆,人参、甘草、大枣补虚缓急。

【临床应用】

1. 配伍特点与思考:本方虽为小柴胡汤去桂枝、生姜,加黄连、干姜而成,但形似而神异。完成了从调肝到调(脾)胃的蜕变。兼顾了消化系统可能同时并存的寒、热、虚、实病理变化用药的诉求。开后世寒热、虚实错杂合方治疗之先河,形成临床针对主要病症、分清主次、逐个应对的良好示范。

2. 使用要点:心下痞满,呕吐泻利,苔腻微黄。

3. 加减变化:湿热蕴阻中焦,呕甚而痞,中气不虚,或舌苔厚腻者,去人参、甘草、大枣、干姜,加枳实、生姜。

4. 现代运用:临床常用于急慢性胃肠炎、慢性结肠炎、慢性肝炎、早期肝硬化等病症。

【现代研究】半夏泻心汤有抗溃疡、保护胃及食道黏膜、促胃肠动力、调节胃肠功能及止泻等作用。黄连汤有抑菌、保护胃黏膜、镇吐等作用。

第四章

清热剂

凡以清热药为主组成,具有清热、泻火、凉血、解毒等作用,治疗里热病症的方剂称为清热剂。

里热病症不外内生与外感两途。程度有温、热、火之别;病位有气血、脏腑之异;性质更有虚、实之分。因此,清热剂可分为:清气分热、清营凉血、清热解毒、清脏腑热和清虚热五类。

里热病症常有兼表、兼腑实、兼阴虚等异端,当表里双解、泻下热结与滋阴清热并施。

清热剂多苦寒药物组成,不可过用、久用,以免损伤人体阳气。平素体弱、脾胃虚弱者更宜慎用。

第一节 清气分热

清气分热剂,适用于热在气分病症。症见身热不恶寒,反恶热,多汗,口渴饮冷,舌红苔黄,脉数有力等。

白虎汤

【出处】《伤寒论》

【组成】石膏碎,一斤(30克)　知母六两(9克)　甘草炙,二两(3克)　粳米六合(9克)

【用法】上四味,以水一斗,煮米熟汤成,去滓,温服一升,日三服(现代用法:水煎至米熟汤成,去滓温服)。

【功用】清热生津。

【主治】气分热盛。壮热面赤,烦渴引饮,汗出恶热,脉洪大有力,或滑数。

【附方】

1. 白虎加人参汤(《伤寒论》):即白虎汤加人参三两(10克)。水煎服。功能清热,益气,生津。主治同白虎汤,但汗多而脉大少力,津气皆伤;或暑病见有津气两伤,汗出背微恶寒,身热而渴等。

2. 白虎加桂枝汤(《金匮要略》):知母六两(18克)、甘草炙,二两(6克)、石膏一斤(50克)、粳米二合(9克)、桂枝去皮,三两(5～9克)。水煎服。功能清热,通络,和营卫。主治温疟,其脉如平,身无寒但热,骨节疼烦,时呕;或风湿热痹,症见壮热,气粗烦躁,关节肿痛,口渴苔白,脉弦数。

3. 白虎加苍术汤(《类证活人书》):知母六两(18克)、甘草炙,二两(6克)、石膏一斤(50克)、苍术、粳米各三两(9克)。水煎服。功能清热祛湿。主治湿温病。症见身热胸痞,汗多,舌红苔白腻等。

【方解】白虎汤治疗气分热盛。方中生石膏既大寒清热,又能辛透生津,为君药。知母苦寒质润,助石膏清热,且滋阴润燥,为臣药。二者配伍,清热生津作用更佳。粳米、炙甘草,能顾护脾胃,防止寒凉伤胃,共为佐药。炙甘草并能调和诸药为使。

白虎加人参汤加人参治疗白虎汤而见脉稍无力、背微恶风。益气生津较白虎汤为强。

白虎加桂枝汤清中有透,兼以通经络,治疗温疟或风湿热痹,骨节烦痛等病症。

白虎加苍术汤是清热与燥湿并用,治湿温病热重于湿兼胸痞身重,苔黄腻而干,亦可治疗风湿热痹、关节红肿等。

【临床应用】

1. 配伍特点与思考:本方生石膏配知母清热生津,既清无形之热,且能顾护津液;甘草、粳米养胃益气生津,并防寒凉损胃。药用单纯,仅为高热、护津而设。适用于外感风寒、风热、温热等病邪化热入里病症。若瘟疫、热毒为患而见高热者则力单不敷应对,须加味处置。

2. 使用要点:身大热,汗大出,口大渴,脉洪大。

3. 加减变化:若气血两燔,引动肝风,神昏谵语,抽搐者,加羚羊角、钩藤;阳明腑实,大便秘结,小便黄赤者,加大黄、芒硝;消渴病见白虎汤证者,加天花粉、芦根、麦冬。

4. 现代运用:临床常用于感染性疾病,如大叶性肺炎、流行性乙型脑炎、流行性出血热、牙龈炎,以及小儿夏季热、糖尿病、风湿性关节炎等病症。

【现代研究】白虎汤有解热、降糖、抗炎、抑菌及抗内毒素等作用。

竹叶石膏汤

【出处】《伤寒论》

【组成】竹叶二把(15克)　石膏一斤(30克)　半夏洗,半升(9克)　麦门冬去心,一升(15克)　人参二两(5克)　甘草炙,二两(3克)　粳米半升(15克)

【用法】上七味,以水一斗,煮取六升,去滓,内粳米,煮米熟,汤成去米,温服一升,日三服(现代用法:水煎至米熟汤成,去滓温服)。

【功用】清热生津,益气和胃。

【主治】伤寒、温病、暑病余热未清,气津两伤病症。身热多汗,心胸烦闷,气逆欲呕,口干喜饮,气短神疲,或虚烦不寐,舌红苔少,脉虚数。

【方解】竹叶石膏汤治疗余热未清,气津两伤病症。方中竹叶与石膏配伍清透余热,除烦止渴,共为君药。人参与麦冬相配补气养阴生津,共为臣药。半夏降逆和胃止呕,并能使石膏清而不寒,人参、麦冬补而不滞,为佐药。甘草、粳米和脾养胃,共为使药。

【临床应用】

1. 配伍特点与思考:本方为白虎汤去知母,加人参、麦冬、竹叶、半夏而成。意有兼顾气阴耗损、胃气不和之变化。

2. 使用要点:身热多汗,气逆欲呕,烦渴喜饮,舌红少津,脉虚数。

3. 加减变化:若胃阴不足,胃火上逆,口舌糜烂,舌红而干,加石斛、天花粉;若胃火炽盛,消谷善饥,舌红脉数者,加山栀、芦根;若气分热盛,加知母、黄连。

4. 现代运用:临床常用于流行性乙型脑炎后期、夏季热、中暑等病症。

【现代研究】竹叶石膏汤有调节免疫功能等作用。

第二节　清营凉血

清营凉血剂，适用于邪热传营，或热入血分病症。邪热传营有身热夜甚，心烦不寐，时有谵语，斑疹隐隐，舌绛而干，脉数等；热入血分则见出血，发斑，昏狂，谵语，舌绛起刺，脉数等。邪热传营者，应"清营透热"，冀热邪从气分透达、由深自浅而出；热入血分者，须"凉血散血"，凉血止血之时不忘活血，以防留瘀。

清营汤

【出处】《温病条辨》

【组成】犀角磨冲，三钱(1.5～3克)　生地黄五钱(15克)　玄参三钱(9克)　竹叶心一钱(3克)　麦冬三钱(9克)
丹参二钱(6克)　黄连一钱五分(5克)　银花三钱(9克)　连翘连心用，二钱(6克)

【用法】上药，水八杯，煮取三杯，日三服(现代用法：水煎服，犀角磨、冲)。

【功用】清营解毒，透热养阴。

【主治】热入营分。身热夜甚，神烦少寐，时有谵语，目常喜开或喜闭，口渴或不渴，斑疹隐隐，脉细数，舌绛而干。

【附方】

清宫汤(《温病条辨》)：元参心三钱(9克)、莲子心五分(2克)、竹叶卷心二钱(6克)、连翘心二钱(6克)、犀角尖二钱，磨冲(1.5～3克)、连心麦冬三钱(9克)。水煎服。功能清心解毒，养阴生津。主治温病液伤，邪陷心包。发热，神昏谵语等。

【方解】清营汤治疗热入营分。方中犀角透热转气，与黄连相配并能清热解毒护心，共为君药。生地黄、玄参、麦冬，即增液汤，滋阴清热，共为臣药。银花、连翘、竹叶，清热解毒，透热转气，助犀角透散之力；丹参凉血散瘀，防热与血结，共为佐药。

清宫汤治疗邪入心营，逆传心包。方中犀角取尖，其他药均取心，意在清心(宫)包之热，并能辟秽解毒。

【临床应用】

1. 配伍特点与思考：本方为温热(瘟疫)类病症邪入营分所设。既有邪毒羁留之实，又有营阴被扰、耗损之虚。急以犀角芳香清透，凉营护心；合黄连、银花、连翘解毒辟邪；生地黄、麦冬、玄参、丹参养阴血、散瘀毒。犀角之功实无以代之，姑且之下，王绵之先生建议以玳瑁，或水牛角，或大青叶加其十分之一量的升麻组合替代。

2. 使用要点：身热夜甚，神烦少寐，斑疹隐隐，舌绛而干，脉数。

3. 加减变化：若寸脉大，舌干较甚者，可去黄连；热陷心包而窍闭神昏者，可加服安宫牛黄丸或至宝丹；若营热动风而见痉厥抽搐者，加羚羊角、钩藤、地龙，或加服紫雪；若兼热痰，加竹沥、天竺黄、川贝母；气分热势仍盛，加重银花、连翘用量，并可酌加石膏、知母；热毒明显者，加大青叶、板蓝根、贯众。

4. 现代运用：临床常用于乙型脑炎、流行性脑脊髓膜炎、败血症、肠伤寒等病症。

5. 注意事项：现多以水牛角代犀角用且宜先煎，苔白滑者，不可与(湿盛本方不可)也。

【现代研究】清营汤有清营透邪、活血养阴及保护心肌、促创面愈合、防治糖尿病并发症等作用。

犀角地黄汤

【出处】《外台秘要》(引自《小品方》)

【组成】犀角—两(1.5~3克)　生地黄半斤(30克)　芍药三两(12克)　牡丹皮—两(9克)

【用法】上药四味,㕮咀,以水九升,煮取三升,分三服(现代用法:水煎服,犀角,磨、冲)。

【功用】清热解毒,凉血散瘀。

【主治】热入血分。

1. 热扰心神,身热谵语,舌绛起刺,脉细数。

2. 热伤血络,斑色紫黑,吐血、衄血、便血、尿血等,舌红绛,脉数。

3. 蓄血瘀热,喜忘如狂,漱水不欲咽,大便色黑易解等。

【附方】

1. 神犀丹(《温热经纬》引叶天士方):犀角、石菖蒲、黄芩各六两(180克),真怀生地、银花各—斤(500克),金汁、连翘各十两(300克),板蓝根九两(270克),香豉八两(240克),元参七两(210克),花粉、紫草各四两(120克)。各生晒研细,以犀角磨汁、地黄汁、金汁和捣为丸,每重一钱(3克),凉开水化服,日二次,小儿减半。功能清热开窍,凉血解毒。主治温热暑疫,邪入营血。高热昏谵,斑疹色紫,口咽糜烂,目赤烦躁,舌紫绛。

2. 化斑汤(《温病条辨》):石膏—两(30克),知母四钱(12克),生甘草、玄参各三钱(10克),犀角二钱(1.5~3克),白粳米—合(9克)。水煎服。功能清气凉血。主治气血两燔之发斑。发热,或身热夜甚;外透斑疹,色赤,口渴,或不渴,脉数。

【方解】犀角地黄汤治疗热入血分。方中犀角凉血清心而解毒,为君药。生地黄凉血滋阴生津,既助犀角清热凉血,活血散瘀;又能滋补损失之阴血,为臣药。赤芍、牡丹皮,清热凉血,活血散瘀,并能化斑,共为佐药。

神犀丹治邪入营血,热深毒重,并配以凉血、开窍药,收毒解神清之功。

化斑汤治气分热炽,血热又起之气血两燔。故以清气生津与凉血解毒药相伍,冀气血两清,邪热退而血自止、斑可化之效。

【临床应用】

1. 配伍特点与思考:邪热入血,动血耗血,扰乱心营。故仍以犀角芳香透邪护营;生地黄、牡丹皮、赤芍凉血止血散瘀。惟病重力单,常需与他方或现代急救措施配合为妥当。

2. 使用要点:热血妄行,斑色紫黑,神昏谵语,身热舌绛。

3. 加减变化:若见蓄血,喜忘如狂者,加大黄、黄芩;郁怒而夹肝火者,加钩藤、黄芩、山栀;出血显者,加侧柏炭、白茅根、小蓟。

4. 现代运用:临床常用于重症肝炎、肝昏迷、弥散性血管内凝血、尿毒症、过敏性紫癜、急性白血病、败血症等病症。

【现代研究】犀角地黄汤有保护神经元、抑制黏附分子等作用。

第三节 清热解毒

清热解毒剂,适用于温疫、温毒、火毒及疮疡疔毒类病症。若温疫热毒充斥内外,病见大热引饮、谵语神昏、吐衄发斑、舌绛、唇焦等症;温毒上攻头面,气血壅滞,症见头面红肿热痛、咽喉肿痛、舌苔黄燥等;三焦火毒炽盛,症见烦热、错语、吐衄发斑及外科的热毒痈疡等;热毒聚于胸膈,可见身热面赤,胸膈烦热,口舌生疮,便秘溲赤等。

黄连解毒汤

【出处】方出《肘后备急方》,名见《外台秘要》(引崔氏方)

【组成】黄连三两(3~9克) 黄芩 黄柏各二两(6克) 栀子擘,十二枚(9克)

【用法】上四味,切,以水六升,煮取二升,分二服。

【功用】泻火解毒。

【主治】一切实热火毒,三焦热盛病症。大热烦躁,口燥咽干,错语,不眠;或热病吐血、衄血;或热甚发斑;或身热下利,湿热黄疸;外科痈疽疔毒,小便黄赤,舌红苔黄,脉数有力。

【附方】

1. 泻心汤(《金匮要略》):大黄二两(6克)、黄连一两(3克)、黄芩一两(3克)。水煎服。功能泻火消痞。主治邪热壅滞心下,气机痞塞病症。心下痞满,按之柔软,心烦口渴,小便黄赤,大便不爽或秘结,或吐血、衄血,舌红苔薄黄,脉数。

2. 栀子金花汤(《医宗金鉴》):即黄连解毒汤加大黄,水煎服。功能泻火解毒。主治兼有大便秘结者,亦治痈疽疔疮等。

3. 清瘟败毒饮(《疫疹一得》):生石膏大剂六两至八两(180~240克);中剂二两至四两(60~120克);小剂八钱至一两二钱(24~36克)、小生地大剂六钱至一两(18~30克);中剂三钱至五钱(9~15克);小剂二钱至四钱(6~12克)、犀角大剂六钱至八钱(18~24克);中剂三钱至四钱(9~12克);小剂二钱至四钱(6~12克)、真川连大剂四钱至六钱(12~18克);中剂二钱至四钱(6~12克);小剂一钱至一钱半(3~4.5克)栀子、桔梗、黄芩、知母、赤芍、玄参、连翘、甘草、丹皮、鲜竹叶(以上十味,原书未注剂量)。水煎服。功能清热解毒,凉血泻火。主治温疫热毒,气血两燔病症。大热渴饮,头痛如劈,干呕狂躁,谵语神昏,或发斑,或吐血、衄血,四肢或抽搐,或厥逆,脉沉数,或脉沉细而数,或浮大而数,舌绛唇焦。

【方解】黄连解毒汤治疗一切火毒病症。方中黄连清泻心火,并泻中焦之火,为君药。黄芩清上焦之火,为臣药。黄柏泻下焦之火;栀子泻三焦之火。共为佐药。

泻心汤以大黄为君,导热下行,使热毒下泄,能热清血止而不留瘀。

栀子金花汤在黄连解毒汤基础上加大黄,使热毒在清解同时能随便下泄。

清瘟败毒饮实取黄连解毒汤、犀角地黄汤和白虎汤三方之意配伍而成。以石膏清阳明实热为君;再配清热解毒、凉血散瘀之品,诸药配伍,共治温疫热毒,气血两燔类病症。

【临床应用】

1. 配伍特点与思考:热盛则生火、化毒,故选用黄连、黄芩、黄柏、山栀以清热、泻火、解毒,形成清热泻火解毒的基础方剂,其后清瘟败毒饮便是一例。临床可随不同系统、脏腑诸热毒类病症特点而加味应用,如融入宣肺、利尿、泻下等手段,则不仅能直折其内蕴火热之毒,亦能使邪有出路,分崩离析更易。

2. 使用要点:大热烦躁,口燥咽干,舌红苔黄,脉数有力。

3. 加减变化:便秘者,加大黄;吐血、衄血、发斑者,加玄参、生地黄、牡丹皮;黄疸者,加茵陈、大黄;疔疮肿毒,加连翘、蚤休。

4. 现代运用:临床常用于败血症、痢疾、肺炎、尿路感染、流行性脑脊髓膜炎、乙型脑炎以及感染性炎症等病症。

【现代研究】黄连解毒汤有抗炎、抗内毒素、抗凝、保护器官组织、抗衰老、调节免疫功能、降血糖、抑菌与抗真菌、抑制脂肪细胞分化及抗肿瘤等作用。

泻心汤有抑菌及降低血糖、防治糖尿病性肾病等作用。

凉膈散

【出处】《太平惠民和剂局方》

【组成】川大黄　朴硝　甘草炙,各二十两(600克)　山栀子仁　薄荷去梗　黄芩各十两(300克)　连翘二斤半(1250克)

【用法】上药为粗末,每服二钱(6克),水一盏,入竹叶七片,蜜少许,煎至七分,去滓,食后温服。小儿可服半钱,更随岁数加减服之。得利下,住服(现代用法:作汤剂,按原方比例酌减,水煎服)。

【功用】泻火通便,清上泄下。

【主治】邪热郁结于膈上。烦躁口渴,面赤唇焦,口舌生疮,睡卧不宁,谵语发狂,或咽痛吐衄,便秘溲赤,或大便不畅,舌红苔黄,脉滑数。

【方解】凉膈散治疗热郁结于膈上。方中连翘轻清透散,长于清热解毒,透散上焦之热,重用为君。黄芩清胸膈郁热;山栀清热解毒,泻热于下;大黄、芒硝,泻火通便,荡涤膈上热结,使邪有出路,共为臣药。薄荷轻宣透散且利咽喉;竹叶善清透气分之热,共为佐药。甘草、白蜜既能调和诸药,又能生津润燥,共为使药。

【临床应用】

1. 配伍特点与思考:此方既有清热解毒之山栀、黄芩、连翘,更有泻下作用的大黄、朴硝。二者相配,使蕴结之热毒、火毒直折并从大便而出。热清、邪泄,病症得以明显缓解。为后世治疗火热炽盛类病症,即便没有便结亦用此法冀邪从下而逐拓展了临床思路,并在中西医结合治疗急腹症的临床研究中被更为广泛地应用。

2. 使用要点:胸膈烦热,面赤唇焦,烦躁口渴,舌红苔黄,脉数。

3. 加减变化:热毒上盛,壮热,口渴,烦躁,咽喉红肿,大便不燥者,可去芒硝,加生石膏、桔梗。

4. 现代运用:临床常用于咽炎、口腔炎、急性扁桃体炎、胆道感染、急性黄疸型肝炎等病症。

【现代研究】凉膈散有解热、抗内毒素、保护肺功能等作用。

普济消毒饮

【出处】《东垣试效方》

【组成】黄芩酒炒　黄连酒炒,各五钱(15克)　陈皮去白　甘草生用　玄参　柴胡　桔梗各二钱(6克)　连翘　板蓝根　马勃　牛蒡子　薄荷各一钱(3克)　僵蚕　升麻各七分(2克)

【用法】上药为末,汤调,时时服之,或蜜拌为丸,嚼化(现代用法:作汤剂,水煎服)。

【功用】清热解毒,疏散风热。

【主治】大头瘟。恶寒发热,头面红肿焮痛,目不能开,咽喉不利,舌燥口渴,舌红苔白兼黄,脉浮数有力。

【方解】普济消毒饮治疗大头瘟。方中重用酒炒黄连、酒炒黄芩清热泻火解毒,共为君药。牛蒡子、连翘、薄荷、僵蚕辛凉疏散风热,共为臣药。玄参、马勃、板蓝根,清热解毒;桔梗与甘草配伍解毒利咽;陈皮理气和胃,共为佐药。升麻、柴胡,疏散风热,寓"郁者发之"之意,共为佐使。

【临床应用】

1. 配伍特点与思考:温(瘟)毒与热毒、火毒不同,病性较热毒、火毒看似温和,起势平缓,但流行性特征、中后期发展迅速、变化多端且较凶险则不可大意。从病源学角度分析,此类病症多为病毒性疾病。与热毒、火毒类病症初中期径用苦寒直折不同,在温(瘟)病流行时节、流行区域除重视饮用中药茶汤、放置辟秽药草预防外,在病症初中期,多采用轻宣、芳香、透散与清热解毒相结合的配伍方法,不仅临床效果良好、延用至今,而且在实验研究中也被证实,此类药物,诸如:银花、连翘、柴胡、薄荷、菊花、大青叶、板蓝根、贯众等均有抗病毒作用。

2. 使用要点:头面红肿焮痛,恶寒发热,舌红苔白兼黄,脉浮数。

3. 加减变化:若大便秘结,加酒炒大黄;兼睾丸肿痛(卵子瘟)者,加贯众、川楝子、碧玉散。

4. 现代运用:临床常用于丹毒、腮腺炎、急性扁桃体炎、淋巴结炎伴淋巴管回流障碍等病症。

【现代研究】普济消毒饮有调节免疫功能、降糖、降脂等作用。

第四节　清脏腑热

清脏腑热剂,适用于邪热偏盛于某一脏腑所产生的火热病症。不同的脏腑有不同的病症特征,其火热之因可缘于内生,亦可由于外来。

导赤散

【出处】《小儿药证直诀》

【组成】生地黄　木通　生甘草梢各等分

【用法】上药为末,每服三钱(10克),水一盏,入竹叶同煎至五分,食后温服(现代用法:作汤剂,用量按原方比例酌情增减,水煎服)。

【功用】清心养阴,利水通淋。

【主治】心经热盛。心胸烦热,口渴面赤,意欲饮冷,以及口舌生疮;或心热移于小肠,小便赤涩刺痛,舌红,脉数。

【附方】

清心莲子饮(《太平惠民和剂局方》):黄芩、麦冬去心、地骨皮、车前子、甘草炙,各半两(15克),石莲肉去心、白茯苓、黄芪蜜炙、人参各七钱半(22.5克)。锉散,每服三钱(10克),水一盏半,煎取八分,去滓,水中沉冷,空腹食前服(现代用法:作汤剂,用量按原方比例酌减,水煎服)。功能清心火,益气阴,止淋浊。主治心火偏旺,气阴两虚,湿热下注。遗精淋浊,血崩带下,遇劳则发;或肾阴不足,口舌干燥,烦躁发热等。

【方解】导赤散治疗心经热盛病症。方中生地黄凉血滋阴以制心火;木通上清心经之火,下泄小肠之热。两药相配,滋阴制火而不恋邪,利水通淋而不伤阴。共为君药。竹叶清心除烦,淡渗利窍,导心火下行,为臣药。生甘草梢清热解毒,能通达于茎中止淋痛;且可制约木通、生地之寒凉以防伤胃。用为佐使。

清心莲子饮治内伤之热。心火盛于上,肾水不足于下,心肾不交。故方中清心清肾并施,养心滋肾共济。

【临床应用】

1. 配伍特点与思考:本方针对小儿稚体而设,所以精简、明了。木通泻心火,利小便,使热从下而泄;生地黄清热且滋阴,一防心火伤阴之实,二益苦燥及利水之损;竹叶清心利尿助木通之力且可减轻其用量。清以除源,利给出路,滋以兼顾,缜密无加。

2. 使用要点:心胸烦热,口渴,口舌生疮或小便赤涩,舌红脉数。

3. 加减变化:若心火较盛,加黄连;小便不通,热涩淋痛甚,加车前子、萹蓄;砂石淋,加金钱草、海金沙;血淋,加小蓟、白茅根;心阴虚明显者,加麦冬。

4. 现代运用:临床常用于急性尿路感染及口腔炎、鹅口疮、小儿夜啼等病症。

5. 注意事项:方中木通如用关木通则苦寒且易引起肾功能损伤,用之宜慎。

【现代研究】导赤散有抗病毒等作用。

龙胆泻肝汤

【出处】《医方集解》

【组成】龙胆草酒炒(6克) 黄芩炒 栀子酒炒各(9克) 泽泻(12克) 木通(9克) 当归酒洗(3克) 生地黄酒炒(9克) 柴胡 生甘草各(6克) 车前子(9克) (原书未注用量)

【用法】水煎服。亦可制成丸剂,每服6~9克,一日2次,温开水送服。

【功用】清泻肝胆实火,清利肝经湿热。

【主治】

1. 肝胆实火上炎:头痛目赤,胁痛,口苦,耳聋,耳肿,舌红苔黄,脉弦数有力。

2. 肝胆湿热下注:阴肿,阴痒,筋痿,阴汗,小便淋浊,或妇女带下黄臭等,舌红苔黄腻,脉弦数有力。

【附方】

1. 泻青丸(《小儿药证直诀》):当归去芦头,切、焙、龙脑(即龙胆草)、川芎、山栀子仁、川大黄湿纸裹煨、羌活、防风去芦头,切,焙,各等分(3克)。上药为末,炼蜜为丸,鸡头(即芡实)大(1.5克),每服半丸至一丸,竹叶煎汤,同砂糖,温开水化下(现代用法:上药研末,冷开水制小丸,每服6克,日服2次,温开水或竹叶汤送服。小儿用量酌减。亦可改为汤剂,用量按原方比例酌情增减,水煎服)。功能清肝泻火。主治肝经郁火。目赤肿痛,烦躁易怒,不能安卧,尿赤便秘,脉洪实;以及小儿急惊,热盛抽搐等。

2. 当归龙荟丸(《黄帝素问宣明论方》又名龙脑丸):当归焙,一两(30克),龙胆草、栀子、黄连、黄柏、黄芩各一两(30克),芦荟、青黛、大黄各五钱(15克),木香一分(0.3克),麝香五分(1.5克)。上为末,炼蜜为丸,如小豆大,小儿如麻子大,每服二十丸,生姜汤下(现代用法:为末,水泛为丸,每次口服6克,一日2次,温开水送服)。功能清泻肝胆实火。主治肝胆实火。头晕目眩,神志不宁,谵语发狂,或大便秘结,小便赤涩。

【方解】龙胆泻肝汤治疗肝胆实火或肝胆湿热。方中龙胆草既泻肝胆实火,又利肝胆湿热,为君药。黄芩、山栀,泻火、燥湿,清热,助君药之力,共为臣药。泽泻、车前子、木通,使湿有去路;当归、生地黄养血护肝,防诸药伤肝之弊,共为佐药。柴胡畅达肝气;甘草调和诸药,共为佐使。

泻青丸以龙胆草、山栀、大黄泻肝火,并配防风、羌活发散肝郁(火)。宜于肝火内郁病症。

当归龙荟丸实为黄连解毒汤加龙胆草、木香、芦荟、大黄、麝香而成。集众苦寒药于一方,泻实火,使邪从二便而出,乃攻泻之剂,宜于肝经实火病症。

【临床应用】

1. 配伍特点与思考:本方龙胆草配黄芩、山栀、木通、泽泻、车前子与蒿芩清胆汤之青蒿伍黄芩、青黛、二陈汤、竹茹等清透、芳化截然有别。此方意在苦寒直折而清火,燥湿、淡渗叠加而祛湿,势猛而力宏。非体实病重之人不可为,即便易汤为丸亦不宜长期服用。

2. 使用要点:口苦溺赤,舌红苔黄,脉弦数有力。

3. 加减变化:若肝胆实火较甚,可去木通、车前子,加钩藤、夏枯草;若湿盛热轻者,可去黄芩、生地黄,加滑石、薏苡仁;若玉茎生疮,或便毒悬痛,以及阴囊肿痛,红热痛甚,可去柴胡,加连翘、碧玉散。

4. 现代运用:临床常用于顽固性偏头痛、头部湿疹、高血压、急性结膜炎、虹膜睫状体炎、外耳道疖肿、鼻炎、急性黄疸型肝炎、急性胆囊炎,以及急性肾盂肾炎、急性膀胱炎、尿道炎、外阴炎、睾丸炎、腹股沟淋巴结炎、急性盆腔炎、带状疱疹等病症。

5. 注意事项:方中木通如用关木通则苦寒且易引起肾功能损伤,用之宜慎。

【现代研究】龙胆泻肝汤有清肝胆实火、保肝降酶、调节免疫功能、抑菌抗炎、镇痛等作用。实验表明:灌服龙胆泻肝汤1~3周内实验大鼠有实质性肾损伤病理特征。

左金丸

【出处】《丹溪心法》

【组成】黄连六两(180克)　吴茱萸一两(30克)

【用法】上药为末,水丸或蒸饼为丸,白汤下五十丸(6克)(现代用法:为末,水泛为丸,每服2~3克,温开水送服。亦可作汤剂,用量按原方比例酌定,水煎服)。

【功用】清泻肝火,降逆止呕。

【主治】肝火犯胃。胁肋疼痛,嘈杂吞酸,呕吐口苦,舌红苔黄,脉弦数。

【附方】

1. 戊己丸(《太平惠民和剂局方》):黄连、吴茱萸、白芍各五两(150克)。为末,面糊为丸,如梧桐子大。每服20丸(6克),浓煎米饮下,空腹日三服(现代用法:并可作汤剂,用量按原方比例酌定,水煎服)。功能疏肝和脾。主治肝脾不和。胃痛吞酸,腹痛泄泻,运化不力,以及热泻、热痢等。

2. 香连丸(原名大香连丸)(《太平惠民和剂局方》):黄连二十两(600克)、吴茱萸十两(300克),同炒令赤,去吴茱萸不用,木香四两八钱二分(130克)。醋糊为丸,梧桐子大,每服二十丸,饭饮吞下。功能清热化湿,行气止痢。主治湿热痢疾,胸膈痞闷,赤白痢下,腹痛里急。

【方解】左金丸治疗肝火犯胃。方中重用黄连,清泻肝火,亦泻胃热,标本兼治,为君药。吴茱萸,疏肝解郁,且制黄连之苦寒,冀泻火而无凉遏之弊。吴茱萸并有下气之功,能和胃降逆,用为佐使。

戊己丸虽亦用黄连、吴茱萸,但从6:1之比变为1:1,从清泄到寒温并用,清泄与开郁同举,且重用白芍缓急止痛。主治肝脾(胃)不和之胃痛吞酸,腹痛泄泻。

香连丸用黄连与吴茱萸2:1同炒后去吴茱萸只用黄连,意在清热燥湿,借吴茱萸辛热之气防黄连过于苦寒,凝滞气机。更加用木香行气止痛,主治湿热痢疾、脓血相兼、腹痛、里急后重。

【临床应用】

1. 配伍特点与思考:黄连与吴茱萸大寒、大热相互配伍,主要是取相反相成之效。相反者,是指寒温药性相反,能起到制约作用;相成者,是指在作用方向上有其一致性,并不意味着把两味作用毫不相干的寒温不同药物随便凑合在一起就是相反相成。延续这种思路的方剂还有连附六一汤、反左金等。

2. 使用要点:呕吐吞酸,胁痛口苦,舌红苔黄,脉弦数。

3. 加减变化:若吞酸重者,加乌贼骨、瓦楞子;胁肋痛甚者,加川楝子、延胡索。

4. 现代运用:临床常用于胃食管反流病、胃炎、消化性溃疡等病症。

【现代研究】左金丸有保护胃黏膜、调节胃肠动力、镇痛及抗癌等作用。

香连丸有抑菌、抗炎镇痛、抗溃疡等作用。

泻白散

【出处】《小儿药证直诀》

【组成】地骨皮　桑白皮炒,各一两(30克)　甘草炙,一钱(3克)(周学海复刻本曰:"聚珍本甘草作半两")

【用法】上药锉散,入粳米一撮,水二小盏,煎七分,食前服(现代用法:水煎服)。

【功用】清泻肺热,止咳平喘。

【主治】肺热喘咳。气喘咳嗽,皮肤蒸热,日晡尤甚,舌红苔黄,脉细数。

【附方】

葶苈大枣泻肺汤(《金匮要略》):葶苈子熬令色黄,捣丸如弹子大(9克)、大枣十二枚(4枚)。上药先以水三升煮枣,取二升,去枣,内葶苈,煮取一升,顿服。功能泻肺行水,下气平喘。主治痰水壅实之咳喘胸满。

【方解】泻白散治疗肺热喘咳。方中桑白皮清泻肺热,平喘止咳,为君药。地骨皮助君药清降肺中伏火,为臣药。炙甘草、粳米养胃和中并扶肺气。共为佐使。

葶苈大枣泻肺汤与泻白散均有泻肺作用,但以葶苈为主泻肺中痰水,而泻白散则是泻肺中伏火。

【临床应用】

1. 配伍特点与思考:此方与导赤散都体现了钱乙的组方思路:简洁有效、层次分明。方中以桑白皮泻肺热,止咳喘;地骨皮甘寒清肺热并能顾及肺阴,了却肺热伤阴耗液之虞。

2. 使用要点:咳喘气急,皮肤蒸热,舌红苔黄,脉细数。

3. 加减变化:肺经热重者,加黄芩、知母;燥热咳嗽者,加瓜蒌皮、川贝母;阴虚潮热者,加银柴胡、鳖甲;热伤阴津,烦热口渴者,加天花粉、芦根。

4. 现代运用:临床常用于小儿麻疹初期、肺炎或支气管炎等病症。

泻黄散(又名泻脾散)

【出处】《小儿药证直诀》

【组成】藿香叶七钱(21克)　山栀仁一钱(6克)　石膏五钱(15克)　甘草三两(5克)　防风去芦,切,焙,四两(120克)

【用法】上药锉,同蜜酒微炒香,为细末,每服一至二钱,水一盏,煎至五分,温服清汁无时(现代用法:作汤剂,用量按原方比例酌情增减,水煎服)。

【功用】泻脾胃伏火。

【主治】脾胃伏火。口疮口臭,烦渴易饥,口燥唇干,舌红脉数,以及因脾热弄舌等。

【方解】泻黄散治疗脾胃伏火。方中石膏、山栀泻脾胃积热,为君药。防风散脾经伏火,为臣药。藿香叶芳香醒脾,为佐药。甘草泻火,和中,调和诸药,为使药。

【临床应用】

1. 配伍特点与思考:方中石膏、山栀甘寒、苦寒结合,清而不燥,更配以藿香,取清透散热之途,避免直折伤阳之弊。一味防风,妙如痛泻,疏肝、散郁,并借石膏、山栀清泄于肝,防肝、治肝使其不致加重脾热。

2. 使用要点:脾热弄舌,口疮、口臭,烦热易饥,口燥唇干,舌红脉数。

3. 加减变化:若烦躁甚,加钩藤、地骨皮;便秘,加少许制大黄;口腔溃疡,经久不愈,加苍术。

4. 现代运用:临床常用于脂溢性皮炎、口腔溃疡、过敏性紫癜、手足口病、小儿厌食等病症。

【现代研究】泻黄散有抗炎、抑制毛细血管通透性等作用。

清胃散

【出处】《兰室秘藏》

【组成】生地黄(12克)　当归身各三分(6克)　牡丹皮半钱(9克)　黄连六分(6克),夏月倍之,大抵黄连临时增减无定　升麻一钱(9克)

【用法】上或为末,都作一服,水一盏半,煎到七分,去滓,放冷服之(现代用法:作汤剂,用量按原方比例酌情增减,水煎服)。

【功用】清胃凉血。

【主治】胃有积热。牙痛牵引头脑,面颊发热,牙齿恶热喜冷,或牙龈溃烂,或牙宣出血,或唇舌颊腮肿痛,或口气热臭,口舌干燥,舌红苔黄,脉滑大而数。

【方解】清胃散治疗胃有积热。方中黄连苦寒泻火,直折胃热,为君药。升麻清热解毒,与黄连配伍,一升一泄。使泻火而无凉遏之弊,散火而无升焰之虞。生地黄凉血滋阴;牡丹皮凉血清热,共为臣药。当归养血活血,消肿止痛,为佐药。升麻并行使药之职。

【临床应用】

1. 配伍特点与思考:方中升麻一味颇值思量。传统多用于解表、透疹,也用于升提中气。如以此意释之,胃火不忌升腾?出血不忌散发?其实不然,升麻并有很好的清热解毒之功,王绵之先生征其替代犀角可见一斑。

2. 使用要点:牙痛牵引头痛,口气热臭,舌红苔黄,脉滑数。

3. 加减变化:若胃热盛者,加生石膏、芦根;兼肠燥便秘者,加大黄;口干口渴甚者,加玉竹、天花粉;齿衄者,加川牛膝。

4. 现代运用:临床常用于口腔炎、牙周炎、三叉神经痛等属胃火上攻者。

【现代研究】清胃散有保护胃黏膜、镇痛、促小肠动力等作用。

玉女煎

【出处】《景岳全书》

【组成】石膏二至五钱(15~30克)　熟地三至五钱(9~30克)　麦冬二钱(6克)　知母　牛膝各一钱(4.5克)

【用法】上药用水一盅半,煎七分,温服或冷服(现代用法:水煎服)。

【功用】清胃滋阴。

【主治】胃热阴虚。烦热干渴,头痛,牙痛,牙龈出血,舌红苔黄且干。亦治消渴,消谷善饥等。

【方解】玉女煎治疗胃热阴虚。方中石膏清阳明有余之火而不损阴,为君药。熟地黄滋肾水而养阴,为臣药。君臣相配,清胃火而滋肾阴。知母苦寒质润,清、滋两备;麦冬既助石膏润胃燥,又助熟地黄益肾阴,共为佐药。牛膝导热下行,且补肝肾,为佐使药。

【临床应用】

1. 配伍特点与思考:本方名虽称清胃,但病位实则在牙与龈;病性为痛与疡。牙与龈病,实则在胃,虚则在肾。胃火上炎,牙痛、龈肿,且易溃烂。故以黄连、升麻清胃散火、解毒;地黄滋阴、益肾;牡丹皮、当归凉血活血,散血消壅,遏其痈脓。

2. 使用要点:烦热干渴,牙痛齿松,舌红苔黄而干,脉虚数或尺弱。

3. 加减变化:胃火盛者,加山栀、地骨皮;阴虚明显者,加麦冬、玉竹;齿衄量多者,加生地黄、二至丸。

4. 现代运用:临床常用于牙龈炎、糖尿病、急性口腔炎、舌炎等属胃热阴虚者。

【现代研究】玉女煎有抗炎、降血糖等作用。

葛根黄芩黄连汤

【出处】《伤寒论》

【组成】葛根半斤(15克) 甘草炙,三两(6克) 黄芩 黄连各三两(9克)

【用法】上四味,以水八升,先煮葛根,减二升,内诸药,煮取二升,去滓,分温再服(现代用法:水煎服)。

【功用】清肠利湿。

【主治】协热下利。身热下利,胸脘烦热,口干作渴,喘而汗出,舌红苔黄,脉数或促。

【方解】葛根芩连汤治疗协热下利。方中黄连、黄芩,苦寒清热燥湿,解毒止痢,共为君药。葛根,升脾胃清阳,并防苦燥伤阴。为臣药。甘草甘缓和中,并能调和诸药,为佐使。

【临床应用】

1. 配伍特点与思考:对于本方配伍及病症治疗,后世有诸多发挥,可谓见仁见智。方中黄连、黄芩止热利(痢)如神,逾数千年而不爽,此为本质所在。而且现代药理研究证实对痢疾杆菌等细菌均有较强的抗菌、抑菌作用。后世开发之新药黄连素(小檗碱)也是基于这个实践。而葛根于口干、口渴,有表热时可用,无表热时亦可用。

2. 使用要点:身热下利(泄泻,痢疾),胸脘烦热,口干作渴,舌红苔黄,脉数。

3. 加减变化:若里急后重者,加白头翁、木香;有赤白黏冻者,加赤芍、当归。

4. 现代运用:临床常用于急性肠炎、细菌性痢疾、肠伤寒、胃肠型感冒等病症。

【现代研究】葛根芩连汤有抑菌等作用。

白头翁汤

【出处】《伤寒论》

【组成】白头翁二两(15克) 黄柏三两(12克) 黄连三两(4～6克) 秦皮三两(12克)

【用法】上药四味,以水七升,煮取二升,去滓,温服一升,不愈再服一升(现代用法:水煎服)。

【功用】清热解毒,凉血止痢。

【主治】热毒痢疾。腹痛,里急后重,肛门灼热,下痢脓血,赤多白少,渴欲饮水,舌红苔黄,脉弦数。

【方解】白头翁汤治疗热毒痢疾。方中白头翁清热解毒,凉血止痢,为君药。黄连、黄柏,清热燥湿,解毒止痢,助君增效,共为臣药。秦皮苦涩而寒,清热解毒止痢中,兼以收涩,为佐使药。

【临床应用】

1. 配伍特点与思考:热毒痢疾,病机在于湿热毒邪内蕴;病原却是痢疾杆菌作祟。中医清热解毒,凉血止痢有效在先,现代医学明辨病源在后。白头翁、黄连、黄柏、秦皮对痢疾杆菌等皆有良好的抗菌、抑菌作用,使得有效与释源合一则是必然。诚然,尚有更多临床有效而现代无释之药剂者,但假以时日,必有证验。非有效无释,实释之无门。后世治疗时基于刘完素《素问病机气宜保命集》:"行血则便脓自愈,调气则后重自除"理论,增入理气、活血类药物,提高了临床疗效及病患舒适度(避免了大量抗生素使用后细菌分解、内毒素释放所致肠内发酵、胀气等不适),但任用黄连、黄芩、黄柏、白头翁、穿心莲等清热解毒类药物的核心结构亘古未变。

2. 使用要点:下痢赤多白少,腹痛,里急后重,舌红苔黄,脉弦数。

3. 加减变化:若外有表邪,加银花、连翘;里急后重,加木香、枳壳;脓血多者,加赤芍、地榆;腹胀食积者,加槟榔、枳实;如属阿米巴痢疾者,加鸦胆子。

4. 现代运用:临床常用于治疗阿米巴痢疾、细菌性痢疾等病症。

【现代研究】白头翁汤有抗炎、止泻、抑菌、抗内毒素、调节细胞因子、抗溃疡等作用。

芍药汤

【出处】《素问病机气宜保命集》

【组成】芍药一两(15~20克)　当归半两(9克)　黄连半两(5~9克)　槟榔　木香　甘草炒,各二钱(5克)
大黄三钱(9克)　黄芩半两(9克)　官桂二钱半(2~5克)

【用法】上药㕮咀,每服半两(15克),水二盏,煎至一盏,食后温服。清(通"圊")如血痢,则渐加大黄(现代用法:水煎服)。

【功用】调和气血,清热解毒。

【主治】湿热痢。腹痛便脓血,赤白相兼,里急后重,肛门灼热,小便短赤,舌苔黄腻。

【附方】

黄芩汤(《伤寒论》):黄芩三两(9克)、芍药二两(9克)、甘草炙,二两(3克)、大枣擘,十二枚(4枚)。水煎服。功能清热止利,和中止痛。主治热泻热痢。身热,口苦,腹痛下利,舌红苔黄,脉数。

【方解】芍药汤治疗湿热痢疾。方中黄芩、黄连,清热燥湿解毒,共为君药。重用芍药养血和营,缓急止痛;当归养血活血,共同体现"行血则便脓自愈"思想;木香、槟榔,行气导滞,"理气则后重自除",共为臣药。大黄泻下积滞,既增君药清热祛湿之效,复益活血行气药之力,"通因通用";少量肉桂,制约诸药之苦寒,且助活血行气,共为佐药。炙甘草和中调药,配芍药缓急止痛,亦为佐使。

黄芩汤只黄芩一味燥湿清热,解毒止痢;芍药甘草缓急止痛。力量较芍药汤为逊。适用于湿热泄泻,大便不畅,口苦兼身热者。

【临床应用】

1. 配伍特点与思考:本方在仲景任用黄连、黄芩清热解毒药物止痢的基础上,创造性地提出配伍行气、活血类药,减轻腹胀、里急后重及脓血便;而且配伍大黄通因通用,促使湿热邪毒从下而泄,给予出路,减轻了湿热毒邪对机体的损害,舒适了病患,缩短了病程。

2. 使用要点:痢下赤白,腹痛里急,苔腻微黄。

3. 加减变化:如热毒重者,加白头翁、苦参;赤多白少,加赤芍、地榆;腹胀甚者,加枳壳、大腹皮。

4. 现代运用:临床常用于细菌性痢疾、阿米巴痢疾、溃疡性结肠炎、急性肠炎等病症。

【现代研究】芍药汤有调节细胞因子、抗溃疡等作用。

第五节　清虚热

清虚热剂,适用于阴虚发热。可因热病后期,热伏阴分,阴液被伤所致。症见夜热早凉,舌红少苔等;或因肝肾阴虚,虚火内扰,而致骨蒸潮热,盗汗面赤,久热不退等。

青蒿鳖甲汤

【出处】《温病条辨》

【组成】青蒿二钱(6克)　鳖甲五钱(15克)　细生地四钱(12克)　知母二钱(6克)　丹皮三钱(9克)

【用法】上药以水五杯,煮取二杯,日再服(现代用法:水煎服)。

【功用】养阴透热。

【主治】温病后期，阴液耗伤，邪伏阴分，夜热早凉，热退无汗，舌红苔少，脉来细数。

【方解】青蒿鳖甲汤治疗邪伏阴分。方中鳖甲滋阴退热；青蒿清中有透散之力，清热透络，引邪外出，共为君药。吴瑭曾谓："此方有先入后出之妙，青蒿不能直入阴分，有鳖甲领之入也；鳖甲不能独出阳分，有青蒿领之出也。"生地黄滋阴凉血，知母苦寒质润，滋阴降火，助鳖甲以养阴退虚热，共为臣药。牡丹皮泄血中伏火，助青蒿清透阴分伏热，为佐药。

【临床应用】

1. 配伍特点与思考：温（热）病后期，阴虚有热。其热当先析邪之有无。因为，外感类疾病，虽迭经祛邪治疗，但余邪残留之实不容忽视。否则，一味滋阴补液，虽得一时之快，但或迁延不愈，或余烬复燃，功亏一篑，甚或伤殒性命。本方之任青蒿（意同蒿芩清胆汤）；当归六黄汤之用黄连、黄芩、黄柏；清骨散之配青蒿、知母、胡黄连等均非无病呻吟。结核性疾病后期，阴虚或气阴两虚体质的同时，常伴有低热，实为结核分枝杆菌作祟便是一个证例。而内伤类病症之阴虚内热，一则常无潮汐之势，二则其热亦微，可资甄别。

2. 使用要点：夜热早凉，热退无汗，舌红少苔，脉细数。

3. 加减变化：若暮热早凉，汗解渴饮，可去生地黄，加天花粉；兼肺阴虚者，加沙参、麦冬；如用于治疗小儿夏季热，加白薇、地骨皮、荷梗。

4. 现代运用：临床常用于原因不明之发热、各种传染病恢复期低热、慢性肾盂肾炎、肾结核等病症。

【现代研究】青蒿鳖甲汤有促白血病细胞凋亡等作用。

清骨散

【出处】《证治准绳》

【组成】银柴胡一钱五分(5克)　胡黄连　秦艽　鳖甲　地骨皮　青蒿　知母各一钱(3克)　甘草五分(2克)

【用法】水二盅，煎八分，食远服（现代用法：水煎服）。

【功用】清虚热，退骨蒸。

【主治】肝肾阴虚，虚热内扰。骨蒸潮热，或低热日久不退，形体消瘦，唇红颧赤，困倦盗汗，或口渴心烦，舌红少苔，脉细数等。

【附方】

秦艽鳖甲散（《卫生宝鉴》）：地骨皮、柴胡、鳖甲去裙，酥炙，用九肋者，各一两(9克)，秦艽、知母、当归各半两(5克)。上药为细末，每服五钱(15克)，水一盏，青蒿五叶，乌梅一个，煎至七分，去滓。空腹，临卧服（现代用法：水煎服）。功能滋阴养血，清热除蒸。主治阴亏血虚，风邪传里化热之风劳病。骨蒸盗汗，肌肉消瘦，唇红颊赤，口干咽燥，午后潮热，咳嗽，困倦，舌红少苔，脉细数。

【方解】清骨散治疗肝肾阴虚，虚火内扰。方中银柴胡直入阴分清热凉血，善退虚劳骨蒸之热而无苦燥之弊，为君药。知母泻火滋阴以退虚热；胡黄连入血分而清虚热；地骨皮凉血而退有汗之骨蒸，共为臣药。秦艽、青蒿清虚热而透伏热；鳖甲咸寒，既滋阴潜阳，又引药入阴分，同为佐药。甘草调和诸药，并防苦寒之品损伤胃气，为使药。

秦艽鳖甲散重用柴胡、鳖甲、地骨皮，养阴清热与和解祛风药并用，治风劳病之骨蒸盗汗。

【临床应用】

1. 配伍特点与思考：本方所治骨蒸潮热，以热为显，或烦热，或潮热，或骨蒸。阴液不足为次。故重在任用银柴胡、知母、胡黄连、青蒿、秦艽等一众清热、透邪、解毒之品，而所配之地骨皮、鳖甲等益阴之力并不出众。

2. 使用要点：骨蒸潮热，形瘦盗汗，舌红少苔，脉细数。

3. 加减变化:若血虚者,加当归、白芍、生地黄;嗽多者,加阿胶、麦冬、五味子。

4. 现代运用:临床常用于结核病、围绝经期综合征等病症。

当归六黄汤

【出处】《兰室秘藏》

【组成】当归　生地黄　黄芩　黄柏　黄连　熟地黄各等分(6克)　黄芪加一倍(12克)

【用法】上药为粗末,每服五钱(15克),水二盏,煎至一盏,食前服,小儿减半服之(现代用法:水煎服)。

【功用】滋阴泻火,固表止汗。

【主治】阴虚火旺盗汗。发热盗汗,面赤心烦,口干唇燥,大便干结,小便黄赤,舌红苔黄,脉数。

【方解】当归六黄汤治疗阴虚火旺盗汗。方中当归养血增液,平息心火;生地黄、熟地黄滋肾阴。三者合用,阴血充而虚火平,共为君药。黄连清泻心火;黄芩、黄柏泻火除烦,清热坚阴,共为臣药。倍用黄芪实卫固表,为佐药。

【临床应用】

1. 配伍特点与思考:本方组成可归为二类:黄连、黄芩、黄柏清热解毒,祛除余邪;黄芪、当归、生地黄、熟地黄益气养阴补血,滋补阴液之不足。

2. 使用要点:盗汗面赤,心烦溲赤,舌红,脉数。

3. 加减变化:若阴虚而实火较轻者,可去黄连、黄芩,加知母;汗出甚者,加浮小麦、山茱萸;若阴虚阳亢,潮热颧赤突出者,加白芍、龟甲。

4. 现代运用:临床常用于甲状腺功能亢进、结核病、糖尿病、更年期综合征等病症。

【现代研究】当归六黄汤有抗感染等作用。

凡以祛暑药为主组成,具有祛除暑邪的作用,治疗暑病的方剂,称为祛暑剂。

祛暑剂适用于夏月之暑热病症。暑病多表现为:身热,面赤,心烦,小便短赤,舌红脉数。暑、温、热、火均属于温热性病邪,只是由于季节特点,常有贪凉饮冷、夹湿、耗伤气阴等病理变化兼夹。因此,祛暑剂常须兼顾祛暑解表、清暑利湿、补益气阴等治法同用。

第一节　祛暑清热

祛暑清热剂,适用于夏月感受暑热之病,见有身热心烦,汗多口渴等症。

清络饮

【出处】《温病条辨》

【组成】鲜荷叶边二钱(6克)　鲜银花二钱(9克)　丝瓜皮　西瓜翠衣各二钱(6克)　鲜扁豆花一钱(6克)　鲜竹叶心二钱(6克)

【用法】以水二杯,煮取一杯,日二服(现代用法:水煎服)。

【功用】祛暑清热。

【主治】暑热伤肺,邪在气分。身热口渴不甚,头目不清,昏眩微胀,舌淡红,苔薄白。

【方解】清络饮治疗暑热病轻者。方中鲜银花辛凉芳香,清解暑热;鲜扁豆花解暑化湿,共为君药。西瓜翠衣清热解暑,生津止渴;丝瓜络清肺透络,共为臣药。鲜荷叶边清透解暑;竹叶心清心利尿以除烦,共为佐使药。

【临床应用】

1. 配伍特点与思考:此方为暑热外感轻者而设,故用药清轻,祛暑清热,可代茶作防暑剂饮用。

2. 使用要点:身热口渴不甚,头目不清,舌苔薄白。

3. 加减变化:若口渴汗出甚者,加生石膏、知母;暑温伤肺,咳而无痰者,加杏仁、沙参,咽痛有痰者,加桔梗、甘草。

【现代研究】清络饮有抗变态反应等作用。

第二节　祛暑解表

祛暑解表剂,适用于夏日内有暑热或暑湿,外有表邪类病症。

新加香薷饮

【出处】《温病条辨》

【组成】香薷二钱(6克)　银花　鲜扁豆花各三钱(9克)　厚朴二钱(6克)　连翘二钱(9克)

【用法】水五杯,煮取二杯,先服一杯,得汗,止后服,不汗再服,服尽不汗,再作服。

【功用】祛暑解表,清热化湿。

【主治】暑温初起,复感于寒。发热头痛,恶寒无汗,口渴面赤,胸闷不舒,舌苔白腻,脉浮而数者。

【附方】

香薷散(《太平惠民和剂局方》):香薷去土,一斤(500克)、白扁豆微炒、厚朴去粗皮,姜制,各半斤(250克)。上为粗末,每三钱(9克),水一盏,入酒一分,煎七分,去滓,水中沉冷,连吃二服,立有神效(现代用法:水煎服,或加酒少许同煎,温服或凉饮)。功能解表祛暑,化湿和中。主治夏月乘凉饮冷,外感于寒,内伤于湿,致恶寒发热,无汗头痛,头重身倦,胸闷泛恶,或腹痛吐泻,舌苔白腻,脉浮者。

【方解】新加香薷饮治疗暑温初起,复感于寒。方中银花、连翘辛凉透表,祛暑清热,为君药。扁豆花芳香轻清,达表清暑,为臣药。香薷、厚朴,祛暑化湿,调气消闷,共为佐药。

香薷散中香薷辛温芳香,解表散寒,祛暑化湿。既解在表之寒,又化在里之湿,为君药。厚朴行气化湿,为臣药。白扁豆健脾和中,兼能渗湿消暑,为佐药。入酒少许温散以助药力,为使药。

【临床应用】

1. 配伍特点与思考:暑日外感,亦须解表。然暑与热类,故用香薷辛温发汗当伍银花、连翘方能去性存用而不致犯热热之误。暑常夹湿,所以,再益鲜扁豆花、厚朴兼而顾之。虽有阳暑、阴暑之别,但或因夹寒、夹湿,或因解表、化湿,需征用温热类药物时,当配伍清热、清暑类药物同用,并注意配方比例,达到去性存用之目的。

2. 使用要点:发热头痛,恶寒无汗,口渴面赤,舌苔白腻,脉浮而数。

3. 加减变化:暑热重者,加青蒿、滑石;湿偏重者,加佩兰、生薏仁。

4. 现代运用:临床常用于夏季感冒、胃肠型感冒等病症。

【现代研究】香薷散有和胃止痛和调节免疫功能等作用。

第三节　清暑利湿

清暑利湿剂,适用于暑湿类病症。

六一散

【出处】《黄帝素问宣明论方》

【组成】滑石六两(180克)　甘草一两(30克)

【用法】为细末,每服三钱(9克),蜜少许,温水调下,无蜜亦得,日三服;欲冷饮者,新汲水调下亦得(现代用法:为细末,每服9～18克,包煎,或温开水调服,日2～3服)。

【功用】祛暑利湿。

【主治】感受暑湿。身热烦渴,小便不利,或泄泻。

【附方】

1. 益元散(《伤寒直格》):即六一散加辰砂,灯心汤调服。功能:清心祛暑,兼能安神。主治:暑湿兼见惊悸怔忡,失眠多梦者。

2. 碧玉散(《伤寒直格》):即六一散加青黛。功能:祛暑清热。主治:暑湿兼见肝胆郁热,目赤咽痛,或口舌生疮者。

3. 鸡苏散(《伤寒直格》):即六一散加薄荷叶。功能:祛暑解表。主治:暑湿兼见风热外感,头痛头胀,咳嗽不爽者。

【方解】六一散治疗暑湿病症。方中滑石清暑利湿,为君药。少佐甘草和中,并防滑石寒凉伤胃。

益元散中有加朱砂,兼能清心热,安心神。

碧玉散中有加青黛,兼能清肝热,并加强清湿热之力。

鸡苏散中有加薄荷,兼能解表,疏散风热。

【临床应用】

1. 配伍特点与思考:六一散是暑日习用基础方之一,药虽两味,但祛暑、清热、利湿兼施,并可作为扑粉使用。

2. 使用要点:身热烦渴,小便不利,或泄泻。

3. 加减变化:暑热重者,加寒水石(天泉散即以寒水石易滑石)。

4. 现代运用:临床常用于膀胱炎、尿道炎等属湿热者。

【现代研究】六一散外用有促使创面愈合作用。

桂苓甘露饮

【出处】《黄帝素问宣明论方》

【组成】茯苓去皮,一两(30克)　甘草炙,二两(6克)　白术半两(12克)　泽泻一两(15克)　官桂去皮,半两(3克)　石膏二两(30克)　寒水石二两(30克)　滑石四两(30克)　猪苓半两(15克)

【用法】为末,每服三钱(9克),温汤调下,新汲水亦得,生姜汤尤良。小儿每服一钱(3克),用如上法(现代用法:作汤剂,用量按原方比例酌减,水煎服)。

【功用】祛暑清热,化气利湿。

【主治】中暑受湿。发热头痛,烦渴引饮,小便不利,以及霍乱吐下。

【方解】桂苓甘露饮治疗中暑受湿。该方由五苓散、六一散合方加石膏、寒水石而成。方中滑石清解暑热,利水渗湿,为君药。生石膏、寒水石助滑石清解暑热,共为臣药。猪苓、茯苓、泽泻利水渗湿;白术健脾燥湿;官桂助膀胱气化使湿从小便而出,并能监制诸药之苦寒,共为佐药。甘草调和诸药且能健脾为使。

【临床应用】

1. 配伍特点与思考:暑病虽谓暑常夹湿,但临证应注意辨别两者或有偏颇。此方以寒水石、石膏、滑石清泄暑热;以五苓散(以官桂易桂枝)温化行水利湿。此外,用官桂,既可以理解为气化,也可能是兼顾夹杂夏日饮冷、贪凉之因素。

2. 使用要点:发热头痛,烦渴引饮,小便不利,以及霍乱吐下。

3. 加减变化:若暑热明显者,加黄连、竹叶;口渴较甚者,加芦根、天花粉;气虚者,加生黄芪、太子参。

4. 现代运用:临床常用于夏季感冒、胃肠型感冒、流行性感冒等病症。

第四节　清暑益气

清暑益气剂,适用于暑热兼有气阴不足类病症。

清暑益气汤(《温热经纬》)

【出处】《温热经纬》

【组成】西洋参(5克)　石斛(15克)　麦冬(9克)　黄连(3克)　竹叶(6克)　荷梗(15克)　知母(6克)甘草(3克)　粳米(15克)　西瓜翠衣(30克)(原书未注用量)

【用法】水煎服。

【功用】清暑益气,养阴生津。

【主治】中暑受热,气津两伤。身热汗多,心烦口渴,小便短赤,体倦少气,精神不振,脉虚数。

【附方】

清暑益气汤(《脾胃论》):黄芪汗少、减五分、苍术泔浸,去皮,以上各一钱五分(4.5克),升麻一钱(3克),人参去芦、泽泻、炒曲、橘皮、白术以上各五分(2克),麦门冬去心、当归身、炙甘草以上各三分(2克),青皮去白,二分半(1.5克),黄柏酒洗,去皮,二分或三分(2克),葛根二分(1.5克),五味子九枚(2克)。水煎服。功能清暑益气,除湿健脾。主治平素气虚,又受暑湿。身热头痛,口渴自汗,四肢困倦,不思饮食,胸满身重,大便溏薄,小便短赤,苔腻,脉虚。

【方解】《温热经纬》清暑益气汤治疗中暑身热,气津两伤。方中西瓜翠衣清热解暑,益气生津;西洋参益气生津,养阴清热,共为君药。荷梗助西瓜翠衣清热解暑;石斛、麦冬助西洋参养阴生津,共为臣药。黄连泻火坚阴;知母泻火滋阴;竹叶清热除烦,均为佐药。甘草、粳米益胃和中,共为使药。

《脾胃论》清暑益气汤较《温热经纬》清暑益气汤清暑生津之力稍逊,偏于健脾燥湿,用于元气本虚,伤于暑湿。

【临床应用】

1. 配伍特点与思考:暑热之邪最易耗气伤阴,所以,本方以西洋参、石斛、麦冬、粳米等一众益气养阴药物同用,但与前述青蒿鳖甲汤、当归六黄汤配伍启示一般:有身热、心烦等症存在时仍须注意余邪未尽之实,故黄连、竹叶、知母等不可或缺。

2. 使用要点:体倦少气,口渴汗多,脉虚数。

3. 加减变化:若暑热较盛,加生石膏;暑热夹湿,苔白腻者,去麦冬、石斛、知母,加藿香、六一散等;用于小儿夏季热者,去黄连、知母,加白薇、地骨皮。

4. 现代运用:临床常用于小儿夏季热等病症。

【现代研究】《温热经纬》清暑益气汤有抑菌、抗内毒素等作用。

凡以温热药为主组成,具有温里助阳,散寒通脉作用,治疗里寒类病症的方剂,称为温里剂。

里寒或缘于外来,或因于内生。症见畏寒肢凉,喜温蜷卧,面色苍白,口淡不渴,小便清长,脉沉迟或缓等。

第一节　温中祛寒

温中祛寒剂,适用于中焦虚寒类病症。症见脘腹疼痛,呕恶下利,不思饮食,肢体倦怠,手足不温,舌苔白滑,脉沉细或沉迟等。

理中丸

【出处】《伤寒论》

【组成】人参　干姜　甘草炙　白术各三两(90克)

【用法】上四味,捣筛,蜜和为丸,如鸡子黄许大(9克)。以沸汤数合,和一丸,研碎,温服之,日三四服,夜二服。腹中未热,益至三四丸,然不及汤。汤法:以四物依两数切,用水八升,煮取三升,去滓,温服一升,日三服。服汤后,如食顷,饮热粥一升许,微自温,勿发揭衣被(现代用法:上药共研细末,炼蜜为丸,重9克,每次1丸,温开水送服,每日2～3次。或作汤剂,用量按原方比例酌减,水煎服)。

【功用】温中祛寒,补气健脾。

【主治】

1. 脾胃虚寒:自利不渴,呕吐腹痛,不欲饮食,以及霍乱等。

2. 阳虚失血。

3. 小儿慢惊:病后喜唾涎沫,以及胸痹等由中焦虚寒所致者。

【附方】

1. 附子理中丸(《阎氏小儿方论》):人参去芦、白术剉、干姜炮、甘草炙、剉黑附子炮,去皮脐,各一两(30克)。为细末,炼蜜和匀,一两作十丸,每服一丸,水一盏,化开,煎及七分,稍热服,食前。小儿分作三二服,大小以意加减。功能温阳祛寒,益气健脾。主治脾胃虚寒,风冷相乘。心痛,霍乱吐利转筋。《太平圣惠和剂局方》也载有此丸,组成相同,各四两(120克),蜜丸,每两作十丸,服法及功能相同(现代用法:为末,蜜丸,每服6～9克,日服2～3次)。但主治为:脾胃冷弱,心腹绞痛,呕吐泄利,霍乱转筋,体冷微汗,手足厥寒,心下逆满,腹中雷鸣,呕哕不止,饮食不进,及一切沉寒痼冷,并皆治之。

2. 理中化痰丸(《明医杂著》):人参、白术_炒、干姜、甘草_炙、茯苓、半夏_{姜制}(原书未注用量)。为末,(水泛)丸桐子大,每服四五十丸,白滚汤下(现代用法:为末,蜜丸,每服6~9克,日服2~3次)。功能益气健脾,温化痰涎。主治脾胃虚寒,痰涎内停,呕吐少食,或大便不实,饮食难化,咳唾痰涎。此属中气虚弱,不能统涎归原也。

3. 桂枝人参汤(《伤寒论》):人参_{三两(6克)}、桂枝_{去皮,四两(6克)}、甘草_{炙,四两(9克)}、白术_{三两(9克)}、干姜_{三两(5克)}。上五味,以水九升,先煮四味,取五升,内桂,更煮,取三升,去滓,温服一升,日再夜一服(现代用法:水煎服)。功能温里解表,益气消痞。主治太阳病,外证未除而数下之,遂协热下利,利下不止,心下痞鞕,表里不解者。

【方解】理中丸治疗脾胃虚寒。方中干姜温里散寒,扶阳抑阴,为君药。人参补气健脾,为臣。君臣相配,温中健脾。白术健脾燥湿,为佐药。甘草与诸药等量,一则助人参、白术益气;二则缓急止痛;三则调和诸药。为佐使药。

附子理中丸为理中丸加附子,温里作用尤强,适用于脾胃虚寒之重证或脾肾阳虚者。

理中化痰丸为理中丸加半夏、茯苓,温化痰饮力量增强,适用于脾胃虚寒兼有痰饮者。

桂枝人参汤为理中丸加桂枝,温阳之力增强,并能兼顾表寒,表里同治,适用于脾胃虚寒而外感风寒者。

【临床应用】

1. 配伍特点与思考:本方人参、白术、炙甘草补益脾胃;干姜温中补虚散寒。专为脾胃虚弱、中阳虚怯而设。其健脾益气基本结构启迪宋《太平惠民和剂局方》四君子(加茯苓去干姜)汤功成名就。其干姜之用,一缘于东汉时期天气寒冷,政治、军事动乱,民不聊生,体质虚寒可能;二是因为仲景所治伤寒,迭经发汗解表、清热、泻下等治疗后,有脾胃受戕、中土虚寒之遗。

2. 使用要点:脘腹绵绵作痛,呕吐便溏,畏寒肢冷,舌淡,苔白,脉沉细。

3. 加减变化:若虚寒甚者,加附子、肉桂;呕吐甚者,加生姜、半夏;下利甚者,加茯苓、白扁豆;阳虚失血者,易干姜为炮姜炭,加灶心土、艾叶;胸痹,加薤白、枳实。

4. 现代运用:临床常用于急慢性胃肠炎、消化性溃疡、胃痉挛、胃下垂、胃扩张、慢性结肠炎等病症。

【现代研究】理中丸有温中健脾、抗疲劳等作用。

吴茱萸汤

【出处】《伤寒论》

【组成】吴茱萸_{洗,一升(9克)}　人参_{三两(9克)}　生姜_{切,六两(18克)}　大枣_{擘,十二枚(4枚)}

【用法】上四味,以水七升,煮取二升,去滓。温服七合,日三服(现代用法:水煎服)。

【功用】温中补虚,降逆止呕。

【主治】

1. 胃中虚寒,食谷欲呕,胸膈满闷,或胃脘痛,吞酸嘈杂。

2. 厥阴头痛,干呕吐涎沫。

3. 少阴吐利,手足逆冷,烦躁欲死。

【方解】吴茱萸汤治疗肝胃虚寒,浊阴上逆。方中吴茱萸温胃暖肝,和胃降逆止呕,为君药。重用生姜温胃散寒,降逆止呕,为臣药。君臣相合,温胃降逆之力尤强。人参益气健脾,为佐药。大枣合人参能补益脾气,合生姜能调理脾胃且调和诸药,用为佐使。

【临床应用】

1. 配伍特点与思考:本方重在止吐、暖中,所以,吴茱萸与生姜同用;人参、大枣补虚缓中,且生姜、大枣既能调和脾胃,又可制约吴茱萸燥烈、味异之弊。

2. 使用要点：食后欲吐，或巅顶头痛，干呕吐涎沫，畏寒肢冷，舌淡苔白滑，脉弦细而迟。

3. 加减变化：若呕吐较甚者，加半夏、陈皮；头痛较甚者，加川芎、白芷；肝胃虚寒重者，加干姜、乌药。

4. 现代运用：临床常用于慢性胃炎、妊娠呕吐、神经性呕吐、神经性头痛、耳源性眩晕等病症。

【现代研究】吴茱萸汤有回阳固脱、抗溃疡、调控色氨酸羟化酶、止呕吐、调节肠功能、抗肿瘤和促康复等作用。

小建中汤

【出处】《伤寒论》

【组成】芍药六两(18克)　桂枝去皮，三两(9克)　炙甘草二两(6克)　生姜切，二两(10克)　大枣十二枚(4枚)

饴糖一升(30克)

【用法】上六味，以水七升，先煮五味，取三升，去滓，内饴，更上微火消解，温服一升，日三服(现代用法：五味水煎二次，取汁，兑入饴糖，分二次温服)。

【功用】温中补虚，和里缓急。

【主治】虚劳里急。腹中时痛，温按则痛减，舌淡苔白，脉细而缓，或心中悸动，虚烦不宁，面色无华，或四肢酸楚，手足烦热，咽干口燥。

【附方】

1. 黄芪建中汤(《金匮要略》)：即小建中汤加黄芪一两半(9克)。水煎服。功能温中补气，和里缓急。主治虚劳里急，诸不足。

2. 当归建中汤(《千金翼方》)：即小建中汤加当归四两(12克)。水煎服。功能温补气血，缓急止痛。主治产后虚羸不足。腹中疠痛不止，吸吸少气，或者小腹拘急，痛引腹背，不能饮食。

【方解】小建中汤治疗虚劳里急。方中重用饴糖温补脾胃，缓急止痛，为君药。桂枝温中阳，祛寒气；白芍养营阴，缓肝急，止腹痛，共为臣药。生姜温胃散寒；大枣补脾益气，共为佐药。炙甘草益气补中，调和诸药，用为佐使。

黄芪建中汤加且重用黄芪，意在增强益气建中之力。

当归建中汤为加当归而成，意在温补气血，缓急止痛。

【临床应用】

1. 配伍特点与思考：本方由桂枝汤倍用芍药，再加饴糖而成。桂枝汤列仲景群方之首，并不只是缘于其为解表名方，而是在于其创立调和营卫之妙。营卫是一对范畴，营气与卫气，营阴与卫阳，再可延及表邪与卫虚等。桂枝汤中并有生姜、大枣另一对调和药对。姜枣相配，外可调体表之营卫，内可调在里脾胃之营卫。桂枝汤中桂枝、芍药同量，生姜三两，则偏行于表。而小建中汤，芍药倍量于桂枝，复加饴糖一升，则治偏于里，调和脾胃之营卫气血不和。

2. 使用要点：腹中拘急疼痛，喜温喜按，舌淡，脉细弦。

3. 加减变化：若寒重，加干姜、乌药；兼有气滞者，加木香、枳壳；便溏者，加白术、山药；面色萎黄、短气神疲者，加人参、龙眼肉。

4. 现代运用：临床常用于消化性溃疡、慢性肝炎、慢性胃炎、神经衰弱、再生障碍性贫血、功能性发热等病症。

【现代研究】小建汤有保护胃黏膜、促胃动力、抗炎等作用。

大建中汤

【出处】《金匮要略》

【组成】蜀椒炒去汗，二合(3克)　　干姜四两(4.5克)　　人参二两(6克)

【用法】上三味，以水四升，煮取二升，去滓，内胶饴一升(30克)，微火煮取一升半，分温再服，如一炊顷，可饮粥二升，后更服，当一日食糜粥，温覆之(现代用法：三味水煎二次，取汁，兑入饴糖，分二次温服)。

【功用】温中补虚，降逆止痛。

【主治】中阳衰弱，阴寒内盛。心胸中大寒痛，呕不能食，腹中寒，上冲皮起，见有头足，上下痛而不可触近，舌苔白滑，脉细紧，甚则肢厥脉伏；或腹中辘辘有声。

【方解】大建中汤治疗中阳衰弱，阴寒内盛。方中川椒温中散寒，止痛，为君药。干姜助川椒散寒，温暖脾胃，为臣药。人参补脾益气；饴糖缓急止痛，共为佐药。

【临床应用】

1. 配伍特点与思考：大建中汤与理中丸相较，均用人参、干姜二味，但前者用蜀椒、饴糖，后者用白术、甘草；且一汤一丸。说明大建中汤所治寒重，腹痛、呕吐较甚，后者脾胃虚弱占先；汤为急症所设，丸为缓图而制。病症轻重、缓急程度之异可以立判。

2. 使用要点：胸脘疼痛，呕而不能食，舌淡苔白，脉沉弦或迟。

3. 加减变化：若气滞明显者，加制香附、枳壳；呕吐痰涎者，加姜半夏、陈皮；兼泻利者，加薤白、白豆蔻。

4. 现代运用：临床常用于小儿功能性便秘、胃溃疡、阳痿等病症。

【现代研究】大建中汤有促进肠管运动、增加肠管血流等作用。

第二节　回阳救逆

回阳救逆剂，适用于阳气衰微，阴寒内盛，甚或阴盛格阳、戴阳的危重病症。症见厥逆，精神萎靡，恶寒蜷卧，甚或冷汗淋漓，脉微欲绝等。

四逆汤

【出处】《伤寒论》

【组成】附子生用，去皮，一枚，破八片(5～10克)　　干姜一两半(6～9克)　　甘草炙，二两(6克)

【用法】上三味，以水三升，煮取一升三合，去滓，分温再服。强人可大附子一枚，干姜三两(现代用法：水煎服)。

【功用】回阳救逆。

【主治】心肾阳衰寒厥。四肢厥逆，恶寒蜷卧，面色苍白，呕吐不渴，腹痛下利，神衰欲寐，舌苔白滑，脉象微细。

【附方】

1. 干姜附子汤(《伤寒论》)：干姜一两(3～5克)、附子生用，去皮，一枚，破八片(5～10克)。上二味，以水三升，煮取一升，去滓，顿服(现代用法：水煎服)。功能回阳除躁。主治下之后，复发汗，昼日烦躁不得眠，夜而安静，不呕不渴，无表证，脉沉微，身无大热者。

2. 四逆加人参汤(《伤寒论》)：即四逆汤加人参一两(3克)，另煎兑服。服法如四逆汤。功能回阳益气，救逆固脱。主治四肢厥逆，恶寒蜷卧，脉微而复自下利，利虽止而余证仍在(当有"神衰欲寐")。

3. 通脉四逆汤(《伤寒论》):甘草炙,二两(6克)、附子大者一枚,生用,去皮,破八片(5～10克)、干姜三两,强人可用四两(9～12克)。上三味,以水三升,煮取一升三合,去滓,分温再服。其脉即出者愈。功能回阳通脉。主治少阴病,下利清谷,里寒外热,手足厥逆,脉微欲绝,身反不恶寒,其人面色赤,或利止,脉不出等。若吐已下断,汗出而厥,四肢拘急不解,脉微欲绝者,加猪胆汁半合(10毫升),名通脉四逆加猪胆汁汤。分温再服,其脉即来。无猪胆,以羊胆代之。

4. 白通汤(《伤寒论》):葱白四茎、干姜一两(6克)、附子生用,去皮,一枚,破八片(5～10克)。上三味,以水三升,煮取一升,去滓,分温再服。功能破阴回阳,宣通上下。主治少阴病,阴盛戴阳。手足厥逆,下利,脉微,面赤者。若"利不止,厥逆无脉,干呕,烦者",加猪胆汁一合(20毫升),人尿五合(100毫升),名白通加猪胆汁汤。

5. 参附汤(《正体类要》):人参四钱(9克)、附子炮,去皮,三钱(6克)。水煎服,阳气脱陷者倍用。功能回阳固脱。主治阳气暴脱。手足逆冷,头晕气短,汗出脉微。

【方解】四逆汤治疗心肾阳衰寒厥。方中附子温壮元阳,破散阴寒,回阳救逆,为君药。干姜温中散寒,助阳通脉,为臣药。君臣相配,温先天而生后天,温后天而养先天。温里回阳之力大增。炙甘草,一则益气补中,治虚寒之本;二则缓和附子、干姜燥烈之性;三则调和药性。为佐使药。

干姜附子汤虽较四逆汤少一味甘草,但煎后顿服,意在阳虚有阴伤之虞,急用以回阳除躁,以防阳密不固,阴气外逸。

四逆加人参汤在四逆汤基础上加人参意在补益气阴,回阳防脱。

通脉四逆汤实质是四逆汤加重剂量变化而成。用于较四逆汤重时(出现阳越、戴阳)。

白通汤是去了甘草加葱白而成。意在不用甘草之缓,而在急于温通升举阳气。如阴虚,阳气失于维系,则加猪胆汁、人尿滋阴引阳潜回。

参附汤为峻补阳气以救暴脱之剂。凡大病虚极欲脱,产后或月经暴行崩漏,或痈疡久溃,血脱阳亡等,均可应用急救。

【临床应用】

1. 配伍特点与思考:四逆汤系列皆为救急而设,阳气衰脱,离则身亡。故急以生附子、干姜、人参等救急回阳,挽生命于濒危之际;炙甘草益气之外,并能制约生附子、干姜燥烈偏颇之性。早在数千年之前的东汉时期便有如此急救意识与有效药剂,不止说明中医之历史悠久,更体现其博大精深,成就斐然。

2. 使用要点:四肢厥逆,神衰欲寐,面色苍白,脉微细。

3. 现代运用:临床常用于心肌梗死、心力衰竭、急性胃肠炎吐泻过多或急症大汗等休克病症。

4. 注意事项:此类病症当以结合现代医学急救措施为主;服药后出现呕吐等格拒现象者,可热药凉(冷)服。

【现代研究】四逆汤有保护器官、保护血管内膜、抗炎症反应、调节血管活性物质、抗心肌纤维化等作用。

参附汤有回阳救逆、保护心肌、促造血干细胞归巢、调节免疫功能等作用。

回阳救急汤(《伤寒六书》)

【出处】《伤寒六书》

【组成】熟附子(9克)　干姜(5克)　人参(6克)　甘草炙(5克)　白术炒(9克)　肉桂(3克)　陈皮(6克)　五味子(3克)　茯苓(9克)　半夏制各(9克)(原书未注用量)

【用法】水二盅,姜三片,煎之,临服入麝三厘(0.1克)调服。中病以手足温和即止,不得多服(现代用法:水煎服,麝香冲服)。

【功用】回阳救急,益气生脉。

【主治】真阳衰微。四肢厥冷,神衰欲寐,恶寒蜷卧,吐泻腹痛,口不渴,或身寒战栗,或指甲口唇青紫,或吐涎沫,舌淡苔白,脉沉微,甚或无脉。

【附方】

回阳救急汤(《重订通俗伤寒论》):黑附块三钱(9克)、紫瑶桂五分(1.5克)、别直参二钱(6克)、原麦冬辰砂染,三钱(9克)、川姜二钱(6克)、姜半夏一钱(3克)、湖广术钱半(5克)、北五味三分(1克)、炒广皮八分(3克)、清炙草八分(3克)、真麝香三厘(0.1克)。水煎服。功能回阳生脉。主治少阴病下利脉微,甚则利不止,肢厥无脉,干呕心烦。

【方解】《伤寒六书》回阳救急汤治疗真阳衰微。该方以四逆汤合六君子汤,再加肉桂、五味子、麝香、生姜而成。方中附子配干姜、肉桂,温里回阳,祛寒通脉。六君子汤补益脾胃,固守中土,并能除阳虚水泛所生痰饮。人参配附子,益气回阳以固脱;配五味子益气补心以生脉。麝香通行经脉,与五味子酸收配合,则散中有收,无浮越之虞。

《重订通俗伤寒论》回阳救急汤治疗阳衰阴竭。较前方去茯苓,加麦冬,有合生脉饮之意。

【临床应用】

1. 配伍特点与思考:本方与四逆汤相较,易生附子为熟附子,熟附子虽不及生附子药力之峻猛,但通过配伍人参、肉桂,不仅减轻了单味附子的用量、使其毒性明显降低,而且也能达至回阳救急,益气生脉的目的。这便是方剂通过配伍减毒增效的灵魂所在。方中并加用五味子、白术、茯苓益气养阴,陈皮、半夏调中和胃,顾护后天,利于身体机能恢复。

2. 使用要点:四肢厥冷,神衰欲寐,下利腹痛,脉微或无脉。

3. 加减变化:若呕吐涎沫,或少腹痛者,加盐炒吴茱萸;泄泻不止者,加升麻、黄芪;呕吐不止者,加生姜汁。

4. 现代运用:临床常用于急性胃肠炎吐泻过多、心源性休克、冠心病心绞痛、慢性心力衰竭等病症。

【现代研究】回阳救急汤有强心、降低外周血管阻力和降压、增加冠状动脉流量和心排血量,保护缺血心肌、增加尿量,改善肢冷、发绀、出汗等症状,止痛、调节免疫功能等作用。

第三节　温经散寒

温经散寒剂,适用于寒凝经脉类病症。症见手足厥寒,或肢体疼痛等。

当归四逆汤

【出处】《伤寒论》

【组成】当归三两(12克)　桂枝　芍药各三两(9克)　细辛三两(1.5克)　甘草炙,二两(5克)　通草二两(3克)　大枣擘,二十五枚(8枚)

【用法】上七味,以水八升,煮取三升,去滓,温服一升,日三服(现代用法:水煎服)。

【功用】温经散寒,养血通脉。

【主治】

1. 阳气不足而又血虚,外受寒邪。手足厥寒,舌淡苔白,脉细欲绝或沉细。

2. 寒入经络,腰、股、腿、足疼痛。

【附方】

1. 当归四逆加吴茱萸生姜汤(《伤寒论》):即当归四逆汤加吴茱萸二升(5克)、生姜半斤(15克),改用水、酒各六升,煮取五升,去滓,温分五服。功能温经散寒,养血通脉,和中止呕。主治血虚寒厥,手足厥冷,兼寒邪在胃,呕吐腹痛者。

2. 黄芪桂枝五物汤(《金匮要略》):黄芪三两(12克)、芍药三两(9克)、桂枝三两(9克)、生姜六两(12克)、大枣十二枚(4枚)。水煎服。功能益气温经,和经通痹。主治血痹。肌肤麻木不仁,脉微涩而紧。

【方解】当归四逆汤治疗血虚寒厥。方中当归养血和血;桂枝温经散寒,温通血脉,共为君药。细辛温经散寒,助桂枝温通血脉;白芍养血和营,助当归补益营血,共为臣药。通草通经脉,畅血行;大枣、甘草益气健脾养血,共为佐药。重用大枣,既合当归、白芍以补营血,又能防桂枝、细辛燥烈太过。甘草兼能调和诸药,又为使药。

当归四逆加吴茱萸生姜汤适用于平素内有久寒,或寒邪在胃兼见呕吐腹痛,或便溏者。

黄芪桂枝五物汤为桂枝汤去甘草加黄芪而成。主治虚人受风,邪滞血脉,凝涩不通而致肌肤麻木不仁之血痹。

【临床应用】

1. 配伍特点与思考:本方为桂枝汤去生姜倍大枣,加当归、细辛、通草而成。此治四逆仅指四肢逆冷,伴有肢体疼痛,属营卫不和,血虚寒凝,经脉不畅所致。绝非四逆汤之阳气衰微,脉微细欲绝之四肢厥冷可类。

2. 使用要点:手足厥寒,舌淡苔白,脉细欲绝。

3. 加减变化:治腰、股、腿、足疼痛属血虚寒凝者,加续断、牛膝、鸡血藤、木瓜;妇女血虚寒凝之经期腹痛,及男子寒疝、睾丸掣痛,牵引少腹冷痛、肢冷脉弦者,加乌药、小茴香、香附。

4. 现代运用:临床常用于血栓闭塞性脉管炎、无脉症、雷诺病、小儿麻痹、冻疮、痛经、肩周炎、风湿性关节炎等病症。

【现代研究】当归四逆汤有抑制子宫收缩、抗凝、抗炎镇痛等作用。

凡以补益药为主组成,具有补益人体气、血、阴、阳等作用,治疗各种虚损类病症的方剂,称为补益剂。

人体虚损不足不外先天不足,或后天失调两途。可以落实到相应的脏腑;而从虚损的性质而言,可分为气虚、血虚、阴虚、阳虚等基本类型,并可表现为气血不足,阴阳两虚等。

补益剂只用于虚损类病症,如尚有余邪,或兼见气滞、瘀血、痰饮、水湿、食积、肿瘤等病理因素时,当先祛其邪,或扶正与祛邪共行。此外,补益剂滋味浓厚,宜慢火久煎,或选择丸剂、膏剂服用。

第一节 补 气

补气剂,适用于气虚类病症。症见肢体倦怠乏力,少气懒言,语音低微,动则气促,面色㿠白,食少便溏,舌淡苔白,脉虚弱。甚或虚热自汗,或脱肛,或子宫脱垂,或胃下垂,或重症肌无力等。气虚类病症以肺脾气虚较为常见,并根据夹湿、气滞、气陷等不同而配合利水渗湿、行气、升提类药物同用。

四君子汤

【出处】《太平惠民和剂局方》

【组成】人参去芦(12克)　白术　茯苓去皮(各9克)　甘草炙(6克)(原方各等分)

【用法】为细末,每服二钱(15克),水一盏,煎至七分,通口服,不拘时,入盐少许,白汤点亦得(现代用法:水煎服)。

【功用】益气健脾。

【主治】脾胃气虚。面色㿠白,语声低微,四肢无力,食少便溏,舌质淡,脉细缓。

【附方】

1. 异功散(《小儿药证直诀》):人参切,去顶、茯苓去皮、白术、陈皮锉、甘草各等分(6克)。上为细末,每服二钱(6克)。水一盏,加生姜五片,大枣二个,同煎至七分,食前温服,量多少与之。功能益气健脾,行气化滞。主治脾胃气虚兼气滞。饮食减少,大便溏薄,胸脘痞闷不舒,或呕吐泄泻等。

2. 六君子汤(《医学正传》):即四君子汤加陈皮一钱(3克)、半夏一钱五分(4.5克)。上为末,作一服,加大枣二枚,生姜三片,新汲水煎服。功能益气健脾,燥湿化痰。主治脾胃气虚兼痰湿。食少便溏,胸脘痞闷,呕逆等。

3. 香砂六君子汤（《古今名医方论》）：人参—钱(3克)、白术二钱(6克)、茯苓二钱(6克)、甘草七分(2克)、陈皮八分(2.5克)、半夏—钱(3克)、砂仁八分(2.5克)、木香七分(2克)。上加生姜二钱(6克)，水煎服。功能益气健脾，行气化痰。主治脾胃气虚，痰阻气滞。呕吐痞闷，不思饮食，脘腹胀痛，消瘦倦怠，或气虚肿满。

4. 保元汤（《博爱心鉴》）：黄芪二钱(9克)、人参—钱(3克)、炙甘草—钱(3克)、肉桂五分(1.5克)(原书无用量，今据《景岳全书》补)。上加生姜一片，水煎，不拘时服。功能益气温阳。主治虚损劳怯，元气不足。倦怠乏力，少气畏寒；以及小儿痘疮，阳虚顶陷，不能发起灌浆。

【方解】四君子汤治疗脾胃气虚。方中人参补气健脾，为君药。白术健脾燥湿，助人参益气助运，为臣药。茯苓健脾渗湿，为佐药。与白术相配，健脾祛湿之力益著。炙甘草益气和中，调和诸药，为使药。

异功散为加陈皮而成，意在治疗脾胃气虚兼有气滞者。

六君子汤为加半夏、陈皮而成，意在治疗脾胃气虚兼有痰湿者。

香砂六君子汤是在六君子汤基础上再加木香、砂仁而成，意在治疗脾胃气虚兼有痰阻气滞者。

保元汤在人参、黄芪、炙甘草补气基础上加肉桂而成，益气温阳，适用于小儿元气不足者。

【临床应用】

1. 配伍特点与思考：本方与理中丸相较，少干姜而多茯苓。脾胃虚弱同而有无中寒者异。气虚乃阳虚之基，且可与血虚、阴虚相兼。因此，本方也成为治疗虚弱类病症方剂的基本配伍结构。

2. 使用要点：面色㿠白，食少，气短乏力，舌淡苔白，脉虚弱。

3. 加减变化：若呕吐者，加半夏；胸膈痞满者，加枳壳、陈皮；惊悸失眠者，加酸枣仁；兼畏寒肢冷，脘腹疼痛者，加桂枝、干姜。

4. 现代运用：临床常用于慢性胃炎、消化性溃疡等病症。

【现代研究】四君子汤有益气健脾、补血、保护脏器、抗疲劳、调节胃肠功能、调节肠道菌群、调节免疫功能、抗衰老、增强记忆力、调节内分泌、抗心律失常、抑真菌、减毒等作用。

香砂六君丸有促胃肠动力、保护胃黏膜、调节血脂等作用。

保元汤有调节免疫功能、保护肝脏等作用。

参苓白术散

【出处】《太平惠民和剂局方》

【组成】莲子肉去皮，一斤(500克)　薏苡仁一斤(500克)　缩砂仁一斤(500克)　桔梗炒令深黄色，一斤(500克)
白扁豆姜汁浸，去皮，微炒，一斤半(750克)　白茯苓　人参去芦　甘草　白术　山药各二斤(1 000克)

【用法】为细末，每服二钱(6克)，枣汤调下，小儿量岁数加减服之(现代用法：作汤剂，用量按原方比例酌减，水煎服)。

【功用】益气健脾，渗湿止泻。

【主治】脾虚湿盛。食少，便溏，或泻，或吐，四肢乏力，形体消瘦，胸脘闷胀，或心悸，面色萎黄，舌苔白腻，质淡红，脉细或虚缓。

【附方】

七味白术散（《小儿药证直诀》）：人参二钱五分(6克)，茯苓、炒白术各五钱(12克)，甘草—钱(3克)，藿香叶五钱(12克)，木香二钱(6克)，葛根五钱至一两(15～30克)。为粗末，每服二钱(6克)，水煎服(现代用法：水煎服)。功能健脾益气，和胃生津。主治脾胃虚弱，津虚内热。呕吐泄泻，肌热烦渴。

【方解】参苓白术散治疗脾虚湿盛。方中人参、茯苓、白术，益气健脾渗湿，共为君药。山药、莲子助君药健脾益气，兼能止泻；白扁豆、薏苡仁助茯苓、白术健脾渗湿，均为臣药。佐以砂仁醒脾和胃，行气化滞。桔梗宣肺利气，通调水道，协调脾肺气机；炒甘草健脾和中，调和诸药，共为佐使。

七味白术散为四君子汤加藿香叶、木香、葛根而成。意在治疗小儿脾虚呕吐、泄泻见烦热、口渴津伤者。

【临床应用】

1. 配伍特点与思考：本方在四君子汤基础上加用山药、莲子、薏苡仁、砂仁、桔梗而成，并易汤为散。补益脾胃，渗湿行气，意在缓图。用于脾虚湿盛类病症。

2. 使用要点：脾虚诸症及泄泻、舌苔白腻，脉虚缓。

3. 加减变化：若兼里寒腹痛，加乌药、干姜。

4. 现代运用：临床常用于慢性胃肠炎、贫血、慢性支气管炎、慢性肾炎及带下等病症。

【现代研究】参苓白术散有调节胃肠功能、调节肠道菌群及化疗助效等作用。

补中益气汤

【出处】《脾胃论》

【组成】黄芪五分，病甚，劳役热甚者一钱(15～20克)　甘草炙，五分(9克)　人参去芦，三分(6克)　当归酒焙干或晒干，二分(3克)　橘皮不去白，二分(6克)　升麻三分(3克)　柴胡三分(3克)　白术三分(10克)

【用法】上药㕮咀，都作一服，水二盏，煎至一盏，量气弱气盛，临病斟酌水盏大小，去滓，食远，稍热服(现代用法：作汤剂，水煎服。或作丸剂，每服10～15克，日服2～3次，温开水或姜汤送服)。

【功用】补中益气，升阳举陷。

【主治】

1. 脾胃气虚。发热自汗，渴喜温饮，少气懒言，体倦肢软，面色㿠白，大便溏而不畅，脉洪而虚，舌质淡，苔薄白。

2. 脱肛，子宫下垂，久泻，久痢及久疟等，气虚下陷，清阳不升诸证。

【附方】

1. 升阳益胃汤(《内外伤辨惑论》)：黄芪二两(30克)，半夏汤洗、人参去芦、甘草炙，各一两(15克)，独活、防风、白芍药、羌活各五钱(9克)，橘皮四钱(6克)，茯苓、柴胡、泽泻、白术各三钱(5克)，黄连一钱(1.5克)。上㕮咀，每服三钱至五钱(15克)。加生姜五片，大枣二枚，用水三盏，煎至一盏，去滓，早饭后温服。功能益气升阳，清热除湿。主治脾胃气虚，湿郁生热。怠惰嗜卧，四肢不收，肢体重痛，口苦舌干，饮食无味，食不消化，大便不调。

2. 升陷汤(《医学衷中参西录》)：生黄芪六钱(18克)、知母三钱(9克)、柴胡一钱五分(4.5克)、桔梗一钱五分(4.5克)、升麻一钱(3克)。水煎服。功能益气升陷。主治大气下陷。气短不足以息，或努力呼吸，有似气喘，或气息将停，危在顷刻，脉沉迟微弱，或叁伍不调。

3. 举元煎(《景岳全书》)：人参三至五钱(10～20克)、黄芪炙，三至五钱(10～20克)、炙甘草一至二钱(3～6克)、升麻五至七分(4克)、白术一至二钱(3～6克)。水一盅半，煎七八分，温服。如兼阳气虚寒者，桂、附、干姜俱宜佐用；如兼滑脱者，加乌梅一个，或文蛤七八分。功能益气升提。主治气虚下陷，血崩血脱，亡阳垂危等。

【方解】补中益气汤治疗脾胃气虚，中气下陷。方中重用黄芪补中益气，升阳固表，为君药。人参、炙甘草、白术补气健脾，共为臣药。当归养血和营；陈皮理气和胃。共为佐药。升麻、柴胡升阳举陷，协助君药升提中气。共为佐使。炙甘草调和诸药，亦为使药。

升阳益胃汤重用黄芪，并配伍人参、白术、甘草补气养胃；柴胡、防风、羌活、独活升举清阳，祛风除湿；半夏、陈皮、茯苓、泽泻、黄连除湿清热；白芍养血和营。适用于脾肺气虚，清阳不升，湿郁生热。

升陷汤重用黄芪并与升麻、柴胡相配以升阳举陷；知母佐黄芪之温并治兼症；桔梗升提。

举元煎用人参、黄芪、白术、甘草补益中气，升麻升提举陷。

【临床应用】

1. 配伍特点与思考:本方中黄芪、人参、白术、甘草,补中益气,黄芪易了茯苓,功胜四君子汤。陈皮理气健脾,助运消化。当归从舌淡、面色萎黄、崩漏及气血间依存关系可以得到诠释,但若伴便溏用之似有欠妥,临床时宜再斟酌。升麻、柴胡,历论都作升提云。黄芪、人参本身都有升提中气之力,此一问。其二,葛根既能升提,又能止泻,何故未择? 柴胡实从肝脾调和出发,能疏畅和调理气机,协助脾胃健运消化;而升麻,赋有清热解毒之能,于甘温除大热药队中任之,实质可能正如有些医家所言:甘温所除大热之病症,有处之温热病后期者,虽有气虚不足之征,亦有余毒未清之实,故伍入升麻实为行清解余毒之职。此论与王绵之先生论及用少量升麻配大青叶可代替犀角清热解毒、芳香清透之说有不谋而合之实。不仅为史上"阴火"、"甘温除大热"之争多了一种诠释,似乎更切合临床实际。

2. 使用要点:体倦乏力,少气懒言,面色萎黄,脉虚软无力。

3. 加减变化:若兼腹中痛者,加桂枝、白芍;头痛者,加川芎;气滞者,加木香、枳壳;食欲不振者,加炒麦芽、砂仁。

4. 现代运用:临床常用于内脏下垂、慢性胃肠炎、慢性菌痢、脱肛、重症肌无力、乳糜尿、慢性肝炎、妊娠及产后癃闭、胎动不安、月经过多、眼睑下垂、麻痹性斜视等病症。

【现代研究】补中益气汤有解热、保护黏膜、调节胃肠功能、调节免疫功能、补血、抗缺氧、抗炎症反应、拮抗药物毒副作用及抗肿瘤等作用。

生脉散

【出处】《医学启源》

【组成】人参　麦门冬各五分(9克)　五味子七粒(6克)

【用法】长流水煎,不拘时服(现代用法:水煎服)。

【功用】益气生津,敛阴止汗。

【主治】

1. 暑热汗多,耗气伤液。体倦气短,咽干口渴,脉虚细。

2. 久咳肺虚,气阴两伤。呛咳少痰,气短自汗,口干舌燥,苔薄少津,脉虚数或虚细。

【方解】生脉散治疗心肺气阴不足。方中人参益元气,生津液,为君药。麦冬养阴清热,润肺生津,为臣药。人参、麦冬相合,益气养阴之力更强。五味子敛肺止汗,生津止渴,为佐药。

【临床应用】

1. 配伍特点与思考:本方治热病后耗气伤阴致气阴两虚,脉象虚细。药虽三味,气阴同补,收敛散逸,止损增收并蓄。然气阴俱损者,当以人参、西洋参并用,麦冬与天冬共进为佳;五味子敛阴止汗固然,但应不及山茱萸效专力宏,可配合重用。张锡纯有论:"山茱萸……大能收敛元气,有救脱之功……较参、术、芪更胜……惟重用萸肉以酸敛防其疏泄,借以杜塞元气上脱之路,而元气即可不脱矣。"

2. 使用要点:体倦,气短,咽干,舌红,脉虚。

3. 加减变化:若阴虚明显者,以西洋参易人参;病情较重者,可一日2剂频服。

4. 现代运用:临床常用于肺结核、慢性支气管炎、神经衰弱所致咳嗽和心烦失眠,以及心脏病心律不齐等病症。

【现代研究】生脉散有益气养阴、保护脏器、改善记忆力、保护血管、抗休克、抗辐射及造血等作用。

玉屏风散

【出处】《医方类聚》引《究原方》

【组成】防风—两（30克）　黄芪蜜炙　白术各二两（60克）

【用法】上㕮咀，每服三钱（9克），用水一盏半，加大枣一枚，煎至七分，去滓，食后热服（现代用法：研末，每日2次，每次6～9克，大枣煎汤送服。亦可作汤剂，用量按原方比例酌减，水煎服）。

【功用】益气固表止汗。

【主治】表虚自汗。汗出恶风，面色㿠白，舌淡苔薄白，脉浮虚。亦治虚人腠理不固，易感风邪。

【方解】玉屏风散治疗表虚不固。方中黄芪补益脾肺之气，外固卫表，为君药。白术健脾益气，助黄芪之力，为臣药。防风固表御邪，为佐药。黄芪配防风，固表而不恋邪；防风配黄芪，疏表而不伤正。

【临床应用】

1. 配伍特点与思考：本方以黄芪、白术益气固表；稍佐防风疏表御邪。寓泄于固，相反相成。在确有临床疗效及现代药理研究支撑的前提下，诠释此方构成思路体现的临床哲学思维及方法学的多样性特征。药物同向任用增效，是一种思路，如四君子汤类；而相反相成，或相制相成者亦不失另辟蹊径，诸如左金丸、六味地黄丸及本方等。如欲上先下、补泻同施、欲擒故纵云云，既有应对临床病症复杂之需者，亦有似与理相悖而证之确效者。其实，如何说理倒在其次，问题的肯綮却取决于是否有实实在在的疗效？！

2. 使用要点：自汗恶风，面色㿠白，舌淡脉虚。

3. 加减变化：自汗甚者，加浮小麦、煅牡蛎；虚人易感者，合桂枝汤同用。

4. 现代运用：临床常用于过敏性鼻炎、上呼吸道感染、肾小球肾炎患者易于感冒而致病情反复等病症。

【现代研究】玉屏风散有调节免疫功能、抗衰老、抗炎症反应及提高应激能力等作用。

完带汤

【出处】《傅青主女科》

【组成】白术土炒　山药炒，各一两（30克）　人参二钱（6克）　白芍酒炒，五钱（15克）　车前子酒炒，三钱（9克）苍术制，二钱（6克）　甘草一钱（3克）　陈皮五分（2克）　黑芥穗五分（2克）　柴胡六分（2克）

【用法】水煎服。

【功用】补脾疏肝，化湿止带。

【主治】脾虚肝郁，湿浊带下。带下色白，清稀如涕，面色㿠白，倦怠便溏，舌淡苔白，脉缓或濡弱。

【方解】完带汤治疗脾虚肝郁带下。方中重用白术、山药，补脾祛湿，共为君药。意在脾健湿浊自除，山药并有固肾止带之用。人参补中益气；苍术燥湿运脾；白芍柔肝理脾；车前子淡渗利湿，杜带下之源，共为臣药。陈皮理气燥湿，既防补而生滞，又能行气化湿；柴胡、荆芥穗疏泄肝郁，调理气机，且升清阳。共为佐药。甘草调和诸药，为使药。

【临床应用】

1. 配伍特点与思考：本方的构成可以分为三个部分。一是四君子汤基本结构，但以山药易茯苓加强固涩之力，益陈皮健脾和胃；车前子、苍术，利湿、燥湿；柴胡、荆芥穗、白芍，舒肝柔肝。因此，合方而成可用于治疗脾虚湿盛，肝脾不和类病症。与参苓白术散相较，除燥湿、利湿能力尤胜外更有疏肝调肝之能。此外，更适合于女性带下、泄泻等病症。

值得注意的是：由于历史的原因，对于女性白带的认识存在较大误区。把出现白带以病而论几乎是一种共识，完全忽略了白带的生理性、性反应性特征。一是这种生理性、性反应性白带是不可能被治愈的（但会随年龄、体质或性欲的变化而变化）；二是如果被治没了未必是好事。诚然，如果带下色黄而浊或呈血性，质地豆腐渣样或脓性样变，气味臭秽或伴有外阴瘙痒等则必是病症无疑，但不归此方所擅长。

2. 使用要点：带下清稀色白，舌淡苔白，脉濡缓。

3. 加减变化:量多似水者,加金樱子、芡实;若兼湿热,带下色黄者,加黄柏、白芷;腹中隐隐作痛者,加乌药、香附;腰膝酸软者,加杜仲、山茱萸。

4. 现代运用:临床常用于阴道炎、宫颈糜烂、盆腔炎等病症。

【现代研究】完带汤有抗炎等作用。

第二节 补 血

补血剂,适用于血虚类病症。症见面色无华,头晕眼花,心悸失眠,唇甲色淡,舌淡,脉细等。

四物汤

【出处】《仙授理伤续断秘方》

【组成】当归去芦,酒浸,炒(10克)　川芎(5克)　白芍　熟干地黄酒洒,蒸(熟地黄已有成品;干地黄,即生地黄晒干)各(12克)(原方各等分)

【用法】上为粗末,每服三钱(15克),水一盏半,煎至八分,去渣,空腹食前热服(现代用法:作汤剂,水煎服)。

【功用】补血调血。

【主治】血虚类病症。头晕目眩,心悸失眠,面色无华,妇人月经不调,量少或经闭不行,脐腹作痛,甚或瘕块硬结,舌淡,口唇、爪甲色淡,脉细弦或细涩。

【附方】

1. 桃红四物汤(《玉机微义》引自《医垒元戎》,原名:加味四物汤):即四物汤加桃仁(9克)、红花(6克)。水煎服。功能养血活血。主治血虚兼血瘀类病症。妇女经期超前,血多有块,色紫稠黏,腹痛等。

2. 胶艾汤(《金匮要略》,又名芎归胶艾汤):川芎二两(9克)、阿胶二两(6克)、甘草二两(6克)、艾叶三两(9克)、当归三两(9克)、芍药四两(12克)、干地黄六两(15克)。以水五升,清酒三升,合煮,取三升,去滓,内胶令消尽,温服一升,日三服。不瘥更作。功能养血止血,调经安胎。主治妇人冲任虚损,血虚有寒。崩漏下血,月经过多,淋漓不止。产后或流产损伤冲任,下血不绝;或妊娠胞阻,胎漏下血,腹中疼痛。

3. 圣愈汤(《医宗金鉴》):熟地七钱五分(20克)、白芍酒拌,七钱五分(20克)、川芎七钱五分(8克)、人参七钱五分(一般用潞党参20克)、当归酒洗,五钱(15克)、黄芪炙,五钱(18克)。水煎服。功能补气,补血,摄血。主治气血虚弱,气不摄血。月经先期而至,量多色淡,四肢乏力,体倦神衰。

【方解】四物汤治疗血虚类病症。方中熟地黄滋养阴血,补肾填精,为君药。当归补血活血,且为调经要药,为臣药。白芍养血益阴,缓急止痛;川芎活血行气。共为佐药。

桃红四物汤为四物汤加桃仁、红花,意在活血化瘀而不伤血。

胶艾汤较四物汤多阿胶、艾叶、甘草,意在补血养血调经,且力量较四物为强。

圣愈汤为四物汤加人参、黄芪而成,补气养血并重,适用于气血两虚,气不摄血。

【临床应用】

1. 配伍特点与思考:本方乃《金匮要略》芎归胶艾汤去阿胶、艾叶、甘草而成。以熟地黄滋补肝肾,填精养血;白芍养血柔肝;当归补血活血;川芎活血行气。共成养血和血,用于治疗血虚血滞类病症的基础方。肝主血海、精血同源,气行则血行等基础理论精髓,在此方中体现得淋漓尽致。

2. 使用要点：面色无华，唇甲色淡，舌淡，脉细。

3. 加减变化：若兼气虚者，加人参、黄芪；瘀血为主者，加桃仁、红花，并以赤芍易白芍；兼寒者，加炮姜、桂枝；兼热者，加黄芩、牡丹皮，并以生地黄易熟地黄；妊娠胎漏者，加阿胶、艾叶。

4. 现代运用：临床常用于月经失调、胎产疾病、荨麻疹，以及过敏性紫癜等病症。

【现代研究】四物汤有补血、抗辐射、改善微循环、抗凝、调节血脂、调节免疫、促性腺功能、抗炎、抗疲劳及止痒等作用。

桃红四物汤有活血化瘀、调经止痛、抗血栓、抗炎、调控胰岛素、促骨与软骨修复等作用。

圣愈汤有益精补血、调节免疫功能和提高应激能力等作用。

当归补血汤

【出处】《内外伤辨惑论》

【组成】黄芪—两(30克)　当归酒洗，二钱(6克)

【用法】以水二盏，煎至一盏，去滓，空腹时温服。

【功用】补气生血。

【主治】血虚及血虚阳浮。劳伤血虚，产后血脱，疮疡溃后脓血过多，外伤大出血等，阴血亏虚，发热烦躁，口渴引饮，目赤面红，脉洪大而虚，重按无力。

【方解】当归补血汤治疗血虚及血虚阳浮。方中重用黄芪大补脾肺之气，以资生血之源；况且，大出血后"有形之血难以速生，无形之气所当急固"，以防阳气浮越散亡。当归补血养血和血，亦能收敛浮升之阳。

【临床应用】

1. 配伍特点与思考：本方药仅两味，且黄芪五倍于当归。补气生血功自不疑，但甘温除大热则颇难诠释。一则，如有气血虚弱且有大热能否两味收获捷效，有待循证；二则，如确有其效，则可能须从病症及其机理的其他路径再作理论探究。

2. 使用要点：血虚而见脉虚大无力。

3. 加减变化：本方为补气生血之基础方。

4. 现代运用：临床常用于经期、产后发热，以及各种贫血、过敏性紫癜等病症。

【现代研究】当归补血汤有补气生血、促进骨髓造血功能、调节免疫功能、抗纤维化、促血管新生、保护脏器、化疗增效减毒、预防糖尿病并发症、促听力恢复、镇痛及调节应激素等作用。

归脾汤

【出处】《正体类要》

【组成】白术　当归　白茯苓　黄芪炒　远志　龙眼肉　酸枣仁炒，各一钱(3克)　人参一钱(6克)　木香五分(1.5克)　甘草炙，三分(3克)

【用法】加生姜、大枣，水煎服。

【功用】益气补血，健脾养心。

【主治】

1. 心脾气血两虚。心悸怔忡，健忘失眠，盗汗，体倦食少，面色萎黄，舌淡，苔薄白，脉细弱。

2. 脾不统血。便血，皮下紫癜，妇女崩漏，月经超前，量多色淡，或淋漓不止，舌淡，脉细弱。

【方解】归脾汤治疗劳伤心脾，气血两虚。方中人参、黄芪、白术、甘草补益心脾，益气生血。当归、龙眼肉补血养心。茯苓(多用茯神)、酸枣仁、远志宁心安神。木香理气醒脾，并防补药滋腻碍胃。生姜、大枣调和脾胃。

【临床应用】

1. 配伍特点与思考:四君子汤为底补脾益气,不仅气血生化有源,而且脾气摄血复权;再加养血生血、养心安神药,意在心脾同补以健脾为主,补气生血以宁心、摄血为要;共成益气补血,健脾养心之方。

2. 使用要点:心悸失眠,体倦食少,便血及崩漏,舌淡,脉细弱。

3. 加减变化:崩漏色暗有寒象者,加炮姜炭、艾叶炭;色鲜量多者,加生地黄、牡丹皮;血虚较甚者,加阿胶、鹿角胶。

4. 现代运用:临床常用于消化性溃疡出血、功能性子宫出血、再生障碍性贫血、血小板减少性紫癜、神经衰弱、心血管系统疾病等病症。

【现代研究】归脾汤有健脾统血、补血、调节免疫功能、抗抑郁、调节脑源性神经营养因子,增强学习记忆功能等作用。

第三节 气血双补

气血双补剂,适用于气血两虚类病症。症见面色无华,头晕目眩,心悸怔忡,食少体倦,气短懒言,舌淡,脉虚细无力等。

八珍汤

【出处】《正体类要》

【组成】当归酒拌,一钱(10克)　川芎一钱(5克)　白芍药一钱(8克)　熟地黄酒拌,一钱(10克)　人参一钱(3克)　白术炒,一钱(10克)　茯苓一钱(8克)　甘草炙,五分(5克)

【用法】清水二盅,加生姜三片,大枣二枚,煎至八分,食前服(现代用法:水煎服)。

【功用】补益气血。

【主治】气血两虚。面色苍白或萎黄,头晕眼花,四肢倦怠,气短懒言,心悸怔忡,食欲减退,舌质胖淡,苔薄白,脉细而虚。

【附方】

1. 十全大补汤(《太平惠民和剂局方》):人参去芦(6克)、肉桂去皮(3克)、川芎(6克)、干熟地黄(12克)、茯苓(9克)、白术(9克)、甘草炒(3克)、黄芪(12克)、当归去芦(9克)、白芍药(9克)(原方各等分)。上为细末,每服二大钱(9克)。用水一盏,加生姜三片,枣子二个,同煎至七分,不拘时候温服(现代用法:水煎服)。功能温补气血。主治气血两虚。面色萎黄,倦怠食少,头晕目眩,神疲气短,心悸怔忡,自汗盗汗,四肢不温,舌淡,脉细弱。以及妇女崩漏,月经不调,疮疡不敛等。

2. 人参养荣汤(《三因极一病证方论》,原名养荣汤):黄芪、当归、桂心、甘草炙、橘皮、白术、人参各一两(30克),白芍药三两(90克),熟地黄三分(9克)、五味子、茯苓各三分(4克)、远志去心、炒,半两(15克),上锉为散,每服四大钱(12克)。用水一盏半,加生姜三片,大枣二个,煎至七分,去滓,空腹服。功能益气补血,养心安神。主治心脾气血两虚。倦怠无力,食少无味,惊悸健忘,夜寐不安,虚热自汗,咽干唇燥,形体消瘦,皮肤干枯,咳嗽气短,动则喘甚;或疮疡溃后气血不足,寒热不退,疮口久不收敛。

3. 泰山磐石散(《古今医统大全》):人参一钱(3克)、黄芪一钱(6克)、白术二钱(6克)、炙甘草五分(2克)、当归二钱(3克)、川芎八分(2克)、白芍药八分(3克)、熟地黄八分(3克)、川续断一钱(3克)、糯米一撮(6克)、黄芩一钱(3克)、砂仁五分(1.5克)。上用水一盏半,煎至七分,食远服。但觉有孕,三五日常用一服,四月之后,方无虑也。功能益气健脾,养血安胎。主治气血虚弱所致胎堕、滑胎、胎动不安,面色淡白,倦怠乏力,不思饮食,舌淡苔薄白,脉滑无力。

【方解】八珍汤治疗气血两虚。方中人参、熟地黄,益气养血,共为君药。白术、茯苓健脾渗湿,助人参益气;当归、白芍养血和营,助熟地黄滋养心肝。共为臣药。川芎活血行气,使熟地黄、当归、白芍补而不滞,为佐药。炙甘草益气和中,调和诸药,为使药。

十全大补汤较八珍汤增黄芪、肉桂,温补之力较强。

人参养荣汤较八珍汤去川芎加远志、陈皮、五味子,宁心安神之力突出。

泰山磐石散较八珍汤去茯苓之淡渗加续断、黄芪、黄芩、糯米、砂仁,共成补益气血,和胃安胎之功。

【临床应用】

1. 使用要点:气短乏力,心悸眩晕,舌淡,脉细无力。

2. 加减变化:若以血虚为主,加龙眼肉、阿胶;气虚为主,加刺五加、黄精;兼见不寐者,加五味子、酸枣仁。

3. 现代运用:临床常用于病后虚弱、各种慢性病,以及月经不调等病症。

【现代研究】八珍汤有补血、调节免疫功能、抗肿瘤及抗凝等作用。

十全大补汤有益气补血、调节免疫功能、抗肿瘤等作用。

人参养荣汤有抗衰老、调节免疫功能、抗肿瘤等作用。

炙甘草汤(又名复脉汤)

【出处】《伤寒论》

【组成】甘草炙,四两(12克)　生姜切,三两(9克)　人参二两(6克)　生地黄一斤(30克)　桂枝去皮,三两(9克)　阿胶二两(6克)　麦门冬去心,半升(10克)　麻仁半升(10克)　大枣擘,二十枚(5~10枚)

【用法】上九味,以清酒七升,水八升,先煮八味,取三升,去滓,内胶烊消尽,温服一升,日三服(现代用法:留下阿胶,其余各药,混合煎煮二次,取汁倒出、合并后加入清酒10毫升。另将阿胶烊化、兑入药汁中,一日内分三次服完)。

【功用】益气滋阴,补血复脉。

【主治】

1. 气虚血弱。脉现结或代,心动悸,体羸气短,舌光色淡,少津。

2. 虚劳肺痿。干咳无痰,或咯痰不多,痰中带有血丝,形瘦气短,虚烦眠差,自汗或盗汗,咽干舌燥,大便难,或虚热时发,脉虚数。

【附方】

加减复脉汤(《温病条辨》):炙甘草、干地黄、生白芍各六钱(18克)、麦冬不去心,五钱(15克),阿胶、麻仁三钱(9克)。水煎服。功能滋阴养血,生津润燥。主治温热病后期,邪热久羁,阴液亏虚。身热面赤,口干舌燥,脉虚大,手足心热甚于手足背者。

【方解】炙甘草汤治疗心动悸,脉结代。方中炙甘草补气健脾,复脉益心;生地黄滋阴养血,充脉养心。共为君药。人参、大枣益心气,补脾气;阿胶、麦冬、麻仁滋心阴,养心血。合则益气养血充脉,共为臣药。桂枝通心阳,走血脉;生姜温阳化气。并能防滋腻壅塞。共为佐药。清酒温通血脉,行药力,为使药。

加减复脉汤系炙甘草汤加减衍化而成。去辛热之桂枝、人参、生姜、大枣,加白芍敛阴和营,变阴阳并补之剂为滋阴养液之方。适用于温病后期,热灼阴伤类病症。

【临床应用】

1. 配伍特点与思考:本方主治"心动悸,脉结代",说明心脏已经从功能性障碍发展到器质性损害阶段;同时,心之气血阴阳俱弱。故补气用炙甘草、人参、大枣;补血用阿胶、麻仁;补阴用生地黄、麦冬;补阳用桂枝、生姜。四平八稳,面面俱到,汤似丸用,缓以图之。若以四逆汤之救急之法实施,唯恐心脏难以承压,所谓虚不受补。

2. 使用要点:脉结代,心动悸,虚羸少气,舌光色淡少苔。

3. 加减变化:若兼心血瘀阻者,加川芎、丹参;胸痹窒闷者,加薤白、枳壳;心阳不足者,加制附子、鹿角胶;心血不足甚者,加当归、熟地黄。

4. 现代运用:临床常用于功能性心律不齐、期前收缩、冠心病、风湿性心脏病、病毒性心肌炎、甲状腺功能亢进等病症。

【现代研究】 炙甘草汤有保护心肌、抗心律失常、改善心功能、造血及调控子宫平滑肌等作用。

第四节 补 阴

补阴剂,适用于阴虚类病症。症见形体消瘦,头晕耳鸣,潮热颧红,五心烦热,盗汗失眠,腰酸遗精,咳嗽咯血,口燥咽干,舌红少苔,脉细数等。

六味地黄丸(原名地黄丸)

【出处】《小儿药证直诀》

【组成】 熟地黄八钱(24克)　山茱萸　干山药各四钱(12克)　泽泻　牡丹皮去皮　茯苓各三钱(9克)

【用法】 上为末,炼蜜为丸,如梧桐子大。空腹温水化下三丸(现代用法:水蜜丸,每次6克,日服2次。亦可作汤剂,水煎服)。

【功用】 滋补肝肾。

【主治】 肝肾阴虚。腰膝酸软,头晕目眩,耳鸣耳聋,盗汗,遗精,消渴,骨蒸潮热,手足心热,口燥咽干,牙齿松动,足跟作痛,小便淋沥,以及小儿囟门不合,舌红少苔,脉沉细数。

【附方】

1. 知柏地黄丸(《医方考》,又名六味地黄丸加黄柏知母方):即六味地黄丸加知母盐炒、黄柏盐炒,各二钱(6克)。上为细末,炼蜜为丸,如梧桐子大,每服二钱(6克),温开水送服。功能滋阴降火。主治肝肾阴虚,虚火上炎。头目昏眩,耳鸣耳聋,虚火牙痛,五心烦热,腰膝酸痛,血淋尿痛,遗精梦泄,骨蒸潮热,盗汗颧红,咽干口燥,舌质红,脉细数。

2. 杞菊地黄丸(《麻疹全书》):即六味地黄丸加枸杞子　菊花各三钱(9克)。上为细末,炼蜜为丸,如梧桐子大,每服三钱(9克),空腹服。功能滋肾养肝明目。主治肝肾阴虚。两目昏花,视物模糊,或眼睛干涩,迎风流泪等。

3. 麦味地黄丸(原名八味地黄丸,《医部全录》引《体仁汇编》):即六味地黄丸加麦冬　五味子各五钱(15克)。上为细末,炼蜜为丸,如梧桐子大,每服三钱(9克),空腹时用白汤送服。功能滋补肺肾。主治肺肾阴虚。虚烦劳热,咳嗽吐血,潮热盗汗。

4. 都气丸(《症因脉治》):即六味地黄丸加五味子二钱(6克)。上为细末,炼蜜为丸,如梧桐子大,每服三钱(9克),空腹服。功能滋肾纳气。主治肺肾两虚。咳嗽气喘,呃逆滑精,腰痛。

【方解】六味地黄丸治疗肝肾阴虚。方中重用熟地黄滋阴补肾,填精益髓,为君药。山茱萸补养肝肾,并能涩精;山药补益脾阴,亦能固肾。共为臣药。三者相配,是为"三补"。但熟地黄用量为山茱萸与山药之和,故仍以补肾为主。泽泻利湿而泄肾浊;茯苓淡渗脾湿;牡丹皮凉血泄热。三者相合,是为"三泻"。寓补中有泻,补而不壅。共为佐药。

知柏地黄丸乃加味知母、黄柏而成,偏于滋阴降火,适用于阴虚火旺类病症。

杞菊地黄丸乃加味枸杞子、菊花而成,偏于养肝明目,适用于肝肾阴虚,目涩羞明类病症。

麦味地黄丸乃加味麦冬、五味子而成,偏于滋肾敛肺,适用于肺肾阴虚类病症。

都气丸乃加味五味子而成,偏于滋肾纳气,适用于肾虚喘嗽。

【临床应用】

1. 配伍特点与思考:本方乃金匮肾气丸减去附子、肉桂而成,为补阴基础方、名方。无论是临床应用,还是实验研究均被奉为圣方。此方配伍特点为"三补三泻"。在公认此为补阴名方的前提下,至少有两点值得思考:一是熟地黄、山茱萸是温药,与补阴当选凉润貌有不合? 其二,既为补阴立方,三补之外何需三泻? 不泻、少泻、纯补是不是更加有益? 此外,生地黄本为甘寒,虽经九蒸九晒,定能蜕化成温? 抑或是本来甘寒之性趋于平和而已? 此相对甘寒之温与绝对性温应当如何甄别? 此外,《药性赋》中"泽泻利水通淋而补阴不足"是指可以补阴之不足? 还是能利水通淋但无补阴之效? 这可能不仅需要从药物功效予以再认识,也寄希望于对该方配伍认知的不断探究与发掘。

2. 使用要点:腰膝酸软,头晕目眩,口燥咽干,舌红少苔,脉沉细数。

3. 加减变化:若虚火明显者,加知母、玄参、黄柏;兼脾虚气滞者,加白术、砂仁、陈皮。

4. 现代运用:临床常用于慢性肾炎、高血压病、糖尿病、肺结核、肾结核、甲状腺功能亢进、中心性视网膜炎及无排卵性功能性子宫出血、更年期综合征等病症。

【现代研究】六味地黄丸有抗衰老、保护脏器、促性腺功能、调节脂肪、抗动脉粥样硬化、调节免疫功能、防治糖尿病、促成骨细胞增殖、抗肿瘤、调控吗啡镇痛和促牙周炎痊愈等作用。

知柏地黄丸有促肾上腺素、降糖、促细胞外 Ca^{2+} 内流等作用。

杞菊地黄丸有抗动脉粥样硬化、保肝等作用。

左归丸

【出处】《景岳全书》

【组成】大怀熟地八两(240克) 山药炒 枸杞 山茱萸各四两(120克) 川牛膝酒洗蒸熟,三两(90克) 鹿角胶敲碎,炒珠 龟板胶切碎,炒珠 菟丝子制,各四两(120克)

【用法】上先将熟地蒸烂,杵膏,炼蜜为丸,如梧桐子大。每服百余丸(6～9克),食前用滚汤或淡盐汤送下百余丸(9克)(现代用法:碾研细末,和蜜为丸,每丸约重9克,早晚各服1丸,淡盐汤或温开水送服。亦可作汤剂,用量按原方比例酌减,水煎服,诸胶烊化、冲服)。

【功用】滋阴补肾,填精充髓。

【主治】真阴不足。头目眩晕,腰酸腿软,遗精滑泄,自汗盗汗,口燥咽干,渴欲饮水,舌光少苔,脉细或数。

【附方】

左归饮(《景岳全书》):熟地二三钱,或加至一二两(9克),山药、枸杞各二钱(6克),炙甘草二钱(3克),茯苓一钱半(4克),山茱萸一二钱(5克),畏酸者,少用之。水二盅,煎七分,食远服(现代用法:水煎服)。功能补益肾阴。主治真阴不足。腰酸遗泄,盗汗,口燥咽干,口渴欲饮,舌光红,脉细数。

【方解】左归丸治疗真阴不足。方中重用熟地滋肾填精,大补真阴,为君药。山茱萸养肝滋肾,涩精敛汗；山药补脾益阴，滋肾固精，枸杞补肾益精，养肝明目；龟板胶、鹿角胶峻补精髓，均为臣药。菟丝子、川牛膝益肝肾，强腰膝，健筋骨，共为佐药。

左归饮虽较左归丸少力厚峻补滋填之龟板胶、鹿角胶等，但易丸为汤，宜于急用。

【临床应用】

1. 配伍特点与思考：本方由六味地黄丸去三泻加鹿角胶、龟板胶、菟丝子、枸杞、川牛膝而成。较六味地黄丸滋阴能力更胜一筹。然而，鹿角胶、菟丝子药性皆温，虽有张景岳"善补阴者，必于阳中求阴，则阴得阳升而泉源不竭"之释，但金匮肾气丸之于六味地黄丸加附子、肉桂后为何不循此释而成为补阴之方呢？

2. 使用要点：头目眩晕，腰酸腿软，舌光少苔，脉细。

3. 加减变化：若真阴不足，虚火上炎，去枸杞子、鹿角胶，加知母、黄柏；干咳少痰，加麦冬、百合；夜热骨蒸，加地骨皮、秦艽；小便短赤，加淡竹叶、猪苓；兼气虚者，加西洋参、太子参。

4. 现代运用：临床常用于阿尔茨海默病、更年期综合征、老年骨质疏松、闭经、月经量少等病症。

【现代研究】左归丸有益肾生髓、益肾主骨、保护神经元、造血、调节免疫功能、调节内分泌功能、抗衰老及抗病毒等作用。

大补阴丸（大补丸）

【出处】《丹溪心法》

【组成】黄柏炒褐色　知母酒浸炒，各四两(120克)　熟地黄酒蒸　龟板酥炙，各六两(180克)

【用法】上为末，猪脊髓蜜丸，服七十丸(6～9克)，空腹盐白汤下(现代用法：上为细末，猪脊髓适量蒸熟，捣如泥状；炼蜜，混合拌匀和药粉为丸，每丸约重9克，早晚各服1丸，淡盐汤送服。亦可作汤剂，用量按原方比例酌减，水煎服)。

【功用】滋阴降火。

【主治】肝肾阴虚，虚火上炎。骨蒸潮热，盗汗遗精，咳嗽咯血，心烦易怒，足膝疼热或痿软，舌红少苔，尺脉数而有力。

【方解】大补阴丸治疗肝肾阴虚，虚火上炎。方中重用熟地黄、龟甲滋阴潜阳，壮水制火，共为君药。黄柏泻火坚阴；知母滋阴润燥，共为臣药。猪脊髓、蜂蜜填精益髓，甘润缓和，既能助补阴，又能制苦燥。用为佐使。

【临床应用】

1. 配伍特点与思考：本方用熟地黄、龟板、猪脊髓滋阴、填精、益髓、潜阳；黄柏、知母降火护阴。可谓治阴虚之源与滋阴并重。肺肾之火降，肾中阴水壮，浮阳自然潜。

2. 使用要点：骨蒸潮热，舌红苔少，尺脉数而有力。

3. 加减变化：若阴虚较甚者，加天冬、麦冬；盗汗甚，加地骨皮、煅牡蛎；咯血、吐血者，加侧柏炭、仙鹤草；遗精者，加金樱子、芡实。

4. 现代运用：临床常用于甲状腺功能亢进、肾结核、骨结核、糖尿病等病症。

【现代研究】大补阴丸有滋阴降火、降糖、免疫抑制、保护脑细胞等作用。

虎潜丸

【出处】《丹溪心法》

【组成】黄柏酒炒，半斤(150克)，龟板酒炙，四两(120克)，知母酒炒、熟地黄、陈皮、白芍各二两(60克)，锁阳一两半(45克)，虎骨炙，一两(30克)，干姜半两(15克)(《医方集解》所载虎潜丸尚多当归、牛膝、羊肉三味)

【用法】上为末,酒糊丸,一方加金箔一片,一方用生地黄,懒言语者加山药(现代用法:碾研细末,和蜜为丸,每丸约重9克,早晚各服1丸,淡盐汤或温开水送服)。

【功用】滋阴降火,强壮筋骨。

【主治】肝肾不足,阴虚内热。腰膝酸软,筋骨瘦弱,腿足消瘦,步履乏力,舌红少苔,脉细弱。

【方解】虎潜丸治疗肝肾不足,腿胫软弱。方中黄柏、熟地黄、知母、龟甲、白芍滋阴降火固本。共为君药。虎骨、锁阳强壮筋骨图标。共为臣药。干姜、陈皮温中健脾,理气和胃,并能制约苦寒,调和诸药。共为佐使。

【临床应用】

1. 配伍特点与思考:本方可视为大补阴丸以虎骨易猪脊髓加白芍、锁阳、陈皮、干姜而成。骨痿、筋痿,故加强补益肝肾之力而征虎骨、白芍与锁阳;既有苦寒之知母、黄柏,又有滋腻之熟地黄、龟板、锁阳,加陈皮、干姜振奋脾阳,助其健运,利于吸收。

2. 使用要点:腰膝酸软,筋骨瘦弱,腿足消瘦,步履乏力,舌红少苔,脉细弱。

3. 现代运用:临床常用于骨关节炎、腰椎间盘突出症、骨质疏松、神经根型颈椎病、类风湿性关节炎等病症。

【现代研究】虎潜丸对髌骨软化症、股骨颈骨折后不愈合、膝关节滑膜炎、股骨头坏死有较好的疗效。

一贯煎

【出处】《柳州医话》

【组成】北沙参　麦冬　当归身各三钱(10克)　生地黄六钱至一两五钱(12～30克)　甘杞子三钱至六钱(9～18克)　川楝子一钱半(5克)

【用法】水煎,去滓,温服。口苦燥者,加酒炒川连三至五分(1～1.5克)。

【功用】滋阴疏肝。

【主治】肝肾阴虚,血燥气郁。胸脘胁痛,吞酸吐苦,咽干口燥,舌红少津,脉细弱或虚弦,及疝气瘕聚。

【方解】一贯煎治疗肝肾阴虚,血燥气郁。方中重用生地黄滋阴养血,补益肝肾,为君药。当归、枸杞养血滋阴柔肝;北沙参、麦冬滋养肺胃,养阴生津,共为臣药。少量川楝子,疏泄肝之郁热,理气止痛,用为佐药。

【临床应用】

1. 配伍特点与思考:肝肾不足以肝虚为主,故以生地黄、当归、麦冬、枸杞养肝阴、补肝血;沙参补肺胃之阴。肝虚则肝运不健而郁,肝阴虚、血虚易生肝热,故疏肝择用苦寒之川楝子,而非习惯之温散类药。

2. 使用要点:脘胁疼痛,吞酸吐苦,舌红少津,脉虚弦。

3. 加减变化:若大便秘结,加瓜蒌仁;虚热汗多,加地骨皮;痰多,加川贝母;舌红而干,加石斛;胁胀痛,按之硬,加鳖甲;烦热而渴,加天花粉、玉竹;腹痛,加白芍、甘草;两足痿软,加薏苡仁、木瓜;不寐,加五味子、酸枣仁;口苦燥,加黄芩。

4. 现代运用:临床常用于慢性肝炎、慢性胃炎、胃及十二指肠溃疡、肋间神经痛、神经官能症等病症。

【现代研究】一贯煎有抗肝纤维化、保肝降酶、保护胃黏膜等作用。

第五节 补 阳

补阳剂,适用于阳虚类病症。症见面色苍白,形寒肢冷,腰膝酸痛,下肢软弱无力,小便不利;或小便频数,尿后余沥,少腹拘急;男子阳痿早泄,女子宫寒不孕,舌淡苔白,脉沉细,尺部尤甚等。

肾气丸

【出处】《金匮要略》

【组成】干地黄八两(240克) 薯蓣(即山药) 山茱萸各四两(120克) 泽泻 茯苓 牡丹皮各三两(90克) 桂枝 附子炮,各一两(30克)

【用法】上为细末,炼蜜为丸,如梧桐子大,酒下十五丸(6克),加至二十五丸,日再服(现代用法:混合碾细,炼蜜和丸,每丸重9克,早晚各服1丸,温开水送服。亦可作汤剂,用量按原方比例酌减,水煎服)。

【功用】温补肾阳。

【主治】肾阳不足。腰痛脚软,下半身常有冷感,少腹拘急,小便不利,或小便反多。尺脉沉细,舌质淡而胖,苔薄白不燥,以及脚气、痰饮、消渴、转胞等。

【附方】

1. 加味肾气丸(《济生方》):附子炮,二个(15克),白茯苓去皮、泽泻、山茱萸取肉、山药炒、车前子酒蒸、牡丹皮去木,各一两(30克),官桂不见火、川牛膝去芦,酒浸、熟地黄各半两(15克)。上为细末,炼蜜为丸,如梧桐子大,每服七十丸(9克),空腹米饮送服。功能温肾化气,利水消肿。主治肾(阳)虚水肿。腰重脚肿,小便不利。

2. 十补丸(《济生方》):附子炮,去皮、脐、五味子各二两(60克),山茱萸取肉、山药锉,炒、牡丹皮去木,各二两(60克),鹿茸去毛,酒蒸,一钱(3克),熟地黄洗,酒蒸,二两(60克),肉桂去皮,不见火,一钱(3克),白茯苓去皮、泽泻各一两(30克)。上为细末,炼蜜为丸,如梧桐子大,每服七十丸(9克),空腹盐酒、盐汤任下。功能补肾阳,益精血。主治肾阳虚损,精血不足。面色黧黑,足冷足肿,耳鸣耳聋,肢体羸瘦,足膝软弱,小便不利,腰脊疼痛。

【方解】肾气丸治疗肾阳虚。方中附子大辛大热,为温阳诸药之首;桂枝甘温通阳。共为君药。重用干地黄并伍山茱萸、山药取三补填补肾阴,使阳化有源。共为臣药。泽泻、茯苓利水淡渗,与桂枝相配并能化痰祛饮;丹皮合桂枝可调血分之滞。共为佐药。

加味肾气丸为肾气丸加牛膝、车前子,意在温肾利水,适用于肾阳不足之水肿病症。

十补丸为肾气丸加鹿茸、五味子更益温肾助阳,滋养精血之力,适用于肾阳虚损,精血不足之病症。

【临床应用】

1. 配伍特点与思考:本方为六味地黄丸加附子、桂枝而成。于大队补阴药中加二味温阳药即将六味地黄丸的作用方向发生了根本性逆转,张景岳谓之:"善补阳者,必于阴中求阳,则阳得阴助,而生化无穷"。气与阳是功能表现,有赖于物质基础的坚实与供给。换言之,物质匮乏是无健全功能可言的,或表现是虚热、虚火等病态的亢奋。因此,以六味地黄丸补足肾阴,然后,附子、桂枝温运、气化则形成功能,产生肾气、肾阳便顺理成章。

但"善补阴者,必于阳中求阴,则阴得阳升而泉源不竭"却不能同理可得。因为,阴虚类病症,物质匮乏是现实,而且常常会出现因为阴液不足,不能潜涵肾(心、肝、肺胃等)阳而致虚热、虚火升腾者;也不乏因为导致阴虚的外感温热病源或脏腑功能失调之内生火热病源的客观存在。倘若于大队补阳药中加少量补阴药予以构建补阴类方剂,无论是针对业已损耗之阴,抑或是外感、内生之邪而言,无疑都是灭顶之灾。亦正因于此,六味地黄丸、左归丸(饮)、大补阴丸、增液汤、养阴清肺汤、一贯煎、玉女煎等一众补阴类方剂无一是依张景岳补阴方剂构成之理所设而存世。诚然,补阴方剂中有用温性药物者,但其理不外有三:一是有些药物的温热性质当有存疑,或即使性质温热但补阴血填精之功确凿,如熟地黄、鹿角胶、龙眼肉、山茱萸、锁阳(便溏者不可用)等;二是陈皮、生(干)姜、大枣等,此类主要药物佐入主要是防止补阴药物滋腻碍胃,影响消化吸收而设;三是兼有病症之需。

2. 使用要点:腰痛膝软,小便不利或反多,舌淡而胖,脉虚弱而尺部沉细。

3. 加减变化:方中以熟地黄易干地黄、肉桂易桂枝效果更佳;若夜尿增多,加五味子;大便溏泄,加补骨脂、肉豆蔻;阳痿,加羌活、淫羊藿。

4. 现代运用:临床常用于慢性肾炎、糖尿病、醛固酮增多症、甲状腺功能减退、神经衰弱、肾上腺皮质功能减退、慢性支气管哮喘、更年期综合征等病症。

【现代研究】肾气丸有温补肾阳、促性功能、抗衰老、阻抗糖尿病、抗辐射、保护器官、促骨髓造血、促胃肠动力、抗纤维化等作用。

右归丸

【出处】《景岳全书》

【组成】熟地黄八两(240克)　山药炒,四两(120克)　山茱萸微炒　枸杞子微炒,各三两(90克)　菟丝子制
鹿角胶炒珠　杜仲姜汁炒,各四两(120克)　肉桂二两(60克)　当归三两(90克)　制附子二两,渐可加至五六两(60~180克)

【用法】上先将熟地蒸烂,杵膏,加炼蜜为丸,如梧桐子大。每服百余丸(6~9克),食前用滚汤或淡盐汤送下;或丸如弹子大,每嚼服二三丸(6~9克),以滚白汤送下(现代用法:制为蜜丸,每丸重9克,早晚各服1丸,淡盐汤送服。亦可作汤剂,用量按原方比例酌减,水煎服)。

【功用】温补肾阳,填精益髓。

【主治】肾阳不足,命门火衰。年老或久病气衰神疲,畏寒肢冷,腰膝软弱,阳痿遗精,或阳衰无子,或饮食减少,大便不实,或小便自遗,舌淡苔白,脉沉而迟。

【附方】

右归饮(《景岳全书》):熟地二三钱或加至一二两(9~30克),山药炒,二钱(6克),枸杞子、山茱萸各一钱(3克),甘草炙、肉桂各一二钱(3~6克),杜仲姜制,二钱(9克),制附子二三钱(6~9)。上以水二盅,煎至七分,食远温服。功能温补肾阳,填精补血。主治肾阳不足。气怯神疲,腹痛腰酸,手足不温,及阳痿遗精,大便溏薄,小便频多,舌淡苔薄,脉来虚细者;或阴盛格阳,真寒假热。

【方解】右归丸治疗肾阳不足,命门火衰。方中附子、肉桂、鹿角胶培补肾中元阳,温里祛寒,共为君药。熟地黄、山茱萸、枸杞子、山药滋阴益肾,养肝补脾,填精补髓。使阳有所化源,共为臣药。菟丝子、杜仲补肝肾,强腰膝;当归养血和血。共补肝肾精血,皆为佐药。

右归饮虽较右归丸少鹿角胶、菟丝子、当归而增甘草,但易丸为汤,宜于急用。

【临床应用】

1. 配伍特点与思考:本方为六味地黄丸三补药物加枸杞、鹿角胶、菟丝子、杜仲等补益肝肾、滋填精血之品大补肾阴、肾精,充实物质基础;复以肉桂、附子依金匮肾气丸之规气化、激发肾阳共成温补肾阳,填精益髓之功。

2. 使用要点:神疲乏力,畏寒肢冷,腰膝酸软,脉沉迟。

3. 加减变化:若阳衰气虚,加人参;精滑或带浊、便溏,加补骨脂;五更泄泻,加肉豆蔻、五味子;腹痛隐隐,加吴茱萸、干姜;腰脊软弱,加杜仲、续断;阳痿,加羌活、巴戟天。

4. 现代运用:临床常用于肾病综合征、老年骨质疏松症、精少不育症,以及贫血、白细胞减少症等病症。

【现代研究】右归丸有温补肾阳、补益脾肾、促性腺功能、造血、改善肾功能、调节骨钙、抗衰老、保护胸腺细胞、促神经康复因子及改善甲状腺功能等作用。

第六节　阴阳双补

阴阳双补剂,适用于阴阳两虚类病症。症见头晕目眩,腰膝酸软,阳痿遗精,畏寒肢冷,午后潮热等。

地黄饮子(地黄饮)

【出处】《圣济总录》

【组成】熟干地黄焙(12克)　巴戟天去心　山茱萸炒　石斛去根　肉苁蓉酒浸,切,焙　附子炮裂,去皮脐　五味子炒　官桂去粗皮　白茯苓去黑皮　麦门冬去心,焙　菖蒲　远志去心,各半两(15克)

【用法】上为粗末,每服三钱匕(9~15克),水一盏,加生姜三片,大枣二枚,擘破,同煎七分,去滓,食前温服(现代用法:加姜、枣,水煎服)。

【功用】滋肾阴,补肾阳,开窍化痰。

【主治】下元虚衰,痰浊上泛之喑痱。舌强不能言,足废不能用,口干不欲饮,足冷面赤,脉沉细弱。

【方解】地黄饮子治疗下元虚衰,痰浊上泛之喑痱。方中熟地黄、山茱萸滋补肾阴;肉苁蓉、巴戟天温壮肾阳,共为君药。附子、肉桂温养下元,摄纳浮阳,引火归原;石斛、麦冬、五味子滋养肺肾,壮水济火,共为臣药。石菖蒲、远志、茯苓相配,化痰开窍,皆为佐药。生姜、大枣调和诸药,和中益胃,共为佐使。

【临床应用】

1. 配伍特点与思考:喑痱病症缘于阴阳两虚,痰浊内扰。故以熟地黄、山茱萸、石斛、麦冬滋阴;附子、肉苁蓉、官桂温阳;茯苓、菖蒲、远志、五味子化痰启窍。需要甄别的是,此痰为无形之痰,阻于心窍、经络、筋脉;而非咳嗽、呕吐所见之有形之痰,更无苔腻、脉滑等痰浊之征。

2. 使用要点:舌喑不语,足废不用,足冷面赤,脉沉细弱。

3. 加减变化:若痱而无喑,去石菖蒲、远志;痰火明显者,去附子、肉桂,酌加胆南星、竹沥、天竺黄;兼有气虚者,加白术、人参。

4. 现代运用:临床常用于晚期高血压病、脑动脉硬化、中风后遗症、脊髓炎等病症。

【现代研究】地黄饮子有保护脑细胞、改善学习记忆功能、抗衰老、保护心肌、抗动脉粥样硬化和降压等作用。

龟鹿二仙胶

【出处】《医便》

【组成】鹿角用新鲜麋鹿杀角,解的不用,马鹿角不用,去角脑梢骨二寸绝断,劈开,净用十斤(5 000克)　龟板去弦,洗净,捶碎,五斤(2 500克)　人参十五两(450克)　枸杞子三十两(900克)

【用法】上前三味袋盛,放长流水内浸三日,用铅坛一只,如无铅坛,底下放一大片亦可。将角并甲放入坛内,用水浸,高三五寸,黄蜡三两封口,放大锅内,桑柴火煮七昼夜。煮时坛内一日添水一次,勿令沸起,锅内一日夜添水五次,候角酥取出,洗,滤净去滓。其滓即鹿角霜、龟甲霜也。将清汁另放。另将人参、枸杞子用铜锅以水三十六碗,熬至药面无水,以新布绞取清汁,将滓置石臼水捶捣细,用水二十四碗又熬如前;又滤又捣又熬,如此三次,以滓无味为度。将前龟、鹿汁和入锅内,文火熬到滴水成珠不散,乃成胶也。每服初起一钱五分(4.5克),十日加五分(1.5克),加至三钱(9克)止,空腹酒化下,常服乃可(现代用法:上用铅坛熬胶,初服以酒送服4.5克,渐加至9克,空腹时服用)。

【功用】滋阴填精,益气壮阳。

【主治】真元虚损,精血不足。全身瘦削,阳痿遗精,两目昏花,腰膝酸软,久不孕育。

【附方】

七宝美髯丹(《本草纲目》引《积善堂方》):赤、白何首乌各一斤(500克),米泔水浸三四日,瓷片刮去皮,用淘净黑豆二升,以砂锅木甑及首乌,重重铺盖,蒸之。豆熟取出,去豆晒干,换豆再蒸,如此九次,晒干,为末,赤、白茯苓各一斤(500克),去皮,研末,以水淘去筋膜及浮者,取沉者捻块,以人乳十碗浸匀,晒干,研末,牛膝去苗,同何首乌第七次蒸之,至第九次止,晒干,当归酒浸,晒,枸杞子酒,浸,晒,菟丝子酒浸生芽,研烂,各八两(250克)晒,补骨脂以黑脂麻炒香,四两(120克)。上为末,炼蜜为丸,如弹子大,共150丸,清晨温酒送下,午时姜汤送下,卧时盐汤送下(现代用法:碾细,炼蜜为丸,每丸重9克,早晚各服1丸,淡盐水送服)。功能补益肝肾,乌发壮骨。主治肝肾不足。须发早白,脱发,齿牙动摇,腰膝酸软,梦遗滑精,肾虚不育等。

【方解】龟鹿二仙胶治疗真元虚损,精血不足。方中鹿角胶温肾壮阳,益精补血;龟板胶填补精髓,滋养阴血。共为君药。枸杞子益肝肾,补精血,助二胶之力;人参补后天,养先天,培植气血之源。共为臣药。

七宝美髯丹以何首乌补肝肾,益精血。为君药。菟丝子、枸杞子滋肾益精;当归养血和血。共助君药为臣。牛膝补肝肾,强筋骨;补骨脂温丹田。共为臣药。茯苓益心气,健脾运,防滋补壅塞,用为佐药。

【临床应用】

1. 配伍特点与思考:药虽四味,但气血阴阳同补且峻,只是胶剂、烊化或配方熬膏服法,缓而图之而已。因此,多配于其他补益方剂合用。

2. 使用要点:腰膝酸软,两目昏花,阳痿遗精。

3. 加减变化:若兼有眩晕者,加菊花、天麻;尿频者,加莲子心、竹叶;潮热盗汗者,加钩藤、煅牡蛎。

4. 现代运用:临床常用于发育不良、重症贫血、神经衰弱,以及性功能减退等病症。

【现代研究】龟鹿二仙胶有促骨髓造血、促软骨细胞增殖、增强学习记忆能力等作用。

赞育丹

【出处】《景岳全书》

【组成】熟地蒸,捣 白术用冬术各八两(250克) 当归 枸杞各六两(180克) 杜仲酒炒 仙茅酒蒸一日 巴戟肉甘草汤炒 山茱萸 淫羊藿羊脂拌炒 肉苁蓉酒洗,去甲 韭子炒黄,各四两(120克) 蛇床子微炒 附子制 肉桂各二两(60克)

【用法】上药研末,炼蜜为丸。每服6~9克,早晚各1次,温开水送服(现代用法:蜜丸剂,每次6~9克,日服2次。亦可作汤剂,用量按原方比例酌减,水煎服)。

【功用】滋肾填精,温阳助育。

【主治】肾精不足,子嗣维艰。主治阳痿,精少不育。性欲减退,腰膝酸软,勃起不佳,或交媾易泄,精液质量低下,舌淡苔薄,脉细尺弱。

【方解】赞育丹滋肾填精,温阳助育。方中熟地黄滋肾填精实先天;白术健脾益气助后天。冀先天之精不匮,后天之精有源,共为君药。当归、枸杞子养血生精,助君药滋填肾精,共为臣药。杜仲、仙茅、巴戟天、山茱萸、淫羊藿、肉苁蓉、韭菜子补肾气,添肾精,调平阴阳,共为佐药。少许肉桂、附子鼓动肾气,且能制约诸药滋腻,是为佐使。

【临床应用】

1. 配伍特点与思考:育男孕女,男精女卵。男育在于精,且需将精送至女性体内。因此,自古以来,男性不育多着眼于阳痿与精少、精冷、精弱。本方从先天、后天、精血化生等物质之途添精助育;补肾温阳以激发生精功能并解决阳痿问题。精足、精旺,阳事无碍方生育有望。

社会在发展,知识在普及,研究在深入,手段亦在增多,但生育问题却反其道而行之呈日益增多趋势。主要集中在精子浓(密)度低、活力弱、畸形精子率高、精液量少等方面。此外,不被重视的是:精液中精子约占1%,其他诸如前列腺、精囊腺、尿道球腺、尿道旁腺等分泌的液体却占约99%。本身品质就可能有问题的精子如果再与病变的腺体所分泌的液体结合在一起便会在检测时呈现出问题,抑或是在授精及之后的过程中才会逐步显现出来,这或许也是胚胎停育多发的原因之一。

姑且避开其他腺体问题单从精液而析:精液由精浆与精子两部分构成,精浆为阴中之阴,精子为阴中之阳;精子并可分数量和质量两途,浓(密)度为阳中之阴,而精子活力则归于阳中之阳;它如精子形态(畸形率)改变等,则既有先天甚至遗传之缺陷,亦有后天特别是睾丸及其他腺体的生精环境不佳使然。及其方剂,滋补肾精则当从补肾填精与健脾生精以先后天关系论偏颇;益气温阳则以和煦温润,少火生气为优先,切忌温燥之品。至于血滞络瘀、湿热滋扰等则应以活血和络、清利湿热而应对之。

2. 使用要点:性欲减退,交媾不佳,精液质量低下,子嗣维艰,舌淡苔薄,脉细尺弱。

3. 加减变化:性欲低下,加羌活、刺五加;勃起不坚、交媾易痿,加柴胡、白芍、枳壳;精液量少,精子密度低,加龟甲、山茱萸;活动力弱,加续断、制黄精;畸形精子率高,加益母草、川牛膝;早泄、烦躁失眠,去肉桂、附子,加知母、莲子心。

4. 现代运用:临床常用于阳痿、男性不育症等病症。

5. 注意事项:精子生长周期在3个月左右,需坚持治疗。

【现代研究】赞育丹有调节性激素、促进提升精子数量和活力及促进骨髓造血功能等作用。

二仙汤

【出处】《妇产科学》

【组成】仙茅　仙灵脾　当归　巴戟天各三钱(9克)　黄柏　知母各一钱半(4.5克)

【用法】水煎服,每日1剂,煎分二次服。

【功用】温肾阳,补肾精,泻肾火,调冲任。

【主治】肾阴、肾阳不足而虚火上炎之更年期综合征(围绝经期综合征)。月经不调,经量或多或少,甚或闭经,头晕耳鸣,烘热易汗,胸闷心烦,少寐多梦,情绪不稳,腰酸膝软;或阳痿,早泄,夜尿频仍,舌偏红苔少,脉细弦数;或伴见高血压病、肾炎、肾盂肾炎、尿路感染等。

【方解】二仙汤治疗肾阴阳失衡,虚火上炎。方中仙茅、仙灵脾温肾阳,补肾精,共为君药。巴戟天温助肾阳而强筋骨;当归养血柔肝调冲任,共为臣药。知母、黄柏滋肾阴,泻肾火,且能制约温肾药物燥烈之性。共为佐使。

【临床应用】

1. 配伍特点与思考:本方宗大补丸意而设,易滋补肾阴为温肾助阳、养血添精并进,颇为切合女性围绝经期病理特征。只是,此时亦常兼有肝心不宁、心烦易躁、失眠、盗汗诸端,可结合临床病症选择配伍柴胡、黄芩、白芍、钩藤、百合、天冬、麦冬、莲子心、刺蒺藜、五味子、酸枣仁等。

2. 使用要点:女性性欲减退,月经不调,烘热易汗,情绪不稳,失眠多梦,腰膝酸软;男性阳痿,早泄;舌偏红苔少,脉细弦数。

3. 加减变化:若心烦寐少,加钩藤、酸枣仁;肤热、盗汗,加龟甲、地骨皮;心悸,加百合、五味子;便秘,加服麻子仁丸。

4. 现代运用:临床常用于围绝经期综合征、骨质疏松症、卵巢功能早衰、慢性肾小球肾炎等病症。

【现代研究】二仙汤有调节下丘脑—垂体—卵巢轴的作用,还能有调节雌激素(本身并无激素样物质)、抗衰老、抗氧化等作用。

凡以固涩药为主组成,具有收敛固涩作用,治疗气、血、精、津滑脱散失之症的方剂,称为固涩剂。

气、血、精、津滑脱散失的形式可有自汗、盗汗、久咳不止、久泻不止、遗精滑泄、小便失禁、崩漏、带下等不同,但性质多为纯虚无邪,而且程度和元气暴脱、亡阳等亟需回阳固脱者有异。

第一节 固表止汗

固表止汗剂,适用于体虚卫外不固,阴液不能内守而致自汗、盗汗。

牡蛎散

【出处】《太平惠民和剂局方》

【组成】黄芪去苗土 麻黄根洗 牡蛎米泔浸,刷去土,火烧通赤,各一两(30克)

【用法】上三味为粗散。每服三钱(9克),水一盏半,小麦百余粒(30克),同煎至八分,去渣热服,日二服,不拘时候(现代用法:为粗散,每服9克,加小麦30克,水煎温服;亦可作汤剂,用量按原方比例酌减,水煎温服)。

【功用】敛阴止汗,益气固表。

【主治】体虚自汗、盗汗。常自汗出,夜卧更甚,心悸惊惕,短气烦倦,舌淡红,脉细弱。

【方解】牡蛎散治疗体虚自汗、盗汗。方中煅牡蛎敛阴潜阳,固涩止汗,为君药。生黄芪益气实卫,固表止汗,为臣药。麻黄根专为敛汗,为佐药。小麦养气阴,退虚热,为佐使药。

【临床应用】

1. 配伍特点与思考:汗为心液,虚病时出,则或因气虚不摄,体表不固;或因阴虚有热(火),迫汗而出。故气虚者,生黄芪益气固表;小麦养心安神;牡蛎、麻黄根则功专涩汗。

2. 使用要点:汗出,心悸,短气,舌淡,脉细弱。

3. 加减变化:气虚明显者,加人参、西洋参;偏于阴虚者,加白芍、天冬;自汗者,重用生黄芪,加桂枝、山茱萸;盗汗者,加炙龟板、覆盆子。

4. 现代运用:临床常用于病后、手术后及产后身体虚弱、自主神经功能失调,以及肺结核等所致自汗、盗汗等病症。

【现代研究】牡蛎散有免疫抑制等作用。

第二节　敛肺止咳

敛肺止咳剂,适用于久咳肺虚,气阴耗伤类病症。症见咳嗽,气喘,自汗,脉虚数等。

九仙散

【出处】王子昭方,引自《卫生宝鉴》

【组成】人参　款冬花　桑白皮　桔梗　五味子　阿胶　乌梅各一两(30克)　贝母半两(15克)　罂粟壳去顶,蜜炒黄,八两(240克)

【用法】上为细末,每服三钱(9克),白汤点服,嗽住止后服(现代用法:为末,每服9克,温开水送服;亦可作汤剂,用量按原方比例酌减,水煎服)。

【功用】敛肺止咳,益气养阴。

【主治】久咳肺虚。久咳不已,咳甚则气喘自汗,痰少而黏,脉虚数。

【方解】九仙散治疗久咳肺虚。方中重用罂粟壳敛肺止咳,为君药。五味子、乌梅收敛肺气,助君药止咳以治标;人参益气生津以补肺,阿胶滋阴养血以润肺,共复耗伤气阴以治本,共为臣药。款冬花、桑白皮降气化痰,止咳平喘;贝母止咳化痰,合桑白皮以清肺兼顾护气阴;桔梗宣肺祛痰,共为佐药。

【临床应用】

1. 配伍特点与思考:久咳不止为当下所苦,故以罂粟壳敛肺止咳;气有不足,阴有所虚,痰少而黏。则一一加以应对。如得咳止,则待自复;若无效或停药复咳,当寻根问底,查找病源。

2. 使用要点:久咳不止,气喘自汗,脉虚数。

3. 加减变化:虚热明显,加地骨皮、麦冬;痰中带血,加仙鹤草、炙百部。

4. 现代运用:临床常用于慢性气管炎、肺气肿、肺结核、支气管哮喘、百日咳等病症。

第三节　涩肠固脱

涩肠固脱剂,适用于脾肾虚寒所致之泻痢日久,滑脱不禁等病症。

真人养脏汤(纯阳真人养脏汤)

【出处】《太平惠民和剂局方》

【组成】人参　当归去芦　白术焙,各六钱(18克)　肉豆蔻面裹,煨,半两(15克)　肉桂去粗皮　甘草炙,各八钱(24克)　白芍药一两六钱(48克)　木香不见火,一两四钱(42克)　诃子去核,一两二钱(36克)　罂粟壳去蒂萼,蜜炙,三两六钱(108克)

【用法】上锉为粗末,每服二大钱(6克),水一盏半,煎至八分,去滓,食前温服。忌酒、面、生冷、鱼腥、油腻（现代用法：共为粗末，每服 6 克，水煎去渣，饭前温服；亦可作汤剂，用量按原方比例酌减，水煎饭前温服）。

【功用】涩肠固脱，温补脾肾。

【主治】久泻久痢，脾肾虚寒。泻利无度，滑脱不禁，甚至脱肛坠下，脐腹疼痛，喜温喜按，倦怠食少，舌淡苔白，脉迟细。

【方解】真人养脏汤治疗脾肾虚寒所致久泻久痢。方中重用罂粟壳涩肠止泻，为君药。肉豆蔻温中涩肠；诃子功专涩肠，共为臣药。君臣同行急则治标之功。肉桂温肾暖脾；人参、白术补气健脾，温补脾肾；当归、白芍养血和血；木香调气醒脾。共补气血，调脾肾而治本，共为佐药。甘草益气和中，调和诸药，为佐使药。

【临床应用】

1. 配伍特点与思考：久泻不止为标，脾肾虚寒为本。故罂粟壳、肉豆蔻、诃子急解当下病症所苦以止泻；泻痢而久，气血定为所损，故肉桂、人参、白术、当归、白芍等温肾暖脾，补益气血以疗脾肾虚寒之本。所当虑者在于：若药后不效，则不应久迷此法，应再查、再辨、再治。

2. 使用要点：大便滑脱不禁，腹痛喜温喜按，食少神疲，舌淡苔白，脉迟细。

3. 加减变化：手足不温者，加附子；脱肛坠下者，加炙升麻、黄芪。

4. 现代运用：临床常用于慢性肠炎、溃疡性结肠炎、肠结核、慢性痢疾等病症。

【现代研究】真人养脏汤有抗胃溃疡等作用。

四神丸

【出处】《内科摘要》

【组成】肉豆蔻二两(60 克)　补骨脂四两(120 克)　五味子二两(60 克)　吴茱萸浸，炒，一两(30 克)

【用法】上为末，用水一碗，煮生姜四两(120 克)，红枣五十枚，水干，取枣肉为丸，如桐子大。每服五、七十丸(6～9 克)，空腹食前服(现代用法：以上 4 味，粉碎成细粉，过筛，混匀。另取生姜 200 克，捣碎，加水适量压榨取汁，与上述粉末泛丸，干燥，即得。每服 9 克，一日 1～2 次，临睡前以淡盐汤或温开水送服；亦可作汤剂，用量按原方比例酌减，加生姜、大枣，水煎服)。

【功用】温肾暖脾，固肠止泻。

【主治】脾肾阳虚之肾泄。五更泄泻，不思饮食，食不消化，或久泻不愈，腹痛喜温，腰酸肢冷，神疲乏力，舌淡，苔薄白，脉沉迟无力。

【方解】四神丸治疗脾肾阳虚之肾泄。方中重用补骨脂补命门火以养脾土，为君药。肉豆蔻温中涩肠，为臣药。与君药相伍，既增强温肾暖脾之力，又能涩肠止泻。吴茱萸暖脾温胃以散寒；五味子固肾涩肠，合吴茱萸以助君臣温涩止泻之功。共为佐药。生姜、大枣调和脾胃，鼓舞运化，并调和诸药。用为佐使。

【临床应用】

1. 配伍特点与思考：脾主运化水湿，虚泻多责之于斯。然五更泄泻者，脾虚之外，更有肾阳不足之隐。故当脾肾同补，固涩止泻。

2. 使用要点：五更泄泻，不思饮食，舌淡苔白，脉沉迟无力。

3. 加减变化：合理中丸，可增强温中止泻作用；腰酸膝冷者，加附子、肉桂。

4. 现代运用：临床常用于慢性结肠炎、肠结核、肠易激综合征等病症。

【现代研究】四神丸有调节肠道菌群、抗溃疡、止泻等作用。

第四节 涩精止遗

涩精止遗剂,适用于肾虚精关不固所致遗精滑泄,或肾气不足,膀胱失约所致尿频、遗尿等病症。

金锁固精丸

【出处】《医方集解》

【组成】沙苑蒺藜炒 芡实蒸 莲须各二两(60克) 龙骨酥炙 牡蛎盐水煮一日一夜,煅粉,各一两(30克)

【用法】莲子粉糊丸,盐汤下(现代用法:共为细末,以莲子粉糊丸,每服9克,每日2～3次,空腹淡盐汤送服;亦可作汤剂,用量按原方比例酌减,加莲子肉适量,水煎服)。

【功用】涩精补肾。

【主治】肾虚不固之遗精。遗精滑泄,神疲乏力,腰痛耳鸣,舌淡苔白,脉细弱。

【方解】金锁固精丸治疗肾虚不固之遗精。方中沙苑子补肾固精,为君药。芡实益肾固精,且补脾气,为臣药。君臣相合,为补肾固精之常用配伍结构。龙骨、牡蛎、莲须涩精止遗。共为佐药。莲子粉糊丸,既能助补肾固精,且能清心静心,冀心火不扰肾精静秘。

【临床应用】

1. 配伍特点与思考:遗精一症颇值探究,实际上生理性较多,病理上又有虚实之别。此治乃肾虚精失所固所致,然夜间常发者,所谓日有所思,夜有所梦。夜间阴茎自然勃起,加之春梦相益,在基础蓄积量之上陡增的刺激达到了射精阈值而出现遗精。竟有连续二三晚遗精者,亦因蓄能未能一次尽释,再增再泄,直至完全释放跌至谷底之理。此外,并有慢性前列腺炎等病症,由于病理刺激量的存在和频发,故临床可表现为性欲旺盛、遗精、早泄等,当清利湿热,泄浊与滋肾并举。

2. 使用要点:遗精滑泄,腰痛耳鸣,舌淡苔白,脉细弱。

3. 加减变化:大便干结者,加肉苁蓉、熟地黄;大便溏泄者,加补骨脂、山茱萸;腰膝酸痛者,加杜仲、续断;阳痿者,加羌活、淫羊藿。

4. 现代运用:临床常用于性神经功能紊乱、乳糜尿、慢性前列腺炎,以及带下、崩漏等病症。

【现代研究】金锁固精丸有调节水液代谢等作用。

桑螵蛸散

【出处】《本草衍义》

【组成】桑螵蛸 远志 菖蒲 龙骨 人参 茯神 当归 龟甲酥炙,以上各一两(30克)

【用法】上为末,夜卧人参汤调下二钱(6克)(现代用法:除人参外,共研细末,每服6克,睡前以人参汤送服;亦可作汤剂,用量按原方比例酌定,水煎服)。

【功用】调补心肾,涩精止遗。

【主治】心肾两虚。小便频数,或尿如米泔色,或遗尿,或遗精,心神恍惚,健忘,舌淡苔白,脉细弱。

【附方】

缩泉丸(《校注妇人良方》):天台乌药细锉、益智子大者,去皮,炒,各等分。上为末,另用山药炒黄研末,打糊为丸,如梧桐子大,曝干;每服五十丸(6克),嚼茴香数十粒,盐汤或盐酒下(现代用法:每日1～2次,每次6克,温开水送服)。功能温肾祛寒,缩尿止遗。主治膀胱虚寒。小便频数,或遗尿,小腹怕冷,舌淡,脉沉弱。

【方解】桑螵蛸散治疗心肾两虚所致小便频数。方中桑螵蛸补肾固精止遗,为君药。龙骨收敛固涩,镇心安神;龟甲滋养肾阴,补心安神,共为臣药。人参大补元气,茯神益心气,宁心神;当归补心血,与人参相合补益气血;菖蒲、远志安神定志,交通心肾,意在调控心肾之枢,共为佐药。

【临床应用】

1. 配伍特点与思考:小便频数而无所苦(如淋沥涩痛、灼热、瘙痒、砂石、尿血等)是本方治疗要点。小便频数而量少,思则须尿,不尿则益频意增似不可忍,然尿之仍少。常伴心烦、焦虑、失眠、腰酸等症。究其由乃心神不宁作祟,心肾阴虚可有但不必备。故方中菖蒲、远志、人参、当归、茯神、龙骨、龟甲等一众重镇、养心、安神、定志药物便能理解;桑螵蛸补肾缩尿亦不为虚。心神宁,意志定,尿频自然不扰。临床中排除病患所有疑虑(确立或排除相关病症诊断)尤为重要,心病不除,尿频难愈。诚然,建议病患心理放松,转移注意力,记录每次尿量等辅助自测自评手段亦是必须。

2. 使用要点:尿频或遗尿,心神恍惚,舌淡苔白,脉细弱。

3. 加减变化:健忘心悸者,加酸枣仁、五味子;兼有遗精者,加山茱萸、金樱子。

4. 现代运用:临床常用于小儿尿频、遗尿,以及糖尿病、神经衰弱等病症。

【现代研究】桑螵蛸散有镇惊安神等作用。

第五节　固崩止带

固崩止带剂,适用于妇女血崩暴注或漏血不止,以及带下淋漓等病症。

固冲汤

【出处】《医学衷中参西录》

【组成】白术炒,一两(30克)　生黄芪六钱(18克)　龙骨煅,捣细　牡蛎煅,捣细　萸肉去净核,各八钱(24克)生杭芍　海螵蛸捣细,各四钱(12克)　茜草三钱(9克)　棕边炭二钱(6克)　五倍子轧细,药汁送服,五分(1.5克)

【用法】水煎服。

【功用】固冲摄血,益气健脾。

【主治】脾肾亏虚,冲脉不固。猝然血崩或月经过多,或漏下不止,色淡质稀,头晕肢冷,心悸气短,神疲乏力,腰膝酸软,舌淡,脉微弱。

【方解】固冲汤治疗脾肾亏虚,冲脉不固。方中重用山茱萸补益肝肾,收敛固涩,为君药。龙骨、牡蛎煅用,收涩固脱;白术补气健脾;黄芪补气升提。白术、黄芪能助脾统摄复权,共为臣药。生白芍敛阴养血,补益肝肾;棕榈炭、五倍子收敛止血;海螵蛸、茜草固摄下焦,既能止血,又能化瘀,共为佐药。

【临床应用】

1. 配伍特点与思考:崩漏病症多因肾阴不足,冲任不固所致,脾气虚弱,统摄无权亦是辅因。失血同时且多损气,故当速固、止崩。山茱萸、龙骨、牡蛎、海螵蛸、五倍子收敛固涩力强;棕榈、茜草化瘀止血;黄芪、白术、白芍补益气血之外,更能健脾益气、复其统血之能;白芍并能柔肝、益阴、静血。急则治标塞其流,补肾、健脾、益气、养阴理其源。源流得疏,自然复旧。诚然,崩漏成因复杂,且有势急而殒命之忧,亦不可小觑。

2. 使用要点:出血量多,色淡质稀,腰膝酸软,舌淡,脉微弱。

3. 加减变化:兼肢冷汗出,脉微欲绝者,合参附汤;血热明显者,加黄芩炭、生地黄。

4. 现代运用:临床常用于功能性子宫出血、产后出血过多等病症。

固经丸

【出处】《丹溪心法》

【组成】黄芩炒 白芍炒 龟板炙,各一两(30克) 黄柏炒,三钱(9克) 椿树根皮七钱半(22.5克) 香附二钱半(7.5克)

【用法】上为末,酒糊丸,如梧桐子大,每服五十丸(6克),空腹温酒或白汤送下(现代用法:以上六味,粉碎成细粉,过筛,混匀,用水泛丸干燥,即得。每服6克,每日2次,温开水送服;亦可作汤剂,用量按原方比例酌定,水煎服)。

【功用】滋阴清热,固经止血。

【主治】阴虚血热之崩漏。月经过多,或崩中漏下,血色深红或紫黑稠黏,手足心热,腰膝酸软,舌红,脉弦数。

【方解】固经丸治疗阴虚血热之崩漏。方中重用龟板滋阴降火;白芍敛阴养血以柔肝;黄芩清热止血,共为君药。黄柏泻火坚阴,既助黄芩以清热,又益龟板之降火,为臣药。椿根皮固经止血;香附调气活血,并监制诸药之苦寒,共为佐药。

【临床应用】

1. 配伍特点与思考:月经过多,或崩中漏下,虚者常有二途:多见于阴虚火旺,迫血妄行;或因气虚,脾不统血。此方针对前者,故黄芩、黄柏清肝肾之热(火),断其疾血之源;白芍、龟板滋养肝肾,敛阴和血;椿根皮既清又涩;香附尤妙,善于疏肝调经,并制约诸苦寒之药。阴虚得填,虚火得降(清),肝藏且柔,月经自调。与固冲汤相较,此方所治病症较缓,故侧重于澄源、复旧,而塞流不为倚重。

2. 使用要点:血色深红甚或紫黑稠黏,舌红,脉弦数。

3. 加减变化:阴虚甚者,合用二至丸;失眠晕眩者,加钩藤、莲子心;小便短赤者,加生地黄、竹叶。

4. 现代运用:临床常用于功能性子宫出血或慢性附件炎等病症。

易黄汤

【出处】《傅青主女科》

【组成】山药炒 芡实炒,各一两(30克) 黄柏盐水炒,二钱(6克) 车前子酒炒,一钱(3克) 白果碎,十枚(12克)

【用法】水煎服。

【功用】固肾止带,清热祛湿。

【主治】肾虚湿热带下。带下黏稠量多,色黄如浓茶汁,其气腥秽,舌红,苔黄腻。

【方解】易黄汤治疗肾虚湿热带下。方中重用炒山药、炒芡实补脾益肾,固涩止带。共为君药。白果收涩止带,为臣药。黄柏清热燥湿,兼清肾火;车前子清热利湿。均为佐药。

【临床应用】

1. 配伍特点与思考:肾虚为主,湿热为辅。故以山药、芡实、白果为主固肾止带;黄柏、车前子佐以清热利湿。色黄黏稠、味秽,是湿热之实据,如排卵期带下透明而黏稠、量多则未必是病亦当知晓。

2. 使用要点:带下色黄,其气腥秽,舌苔黄腻。

3. 加减变化:湿甚者,加土茯苓、薏苡仁;热甚者,加苦参、秦皮;腰膝酸软者,加桑寄生、狗脊。

4. 现代运用:临床常用于宫颈炎、阴道炎等病症。

【现代研究】易黄汤有清热祛湿,化瘀止痛等作用。

凡以理气药为主组成,具有调理气机(行气或降气)作用,治疗气滞或气逆类病症的方剂,称为理气剂。

气机失常无外两个方面:一为滞而不行,表现为气滞、气郁或气壅;一为气行上冲,气逆。气滞、气郁、气壅,则行气以治;气逆,则降气以施。

气机不仅与机体各系统、脏腑功能运行相关,而且与气血津液精的生成、代谢有关。因此,气机的失常不仅可引起有关系统、脏腑的功能失调,而且会引起机体的代谢紊乱,并与所产生的水、湿、痰、瘀、脓等病理产物息息相关。

第一节 行 气

行气剂,适用于气机郁滞类病症。肝郁气滞多表现为:胸胁胀痛,或少腹、疝气痛,或月经不调,或痛经等,常随喜怒而消长;脾胃气滞多表现为:脘腹胀满,食欲不振,嗳气,矢气,呕恶等,常与食欲与饮食相关。

越鞠丸

【出处】《丹溪心法》

【组成】香附　川芎　苍术　栀子　神曲各等分(原书未注用量)

【用法】上为末,水丸如绿豆大(原书未注用法用量。现代用法:上药为末,水丸,每服6～9克,温开水送服。亦可作汤剂,各6～9克,水煎服)。

【功用】行气解郁。

【主治】气郁。胸膈痞闷,脘腹胀痛,嗳腐吞酸,恶心呕吐,饮食不消。

【方解】越鞠丸治疗气郁。方中香附行气解郁,为君药。川芎行气活血,既助香附行气,又能行血滞;栀子清热泻火,治疗郁火;苍术燥湿运脾,治疗湿滞;神曲消食导滞,治疗食积。共为臣佐。

【临床应用】

1. 配伍特点与思考:本方主治气郁,故以香附为主;它药所针对之血郁、食郁、湿郁、热郁,皆因气郁而生;而最为妙者在于痰郁可无药而散,意在气行则一切皆行,湿散则痰郁无由而生。

2. 使用要点:胸膈痞闷,脘腹胀痛,饮食不消。

3. 加减变化:若气郁明显者,加枳壳、佛手;血滞明显者,加赤芍、当归;湿滞明显者,加茯苓、薏苡仁;食滞明显者,加焦山楂、炒谷芽;火郁明显者,加淡豆豉、连翘;痰郁明显者,加法半夏、陈皮。

4. 现代运用:临床常用于胆汁反流性胃炎、功能性消化不良、肠道易激综合征、胃神经官能症等病症。

【现代研究】越鞠丸有抗抑郁作用,其作用机理可能与增加海马脑源性神经营养因子的表达有关。

金铃子散

【出处】《素问病机气宜保命集》

【组成】金铃子　玄胡各一两(30克)

【用法】上为细末,每服三钱(9克),酒调下(现代用法:为末,每服 6~9 克,酒或温开水送服。亦可作汤剂,用量按原方比例酌定,水煎服)。

【功用】行气疏肝,活血止痛。

【主治】肝郁有热。胸腹胁肋诸痛,时发时止,口苦,或痛经,或疝气痛,舌红苔黄,脉弦数。

【附方】

延胡索汤(《济生方》):当归去芦,浸酒,锉炒、延胡索炒,去皮、蒲黄炒、赤芍药、官桂不见火,各半两(15克)、片子姜黄洗、乳香、没药、木香不见火,各三两(90克)、甘草炙,二钱半(7.5克)。上药㕮咀,每服四钱(12克),水一盏半,生姜七片,煎至七分去滓,食前温服。功能行气活血,调经止痛。主治妇人室女,七情伤感,遂使气与血并,心腹作痛,或连腰胁,或连背膂,上下攻刺,经候不调,一切血气疼痛,并可服之。

【方解】金铃子散治疗肝郁有热。方中金铃子(川楝子)清泄肝热,疏理肝气,为君药。延胡索行气活血止痛,为臣佐之药。

延胡索汤行气活血止痛力均较金铃子散为强,且药性偏温,主要用于气滞血瘀作痛属于寒者。

【临床应用】

1. 配伍特点与思考:本方构成极为简洁有效。去因,川楝子清肝泄热;疗症,延胡索活血行气止痛。

2. 使用要点:胸腹胁肋诸痛,口苦,苔黄,脉弦数。

3. 加减变化:肝气郁结明显者,加柴胡、郁金;脘腹疼痛者,加枳壳、佛手;痛经,加红花、益母草;疝气疼痛,加乌药、荔枝核、橘核。

4. 现代运用:临床常用于胃炎、慢性胆囊炎、胃肠痉挛、肋间神经痛、肋软骨炎、带状疱疹等病症。

【现代研究】金铃子散有抗炎、镇痛等作用。

半夏厚朴汤

【出处】《伤寒论》

【组成】半夏一升(12克)　厚朴三两(9克)　茯苓四两(12克)　生姜五两(9克)　苏叶二两(6克)

【用法】以水七升,煮取四升,分温四服,日三夜一服(现代用法:每日 1 剂,日服 2 次,水煎服)。

【功用】行气散结,降逆化痰。

【主治】梅核气。咽中如有物阻,咯吐不出,吞咽不下,胸胁满闷,或咳或呕,舌苔白润或白滑,脉弦缓或弦滑。

【方解】半夏厚朴汤治疗梅核气。方中半夏化痰散结,降逆和胃,为君药。厚朴下气除满,助半夏散结降逆,为臣药。茯苓渗湿健脾以杜痰之源;生姜和胃止呕,并制半夏之烈;苏叶芳香行气,理肺疏肝,和胃行湿,并助厚朴宽胸理气散结,共为佐药。

【临床应用】

1. 配伍特点与思考:梅核气病理要点有二:一是情志不舒;二是无形之痰与气交阻。因此,重在疏肝理气、散结为主,复以行气化痰消"核"。

2. 使用要点:咽中如有炙脔,吞吐不得,胸膈满闷,情志不悦,苔白腻,脉弦滑。

3. 加减变化:若气郁较甚,加香附、郁金;胁肋疼痛者,加川楝子、延胡索;咽痛者,加桔梗、玄参。

4. 现代运用:临床常用于癔症、胃神经症、慢性咽炎、咽部异感症、慢性支气管炎、食管痉挛等病症。

【现代研究】半夏厚朴汤有抗抑郁、促胃肠动力、止呕、调节多肽神经等作用。并能显著抑制实验动物电刺激喉上神经的喉反射。

枳实薤白桂枝汤

【出处】《金匮要略》

【组成】枳实四枚(12克)　厚朴四两(12克)　薤白半斤(9克)　桂枝一两(6克)　瓜蒌一枚,捣(12克)

【用法】以水五升,先煮枳实、厚朴,取二升,去滓,内诸药,煮数沸,分三次温服(现代用法:水煎服)。

【功用】通阳散结,祛痰下气。

【主治】胸痹。胸满而痛,甚或胸痛彻背,喘息咳唾,短气,气从胁下上抢心,舌苔白腻,脉沉弦或紧。

【附方】

1. 瓜蒌薤白白酒汤(《金匮要略》):瓜蒌实一枚(12克)、薤白半斤(12克)、白酒七升(适量)。三味同煮,取二升,分温再服(现代用法:用黄酒适量加水煎服)。功能通阳散结,行气祛痰。主治胸痹。胸部满痛,甚至胸痛彻背,喘息咳唾,短气,舌苔白腻,脉沉弦或紧。

2. 瓜蒌薤白半夏汤(《金匮要略》):瓜蒌实一枚,捣(12克)、薤白三两(9克)、半夏半升(12克)、白酒一斗(适量)。四物同煮,取四升,温服一升。日三服(现代用法:用黄酒适量加水煎服)。

【方解】枳实薤白桂枝汤治疗胸痹。方中瓜蒌化痰散结,善通胸痹;薤白通阳散结,化痰除痹。二者相配,通阳宽胸,化痰除痹。共为君药。枳实下气破结,消痞除满;厚朴燥湿化痰,下气除满。二者合用,助君药宽胸散结,下气除满。共为臣药。桂枝通阳散寒,平冲降逆,善通心脉,为佐药。

瓜蒌薤白白酒汤通阳散结,行气祛痰为主,力量稍逊,适用于胸痹而痰浊较轻者。

瓜蒌薤白半夏汤祛痰之力较强,适用于胸痹痰浊较盛者。

【临床应用】

1. 配伍特点与思考:胸痹为胸阳不振,痰瘀交阻于心脉,为有形之痰与瘀互结。本在胸阳温煦失职,加之饮食滋腻厚味,脾分清化浊失健,致使痰浊瘀血互结于脉。通则不痛,痛则不通。此非通非塞,故以痹为主。稍通则症减,瘀甚则痹重、痛剧。因此,化痰浊之有形,散胸脉之痹阻为要。药用枳实、厚朴、瓜蒌化痰通滞;桂枝、薤白通阳行气。若加入川芎、丹参、红曲等则更佳。

2. 使用要点:胸中痞满,气从胁下冲逆,上攻心胸,舌苔白腻,脉沉弦或紧。

3. 加减变化:若寒重者,加干姜、附子;气滞甚者,加檀香、砂仁;血瘀者,加丹参、川芎;痰浊甚,加半夏、山楂。

4. 现代运用:临床常用于冠心病心绞痛、肋间神经痛、非化脓性肋软骨炎等病症。

【现代研究】枳实薤白桂枝汤有调节血脂作用。

瓜蒌薤白半夏汤有抗动脉粥样硬化、抗心肌纤维化、保护心肌、血管等作用。

厚朴温中汤

【出处】《内外伤辨惑论》

【组成】厚朴姜制　陈皮去白,各一两(30克)　甘草炙　茯苓去皮　草豆蔻仁　木香各五钱(15克)　干姜七分(2克)

【用法】合为粗散,每服五钱匕(15克),水二盏,生姜三片,煎至一盏,去滓温服,食前。忌一切冷物(现代用法:作汤剂,用量按原方比例酌减,水煎服)。

【功用】行气除满,温中燥湿。

【主治】脾胃寒湿气滞病症。脘腹胀满或疼痛,不思饮食,四肢倦怠,舌苔白腻,脉沉弦。

【附方】

良附丸(《良方集腋》):高良姜酒洗七次,焙,研、香附子醋洗七次,焙,研,各等分(9克)。上药各焙、各研、各贮,用时以米饮加生姜汁一匙,盐一撮为丸,服之立止(现代用法:上药研末,作散剂或丸剂,每服6克,日服1~2次,温开水送服。亦可作汤剂,水煎服)。功能行气疏肝,祛寒止痛。主治肝胃气滞寒凝病症。胃脘疼痛,胸胁胀闷,畏寒喜温,苔白脉弦。以及妇女痛经等。

【方解】厚朴温中汤治疗脾胃寒湿气滞病症。方中厚朴温中行气,散寒燥湿除满,为君药。草豆蔻温中散寒,燥湿行气,为臣药。陈皮、木香行气宽中,助厚朴消胀除满;干姜、生姜温脾暖胃,助草豆蔻散寒止痛;茯苓渗湿健脾。共为佐药。甘草益气和中,调和诸药。功兼佐使。

良附丸功专于胃,治疗肝胃不和,胃脘寒痛者。

【临床应用】

1. 配伍特点与思考:此方治疗有三大标的:寒、湿、滞。所以,干姜、厚朴、草豆蔻、生姜温中祛寒;茯苓、厚朴、草豆蔻化中土之湿;陈皮、厚朴、木香行气消滞。寒去、湿化、滞消,则病症自愈。

2. 使用要点:脘腹胀痛,舌苔白腻。

3. 加减变化:若痛甚者,加乌药、桂枝、白芍;便泄肢肿者,加大腹皮、苍术、炒薏苡仁。

4. 现代运用:临床常用于慢性肠炎、慢性胃炎、功能性消化不良、儿童功能性再发性腹痛、胃溃疡、带下病等。

天台乌药散

【出处】《医学发明》

【组成】天台乌药(12克)　木香(6克)　小茴香(6克)　青皮(6克)　高良姜(9克)(原书各半两)　槟榔二个(9克)　川楝子十个(12克)　巴豆七十粒(12克)

【用法】上八味,先将巴豆微打破,同川楝子用麸炒黑,去巴豆及麸皮不用,合余药共研为末,和匀,每服一钱(3克),温酒送下(现代用法:作汤剂,巴豆与川楝子同炒黑,去巴豆,水煎取汁,冲入少量黄酒服)。

【功用】行气疏肝,散寒止痛。

【主治】肝经气滞寒凝病症。小肠疝气,少腹引控睾丸而痛,偏坠肿胀,或少腹疼痛,苔白,脉弦。

【附方】

1. 四磨汤(《济生方》):人参(6克)、槟榔(9克)、沉香(6克)、天台乌药(6克)。四味各浓磨水,和作七分盏,煎三五沸,放温服(现代用法:作汤剂,水煎服)。功能行气降逆,宽胸散结。主治七情所伤,肝气郁结。胸膈烦闷,上气喘急,心下痞满,不思饮食,苔白脉弦。

2. 橘核丸(《济生方》):橘核炒、海藻洗、昆布洗、海带洗、川楝子去肉,炒、桃仁麸炒,各一两(30克),厚朴去皮、木通、枳实麸炒、延胡索炒,去皮、桂心不见火、木香不见火,各半两(15克)。为细末,酒糊为丸,如桐子大,每服七十丸,空腹温酒、盐汤送下(现代用法:为细末,酒糊为丸,每次9克,日服1~2次。空腹温酒或淡盐汤送下。亦可作汤剂,用量按原方比例酌定,水煎服)。功能行气止痛,软坚散结。主治寒湿疝气。睾丸肿胀偏坠,或坚硬如石,或痛引脐腹,甚则阴囊肿大,轻者时出黄水,重者成脓溃烂。

【方解】天台乌药散治疗肝经气滞寒凝病症。方中乌药行气疏肝,散寒止痛,为君药。青皮疏肝理气;小茴香暖肝散寒;高良姜散寒止痛;木香行气止痛。共为臣药。槟榔行气化滞破坚;川楝子与巴豆同炒而弃用巴豆,一是制约川楝子苦寒之性,二是增强行气止痛之力,且能散结消肿,共为佐使药。

四磨汤以木香、槟榔、枳壳行气散结,人参一是防破气之药伤正,二也是益气以助行气消结之力。主要用于腹胀、食滞、腹泻、消化不良等,以儿童尤为适合。

橘核丸以行气散结类药物为主组成。适用于睾丸、附睾、甲状腺类慢性炎症性、良性肿块等。

【临床应用】

1. 配伍特点与思考:寒凝气滞是主要病机,疼痛是主要病症。故乌药行气散寒止痛;高良姜祛寒止痛;川楝子借巴豆同炒去性存用合木香、青皮、槟榔一并理气行滞止痛。历代以寒疝为主要治疗对象。寒易掌握,疝则易变。因为,中医的疝包括但不限于现代医学的疝,还包括睾丸、附睾等病症。如慢性睾丸炎、鞘膜积液(癫疝)、慢性附睾炎、精索炎等,并可能延伸至盆腔内脏器等病症。因此,临床应用时要注意分辨,对于腹股沟斜疝嵌顿所出现的肿块、疼痛等不可盲目施治,须防止疝内容物(如系膜、肠管等)出现坏死、穿孔等变化而危及生命安全。

2. 使用要点:少腹痛引睾丸,舌淡苔白,脉沉弦。

3. 加减变化:用于偏坠肿胀者,加荔枝核、橘核;寒甚者,加肉桂、吴茱萸。

4. 现代运用:临床常用于腹股沟疝、睾丸炎、附睾炎、胃及十二指肠溃疡、慢性胃炎、妇科炎症、肠痉挛、晚期癌痛等病症。

【现代研究】四磨汤有加快胃排空及促进肠蠕动等作用。

暖肝煎

【出处】《景岳全书》

【组成】当归二三钱(6~9克)　枸杞子三钱(9克)　小茴香二钱(6克)　肉桂一二钱(3~6克)　乌药二钱(6克)　沉香(木香亦可)一钱(3克)　茯苓二钱(6克)

【用法】水一盅半,加生姜三五片,煎七分,食远温服(现代用法:水煎服)。

【功用】温补肝肾,行气止痛。

【主治】肝肾不足,寒滞肝脉。睾丸冷痛,或小腹疼痛,疝气痛,畏寒喜暖,舌淡苔白,脉沉迟。

【方解】暖肝煎治疗肝肾不足,寒滞肝脉。方中肉桂温肾暖肝,祛寒止痛;小茴香暖肝散寒,理气止痛。二药合用,温肾暖肝,散寒止痛尤胜。共为君药。当归养血补肝;枸杞子补肝益肾。合行补肝肾不足之本;乌药、沉香温经散寒,理气止痛。并能顾寒凝冷痛之标。共为臣药。茯苓渗湿健脾;生姜散寒和胃。皆为佐药。

【临床应用】

1. 配伍特点与思考:本方治疗之疼痛有肝虚、寒凝、气滞三要素,所以,当归、枸杞养肝体;官桂、乌药、小茴香、沉香温里散寒理气止痛;茯苓、生姜调和脾胃。

2. 使用要点:睾丸、疝气或少腹疼痛,畏寒喜温,舌淡苔白,脉沉迟。

3. 加减变化:原方后谓:"如寒甚者加吴茱萸、干姜,再甚者加附子";睾丸、附睾肿块质韧者,加荔枝核、橘核;胀痛甚者,加香附、乌药。

4. 现代运用:临床常用于疝气、精索静脉曲张、睾丸炎、附睾炎、鞘膜积液、慢性阑尾炎、痛经等病症。

第二节 降 气

降气剂,适用于肺胃气逆不降,以致咳喘、呕吐、嗳气、呃逆等病症。

苏子降气汤

【出处】《太平惠民和剂局方》

【组成】紫苏子　半夏汤洗七次,各二两半(9克)　川当归去芦,两半(6克)　甘草炙,二两(6克)　前胡去芦
厚朴去粗皮,姜汁拌炒,各一两(6克)　肉桂去皮,一两半(3克)

【用法】上为细末,每服二大钱(6克),水一盏半,入生姜二片,枣子一个,苏叶五片,同煎至八分,去滓
热服,不拘时候(现代用法:加生姜2片,枣子1枚,苏叶2克,水煎服)。

【功用】降气平喘,祛痰止咳。

【主治】上实下虚,痰涎壅盛,咳喘短气,胸膈满闷;或腰疼脚弱,肢体倦怠,或肢体浮肿,舌苔白滑或
白腻。

【方解】苏子降气汤治疗上实下虚喘咳。方中紫苏子降气平喘,祛痰止咳,为君药。半夏燥湿化痰
降逆;厚朴下气宽胸除满;前胡下气祛痰止咳。三者合用,共助紫苏子降气祛痰平喘之功。皆为臣药。
君臣相合,以治痰涎壅盛之上实。肉桂温补下元,纳气平喘,以治肾气不足之下虚。生姜、苏叶散寒宣
肺,共为佐药。甘草、大枣调和脾胃与诸药。共为使药。

【临床应用】

1. 配伍特点与思考:痰饮壅盛于上,肾气不足于下所致咳喘上盛为主,故用紫苏子、前胡、厚朴、半夏
降气消痰平喘;肉桂暖肾纳气;《神农本草经》中便载:当归"主咳逆上气"。肺为娇脏,喜温、喜润,以气不
上逆、下纳丹田为顺、为健。故组方用药无寒、无燥,当归除治咳逆上气外,亦能监制它药温燥之性。

2. 使用要点:胸膈满闷,痰多稀白,苔白滑或白腻。

3. 加减变化:若痰涎壅盛,喘咳气逆难卧者,加沉香;兼表病者,加炙麻黄、杏仁;兼气虚者,加人参、
白术。

4. 现代运用:临床常用于慢性支气管炎、肺气肿、支气管哮喘等病症。

【现代研究】苏子降气汤有镇咳平喘、调节免疫功能等作用。

定喘汤

【出处】《摄生众妙方》

【组成】白果去壳,砸碎炒黄,十一枚(9克)　麻黄三钱(9克)　苏子二钱(6克)　甘草一钱(3克)　款冬花三钱(9克)
杏仁一钱五分(6克)　桑白皮三钱(9克)　黄芩一钱五分(6克)　半夏三钱(9克)

【用法】水三盅,煎二盅,作二服,每服一盅,不用姜,不拘时,徐徐服(现代用法:水煎服)。

【功用】宣肺降气,祛痰平喘。

【主治】风寒外束,痰热内蕴。痰多气急,痰稠色黄,哮喘咳嗽,舌苔黄腻,脉滑数。

【方解】定喘汤治疗风寒外束,痰热内蕴。方中麻黄宣肺散邪以平喘;白果敛肺定喘而祛痰。共为
君药。苏子、杏仁、半夏、款冬花降气平喘,止咳祛痰。共为臣药。桑白皮、黄芩清泄肺热,止咳平喘。共
为佐药。甘草调和诸药,为使药。

【临床应用】

1. 配伍特点与思考:此咳喘外有风寒,内蕴痰热。故解表单用麻黄(炙麻黄更佳)一味,力胜兼能平喘。非羌活、荆芥、防风、香薷等所宜;痰热宜清宜化,择桑白皮、黄芩、法半夏寒温相合,苦而不燥;更加杏仁、紫苏子、白果、款冬花等定喘,温润而敛肺气以防耗散。因此,治病,表寒当去,痰热应除;但顾护肺脏,忌燥、喜温、喜润,防范肺气耗散之责不变。

2. 使用要点:素体痰多,复感风寒,哮喘咳嗽,痰多色黄,微恶风寒,苔黄腻,脉滑数。

3. 加减变化:若痰多难略者,加瓜蒌、胆南星;肺热重者,加桔梗、鱼腥草。

4. 现代运用:临床常用于支气管哮喘、慢性支气管炎等病症。

【现代研究】 定喘汤有改善肺功能、抗炎、抗过敏、抗病毒和调节免疫功能等作用。

小半夏汤

【出处】《金匮要略》

【组成】 半夏一升(12克)　生姜半斤(6克)

【用法】 以水七升,煮取一升半,分温再服(现代用法:水煎服)。

【功用】 化痰散结,和胃降逆。

【主治】 痰饮呕吐。呕吐痰涎,口不渴,或干呕呃逆,谷不得下,小便自利,舌苔白滑。

【附方】

大半夏汤(《金匮要略》):半夏二升,洗完用(15克)、人参三两(9克)、白蜜一升(9克)。以水一斗二升,和蜜扬之二百四十遍,煮药取二升半,温服一升,余分再服(现代用法:水煎服)。功能和胃降逆,益气润燥。主治胃反。朝食暮吐,或暮食朝吐,宿谷不化,吐后转舒,神疲乏力,面色少华,肢体羸弱,大便燥结如羊屎状,舌淡红,苔少,脉细弱。

【方解】 小半夏汤治疗痰饮呕吐。方中半夏燥湿化痰涤饮,降逆和中止呕,为君药。生姜降逆止呕,温胃散饮,为止呕圣药;又能制半夏之毒,为臣、佐药。

大半夏汤治胃反呕吐,半夏降逆止呕;人参补虚益胃;白蜜甘润缓中。共成补中降逆之功。

【临床应用】

1. 配伍特点与思考:本方为止呕基本配伍结构与基础方。半夏与生姜均为止呕圣药。一味虽可独当一面,但半夏有毒,生姜辛辣。两者相伍,不仅用量减少,生姜并能制约半夏毒性,又是相制相成范例。

2. 使用要点:呕吐不渴,苔白滑。

3. 加减变化:胃寒,加干姜、附子;胃热,加黄连、竹茹;兼气滞,加枳壳、紫苏梗;胃阴不足,加玉竹、沙参;饮食积滞,加炒麦芽、神曲。

4. 现代运用:临床常用于胃炎、梅尼埃综合征及化疗后所致胃肠反应等病症。

【现代研究】 小半夏汤有抑制刺激胃黏膜引起的呕吐、抑制小鼠小肠蠕动、降低小鼠血浆 MTL 水平等作用。

旋覆代赭汤

【出处】《伤寒论》

【组成】 旋覆花三两(9克)　人参二两(6克)　生姜五两(10克)　代赭石一两(9克)　甘草炙,三两(6克)　半夏洗,半升(9克)　大枣十二枚(4枚)

【用法】 上六味,以水一斗,煮取六升,去滓,再煎取三升,温服一升,日三服(现代用法:水煎服)。

【功用】 降逆化痰,益气和胃。

【主治】胃气虚弱,痰浊内阻。心下痞硬,噫气不除;胃脘痞闷或胀满,按之不痛,频频嗳气,或见纳差、呃逆、恶心,甚或呕吐,舌苔白腻,脉缓或滑。

【方解】旋覆代赭汤治疗胃气虚弱,痰浊内阻。方中旋覆花、代赭石下气散结,平冲降逆。共为君药。重用生姜温胃止呕;半夏化痰降逆。共能温中散寒,祛痰降逆,皆为臣药。人参、甘草、大枣益气和胃,调和诸药,共为佐使药。

【临床应用】

1. 配伍特点与思考:本方可视为小半夏汤加味而成。因有胃气虚弱,故加人参、炙甘草补中益气;胃气上逆较盛,故用旋覆花、代赭石降逆止呕(嗳);生姜、大枣相配不仅能内调脾胃之营卫,亦能防止代赭石质重伤胃之弊。

2. 使用要点:心下痞硬,嗳气频作,或呕吐、呃逆,苔白腻,脉缓或滑。

3. 加减变化:若中虚不著,去人参、大枣;胃脘胀满者,加枳壳、香附;痰涎壅盛者,加陈皮、竹茹;兼有胃寒者,加高良姜、吴茱萸;兼有胃热者,加黄连、芦根。

4. 现代运用:临床常用于胃神经官能症、胃扩张、慢性胃炎、胃及十二指肠溃疡、幽门不完全梗阻、神经性呃逆、膈肌痉挛等病症。

【现代研究】旋覆代赭汤有促胃动力、调节食管括约肌、抑制胃酸、保护胃黏膜等作用。

橘皮竹茹汤

【出处】《金匮要略》

【组成】橘皮　竹茹各二升(12克)　大枣三十枚(5枚)　生姜半斤(9克)　甘草五两(6克)　人参一两(3克)

【用法】上六味,以水一斗,煮取三升,温服一升,日三服(现代用法:水煎服)。

【功用】降逆止呃,益气清热。

【主治】胃虚有热,气逆不降。呃逆或干呕,虚烦少气,口干,舌红嫩,脉虚数。

【附方】

丁香柿蒂汤(《症因脉治》):丁香(6克)、柿蒂(9克)、人参(3克)、生姜(6克)(原书未注用量)。水煎服。功能温中益气,降逆止呕。主治胃气虚寒。呃逆不已,胸痞脉迟。

【方解】橘皮竹茹汤治疗胃虚有热之呃逆。方中橘皮行气和胃以止呃;竹茹清热安胃以止呕。共为君药。人参益气补虚;生姜温中止呕,与竹茹相配,一清一温,和胃止呕。共为臣药。甘草、大枣助人参补中益虚,并调和药性。皆为佐使。

丁香柿蒂汤用丁香、柿蒂意在温胃与肾;人参、甘草益气健中。适用于胃(肾)气虚寒之呃逆。

【临床应用】

1. 配伍特点与思考:胃虚有热之呃逆,故小半夏汤去温燥之且善于止呕之半夏,生姜与竹茹、橘皮相配,和胃、理气、降逆而止呃;人参、甘草补中益气,健运脾胃;生姜、大枣调和脾胃依然。仲景时代人参与现今人参产地有别,不及当下温热,而善于气阴双补。因此,如阴虚甚者,宜西洋参易人参,或再加玉竹、沙参等品。

2. 使用要点:呃逆呕吐,舌红嫩,脉虚数。

3. 加减变化:若呃逆甚者,加柿蒂;胃阴虚,加麦冬、石斛。

4. 现代运用:临床常用于妊娠呕吐、反流性食管炎、幽门不完全梗阻、膈肌痉挛及术后呃逆不止等病症。

【现代研究】橘皮竹茹汤有促进胃肠蠕动、促进胃排空、增加食欲、排泄毒素等作用,并能增强小肠吸收功能。

凡以理血药为主组成,具有活血化瘀或止血作用,治疗血瘀或出血类病症的方剂,称为理血剂。

无论是瘀血还是出血,皆有寒热虚实之异。然出血有药物可为,更有不可为者,不可拘于药剂一途。此外,瘀血与出血看似矛盾,其实独立之外,彼此间亦有联系,且可互为因果。

第一节　活血祛瘀

活血祛瘀剂,适用于各种瘀血类病症。

活血祛瘀剂组方除考虑寒热虚实因素外,尤须重视与行气、补气等药物的配伍,因血随气行,气行则血活。

丹参饮

【出处】《时方歌括》

【组成】丹参一两(30克)　檀香　砂仁各一钱半(5克)

【用法】以水一杯半,煎至七分服(现代用法:水煎服,檀香后下)。

【功用】活血祛瘀,行气止痛。

【主治】血瘀气滞,心胃诸痛。

【方解】丹参饮治疗血瘀气滞诸痛。方中重用丹参活血祛瘀,为君药。檀香、砂仁温中行气,其一,气行则血行,助丹参行血之力;其二,温通,经遂畅则痛止。共为佐使。

【临床应用】

1. 配伍特点与思考:本方为血瘀气滞类病症的基本方,后被引申为治疗冠心病的基本配伍结构。丹参活血化瘀而养血护心;檀香与砂仁理气行滞之外,并能芳香化浊,消除痰脂。使治疗胸痹类病症从仲景通阳、散寒、化痰诸法得以扩展,活血化瘀、芳香行滞、消脂化浊等药物的使用直接将治疗方向直指血脉的通利与血液的质地,也为冠心苏合丸、速效救心丸等药开启了新的组方思路。

2. 使用要点:胃脘、胸膺刺痛,舌有紫气或瘀斑,脉细涩。

3. 加减变化:兼胸胁胀痛,加川楝子、延胡索;脘腹胀痛甚,加香附、枳壳;胸膺闷塞不舒,加薤白、桂枝、川芎。

4. 现代运用:临床常用于冠心病、偏头痛、慢性肺源性心脏病、慢性胃炎、消化性溃疡等病症。

【现代研究】丹参饮有抑菌抗炎、镇静、镇痛、抗凝和扩张冠状动脉等作用。

血府逐瘀汤

【出处】《医林改错》

【组成】桃仁四钱(12克)　红花　当归　生地黄各三钱(9克)　川芎一钱半(5克)　赤芍二钱(6克)　牛膝二钱(9克)　桔梗一钱半(6克)　柴胡一钱(3克)　枳壳一钱(6克)　甘草一钱(3克)

【用法】水煎服。

【功用】活血祛瘀,行气止痛。

【主治】胸中血瘀,血行不畅。胸痛、头痛日久不愈,痛如针刺而有定处,或见呃逆日久不止,或饮水如呛,干呕,或内热瞀闷,或心悸怔忡,或夜不能睡,或夜寐不安,或急躁善怒,或入暮潮热,或舌质黯红,舌边有瘀斑,或舌面有瘀点,唇暗或两目暗黑,脉涩或弦紧。

【附方】

1. 通窍活血汤(《医林改错》):赤芍、川芎各一钱(3克),桃仁研泥、红花各三钱(9克),老葱三根,切碎(3克),红枣去核,七个(5克),麝香五厘,绢包(0.16克),黄酒半斤(250克)。将前七味煎一盅,去渣,将麝香入酒内,再煎二沸,临卧服(现代用法:加黄酒适量,同水煎服)。功能活血通窍。治疗瘀阻头面的头痛昏晕,或耳聋年久,或头发脱落,面色青紫,或酒渣鼻,或白癜风,以及妇女干血痨,小儿疳积而见肌肉消瘦、腹大青筋、潮热等。

2. 膈下逐瘀汤(《医林改错》):五灵脂炒、当归各三钱(9克),川芎二钱(6克),桃仁研如泥,三钱(9克),丹皮、赤芍、乌药各二钱(6克),延胡索一钱(3克),甘草三钱(3克),香附钱半(3克),红花三钱(9克),枳壳一钱半(5克)。水煎服。功能活血祛瘀,行气止痛。主治瘀在膈下,形成积块。或小儿痞块,或肚腹疼痛,痛处不移,或卧则腹坠似有物者。

3. 少腹逐瘀汤(《医林改错》):小茴香七粒,炒(1.5克),干姜二分,炒(3克),延胡索一钱(3克),当归三钱(9克),川芎、官桂各一钱(3克),赤芍二钱(6克),蒲黄三钱(9克),五灵脂二钱(6克)。水煎服。功能活血祛瘀,温经止痛。主治少腹瘀血积块疼痛,或不痛,或痛而无积块,或少腹胀满,或经期腰酸,少腹胀,或月经一月见三五次,连接不断,断而又来,其色或紫或黑,或有瘀块,或崩漏兼少腹疼痛等症。

4. 身痛逐瘀汤(《医林改错》):秦艽一钱(3克),川芎二钱(6克),桃仁、红花各三钱(9克),甘草二钱(6克),羌活一钱(3克),没药二钱(6克),当归三钱(9克),五灵脂二钱,炒(6克),香附一钱(3克),牛膝三钱(9克),地龙二钱,去土(6克)。水煎服。功能活血行气,祛瘀通络,通痹止痛。主治气血瘀阻经络所致的肩痛、臂痛、腰痛、腿痛,或周身疼痛,经久不愈。

【方解】血府逐瘀汤治疗胸中血瘀,血行不畅。方中桃仁破血行滞而润燥;红花活血祛瘀以止痛。共为君药。赤芍、川芎活血祛瘀;牛膝活血通经,祛瘀止痛。共为臣药。生地黄、当归养血益阴,清热活血;桔梗、枳壳行气,一升一降以调理气机;柴胡疏肝解郁,升达清阳。共为佐药。甘草调和诸药,为使药。

通窍活血汤在桃仁、红花、川芎、赤芍、当归等活血化瘀类药基础上加用通阳开窍之麝香、老葱等,主治瘀血阻滞头面之头痛、耳聋、脱发等病症。

膈下逐瘀汤在桃仁、红花、川芎、赤芍、当归等活血化瘀类药基础上加用疏肝行气止痛之香附、乌药、枳壳等,主治瘀血结于膈下之两胁及腹部胀痛有积块等病症。

少腹逐瘀汤在桃仁、红花、川芎、赤芍、当归等活血化瘀类药基础上加用温通下气之小茴香、官桂、干姜等,主治血瘀少腹之痞块、月经不调、痛经等病症。

身痛逐瘀汤在桃仁、红花、川芎、赤芍、当归等活血化瘀类药基础上加用通络宣痹止痛之秦艽、羌活、地龙等,主治瘀血痹阻经络之肢体痹痛、关节疼痛等病症。

【临床应用】

1. 配伍特点与思考：王清任六逐瘀汤（另尚有一"会厌逐瘀汤"）可以看作是丹参饮的扩增系列方剂。在桃仁、红花、川芎、当归、赤芍基本结构的基础上，依据各异的病变部位及病理特征，选择配伍了不同作用方向的理气行滞药，以及温经散寒、通经活络等类药物，其后并延伸至加用补气类药治疗气虚血瘀（如补阳还五汤）类病症，开拓并完善了活血化瘀类方剂的新领域。

2. 使用要点：胸痛、头痛，痛有定处，舌暗红或有瘀斑，脉涩或弦紧。

3. 加减变化：若瘀久入络，加全蝎、地龙；气机壅滞者，加枳实、莪术；寒滞经脉者，加桂枝、细辛；血瘀经闭者，加香附、益母草；胁下有痞块者，加鳖甲、蟅虫。

4. 现代运用：临床常用于冠心病心绞痛、风湿性心脏病、胸部挫伤及肋软骨炎之胸痛，以及脑血栓形成，高血压病，高脂血症，血栓闭塞性脉管炎，神经官能症，脑震荡后遗症之头痛、头晕等病症。

【现代研究】血府逐瘀汤有活血化瘀、保护脏器、促血管新生、抗纤维化、抗凝、改善微循环、造血、抗动脉粥样硬化、抗肿瘤等作用。

通窍活血汤有抗脑缺血、抗脑血管痉挛、保护心肌等作用。

失笑散

【出处】《太平惠民和剂局方》

【组成】五灵脂酒研，淘去砂土　蒲黄炒香，各等分

【用法】先用酽醋调二钱，熬成膏，入水一盏，煎七分，食前热服（现代用法：共为细末，每服6克，用黄酒或醋冲服。亦可作汤剂，用量酌定，水煎服）。

【功用】活血祛瘀，散结止痛。

【主治】瘀血停滞。心腹剧痛，或产后恶露不行，或月经不调，少腹急痛等。

【附方】

活络效灵丹（《医学衷中参西录》）：当归、丹参、生乳香、生没药各五钱(15克)。上药四味作汤服。若为散，一剂分作四次服，温酒送下。功能活血祛瘀，通络止痛。主治气血凝滞。心腹疼痛，腿痛臂痛，跌打瘀肿，内外疮疡以及癥瘕积聚等。

【方解】失笑散治疗瘀血停滞。方中五灵脂通利血脉，散瘀止痛；蒲黄行血消瘀。二者合用，成为化瘀散结止痛基本组合。米醋、黄酒活血脉，行药力，化瘀血，既能加强活血化瘀之力，并能矫正五灵脂腥臊之气味。

活络效灵丹以丹参、当归活血化瘀，兼能养血；乳香、没药行气活血，消肿定痛。主要适用于瘀血阻滞类痛症。如跌打损伤，内伤瘀血类病症。

【临床应用】

1. 配伍特点与思考：本方为治疗瘀血阻滞所致痛症的基础方。犹如行气止痛的基础方金铃子散一般。组方简洁、有效是此类方剂的最大特点，也为后世的药对理论与实践良好示范并奠定了基础。

2. 使用要点：心腹刺痛，或妇人月经不调，少腹急痛。

3. 加减变化：若瘀血甚者，加川芎、赤芍；兼见血虚，加当归、丹参；若疼痛甚者，加延胡索、血竭；兼气滞者，加香附、乌药；兼寒凝者，加桂枝、炮姜。

4. 现代运用：临床常用于痛经、冠心病、高脂血症、慢性胃炎等病症。

【现代研究】失笑散有抗凝溶栓等作用。

活络效灵丹有抗炎、镇痛等作用。

复元活血汤

【出处】《医学发明》

【组成】柴胡半两(15克)　栝楼根　当归各三钱(9克)　红花　甘草　穿山甲炮,各二钱(6克)　大黄酒浸,一两(30克)　桃仁酒浸,去皮尖,研如泥,五十个(9克)

【用法】除桃仁外,锉如麻豆大,每服一两,水一盏半,酒半盏,同煎至七分,去滓,大温服之,食前,以利为度,得利痛减,不尽服(现代用法:水煎服)。

【功用】活血祛瘀,疏肝通络。

【主治】跌打损伤,瘀血留于胁下,痛不可忍。

【附方】

七厘散(《良方集腋》):血竭一两(30克),麝香、冰片各一分二厘(0.4克),乳香、没药、红花各一钱五分(5克),朱砂一钱二分(4克),儿茶二钱四分(7.5克)。上八味,研极细末,收贮瓷瓶,黄蜡封口。急用干掺,定痛止血,先以药七厘冲烧酒服之,后用烧酒调敷,轻者不必服(现代用法:共研极细末,密闭备用。每服0.2~1.5克,黄酒或温开水送服。外用适量,以酒调敷)。功能活血散瘀,止痛止血。主治跌打损伤,筋伤骨折之瘀血肿痛,或刀伤出血,并治一切无名肿毒,烧伤烫伤等。

【方解】复元活血汤治疗跌仆损伤,瘀留胁下。方中重用酒制大黄荡涤凝瘀败血,活血通经;柴胡疏肝理气,和络通滞,共为君药。桃仁、红花活血祛瘀,消肿止痛;穿山甲破瘀通络,消肿散结,共为臣药。当归补血活血;栝楼根"续绝伤""消仆损瘀血",共为佐药。甘草缓急止痛,调和诸药,用为使药。

七厘散以芳香活血散瘀类药集成,祛瘀止痛,止血消肿为胜,既可内服,又可外用,且可用于应急。

【临床应用】

1. 配伍特点与思考:本方为治疗胁痛,尤其是外伤后胁痛的良方。其中活血化瘀、疏肝行气药物自不难解。惟无便秘而用大黄,无口渴而用栝楼根似有特殊。其实《神农本草经》之谓大黄"主下瘀血,血闭……推陈致新";栝楼根"续绝伤"。《日华子本草》亦谓栝楼根"消仆损瘀血"。说明在由单味药到药对,再到方剂的过程中,可能对原始单味药物功效的记载、甄别等存有不足。

2. 使用要点:胁肋瘀血肿胀疼痛。

3. 加减变化:疼痛甚者,加川楝子、延胡索;有外伤史者,加局部敷贴如意金黄膏;胀且窜痛者,加香附、郁金。

4. 现代运用:临床常用于肋间神经痛、肋软骨炎、胸胁部挫伤、乳腺增生症等病症。

【现代研究】复元活血汤有促创面愈合、镇痛、抗炎、抗凝、抗血栓、抑制肝硬化等作用。

桃核承气汤

【出处】《伤寒论》

【组成】桃仁去皮尖,五十个(12克)　大黄四两(12克)　桂枝去皮　甘草炙　芒硝各二两(6克)

【用法】上四味,以水七升,煮取二升半,去滓,内芒硝,更上火微沸,下火,先食温服五合,日三服,当微利(现代用法:水煎服)。

【功用】破血下瘀。

【主治】下焦蓄血。少腹急结,小便自利,至夜发热,谵语烦渴,甚则其人如狂。

【附方】

下瘀血汤(《金匮要略》):大黄三两(9克)、桃仁二十枚(9克)、蟅虫熬,去足,二十枚(9克)。上三味,末之,炼蜜和为四丸,以酒一升,煎一丸,取八合,顿服之(现代用法:水煎服)。功能破血下瘀。主治产妇腹痛。因恶血未尽而留结于小腹者;亦治血瘀而致经水不利病症。

【方解】桃核承气汤治疗下焦蓄血。方中桃仁活血破瘀;大黄下瘀泻热。二者相合,瘀热并治,共为君药。桂枝通行血脉,助桃仁以行瘀;芒硝泻热软坚,助大黄以泻热。共为臣药。炙甘草护胃安中,并能调和诸药。为佐使药。

下瘀血汤以䗪虫、大黄、桃仁攻下瘀血,治产妇之"干血蓄于脐下"致腹痛拒按,按之有块及瘀血所致经水不利。

【临床应用】

1. 配伍特点与思考:本方系调胃承气汤减芒硝用量,加桃仁、桂枝而成。承气泻下热结,使邪有出路;大黄、桃仁逐瘀下行;桂枝乃去性存用、通行血脉之施。治疗瘀热蓄结于下(胞宫等),或使内蕴上扰之邪热与腑实借道从下荡涤而泄。

2. 使用要点:少腹急结,脉沉实或涩。

3. 加减变化:基于瘀热互结病症,经闭、痛经及恶露不下者,可与四物汤合;兼气滞者,加香附、乌药、枳壳;跌打损伤者,加赤芍、苏木;见吐血、衄血者,加生地黄、山栀。

4. 现代运用:临床常用于急性盆腔炎、胎盘滞留、附件炎、肠梗阻、子宫内膜异位症、急性脑出血等病症。

【现代研究】桃核承气汤有活血化瘀、调节基质金属蛋白酶、抗凝、保护肾功能、保护肝脏、保护心肌、保护脑神经元、保护血管、调节细胞因子、抗肿瘤、调节免疫等作用。

桂枝茯苓丸

【出处】《金匮要略》

【组成】桂枝　茯苓　丹皮去心　桃仁去皮尖,熬　芍药各等分(9克)

【用法】炼蜜和丸,如兔屎大,每日食前服一丸(3克),不知,加至三丸(现代用法:共为末,炼蜜为丸,每服3～5克。亦可作汤剂,用量按原方比例酌定,水煎服)。

【功用】活血化瘀,缓消癥块。

【主治】瘀血留结胞宫。妇人素有癥块,妊娠漏下不止,或胎动不安,血色紫黑晦暗,腹痛拒按,或经闭腹痛,或产后恶露不尽而腹痛拒按者,舌质紫暗或有瘀点,脉沉涩。

【方解】桂枝茯苓丸治疗瘀血留结胞宫。方中桂枝温通血脉,畅行瘀滞,为君。桃仁活血祛瘀,助君药化瘀消癥,为臣药。丹皮、芍药活血散瘀,且能清化瘀久生热,芍药尚能缓急止痛;茯苓渗湿祛痰,化散瘀痰之结。共为佐药。白蜜为丸,意在缓消,且能调和药性,用为使药。

【临床应用】

1. 配伍特点与思考:本方与桃核承气汤同样可以治疗瘀阻胞宫类病症。但二者一缓一急;一痰瘀胶阻,一瘀热互结;一丸以缓图,一汤以荡之。可谓伯仲分明。

2. 使用要点:少腹有癥块,下血血色紫黑晦暗,腹痛拒按。经行不畅、闭经、痛经,以及产后恶露不尽等属于瘀阻胞宫者可以本方加减应用。

3. 加减变化:若瘀血较甚,加丹参、川芎;疼痛较剧者,加延胡索、乳香、没药;出血多者,加茜草炭、侧柏炭;气滞者,加香附、乌药。

4. 现代运用:临床常用于子宫肌瘤、子宫内膜异位症、卵巢囊肿、附件炎、慢性盆腔炎等病症。

【现代研究】桂枝茯苓丸有抑制子宫内膜异位增生、抑制前列腺增生、抗肿瘤、抗纤维化、保护脑细胞、降低肺动脉高压、调节免疫功能等作用。

鳖甲煎丸

【出处】《金匮要略》

【组成】鳖甲炙,十二分(90克) 乌扇烧 黄芩 鼠妇熬 干姜 大黄 桂枝 石韦去毛 厚朴 紫葳 阿胶各三分(22.5克) 柴胡 蜣螂熬,各六分(45克) 芍药 牡丹皮去心 䗪虫熬,各五分(37克) 蜂窠炙,四分(30克) 赤硝十二分(90克) 桃仁 瞿麦各二分(15克) 人参 半夏 葶苈各一分(7.5克)

【用法】上二十三味,取煅灶下灰一斗,清酒一斛五斗,浸灰,候酒尽一半,着鳖甲下中,煮令泛烂如胶漆,绞取汁,内诸药,煎为丸,如梧桐子大。空腹服七丸,日三服(现代用法:蜜丸,每丸重3克,每服1～2丸,日服2～3次,温开水送服)。

【功用】行气活血,祛湿化痰,软坚消癥。

【主治】疟母、癥瘕。疟疾日久不愈,胁下痞硬成块,结成疟母;以及癥瘕结于胁下,推之不移,腹中疼痛,肌肉消瘦,饮食减少,时有寒热,女子月经闭止等。

【方解】鳖甲煎丸治疗疟母、癥瘕。方中鳖甲软坚散结,消癥除瘕;灶下灰消癥祛积;清酒活血通经。三者混为一体,共成活血化瘀,软坚消癥之效。赤硝、大黄、䗪虫、蜣螂、鼠妇等攻下逐瘀,助破血消癥;柴胡、黄芩、白芍调肝和络;厚朴、乌扇(射干)、葶苈子、半夏行气消痰散结;干姜、桂枝温中运脾;人参、阿胶补气养血扶正消坚,并防攻伐伤正;桃仁、牡丹皮、紫葳、蜂窠活血化瘀而去干血;瞿麦、石韦利水除湿,杜痰之源以消痰瘀互结。

【临床应用】

1. 配伍特点与思考:本方与桂枝茯苓丸相比,有两点主要不同。一是病位在胁下且有形(癥积);二是组方因病理错杂而更显复杂。虽以活血化瘀、消癥散结药物为主,但寒温并用,消补兼施。除内消软坚之外,亦有攻逐泻下、苦降通泄、化痰渗湿以消癥;气血同补以扶正;丸以缓图应对缠绵之势。

2. 使用要点:癥瘕结于胁下,推之不移,腹中疼痛,肌肉消瘦,饮食减少,时有寒热,女子月经闭止等。

3. 加减变化:气滞甚者,以枳壳、木香煎汤送服;腹水明显者,以泽泻、茯苓、生薏苡煎汤送服。

4. 现代运用:临床常用于肝硬化、肝脾肿大、肝癌、子宫肌瘤、卵巢囊肿等病症。

【现代研究】鳖甲煎丸有抗肿瘤、抗纤维化、抗动脉硬化、调节免疫功能等作用。

大黄䗪虫丸

【出处】《金匮要略》

【组成】大黄蒸,十分(300克) 黄芩二两(60克) 甘草三两(90克) 桃仁 杏仁各一升(60克) 芍药四两(120克) 干地黄十两(300克) 干漆一两(30克) 虻虫一升(60克) 水蛭百枚(60克) 蛴螬一升(60克) 䗪虫半升(30克)

【用法】上十二味,末之,炼蜜和丸如小豆大,酒饮服五丸(3克),日三服(现代用法:共为细末,炼蜜为丸,丸重3克,每服1丸,日服1～2次,温开水送服)。

【功用】祛瘀生新。

【主治】五劳虚极。形体羸瘦,腹满不能饮食,肌肤甲错,两目黯黑者。

【方解】大黄䗪虫丸治疗五劳虚极。方中大黄、䗪虫、桃仁、虻虫、水蛭、蛴螬、干漆活血逐瘀,通络攻下;芍药、干地黄滋阴养血;甘草、白蜜缓中益气补虚;杏仁苦泄润下,宣通气机;黄芩清除干血瘀久之瘀热。诸药相合则既能缓逐瘀血,又能补益虚损。

【临床应用】

1. 配伍特点与思考:本方可以看是鳖甲煎丸的简装版,只是缺乏了补气的药物而已,临床如有需要可通过人参、黄芪等煎汤送服的方法予以弥补。

2. 使用要点:五劳虚极羸瘦,腹满不能饮食,肌肤甲错,两目黯黑。

3. 现代运用:临床常用于肠粘连、前列腺增生、原发性肾病综合征、慢性乙型肝炎、卵巢囊肿、酒精性肝纤维化、肾纤维化、急性单纯性结节性红斑等病症。

4. 注意事项:开始服用时有缓泻现象。

【现代研究】大黄䗪虫丸有改善脑缺氧与微循环障碍、降低血压、加速纤维蛋白溶解;抑制血小板聚集和血栓形成,对已形成的血栓有溶解作用,能改善血流阻滞及血行障碍;保护慢性肝损伤,并能抑制组织增生,防止组织纤维化。对肝内沉积的免疫复合物有消除作用;防治肠粘连;抗菌、消炎、抗病毒;提高机体免疫能力,增强巨噬细胞的吞噬功能,促进血溶素的生成等作用。

补阳还五汤

【出处】《医林改错》

【组成】黄芪生,四两(120克)　当归尾二钱(6克)　赤芍一钱半(5克)　地龙去土　川芎　红花　桃仁各一钱(3克)

【用法】水煎服。

【功用】补气,活血,通络。

【主治】中风后遗症。半身不遂,口眼㖞斜,语言謇涩,口角流涎,小便频数或遗尿失禁,舌暗淡,苔白,脉缓无力。

【方解】补阳还五汤治疗中风后遗症。方中重用黄芪补益元气,意在气旺则血行,瘀去络通,为君药。当归尾活血通络而不伤血,为臣药。赤芍、川芎、桃仁、红花协同当归尾活血祛瘀;地龙通经活络,力专善走,周行全身,共为佐药。

【临床应用】

1. 配伍特点与思考:本方是王清任在前逐瘀汤立意基础上重用黄芪而成。气虚者重用黄芪,气虚不显者黄芪亦须配伍。主治中风后遗症不仅有瘀阻经隧,益气以推行瘀滞之要,而且中风之后,经脉瘀阻,气血不养肢体、筋脉,或不遂,或痿废,有待气血灌注,行滋养之职。

2. 使用要点:中风后遗半身不遂,口眼㖞斜,舌暗淡,苔白,脉缓无力。

3. 加减变化:本方黄芪用量宜从小剂量(30~60克)开始,乏效时逐步加量;上肢不遂为主者,加桂枝、桑枝;下肢不遂为主者,加牛膝、杜仲;瘀血较重者,加水蛭粉吞服;语言欠清者,加石菖蒲、远志;痰盛者,加胆南星、天竺黄;脾胃不健者,加党参、白术。

4. 现代运用:临床常用于脑血管意外后遗症、冠心病、小儿麻痹后遗症,以及其他原因引起的偏瘫、截瘫,或单侧上肢或下肢痿软等病症。

【现代研究】补阳还五汤有抗凝、溶栓,抗脑缺血损伤,保护神经元,抗衰老,保护心肌,改善心功能,保肝降酶,促血管内皮因子,保护肾,保护视网膜,调节血糖,拮抗炎症反应,促创面愈合,抗纤维化,调节免疫功能,抗溃疡及抑制前列腺增生等作用。

温经汤(《金匮要略》)

【出处】《金匮要略》

【组成】吴茱萸　当归各三两(9克)　芍药　川芎　人参　桂枝各二两(6克)　阿胶二两(9克)　牡丹皮去心　生姜　甘草各二两(6克)　半夏半升(6克)　麦冬去心,一升(9克)

【用法】上十二味,以水一斗,煮取三升,分温三服(现代用法:水煎服)。

【功用】温经散寒,祛瘀养血。

【主治】冲任虚寒,瘀血阻滞。漏下不止,或血色暗而有血块,淋漓不畅,或月经不调,或前或后,或逾期不止,或一月再行,或经停不至,而见傍晚发热,手心烦热,唇口干燥,少腹里急,腹满,舌质暗红,脉细而涩;亦治妇人久不受孕。

【附方】

温经汤(《妇人良方大全》):当归、川芎、肉桂、莪术醋炒、牡丹皮各五分(6克),人参、牛膝、甘草各七分(9克)。水煎服。功能温经补虚,化瘀止痛。主治血海虚寒,血气凝滞。月经不调,脐腹作痛,其脉沉紧。

【方解】《金匮要略》温经汤治疗冲任虚寒,瘀血阻滞。方中吴茱萸、桂枝温经散寒,通利血脉,共为君药。当归、川芎活血祛瘀,养血调经;丹皮既助活血调经,又能清血分虚热,共为臣药。阿胶养血止血,滋阴润燥;白芍养血敛阴,柔肝止痛;麦冬养阴润燥。三者同用,养血柔肝,滋阴润燥,且能抑制吴茱萸、桂枝之辛热。人参、甘草益气健脾,培血之源;半夏、生姜温胃健脾。共为佐药。甘草并能调和诸药,亦为使药。

《妇人良方大全》温经汤除用有《金匮要略》温经汤之当归、川芎、丹皮、人参、甘草等,并配以莪术、牛膝,因此,活血祛瘀止痛之力较强。

【临床应用】

1. 配伍特点与思考:本方所治在于血虚有寒。故类四物汤以阿胶易熟地黄加麦冬而行滋阴养血以固血虚之本;吴茱萸、桂枝、生姜温经散寒,通脉止痛解决当下所难;人参、甘草益气健脾以助生血;牡丹皮行血且监制吴茱萸、桂枝之热。病症之瘀因寒而生,加之当归、川芎、牡丹皮、桂枝均有行滞通脉之功。

2. 使用要点:月经不调,小腹冷痛,经血夹有瘀块,时有烦热,舌质暗红,脉细涩。

3. 加减变化:若小腹冷痛甚,去丹皮、麦冬,加艾叶、小茴香;滞者,加香附、乌药;漏下不止且血色暗淡者,加炮姜炭、茜草炭;气虚者,加黄芪、仙鹤草。

4. 现代运用:临床常用于功能性子宫出血、慢性盆腔炎、痛经、不孕症等病症。

【现代研究】温经汤有益气补血、活血止痛,抑制 CRF,调节性激素,促星状细胞分泌 CINC 等作用。

生化汤

【出处】《傅青主女科》

【组成】全当归八钱(25克)　川芎三钱(9克)　桃仁去皮尖,十四枚(6克)　干姜炮黑　甘草炙,各五分(2克)

【用法】黄酒、童便各半煎服(现代用法:水煎服,或酌加黄酒同服)。

【功用】活血祛瘀,温经止痛。

【主治】产后血虚受寒。恶露不行,小腹冷痛。

【方解】生化汤治疗产后血虚受寒。方中重用当归补血活血,化瘀生新,行滞止痛,为君药。川芎活血行气,桃仁活血祛瘀,共为臣药。炮姜温经止血;黄酒温通血脉以助药力,共为佐药。炙甘草缓急益中,并能调和诸药,用为使药。

【临床应用】

1. 配伍特点与思考:本方常作为产后必服之方。因此,立意明确,注重在养血或不伤血的前提下,希望产后瘀血能早日排出体外。故用当归、川芎养血、行气、活血、散瘀;桃仁祛瘀且利于下行;干姜、黄酒暖脾和胃同时,温而助血畅行。因此,此方多适用于产后无明显不适,或病症轻者。

2. 使用要点:产后恶露不行,小腹冷痛。

3. 加减变化:若瘀滞较甚,加蒲黄、五灵脂;小腹冷痛甚,加肉桂、乌药;气滞明显者,加香附、枳壳。

4. 现代运用:临床常用于产后子宫复旧不良、产后宫缩疼痛、胎盘残留等病症。

【现代研究】生化汤有祛瘀生新、调节子宫收缩、止血、促泌乳和抗炎等作用。

第二节 止血

止血剂,适用于吐血、衄血、咳血、便血、尿血、崩漏等多种出血类病症。

出血类病症,从性质而论,有寒热虚实之分;从部位而论,有上下内外之别;从病势而论,有轻重缓急之异;从止血方法而论,有内服外用可择。但亦有药物所不可为者。因此,对于体内外出血量大、势急等可能危及生命者之出血,切不可盲目依赖于药物止血。

十灰散

【出处】《十药神书》

【组成】大蓟 小蓟 荷叶 侧柏叶 茅根 茜根 山栀 大黄 牡丹皮 棕榈皮各等分(9克)

【用法】上药各烧灰存性,研极细末,用纸包,碗盖于地上一夕,出火毒,用时先将白藕捣汁或萝卜汁磨京墨半碗,调服五钱(15克),食后服下(现代用法:各药烧炭存性,为末,藕汁或萝卜汁磨京墨适量,调服9~15克。亦可作汤剂,用量按原方比例酌定,水煎服)。

【功用】凉血止血。

【主治】血热妄行之上部出血病症。呕血、吐血、咯血、嗽血、衄血等,血色鲜红,来势急暴,舌红,脉数。

【方解】十灰散治疗血热妄行出血。方中大蓟、小蓟凉血止血且能祛瘀,共为君药。荷叶、侧柏叶、白茅根、茜根凉血止血;棕榈皮收涩止血,皆为臣药。山栀、大黄清热泻火,冀火降血宁,使热从二便而出;牡丹皮凉血祛瘀,与大黄共防止血留瘀弊;藕汁、萝卜汁磨京墨清热凉血止血,共为佐药。

【临床应用】

1. 配伍特点与思考:中药炭化后均有止血作用,对于局部的糜烂、溃疡、挫裂伤及微小静脉类血管损伤所致出血,通过内服及外用加压包扎等处理,一般都能收到止血效果。正确选择不同寒热属性及止血机制的药物,以及烧灰存性炮制品质的掌控等都会影响治疗效果。

2. 使用要点:血色鲜红,舌红苔黄,脉数。

3. 加减变化:若火气盛,血热重者,宜用汤剂。

4. 现代运用:临床常用于上消化道出血、支气管扩张、肺结核咯血及外伤出血等病症。

5. 注意事项:对于体内不明原因、出血量大,或疑似重要器官出血者不可盲目任用;外伤性出血予以外敷时须同时加压包扎治疗。

【现代研究】十灰散有止血、凝血作用。

四生丸

【出处】《妇人良方大全》

【组成】生荷叶(9克) 生艾叶(9克) 生柏叶(12克) 生地黄(15克)(各等分)

【用法】上研,丸如鸡子大,每服一丸(12克),水煎服(现代用法:作汤剂,用量按原方比例酌定,水煎服)。

【功用】凉血止血。

【主治】血热妄行。吐血、衄血，血色鲜红，口干咽燥，舌红，脉弦数。

【方解】四生丸治疗血热妄行所致出血。方中生地黄清热凉血，养阴生津；生柏叶凉血止血；生荷叶清热止血散瘀；生艾叶温而止血，并能制约它药寒凉之性，以防留瘀。

【临床应用】

1. 配伍特点与思考：本方四味药物均有止血作用，此为其一；其二，三味性凉或寒，一味性温。总体趋向清热凉血，但温品既可相制相成，更可防止过于寒凉出现留瘀之弊。然而，药只四味，且以丸用，力量较轻也是用时注意之处。

2. 使用要点：血色鲜红，舌红，脉弦数。

3. 加减变化：可改作汤剂，并适当加鲜藕节、鲜茅根、鲜小蓟等；胃热较甚，加生石膏、黄连；肺热甚，加黄芩、知母；兼有阴虚，加墨旱莲、女贞子。

4. 现代运用：临床常用于鼻衄、慢性特发性血小板减少性紫癜、肺结核、支气管扩张等病症。

咳血方

【出处】《丹溪心法》

【组成】青黛水飞(6克)　瓜蒌仁去油　海粉　山栀子炒黑各(9克)　诃子(6克)(原方未注用量)

【用法】上为末，以蜜同姜汁丸，噙化(现代用法：作汤剂，用量按原方比例酌定，水煎服)。

【功用】清火化痰，敛肺止咳。

【主治】肝火犯肺。咳嗽痰稠带血，咯吐不爽，或心烦易怒，胸胁刺痛，颊赤，便秘，舌红苔黄，脉弦数。

【方解】咳血方治疗肝火犯肺咳血。方中青黛清肝泻火，凉血止血；山栀子清热凉血，泻火除烦。二者合用，澄本清源，共为君药。瓜蒌仁清热化痰，润肺止咳；海粉(现多用海浮石)清肺降火，软坚化痰，共为臣药。诃子清降敛肺，化痰止咳，用为佐药。

【临床应用】

1. 配伍特点与思考：本方药味虽简，但配伍层次清晰。清热凉血正源；化痰止咳宁络；敛肺益气顾本。只是临证病症难得如此端正，丸剂则以它药煎汤送服，或径改汤剂以化裁应对。

2. 使用要点：咳痰带血，胸胁作痛，舌红苔黄，脉弦数。

3. 加减变化：火热伤阴者，加沙参、麦冬；咳甚痰多者，加浙贝母、鱼腥草；咳血量较多，加黄芩炭、仙鹤草。

4. 现代运用：临床常用于支气管扩张、肺结核等病症。

【现代研究】咳血方有止血作用。

小蓟饮子

【出处】《济生方》

【组成】生地黄洗,四两(30克)　小蓟　滑石各半两(15克)　木通　蒲黄炒　藕节　淡竹叶各半两(9克)　当归酒浸,半两(6克)　山栀子半两(9克)　炙甘草半两(6克)

【用法】上㕮咀，每服四钱，水一盏半，煎至八分，去滓，温服，空腹食前(现代用法：水煎服)。

【功用】凉血止血，利水通淋。

【主治】下焦瘀热，致血淋，尿中带血，小便频数，赤涩热痛，或尿血，而见舌红脉数等。

【方解】小蓟饮子治疗下焦瘀热出血。方中小蓟清热凉血止血，又能利水通淋，尤善治血淋、尿血，为君药。生地黄凉血止血，养阴清热；蒲黄、藕节助君药凉血止血，并能散瘀，共为臣药。滑石、竹叶、木通、山栀清热通淋利尿,使热从下泄;当归养血和血,且能防寒药留瘀,共为佐药。甘草缓急止痛,并能调和诸药,用为使药。

【临床应用】

1. 配伍特点与思考:本方专为血淋而设,由导赤散加味而成。山栀、滑石加强清热之效并导热从小便滑利而出;小蓟、蒲黄、藕节、当归凉血、止血、和血、散瘀。只是血淋常热淋较甚,或伴砂淋、石淋,处方时宜分别予以侧重应对。

2. 使用要点:尿中带血,小便赤涩热痛,舌红,脉数。

3. 加减变化:甘草宜生用;尿道刺痛者,加琥珀粉吞服;兼有阴虚者,加猪苓、阿胶。

4. 现代运用:临床常用于急性尿路感染、泌尿系结石、急性肾小球肾炎、肾盂肾炎、蛋白尿、乳糜尿、精囊炎等病症。

5. 注意事项:方中木通如用关木通恐有肾功能损害之虞,用时宜慎。

槐花散

【出处】《普济本事方》

【组成】槐花炒(12克)　柏叶杵,焙(12克)　荆芥穗(6克)　枳壳麸炒(6克)(各等分)

【用法】上为细末,用清米饮调下二钱(6克),空腹食前服(现代用法:作汤剂,用量按原方比例酌定,水煎服)。

【功用】清肠止血。

【主治】便血。或便前出血,或便出血,或粪上带血,或痔疮出血,血色鲜红,或晦暗,舌红苔黄,脉数。

【方解】槐花散治疗便血、痔疮出血。方中槐花凉血止血,善治便血、痔疮出血为君药。侧柏叶清热止血为臣药。荆芥穗调肝止血;枳壳宽肠理气。共为佐药。

【临床应用】

1. 配伍特点与思考:本方治便血从肝热着手,故以槐花、荆芥、枳壳清肝调肝,疏理气机;复以侧柏叶凉血止血。惟痔疮出血,一是有痔核的客观存在,二是通常存在便秘因素。因此,对于痔疮出血,须加润肠通便之品,如制大黄、麻子仁丸等。

2. 使用要点:便血、痔疮出血,血色鲜红,舌红脉数。

3. 加减变化:若大便秘结者,加制大黄;出血量多者,加地榆炭、黄芩炭;肛门灼热者,加赤芍、黄连;出血日久血虚者,加当归、仙鹤草。

4. 现代运用:临床常用于痔疮、溃疡性结肠炎等病症。

5. 注意事项:注意养成良好排便习惯;血色晦暗者应警惕肿瘤可能。

【现代研究】槐花散有抑菌、止血等作用。

黄土汤

【出处】《金匮要略》

【组成】甘草　干地黄　白术　附子炮　阿胶　黄芩各三两(9克)　灶心黄土半斤(30克)

【用法】上七味,以水八升,煮取三升,分温二服(现代用法:先将灶心土水煎过滤取液,再以此液煎煮它药,阿胶烊化冲服)。

【功用】温阳健脾,养血止血。

【主治】脾阳不足,脾不统血。大便下血,先便后血,以及吐血、衄血、崩漏等,血色暗淡,四肢不温,面色萎黄,舌淡苔白,脉沉细无力。

【方解】黄土汤治疗脾阳不足,脾不统血。方中灶心黄土(即伏龙肝)温中止血,为君药。白术、附子温阳健脾,助君药重振脾气以统血,共为臣药。生地黄、阿胶养血止血;黄芩清肝凉血;并能制约上药之温燥,共为佐药。甘草调和诸药,健脾和中,为使药。

【临床应用】

1. 配伍特点与思考:本方治疗出血以顾本为主。脾有统血、摄血之功,如脾气虚弱,或脾阳不健,则统摄无权。因此,以灶心黄土暖脾健运;附子、白术、甘草补脾益气;干地黄、阿胶养血止血;一味黄芩既有制约它药过温以恐动血之虞,又能清肝、凉血止血。此外,出血而久,血虚能使肝失所养,藏血欠全;血虚则血失所稠亦易逸散增加出血。此补血养血而能止血有曲径通幽之妙。

2. 使用要点:血色暗淡,四肢不温,舌淡苔白,脉沉细无力。

3. 加减变化:出血量多者,加三七、地榆;气虚明显者,加黄芪、仙鹤草;脾胃虚寒明显者,加炮姜炭。

4. 现代运用:临床常用于消化道出血及功能性子宫出血等病症。

5. 注意事项:出血日久者,应注意排除肿瘤类疾病可能。

【现代研究】黄土汤有抗溃疡、止血等作用。

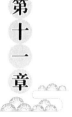

凡以祛风或息风药为主组成,具有疏散外风或平息内风作用,治疗风类病症的方剂,称为治风剂。

风从外感受者,称为外风。外风有风热、风寒、风湿区别。常留滞皮毛、经络、肌肉、筋骨为患。风从内生者,称为内风。有热(火)盛生风、肝阳化风、阴(血)虚生风之异,并有夹痰、夹瘀等变化。内风常内扰脏腑功能,出现头晕、肢颤、口眼㖞斜、半身不遂、语言謇涩等病症。

第一节 疏散外风

疏散外风剂适用于感受外风病症。临床因不同感邪部位而呈现不同的病症。

川芎茶调散

【出处】《太平惠民和剂局方》

【组成】薄荷叶_{不见火,八两}(240克)　川芎　荆芥_{去梗,各四两}(120克)　细辛_{去芦,一两}(30克)　防风_{去芦,一两半}(45克)　白芷　羌活　甘草_{炙,各二两}(60克)

【用法】上为细末,每服二钱(6克),食后清茶调下,常服清头目(现代用法:共为细末,每次6克,日服2次,饭后清茶调服。亦可作汤剂,用量按原方比例酌减,水煎服)。

【功用】疏风止痛。

【主治】外感风邪头痛。偏正头痛,或巅顶作痛,目眩鼻塞,或恶风发热,舌苔薄白,脉浮。

【附方】

菊花茶调散(《丹溪心法附余》):菊花、川芎、荆芥穗、羌活、白芷各二两(60克),细辛洗净,一两(30克),防风一两半(45克),蝉蜕、僵蚕、薄荷各五钱(15克)。上为末,每服二钱(6克),食后茶清调下。功能疏风止痛,清利头目。主治风热上犯头目之偏正头痛,或巅顶作痛,头晕目眩。

【方解】川芎茶调散治疗外感风邪头痛。方中川芎为治头痛之圣药,为君药。薄荷、荆芥助君药疏风止痛,且能清利头目,共为臣药。重用薄荷,意在疏肝之挛急,并能防诸药之温燥。羌活、白芷温散外邪,疏风止痛;细辛散寒止痛,并能通利鼻窍;防风散风止痛,共为佐药。甘草益气和中,并能调和诸药,用为使药。

菊花茶调散是在川芎茶调散的基础上加菊花、僵蚕、蝉蜕以疏散风热,清利头目,故适用于偏正头痛以及眩晕偏于风热者。

【临床应用】

1. 配伍特点与思考：本方因李东垣"川芎为头痛必用之药"而命名，也确能活血行气，上行巅顶，旁达四末而止诸痛。而细辛、羌活、白芷、防风、荆芥皆辛温散邪而擅止痛；甘草调和诸药；薄荷用量最大且倍于川芎，不仅疏风清热善于止痛，并能与茶清一起有监制它药辛温燥烈之功。此外，与荆芥并用能疏肝清热。因此，组方的思路比较清晰：针对的是偏正头痛，所以，任用有止痛作用的药；原因是外感且风寒为主，所以，任用辛温解表类有止痛效果的药；偏正头痛与肝有关，故择荆芥、薄荷疏肝清肝。此类以主要病症为主线，兼顾病因、体质、兼有病症、药物配伍减毒增效等原则组成的方剂尤其在治疗头痛、便秘、腹泻（痢疾）、咳嗽、呕吐、出血、痹症等病症中较为常见。

2. 使用要点：头痛，鼻塞，舌苔薄白，脉浮。

3. 加减变化：外感风寒者，减薄荷用量，加紫苏叶、生姜；外感风热者，加菊花、蔓荆子；外感风湿者，加苍术、香薷；头痛呈抽掣痛者，加全蝎、蜈蚣研粉吞服。

4. 现代运用：临床常用于感冒头痛、偏头痛、血管神经性头痛、慢性鼻炎头痛等病症。

【现代研究】川芎茶调散有镇痛、保护神经元等作用。

大秦艽汤

【出处】《素问病机气宜保命集》

【组成】秦艽三两(90克)　甘草　川芎　当归　白芍药各二两(60克)　细辛半两(15克)　川羌活　防风　黄芩各一两(30克)　石膏二两(60克)　吴白芷　白术　生地黄　熟地黄　白茯苓各一两(30克)　川独活二两(60克)

【用法】上十六味，锉。每服一两(30克)，水煎，去滓，温服(现代用法：作汤剂，用量按原方比例酌减，水煎服)。

【功用】疏风清热，养血活血。

【主治】风邪初中经络。口眼㖞斜，舌强不能言语，手足不能运动，或恶寒发热，苔白或黄，脉浮数或弦细。

【方解】大秦艽汤治疗风邪初中经络。方中重用秦艽祛风通络，为君药。羌活、独活、防风、白芷、细辛祛风散邪，加强君药祛风之力，共为臣药。熟地黄、当归、白芍、川芎养血活血，润肌舒筋，并能制约祛风药之温燥；白术、茯苓、甘草健脾益气，冀生血有源；生地黄、石膏、黄芩清热润燥，并防风邪郁而化热。共为佐药。甘草调和诸药兼为使药。

【临床应用】

1. 配伍特点与思考：中风分有外风与内风二途。均可见口眼㖞斜、语言不利、肢体运动不遂等症。外风轻者仅表现为面部口眼㖞斜；内风重者并可能出现昏迷、半身不遂、二便失禁等。仲景分为中经络与中脏腑二类。古今所论中，中经络其实不仅仅指面部口眼㖞斜之中经络者，还包括了中脏腑病症中的轻症病例。

本方主治中风有"或恶寒发热、脉浮数"且病症较轻而归于外风。故用细辛、羌活、防风、白芷等疏散外风类药；用八珍汤(缺人参)说明有气血不足之本；用石膏、黄芩、生地黄意味着有内(肝)热阴虚因素。综上所述，虽因为有恶寒、脉浮及病症较轻等因素而界定为外风，但临床客观表现又非外风所能诠释，故任用秦艽祛风、"活血荣筋"，通治外风、内风，并与疏散外风及平息内风之要素合参成方。

2. 使用要点：外风所致口眼㖞斜，舌强不能言语，手足不能运动，微恶风发热，苔薄微黄，脉浮数。

3. 加减变化：若无内热，去黄芩、石膏；时或汗出者，加生黄芪、桂枝。

4. 现代运用：临床常用于颜面神经麻痹、缺血性脑卒中，以及风湿性关节炎之风湿热痹等病症。

【现代研究】大秦艽汤有抗凝、改善微循环、抗炎等作用。

消风散

【出处】《外科正宗》

【组成】当归　生地　防风　蝉蜕　知母　苦参　胡麻　荆芥　苍术　牛蒡子　石膏各一钱(3克)
甘草　木通各五分(1.5克)

【用法】水二盅,煎八分,食远服(现代用法:水煎服)

【功用】疏风养血,清热除湿。

【主治】风疹、湿疹。皮肤疹出色红,或遍身云片斑点,瘙痒,抓破后渗出津水,苔白或黄,脉浮数有力。

【方解】消风散治疗风疹、湿疹。方中荆芥、防风、牛蒡子、蝉蜕疏风散邪,共为君药。苍术祛风燥湿;苦参清热燥湿;木通渗利湿热;石膏、知母清热泻火。共为臣药。当归、生地黄、胡麻仁养血活血,共为佐药。甘草清热解毒,和中调药,为佐使。

【临床应用】

1. 配伍特点与思考:单纯性皮肤类病症由于生于皮表,虽无恶寒、发热等表象,尤其是在疾病的初期,可从表病论治。故用防风、蝉蜕、荆芥、牛蒡子等一介解表药;但或见干燥,或见流滋,或遇热发作或加重,便有征用当归、胡麻仁、生地黄、知母养血、润燥、凉血;苍术、木通、苦参清热利(燥)湿;石膏、知母清热。本方为治疗皮肤瘙痒类病症非常有效的方剂之一,剖析并拓展组方的临床思路不仅重要,而且有借鉴意义。

2. 使用要点:皮肤瘙痒,疹出色红,脉浮。

3. 加减变化:风热盛者,加银花、薄荷;湿热偏盛者,加地肤子、青蒿;血热重者,加赤芍、紫草。

4. 现代运用:临床常用于荨麻疹、过敏性皮炎、稻田性皮炎、药物性皮炎、神经性皮炎、扁平疣等病症。

【现代研究】消风散有抗变态反应、抗炎等作用。

牵正散

【出处】《杨氏家藏方》

【组成】白附子　僵蚕　全蝎去毒,各等分,并生用

【用法】上为细末,每服一钱(3克),热酒调下,不拘时候(现代用法:共为细末,每次3克,日服2～3次,温酒送服。亦可作汤剂,用量按原方比例酌定,水煎服)。

【功用】祛风化痰,通络止痉。

【主治】风邪中于头面经络。口眼㖞斜,或面肌抽动、痉挛,舌淡红,苔白。

【附方】

止痉散(《流行性乙型脑炎中医治疗法》):全蝎、蜈蚣各等分。上为细末,每服1～1.5克,温开水送服,每日2～4次。功能祛风止痉,通络止痛。主治痉厥,四肢抽搐等。对顽固性头痛、偏头痛、关节痛亦有较好疗效。

【方解】牵正散治疗外风所致口眼㖞斜。方中白附子(禹白附)祛风化痰,为君药。全蝎、僵蚕祛风止痉。全蝎善于通络;僵蚕且能化痰。合用助君药祛风化痰,通络止痉。共为臣药。热酒调服,能助药力透达。是为佐使。

止痉散与牵正散相较,减白附子、僵蚕而增蜈蚣,则止痉之力更强,宜于痛甚及抽搐痉厥。

【临床应用】

1. 配伍特点与思考:本方为治疗口眼㖞斜常用、有效方剂。药仅三味,驱风、化痰、通络,简单明了。

因口眼㖞斜常见于面神经麻痹,而程度重者可能是特发性面神经麻痹,相对较轻;程度较轻者倒有可能是脑卒中或脑部肿瘤等所致。因此,要诊断明确,防止误诊、误治。其中特发性面神经麻痹大部分

可以发病后 2～4 周好转,3～4 月可完全康复;即便是未接受任何治疗,大概仍有 70% 左右的患者在发病后 6 个月内得到完全恢复。

2. 使用要点:卒然口眼㖞斜(无脏腑内在病症),舌淡苔白。

3. 加减变化:恶寒、恶风者,加桂枝、羌活、白芍;日久未愈者,加当归、川芎、地龙。

4. 现代运用:临床常用于颜面神经麻痹、三叉神经痛、偏头痛等病症。

5. 注意事项:白附子、全蝎有毒,用之宜慎;肝阳动风等脏腑风症非本方所宜。

【现代研究】牵正散有保护脑细胞作用。

小活络丹(活络丹)

【出处】《太平惠民和剂局方》

【组成】川乌炮,去皮、脐　草乌炮,去皮、脐　地龙去土　天南星炮,各六两(180 克)　乳香研　没药研,各二两二钱(66 克)

【用法】上为细末,入研药令匀,酒面糊为丸,如梧桐子大,每服二十丸(3 克),空腹日午冷酒送下,荆芥茶下亦得(现代用法:以上 6 味,粉碎成细粉,过筛,炼蜜为丸,每丸重 3 克。每次 1 丸,日服 2 次,陈酒或温开水送服。亦可作汤剂,用量按原方比例酌减,川乌、草乌先煎 30 分钟)。

【功用】祛风除湿,化痰通络,活血止痛。

【主治】风寒湿痹。肢体筋脉挛痛,关节屈伸不利,疼痛游走不定,舌淡紫,苔白,脉沉弦或涩。亦治中风手足不仁,日久不愈,经络中有湿痰瘀血,而见腰腿沉重,或腿臂间作痛。

【附方】

大活络丹(《兰台轨范》):白花蛇、乌梢蛇、威灵仙、两头尖俱酒浸、草乌、天麻煨、全蝎去毒、首乌黑豆水浸、龟板炙、麻黄、贯众、炙草、羌活、官桂、藿香、乌药、黄连、熟地、大黄蒸、木香、沉香各二两(60 克)、细辛、赤芍、没药去油,另研、丁香、乳香去油,另研、僵蚕、天南星姜制、青皮、骨碎补、白蔻、安息香酒熬、黑附子制、黄芩蒸、茯苓、香附酒浸,焙、玄参、白术各一两(30 克),防风二两半(75 克),葛根、豹骨炙、当归各一两半(45 克),血竭另研,七钱(21 克),地龙炙、犀角、麝香另研、松脂各五钱(15 克),牛黄另研、片脑另研,各一钱五分(4.5 克),人参三两(90 克)。上共五十味为末,蜜丸如桂圆核大,金箔为衣,每服 1 丸(5 克),陈酒送下。功能祛风湿,益气血,活络止痛。主治风湿痰瘀阻于经络,正气不足之中风瘫痪、痿痹、阴疽、流注以及跌打损伤等。

【方解】小活络丹治疗风寒湿痹。方中川乌、草乌长于祛风除湿,温通经络,并有较强的止痛作用,共为君药。天南星祛风燥湿化痰,为臣药。乳香、没药行气活血,化瘀通络而止痛;地龙走窜入络,通经活络,共为佐药。酒能温通经络,助送药力,为使药。

大活络丹组方较为繁杂,除祛风除湿、化痰通络、活血止痛之外,并有温里、益气、养血、滋阴、助阳等标本兼顾作用。适用于此类病症邪实而正虚者。

【临床应用】

1. 配伍特点与思考:风寒湿痹之为病,疼痛、关节活动不利,继则可能出现关节畸形等是病症的内在规律。因此,本方中诸药性烈而效强,祛风、胜湿、散寒、化痰、活血、通络、止痛一应俱全,但又恐其伤正,不利脾胃,顾设丸而缓图之。

2. 使用要点:肢体筋脉挛痛,关节屈伸不利,舌淡紫,苔白。

3. 现代运用:临床常用于慢性风湿性关节炎、类风湿性关节炎、坐骨神经痛、急性软组织挫伤、骨质增生症,以及中风后遗症等病症。

4. 注意事项:川乌、草乌皆大毒之品,用之宜慎且不宜久服。

【现代研究】小活络丹有镇痛作用。

第二节 平息内风

平息内风剂,适用于内风类病症。

内风与肝脏密切相关,且有虚实之分。高热痉厥多见于肝风属实;肝肾阴虚,肝阳偏亢则多本虚标实;阴液亏虚、血虚动风则常为虚病。

羚角钩藤汤

【出处】《通俗伤寒论》

【组成】羚羊片先煎,钱半(4.5克) 霜桑叶二钱(6克) 京川贝去心,四钱(12克) 鲜生地五钱(15克) 双钩藤后入,三钱(9克) 滁菊花 茯神木 生白芍各三钱(9克) 生甘草八分(2.4克) 淡竹茹鲜刮,与羚羊角先煎代水,五钱(15克)

【用法】水煎服。

【功用】凉肝息风,增液舒筋。

【主治】肝经热盛,热极动风。高热不退,烦闷躁扰,手足抽搐,发为痉厥,甚则神昏,舌质绛而干,或舌焦起刺,脉弦而数。

【附方】

钩藤饮(《医宗金鉴》):人参(3克)、全蝎去毒(1克)、羚羊角(0.5克)、天麻(6克)、甘草炙(1.5克)、钩藤(9克)。水煎服。功能清热息风,益气解痉。主治小儿天吊。壮热惊悸,牙关紧闭,手足抽搐,头目仰视等。

【方解】羚角钩藤汤治疗肝经热盛,热极动风。方中羚羊角善于凉肝息风;钩藤清热平肝,息风解痉,共为君药。桑叶、菊花清热平肝,共为臣药。鲜地黄凉血滋阴;白芍养阴泄热,柔肝舒筋。二者与甘草相伍,能化阴增液,舒筋缓急,防热盛伤阴耗血;川贝母、鲜竹茹清热化痰;茯神木平肝宁心安神。共为佐药。甘草调和诸药,为使药。

钩藤饮既有羚羊角、钩藤清热息风,又增全蝎、天麻,息风止痉之力尤强。复加人参益气扶正,顾护小儿稚嫩之体。

【临床应用】

1. 配伍特点与思考:本方所治肝热生风,药分三组。清肝热:药用羚羊角、钩藤、桑叶、菊花;平肝风:羚羊角、钩藤;养肝柔肝,滋补肝肾:白芍、生地黄。相佐治无形或有形之痰热,则任川贝母、竹茹、茯神。

2. 使用要点:高热烦躁,手足抽搐,舌绛而干,脉弦数。

3. 加减变化:若见神昏谵语者,配紫雪或安宫牛黄丸清热开窍;便秘者,加大黄、芒硝;热毒炽盛者,加黄连、山栀。

4. 现代运用:临床常用于流脑、乙脑,以及妊娠子痫、高血压所致头痛、眩晕、抽搐等病症。

【现代研究】羚角钩藤汤能提高实验大鼠的热耐受时间,延迟暑风痉厥发生,对痉厥强度无影响,但能缩短痉厥后大鼠昏迷时间,促进其意识及运动功能的恢复。

天麻钩藤饮

【出处】《中医内科杂病证治新义》

【组成】天麻(9克) 钩藤(12克) 生决明(18克) 山栀 黄芩各(9克) 川牛膝(12克) 杜仲 益母草 桑寄生 夜交藤 朱茯神各(9克)

【用法】水煎,分2～3次服。

【功用】平肝息风,清热活血,补益肝肾。

【主治】肝阳偏亢,肝风上扰。头痛,眩晕,失眠多梦,或口苦面红,舌红苔黄,脉弦或数。

【方解】天麻钩藤饮治疗肝阳偏亢,肝风上扰。方中天麻、钩藤平肝息风,为君药。石决明平肝潜阳,并能除热明目;川牛膝活血利水,共为臣药。杜仲、桑寄生补益肝肾以治本;栀子、黄芩清肝泻火以折亢阳;益母草合川牛膝利水,平降肝阳;夜交藤、朱茯神宁心安神,均为佐药。

【临床应用】

1. 配伍特点与思考:本方治疗病症为肝阳上亢或肝风上扰,而非动风,故其配伍结构与羚角钩藤汤存在明显差异。肝阳:清肝者,钩藤、栀子、黄芩;重镇者,石决明;滋补肝肾、潜阳入阴者,杜仲、桑寄生、牛膝。肝风上扰,主以天麻;心神不宁,配夜交藤、朱茯神;益母草、川牛膝凉血活血,冀肝热经利湿而泄。

2. 使用要点:头痛,眩晕,失眠,舌红苔黄,脉弦。

3. 加减变化:眩晕头痛甚者,加羚羊角、川芎;肝火旺盛者,加龙胆草、夏枯草;腰酸膝软者,加炙龟板;阴虚较甚者,加女贞子、旱莲草。

4. 现代运用:临床常用于高血压、脑血管意外、内耳性眩晕等病症。

【现代研究】天麻钩藤饮有平肝潜阳、降压、抗帕金森病、镇静、催眠、保护脑、保护血管、抗心肌纤维化、改善心功能和镇痛等作用。

镇肝息风汤

【出处】《医学衷中参西录》

【组成】怀牛膝　生赭石轧细,各一两(30克)　生龙骨捣碎　生牡蛎捣碎　生龟板捣碎　生杭芍　玄参　天冬各五钱(15克)　川楝子捣碎　生麦芽　茵陈各二钱(6克)　甘草钱半(4.5克)

【用法】水煎服。

【功用】镇肝息风,滋阴潜阳。

【主治】肝肾阴亏,肝阳上亢,气血逆乱。头目眩晕,目胀耳鸣,脑部热痛,心中烦热,面色如醉,或时常噫气,或肢体渐觉不利,口角渐形㖞斜;甚或眩晕颠仆,昏不知人,移时始醒;或醒后不能复原,精神短少,脉长有力者。

【附方】

建瓴汤(《医学衷中参西录》):生怀山药、怀牛膝各一两(30克),生赭石轧细,八钱(24克),生龙骨捣细、生牡蛎捣细、生怀地黄各六钱(18克),生杭芍、柏子仁各四钱(12克)。磨取铁锈浓水,以之煎药。功能镇肝息风,滋阴安神。主治肝肾阴虚,肝阳上亢。头上眩晕,耳鸣目胀,健忘,烦躁不宁,失眠多梦,脉弦而长。

【方解】镇肝息风汤治疗肝肾阴亏,肝阳上亢,气血逆乱。方中重用怀牛膝活血利水,引血下行,并有补益肝肾之力,为君药。代赭石镇肝降逆,合牛膝引降亢逆肝阳;龙骨、牡蛎、龟板、白芍益阴潜阳,镇肝息风,共为臣药。玄参、天冬滋阴清热,合龟板、白芍滋水养肝柔肝;茵陈、川楝子、生麦芽清泄肝热,疏肝理气,条达肝性,共为佐药。甘草调和诸药,合麦芽和胃安中,并防金石、介类药物质重伤胃,为使药。

建瓴汤较镇肝息风汤增生地黄、山药、柏子仁等,而少玄参、天冬、龟板、茵陈、川楝子等,长于宁心安神,而清降滋潜之力略逊。

【临床应用】

1. 配伍特点与思考:本方与羚角钩藤汤、天麻钩藤饮所治肝风病症又有所侧重不同。用龟板、白芍、玄参、天冬、牛膝滋补肝肾,滋阴以潜阳;代赭石、龙骨、牡蛎重镇上逆之肝阳;川楝子、茵陈(张锡纯谓"青蒿之嫩者")清肝泄热;麦芽疏肝且能和胃而防质重类药物碍胃。肝热(火)、肝阳、肝风,均能生风,治则可直折其热(火),可重镇压迫,可滋阴、柔肝、潜降。三者虽均能断其生热、亢越、生风之途,惟孰主孰辅,孰轻孰重,不仅取决于病症特征与病变机理,亦受制于处方者的临床思维取向。

2. 使用要点:头目眩晕,脑部热痛,面色如醉,脉弦长有力。

3. 加减变化:心中烦热甚者,加石膏、山栀;痰多者,加胆南星、竹沥;阴虚较甚者,加熟地黄、山茱萸;肢体不利者,加桃仁、地龙等。

4. 现代运用:临床常用于高血压、脑血栓形成、脑出血、血管神经性头痛等病症。

【现代研究】镇肝息风汤有降压、抗动脉粥样硬化、镇静、催眠、保护脑细胞、降低颅内压、保护心肾功能、抗帕金森病、调节免疫功能等作用。

大定风珠

【出处】《温病条辨》

【组成】生白芍六钱(18克)　阿胶三钱(9克)　生龟板四钱(12克)　干地黄六钱(18克)　麻仁　五味子各二钱(6克)　生牡蛎四钱(12克)　麦冬连心,六钱(18克)　炙甘草四钱(12克)　鸡子黄生,二枚(2个)　鳖甲生,四钱(12克)

【用法】水八杯,煮取三杯,去滓,再入鸡子黄,搅令相得,分三次服(现代用法:水煎去渣,入阿胶烊化,再入鸡子黄,搅匀,分三次温服)。

【功用】滋阴息风。

【主治】阴虚风动。手足瘛疭,形瘦神倦,舌绛少苔,脉气虚弱,时时欲脱者。

【附方】

1. 三甲复脉汤(《温病条辨》):炙甘草、干地黄、生白芍各六钱(18克),麦冬不去心,五钱(15克),阿胶、麻仁各三钱(9克),生牡蛎五钱(15克),生鳖甲八钱(24克),生龟板一两(30克)。水八杯,煮取三杯,分三次服。功能滋阴复脉,潜阳息风。主治温病邪热久羁下焦,热深厥甚,心中憺憺大动,甚则心中痛,或手足蠕动,舌绛少苔,脉细促。

2. 阿胶鸡子黄汤(《通俗伤寒论》):陈阿胶烊冲,二钱(6克)、生白芍三钱(9克)、石决明杵,五钱(15克)、双钩藤二钱(6克)、大生地四钱(12克)、清炙草六分(2克)、生牡蛎杵,四钱(12克)、络石藤三钱(9克)、茯神木四钱(12克)、鸡子黄先煎代水,二枚(2个)。水煎服。功能滋阴养血,柔肝息风。主治邪热久羁,阴血不足,虚风内动。筋脉拘急,手足瘛疭,心烦不寐,或头目眩晕,舌绛少苔,脉细数。

【方解】大定风珠治疗阴虚风动。方中鸡子黄、阿胶滋阴养液以息虚风,共为君药。重用白芍、生地、麦冬滋阴柔肝,为臣药。龟板、鳖甲、牡蛎介类滋阴潜阳,重镇息风;麻仁养阴润燥;五味子、生白芍、甘草合用化阴柔肝,共为佐药。炙甘草调和诸药,为使药。

三甲复脉汤较大定风珠少鸡子黄、五味子,滋阴复脉之力稍逊,适用于脉细促而心中憺憺大动者。

阿胶鸡子黄汤配有钩藤、茯神木,善于凉肝安神,适用于脉细数而神志不安者。

【临床应用】

1. 配伍特点与思考:本方之治疗内风为温病后期,真阴大亏,虚风内动类病症。故除龟板、牡蛎、鳖甲三介类重镇潜阳者外,均为滋补肝肾,养阴填精之品,冀真阴复、浮阳潜、风自息。惟皆质重、滋腻之品,一是当视消化吸收能力而处方;二是宜酌配健胃、消食、助运类药物,如神曲、陈皮、苏梗、枳壳等。

2. 使用要点:神倦瘛疭,舌绛苔少,脉虚弱。

3. 加减变化:若兼气虚短气者,加人参;心悸不宁者,加浮小麦、百合;低热不退者,加白薇、地骨皮。

4. 现代运用:临床常用于乙脑后遗症、眩晕、放疗后舌萎缩、甲亢、甲亢术后手足抽搐症、神经性震颤等病症。

【现代研究】大定风珠有益肾强骨作用。

凡以轻宣或滋润药物为主组成,具有轻宣外燥或滋润内燥作用,治疗燥类病症的方剂,称为治燥剂。

燥有外燥与内燥之分。外燥感受于外,虽有温燥、凉燥之别,但总宜宣散。内燥本于津亏,以肺、胃、肾三脏较为突出。

第一节　轻宣外燥

轻宣外燥剂,适用于外感凉燥或温燥类病症。凉燥症见头痛恶寒,鼻塞咽干,或皮肤干痒,舌苔薄白;温燥症见头痛身热,干咳少痰,口渴、鼻燥、咽痛,舌边尖红,苔薄白而干或薄黄。

杏苏散

【出处】《温病条辨》

【组成】苏叶　半夏　茯苓　前胡各(9克)　苦桔梗(6克)　枳壳(6克)　甘草(3克)　生姜(3克)　大枣(3枚)　杏仁(9克)　橘皮(6克)(原书未注用量)

【用法】水煎服。

【功用】轻宣凉燥,宣肺化痰。

【主治】外感凉燥。头微痛,恶寒不甚而无汗,咳嗽痰稀,鼻塞咽干,苔白,脉弦。

【方解】杏苏散治疗外感凉燥。方中苏叶发散外邪,宣发肺气;杏仁肃降肺气,润肺止咳,共为君药。前胡疏风散邪,降气化痰;桔梗、枳壳一升一降,既助宣发外邪,又利肃降肺气,共为臣药。半夏、橘皮燥湿化痰,理气行滞;茯苓淡渗健脾以杜生痰之源;生姜、大枣调和营卫,共为佐药。甘草调和诸药,与桔梗并能宣肺利咽,是为使药。

【临床应用】

1. 配伍特点与思考:凉燥来于外感,由表欲里,客于肺络,故以咳嗽为主而表象较轻。凉而不寒,择紫苏叶、生姜发汗解表并能宣畅脾胃气机;虽鼻塞咽干,但咳痰清稀,说明燥尚不甚。故任杏仁、前胡、桔梗止咳而复原肺之宣发、肃降功能;二陈汤则燥湿化痰,杜咳痰之源。组方既解表邪,又祛痰祟,更迎合肺之宣肃生理使用宣发、肃降药对(桔梗、枳壳)组合,甚为精当。

2. 使用要点:恶寒不甚而无汗,咳嗽痰稀,鼻塞咽干,苔白,脉弦。

3. 加减变化:肩背不舒者,加羌活;口干鼻燥者,加百部、川贝母;胃脘不适者,加苏梗、苍术。

4. 现代运用:临床常用于上呼吸道感染、慢性支气管炎、肺气肿等病症。

【现代研究】杏苏散有润肺化痰止咳等作用。

桑杏汤

【出处】《温病条辨》

【组成】桑叶—钱(3克) 杏仁—钱五分(4.5克) 沙参二钱(6克) 象贝 香豉 栀皮 梨皮各一钱(3克)

【用法】水二杯,煮取一杯,顿服之,重者作再服(现代用法:水煎服)。

【功用】清宣温燥,润肺止咳。

【主治】外感温燥。身热不甚,口渴,咽干鼻燥,干咳无痰或痰少而黏,舌红,苔薄白而干,脉浮数而右脉大者。

【方解】桑杏汤治疗外感温燥。方中桑叶清宣燥热,散邪外出;杏仁宣利肺气,润燥止咳,共为君药。豆豉助桑叶散邪;贝母清热化痰,助杏仁润肺止咳;沙参养阴生津,润肺滋燥,共为臣药。栀子皮清泄肺热;梨皮清热润燥,止咳化痰,均为佐药。

【临床应用】

1. 配伍特点与思考:虽同为外感之燥,但一凉一温,差别迥异。温燥之邪本身容易化热、伤津耗液。因此,本方只一味桑叶疏散风热且能清肺润燥,外内兼顾;豆豉助宣表散邪,与栀子合清热除烦;其他则一概凉、润、滋(养)阴肺燥,止咳化痰。

2. 使用要点:身热不甚,干咳无痰或痰少而黏,右脉数大。

3. 加减变化:鼻塞咽痛者,加桔梗、连翘;痰黄者,加黄芩、鱼腥草;皮肤烘热者,加桑白皮、地骨皮;痰中带血者,加川贝母、芦根。

4. 现代运用:临床常用于上呼吸道感染、急慢性支气管炎、支气管扩张咯血、百日咳等病症。

【现代研究】桑杏汤有润肺止咳作用。

清燥救肺汤

【出处】《医门法律》

【组成】桑叶经霜者,去枝,梗,净叶,三钱(9克) 石膏煅,二钱五分(8克) 甘草一钱(3克) 人参七分(2克)
胡麻仁炒,研,一钱(3克) 真阿胶八分(3克) 麦门冬去心,一钱二分(4克) 杏仁泡,去皮尖,炒黄,七分(2克)
枇杷叶一片,刷去毛,蜜涂,炙黄(3克)

【用法】水一碗,煎六分,频频二三次热服(现代用法:水煎,频频温服)。

【功用】清燥润肺。

【主治】温燥伤肺。身热头痛,干咳无痰,气逆而喘,咽喉干燥,鼻燥,心烦口渴,胸满胁痛,舌干少苔,脉虚大而数。

【方解】清燥救肺汤治疗温燥伤肺。方中重用桑叶轻宣温燥,散邪外出,为君药。石膏清泄肺热;麦冬养阴润肺,共为臣药。因二者用量均较轻,故不改桑叶轻宣之性。人参益气生津,合甘草健脾和中,使津液有源;胡麻仁、阿胶助麦冬养阴润肺;少量杏仁、枇杷叶肃降肺气,止咳平喘,均为佐药。甘草并能调和诸药,用为使药。

【临床应用】

1. 配伍特点与思考:本方可看作是桑杏汤经治未愈而趋重病症之方。不仅肺燥、阴虚较甚,而且气阴两虚、有热。所以,清肺以桑叶、石膏甘寒不燥;止咳以杏仁、枇杷叶降气润肺;更以人参、阿胶、麦冬、胡麻仁益气养阴。

2. 使用要点：身热，干咳无痰，气逆而喘，舌红少苔，脉虚大而数。

3. 加减变化：若痰多，加浙贝母、桔梗；热甚者，加黄芩、鱼腥草；兼气虚者，加五味子、诃子。

4. 现代运用：临床常用于肺炎、支气管哮喘、急慢性支气管炎、支气管扩张、肺癌等病症。

【现代研究】清燥救肺汤有抗辐射、拮抗炎症反应等作用。

第二节　滋阴润燥

滋阴润燥剂，适用于脏腑津伤液耗所致内燥类病症。症见干咳少痰，咽干鼻燥，口中燥渴，干呕食少，消渴，便秘等。

增液汤

【出处】《温病条辨》

【组成】玄参一两(30克)　麦冬连心　细生地各八钱(24克)

【用法】水八杯，煮取三杯，口干则与饮令尽；不便，再作服(现代用法：水煎服)。

【功用】增液润燥。

【主治】津亏便秘。温病后期，大便秘结，口渴，舌干红，脉细数或沉而无力。

【附方】

增液承气汤(《温病条辨》)：玄参一两(30克)，麦冬连心、细生地各八钱(24克)，大黄三钱(9克)，芒硝一钱五分(4.5克)。水八杯，先服一杯，不知，再服。功能滋阴增液，泄热通便。主治热结阴亏。燥屎不行，下之不通，脘腹胀满，口干唇燥，舌红苔黄，脉细数。

【方解】增液汤治疗津亏便秘。方中重用玄参，滋阴润燥，清泄余热，益肾水润滑肠燥，为君药。生地黄清热养阴，生津增液；麦冬滋养胃阴。共润肠燥，皆为臣药。

增液承气汤是润、下合方，温热病后大便燥结，增液汤润燥未果时用之。

【临床应用】

1. 配伍特点与思考：此方为温病后期津液耗伤所设，三药并用，滋阴生津，共润肠燥以治标；玄参、生地黄并能清泄温病余毒热邪以顾本。因此，外感类病症即便是在后期的虚损阶段，仍应注意辨清有无邪之残留，以免余烬复燃。

2. 使用要点：便秘，口渴，舌干红，脉细数或沉而无力。

3. 现代运用：临床常用于温热病津亏肠燥便秘，以及习惯性便秘、慢性咽喉炎、复发性口腔溃疡、糖尿病、皮肤干燥综合征、肛裂、慢性牙周炎等病症。

【现代研究】增液汤有润肠通便、保护免疫器官、抗凝等作用。

麦门冬汤

【出处】《金匮要略》

【组成】麦冬七升(42克)　半夏一升(6克)　人参三两(9克)　甘草二两(6克)　粳米三合(3克)　大枣四枚(2枚)

【用法】上六味，以水一斗二升，煮取六升，温服一升，日三夜一服(现代用法：水煎服)。

【功用】滋养肺胃，降逆和中。

【主治】

1. 肺阴不足：咳逆上气，咯痰不爽，或咳吐涎沫，口干咽燥，手足心热，舌红少苔，脉虚数。

2. 胃阴不足：气逆呕吐，口渴咽干，舌红少苔，脉虚数。

【方解】麦门冬汤治疗肺阴、胃阴不足。方中重用麦冬滋补肺胃之阴，清泄肺胃之虚热，为君药。人参益气生津，为臣药。甘草、粳米、大枣益气养胃，合人参以益胃生津；少量半夏降逆下气，和胃化痰，且能制约麦冬滋腻之性，共为佐药。甘草调和诸药，并为使药。

【临床应用】

1. 配伍特点与思考：本方在补益肺胃之阴时，并注重了两方面的兼顾：一是健运脾胃以助消化，使津液有生化之源；二是任用半夏，既取其反佐之力肃降肺气、和胃，更防脾胃被滋腻药物壅滞，且能对既有蕴于肺胃之痰浊化而消之。

2. 使用要点：咳唾涎沫，短气喘促，或口干呕逆，舌干红少苔，脉虚数。

3. 加减变化：若津伤甚者，加玉竹、天花粉；咽干痰少者，加川贝母、桔梗；胃脘灼热、嘈杂者，加石斛、白芍、山药。

4. 现代运用：临床常用于慢性支气管炎、支气管扩张、慢性咽喉炎、硅肺、肺结核，以及消化性溃疡、慢性萎缩性胃炎、妊娠呕吐等病症。

【现代研究】麦门冬汤有祛痰、抗肺纤维化等作用。

益胃汤

【出处】《温病条辨》

【组成】沙参三钱(9克)　麦冬五钱(15克)　冰糖一钱(3克)　细生地五钱(15克)　玉竹炒香,一钱五分(4.5克)

【用法】水五杯,煮取二杯,分二次服,渣再煮一杯服(现代用法:水煎服)。

【功用】养阴益胃。

【主治】胃阴损伤。胃脘灼热隐痛,饥不欲食,口干咽燥,大便干结,或干呕、呃逆,舌红少津,脉细数者。

【方解】益胃汤治疗胃阴损伤。方中重用生地黄、麦冬,养阴清热,生津润燥,共为君药。北沙参、玉竹养阴生津,助益胃生津之力,共为臣药。冰糖养胃和胃,益气生津,用为佐使。

【临床应用】

1. 配伍特点与思考：本方可视为增液汤去玄参,加沙参、玉竹、冰糖而成。去玄参意在病在胃而少咽疾兼夹之虑,亦无热毒留恋之忧;益沙参、玉竹、冰糖,养阴益胃和胃,直奔胃阴不足之主题。

2. 使用要点：饥不欲食,口干咽燥,舌红少津,脉细数。

3. 加减变化：若食后脘胀者,加陈皮、神曲;气虚津乏者,加西洋参、山药;口臭齿衄者,加知母、升麻。

4. 现代运用：临床常用于慢性胃炎、糖尿病、小儿厌食等病症。

【现代研究】益胃汤有保护胃黏膜、抗卵巢衰老、抗疲劳、抑制子宫内膜异位等作用。

玉液汤

【出处】《医学衷中参西录》

【组成】生山药一两(30克)　生黄芪五钱(15克)　知母六钱(15克)　生鸡内金二钱(6克)　葛根钱半(4.5克)　五味子　天花粉各三钱(9克)

【用法】水煎服

【功用】益气生津,润燥止渴。

【主治】消渴病。气不布津,肾虚胃燥,口渴引饮,小便频数量多,或小便混浊,困倦气短,脉虚细无力。

【方解】玉液汤治疗消渴。方中山药、黄芪补脾固肾,益气生津,共为君药。知母、天花粉滋阴清热,润燥止渴,共为臣药。葛根助黄芪升发脾胃清阳,布津而止渴;鸡内金助脾健运;五味子助山药补肾固精,收敛精微,共为佐药。

【临床应用】

1. 配伍特点与思考:本方治疗消渴。知母、天花粉清热润燥趋本;山药、五味子固涩,收敛精微,防微杜渐;生黄芪、葛根不仅能生津,更能升提脾气,助其敷布津液。

2. 使用要点:口渴尿多,困倦气短,脉虚细无力。

3. 加减变化:气虚甚者,加人参、生白术、制黄精;小便频数者,加山茱萸、覆盆子。

4. 现代运用:临床常用于糖尿病及其所致周围神经病变、肾病、骨代谢紊乱,以及甲状腺功能亢进、干燥综合征、慢性咽炎等病症。

【现代研究】玉液汤对糖尿病造模大鼠有降血糖、三酰甘油和胆固醇,显著改善多饮症状、体重减轻和胰岛细胞病理损害等作用。

养阴清肺汤

【出处】《重楼玉钥》

【组成】大生地二钱(6克)　麦冬一钱二分(5克)　生甘草五分(2克)　玄参一钱半(5克)　贝母八分,去心(3克)　丹皮八分(3克)　薄荷五分(2克)　炒白芍八分(3克)

【用法】水煎服。

【功用】养阴清肺。

【主治】白喉。喉间起白如腐,不易拭去,并逐渐扩展,病变甚速,咽喉肿痛,初起或发热或不发热,鼻干唇燥,或咳或不咳,呼吸有声,似喘非喘,脉数无力或细数。

【方解】养阴清肺汤治疗白喉。方中大生地滋阴壮水,清热凉血,为君药。玄参滋阴降火,解毒利咽;麦冬养阴清肺,共为臣药。丹皮清热凉血,散瘀消肿;白芍敛阴和营泄热;贝母清热润肺,化痰散结;少量薄荷辛凉散邪,清热利咽;生甘草清热解毒利咽,并调和诸药,共为佐使。

【临床应用】

1. 配伍特点与思考:白喉虽症显耗津伤液,但毒热之邪本源不变。故在大队滋阴养液药物之外,配玄参解毒,且与薄荷相合既清且透,清解、透泄毒邪外出。

2. 使用要点:喉间起白如腐,不易拭去,咽喉肿痛,鼻干唇燥,脉数无力。

3. 加减变化:若阴虚甚者,加熟地黄;热毒甚者,加银花、连翘;燥热甚者,加知母、鲜石斛。

4. 现代运用:临床常用于急性扁桃体炎、急性咽喉炎、鼻咽癌等病症。

【现代研究】养阴清肺汤有抗炎、镇咳、祛痰等作用。

百合固金汤

【出处】《慎斋遗书》

【组成】熟地　生地　当归身各三钱(9克)　白芍一钱(6克)　甘草一钱(3克)　桔梗八分(6克)　玄参八分(3克)　贝母一钱半(6克)　麦冬(9克)　百合一钱半(12克)

【用法】水煎服。

【功用】滋养肺肾,止咳化痰。

【主治】肺肾阴虚。咳痰带血,咽喉燥痛,手足心热,骨蒸盗汗,舌红少苔,脉细数。

【附方】

补肺阿胶汤(《小儿药证直诀》):阿胶麸炒,一两五钱(9克)、黍黏子(牛蒡子)炒香,二钱五分(3克)、甘草炙,二钱五分(1.5克)、马兜铃焙,五钱(6克)、杏仁去皮尖,七个(6克)、糯米炒,一两(6克)。上为细末,每服一二钱(6克),水煎,食后温服。功能养阴补肺,清热止血。主治小儿肺阴虚兼有热证。咳嗽气喘,咽喉干燥,喉中有声,或痰中带血,舌红少苔,脉细数。

【方解】百合固金汤治疗肺肾阴虚。方中百合滋阴清热,润肺止咳;生地黄、熟地黄并用,滋肾壮水,其中生地黄并能凉血止血,共为君药。麦冬协百合以滋阴清热,润肺止咳;玄参且二地滋阴壮水,以清虚火,兼利咽喉,共为臣药。当归治咳逆上气,伍白芍养血和血;贝母清热润肺,化痰止咳,共为佐药。桔梗宣肺利咽,化痰散结,并载药上行;生甘草清热泻火,调和诸药,共为佐使药。

补肺阿胶汤偏于补益肺阴,兼以清肺化痰止咳。与百合固金汤重肺肾同滋,清热化痰有异。

【临床应用】

1. 配伍特点与思考:咳嗽气喘已久,肺肾阴亏,痰中带血,桔梗本应所忌。择而用之,除利咽化痰外,在于其有消痈解毒排脓之功。痈脓之成,先缘于热毒所侵;继则气血壅滞,结而成痈;热盛腐败气血方成脓。因此,佐少量桔梗意在清肺解毒,清其阴虚之时可能尚存余毒而已。如此,于大队滋补肺肾之阴的同时,勿忘病源之热毒之因,亦属标本兼顾之理。

2. 使用要点:咳嗽气喘,咽喉燥痛,舌红少苔,脉细数。

3. 加减变化:若痰多色黄者,加鱼腥草、黄芩;咳喘甚者,加杏仁、款冬花;咳血重者,加白及、炙百部。

4. 现代运用:临床常用于肺结核、慢性支气管炎、支气管扩张咯血、慢性咽喉炎、自发性气胸等病症。

【现代研究】百合固金汤有抗炎、镇咳、化痰、抗结核分枝杆菌和调节免疫功能等作用。

琼玉膏

【出处】《洪氏集验方》引申铁瓮方

【组成】人参二十四两,为末(750克)　生地黄十六斤,捣汁(8000克)　白茯苓四十九两,为末(1500克)　白蜜十斤(5000克)

【用法】人参、茯苓为末。蜜用生绢滤过。地黄取自然汁,捣时不能用铁器,取汁尽,去滓。(然后将)药和一处,(同蜜与生地汁)拌和匀,入银、石器或好瓷器内封闭用,如器物小,分两处盛。用净纸二三十重封闭,入汤内,以桑木柴火煮六日,如(是)连夜火即三日夜。取出,用蜡纸数重包瓶口,入井内去火毒,一伏时(即一日夜),取出再入旧汤内,煮一日,出水气。取出开封,每晨朝,以二匙,温酒化服,不饮酒者白汤化之(现代用法:以生地黄汁,无鲜生地时,将干地黄熬取汁,入蜂蜜与人参、茯苓细末,和匀,放瓷罐内封存,每服6~9克,早晚各一次,米酒或温开水送服)。

【功用】滋阴润肺,益气补脾。

【主治】肺阴亏损。虚劳干咳,咽燥咯血,肌肉消瘦,气短乏力等。

【方解】琼玉膏治疗肺阴亏损。方中生地黄滋阴壮水,为君药。白蜜补中润肺,为臣药。人参、茯苓益气健脾,化生肺阴之源,共为佐药。温酒送服,既能助行药力,又能防止腻膈之弊。

【临床应用】

1. 配伍特点与思考:药虽四味,但层次分明。方中重用地黄、白蜜峻补肺肾之阴;人参、茯苓健脾,使津液化生有源。并以膏剂服用,图缓且持续建功。

2. 使用要点:干咳痰少,气短乏力,舌红少苔,脉细数。

3. 加减变化:咳嗽频仍,以炙百部、款冬花煎汤送服;咳血者,加白及粉、三七粉同服;面赤性急者,以钩藤、白芍煎汤送服。

4. 现代运用:临床常用于肺结核、肺气肿、肺纤维化、肺癌等病症。

【现代研究】琼玉膏对衰老动物整体学习、记忆功能具有良好的调节作用,能提高实验动物下丘脑抗氧化能力,延缓体内过氧化所造成的病理性损害、缓解大脑单胺类神经递质的下降,纠正神经递质代谢紊乱造成的损害。

　　凡以祛湿药为主组成,具有化湿利水,通淋泄浊等作用,治疗水湿类病症的方剂,称为祛湿剂。

　　湿之为患,有外来和内生二途。外湿多缘于气候、居处等环境因素所致;内湿则常缘于脾胃运化不健,蕴结而生。外湿所侵,或有风、寒、热等相伴为患;内湿之成,可与寒凝,或与热结,或聚而为水。

　　因此,外湿之邪,当辨与风、寒、热为兼;内生之湿应分与寒、与热互结。更须注意体质虚实之异。

第一节　燥湿和胃

　　燥湿和胃剂,适用于湿浊内生,脾胃失和病症。症见脘腹痞满,嗳气吞酸、呕吐泄泻,食少体倦等。

平胃散

【出处】《简要济众方》

【组成】苍术去黑皮,捣为粗末,炒黄色,四两(120克)　厚朴去粗皮,涂生姜汁,炙令香熟,三两(90克)　陈橘皮洗令净,焙干,二两(60克)　甘草炙黄,一两(30克)

【用法】上为散,每服二钱(6克),水一中盏,加生姜二片,大枣二枚,同煎至六分,去滓,食前温服(现代用法:共为细末,每服4～6克,姜枣汤送服;亦可作汤剂,用量按原方比例酌定,水煎服)。

【功用】燥湿运脾,行气和胃。

【主治】湿滞脾胃。脘腹胀满,不思饮食,口淡无味,呕吐恶心,嗳气吞酸,肢体沉重,怠惰嗜卧,常多自利,舌苔白腻而厚,脉缓。

【附方】

　　不换金正气散(《易简方》):藿香、厚朴、苍术、陈皮、半夏、甘草各等分(10克)。上为散,每服四钱(12克),水一盏,加生姜三片,煎至六分,去滓热服。功能解表化湿,和胃止呕。主治湿浊内停,兼有表寒。呕吐腹胀,恶寒发热,或霍乱吐泻,或水土不服,舌苔白腻等。

【方解】平胃散治疗湿滞脾胃。方中苍术燥湿健脾,为君药。厚朴行气除满,化湿,为臣药。陈皮理气和胃,燥湿醒脾,用为佐药。甘草调和诸药,并能健脾和中。

　　不换金正气散为平胃散加藿香、半夏而成。适用于感受不正之气,脾胃食滞,腹痛呕吐,舌苔白腻等症。

【临床应用】

1. 配伍特点与思考：湿蕴脾胃，故以燥湿为主，苍术、厚朴也是燥湿运脾的常用药对。陈皮不仅能燥湿，且能理气，药性较苍术、厚朴平和。因此，湿重苔白且厚者宜用苍术、厚朴；湿阻、气机不畅而无论虚实皆可任用陈皮。

2. 使用要点：脘腹胀满，舌苔厚腻。

3. 加减变化：湿热者，加黄连、黄芩；寒湿者，加干姜、草豆蔻；湿盛者，加茯苓、泽泻。

4. 现代运用：临床常用于慢性胃炎、消化道功能紊乱、消化性溃疡等病症。

5. 注意事项：脾胃虚弱者不宜单独应用。

【现代研究】平胃散有利湿、健脾化湿、促胃动力、调节免疫功能等作用。

藿香正气散

【出处】《太平惠民和剂局方》

【组成】大腹皮　白芷　紫苏　茯苓去皮，各一两(30克)　半夏曲　白术　陈皮去白　厚朴去粗皮，姜汁炙　苦桔梗各二两(60克)　藿香去土，三两(90克)　甘草炙，二两半(75克)

【用法】上为细末，每服二钱(6克)，水一盏，姜三片，枣一枚，同煎至七分，热服；如欲出汗，衣被盖，再煎并服(现代用法：共为细末，每服6克，姜、枣煎汤送服；亦可作汤剂，用量按原方比例酌减，水煎服)。

【功用】解表化湿，理气和中。

【主治】外感风寒，内伤湿滞。霍乱吐泻，发热恶寒，头痛，胸膈满闷，脘腹疼痛，舌苔白腻，以及山岚瘴疟等。

【附方】

六和汤(《太平惠民和剂局方》)：缩砂仁、半夏汤浸泡七次、杏仁、人参、甘草炙，各一两(30克)，赤茯苓去皮、藿香叶拂去尘、白扁豆姜汁略炒、木瓜各二两(60克)，香薷、厚朴姜汁制，各四两(120克)。上锉，每服四钱(12克)，水一盏半，生姜三片，枣子一枚，煎至八分，去滓，不拘时服(现代用法：亦可作汤剂，用量按原方比例酌定，水煎服)。功能祛暑化湿，健脾和胃。主治湿伤脾胃，暑湿外袭。霍乱吐泻，倦怠嗜卧，胸膈痞满，舌苔白滑等。

【方解】藿香正气散治疗外感风寒，内伤湿滞。方中藿香芳香辟秽，外散在表风寒，内化在里湿浊，为君药。半夏曲、陈皮理气燥湿，和胃降逆止呕；白术、茯苓健脾祛湿止泻，俱为臣药。大腹皮、厚朴行气化湿，畅中行滞；紫苏、白芷既助君药发散风寒，又能化湿和中；桔梗宣肺利膈；生姜、大枣外调营卫，内调脾胃，均为佐药。甘草调和诸药，为使药。

六和汤主要用于暑湿伤于内外。故外用香薷解表散寒，并配扁豆、厚朴燥湿、利湿；因暑易耗伤气阴，加人参补益气阴。

【临床应用】

1. 配伍特点与思考：本方芳化湿浊，醒脾和胃，对于外伤于寒，内伤于湿，尤其是湿浊或秽浊之气兼夹之恶寒、发热、浑身酸楚、恶心呕吐、腹泻者尤为有效。也是胃肠型感冒、手足口病等病毒类病症的常用有效方剂。

2. 使用要点：恶寒发热，上吐下泻，舌苔白腻。

3. 加减变化：表邪偏重，寒热无汗者，加香薷；气滞脘腹胀痛者，加木香、延胡索。

4. 现代运用：临床常用于急性胃肠炎或四时感冒胃肠型者。

【现代研究】藿香正气散有解痉、抗变态反应、保护肠屏障、镇痛、抑菌和吗啡依赖戒断等作用。

第二节 清热祛湿

清热祛湿剂,适用于外感湿热,或湿热下注所致的湿温、黄疸、霍乱、热淋、痢疾、泄泻、痿痹等病症。

茵陈蒿汤

【出处】《伤寒论》

【组成】茵陈六两(30克) 栀子十四枚(15克) 大黄去皮,二两(9克)

【用法】上三味,以水一斗二升,先煎茵陈,减六升,内二味,煮取三升,去滓,分三服(现代用法:水煎服)。

【功用】清热,利湿,退黄。

【主治】湿热黄疸。一身面目俱黄,黄色鲜明,腹微满,口中渴,小便不利,舌苔黄腻,脉沉数者。

【附方】

1. 栀子柏皮汤(《伤寒论》):栀子十五个(15克)、甘草炙,一两(6克)、黄柏二两(9克)。水煎服。功能清热利湿。主治伤寒身热发黄。

2. 茵陈四逆汤(《张氏医通》):茵陈蒿、炮姜各一钱五分(9克),附子、甘草各一钱(6克)。水煎服。功能温里助阳,利湿退黄。主治阴黄。黄色晦暗,神倦食少,肢体逆冷,脉沉细无力者。

【方解】茵陈蒿汤治疗湿热黄疸。方中茵陈退黄,清热利湿,为治黄疸之要药,为君药。栀子清热泻火,退黄利湿,为臣药。大黄通利大便,导瘀热从大便而下,为佐药。

栀子柏皮汤以栀子、黄柏清热利湿为主,适用于湿热并重,热重于湿之黄疸。

茵陈四逆汤四逆汤加茵陈以去性存用退黄,适用于寒湿内蕴之黄疸。

【临床应用】

1. 配伍特点与思考:茵陈是治疗黄疸的有效药物。因此,无论寒热虚实类黄疸均可配伍应用于临床。湿热蕴蒸所致者,与清热利湿药同用;寒湿积滞所致者,与温化寒湿药同用。退黄尚须配合泻下通便、利小便药物予邪以出路。诚然,黄疸的同时可能还会伴有结石、瘀滞等病症,需同时兼顾治疗。其他具有退黄作用的药物还有且不止于:虎杖、青蒿、黄芩、大青叶、板蓝根、溪黄草、鸡骨草、龙胆草、郁金、车前子、秦艽等。

2. 使用要点:一身面目俱黄,黄色鲜明,舌苔黄腻,脉沉数或滑数。

3. 加减变化:湿重于热者,加茯苓、泽泻、猪苓;热重于湿者,加黄柏、龙胆草;胁痛明显者,加柴胡、川楝子。

4. 现代运用:临床常用于急性黄疸型肝炎、胆囊炎、胆石症、钩端螺旋体病等病症。

【现代研究】茵陈蒿汤有保肝退黄、保护肝细胞、抗炎症反应、抗肿瘤、降糖、保护胰腺、抗炎、镇痛等作用。

八正散

【出处】《太平惠民和剂局方》

【组成】车前子 瞿麦 萹蓄 滑石 山栀子仁 甘草炙 木通 大黄面裹煨,去面切,焙,各一斤(500克)

【用法】上为散,每服二钱(6克),水一盏,入灯心煎至七分,去滓温服,食后临卧。小儿量力少少与之(现代用法:为散,每服6~9克;亦可作汤剂,用量按原方比例酌定,水煎服)。

【功用】清热泻火,利水通淋。

【主治】湿热下注。热淋,血淋,小便浑赤,溺时涩痛,淋漓不畅,甚或癃闭不通,小腹急满,口燥咽干,舌苔黄腻,脉滑数。

【附方】

五淋散(《太平惠民和剂局方》):赤茯苓六两(18克),当归去芦、甘草生用,各五两(15克),赤芍药去芦,锉、山栀仁各二十两(60克)。上为细末,每服二钱(6克),水一盏,煎至八分,空腹食前服。功能清热凉血,利水通淋。主治膀胱有热。血淋涩痛,或尿如豆汁,或溲见砂石。

【方解】八正散治疗湿热下注。方中瞿麦、萹蓄清热膀胱湿热,通淋利尿,共为君药。滑石、车前子清热利湿而不伤阴,共为臣药。木通、山栀清心、利湿,导湿热从小便而出,共为佐药;大黄荡涤邪热,使湿热从二便去;甘草调和诸药,且能清热解毒,缓急止痛。共为佐使。

【临床应用】

1. 配伍特点与思考:膀胱湿热为患,诸药清热湿热为主。然热易伤阴,苦寒清利亦与阴不利。故征用滑石、车前子甘寒之品合用。予湿热之邪出路除利小便外,煨大黄药走二便可助其荡涤而出。此外,心火为热淋、血淋病之上源,故择木通、山栀清心火并导热以下。

2. 使用要点:尿频尿急,溺时涩痛,舌苔黄腻,脉滑数。

3. 加减变化:血淋,加生地黄、小蓟、白茅根;石淋,加金钱草、海金沙、石韦;膏淋,加萆薢、菖蒲。

4. 现代运用:临床常用于膀胱炎、尿道炎、急性前列腺炎、泌尿系结石、肾盂肾炎、术后或产后尿潴留等病症。

5. 注意事项:方中木通如用关木通恐有肾功能受损之虞,用时宜慎。

【现代研究】八正散有抑菌、抑制前列腺增生等作用。

三仁汤

【出处】《温病条辨》

【组成】杏仁五钱(15克)　飞滑石六钱(18克)　白通草　白蔻仁　竹叶　厚朴各二钱(6克)　生薏苡仁六钱(18克)　半夏五钱(10克)

【用法】甘澜水八碗,煮取三碗,每服一碗,日三服(现代用法:水煎服)。

【功用】宣畅气机,清利湿热。

【主治】湿温初起及暑温夹湿,邪在气分。头痛恶寒,身重疼痛,面色淡黄,胸闷不饥,午后身热,舌白不渴,脉弦细而濡等。

【附方】

1. 藿朴夏苓汤(《感证辑要》引《医原》):藿香二钱(6克),半夏钱半(4.5克),赤苓、杏仁各三钱(9克),生苡仁四钱(12克),白蔻仁、通草各一钱(3克),猪苓、淡豆豉各三钱(9克),泽泻钱半(4.5克),厚朴一钱(3克)。水煎服。功能解表化湿。主治湿温初起,身热恶寒,肢体倦怠,胸闷口腻,舌苔薄白,脉濡缓。

2. 黄芩滑石汤(《温病条辨》):黄芩、滑石、茯苓皮各三钱(9克),大腹皮二钱(6克),白蔻仁、通草各一钱(3克),猪苓三钱(9克)。水煎服。功能清热利湿。主治湿温邪在中焦,发热身痛,汗出热解,继而复热,渴不多饮,或竟不渴,舌苔淡黄而滑,脉缓。

【方解】三仁汤治疗湿温初起及暑温夹湿,邪在气分。方中杏仁宣发上焦;白蔻仁芳化中焦;薏苡仁渗利下焦。三者合用,通行上下,利湿从下而出。共为君药。滑石、通草、竹叶清热利湿,淡渗下泄,助君之功。共为臣药。半夏、厚朴行气化湿,散结除满,皆为佐药。

藿朴夏苓汤用藿香并配三仁、二苓等,意在湿温病初起邪尚在表。

黄芩滑石汤用黄芩伍滑石、二苓,清热与利湿并重,用于湿热并重且踞于中焦者。

【临床应用】

1. 配伍特点与思考:湿温(瘟)曾是历史上比较棘手治疗的一类病症,与现代医学伤寒类似。湿温(瘟)初起、病进时,似表、似里、似阴虚,表现多端,病势缠绵。发汗解表、通里攻下、滋阴等治疗因解表不愈、腹痛便血、病程迁延甚至病亡而被称为用药"三戒"。其实与伤寒自身的病理特征及肠出血、肠穿孔等病变实质有关。

形成湿温(瘟)应对的基本共识包括并不止于:其一,病性为湿温(瘟),有流行性特征。其二,病理机制为湿热为患,可表现为湿重于热,或热重于湿,或湿热并重。其三,初起及湿重于热时,宜芳香化浊为主,兼以清热利湿。多用藿香、佩兰、香薷、茵陈、青蒿、荷叶、蔻仁、砂仁等;中期或热重于湿时以清热利湿为主,兼以芳香化湿、辟秽解毒。多用黄连、黄芩、山栀、秦皮、虎杖、银花、连翘、白头翁等;湿邪弥漫,常伍淡渗利湿类药,如薏苡仁、茯苓、猪苓、泽泻、滑石、淡竹叶、通草等;后期在邪去正虚,气阴不足,益气养阴之时,不宜重剂,并须留意余邪未尽,防止复发。其四,病程中应重视饮食管理。宜清淡、富于营养、少渣或无渣(半流或流汁)饮食,少食多餐。

2. 使用要点:头痛恶寒,身重疼痛,午后身热,苔白不渴。

3. 加减变化:初起表象明显者,加藿香、香薷;寒热往来者,加青蒿、草果。

4. 现代运用:临床常用于肠伤寒、胃肠炎、肾盂肾炎、布鲁氏菌病、肾小球肾炎,以及关节炎等病症。

【现代研究】三仁汤有清热利湿、调节胃肠动力、保护胃肠黏膜、调节免疫功能、保护细胞、抗内毒素等作用。

甘露消毒丹

【出处】《医效秘传》

【组成】飞滑石十五两(450克) 淡黄芩十两(300克) 绵茵陈十一两(330克) 石菖蒲六两(180克) 川贝母 木通各五两(150克) 藿香 连翘 白蔻仁 薄荷 射干各四两(120克)

【用法】各药晒燥,生研细末。每服三钱(9克),开水调服。或神曲糊丸如弹子大(9克),开水化服(现代用法:散剂,每服6~9克;丸剂,每服9~12克;汤剂,用量按原方比例酌定,水煎服)。

【功用】清热化湿,理气和中。

【主治】湿温,时疫,邪在气分。发热困倦,胸闷腹胀,肢酸咽肿,身黄,颐肿口渴,小便短赤,吐泻,淋浊,舌苔淡白或厚腻或干黄者。

【方解】甘露消毒丹治疗湿热并重湿温时疫,邪在气分。方中重用滑石、茵陈、黄芩湿热并清,退黄解毒,共为君药。菖蒲、藿香、白豆蔻芳香辟秽、化浊解毒;木通清热通淋,使湿热从小便而出;连翘、射干、贝母、薄荷清热解毒,利咽消肿。

【临床应用】

1. 配伍特点与思考:本方湿热并清,王士雄谓其为"治湿温时疫之主方。"

2. 使用要点:身热肢酸,口渴尿赤,或咽痛身黄,舌苔白腻或微黄。

3. 加减变化:黄疸者,加栀子、大黄;咽颐肿甚,加山豆根、板蓝根。

4. 现代运用:临床常用于肠伤寒、急性胃肠炎、黄疸型肝炎、钩端螺旋体病、胆囊炎等病症。

5. 注意事项:方中木通如用关木通恐有损肾功能可能,用之宜慎。

【现代研究】甘露消毒丹有清热利湿、抗病毒和抗炎等作用。

连朴饮

【出处】《霍乱论》

【组成】制厚朴二钱(6克)　黄连姜汁炒　石菖蒲　制半夏各一钱(3克)　香豉炒　焦山栀各三钱(9克)　芦根二两(60克)

【用法】水煎,温服。

【功用】清热化湿,理气和中。

【主治】湿热蕴伏而致霍乱吐利,胸脘痞闷,舌苔黄腻,小溲短赤。

【方解】连朴饮治疗湿热霍乱。方中黄连清热燥湿,厚朴行气化湿,共为君药。石菖蒲芳香化湿,半夏燥湿降逆,共为臣药。山栀、豆豉清胸脘郁热而除烦;芦根清热和胃,除烦止呕,皆为佐药。

【临床应用】

1. 配伍特点与思考:本方治湿热霍乱虽谓内蕴湿热所致,似与湿温(瘟)从外而得且具流行性特征有异,然若有兼夹者,当加芳香辟秽之品。

2. 使用要点:吐泻烦闷,小便短赤,舌苔黄腻,脉滑数。

3. 加减变化:腹泻重者,加白扁豆、薏苡仁。

4. 现代运用:临床常用于急性胃肠炎、肠伤寒、副伤寒等病症。

【现代研究】连朴饮有清热除湿和胃及调节免疫功能等作用。

当归拈痛汤

【出处】《医学启源》

【组成】羌活半两(15克)　防风三钱(9克)　升麻一钱(3克)　葛根二钱(6克)　白术一钱(3克)　苍术　当归身各三钱(9克)　人参二钱(6克)　甘草五钱(15克)　苦参酒浸,二钱(6克)　黄芩炒,一钱(3克)　知母酒洗,三钱(9克)　茵陈酒炒,五钱(15克)　猪苓　泽泻各三钱(9克)

【用法】上锉,如麻豆大。每服一两(30克),水二盏半,先以水拌湿,候少时,煎至一盏,去滓温服。待少时,美膳压之(现代用法:作汤剂,水煎服)。

【功用】利湿清热,疏风止痛。

【主治】湿热相搏,外受风邪。遍身肢节烦痛,或肩背沉重,或脚气肿痛,脚膝生疮,舌苔白腻微黄,脉弦数。

【方解】当归拈痛汤治疗湿热相搏。方中重用羌活、茵陈为君药。羌活祛风胜湿,通痹止痛;茵陈清利湿热,"通关节,去滞热"(《本草拾遗》);猪苓、泽泻利水渗湿;黄芩、苦参清热燥湿;防风、升麻、葛根解表疏风,共为臣药。白术、苍术燥湿健脾,运化水湿;人参、当归益气养血;知母清热养阴,并监诸药之燥性,共为佐药。炙甘草调和诸药为使。

【临床应用】

1. 配伍特点与思考:风湿热邪杂合而致痹阻关节、经络,常缠绵难愈,久则且易耗气伤血。故此方系兼顾配伍而成。若瘀阻经遂,关节肿大、畸形等,常需加虫类药以活血化瘀,消肿止痛。

2. 使用要点:肢节沉重肿痛,舌苔白腻微黄,脉数。

3. 加减变化:脚膝肿甚,加防己、木瓜;身痛甚者,加姜黄、海桐皮。

4. 现代运用:临床常用于风湿性关节炎、类风湿性关节炎等病症。

【现代研究】当归拈痛汤有抗炎、镇痛等作用。

二妙散

【出处】《丹溪心法》

【组成】黄柏炒　苍术米泔水浸,炒,各15克(原方未注用量)

【用法】上二味为末,沸汤,入姜汁调服(现代用法:作散剂,每服3～5克;或为丸剂;亦可作汤剂,水煎服)。

【功用】清热燥湿。

【主治】湿热走注,筋骨疼痛,或湿热下注,两足痿软无力,或足膝红肿热痛,或湿热带下,或下部湿疮,小便短黄,舌苔黄腻。

【附方】

1. 三妙丸(《医学正传》):黄柏切片,酒拌,略炒,四两(120克)、苍术米泔浸一二宿,细切,焙干,六两(180克)、川牛膝去芦,二两(60克)。上为细末,面糊为丸,如桐子大。每服五七十丸(10～15克),空腹,姜、盐汤送服,忌鱼腥、荞麦、热面、煎炒等物。功能清热燥湿。主治湿热下注之痿痹。两脚麻木或肿痛,或如火烙之热,痿软无力。

2. 四妙丸(《成方便读》):黄柏、苍术、怀牛膝、薏苡仁各八两(240克)。水泛为丸,每服6～9克,温开水送服。功能清热利湿,舒筋壮骨。主治湿热痿症。两足麻木,痿软,肿痛。

【方解】二妙散治疗湿热下注。方中黄柏清热燥湿为君,臣以苍术健脾燥湿。二者相伍,清热燥湿,标本兼顾。姜汁调服,既增行药力,且能通络止痛。

三妙丸是在二妙丸基础上加川牛膝而成,兼有补益肝肾,强筋骨之功。

四妙丸则在三妙丸基础上更加一味薏苡仁,兼有渗湿、舒筋缓急之功。

【临床应用】

1. 配伍特点与思考:黄柏与苍术治疗湿热蕴结下焦,是一对基本配伍结构,也是治疗下焦湿热的基础方。湿在上焦宜宣散,如羌活、防风、紫苏叶等;湿在中焦宜芳化,如藿香、佩兰、厚朴、蔻仁等;湿在下焦宜利,如车前子、薏苡仁、泽泻等。总之,应因势利导,给湿以出路。此外,湿性黏腻不易速去,用药宜温,即使是湿热蕴结,亦不能一味苦寒,少佐温行、渗利则更易达致目的。

2. 使用要点:足膝肿痛,小便短赤,舌苔黄腻。

3. 加减变化:湿热痿症,加豨莶草、木瓜、萆薢;湿热脚气,加薏苡仁、木瓜、槟榔;下部湿疮、湿疹,加赤小豆、土茯苓。

4. 现代运用:临床常用于风湿性关节炎、阴囊湿疹、阴道炎等病症。

【现代研究】二妙散有抗炎、抗变态等作用。

第三节 利水渗湿

利水渗湿剂,适用于水湿壅盛所致水肿、泄泻等病症。

五苓散

【出处】《伤寒论》

【组成】猪苓去皮,十八铢(9克) 泽泻一两六铢(15克) 白术 茯苓各十八铢(9克) 桂枝去皮,半两(6克)

【用法】捣为散,以白饮和服方寸匕(6克),日三服,多饮暖水,汗出愈,如法将息(现代用法:散剂,每服6～10克;汤剂,用量按原方比例酌定,水煎服。均需多饮热水,取微汗)。

【功用】利水渗湿,温阳化水。

【主治】

1. 外有表症:内停水湿。头痛发热,烦渴欲饮。或水入即吐,小便不利,舌苔白,脉浮。

2. 水湿内停:水肿,泄泻,小便不利,以及霍乱吐泻等症。

3. 痰饮:脐下动悸,吐涎沫而头眩,或短气而咳者。

【附方】

1. 四苓散(《明医指掌》):白术、茯苓、猪苓、泽泻各一两半(45克)。水煎服。功能渗湿利水。主治内伤饮食有湿。小便赤少,大便溏泄。

2. 茵陈五苓散(《金匮要略》):茵陈蒿末十分(10克)、五苓散五分(5克)。上二物合,先食饮方寸匕(6克),日三服。功能利湿退黄。主治湿热黄疸,湿重于热,小便不利者。

3. 胃苓汤(《丹溪心法》):五苓散(3克)、平胃散(3克)。上合和,姜、枣煎,空腹服。功能祛湿和胃。主治夏秋之间,脾胃伤冷。水谷不分,泄泻不止,以及水肿、腹胀、小便不利者。

【方解】五苓散治疗水湿内停。方中重用泽泻,利水渗湿,为君药。茯苓、猪苓淡渗利湿,助君药行水,共为臣药。白术合茯苓健脾以运化水湿;桂枝温阳化气以利水,共为佐药。

四苓散为五苓散去桂枝而成。功专淡渗利水。主治水湿内停,小便不利。

茵陈五苓散为五苓散与倍量之茵陈配伍,具有利湿退黄之功。适用于黄疸湿多热少,小便不利者。

胃苓汤为五苓散与平胃散合方,具有行气利水,祛湿和胃之功。适用于水湿内盛之泄泻、水肿、小便不利者。

【临床应用】

1. 配伍特点与思考:仲景立方意在针对水湿内盛主症。湿聚成水,利为首要。或有风寒在表,或有小便不利(膀胱气化失司),则以桂枝温阳以化气。水湿之成,在于脾胃运化不健,敷布不能,故用白术健脾燥湿,俟脾运健,水湿行。药虽五味,治标治本兼顾,简洁有效。也成就为利水渗湿之基础方剂。

2. 使用要点:小便不利,舌苔白,脉浮。

3. 加减变化:水肿而兼有表病,可与越婢汤合方;水湿壅盛者,可与五皮饮合方;泄泻而有热象者,去桂枝,加车前子、生薏仁。

4. 现代运用:临床常用于慢性肾炎水肿、肝硬化腹水、心源性水肿、急性肠炎、尿潴留、脑积水等病症。

【现代研究】五苓散有温阳利水、保护肾脏、调节水通道蛋白和减肥等作用。

茵陈五苓散有调节血脂、拮抗胰岛素抵抗、抗动脉粥样硬化、保护肝细胞、增强学习记忆等作用。

猪苓汤

【出处】《伤寒论》

【组成】猪苓去皮　茯苓　泽泻　阿胶　滑石碎,各一两(9克)

【用法】上五味,以水四升,先煮四味,取二升,去滓,内阿胶烊消,温服七合,日三服(现代用法:水煎服,阿胶分二次烊化)。

【功用】利水,清热,养阴。

【主治】

1. 水热互结:小便不利,发热,口渴欲饮,或心烦不寐,或兼有咳嗽,呕恶,下利。

2. 血淋:小便涩痛,点滴难出,小腹满痛者。

【方解】猪苓汤治疗水热互结。方中猪苓淡渗利水,为君药。泽泻、茯苓助君药淡渗利水,泽泻并能泄热,茯苓并可健脾,共为臣药。阿胶滋阴润燥,既益已伤之阴血,又可兼制淡渗利湿伤阴之弊;滑石甘寒清热利水而不伤阴,共为佐药。

【临床应用】

1. 配伍特点与思考:本方与五苓散均用泽泻、茯苓、猪苓以淡渗利湿。本方配滑石,取其甘寒清热与利水兼顾而不伤阴;阿胶则针对业已耗伤之阴血滋而补之,并防同用之淡渗药复有伤阴之弊。五苓散无虚,或有表,或有膀胱气化不利,故用桂枝温阳化气,并益白术以健脾利湿以杜病源。不可不谓缜密无间。

2. 使用要点:小便不利,口渴,身热,舌红,脉细数。

3. 加减变化:热淋,加栀子、车前子;血淋、尿血,加白茅根、小蓟。

4. 现代运用:临床常用于尿路感染、肾炎、产后尿潴留等病症。

【现代研究】猪苓汤有保护肾功能、抑制肾结石形成和抗肿瘤等作用。

防己黄芪汤

【出处】《金匮要略》

【组成】防己一两(12克)　黄芪去芦,一两一分(15克)　甘草炒,半两(6克)　白术七钱半(9克)

【用法】上锉麻豆大,每服五钱匕(15克),生姜四片,大枣一枚,水盏半,煎八分,去滓温服,良久再服。喘者,加麻黄半两;胃中不和者,加芍药三分;气上冲者,加桂枝三分。服后当如虫行皮中,从腰下如冰,后坐被上,又以一被绕腰以下,温令微汗,差(现代用法:加生姜、大枣,水煎服,用量按原方比例酌定,服后取微汗)。

【功用】益气祛风,健脾利水。

【主治】卫气不固之风水或风湿。汗出恶风,身重,小便不利,舌淡苔白,脉浮者。

【方解】防己黄芪汤治疗卫气不固之风水或风湿。方中防己祛风利水;黄芪益气固表利水,共为君药。二者相伍,祛湿而不伤正,补气而不恋邪。白术补气健脾祛湿,既能助防己祛湿,又可助黄芪固表。是为臣药。生姜、大枣调和营卫,为佐药。甘草和中兼能调和诸药,用为佐使。

【临床应用】

1. 配伍特点与思考:身微肿、肢节疼痛、小便不利,水湿之据实;汗出恶风(当有倦怠),气虚表不固亦明。益气固表且能利水者,非黄芪、白术莫属;防己利水并能祛风湿、利关节亦为正选。生姜、大枣外能调和营卫,内能调和脾胃,健运脾胃而杜生水之源。药味不多,层次分明,仲景方之精当无以复加。

2. 使用要点:汗出恶风,小便不利,苔白脉浮。

3. 加减变化:兼喘者,加麻黄;腹痛因于肝胃不和者,加芍药;冲气上逆者,加桂枝;下有陈寒者,加细辛。

4. 现代运用:临床常用于急慢性肾小球肾炎、心源性水肿、风湿性关节炎等病症。

【现代研究】防己黄芪汤有保护肾脏、调节免疫功能、抗纤维化等作用。

五皮散

【出处】《华氏中藏经》

【组成】生姜皮　桑白皮　陈橘皮　大腹皮　茯苓皮各等分(9克)

【用法】上为粗末,每服三钱(9克),水一盏半,煎至八分,去滓,不计时温服,忌生冷油腻硬物(现代用法:水煎服)。

【功用】利湿消肿,理气健脾。

【主治】脾虚湿盛,皮水。一身悉肿,肢体沉重,心腹胀满,上气喘急,小便不利,以及妊娠水肿等,苔白腻,脉沉缓。

【方解】五皮散治疗脾虚湿盛之皮水。方中茯苓皮甘淡性平,专行皮肤水湿,能利水消肿,为君药。大腹皮行气消胀,利水消肿;橘皮理气和胃,醒脾化湿,共为臣药。生姜皮和脾散水消肿;桑白皮清降肺气,通调水道,利水消肿,共为佐药。

【临床应用】

1. 配伍特点与思考:受法象理论影响,以五皮治疗皮水。表面上看似以皮治皮,其实五皮皆有利水消肿作用方为实质。因此,法象药理学作为一种诠释药理的途径,是一种客观存在,但本质却在于药物的真实药理作用。

2. 使用要点:一身悉肿,心腹胀满,小便不利。

3. 加减变化:偏寒者,加附子、干姜;偏热者,加滑石、车前子;妊娠水肿,加白术、黄芪。

4. 现代运用:临床常用于特发性水肿、肝硬化难治性腹水、骨折后肢体肿胀、肾病综合征、急性感染性腹泻、卵巢过度刺激综合征、妊娠水肿等病症。

第三节　温化寒湿

温化寒湿剂,适用于阳虚不能化水或湿从寒化所致的痰饮、水肿等。

苓桂术甘汤

【出处】《金匮要略》

【组成】茯苓四两(12克)　桂枝去皮,三两(9克)　白术　甘草炙,各二两(6克)

【用法】上四味,以水六升,煮取三升,去滓,分温三服(现代用法:水煎服)。

【功用】温化痰饮,健脾利湿。

【主治】中阳不足之痰饮。胸胁支满,目眩心悸,短气而咳,舌苔白滑,脉弦滑或沉紧。

【附方】

甘草干姜茯苓白术汤(又名肾着汤《金匮要略》):甘草二两(6克),干姜、茯苓各四两(12克),白术二两(6克)。上四味,以水五升,煮取三升,分温三服(现代用法:水煎服)。功能暖土胜湿。主治寒湿下侵之肾着病。身重腰下冷痛,腰重如带五千钱,但饮食如故,口不渴,小便自利。

【方解】苓桂术甘汤治疗中阳不足之痰饮。方中茯苓健脾利水,渗湿化饮,为君药。桂枝温阳化气,平冲降逆,为臣药。君臣相合,形成温阳化气,利水平冲常用配伍结构。白术健脾燥湿,为佐药。茯苓与白术组合意在健脾祛湿,标本兼顾。甘草用为佐使,既可与桂枝辛甘化阳,又能合白术以健脾,并调和诸药。

甘草干姜茯苓白术汤实为苓桂术甘汤以干姜易桂枝而成。变中阳不足,阳不化气,痰饮内生为温中散寒祛湿之用。

【临床应用】

1. 配伍特点与思考:本方为痰饮治疗基础方,也是"病痰饮者,当以温药和之"组方原则具体体现的代表方。痰饮源于水液代谢失常,水湿得不到正常敷布与运转,聚而为水,水积为饮,饮聚为痰。故以茯苓利水渗湿治标;白术健脾祛湿标本同求;桂枝温阳化气,激发脾运,使阴形之痰饮动且趋化;甘草参与健脾、化阳并调和诸药。与后世化痰名方二陈汤之专于燥湿化痰有异。

2. 使用要点:胸胁支满,目眩心悸,舌苔白滑。

3. 加减变化:咳嗽痰多者,加半夏、陈皮;心下痞或腹中有水声者,加枳实、生姜。

4. 现代运用:临床常用于慢性支气管炎、支气管哮喘、心源性水肿、慢性肾小球肾炎水肿、梅尼埃病、神经官能症等病症。

【现代研究】苓桂术甘汤有温阳化饮、健脾利湿、调节水通道蛋白、保护心肌、抗心律失常、改善心功能、改善血液流变性、调节免疫功能和抗炎等作用。

真武汤

【出处】《伤寒论》

【组成】茯苓 芍药各三两(9克) 白术二两(6克) 生姜三两(9克) 附子炮,去皮,一枚,破八片(9克)

【用法】以水八升,煮水三升,去滓,温服七合,日三服(现代用法:水煎服)。

【功用】温阳利水。

【主治】

1. 脾肾阳虚,水气内停:小便不利,四肢沉重疼痛,腹痛下利,或肢体浮肿,苔白不渴,脉沉。

2. 太阳病:发汗,汗出不畅,其人仍发热,心下悸,头眩,身𝓝动,振振欲擗地。

【附方】

附子汤(《伤寒论》):附子炮,去皮,二枚,破八片(15克)、茯苓三两(9克)、人参二两(6克)、白术四两(12克)、芍药三两(9克)。以水八升,煮取三升,去滓,温服一升,日三服(现代用法:水煎服)。功能温经助阳,祛寒化湿。主治阳虚寒湿内侵,身体骨节疼痛,恶寒肢冷,苔白滑,脉沉微。

【方解】真武汤治疗阳虚水泛。方中附子温肾助阳,化气行水,兼暖脾土,温运水湿,为君药。茯苓利水渗湿,白术健脾燥湿,共为臣药。生姜既助附子以温阳,又助茯苓、白术宣散水湿;白芍利小便行水气(《神农本草经》谓其"利小便";《名医别录》谓:"去水气,利膀胱"),柔肝缓急止腹痛,敛阴养筋止筋肉𝓝动,并能制附子之辛热,共为佐药。

附子汤乃真武汤中生姜易人参并重用附子、白术而成。意在温补脾阳而祛寒湿,与真武汤温补肾阳而散水气侧重有所不同。

【临床应用】

1. 配伍特点与思考:中阳不振任桂枝,肾阳不振用附子。茯苓、白术利水、健脾、祛湿。标本并能兼顾。用生姜温中健运以行水,脾肾共理。白芍则更妙,表面上舒挛止痛,实质上并能监制附子之燥烈,兼能和营敛阴养阴。二者互为制约,温不燥,阴不滞。既利于行阳,又利于护阴。

2. 使用要点:小便不利,肢体沉重或浮肿,舌质淡胖,苔白脉沉。

3. 加减变化:咳嗽,加细辛、干姜、五味子;下利甚,去白芍,加干姜;呕吐,加重生姜用量,并可加吴茱萸、半夏。

【现代研究】真武汤有利尿、保护肾脏、改善心功能、抗氧化和减肥等作用。

实脾散

【出处】《重订严氏济生方》

【组成】厚朴去皮,姜制,炒 白术 木瓜去瓤 木香不见火 草果仁 大腹子 附子炮,去皮脐 白茯苓去皮 干姜炮,各一两(6克) 甘草炙,半两(3克)

【用法】上㕮咀,每服四钱(12克),水一盏半,生姜五片,大枣一枚,煎至七分,去滓,温服,不拘时服(现代用法:作汤剂,用量按原方比例酌定,加生姜、大枣,水煎服)。

【功用】温阳健脾,行气利水。

【主治】阳虚水肿。身半以下肿甚,手足不温,口中不渴,胸腹胀满,大便溏薄,舌苔厚腻,脉沉迟者。

【方解】实脾散治疗阳虚水肿。方中附子、干姜温运脾肾之阳,化气利湿行水,共为君药。茯苓、白术渗湿健脾,共为臣药。木瓜除湿醒脾和中;厚朴、木香、大腹子(槟榔)、草果行气导滞,畅利水行。

厚朴燥湿；槟榔利水，共为佐药。生姜、大枣、甘草益脾和中，生姜并能散水气，甘草调和诸药，共为佐使。

【临床应用】

1. 配伍特点与思考：水液代谢枢纽在脾胃，关键在肾。在肾者，温肾助阳，气化行水，利尿消肿为主；在脾胃者，燥湿、芳化、利湿之外，尚须益气健脾以助运，并需顾及气滞、食积等因素。水肿之成除急性者外，大多为慢性过程，标本兼顾，缓以图之方能慢慢收功。

2. 使用要点：身半以下肿甚，胸腹胀满，舌淡苔腻，脉沉迟。

3. 加减变化：气短乏力，倦惰懒言者，加黄芪；水肿甚者，加猪苓、泽泻；大便秘结者，加牵牛子。

【现代研究】实脾散有保护肾脏等作用。

萆薢分清散(萆薢分清饮)

【出处】《杨氏家藏方》

【组成】益智　川萆薢　石菖蒲　乌药各等分(9克)

【用法】上为细末，每服三钱(9克)，水一盏半，入盐一捻(0.5克)，同煎至七分，食前温服(现代用法：水煎，加食盐少许服)。

【功用】温肾利湿，分清化浊。

【主治】下焦虚寒之白浊、膏淋。小便频数，浑浊不清，白如米泔，凝如膏糊，舌淡苔白，脉沉。

【附方】

萆薢分清饮(《医学心悟》)：川萆薢二钱(10克)，黄柏炒褐色、石菖蒲各五分(3克)，茯苓、白术各一钱(5克)，莲子心七分、丹参、车前子各一钱五分(7克)。水煎服。功能清热利湿，分清化浊。主治湿热白浊，小便浑浊，尿有余沥，舌苔黄腻。

【方解】《杨氏家藏方》萆薢分清饮治疗下焦虚寒之白浊、膏淋。方中萆薢利湿而分清泌浊，乃治疗白浊之要药，为君药。石菖蒲化浊走窍，助萆薢化浊之力并祛下焦虚寒，为臣药。益智仁、乌药温肾散寒。前者补肾助阳，并有收涩之力；后者能温肾散寒。共为佐药。加盐送服，为入肾之使。

程氏萆薢分清饮虽亦以萆薢、石菖蒲为主，但配以黄柏、车前子清利湿热，故主要用于湿热滋扰之白浊；配有莲子心、丹参，宜于兼见心烦、失眠之遗精病症。

【临床应用】

1. 配伍特点与思考：小便浊有二途，一为淋浊，一为尿浊。前者多为湿热滋扰，小便浑浊而有热、刺、痛等不适，甚至有血、脓或砂石相伴；后者则多见于脾肾之精与尿相混而下，乃精浊。此方为精浊所设，故补益脾肾，分清泌浊，以收涩、固摄为主；而《医学心悟》之萆薢分清饮则以黄柏、车前子易益智仁、乌药，适用于湿热下扰之淋浊；莲子心、丹参清心养心，可兼顾日有所思、夜有所梦之遗精者。

2. 使用要点：小便浑浊频数，舌淡苔白，脉沉。

3. 加减变化：虚寒腹痛者，加肉桂、盐炒小茴香；久病气虚者，加黄芪、白术；腰膝酸软者，加山茱萸、补骨脂。

4. 现代运用：临床常用于乳糜尿、慢性前列腺炎、慢性肾盂肾炎、慢性肾炎、慢性盆腔炎等病症。

【现代研究】杨氏家藏方萆薢分清饮有抗菌等作用。

第五节　祛风胜湿

祛风胜湿剂,适用于风寒湿邪侵袭肢节为主所致头痛身楚、关节疼痛、活动不利,甚至关节变形等病症。

羌活胜湿汤

【出处】《脾胃论》

【组成】羌活　独活各一钱(6克)　藁本　防风　甘草炙,各五分(3克)　蔓荆子三分(2克)　川芎二分(1.5克)

【用法】上㕮咀,都作一服,水二盏,煎至一盏,去滓,食前温服(现代用法:水煎服)。

【功用】祛风胜湿。

【主治】风湿在表之痹症。肩背痛不可回顾,头痛身重,或腰脊疼痛,难以转侧,苔白,脉浮。

【附方】

蠲痹汤(《杨氏家藏方》):当归去土,酒浸一宿、羌活去芦头、姜黄、黄芪蜜炙、白芍药、防风去芦头,各一两半(45克),甘草炙,半两(15克)。上㕮咀,每服半两(15克),水二盏,加生姜五片,同煎至一盏,去滓温服,不拘时候。功能益气和营,祛风胜湿。主治风寒湿邪痹阻经络营卫。肩项臂痛,举动艰难,手足麻木等。

【方解】羌活胜湿汤治疗风湿在表之痹症。方中羌活、独活善祛一身上下之风湿,通利关节而止痹痛,共为君药。防风、藁本祛风湿,止头痛,共为臣药。川芎活血行气,祛风止痛;蔓荆子祛风止痛,共为佐药。甘草调和诸药,为使药。

蠲痹汤用羌活、防风祛风湿,止痹痛;黄芪、当归养血和营;芍药、姜黄活血通络止痛。甘草、生姜缓中补虚,调和诸药。本方祛风胜湿,通络止痛,养血和营,面面俱到,与羌活胜湿汤专主祛风湿止痛特点不同。

【临床应用】

1. 配伍特点与思考:风湿痹痛,风湿是因,痛是当下所苦,久则虑其伤筋骨,影响功能。所以,组方当围绕止痛而行,有表解表,有寒散寒,有湿祛湿。疼痛减(或失),病因祛,后续防就行。可根据药后反应调整方向,或有所侧重。本方祛风湿止痛并行适用于初起阶段;而蠲痹汤则祛风湿,止痹痛,养血荣筋,应对病程较久且较为复杂之风湿痹症。

2. 使用要点:头身重痛或腰脊疼痛,苔白脉浮。

3. 加减变化:湿邪较重,肢体酸楚甚者,加苍术、细辛;郁久化热者,加黄芩、黄柏、知母。

【现代研究】羌活胜湿汤有解热、抗炎镇痛等作用。

蠲痹汤有抗变态反应等作用。

独活寄生汤

【出处】《备急千金要方》

【组成】独活三两(9克)　桑寄生　杜仲　牛膝　细辛　秦艽　茯苓　肉桂心　防风　川芎　人参　甘草　当归　芍药　干地黄各二两(6克)

【用法】上十五味,㕮咀,以水一斗,煮取三升,分三服,温身勿令冷也(现代用法:水煎服)。

【功用】祛风湿,止痹痛,益肝肾,补气血。

【主治】痹症日久,肝肾两亏,气血不足。腰膝疼痛,肢节屈伸不利,或麻木不仁,畏寒喜温,心悸气短,舌淡苔白,脉细弱。

【附方】

三痹汤(《校注妇人良方大全》):川续断、杜仲去皮,切,姜汁炒、防风、桂心、细辛、人参、白茯苓、当归、白芍药、甘草各一两(30克),秦艽、生地黄、川芎、川独活各半两(15克),黄芪、川牛膝各一两(30克)。上为末,每服五钱(15克),水二盏,加姜三片,大枣一枚,煎至一盏,去滓热服,不拘时候,但腹稍空服之(现代用法:加生姜、大枣水煎服)。

【方解】独活寄生汤治疗痹症日久,肝肾两亏,气血不足。方中重用独活善治久痹,长于搜剔下半身风寒湿邪,为君药。细辛、防风、秦艽、桂心均为臣药。细辛散寒止痛;防风祛风湿止痛;秦艽祛风湿,通经络;桂心温阳散寒,通利血脉。桑寄生、杜仲、牛膝补肝肾,强筋骨,疗风湿日久之肾虚筋骨痿软;当归、川芎、地黄、白芍养血荣筋;人参、茯苓、甘草健脾益气。共为佐药。甘草调和诸药,兼使药之用。

三痹汤从独活寄生汤去寄生加黄芪、续断而成。所治病症基本相同,因风胜为行痹,寒胜为痛痹,湿胜为着痹,风寒湿三气俱胜,故谓三痹。然本方治疗仍重在寒湿痹症。

【临床应用】

1. 配伍特点与思考:风湿痹症之为患,始则多因风寒湿邪外侵,亦有风湿热者。风、寒、热、湿之邪感之者甚众,然不病痹者亦众,何从释由?自有正气屡弱,筋骨自身免疫不足诸途。而痹症日久,气血不足,肝肾亏虚,筋骨萎软迭现。有久病耗伤,亦有始不足从隐而现且重者。因此,痹之初,祛邪为主,以不伤正耗气为戒,能顾及气血、肝肾之不足者更佳。此亦崇尚治未病之意。病之进,延及于末,则气血、肝肾不足日显,自不必言。此外,痹症之疼痛、关节不利基本贯彻始终。祛风止痛多温燥之品,通络散结亦虫类药占先。故择用当辨,循序渐进,中病即止,不宜久用、重用。

2. 使用要点:腰膝冷痛,肢节屈伸不利,心悸气短,脉细弱。

3. 加减变化:疼痛较剧者,加制川乌、制草乌、白花蛇;寒邪偏盛者,加附子、干姜;湿邪偏盛者,去地黄,加防己、薏苡仁、苍术。

4. 现代运用:临床常用于慢性关节炎、类风湿关节炎、风湿性坐骨神经痛、腰肌劳损、骨质增生症、小儿麻痹等病症。

【现代研究】独活寄生汤有抗炎镇痛、扩张血管、抗凝、抑制肿瘤等作用。

鸡鸣散

【出处】《证治准绳》

【组成】槟榔七枚(15克) 陈皮去白 木瓜各一两(9克) 吴茱萸 紫苏叶各三钱(3克) 桔梗 生姜和皮,各半两(5克)

【用法】上㕮咀,只作一遍煎,用水三大碗,慢火煎至一碗半,去滓,再入水二碗煎滓,取一小碗,两次药汁相和,安置床头,次日五更,分作三五服,只是冷服,冬月略温服亦得。服了用干物压下,如服不尽,留次日渐渐服之亦可。服药至天明,大便当下黑粪水,即是原肾家感寒湿毒之气下也。至早饭痛住肿消,只宜迟吃饭,候药力作效。此药不是宣药,并无所忌(现代用法:水煎,两次煎汁合并,凌晨空腹冷服)。

【功用】行气降浊,宣化寒湿。

【主治】湿脚气。足胫肿重无力,麻木冷痛,恶寒发热,或挛急上冲,甚至胸闷泛恶。亦治风湿流注,脚足痛不可忍,筋脉浮肿。

【方解】鸡鸣散治疗湿脚气。方中槟榔下气行水消结，为君药。木瓜舒经络、化湿毒、强筋骨；吴茱萸温胃散寒，与木瓜相配能治"脚气入腹疼痛"，共为臣药。紫苏叶、桔梗、陈皮、生姜，宣肺气，健脾气，散寒除湿，使寒湿自上而下出，共作佐使。

【临床应用】

1. 配伍特点与思考：湿脚气多见于南方，湿是主因，但亦有山岚瘴气之夹。因此，湿蕴而久，湿毒由生，则或肿，或重，或泛恶，或冲逆，当祛湿解毒并从下而出。槟榔、紫苏叶、吴茱萸、生姜、陈皮、木瓜等祛湿之外，皆有芳化辟秽之功，与二妙、三妙、四妙之治湿热下注仅从清利湿热着手有异之理当在于此。

2. 使用要点：足胫肿重，或红肿疼痛，发寒热，苔腻脉滑数。

3. 加减变化：焮热肿甚，夜痛剧烈者，加银花、玄参、当归且重用；破溃、滋水淋漓者，加虎杖、车前子、生薏苡仁；便秘者，加制大黄。

4. 现代运用：临床常用于慢性膝关节炎、痛风性关节炎、肝硬化腹水、慢性充血性心力衰竭、糖尿病周围神经病变、不宁腿综合征、功能性水肿等病症。

【现代研究】鸡鸣散有抗炎、镇痛、抗凝血、利尿等作用。

凡以祛痰药为主组成,具有消除痰涎作用,治疗各种痰病的方剂,称为祛痰剂。

痰病表现大致可分三类:一是咳吐、呕吐痰涎;二是体表及体内肿块;三是精神情志类异常。

痰之成,缘于脾胃不健,水湿停滞,凝结而成。痰之患,或停于肺胃,或结于皮里膜外、脏腑,或扰于心、肝。痰并常与气郁、湿、寒、热、瘀等互结。

第一节　燥湿化痰

燥湿化痰剂,适用于湿痰类病症。症见咳吐稠痰,量多易咯,胸脘痞闷,恶心呕吐,眩晕,肢体困重,食少口腻,舌苔白腻或白滑,脉缓或滑等。

二陈汤

【出处】《太平惠民和剂局方》

【组成】半夏汤洗七次　橘红各五两(15克)　白茯苓三两(9克)　甘草炙,一两半(5克)

【用法】上药㕮咀,每服四钱(12克),用水一盏,生姜七片,乌梅一个,同煎六分,去滓,热服,不拘时候(现代用法:加生姜3克,乌梅1个,水煎温服)。

【功用】燥湿化痰,理气和中。

【主治】湿痰病。咳嗽痰多,色白易咯,恶心呕吐,胸膈痞闷,肢体困重,或头眩心悸,舌苔白滑或腻,脉滑。

【附方】

1. 导痰汤(《传信适用方》引皇甫坦方):半夏汤洗七次,四两(120克),天南星姜汁浸,细切、枳实去瓤、橘红、赤茯苓各一两(30克)。上为粗末。每服三大钱(9克),水二盏,生姜十片,煎至一盏,去滓,食后温服(现代用法:用量按原方比例酌减,加生姜4片,水煎服)。功能燥湿祛痰,行气开郁。主治痰涎壅盛,胸膈痞塞,或咳嗽恶心,饮食少思,以及肝风夹痰,呕不能食,头痛眩晕,甚或痰厥者。

2. 涤痰汤(《奇效良方》):南星姜制、半夏汤洗七次,各二钱半(7.5克),枳实麸炒、茯苓去皮,各二钱(6克),橘红一钱半(4.5克),石菖蒲、人参各一钱(3克),竹茹七分(2克),甘草半钱(1.5克)。上作一服。水二盏,生姜五片,煎至一盏,食后服(现代用法:加生姜3片,水煎服)。功能涤痰开窍。主治中风痰迷心窍,舌强不能言。

3. 金水六君煎(《景岳全书》):当归二钱(6克),熟地三五钱(9~15克),陈皮一钱半(4.5克),半夏、茯苓各二钱(6克),炙甘草一钱(3克)。水二盏,生姜三五七片,煎七八分,食远温服。

功能滋养肺肾,祛湿化痰。主治肺肾阴虚,湿痰内盛。咳嗽呕恶,喘急痰多,痰带咸味,或咽干口燥,自觉口咸,舌质红苔白滑或薄腻。

【方解】二陈汤治疗湿痰病。方中半夏燥湿化痰,和胃降逆,为君药。橘红理气行滞,燥湿化痰,为臣药。君臣以陈久者为佳,故名二陈,也是治疗痰病的基本配伍结构。茯苓健脾渗湿,杜绝生痰之源;生姜能监制半夏之毒性,与半夏相制相成,助化痰降逆,和胃止呕;乌梅化痰散结,并能制约半夏发散伤正之弊。共为佐药。炙甘草健脾和中,调和诸药,用为佐使。

导痰汤为二陈汤去乌梅、甘草加天南星、枳实而成,燥湿化痰之力更强。

涤痰汤并在导痰汤基础上增石菖蒲、竹茹以加强祛痰开窍作用,加人参、甘草补中益气以顾本虚。

金水六君煎为二陈汤去乌梅加熟地黄、当归滋阴养血,补益肺(金)肾(水),治疗肺肾阴虚,湿痰内盛病症。

【临床应用】

1. 配伍特点与思考:二陈汤是燥湿化痰基础方。半夏、陈皮、茯苓、生姜、甘草均不难理解。惟乌梅却有异端、妙处。半夏、陈皮之所以用陈,意在取其药性不致燥烈。乌梅能酸甘化阴、生津,能制约二者燥性,此其一。其二,所生之津能稀释痰液,化其于无形。其三,湿痰为患,咳嗽最为常见,乌梅能润喉止咳;此外,梅核气(包括慢性咽炎)等患者,嚼化乌梅亦有佳效。说明乌梅本身就有化痰之功而不应受其性收敛与燥散有隙之拘。就比如金水六君煎用熟地黄、当归一般,痰湿病症理论上忌滋腻益阴之品,但肺肾阴虚与湿痰相兼时何如?理无论是在立方之前,还是在释方之后,临床有效才是硬道理。而且,看似有悖"常理"者可能却是孕育新思维、新理论的温床。

2. 使用要点:咳嗽,呕恶,痰多色白易咯,舌苔白腻,脉滑。

3. 加减变化:湿痰甚,加苍术、厚朴;热痰,加胆南星、瓜蒌;寒痰,加干姜、细辛;风痰眩晕,加天麻、僵蚕;食痰,加莱菔子、麦芽;郁痰,加香附、青皮、郁金;痰凝结核,加海藻、昆布、牡蛎。

4. 现代运用:临床常用于慢性支气管炎、慢性胃炎、神经性呕吐等病症。

【现代研究】二陈汤有镇咳、平喘、祛痰、抗衰老等作用。

导痰汤有降脂保肝、抗动脉粥样硬化等作用。

涤痰汤有增强学习记忆功能、抗阿尔茨海默病、保护脑细胞等作用。

温胆汤

【出处】《三因极一病证方论》

【组成】半夏汤洗七次 竹茹 枳实麸炒,去瓤,各二两(60克) 陈皮三两(90克) 甘草炙,一两(30克) 茯苓一两半(45克)

【用法】上锉为散,每服四大钱(12克),水一盏半,加生姜五片,大枣一枚,煎七分,去滓,食前服(现代用法:作汤剂,用量按原方比例酌减,加生姜5片,大枣1枚,水煎服)。

【功用】理气化痰,和胃利胆。

【主治】胆郁痰扰。胆怯易惊,头眩心悸,心烦不眠,夜多异梦;或呕恶呃逆,眩晕,癫痫。苔白腻,脉弦滑。

【附方】

十味温胆汤(《世医得效方》):半夏汤洗,七次、枳实去瓤,切,麸炒、陈皮去白,各三两(90克),白茯苓去皮,一两半(45克),酸枣仁微炒、大远志去心,甘草水煮,姜汁炒,各一两(30克),北五味子、熟地黄切,酒炒、条参各一两(30克),粉草五钱(15克)。上锉散,每服四钱(12克),水盏半,姜五片,枣一枚煎,不以时服。功能益气养血,化痰宁心。主治心胆虚怯,痰浊内扰。触事易惊,惊悸不眠,短气自汗,耳鸣目眩,四肢浮肿,饮食无味,胸中烦闷,坐卧不安,舌淡苔腻,脉沉缓。

【方解】温胆汤治疗胆郁痰扰。方中半夏燥湿化痰,和胃止呕,为君药。竹茹清热化痰,除烦止呕;陈皮理气行滞,燥湿化痰;枳实降气导滞,消痰除痞,共为臣药。茯苓健脾渗湿,杜生痰之源;生姜、大枣调和脾胃,生姜并能与半夏相制成,减毒而加强止呕效果,共为佐药。甘草调和诸药,为使。

十味温胆汤即温胆汤减竹茹,加人参、熟地黄、五味子、酸枣仁、远志而成。意在补益气血、宁心安神。

【临床应用】

1. 配伍特点与思考:围绕一个"胆"字引发了许多争鸣。无胁胀、胁痛,无口苦、黄疸,胆病何在? 温胆抑或清胆,药征何味? 其实本方的焦点不在胆而在痰。痰滞脾胃,呕吐呃逆,舌苔白腻,此有形之痰可稽;胆怯易惊、心烦不眠、眩晕、癫痫,无形之痰据证。病位或在心肝,或在脾胃。皆可释然。现代广泛应用于精神心理性病症每获良效,更可佐证此方长在治疗无形之痰扰于心肝为佳。责之于胆者,肝与胆属表里、主仆关系而已。如此,温胆汤之诠释即简单明了。此方主要用于胆(肝)郁痰扰(扰于心肝),导致精神、情绪、睡眠不安等情志类病症;并可化痰降逆,调和肝(胆)胃,用于治疗呕吐呃逆、虚烦不得眠(胃不和则卧不安)等病症。前者,可加人参、五味子、酸枣仁、远志等成十味温胆汤以增加药力;后者,可与半夏秫米汤相合更益和胃止呕、安寐之效。

2. 使用要点:心烦不寐,眩悸呕恶,苔白腻,脉弦滑。

3. 加减变化:心热烦甚者,加黄连、山栀、淡豆豉;失眠者,加琥珀粉、远志;惊悸甚者,加珍珠母、生牡蛎、生龙齿;呕吐呃逆者,加苏叶或梗、枇杷叶、旋覆花;眩晕,加天麻、钩藤;癫痫抽搐,加胆南星、钩藤、全蝎。

4. 现代运用:临床常用于神经官能症、急慢性胃炎、消化性溃疡、慢性支气管炎、梅尼埃病、更年期综合征、癫痫等病症。

【现代研究】温胆汤有抗精神病、催眠、抗肝纤维化、调节血脂等作用。

茯苓丸

【出处】《是斋百一选方》引自《全生指迷方》

【组成】茯苓一两(30克)　枳壳麸炒,去瓤,半两(15克)　半夏二两(60克)　风化朴硝一分(0.3克)

【用法】上四味为末,生姜自然汁煮糊为丸,如梧桐子大,每服三十丸(6克),生姜汤下(现代用法:为末,姜汁糊丸,每服6克,生姜汤或温开水送服;作汤剂,用量按原方比例酌定,加生姜5片,水煎去滓,风化硝溶服)。

【功用】燥湿行气,软坚化痰。

【主治】痰伏中脘,流注经络。两臂酸痛或抽掣,不得上举,或左右时复转移,或两手麻木,或四肢浮肿,舌苔白腻,脉沉细或弦滑。

【方解】茯苓丸治疗痰伏中脘,流注经络。方中半夏燥湿化痰,为君药。茯苓健脾渗湿为臣。君臣相合,既消已成之痰,又杜生痰之源。枳壳理气宽中,畅运消化;风化朴硝消痰散结,与半夏共祛顽痰;姜汁糊丸,姜汤送服,既可开胃化痰,又可制约半夏毒性,共为佐药。

【临床应用】

1. 配伍特点与思考:看似平淡之方,却疗顽痰怪病。一在重用生姜(姜汁糊丸,姜汤送服),与《备急千金要方》温胆汤重用生姜契合。二是在茯苓淡渗利水,使痰化从小便而出之外,更以朴硝与半夏相合,软化痰结,并使从大便而泄。因此,本方既有茯苓、半夏化痰之基本结构,复有生姜温化、辛通力推;再加茯苓淡渗、朴硝合半夏软坚散结化顽痰,从二便通利荡涤而下之合。

2. 使用要点:两臂酸痛,舌苔白腻,脉沉细或弦滑。

3. 加减变化:两臂酸痛或麻木较甚者,加桂枝、姜黄、鸡血藤;手臂抽掣者,加全蝎、僵蚕;咳痰稠黏,加海浮石、瓜蒌。

4. 现代运用：临床常用于肩周炎、椎动脉型颈椎病、偏瘫肩痛症、上肢血管性水肿、慢性支气管炎、肠系膜上动脉综合征、前列腺增生等病症。

第二节　清热化痰

清热化痰剂，适用于热痰类病症。症见咳吐黄痰，咯吐不利，舌红苔黄腻，脉滑数，以及痰热所致胸痛、眩晕、惊痫等。

清气化痰丸

【出处】《医方考》

【组成】陈皮去白　杏仁去皮尖　枳实麸炒　黄芩酒炒　瓜蒌仁去油　茯苓各一两(30克)　胆南星　制半夏各一两半(45克)

【用法】姜汁为丸，每服6克，温开水送服(现代用法：丸剂，每服6～9克，一日2次；亦可作汤剂，用量按原方比例酌减，水煎服)。

【功用】清热化痰，理气止咳。

【主治】痰热内结。咳嗽痰黄，咯痰不爽，胸膈痞满，小便短赤，舌质红，苔黄腻，脉滑数。

【附方】

清金降火汤(《古今医鉴》)：陈皮一钱五分(4.5克)，半夏泡、茯苓、桔梗、枳壳麸炒、贝母去心、前胡各一钱(3克)，杏仁去皮尖，一钱五分(4.5克)，黄芩炒、石膏、瓜蒌仁各一钱(3克)，甘草炙，三分(1克)。上锉一剂。加生姜三片，水煎，食远，临卧服。功能清金降火，化痰止嗽。主治热痰咳嗽。

【方解】清气化痰丸治疗痰热内结。方中胆南星、瓜蒌仁清热化痰，瓜蒌仁并能导热从大便而泄，共为君药。半夏燥湿化痰，黄芩清热降火，二者相制相成，共清痰热，皆为臣药。杏仁降肺气以宣上，陈皮理气化痰而调中，枳实破气化痰而泄下，茯苓健脾渗湿杜其痰源，共为佐药。姜汁糊丸，为化痰之先导，并能监制寒凉之不利于痰化，为使药。

清金降火汤用石膏、贝母、桔梗、前胡，意在清肺热，止痰热咳嗽。与清气化痰丸相较，一偏于清痰热，一偏于止咳嗽。

【临床应用】

1. 配伍特点与思考：痰是主因，故以二陈为基础方，病性为热，则加胆南星、黄芩，瓜蒌仁、枳实并能导滞下行予痰以出路。组方层次颇明。只是生姜汁一味，量大且性辛热，似有不妥。其实不然，《备急千金要方》之温胆汤治痰症生姜即为主药。犹大黄之泻下，功明性明，合则径行加入，不合则去性存用便可。

2. 使用要点：咯痰黄稠，胸膈痞闷，舌红苔黄腻，脉滑数。

3. 加减变化：痰多气急者，加鱼腥草、桑白皮；痰稠胶黏难咯者，减半夏量，加青黛、蛤粉；恶心呕吐明显者，加竹茹、浙贝母；烦躁不眠者，去黄芩，加黄连、山栀，并酌加琥珀粉、远志。

4. 现代运用：临床常用于肺炎、急性支气管炎、慢性支气管炎、急性发作等病症。

小陷胸汤

【出处】《伤寒论》

【组成】黄连一两(6克)　半夏洗,半升(12克)　瓜蒌实大者一枚(30克)

【用法】上三味,以水六升,先煮瓜蒌,取三升,去滓,内诸药,煮取二升,去滓,分温三服(现代用法:水煎服)。

【功用】清热化痰,宽胸散结。

【主治】痰热结胸。胸脘痞闷,按之则痛,或心胸闷痛,或咳痰黄稠,舌红苔黄腻,脉滑数。

【附方】

柴胡陷胸汤(《重订通俗伤寒论》):柴胡一钱(3克)、姜半夏三钱(9克)、小川连八分(2.5克)、苦桔梗一钱(3克)、黄芩钱半(4.5克)、瓜蒌仁杵,五钱(15克)、小枳实钱半(4.5克)、生姜汁四滴,分冲。水煎服。功能和解清热,涤痰宽胸。主治邪陷少阳,痰热结胸。寒热往来,胸胁痞满,按之疼痛,呕恶不食,口苦且黏,目眩,或咳嗽痰稠,苔黄腻,脉弦滑数。

【方解】小陷胸汤治疗痰热结胸。方中全瓜蒌清热涤痰,宽胸散结,为君药。黄连泄热除痞;半夏燥湿化痰。共为臣药。

柴胡陷胸汤乃小柴胡汤与小陷胸汤加减化裁而成,即小柴胡汤去人参、甘草、大枣等扶正之品,合小陷胸汤桔梗易半夏,共奏和解少阳、清热涤痰、宽胸散结之效,适用于少阳结胸,少阳证具、胸膈痞满、按之疼痛,用柴胡枳桔汤未效者。

【临床应用】

1. 配伍特点与思考:药虽三味,清热、化痰、散结标的明确。黄连、半夏清热化痰组合,相制相成,并能泄热。全瓜蒌则与瓜蒌薤白白酒汤中所用一致,散结宽胸,还能润燥以防燥药伤阴。

2. 使用要点:胸脘痞闷,按之则痛,舌红苔黄腻,脉滑数。

3. 加减变化:心胸闷痛者,加柴胡、桔梗、郁金、赤芍;咳痰黄稠难咯者,可减半夏量,加胆南星、杏仁、贝母。

4. 现代运用:临床常用于急性胃炎、胆囊炎、肝炎、冠心病、肺心病、急性支气管炎、胸膜炎、胸膜结核等病症。

【现代研究】小陷胸汤有促胃动力等作用。

滚痰丸

【出处】《泰定养生主论》引自《玉机微义》

【组成】大黄酒蒸　片黄芩酒洗净,各八两(240克)　礞石一两(30克),捶碎,同焰硝一两(30克),投入小砂罐内盖之,铁线缚定,盐泥固济,晒干,火煅红,候冷取出　沉香半两(15克)

【用法】上为细末,水丸梧子大,每服四五十丸,量虚实加减服,清茶、温开水送下,临卧食后服(现代用法:水泛小丸,每服5~9克,日1~2次,温开水送服)。

【功用】泻火逐痰。

【主治】实热老痰。癫狂昏迷,或惊悸怔忡,或不寐怪梦,或咳喘痰稠,或胸脘痞闷,或眩晕耳鸣,大便秘结,苔黄厚腻,脉滑数有力。

【方解】滚痰丸治疗实热老痰。方中礞石坠痰下气,平肝镇惊,为君药。大黄荡涤实热,使邪热下泄,为臣药。黄芩清热泻火;沉香降逆下气,并能芳香醒神,共为佐药。

【临床应用】

1. 配伍特点与思考:痰有稀、黏、稠、胶结、老实等不同,择药亦当随之有变。此实热老痰胶结,非礞石不能软坚、坠气使之下；痰与热结，黄芩、大黄不仅清热泻火，而且能使能痰热从大便而出，给予出路；沉香之用，除下行之外，更有相制相成、芳香辟秽、醒神开窍诸用。

2. 使用要点：癫狂惊悸，大便干燥，苔黄厚腻，脉滑数。

3. 加减变化：急病、重病，用量宜大，可服9～12克，并可依据大便泻下程度予以调整。心烦躁扰甚者，以竹叶、莲子心煎汤送服；壮热口渴，以石膏、知母、芦根煎汤送服。

4. 现代运用：临床常用于中风、精神分裂症、癫痫、偏头痛、神经官能症等病症。

5. 注意事项：本方药力峻猛，体虚之人慎用，孕妇禁用。

【现代研究】滚痰丸有镇静等作用。

第三节　温化寒痰

温化寒痰剂，适用于寒痰症。寒痰多由阳虚生寒，水湿不运，寒与痰浊凝滞所致。症见咳吐白痰，胸闷脘痞，气喘哮鸣，畏寒肢冷，舌苔白腻，脉弦滑或弦紧等。

苓甘五味姜辛汤

【出处】《金匮要略》

【组成】茯苓四两(12克)　甘草三两(6克)　干姜三两(9克)　细辛三两(6克)　五味子半升(6克)

【用法】上五味，以水八升，煮取三升，去滓，温服半升，日三服(现代用法：水煎服)。

【功用】温肺化饮。

【主治】寒饮内蓄。咳嗽痰多，清稀色白，胸膈不快，舌苔白滑，脉弦滑等。

【附方】

冷哮丸(《张氏医通》)：麻黄泡、川乌生、细辛、蜀椒、白矾生、牙皂去皮弦子，醋炙、半夏曲、陈胆星、杏仁去双仁者，连皮共用、甘草生，各一两(30克)，紫菀茸、款冬花各二两(60克)。共为细末，姜汁调神曲末打糊为丸，每遇发时，临卧生姜汤服二钱(6克)，赢者一钱(3克)，更以三建膏贴肺俞穴中。服后时吐顽痰，胸膈自宽。服此数日后，以补脾肺药调之，候发如前，再服。功能散寒涤痰。主治寒痰哮喘。背受寒邪，遇冷即发，喘嗽痰多，胸膈痞满，倚息不得卧。

附：三建膏

天雄、附子、川乌各一枚(30克)，桂心、官桂、桂枝、细辛、干姜、蜀椒各二两(60克)。上切为片，麻油二斤，煎熬去滓，黄丹收膏，摊成，加麝香少许，贴肺俞及华盖、膻中穴。

【方解】苓甘姜辛五味汤治疗寒饮内蓄。方中干姜温肺散寒化饮，且能温运脾阳以运湿，为君药。细辛温肺散寒，助干姜之力；茯苓健脾渗湿，化饮利水，共为臣药。五味子敛肺止咳，并可防干姜、细辛燥烈耗气之弊，为佐药。甘草和中调和诸药，为使药。

冷哮丸以麻黄、细辛，蜀椒、川乌治外里实寒之冷；皂角、白矾、半夏涤除实痰；再加款冬花、紫菀、杏仁以化痰、止咳、平喘。药性燥烈、峻猛，非实病体壮之人不宜轻用。

【临床应用】

1. 配伍特点与思考：饮与寒相并，蕴结于肺所致咳嗽，非温不散，故以干姜、细辛温肺化饮。然肺喜温润而恶寒燥，故以五味子监制温燥之味，止咳并收敛肺气；与甘草并能酸甘化阴。茯苓既能渗湿利水以化饮治标，更能健脾渗湿以顾本。

2. 使用要点:咳嗽痰多稀白,舌苔白滑,脉象弦滑。

3. 加减变化:痰多欲呕者,加半夏、生姜;咳甚喘急者,加麻黄、杏仁;脾虚食少者,加人参、白术、陈皮。

4. 现代运用:临床常用于慢性支气管炎、肺气肿等病症。

三子养亲汤

【出处】《皆效方》引自《杂病广要》

【组成】紫苏子(9克) 白芥子(6克) 莱菔子(9克)(原书未注用量)

【用法】上各洗净微炒,击碎。看何证多,则以所主者为君,余次之。每剂不过三钱(9克),用生绢小袋盛之,煮作汤饮,代茶水啜用,不宜煎熬太过。若大便素实者,临服加熟蜜少许;若冬寒加生姜三片(现代用法:三药微炒、捣碎,布包微煮,频服)。

【功用】降气畅膈,化痰消食。

【主治】痰壅气逆食滞。咳嗽喘逆,痰多胸痞,食少难消,舌苔白腻,脉滑。

【方解】三子养亲汤治疗痰壅气逆食滞。方中白芥子温肺化痰,利气散结;苏子降气化痰,止咳平喘;莱菔子消食导滞,下气祛痰。三药相伍,各有所长,白芥子豁痰;苏子降气;莱菔子消食。临床视病症偏颇而任君,余为臣佐。

【临床应用】

1. 配伍特点与思考:老年人消化、呼吸系统病症较多,稍受风寒,或饮食不慎,则咳嗽痰喘、消化不良易见。事亲、养亲者,关注老年人之谓。此三药为方,药性温散,善于降气化痰、止咳平喘、消食导滞。

2. 使用要点:咳嗽痰多,食少胸痞,舌苔白腻,脉滑。

3. 加减变化:兼有表寒者,合三拗汤;痰多者,合二陈汤;腹泻便溏者,合参苓白术丸。

4. 现代运用:临床常用于顽固性咳嗽、慢性支气管炎、支气管哮喘、肺心病等病症。

【现代研究】三子养亲汤有平喘、镇咳、祛痰、降低肺动脉高压等作用。

第四节 润燥化痰

润燥化痰剂,适用于燥痰症。燥痰多由燥邪灼津,炼液为痰所致。症见咳嗽甚或呛咳,咯痰不爽,或痰黏成块,或痰中带血,胸闷胸痛,口鼻干燥,舌干少津,苔干,脉涩等。

贝母瓜蒌散

【出处】《医学心悟》

【组成】贝母一钱五分(4.5克) 瓜蒌一钱(3克) 花粉 茯苓 橘红 桔梗各八分(2.5克)

【用法】水煎服。

【功用】润肺清热,理气化痰。

【主治】燥痰咳嗽。咳嗽呛急,咯痰不爽,涩而难出,咽喉干燥哽痛,苔白咽干。

【方解】贝母瓜蒌散治疗燥痰咳嗽。方中贝母润肺清热,化痰止咳;瓜蒌清肺润燥,开结涤痰,共为君药。天花粉清降肺热,生津润燥,为臣药。橘红、茯苓健脾化痰,为佐药。桔梗宣肺化痰,用为佐使。

【临床应用】

1. 配伍特点与思考:病位在肺,症为咳嗽,因在燥痰。故以贝母、瓜蒌为君。当与清燥救肺汤、麦门冬汤肺阴不足之伴咳嗽迥异。一因外感温燥,一因肺胃阴虚,虽有燥热、阴虚、咳嗽之同,然非燥痰主因当明。润燥化痰之外,养阴、止咳则无甚分别。

2. 使用要点:咯痰难出,咽喉干燥,苔白而干。

3. 加减变化:兼感风邪者,加桑叶、杏仁;燥热较甚,加鱼腥草、黄芩;阴虚明显者,加麦冬、百合;声音嘶哑,痰中带血者,加黛蛤散、白及。

4. 现代运用:临床常用于肺结核、肺炎等病症。

【现代研究】 贝母瓜蒌散有调节血脂等作用。

第五节　化痰息风

化痰息风剂,适用于内风夹痰类病症。多因素有痰浊,肝风内动,夹痰上扰所致。症见眩晕头痛,或发癫痫,甚则昏厥、不省人事,舌苔白腻,脉弦滑等。

半夏白术天麻汤

【出处】《医学心悟》

【组成】 半夏一钱五分(4.5克)　天麻　茯苓　橘红各一钱(3克)　白术三钱(9克)　甘草五分(1.5克)

【用法】 生姜一片,大枣二枚,水煎服(现代用法:加生姜一片,大枣二枚,水煎服)。

【功用】 化痰息风,和胃健脾。

【主治】 风痰上扰。眩晕呕恶,舌苔白腻,脉弦滑。

【方解】 半夏白术天麻汤治疗风痰上扰。方中半夏燥湿化痰,降逆止呕;天麻平肝息风,善止头眩。共为君药。二者构成治疗内痰眩晕的常用药对。白术、茯苓健脾祛湿,以杜生痰之源,用为臣药。橘红燥湿化痰,理气运脾,为佐药。甘草调和诸药;生姜、大枣调和脾胃,并制约半夏毒性,用为佐使。

【临床应用】

1. 配伍特点与思考:痰之为病,流窜作祟,上扰清空则致生眩晕。天麻乃治风痰上扰眩晕之圣药。二陈汤加白术既化有形之痰其标,又健脾助运,杜生痰浊之源。其理甚明。

2. 使用要点:眩晕,泛恶,舌苔白腻,脉弦滑。

3. 加减变化:眩晕较甚者,加钩藤、代赭石;头痛明显者,加川芎、菊花、蔓荆子;如坐舟车者,加泽泻、车前子;腰酸膝软者,加桑寄生、杜仲。

4. 现代运用:临床常用于梅尼埃病、高血压病、神经性眩晕、癫痫、面神经瘫痪等病症。

【现代研究】 半夏白术天麻汤有降压、调节血脂、抗动脉粥样硬化、改善胰岛素抵抗、调节血管舒张、保护脑细胞等作用。

定痫丸

【出处】《医学心悟》

【组成】 明天麻　川贝母　半夏姜汁炒　茯苓蒸　茯神去木,蒸,各一两(30克)　胆南星九制者　石菖蒲杵碎,取粉　全蝎去尾,甘草水洗　僵蚕甘草水洗,去咀,炒　真琥珀(豆)腐煮,灯草研,各五钱(15克)　陈皮洗,去白　远志去心,甘草水泡,各七钱(20克)　丹参酒蒸　麦冬去心,各二两(60克)　辰砂细研,水飞,三钱(9克)

【用法】用竹沥一小碗,姜汁一杯,再用甘草四两熬膏,和药为丸,如弹子大,辰砂为衣,每服一丸(现代用法:共为细末,用甘草120克熬膏,加竹沥100毫升、姜汁50毫升和丸,每服6～9克)。

【功用】涤痰息风,开窍安神。

【主治】痰热内扰之痫病。忽然发作,眩仆倒地,目睛上视,喉中痰鸣,叫喊作声,甚或手足抽搐,舌苔白腻微黄,脉弦滑略数。亦可用于癫狂。

【方解】定痫丸治疗痰热痫病。方中竹沥、贝母、胆南星清热化痰。竹沥并能镇惊利窍;贝母开郁散结;胆南星能息风止痉。半夏、陈皮、茯苓燥湿化痰,理气和中,杜生痰之源。全蝎、僵蚕、天麻功专平肝息风止痉。石菖蒲、远志、茯神祛痰开窍,宁心安神;丹参、麦冬清心养心,并防温燥之弊。琥珀、朱砂重镇安神。甘草调和诸药。

【临床应用】

1. 配伍特点与思考:痰热内蕴为本,扰乱神志为标。故组方当兼而顾之。但虫类及重镇类药不宜多服、久服,用之宜慎。

2. 使用要点:痫病,舌苔白腻微黄,脉弦滑略数。

3. 加减变化:久病频发者,须调补正气,于"方内加人参三钱尤佳"。原书在方后附列河车丸一方,并曰:"既愈之后,则用河车丸以断其根。"[河车丸:紫河车一具,茯苓、茯神、远志各一两(30克),人参五钱(15克),丹参七钱(21克)。炼蜜为丸,每早温开水送服三钱(9克)]。

4. 现代运用:临床常用于癫痫病。

【现代研究】定痫丸有抗癫痫作用。

凡以消食药为主要组成,具有消食健脾或化积导滞作用,治疗食积停滞的方剂,称为消食剂。

食积之患,或因于饮食不节,暴饮暴食,或因于脾虚运化不健。然两者之间亦互有因果。

第一节　消食化滞

消食化滞剂,适用于食积内停病症。症见胸脘痞闷,嗳腐吞酸,恶食呕逆,腹痛泄泻等。

保和丸

【出处】《丹溪心法》

【组成】山楂六两(180克)　神曲二两(60克)　半夏　茯苓各三两(90克)　陈皮　连翘　莱菔子各一两(30克)

【用法】上为末,炊饼为丸,如梧桐子大,每服七八十丸(9克),食远,白汤下(现代用法:共为末,水泛为丸,每服6～9克,温开水送服;亦可作汤剂,用量按原方比例酌减,水煎服)。

【功用】消食和胃。

【主治】食滞胃脘。脘腹痞满胀痛,嗳腐吞酸,恶食呕逆,或大便泄泻,舌苔厚腻。

【方解】保和丸治疗食滞胃脘。方中重用山楂消一切饮食积滞,尤长于消肉食油腻之积,为君药。神曲消食健胃,长于化酒食陈腐之积;莱菔子下气消食,长于消谷面之积,共为臣药。君臣相合,能消各种食物积滞。食积而久,易生湿、生痰、化热。陈皮、半夏、茯苓祛湿化痰;连翘清解郁热,均为佐药。

【临床应用】

1. 配伍特点与思考:食滞则消食,然食有不同种类,且各有所擅者,故山楂、神曲、莱菔子各显神通。食积有日,则易化湿、生痰、酵热。二陈意健脾祛湿化痰;连翘清解郁滞所生之热。

2. 使用要点:脘腹胀满,嗳腐厌食,苔厚腻,脉滑。

3. 加减变化:食积较重者,加枳实、槟榔;苔黄脉数者,加黄连、黄芩;大便秘结者,加大黄;兼脾虚者,加白术。

4. 现代运用:临床常用于急慢性胃炎、急慢性肠炎、消化不良、婴幼儿腹泻等病症。

【现代研究】保和丸有消食和胃、调节血脂、保护肝细胞等作用。

枳实导滞丸

【出处】《内外伤辨惑论》

【组成】大黄一两(30克)　枳实麸炒　神曲炒,各五钱(15克)　茯苓去皮　黄芩去腐　黄连拣净　白术各三钱(9克)　泽泻二钱(6克)

【用法】上为细末,汤浸蒸饼为丸,如梧桐子大,每服五十至七十丸(9克),温开水送下,食远,量虚实加减服之(现代用法:水泛小丸,每服 6～9 克,温开水送服,每日 2 次)。

【功用】消导化积,清热祛湿。

【主治】湿热食积。脘腹胀痛,下痢泄泻,或大便秘结,小便短赤,舌苔黄腻,脉沉有力。

【附方】

木香槟榔丸(《儒门事亲》):木香、槟榔、青皮、陈皮、广茂烧、枳壳、黄连各一两(30 克),黄柏、大黄各三两(90克),香附子炒、牵牛各四两(120)。上为细末,水为丸,如小豆大,每服三十丸(3克),食后生姜汤送下(现代用法:共为细末,水泛小丸,每服 3～6 克,食后生姜汤或温开水送服,每日 2 次)。功能行气导滞,攻积泄热。主治积滞内停,湿蕴生热。脘腹痞满胀痛,

【方解】枳实导滞丸治疗湿热食积。方中大黄攻积泻热导滞,为君药。枳实行气消积除满,为臣药。黄连、黄芩清热燥湿;茯苓、泽泻渗利水湿而止泻;白术健脾燥湿,防攻下伤正;神曲消食化滞。共为佐药。

木香槟榔丸立意虽与枳实导滞丸仿。但破气、攻下、清热、利湿之力均较强。虽属丸剂,但仍为纯消导,略兼攻下的药剂。

【临床应用】

1. 配伍特点与思考:食积而久,积滞未去,复生湿热,结于肠中,或便秘,或泄而不畅。当泻下食积,佐以清热利湿。虑其伤正及食积之源,故加用白术、神曲。

2. 使用要点:脘腹胀满,大便失常,苔黄腻,脉沉有力。

3. 加减变化:腹胀较甚,里急后重者,加木香、槟榔。

4. 现代运用:临床常用于胃肠功能紊乱、慢性痢疾等病症。

【现代研究】枳实导滞丸有促胃肠动力等作用。

第二节　健脾消食

健脾消食剂,适用于脾胃虚弱,食积内停病症。症见脘腹痞满,不思饮食,面黄体瘦,倦怠乏力,大便溏薄等。

健脾丸

【出处】《证治准绳》

【组成】白术炒,二两半(75克)　木香另研　黄连酒炒　甘草各七钱半(22 克)　白茯苓去皮,二两(60 克)　人参一两五钱(45克)　神曲炒　陈皮　砂仁　麦芽炒取面　山楂取肉　山药　肉豆蔻面裹煨热,纸包槌去油,各一两(30克)

【用法】上为细末,蒸饼为丸,如绿豆大,每服五十丸,空腹服,一日 2 次,陈米汤下(现代用法:共为细末,糊丸或水泛为丸,每服 6～9 克,温开水送服,每日 2 次)。

【功用】健脾和胃,消食止泻。

【主治】脾虚食积。食少难消,脘腹痞闷,大便溏薄,倦怠乏力,苔腻微黄,脉虚弱。

【附方】

枳术丸(《内外伤辨惑论》):枳实炒,一两(30克)、白术二两(60克)。同为极细末,荷叶裹烧饭为丸,如梧桐子大,每服五十丸(6克),多用白汤下,无时(现代用法:共为末,糊丸,每服 6～9 克,荷叶煎汤或温开水送服,每日 2 次)。功能健脾消痞。主治脾虚气滞,饮食停聚。胸脘痞满,不思饮食。

【方解】健脾丸治疗脾虚食积。方中重用白术、茯苓健脾祛湿止泻,共为君药。山楂、神曲、麦芽消食和胃,消已停之积;人参、山药益气补脾,助君药健脾之力,共为臣药。木香、砂仁、陈皮理气开胃,醒脾化湿,既可除脘痞腹胀,又可防补而生滞;肉豆蔻温涩;黄连清热燥湿,且解郁积所生之热,共为佐药。甘草补中,调和诸药,用为使药。

枳术丸药仅两味,补脾消食与健脾丸同,惟力较单,亦无止泻之功。

【临床应用】

1. 配伍特点与思考:食积有因过食所致者,亦有脾虚所致者。然积为共性,故山楂、神曲、麦芽等消食之药不可或缺;行气消滞类药亦当选任;脾虚则益气健脾,助运为本;他如保和丸之连翘、本方之黄连,均针对积久生热所设;脾肾共虚,泄泻,或食滞泄而不爽,则或温肾涩肠,或通因通用,缓泻通腑,均属应变之策。

2. 使用要点:脘腹痞闷,食少难消,大便溏薄,苔腻微黄,脉虚弱。

3. 加减变化:湿甚者,加车前子、泽泻;兼寒者,加干姜。

4. 现代运用:临床常用于慢性胃肠炎、消化不良等病症。

【现代研究】健脾丸有健脾和胃等作用。

枳实消痞丸

【出处】《兰室秘藏》

【组成】干生姜　炙甘草　麦芽曲　白茯苓　白术各二钱(6克)　半夏曲　人参各三钱(9克)　厚朴炙,四钱(12克)　枳实　黄连各五钱(15克)

【用法】上为细末,汤浸蒸饼为丸,如梧桐子大,每服五、七十丸(6～9克),白汤下,食远服(现代用法:共为细末,水泛为丸或糊丸,每服 6～9 克,饭后温开水送服,每日 2 次;亦可作汤剂,用量按原方比例酌定,水煎服)。

【功用】消痞除满,健脾和胃。

【主治】脾虚气滞,寒热互结。心下痞满,不欲饮食,倦怠乏力,大便不调,舌苔白腻不厚,脉濡而右关部弦。

【方解】枳实消痞丸治疗脾虚气滞,寒热互结。方中枳实行气消痞,为君药。厚朴行气除满,为臣药。二者相合,成为行气消胀除满之基本配伍结构。黄连清热燥湿;半夏曲散结和胃;干姜温中祛寒。三者合用,清热温中,散结除痞。麦芽消食;人参、白术、茯苓、甘草(四君子汤)益气健脾,祛湿和中,共为佐药。炙甘草并调和诸药,为使药。

【临床应用】

1. 配伍特点与思考:消化系统病症较为常见且复杂。除自身运转功能障碍外,并和进食食物的品质、寒温、食量及能否被正常消化等有关,也受肝(胆)、肾等脏腑的制约,并常形成滞食、水湿、痰饮、气滞等异端。自《伤寒论》创立泻心汤类方始,寒热同施,补泻共进便成组方特色。本方实为泻心汤与枳术丸合方化裁所成。寓补于泻,调适寒温,消痞化积,健脾和胃。

2. 使用要点：心下痞满，食少倦怠，苔腻微黄。

3. 加减变化：脾虚甚者，重用人参、白术；偏寒者，加高良姜、吴茱萸；胀满甚者，加陈皮、木香。

4. 现代运用：临床常用于慢性胃炎、慢性支气管炎、胃肠神经官能症等病症。

【现代研究】枳实消痞丸有消食导滞、调节胃肠动力等作用。

葛花解醒汤

【出处】《内外伤辨惑论》

【组成】木香五分(1.5克)　人参去芦　猪苓去皮　白茯苓　橘皮去白,各一钱五分(4.5克)　白术　干生姜　神曲炒黄　泽泻各二钱(6克)　青皮三分(1克)　缩砂仁　白豆蔻仁　葛花各五钱(15克)

【用法】上为极细末,和匀,每服三钱匕(9克),白汤调下,但得微汗,酒病去矣(现代用法：共为极细末,和匀,每服9克,温开水送服；亦可作汤剂,用量按原方比例酌定,水煎服)。

【功用】分消酒湿,理气健脾。

【主治】酒积伤脾。眩晕呕吐,胸膈痞闷,食少体倦,小便不利,大便泄泻,舌苔腻,脉滑。

【方解】葛花解醒汤治疗酒积伤脾。方中葛花解酒醒脾,为君药。神曲消食和胃,尤善消除酒食陈腐之积,为臣药。白豆蔻、砂仁理气开胃醒脾,除痞闷,增食欲；茯苓、猪苓、泽泻渗湿止泻；人参、白术补中健脾,疗酒伤之正；干姜温中助运；木香、陈皮、青皮理气行滞,共为佐药。

【临床应用】

1. 配伍特点与思考：酒积亦食积,除任用解酒名药葛花外,配伍原则与结构大同小异。此外,枳椇子亦为解酒常用药。

2. 使用要点：眩晕呕吐,胸膈痞闷,食少体倦,小便不利。

3. 加减变化：偏寒者,加吴茱萸；偏热者,加黄连、黄芩。

4. 现代运用：临床常用于嗜酒成癖,或常饮、过量饮酒者。

【现代研究】葛花解醒汤有抗乙醇(解醉)、降脂保肝等作用。

凡以解毒消痈药物为主组成,具有活血散结,消散痈肿,或能托毒排脓,治疗痈疽、疮疡类病症的方剂,称为痈疡剂。

第一节　外　痈

外痈剂适用于气血壅滞所致外疡病症。症见局部肿痛、结块,有化脓趋势等。

仙方活命饮

【出处】《校注妇人良方大全》

【组成】白芷　贝母　防风　赤芍药　当归尾　甘草节　皂角刺炒　穿山甲炙　天花粉　乳香　没药各一钱(3克)　金银花　陈皮各三钱(9克)

【用法】用酒一大碗,煎五七沸服(现代用法:水煎服,或水酒各半煎服)。

【功用】清热解毒,消肿溃坚,活血止痛。

【主治】疮疡初起。局部红肿热痛,疮形高突,边缘清楚,或伴寒热,舌淡红苔薄白或薄黄,脉小数有力。

【方解】仙方活命饮治疗疮疡初起。方中金银花清热解毒,消肿散痈,为治疗疮疡之圣药。当归尾、赤芍、乳香、没药活血祛瘀,消壅散肿。陈皮理气行滞。浙贝母、天花粉软坚消肿。防风、白芷疏表透邪,给邪从表出之路;白芷并善于消肿排脓。穿山甲、皂角刺溃坚消痈,并可托脓外出。甘草清热解毒,并调和诸药。煎用酒者,意在促行药力,冀凝滞之气血速散而消。

【临床应用】

1. 配伍特点与思考:疮疡之起,因在于毒邪入侵,理在气血壅滞,郁结不通,气血败坏,化腐成脓。因此,病之初,当解毒、活血散瘀为先。疮之成,贵在速消;消未能,当促成脓、溃脓,冀毒邪早日随脓外泄。本方为治疗疮疡初起之基础方,当依据不同的病理阶段予以加减化裁。

2. 使用要点:局部结块,红肿热痛,边界清楚,身伴寒热,脉数有力。

3. 加减变化:热毒甚者,加连翘、蚤休;小便短赤者,加竹叶、鱼腥草;大便秘结者,加大黄。并宜外用如意金黄散调敷。

4. 现代运用:临床常用于急性化脓性炎症,如蜂窝织炎、淋巴结炎、疖肿、急性乳腺炎等病症。

【现代研究】仙方活命饮有解热、镇痛、抗炎、抑菌、改善血液流变性、调节免疫功能等作用。

五味消毒饮

【出处】《医宗金鉴》

【组成】银花三钱(20克) 野菊花 蒲公英 紫花地丁 紫背天葵各一钱二分(15克)

【用法】水一盅,煎八分,加无灰酒半盅,再滚二三沸时热服,被盖出汗为度(现代用法:水煎,加酒一二匙和服,药渣可捣敷患处)。

【功用】清热解毒,消散疔疮。

【主治】疔疮。疮形如粟,坚硬根深,焮热红肿,疼痛剧烈,发热头痛,饮食少思,舌红苔黄,脉数。

【方解】五味消毒饮治疗疔疮。方中金银花清热解毒,消散痈肿;紫花地丁、紫背天葵、野菊花、蒲公英清热解毒,凉血消痈;加酒煎并热服意在活血通络,散结消痈,助药力速达。

【临床应用】

1. 配伍特点与思考:疔疮为疮疡重症,甚至是危症。多生于颜面和手足部,轻则损筋伤骨,重则走黄内攻脏腑、危及生命。故见则清热解毒,量大迭进,冀早日毒消肿散。诚然,疔疮多在暴露部位,因此,外治尤为重要,不可或缺。

2. 使用要点:疔疮初起,疮形如粟,坚硬根深,焮热剧痛,发热,舌红苔黄,脉数。

3. 加减变化:高热口渴,小便黄赤者,加黄连、山栀、黄芩;肿势宣浮者,加赤芍、连翘;大便秘结者,加大黄。

4. 现代运用:临床常用于急性化脓性感染(痈、急性乳腺炎、急性淋巴结等),并可用于痤疮、急性痛风性关节炎、急性扁桃体炎、急慢性附睾炎等病症。

【现代研究】五味消毒饮有抑菌、抗炎、消肿、调节免疫功能等作用。

四妙勇安汤

【出处】《验方新编》

【组成】金银花 玄参各三两(90克) 当归二两(30克) 甘草一两(15克)

【用法】水煎服,一连十剂……药味不可少,减则不效,并忌抓擦为要。

【功用】清热解毒,活血止痛。

【主治】脱疽。热毒炽盛,症见患肢黯红微肿灼热,溃烂腐臭,疼痛剧烈,或见发热口渴,舌红脉数。

【方解】四妙勇安汤治疗脱疽。方中金银花清热解毒,为治疗疮疡圣药。玄参凉血解毒,消瘀散肿。当归养血和血,通络散肿。甘草清热解毒,并能调和诸药。

【临床应用】

1. 配伍特点与思考:脱疽之病,病位在脉;机理在于血塞不通,瘀结而生热、蕴毒,终则腐烂、骨脱。病起或因于寒,或因于痹,始则见肢凉、苍白、夜痛等症,治从当归四逆、桃红四物、阳和诸途。及至热毒蕴生,则不重剂清热解毒、凉血散瘀不能。

2. 使用要点:患肢黯红灼热,夜痛剧烈,腐烂臭秽,舌红脉数。

3. 加减变化:湿热重者,加虎杖、黄柏、生薏苡仁;热毒重者,加山栀、蚤休;血瘀明显者,加桃仁、红花、丹参;气血两虚者,加生黄芪、白术、仙鹤草。

4. 现代运用:临床常用于血栓闭塞性脉管炎、下肢丹毒、慢性骨髓炎、下肢溃疡等病症。

【现代研究】四妙勇安汤有改善血液流变学性质、降低纤维蛋白原含量、增加血浆中纤溶酶活性、促进纤溶系统功能、溶解血栓,以及抗炎、保护血管内皮细胞活性、促进内皮细胞增殖,并可抑制 IL-8、TNF-α、MCP-1 等炎性因子分泌等作用。

牛蒡解肌汤

【出处】《疡科心得集》

【组成】牛蒡子(10克)　薄荷　荆芥各(6克)　连翘　山栀　丹皮各(10克)　石斛　玄参　夏枯草各(12克)（原书未注用量）

【用法】水煎服。

【功用】疏风散热,散结消肿。

【主治】风热痰核。颈部痰核,结肿而痛,或漫肿、皮色不变,或红赤、扪之灼热,寒轻热重,汗少口渴,小便黄,脉浮数,苔白或黄。

【方解】牛蒡解肌汤治疗风热痰核。方中牛蒡子疏风清热,解毒消肿;薄荷、荆芥疏风散邪,以增强牛蒡解表之力,冀毒邪从表而出。连翘、夏枯草清热解毒,散痈消肿。牡丹皮、山栀、玄参凉血解毒,散瘀消肿。石斛清胃热顾胃阴,解口渴并防表散伤津。

【临床应用】

1. 配伍特点与思考:高秉钧在其《疡科心得集》中论及疮疡发病部位与病因关系中强调"上风下湿中气火"规律。即:"盖以疡科之证,在上部者,俱属风温风热,风性上行故也;在下部者,俱属湿火湿热,水性下趋故也;在中部者,多属气郁火郁,以气火之俱发于中也。其间即有互变,十证中不过一二。"因此,本方治好发于颈项部的痰核,则疏风清热、清热化痰、解毒散结相伍当洞然于胸。"或漫肿、皮色不变"多显现于初期或病位相对较深时,切不可作阴疽(寒)论!

2. 使用要点:肿核疼痛,扪之灼热,发热,苔薄白或黄,脉浮数。

3. 加减变化:焮热肿痛甚者,加银花、蒲公英、蚤休;咽喉肿痛者,加桔梗、苦参;颊肿如馒者,加贯众、板蓝根;肿核僵持不消,质地较硬者,加白芥子、白芷。

4. 现代运用:临床常用于急性淋巴结炎、流行性腮腺炎、急性咽炎等病症。

【现代研究】牛蒡解肌汤有改善凝血功能等作用。

瓜蒌牛蒡汤

【出处】《医宗金鉴》

【组成】瓜蒌仁　牛蒡子　花粉　黄芩　生栀子　连翘　皂刺　金银花　生甘草　陈皮　青皮各一钱(3克)　柴胡五分(1.5克)

【用法】水煎,入煮酒一杯和匀,食远服(现代用法:水煎,可加酒少许空腹服)。

【功用】清热疏肝,通乳散结。

【主治】乳痈初起。红肿热痛,或身发寒热。

【方解】瓜蒌牛蒡汤治疗乳痈初起。方中瓜蒌、牛蒡子化痰散结,解毒消肿;柴胡、青皮、陈皮疏肝理气,化痰解郁;金银花、连翘、黄芩、山栀、甘草清热解毒,泻肝消痈;皂角刺托毒外出,消肿排脓;甘草并可调和诸药。

【临床应用】

1. 配伍特点与思考:乳痈之成,无论内吹(妊娠期)、外吹(哺乳期),内责之肝胃郁热,外缘于乳络不畅(通)。因此,乳痈初起,当疏肝理气,清泄肝胃与化痰散结,通络消痈并进。加酒同服意在促进气血流畅、速达药力。除内服之外,并须通过乳络按摩、疏导(传统木梳按摩法等),或借助吸乳器使积乳外排,不致郁而成脓。同时并以芒硝或如意金黄散等外敷,消肿散痈。

2. 使用要点:乳痈初起,结肿而痛,哺乳不畅,局部焮热,舌红,脉数。

3. 加减变化：口干口苦，身热甚者，加生石膏、知母；乳汁郁滞，排吸不畅者，加穿山甲、漏芦、王不留行；情绪不佳，郁郁寡欢者，加郁金、香附。

4. 现代运用：临床常用于急性乳腺炎等病症。

海藻玉壶汤

【出处】《医宗金鉴》

【组成】海藻洗　贝母去心　陈皮　昆布　青皮　川芎　当归　连翘去心　半夏制　甘草节　独活各一钱(3克)　海带五分(1.5克)

【用法】水煎服。

【功用】化痰软坚，消散瘿瘤。

【主治】瘿瘤初起，或肿或硬，苔薄白，脉弦滑。

【方解】海藻玉壶汤治疗瘿瘤。方中海藻、昆布、海带、贝母化痰软坚，散结消肿。青皮、陈皮、疏肝理气，行气消滞。当归、川芎活血散瘀。连翘解毒消肿。甘草调和诸药。海藻与甘草属"十八反"配伍禁忌，目前临床与实验研究尚未发现有中毒证据。

【临床应用】

1. 配伍特点与思考：瘿瘤为患，病位在甲状腺；现代研究认为与碘代谢有一定相关性，也为传统富碘、海产药物海藻、昆布等有效治疗提供了另类诠释。其肿块或软或硬，与气滞、痰凝、血瘀等病理相应，亦有夹杂者。故除习用这类海产药物外，疏肝理气、化痰散结、软坚消肿、活血行瘀等药物亦为配伍之常。诚然，瘿瘤涵盖病变范围亦广，有功能性者，亦有器质性者。肿瘤中并有良性、恶性之分。因治疗周期较长，因此，宜明确病理诊断在前，方不致误治致祸。

2. 使用要点：瘿瘤(甲状腺漫肿或肿物)，或肿或硬，苔薄白，脉弦滑。

3. 加减变化：心烦易躁者，加夏枯草、山栀；质地较硬者，加山慈菇、炮山甲；倦怠易疲者，加生黄芪、仙鹤草；胸胁痞闷，喜叹息者，加郁金、香附。

4. 现代运用：临床常用于单纯性甲状腺肿、甲状腺腺瘤、甲状腺功能亢进、桥本甲状腺炎、乳腺增生症、囊肿性痤疮等病症。

【现代研究】海藻玉壶汤能通过抗氧化应激，使甲状腺肿恢复更完全，能更好地改善甲状腺功能亢进实验大鼠的甲状腺功能和形态，并未发现损伤甲状腺细胞。

小金丹

【出处】《外科证治全生集》

【组成】白胶香　草乌制　五灵脂　地龙　木鳖各一两五钱(150克)　乳香去油　没药去油　(当)归身酒炒，各七钱五分(75克)　麝香三钱(30克)　黑炭一钱二分(12克)

【用法】上药各研细末，用糯米粉一两二钱，同上糊厚，千槌打融为丸，如芡实大，每料约二百五十粒，临用陈酒送下一丸，醉盖取汗。如流注将溃及溃久者，以十丸均作五日服完，以杜流走不定，可绝增入者。如小儿不能服煎剂，以一丸研碎，酒调服之。但丸内有五灵脂与人参相反，不可与参剂同口服(现代用法：以上十味，除麝香外，其余木鳖子等九味粉碎成细粉，将麝香研细，与上粉末配研，过筛，每100克粉末加淀粉25克，混匀，另用淀粉5克制稀糊泛丸，阴干或低温干燥即得。每服2～5丸，一日2次，小儿酌减)。

【功用】化痰祛湿，祛瘀通络。

【主治】寒湿痰瘀，阻滞凝结，如流注、痰核、瘰疬、乳岩、横痃、贴骨疽、蟮痕头等病。初起皮色不变，肿硬作痛者。

【方解】小金丹治疗痰瘀凝结。方中木鳖子攻毒疗疮,消肿散结;草乌温经散寒,通络止痛。二者相合,温经散寒,攻毒消肿之力更强。五灵脂、地龙、麝香、乳香、没药、白胶香活血散瘀,解毒消肿。当归养血活血。陈墨消瘀散肿。

【临床应用】

1. 配伍特点与思考:传统一般将病位较深,质地较硬,或初起皮色不变之疮疡归于阴疽范畴。相对应的温经、散寒、化痰、软坚、祛瘀类药物则较常使用。此类药药性较为峻猛、刚烈且多有毒。因此,常制成丸剂应用,且用量亦小渐增。对于确属阴疽类病症,治疗有效无疑。但也有不少病症可能因为认知不足,误将发病部位较深的阳性疮疡初起阶段,局部虽热(甚至灼热)但皮色未变而归结于阴疽诊治者。此类误治(古人亦有自诩治疗有效,而将阴疽转为阳证而出现红肿热痛化脓者)不仅延误治疗,错失了初期消散(治愈)的良机,而且有可能由于化脓、死骨形成等出现骨骼、关节的功能障碍甚或造成残疾,应引起临床足够的重视。这在历代文献中普遍谬将急性化脓性骨髓炎归于阴疽(附骨疽、贴骨疽、咬骨疽、多骨疽等)中论治可见一斑。

2. 使用要点:阴疽,畏寒肢冷,舌淡苔白,脉沉。

3. 现代运用:临床常用于骨结核、瘰疬、痰核、慢性骨髓炎、慢性盆腔炎、乳腺增生,以及肿瘤等病症。

【现代研究】小金丹有抑菌、抗炎、抗结核、镇静、止痛、提高机体免疫功能和抗病能力、改善血瘀状态、抑制肿瘤生长等作用。

透脓散

【出处】《外科正宗》

【组成】生黄芪四钱(12克) 当归二钱(6克) 穿山甲一钱(3克) 皂角刺一钱半(5克) 川芎三钱(9克)

【用法】水二盅,煎一半,随病前后,临服入酒一杯亦可(现代用法:水煎服,可兑酒少许服)。

【功用】补益气血,托毒透脓。

【主治】痈疽诸毒,内脓已成,不穿破者,舌淡,脉细弱。

【方解】透脓散治疗内已成脓,外不易溃,漫肿无头之痈疡。方中生黄芪益气托毒,鼓动血行,为疮家圣药;当归和血补血,除积血内塞;川芎活血行气,养新血而破积血;穿山甲消肿排脓,溃坚散结;皂角刺与穿山甲助黄芪扶正托毒,消散穿透,直达病所。

【临床应用】

1. 配伍特点与思考:疮疡有初中后期相对应之肿疡、脓疡、溃疡病理特征,内治亦有消散、托疮、补益等不同治法与方剂。疮疡在初期阶段,经过清热解毒、散结消肿等治疗未得消散,势必走向化脓、溃破、脱腐、生肌收口阶段。但由于正气相对与绝对不足,不能托毒外出、消散疮疡之于无形;亦不能熟腐气血而成脓;或脓成不易破溃;或溃后脱腐不易,难以收口。治当视正邪之态势,或偏于托毒,或偏于扶正。冀正气来复,邪毒得消或及时化腐成脓、腐脱新生,早日生肌收口。

2. 使用要点:疮肿不消,或难成脓,或脓成不溃,热毒不甚,舌淡苔薄,脉细。

3. 加减变化:局部红、肿、热、痛明显,加金银花、连翘;肿块质硬,疼痛不甚者,加白芷、姜黄;脓出稀薄、疮面色淡者,加白术、鹿角霜。

4. 注意事项:疮疡之疾最重外治。因此,当根据疮形、疮周、根脚、脓液等不同状况选择相应的箍围药、膏药和掺药。如脓已成应及早切开排脓,逐毒外出。

5. 现代运用:临床常用于体表化脓性感染、肛周脓肿术后、乳腺炎、产后乳汁不行、糖尿病周围神经病变等病症。

【现代研究】透脓散有抗炎、杀菌、促进组织修复及调节免疫功能等作用。

托里透脓汤

【出处】《医宗金鉴》

【组成】人参　白术土炒　穿山甲炒,研　白芷各一钱(3克)　升麻　甘草节各五分(1.5克)　当归二钱(6克)　黄芪三钱(9克)　皂角刺一钱五分(4.5克)　青皮炒五分(1.5克)

【用法】水三盅,煎至一盅,病在上部,先宜煮酒一盅,后热服此药;病在下部,先服药,后饮酒;疮在中部,药内兑酒半盅热服(现代用法:水煎服,可兑酒少许服)。

【功用】益气活血,托里透脓。

【主治】侵脑疽,红肿高起,焮热疼痛,脓色如苍蜡,而将溃时;或痈疽,气血亏损,脓成难溃者;或将溃时,紫陷无脓,根脚散大者。

【方解】托里透脓汤主治痈疽正气不足,难溃或有内陷可能时。方中黄芪补气托疮,为疮家圣药;人参、白术补气;当归养血和血;皂角刺、穿山甲、升麻托疮、解毒消肿;青皮破气行气、散结消肿;甘草既能清热解毒,又能调和诸药。

【临床应用】

1. 配伍特点与思考:脑疽及重症疮疡,内多有基础疾病(如糖尿病等),或体质素弱;外常因病变部位较深,或疮顶肌肤颇为坚韧,脓不易成,或成后不易穿溃。一旦治之不慎,或病情发展较快,极易出现内陷等变证。正气将溃,不扶正不足以御邪;邪仍盛,不解毒不能却变证之因。因此,组方择药当分别应对,不可怠慢。

2. 使用要点:痈疮脓成而体虚无力外溃,舌淡,脉细。

3. 加减变化:口渴、高热,加天花粉、金银花、连翘;皮色暗红、灼热,加赤芍、玄参;疼痛较甚者,加乳香、没药;脓带血水、量少者,加生地黄、浙贝母;面色萎黄,加熟地黄、枸杞子;阳虚畏寒,疮陷无脓者,加鹿角胶、肉桂。

4. 现代运用:临床常用于有头疽(痈)、化脓性关节炎等病症。

5. 注意事项:临床出现托里透脓汤病症者,多伴有糖尿病等基础性疾病,而且体质较弱,或病程进展较快,常预示转归较差,应引起足够重视,不仅要注重疮面的处理,而且宜中西医结合治疗。

【现代研究】托里透脓汤有增强机体免疫功能、促进血液循环、抑菌、排脓等作用。

如意金黄散

【出处】《外科正宗》

【组成】天花粉十斤(5000克)　大黄　黄柏　姜黄　白芷各五斤(2500克)　天南星　陈皮　苍术　厚朴　甘草各二斤(1000克)

【用法】上药共研细末。每次取适量,用葱或丝瓜叶捣汁,或用黄酒、麻油、蜂蜜、菊花露(任选一种)调成糊,外敷患处(现代用法:上药共研细末,用时以液体调敷,1～2日换药1次)。

【功用】清热散结,消肿止痛。

【主治】痈疽发背,疔疮肿痛,妇女乳痈,漆疮火丹,大头时肿,流注肿疡,小儿丹毒,肌肤赤肿,干湿脚气,跌扑损伤等。

【方解】如意金黄散主要用于阳证疮疡肿疡阶段。方中天花粉消肿散瘀,清热凉血。大黄、黄柏清热解毒;苍术、厚朴、陈皮、天南星、白芷理气化痰,消肿散结;甘草清热解毒,调和诸药。

【临床应用】

1. 配伍特点与思考:疮疡一般分肿疡、溃疡、收口三个阶段。肿疡期以结块为特征,因邪之外侵或内生,经络阻隔,气血壅滞而成。故在外用制剂中,既须清热解毒以除邪,又应理气活血消壅肿。因此,如意金黄散及其他方剂用于疮疡初期制剂中较多应用温性、攻窜、通瘀、化痰、散结类药物就容易理解了。

2. 使用要点:疮疡初期,局部红、肿、热、痛者。

3. 加减变化:可根据体质与局部的不同情况选用不同性质的液体调敷。如寒凉性质:菊花露、银花露、丝瓜叶汁;温热性质:葱汁、姜汁、黄酒;润泽类:麻油、蜂蜜、凡士林等。除了液体的寒温性质外,以水溶性的液体调敷者,药效释放效果好,但容易干燥,需注意时时润泽(干则乏效甚至无效);而油脂类调敷后皮肤的舒适性较好,但因有缓释效果而疗效便不及水溶性液体调敷者。

4. 现代运用:临床广泛应用于阳证疮疡的肿疡阶段,溃疡阶段疮肿未消者,亦可调敷疮周以利解毒消肿。临床并常用于跌打损伤等软组织挫伤者。

九一丹

【出处】《医宗金鉴》

【组成】煅石膏九钱(27克)　黄灵药(升丹)一钱(3克)

【用法】上为极细末。撒于患处,或用药线蘸药插入疮中,外盖膏药或药膏,每日换药1次(现代用法:上药研极细末,避光保存,清洁疮面后均匀撒于疮面,一日换药1次)。

【功用】祛腐生肌。

【主治】疮疡溃后,脓出不畅,或脓腐难脱,或已成瘘管者。

【方解】九一丹治疗疮疡溃后脓腐不净。方中升丹提脓祛腐;煅石膏收敛生肌。二者相配,相反相成,祛腐生新,促进疮疡愈合。

【临床应用】

1. 配伍特点与思考:疮疡外用制剂是中医外科的精华所在,配方简洁有效。升丹有祛腐作用,但新炼者用之疼痛,一般需放置(传统方法为置陶罐内埋地下以去火毒)一段时间才能使用,而且,越陈久者用时疼痛越轻。此外,纯升丹腐蚀力强,很少单独使用,常与熟石膏粉按不同比例配伍应用于不同脓腐程度的疮面,如脓腐甚,难以剔除者,可与熟石膏粉一比一(五五丹)使用,随着脓腐渐少,升丹的配伍比例亦应随之降低,如七三丹、八二丹、九一丹。对于瘘管、窦道等疮形深邃,腐坚难脱者,可以米饭或面糊为赋形剂,搓成条形,阴干后塞疮内使用。

2. 使用要点:疮疡溃后,脓腐未脱,或新肉难生。

3. 注意事项:升丹乃汞制剂,过敏者禁用;疮面大且新鲜者忌用;不宜过久应用;有肝肾功能损害者慎用。

4. 现代运用:临床常用于痈、疽、疖、疔等溃后,以及慢性骨髓炎、骨结核术后切口感染、慢性窦道、淋巴结结核等病症。

【现代研究】九一丹有抑菌、促进疮面愈合等作用。

生肌散

【出处】《外科正宗》

【组成】石膏　轻粉　赤石脂各一两(30克)　黄丹飞,二钱(6克)　龙骨　血竭　乳香　樟脑各三钱(9克)

【用法】上为细末,先用甘草、当归、白芷各一钱(3克),煎汤洗净患上,用此干掺,软油纸盖扎,二日一洗一换(现代用法:上药共研极细末,清洁疮面后均匀撒于疮面,覆以油膏纱布或敷料,1~2日换药1次)。

【功用】活血祛腐,生肌收口。

【主治】疮疡溃后,腐肉已脱,脓水将尽,疮面未收时。

【方解】生肌散治疗疮疡溃后脓水将尽,疮面未收。方中赤石脂、血竭、乳香活血生肌;石膏、轻粉、黄丹收敛生肌而不留腐。

【临床应用】

1. 配伍特点与思考:生肌收口类掺药配方较多,不外生肌敛疮、活血止痛类药,同时会配入少量祛腐类药,如升丹、轻粉等。意在生肌不留腐,腐去新易生。传统并常使用较为名贵的麝香、珍珠粉、象皮粉等药。但在脓腐将尽之时,传统换药强调无须将疮面液体(滋液)全部拭净,现代研究也证明,在脓腐将尽、新肉未生之时,疮面滋液中有促进创面愈合(煨脓生肌)的上皮生长因子等。

2. 使用要点:溃疡脓腐已尽,新肌渐生。

3. 现代运用:临床常用于各种体表的化脓性感染,以及席疮、糖尿病足、宫颈糜烂、溃疡性结肠炎等病症。

【现代研究】生肌散对实验小鼠耳廓肿胀和大鼠足跖肿胀有明显的抑制作用;能提高小鼠热板法所致疼痛反应的疼痛阈值并减少醋酸所致小鼠扭体反应的次数;对肾上腺所致小鼠耳廓微血管管径收缩有扩张作用,并能改善微血管流速。

太乙膏

【出处】《外科正宗》

【组成】肉桂　白芷　玄参　赤芍　生地黄　大黄　土木鳖各二两(60克)　槐枝　柳枝各100段　阿魏三钱(9克)　轻粉四钱(12克)　血余一两(30克)　东丹二斤五两(1200克)　乳香　没药各半两(15克)　麻油五斤(2500克)

【用法】除东丹外,将余药入油煎,熬至药枯,滤去渣滓,再加入东丹,搅匀成膏。用时,隔火炖烊,摊于纸上,随疮口大小敷贴患处(现代用法:如古法熬膏后,摊贴成品,用时用火烘稍后敷贴患处,1~2日换药1次。)

【功用】消肿清火,解毒生肌。

【主治】适用于阳证疮疡。肿疡、溃疡阶段均可使用。

【方解】太乙膏治疗阳证疮疡。方中大黄、土木鳖、阿魏、轻粉消肿散结;槐枝、柳枝清热解毒,疏通经络;生地黄、玄参凉血解毒;乳香、没药、当归、血余活血消壅;肉桂、白芷温通行气,散肿消痈。

【临床应用】

1. 配伍特点与思考:硬膏剂有用或不用药物熬制者,后者称为清膏。因制作工艺复杂、耗时,所以一般配方较为复杂且多使用峻猛类药物。但由于剂型的缓释特点,所以,无论肿疡阶段还是溃疡阶段均可使用且对皮肤刺激轻微。肿疡阶段常需与消散类掺药一并使用;溃疡阶段使用不仅起固定作用,还能保护疮面,有促进愈合、淡化疤痕等作用。

2. 使用要点:疮疡肿疡、溃疡阶段均可使用。

3. 注意事项:溃疡脓水较多时不宜使用;贴用后皮肤过敏者忌用。

阳和解凝膏

【出处】《外科证治全生集》

【组成】鲜牛蒡草(480克)　鲜白凤仙透骨草(40克)　川芎(10克)　附子　桂枝　大黄　当归　肉桂草乌　川乌　地龙　僵蚕　赤芍　白芷　白蔹　白及　乳香　没药各(20克)　续断　防风　荆芥五灵脂　木香　香橼　陈皮各(10克)　苏合香(40克)　麝香(10克)　植物油(2400克)

【用法】上二十七味,除苏合香外,肉桂、乳香、没药粉碎成细粉,与麝香配研,过筛,混匀。其余牛蒡草等二十二味,酌予碎断,与食用植物油2400克同置锅内炸枯,去渣,滤过,炼至滴水成珠;另取红丹

750～1 050克(随季节而用量不同),加入油内,搅匀、收膏,将膏浸泡于水中。取膏,用文火熔化后,加入苏合香及上述粉末,搅匀,分摊于纸上即得。

【功用】温阳化湿,消肿散结。

【主治】阴疽。流痰、骨痨、瘰疬、乳痰、肉瘿等,局部漫肿,隐痛,皮色不变或黯红,不热或微热,病灶深着。

【方解】阳和解凝膏治疗阴疽。方中附子、桂枝、肉桂、川乌、草乌温经散寒,通阳散结;乳香、没药、川芎、当归、赤芍、大黄、白及、五灵脂活血消肿,散瘀消结;牛蒡、透骨草、续断、地龙、僵蚕、白芷、白蔹、防风、荆芥祛风胜湿,通痹止痛;陈皮、香橼、木香、苏合香、麝香理气行滞,透窍剔络。

【临床应用】

1. 配伍特点与思考:阴疽之成,在于寒、血凝、痰结、络阻。因此,本方大队药物从温经驱寒、活血、理气、化痰、祛风湿、散结、通络诸途冀寒去、瘀消、痰化、络通,复归于常。硬膏制剂有缓释效果,因此,不必担心因药物毒性、燥烈、峻猛等带来的明显毒副作用。

2. 使用要点:阴疽,局部漫肿、皮色不变、病位深在。

3. 现代运用:临床常用于骨结核、慢性骨髓炎、风湿性关节炎、乳腺增生症等病症。

4. 注意事项:贴用后皮肤过敏者忌用。

千捶膏

【出处】《中医外科学》

【组成】蓖麻子肉(150克)　嫩松香在冬令制后研末(300克)　轻粉水飞(30克)　铅丹　银朱各(60克)　茶油(48克,冬天需改为75克)

【用法】须在大伏天配制。先将蓖麻子肉入石臼中捣烂,再缓入松香末,俟打匀后,再缓入轻粉、铅丹、银朱,最后加入茶油,捣数千捶成膏。用时隔水(忌见火)炖、烊化,摊于纸上,敷贴患处[现代用法:可按原法制作,摊贴后备用;亦可将蓖麻子肉研泥(极细),松香小火烊化,移火后先将蓖麻子泥调入,最后才将轻粉、银朱、铅丹调入,再以茶油适量调入以获得合适黏稠程度。可趁热摊制备用]。

【功用】消肿止痛,提脓祛腐。

【主治】阳证疮疡,肿疡、溃疡均可。溃疡腐肉难脱,疼痛较甚者尤佳。

【方解】千捶膏治疗阳证疮疡。方中蓖麻仁消肿拔毒,通络散结。松香行气活血,生肌止痛。轻粉、银朱、铅丹攻毒消疮。

【临床应用】

1. 配伍特点与思考:本方剂型介于硬膏与软膏之间,因此,兼具硬膏与软膏的优点。既有硬膏的膏药与皮肤形成密闭空间增加药物透皮性的优势,又有软膏较硬膏药物容易释放的特点。蓖麻子、轻粉攻毒消肿;松香活血止痛,对背疽治疗效果突出。

2. 使用要点:阳证疮疡,肿疡、溃疡均可,腐未脱,疼痛甚,不收口更佳。

3. 现代运用:临床常用于感染性疮面,如痈溃后、臁疮、糖尿病足等病症。

生肌玉红膏

【出处】《外科正宗》

【组成】当归(60克)　白芷(15克)　白蜡(60克)　轻粉(12克)　甘草(36克)　紫草(6克)　血竭(12克)　麻油(500克)

【用法】先将当归、白芷、紫草、甘草四味入油内浸3日,大勺内熬微枯,细细滤清,复入勺内煎滚,入血竭化尽,次入白蜡,微火化开。用茶盅 4 个,预放水中,将膏分作 4 处,倾入盅内,候片时,下研细轻粉,每盅投 3 克,搅匀,候一昼夜取起(现代用法:制作如古法。用时可制作成油纱布敷贴疮面;或直接将油膏均匀涂于纱布上敷贴患处。每日换药 1 次)。

【功用】活血祛腐,解毒镇痛,润肤生肌。

【主治】溃疡疮面,脓腐不脱,疼痛不止,新肉难生者。

【方解】生肌玉红膏治疗溃疡腐肉未脱,疼痛较甚者。方中轻粉拔毒生肌;血竭敛疮生肌;当归、白芷、紫草养血活血,消肿止痛;甘草清热解毒。

【临床应用】

1. 配伍特点与思考:本方既用轻粉解毒祛腐,更以当归、紫草、血竭养血生肌;白芷敛疮止痛。扶正祛邪兼顾。用于慢性溃疡、汤火(烧)伤后创面甚佳。

2. 使用要点:疮疡久溃,脓腐未脱,难以收口。

3. 现代运用:临床常用于慢性皮肤溃疡、席疮、糖尿病足、烧伤等病症。

【现代研究】生肌玉红膏有抗炎、缓解炎性渗出、提高局部免疫力,促进创面愈合等作用。

第二节 内 痈

内痈剂,适用于脏腑内气血壅结所致内痈病症。

大黄牡丹汤

【出处】《金匮要略》

【组成】大黄四两(12克)　牡丹皮一两(3克)　桃仁五十个(9克)　冬瓜仁半升(30克)　芒硝三合(9克)

【用法】以水六升,煮取二升,去滓,内芒硝,再煎沸,顿服之(现代用法:水煎服)。

【功用】泻热破瘀,散结消肿。

【主治】肠痈初起,湿热瘀滞。右少腹疼痛拒按,按之其痛如淋,甚则局部肿痞,或右足屈而不伸,伸则痛剧,小便自调,或时时发热,自汗恶寒,舌苔薄腻而黄,脉滑数。

【附方】

1. 清肠饮(《辨证录》):银花三两(90克),当归二两(60克),地榆、麦冬、元参各一两(30克),生甘草三钱(10克),薏苡仁五钱(15克),黄芩二钱(6克)。水煎服。功能活血解毒,滋阴降火。主治大肠痈。肠痈屡发,毒甚且伴口干,舌红少津等阴伤表现者。

2. 阑尾化瘀汤(《新急腹症学》):银花、川楝子各 15克,大黄后下、牡丹皮、桃仁、延胡索、木香各9克。水煎服。功能行活血,清热解毒。主治瘀滞型阑尾炎初期。发热,脘腹胀闷,腹痛,右下腹局限性压痛,反跳痛;或阑尾炎症消散后,热象不显著,而见脘腹胀闷,嗳气纳呆者。

3. 阑尾清化汤(《新急腹症学》):银花、蒲公英各30克,牡丹皮、大黄各15克,川楝子9克,赤芍12克,桃仁15克,生甘草9克。水煎服。功能清热解毒,行气活血。主治急性阑尾炎蕴热期,或脓肿早期,或轻型腹膜炎。见低热,或午后发热,口干渴,腹痛,便秘,尿黄等。

4. 阑尾清解汤(《新急腹症学》):金银花60克,大黄25克,冬瓜仁、蒲公英各30克,牡丹皮15克,川楝子、生甘草各10克,木香6克。水煎服。功能清热解毒,攻下散结。主治急性阑尾炎热毒期。发热恶寒,面红目赤,唇干舌燥,口渴欲饮,恶心呕吐,腹痛拒按,腹肌紧张,有反跳痛,大便秘结,舌质红,苔黄燥或黄腻,脉洪大滑数等。

【方解】大黄牡丹汤治疗湿热瘀滞型肠痈初起。方中大黄攻下积滞,泻热逐瘀;牡丹皮清热凉血,活血散瘀。共为君药。芒硝软坚散结,泻热导滞,助大黄泻下热结;桃仁活血破瘀,助牡丹皮散瘀消肿。皆为臣药。冬瓜仁清肠利湿,排脓消痈,为治内痈要药,用为佐药。

清肠饮治大肠痈,但与大黄牡丹汤泻下破瘀,用于肠痈初起不同。长于解毒、滋阴。用于肠痈屡发,毒甚且伴阴伤者。

阑尾化瘀汤、阑尾清化汤、阑尾清解汤是在大黄牡丹汤基础上结合急性阑尾炎不同病理阶段而创立的三张方剂。阑尾化瘀汤以行气活血药为主组成,辅以通里攻下、清热解毒,用于瘀滞型阑尾炎初期或阑尾炎症消散后。相当于急性单纯性阑尾炎。阑尾清化汤以清热解毒药为主组成,辅以通里攻下、行气活血,用于蕴热型急性阑尾炎初中期,有化脓趋势者。相当于急性化脓性阑尾炎。阑尾清解汤则清解热毒与攻下热结并重,辅以行气活血、托毒排脓。用于急性化脓性阑尾炎热毒期。相当于急性化脓性阑尾炎化脓或穿孔包裹,或形成阑尾脓肿者。

【临床应用】

1. 配伍特点与思考:无论内痈、外痈,局部病理总是起于气血壅滞、经络阻隔,继则气血瘀结生热、腐败气血而成脓。本方牡丹皮、桃仁化瘀散结消痈;大黄逐瘀而泻下热结,芒硝软坚散结。使初起之痈肿瘀结散、热毒泄,随粪泄而消散于无形。并为后世肠痈组方丰富行气散瘀、清热解毒、排脓消痈、扶正托毒等倾向奠定基础。

2. 使用要点:急性阑尾炎初中期,右下腹痛,发热,恶寒,口干,口苦,小便黄赤,大便秘结或不爽,舌红苔黄,脉数。

3. 加减变化:若热毒重者,加金银花、连翘、蒲公英、红藤、败酱草;瘀滞较重者,加赤芍、川楝子、延胡索。

4. 现代运用:临床常用于急性单纯性阑尾炎、肠梗阻、急性胆道感染、胆道蛔虫、胰腺炎、急性盆腔炎等病症。

5. 注意事项:本方适用于急性单纯性阑尾炎、急性化脓性阑尾初中期住院观察治疗时。对于梗阻型阑尾炎、阑尾坏疽,须在严密观察下进行治疗。若治疗不及预期,或有穿孔及其他并发症可能时应及时中转手术治疗。

【现代研究】大黄牡丹汤有拮抗炎症反应等作用。

苇茎汤

【出处】《备急千金要方》

【组成】苇茎切,二升,以水二斗,煮取五升,去滓(60克)　薏苡仁半升(30克)　瓜瓣半升(24克)　桃仁三十枚(9克)

【用法】㕮咀,内苇汁中,煮取二升,服一升,再服,当吐如脓(现代用法:水煎服)。

【功用】清肺化痰,逐瘀排脓。

【主治】肺痈。身有微热,咳嗽痰多,甚则咳吐腥臭脓血,胸中隐隐作痛,舌红苔黄腻,脉滑数。

【方解】苇茎汤治疗肺痈。方中苇茎善清肺热,治肺痈,为君药。瓜瓣清热化痰,利湿排脓;薏苡仁清肺热而排脓,利肠胃而渗湿,共为臣药。桃仁活血逐瘀,消痈散结,为佐药。

【临床应用】

1. 配伍特点与思考:药仅四味,功专效宏。肺痈之起,缘于肺热,壅而不散则腐气血为脓。故苇茎、瓜瓣清肺热,排脓浊;薏苡仁功擅利湿排脓;桃仁止咳喘而逐瘀血。肺热得清,气血壅滞得散,痰浊(脓)得化且排。

2. 使用要点:胸痛,咳嗽,吐腥臭痰或吐脓血,舌红苔黄腻,脉数。

3. 加减变化:肺热甚者,加黄芩、桔梗;未成脓时,加金银花、山栀;已成脓者,加金荞麦、鱼腥草。

4. 现代运用:临床常用于肺脓疡、大叶性肺炎、支气管炎、百日咳等病症。

【现代研究】苇茎汤有抑制肿瘤等作用。

凡以安蛔、驱虫药物为主组成,用于治疗人体消化道寄生虫病的方剂,称为驱虫剂。

乌梅丸

【出处】《伤寒论》

【组成】乌梅三百枚(480克)　细辛六两(180克)　干姜十两(300克)　黄连十六两(480克)　当归四两(120克)　附子炮去皮,六两(180克)　蜀椒出汗,四两(120克)　桂枝去皮　人参　黄柏各六两(180克)

【用法】上十味,异捣筛,合治之,以苦酒(醋)渍乌梅一宿,去核,蒸之五斗米下,饭熟,捣成泥,和药令相得,内臼中,与蜜杵二千下,丸如梧桐子大,先食,饮服十丸,日三服,稍加至二十丸。禁生冷滑物、臭食等(现代用法:乌梅用50%醋浸一宿,去核打烂,和余药打匀,烘干或晒干,研末,加蜜制丸,每服9克,日2~3次,空腹温开水送服;亦可作汤剂,用量按原方比例酌减,水煎服)。

【功用】温脏安蛔。

【主治】脏寒蛔厥。脘腹阵痛,烦闷呕吐,时发时止,得食则吐,甚则吐蛔,手足厥冷;或久泻、久痢。

【附方】

1. 理中安蛔汤(《类证治裁》):人参三钱(9克)、白术一钱半(4.5克)、茯苓一钱半(4.5克)、川椒十四粒(1克)、乌梅三个(6克)、干姜炒黑,一钱半(4.5克)。水煎服。功能温中安蛔。主治中阳不振,蛔虫腹痛,便溏尿清,腹痛肠鸣,四肢不温,饥不择食,甚则吐蛔,舌苔薄白,脉沉迟。

2. 连梅安蛔汤(《通俗伤寒论》):胡黄连一钱(3克)、川椒炒,十粒(2克)、白雷丸三钱(9克)、乌梅肉二钱(5克)、生川柏八分(2克)、尖槟榔磨汁冲,二枚(9克)。水煎服。功能清热安蛔。主治肝胃郁热,虫积腹痛。饥不择食,食则吐蛔,甚则蛔动不安,脘痛烦躁,手足厥逆,面赤口燥,舌红,脉数。

【方解】乌梅丸治疗脏寒蛔厥。方中重用乌梅安蛔止痛,为君药。蜀椒、细辛温脏祛寒,共为臣药。黄连、黄柏清解伏热;附子、桂枝、干姜增强温脏安蛔之力;人参、当归补气养血。均为佐药。蜜制为丸,缓和诸药,为使药。

理中安蛔汤为理中汤去甘草,加茯苓健脾化湿;加川椒温中散寒,乌梅安蛔而成。专主脾胃虚寒之蛔虫腹痛。

连梅安蛔汤以胡黄连、黄柏清热燥湿,乌梅、川椒、槟榔、雷丸等安蛔驱蛔,用治肝胃热盛之蛔厥。

【临床应用】

1. 配伍特点与思考:使君子、苦楝皮、槟榔、南瓜子、鹤草芽、雷丸等对绦虫、蛔虫等人体寄生虫有较好的驱杀作用。但一般用量较大,有些药物有毒性或副作用较为明显,用之宜慎。传统理论中"蛔得酸则静,得辛则伏,得苦则下"(柯琴)并不能认为是对驱虫机制的正确诠释。因为,既往临床中驱虫治疗是将人体寄生虫病的临床表现作为整体来认识和治疗的,并非从虫而论。

2. 使用要点:腹痛时作,烦闷呕吐,常自吐蛔,手足厥冷。

3. 加减变化:本方以安蛔为主,杀虫之力较弱,可酌加使君子、苦楝皮、榧子、槟榔等;热重者,可去附子、干姜;寒重者,可去黄连、黄柏;无虚者,可去人参、当归;呕吐者,加吴茱萸、半夏;大便不通者,加大黄、芒硝。

4. 现代运用:临床常用于胆道蛔虫病、慢性菌痢、慢性胃肠炎、溃疡性结肠炎等病症。

【现代研究】乌梅丸有调节细胞因子、抗纤维化、降糖、抗肿瘤等作用。

元中医
YUAN ZHONGYI

临床篇

临床即"亲临病床"之意。临床的过程是根据病患的临床表现,结合探究疾病的病因、发病机理和病理过程,进而做出疾病诊断,确立治疗方案并实施。目的在于最大程度地阻止或延缓疾病发展趋势、消除或减轻病患痛苦、尽快治愈疾病,恢复病患健康。诚然,改变人群的亚健康状态,提高健康水平;或在保证或提高生存和生活质量的前提下,维护好难以治愈类疾病(比如恶性肿瘤、重病后遗、精神心理障碍等)的病患与病共存的良好状态也是当下临床的一个重要任务。

在数千年的医疗实践中,以中药为主的临床治疗学积累了极为丰富的临床经验。这个经验的取得是一个在与疾病的博弈中,通过数十亿次、以人为研究与实验对象,反复验证、甄别、总结,再验证、再甄别、再总结的循环往复的过程。与西医以实验(动物)研究为主、研究过程相对短、平、快的研究模式相比,虽在人类与动物、宏观与微观、临床与实验上各有千秋,但在各自特定意义上的科学性、有效性原则方面几无差异。

从历史文献、临床经验回归分析来看,在正确治疗方法的前提下,疾病治疗有效及其取效速度等从概率角度而论,取决于疾病的性质、机体的病初状态以及治疗后机体对药物的应答效率等诸多方面。

一、直接作用于病源

如青蒿治疗疟疾;三仙丹(小升丹)治疗梅毒和淋巴结结核;砒霜制剂治疗急性早幼粒细胞白血病;鸦胆子治疗阿米巴痢疾;毒蛇咬伤后近心端5~10厘米处的结扎(间隔10分钟须放松1~2分钟)、局部及时烧灼,同时内服、外用专用蛇药(如季德胜蛇药片等)治疗等。

二、早期逆转

多种疾病在早期阶段的阻断治疗(如汗法、催吐、泻下等);四肢骨折的小夹板固定;轻中度烧(烫)伤的急散热法、湿润疗法;生肌玉红膏治疗皮肤慢性溃疡等。

三、体质因素

体质因素主要体现在四个方面:① 体质强弱程度,体质强则病症不易深入与加重;② 体质特质,正常平衡质体质和偏动质、偏静质体质发病后的转归趋势不尽相同;③ 体质有无基础性疾病的病始状态,有无基础性疾病对发生疾病后的转归与预后都至关重要;④ 体质对治疗的应答反应,良好的应答状态体现在药物等治疗干预后,机体正气被激发、唤起,机体的自复、自愈能力增强,起到能动作用。

四、疾病性质与病理性损害程度

疾病是多元化的,有些疾病(如瘟疫、外伤性疾病)并不是简单的"正气存内,邪不可干"就可以防御得了的,而"避之有时"可能比"正气"更具有决定性作用。其次是无论何种疾病,由轻到重,甚至死亡总是遵循着脏腑、组织、器官从功能性障碍到器质性损害,再到多器官衰竭,到死亡这样一种固有模式而发展的。因此,设法阻断或延缓其发展过程都应被认为是积极且不应放弃的努力方向和历程。但也不能只从生物学角度出发一味固执、盲目地只求治愈。对于年事已高、体质羸弱、机体器质性损害无法修复、疾病的发展势头得到基本抑制类疾病(包括恶性肿瘤等)或某些病理阶段,策略上当使正气(包括治疗)

与邪气各执一方。不再勉力于正邪间的"零和"博弈,转以追求良好生活质量,使人体与疾病处于一种新的"和平共处"的状态。其实这也是现代意义上"天人合一"的新发展境界。

五 其他因素

除了医疗因素外,良好的生活起居习惯、细微的人文关怀、及时的心理疏导等,均是康复疾病的重要环节。对于某些个体而言甚至是至关重要的。

疾病在初中期阶段的治疗路径和预期作用是比较清晰的。除非急救和应急类治疗外,治疗中在尽力驱除引起疾病的病因(内因、外因和其他因素)的同时,努力消除症状(主诉),激发、维护机体的自稳、自愈功能是治疗大多数疾病及在疾病的大部分阶段所遵循并实施的。因此,药物对于机体的作用除了少数的直接治疗和机体机能障碍的恢复以及对脏腑、组织、器官损伤的修复作用外,长期的、最高境界的治疗效果仍然在于通过药物的中介作用调动机体自稳、自愈功能,促使机体的早日康复。也许这个目标自始至终也未能达到,但不能因不能实现而有所怀疑和动摇。这也是中医预防、治未病、康复理念一体的核心价值所在。

无论是中医还是西医,临床面对的病患是同样的生物体、同样的疾病。因此,尽管二者有着不同的理论体系、认知与表述方法,临床手段更不尽相同,但焦点不会偏移,目标不应有异。西医基于对人体解剖、生理、病理、疾病诊断、病情预后判断的良好把控能力,以及对疾病的规律性认知上优于中医,特别是急危重症的救治方面能力挽狂澜;而中医在天人合一与整体系统认识论、综合哲学与人文的临床多样性思维、疾病的对症治疗与个性化处理,特别是数千年来历史临床经验的积淀等方面的经验也是不可小觑的。

可以预期的是:在未来实质性中西医结合的过程中,借鉴西医对人体生理、病理以及疾病诊断的优势,拓展与完善中医对疾病规律性的认知与归纳,形成安全、高效、切合临床实用的新医学体系,不仅有望整体提升和光大中医临床水平,而且必定能为疾病防治、人类健康做出新的、更大的贡献。

第一节　健康与亚健康

健康：传统观念认为不生病便是健康。1946 年《世界卫生组织宪章》前言给健康的定义是：健康不仅是没有疾病或衰弱现象，而是躯体上、精神上和社会适应上的一种完好状态。因此，健康起码包括健壮的体魄和健全的心理精神状态两个方面。

亚健康：亚健康是指介于健康与疾病之间的一种生理功能低下状态。世界卫生组织的一项调查表明：人群中真正健康的约占 5％；患疾病的约占 20％；而处于亚健康状态者约占 75％。中年人是亚健康的主要人群。亚健康的主要表现形式为：① 躯体性亚健康状态：主要表现为疲乏无力，精神不振，工作效率低等。② 心理性亚健康状态：主要表现为焦虑、烦躁、易怒、睡眠不佳等。③ 人际交往性亚健康状态：主要表现为社会成员的关系不稳定，心理距离变大，产生被社会抛弃的孤独感。

第二节　老化与衰老

老化与衰老均是机体在增龄过程中由于形态改变、功能减退、代谢失调而导致机体对外部环境适应与下降的综合状态。老化倾向于描述生理性增龄过程，而衰老则指伴有严重退行性变的、快速的病理性老化。无论是老化还是衰老基本上都基于机体储备减少、内稳态调控能力减弱和机体的反应迟钝。

第三节　病、症、证

病：又称疾病，是人体相对于健康的一种异常生命状态。不同的病是在相应的原因下，引起机体出现一定的病理性变化及发展规律的病理过程。

症：症有广义和狭义之分。广义的症包括症状和体征；狭义的症仅指症状。症状是指患者主观感到不适或痛苦的异常感觉（如发热、咳嗽等），或病理形态改变（如皮疹、体表肿块等）；体征是指医生或其他人能客观查到的改变（如体温、脉搏、呼吸、血压、黄疸、腹内肿块等）。这些改变有多种形式，有些只有主观才能感觉得到的，如疼痛、眩晕等；有些既有主观感觉，也可通过客观检查被发现，如黏膜出血、黄疸、肝脾肿大等；还有些是生命现象发生了质量变化（过与不足），如肥胖、消瘦、多尿、少尿等，需通过客观评定才能被确定。因此，广义上的症或症状也包括了体征。

证：证即证候。是疾病发生、发展过程中某个阶段的病理特征概括。包括病症的部位、原因、性质，以及邪正关系等本质性特征。

从人体的组织、器官、系统的构成和生理功能认识出发,结合临床异常表现分析与检查,得出对病、症、证的正确判断,再施以合理的药剂等治疗,最终收到预期的预防、治疗或康复效果的过程不可或缺的便是缜密的临床思维过程构建。

第一节　症是线索

病患就诊时的主诉多半是症(症状、体征)。而仅凭一两个症状或体征(特殊病征)便能明确诊断的病例并不多见。因此,对主诉症的跟踪与甄别是十分重要的事情。因为,症既可以与病有高度相关性,病进症重,病退症减;也可能在症的表象下,隐藏着不同脏腑、组织、器官或系统的疾病(一症多病)。因此,在对病的诊断确立之前,紧紧围绕着症的存在与变化,去伪存真、由表及里是通向真理(明确诊断)的重要途径。

第二节　病是标的

囿于历史原因,中医弱于对病的诊断并由此发展为特别重视并擅长对症及证的规律认识与应对。

病之所以为病,无论是从病源,病变组织、器官、脏腑乃至系统的粘附性,以及规律性的发生、发展、病理归属等都具有明显的排他性。尽管许多病当下仍缺乏有效的治疗手段和方法,但在明确病的诊断后能得到对应且有效的处置无疑是肯定的。而对于大多数疾病而言,一旦明确诊断就意味着找到了解决临床问题的钥匙。这也是将病的诊断放在优先地位以及竭尽全力去做的必然所在。因此,病是临床问题的中心目标,是临床工作的起点与终点。或者,可以更加准确地描述为:将所发生的病与生病的人治愈是临床行为的起点与终点。

第三节　治是手段

治疗是解决临床问题的手段,尤其是在明确诊断之后。但在临床之初,诊断尚未明确,或即使是在其后的临床进程中仍未能明确诊断时,治疗仍然是重要一环。但在这个环节的应对上,中医与现代医学行为迥异。现代医学仍然会将主要精力集中在寻求早日明确诊断上,而中医则诊断与治疗齐头并进且侧重于后者。这除了与两种医学体系的形成特点密切相关外,更取决于各自对临床病症未明确诊断前的处理经验、方法与能力。因为,病的发生、发展是一个循序渐进的过程,除非出现"特殊病征",在重证据的年代,一般要得到数据支撑来明确诊断总是要花费一定时间的。更不用说基础疾病与当下疾病的胶结、新的未知疾病的不断涌现等临床问题的复杂性。其二,有不少的疾病即使明确诊断也未必能有确切的应对方法与既定疗效。反而在等待、观望的过程中丧失了顿挫疾病势头、减轻病患痛苦、延缓病理进程的主动性治疗机会。而中医临床历来从症入手,结合病位、病性、病势以及患者个性化的特征,在疾病诊断未能明确之前便能以解决临床所苦为导向,摸着石头过河,不断地调整战略与战术,进行主动性的对症治疗,在削弱疾病发生、发展势头的同时解决当下的临床问题。因此,很多情况下,痛苦已经解除、疾病也许治愈,诊断依然未知(或即使有诊断也未必正确)者亦非罕见。我们从中医与现代医学在2002年的SARS(非典型肺炎、严重急性呼吸综合征)与2019年的COVID-19(新型冠状病毒感染)初中期的应对中能否发挥主观能动性也能窥见一斑。

第四节　思变是常

如果说临床的过程就是应变的过程并不为过。

从诊断而言,疾病的诊断过程就是一个从变中找不变的过程。变是指临床表现处于变化之中;所谓不变是指疾病有一定的内在规定性,从疾病发生、发展都有着一定的规律性。而在疾病的诊断明确后,从初期到中后期;从功能性障碍到器质性损害;从主体病变到并发症的出现等等。又在疾病总体规律不变的基础上经历着变化的过程。

从病患而言,即使是罹患同一种疾病,不同性别,不同年龄,不同体质的差异,以及对治疗不同的应答过程等都意味着相同疾病在不同个体中的变化多端。

从治疗而言,除非特殊疾病的特效治疗,一般治疗方法与手段也会随着不同生病的人而出现较大区别与变化。"条条大路通罗马"也好,因人而异亦罢。这背后本质的区别在于与现代医学治疗侧重在病人所生的"病"与中医治疗侧重在生病的"人"上的本质性差异。

第一节　惟病是求

在临床体系中,病是核心。所有的工作围绕这个主题而运作,包括并不限于收集信息、溯源、检查、判断、治疗等等。因为,一旦明确了疾病的诊断就意味着对其发生的原因、变化过程、不同发展阶段的病理特征等有了预知。并能提供该疾病的单发或群发特点、能够治疗或难以治疗,甚至不能治疗等理论支撑。

因此,在临床过程中,始终、必须要做的第一要务便是早日形成对疾病的诊断。一旦明确诊断,一切方能变得清晰与明了,才能做到心中有数、应对自如。

客观的存在却在于,中医对疾病的诊断是临床体系中最为薄弱的环节,病与症的概念许多场合是混淆的,比如咳嗽、呕吐、头痛、眩晕等等。在现代医疗体系的多维结构中,追求形成一套中医自身独立、准确、可操作且能与现代医学相融通的疾病诊断标准已无可能,更无必要。至少,在多医学体系的交流互通中,以中医疾病诊断标准去构建对话平台是不现实的。但借助现代医学诊断体系,构建对应现代医学疾病的中医病(症)证临床体系,完成从现代医学单病种的病、症、证到组织、器官、系统集成的以疾病为中心的病理过程辨治体系不仅可行且必须。一旦解决这个临床堵点与难点,中医卓著、特色的多途径、高效的临床治疗体系将如虎添翼,不仅仅是能形成弯道超车,而且将促成整个新医学体系质的飞跃。

第二节　惟症是除

疾病的诊断是重要且必需的,但也是不易达成的。而在疾病的诊断形成之前的临床应对,中医有着数千年的历史积淀,丰富且成熟的临床实践经验,比其他任何医学体系更有效并具有明显优势。

绝大部分的疾病都是有临床表现的,外在的症都与疾病有着直接或间接的联系。在明确诊断之前,着重解决病患的临床所苦,消除或减轻症状或体征,不仅是积极的"表象"医疗行为,而且也是基于疾病的"根本性"治疗。因为,随着病患临床症状的减轻或消失,疾病反而在发展和加重的可能性是很低的。

因此,对于疾病的临床表现,发热者,或发汗,或清热;呕吐者,止(催)吐;咳嗽者,止咳;便秘者,泻下通便;小便涩痛者,通利小便;水肿者,利(逐)水消肿等。不能只看作是临时的、权宜之计,实际上也是积极的、主动应对,是在疾病明确诊断前解决临床根本问题的重要途径与方法。

第三节　药寻古今

中药是人们在日常生活寻找食物时,或在对病症治疗过程中,通过尝试、验证、反复试用,直至形成基本共识后才予以载录的。因此,在中药专著中一般都是标明某药治某病、某症。现存最早的《神农本草经》便是如此。但一药治多病、多症,与多药治一病、一症并存。这就为同类作用的药合并使用,以及同一种病症选择不同的药物来治疗奠定了基础、拓展了思路。前者客观上形成了相对于西药,多药配用、减毒增效的优势;后者则形成了"辨证论治"的方药体系。比如:《神农本草经》中"治咳逆上气"的药物有数十种之多,但非常有效并适用于某一男或某一女、某一老或某一少、某一胖或某一瘦、某一时令、某一病因所致咳嗽者必不是所有"治咳逆上气"者。仅从文献记载而盲目应用出现"乏效"并不能构成责疑甚至推翻历史记载的借口,反而应该成为同中求异、筛选靶向药物的契机。

因此,在制定对症的治疗药剂方案时至少应注意以下三个层次:一是围绕主诉,并结合病症的寒热属性择药;二是针对病因(如外感病邪、内生之痰、气滞、血瘀、食积等)用药;三是兼顾体质、兼症以及医者既往的用药经验与习惯。

需要注意的是:在药物原始记载功效的应用与拓展过程中,也会出现原始确切功效被弱化甚至丧失的情况。比如:硫黄治疗疥疮,在晋唐时期的《肘后备急方》中就有明确记载:"治卒得疥疮,麻油摩硫黄涂之"。而发展到明《古今医鉴》主治疥疮时,处方已扩增了枯白矾、人言(砒霜)、五倍子、花椒数味。效果虽然仍在,但毒性及副作用已经不言而喻。现代临床制剂"硫黄软膏"则独用硫黄一味治疗疥疮,则又回归原始。又如治疗疟疾,《肘后备急方》有载:"青蒿一握,以水二升渍,绞取汁,尽服之。"药学家屠呦呦据此发明青蒿素并荣获 2015 年度诺贝尔生理学与医学奖。但后世治疗疟疾的"著名"方剂截疟七宝饮药用厚朴、陈皮、草果、常山、槟榔、青皮、甘草等,却不见了青蒿踪影。因此,重视原始中药文献记载并加以认证与研发不仅是对历史经验的尊重,而且也一定能让我们获益良多。

第四节　医外求医

医在医中,医在医外。

所谓医在医中,是指要立足于医学范畴内来看待及处置与疾病相关的所有问题与联系;而医在医外,是指在临床中,还应主动注意和了解病患的体质、人格及心理特征、生活起居及饮食习惯,以及在家庭、工作场所等社会关系中的角色与适应状态。这不仅能有助于提高易发疾病的诊断,并能帮助病患及时调整心态、稳定情绪、合宜饮食,提高机体免疫及康复能力。

总体而言,保持良好的精神心理状态、保证充分且高质量的睡眠、均衡且富有营养的膳食结构,以及适度的运动是支撑良好身体状态的前提与保证,也是治疗和康复疾病的保证。诚然,让病患知晓病情、遵循医学规律、尊重医生劳动,以及认真执行医嘱更是必需的。

第五节 与病共舞

疾病与健康看似冤家对头,彼此以不容对方存在为前提。其实,两者之间并非零和状态,这从当下人群75%左右的亚健康状态构成比中就能知晓两者之间是既有博弈且相互包容。

从疾病角度而论,有能治愈者,有不能治愈者,更多则是难以治愈者;从躯体健康而言,有功能性障碍可以恢复者,有器质性损害较轻能够逐步康复者,亦有损害较重而难以恢复者;从精神心理层面来说,无论是损害程度,抑或是康复过程,都可能扑朔迷离、难以预料。

因此,从保证躯体健康与除却疾病这一对范畴而言,保全躯体的完整性和良好功能状态是健康的底线与长期目标;而对于疾病的治疗,有三个不同层次的结局:其一,疾病得以驱除,同时躯体的完整性与功能性正常。这是最为理想的结果。其二,在治愈疾病的同时,躯体局部的完整性及功能的部分性丧失。其三,经过痛苦且艰辛的治疗,生命威胁虽得以暂时解除,但疾病并未消除,而躯体的完整性和功能都饱受极大的创伤。因此,对于后两种结局,尤其是第三种结局,保持良好的精神心理状态,努力增强体质,提高生活质量,延续温和且有效的治疗等,都将是与疾病长期共存并继续抗争的方向与过程。

诊断是临床医学重要的桥梁性节点。从生理性常识知悉病理性改变,从诊查手段取得病理性证据,再通过临床思维,推理、综合、归纳,形成对于疾病的认识,其实就是一个完整的诊断过程。

中医在几千年来不断发展与进步的历史进程中,从症状与体征入手,辨别其表里、寒热、虚实属性,推导其外来及内生病理性因素,并先后融入伤寒学派、温病学派、脏象(系统)学说等临床诊断思路,逐步形成了独特的、整体性的临床诊断方法与路径,为临床治疗学提供了坚实的基础。

第一节 辨表里寒热虚实

辨病症的表里、寒热、虚实,是从病症的病位表里、寒热属性和虚实本质来辨别病症的临床属性。通过对病症表里、寒热、虚实属性的定位可为临床治疗提供原则性的指导。

一、辨表里

表里是一对范畴。表示病位与病情的相对浅深不同。

1. 表病 表病有广义与狭义之别。

(1)狭义的表病,其界定在于有无恶寒发热的表病特征。故有"有一分恶寒便有一分表证"之说。临床常见的表现为:恶寒、发热、舌苔薄白、脉浮。可兼有头身疼痛、鼻塞、流涕、咳嗽、咽痒咽痛等症。多为从外感受外因之邪而发病。病位、病情相对较为轻浅。

(2)广义的表病,还包括生于肌肤浅表,或相对于里病而言处于病症初期,或轻浅阶段与状态的病症。如麻疹初起、痢疾、水肿(风水)等,大多亦常兼有表病症状或体征。

表病如未能获得遏制与治愈,则会进入里病阶段。

2. 里病 里病相对于表病而言,病位、病情相对较深、较重。里病因涉及脏腑、系统的病症不同,临床表现亦各有差异。换言之,除却少数表里兼病者外,非表病即为里病。

3. 表里兼病 表里兼病者临床表现为表病与里病同在,但有表里侧重之异。

(1)侧重于表病者:以表病表现为主,兼见里病表现。如起于外感风寒湿邪,憎寒壮热、头痛项强、肢体无汗,脉浮紧,苔白滑等。

(2)侧重于里病者:表病未解,里病已显。如:症见身热、下利臭秽、肛门有灼热感、心下痞、胸脘烦热、喘而汗出、口干而渴,苔黄,脉数等。

二、辨寒热

寒热也是一对范畴。表示病症的寒、热属性。

1. 寒病　寒病的本质在于患者表现出寒冷的症候特征。寒既可以是从外因感受而至的实寒;也可以是机体正气虚弱,机能衰弱所表现出的虚寒。

(1) 实寒病:恶寒、畏寒、怕冷、肢体不温、喜温远寒、口不干、小便清长、大便溏薄或便秘,舌淡苔白,脉迟有力等。

(2) 虚寒病:精神不振、面色㿠白、畏寒肢冷、短气乏力、食欲不振、脘腹隐痛、喜温喜按、小便清长、大便溏薄,脉沉迟无力等。

2. 热病　热病的本质在于患者表现出热性的症候特征。热既可以是从外因感受而至或脏腑内生的实热;也可以是机体阴液受损,虚热亢奋所表现出的虚热。

(1) 实热病:发热,或高热,或潮热,或壮热,口干饮冷、面红目赤、小便黄赤、大便干结或泻下臭秽(黄水或赤白黏胨),舌红苔黄,脉数等。

(2) 虚热病:低热,午后(入暮)或夜间潮热,两颧潮红、形体消瘦、五心烦热、咽干口燥、盗汗、齿衄,舌红少苔,脉细数等。

3. 寒热错杂病　寒热错杂是指患者同时见到寒病与热病症候。出现寒热错杂现象多半是两种情况:一是本身体质存在偏静质或偏动质特征,复又罹患热病或寒病;二是旧有宿疾,或寒或热,复又罹患热病或寒病。临床可表现为:心烦失眠、口干齿衄、潮热易汗、腰膝酸软、下肢不温、大便溏薄,舌淡红苔薄少,脉细数尺弱等。

三、辨虚实

虚实也是一对范畴。表示患者当下邪气与正气强弱主导的症候属性。以邪气强盛为主要特征者辨属实病;而以正气虚弱为主要特征者辨属虚病。《素问·通评虚实论》有谓:"邪气盛则实,精气夺则虚。"

1. 实病　实病多见于新病或疾病的初中期阶段。患者体质较强,邪气强盛态势明显。

(1) 表实病:恶寒、发热、无汗、鼻塞流涕、咳嗽痰多、咽喉疼痛,舌淡红苔薄,脉浮有力等。

(2) 里实病:里实可因不同病因、不同脏腑或系统的病变而表现迥异。如:憎寒或壮热、头痛目胀、咳喘气粗、痰涎壅盛、口干或不干、呕吐、脘腹疼痛且拒按、便秘或腹泻,舌苔厚,脉实等。

2. 虚病　虚病多见于久病或疾病的中后期阶段。患者体质较弱,或因病致弱,正气明显不足;邪气亦相对不盛。除了不同脏腑或系统虚弱所特有对应的表现外,共性的虚弱特征常可划分为气虚、血虚、阳虚和阴虚四类。

(1) 气虚:主要体现在人体功能的减退。如疲倦乏力、头晕目眩、气短懒言、自汗,舌淡胖边有齿印,脉弱无力等。

(2) 血虚:主要体现在人体以血液为代表的物质匮乏。如面色少华或萎黄、头晕眼花、心悸失眠、月经量少或闭经、唇淡,舌质淡,脉细无力等。

(3) 阳虚:主要体现在人体机能减退的同时并现畏寒等虚寒征象。如面色㿠白,或见浮肿、气短懒言、畏寒喜暖、四肢不温、小便清长、大便稀溏,舌淡胖苔白滑,脉沉迟无力等。

(4) 阴虚:主要体现在津液(血液)等物质匮乏的同时并现烦热等虚热(火)征象。如两颧潮红、五心烦热、午后或夜间亢热、盗汗、失眠多梦、口干齿衄、大便干结,舌红瘦苔少而干,脉细数等。

亦可气虚与血虚、阳虚与阴虚并见而呈气血两虚、阴阳两虚状态。

3. 虚实夹杂病　虚实夹杂概念的指向范畴较广,既有其相对性表述内涵,又有其绝对性表述内涵。所谓相对性表述,如《素问·评热病论》之谓:"邪之所凑,其气必虚。"认为疾病发生均是人体正气相对虚弱,不敌外部及内生病邪侵犯所致。亦即认为疾病的发生都有正气之虚的客观存在(即便实病,也同时存在正气相对不足)。而绝对性表述,是指病症在其发生、发展过程中,既存在人体正气虚弱的一面,同时又存在有形实邪的一面。亦即是正气不足与有形实邪并存状态。其发生机理既有因虚(虚弱体质)致实(感受实邪或导致病理产物为患);亦可是因实(实邪未去)致虚(疾病致体质虚弱)等不同发生机理。如慢性肝病、脾(肾)虚患者,出现腹水体征时,既有食欲不振、体瘦、疲倦乏力、大便溏薄,舌淡边有齿印,脉象虚弱无力等虚弱征象,又有腹胀如鼓(如囊裹水)、腹壁青筋暴露、小便量少等形实体征。

第二节　辨脏腑、系统归属

一、辨脏腑归属

1. 心　心病的主要表现为:心悸、胸痹、失眠。其他相关病症表现有:健忘、汗症、情志改变、晕厥等。常见的临床证候类型有:

(1) 心血虚证:心悸、失眠、多梦、健忘、面色少华、头晕眼花,舌淡苔薄,脉细无力等。

(2) 心阴虚证:心中烦热、失眠多梦、晨时口干、形体消瘦,甚则潮热盗汗、手足心热,舌偏红苔少,脉细数等。

(3) 心气虚证:心悸、怔忡,胸闷气短、动则加重,精神疲倦、自汗、面色淡白,舌质淡胖,脉虚等。

(4) 心阳虚证:心悸、怔忡,胸中憋闷、气短、自汗、畏冷、肢凉、神疲乏力、面色㿠白、唇色紫暗,舌质淡胖或紫暗苔白滑,脉弱或结代等。

(5) 心阳虚脱证:在心阳虚证的基础上,突然发生胸闷剧痛、冷汗淋漓、唇色青紫、肢末厥冷,甚至神志模糊,或昏迷,脉微欲绝等。

(6) 心火亢盛证:心烦失眠、口舌溃疡,或小便短赤淋涩、面赤口渴,舌尖红苔薄黄,脉数有力等。

(7) 心脉痹阻证:心悸怔忡、胸口憋闷,或呈压迫感,或见胸部、臂、肩背疼痛,可呈闷痛、压迫感、刺痛、剧痛等形式,时作时止,舌质可呈淡红,或暗紫,或青紫,舌下络脉瘀紫、曲张;舌苔可呈薄,或少,或腻,或滑;脉弦,或细,或涩,或沉紧,或沉滑,或结代等。

(8) 心神不宁证:精神不集中,或喜笑无常,甚至胡言乱语、打人毁物,常伴失眠多梦、记忆力减退,舌淡苔腻,脉象弦滑。如见于高热病中,则表现为神昏谵语、神志昏糊,舌质红绛苔薄少,脉数等。

2. 肝　肝病的主要表现为:情绪异常(如忧郁、烦躁、暴怒等)、气(枢)机失常(如影响饮食及水液代谢、性与生殖功能等)、藏血(精血互化)功能异常(如爪甲脆弱、月经量少、精子或卵子发育不良、不育不孕等)、肝及所属区域病变(胁胀、少腹、巅顶、睾丸疼痛等)等。常见的临床证候类型有:

(1) 肝气郁结证:胁肋胀满、胸闷喜叹息、情绪抑郁、易生闷气,女性乳房胀痛、月经滞而不爽,抑或月经不调、闭经;男性性欲低下、缺乏自信、阴茎勃起不佳或容易痿软;或咽中如有物阻、吞之不下、吐之不出,舌淡苔薄白,脉弦等。

(2) 肝火炽盛证:头晕胀痛、面红目赤、急躁易怒、胁下灼痛、不寐或噩梦纷纭、耳鸣或耳聋、口干口苦、小便黄赤、大便秘结,甚或可见吐血、咯血、便血、衄血、月经量大似崩,舌红苔黄,脉弦数等。

（3）肝阳上亢证：眩晕耳鸣、头目胀痛、面红目赤、急躁易怒、虚烦不寐、腰膝酸软，女性潮热盗汗、月经量少，或闭经；男性烦热、性欲偏亢、阳强易勃，或勃起不佳，交媾不能，或易早泄，舌红苔少而干，脉弦或弦细数等。

（4）肝阳化风证：头晕目眩、头重脚轻、欲仆，似有醉态，言语不利、表达欠清，手足麻木、震颤，舌红苔薄黄少津，脉弦细有力等。

（5）肝胆湿热证：胁肋胀痛，或有痞块，厌食油腻、腹胀，或见黄疸、小便色黄、大便干结或稀薄臭秽；阴痒、带下黄浊、精液色黄而稠，口干口苦，舌红苔黄腻，脉弦数或滑数等。

（6）寒滞肝脉证：巅顶、少腹、睾丸等冷痛，形寒肢冷、得热稍缓，女性月经不调、痛经、经色紫黑、夹有血块；男性阴茎凉感、甚或内缩而痛、性欲低下、勃起障碍，舌淡苔白润，脉弦紧或迟等。

（7）肝血虚证：视物昏花、模糊，或为夜盲，女性月经量少、色淡，甚则闭经；男性勃起功能障碍，肢体麻木、关节不利、爪甲不荣，甚或肢体震颤、麻木、肌肉瞤动、挛急、皮肤瘙痒，舌质淡苔少，脉弦细等。

（8）肝气虚证：胁肋隐隐不适、劳累后加重，精神疲惫、忧郁、胆怯、不耐劳累、自汗、眠差、多梦、面色暗滞无华，舌淡苔薄白，脉弦细无力等。

（9）肝阴虚证：头晕目眩、目睛干涩、视觉疲劳、面部烘热、胁肋灼痛、烦躁、耳鸣、口干、齿衄，女性月经量少、色深；男性性欲亢奋、早泄，舌偏红苔少，脉细弦数等。

3. 脾　脾病的主要表现为：食欲减退、消化不良、腹胀、腹痛、腹泻、浮肿、出血、肌肉瘦削、疲倦乏力、脏器下垂等。常见的临床证候类型有：

（1）脾气虚证：食欲不振、腹胀纳少、大便稀溏、少气懒言、神疲乏力、消瘦、面色萎黄或浮肿，舌淡苔白，脉缓弱等。

（2）脾阳虚证：面色萎黄、食少纳呆、腹痛绵绵、喜温喜按、畏寒肢冷、腹泻或完谷不化、神疲倦怠、口淡不渴，或见肢体浮肿、小便短少，舌淡胖边有齿印苔白滑，脉沉迟无力等。

（3）脾不统血证：齿衄，或稍有磕碰皮下易见瘀斑，或便血、血尿、月经量多、色淡，面色少华或萎黄、少气懒言、神疲乏力、食少便溏，舌淡苔白，脉细弱等。

（4）脾阴虚证：食欲不振、纳食不化、食后腹胀、大便干结、小便短赤、肌肉瘦削、口干口渴、肌肤干燥、手足烦热、唇红燥裂，舌淡红苔少，脉细弱而数等。

（5）脾（中）气下陷证：头晕目眩、神疲倦怠、少气懒言、脘腹或肛门坠胀，或脱肛、便意频仍，或见胃、肾、子宫、眼睑等下垂，舌淡苔白，脉弱等。

（6）寒湿困脾证：食欲减退、泛恶欲吐、脘腹痞闷、纳呆便溏，或大便泄泻、肢体浮肿、困重、小便短少，舌淡胖苔白腻，脉濡缓等。

（7）湿热蕴脾证：食欲减退、脘腹痞闷、纳呆呕恶、小便短少、大便溏而不爽、肛门灼热，或见黄疸、皮肤瘙痒，或肢体困重、身热不扬、得汗不解，舌红苔黄腻，脉濡数等。

4. 肺　肺病的主要表现为：呼吸异常、咳嗽、气喘、音哑、咯痰、咯血等，以及自汗、鼻塞、流涕、感冒、浮肿、皮肤等病变。常见的临床证候类型有：

（1）肺气虚证：呼吸气短、动则尤显、少气懒言、疲倦乏力，或自汗、畏风、容易感冒，或咳喘无力、吐痰清稀，舌淡苔白，脉弱等。

（2）肺阴虚证：干咳，痰少而黏、不易咯出，或见痰中带血、声音嘶哑、口干口渴、咽燥、大便干结，舌红少津苔少，脉细弦数等。

（3）风寒犯肺证：鼻塞流涕、咳嗽咽痒、咳痰清稀、恶寒重发热轻，或头痛身痛、项背不舒，舌苔薄白，脉浮紧等。

（4）风热犯肺证：发热微咳、鼻塞咽痛，或鼻流浊涕、头胀头痛，舌尖红苔薄黄，脉浮数等。

（5）凉燥犯肺证：鼻咽干燥、微咳、痰少色白而黏，或皮肤干燥、瘙痒、口干口渴、小便短少、大便干结，舌苔薄白而干,脉紧等。

（6）温燥犯肺证:鼻咽干燥、发热微咳、痰少而黏,或痰带血丝,或咳引胸痛,皮肤干燥、瘙痒、口干口渴,小便短少、大便干结,舌苔薄黄而干,脉浮数或弦细数等。

（7）肺热炽盛证:呼吸粗促、咳嗽胸痛、发热甚,或喘息鼻扇、咽喉肿痛、口干口渴、小便黄赤、大便秘结,舌红苔黄腻,脉数等。

（8）痰热蕴肺证:咳嗽或喘、痰多色黄量多,或鼻翼扇动,咳时胸痛、咯吐脓血,小便黄赤,大便秘结,舌红苔黄腻,脉滑数或弦数等。

（9）寒痰阻肺证:咳嗽或喘、痰多清稀、胸闷不舒、形寒肢冷、口淡不渴,舌淡胖苔白滑,脉沉紧或浮滑等。

（10）风水相搏证:眼胞或颜面晨起时突现浮肿,小便不利、恶风,或微咳、咽痒、鼻塞,舌苔薄白,脉浮等。

5. 肾　肾病的主要表现为:生长、发育、性及生殖功能障碍。以及骨骼痿软、牙齿不固、腰膝无力、记忆力减退、发白、耳鸣耳聋、水肿、呼吸浅短、二便异常等。此外,并表现在慢性消耗性疾病中出现对心、肝、肺、脾、脑髓等脏腑、系统的支撑不足(穷必及肾)。常见的临床证候类型有:

（1）肾气虚证:腰膝酸软、听力减退、记忆力下降、倦怠乏力、气短自汗、小便余沥不爽、次频而清,舌淡苔薄白,脉细弱等。

（2）肾阳虚证:腰膝酸软、畏寒肢冷、腹部冷痛,尤以小腹以下为甚;性欲减退,男性阳痿、精稀,女性宫寒不孕;夜尿频仍、大便稀薄,或五更泄泻、头晕耳鸣、记忆力明显衰退、面色淡白或黧黑,舌淡苔白滑,脉沉细无力等。

（3）肾虚水泛证:全身水肿、小便不利,或见腹部胀满(腹水)、腰膝酸软、畏寒肢冷,或见心悸气短、呼吸喘促、面色淡白或黧黑,舌淡胖边有齿印苔白滑,脉沉迟无力等。

（4）肾阴虚证:腰膝酸软、眩晕耳鸣、记忆力减退、齿松发白、健忘失眠、性与生殖能力减退、潮热盗汗、五心烦热,舌红苔少,脉细数等。

（5）肾精不足证:小儿发育迟缓、身材矮小、智力低下、性器官发育不良、性及生殖无能;青壮年青春期发育延缓、性及生殖功能低下、精卵发育不良、不孕不育;成年后早衰、腰膝酸软、耳鸣耳聋、记忆力衰退、反应迟钝、发脱齿摇、行走不健、面部发斑,舌瘦苔薄,脉沉细弱等。

（6）肾气不固证:腰膝酸软、气短懒言,或见吸气急促,男性夜尿频仍、阳痿早泄、尿后滴精;女性白带清稀量多、不易坐胎或易流产,舌淡苔白,脉弱等。

6. 胃　胃病的主要表现为:胃(脘)胀、痛,呕吐、嗳气、呃逆、呕血、便血等。常见的临床证候类型有:

（1）胃热证:胃脘灼痛、急迫、拒按,得凉痛减,口臭、牙龈肿痛、渴喜饮冷,小便黄赤、大便秘结,舌红苔黄,脉滑数或弦数等。

（2）胃寒证:胃脘冷痛、急迫、拘挛,得温痛减,呕恶或吐,吐后痛减,面色苍白,或㿠白,痛苦貌,肢冷、口淡不渴,或泛吐清水,舌苔白滑,脉沉紧或弦等。

（3）食滞胃脘证:胃脘胀痛、拒按不舒、嗳腐泛酸、厌食,或呕吐酸腐不消化食物、吐后症状稍缓、矢气臭秽、泻下不爽、臭如败卵,舌苔厚腻,脉滑实等。

（4）胃气虚证:胃痛隐隐、食欲不振、喜温喜按、得食痛减、食多则胀、神疲倦怠、少气懒言、面色少华,舌淡苔薄白,脉缓或弱等。

（5）胃阴虚证:胃脘隐隐灼痛、饥不欲食、食入不舒、胀痛,或表现为嘈杂、口燥咽干、小便短赤、大便秘结,或见牙龈肿痛、萎缩、齿衄,舌红苔少,脉细数或弦细数等。

7. 胆　胆病的主要表现为:情绪变化,以及胆汁分泌与排泄异常等。常见的临床证候类型有:

（1）胆气怯弱证:胆怯怕事、心时悸动、眠少梦多、神疲乏力、言语低微、食欲不振、大便时溏,舌淡苔白,脉细弦等。

(2)胆郁痰扰证:胁肋胀满、厌食油腻、泛恶欲吐、头眩心悸、心烦不眠、夜多异梦,舌淡苔白腻,脉弦滑等。

8. 膀胱　膀胱病的表现主要为:小便的排泄异常。常见的临床证候类型有:

(1)膀胱湿热证:尿频、尿急、尿痛,小便量少,甚则点滴而下,或见血尿、砂石尿,常伴小腹隐痛、口干口渴,舌红苔薄黄,脉数等。

(2)膀胱失约证:小便频仍、滴沥不净,或咳嗽、喷嚏、用力、运动等腹压增加时易小便失禁,小腹坠胀,或见脱肛,子宫脱垂,少气乏力、自汗,舌淡苔薄,脉沉细或弱等。

(3)膀胱癃闭证:多见于老年男性。尿等待、变细、中断,甚或小便点滴而下,夜尿频仍、小腹膨隆、坠胀,腰膝酸软,舌淡苔白,脉沉迟等。

9. 小肠　小肠病的主要表现为:与心火关联的小便异常。常见的临床证候类型有:

小肠实热证:小便短赤、灼痛,或见血尿,伴心烦失眠、口舌生疮、溃疡、口渴、便秘等,舌红苔薄黄,脉数等。

10. 大肠　大肠病的主要表现为:大便性质、频次等的改变。常见的临床证候类型有:

(1)大肠湿热证:腹泻黄色稀水便、肛门灼热、不爽,或利下脓血、赤白黏胨,伴腹痛、里急后重,发热或壮热,口干口渴,小便短赤,舌红苔黄腻,脉滑数或弦数等。

(2)大肠燥结证:大便干结、数日一行,甚则状若羊屎,口干咽燥,头晕不适,舌红少津苔薄,脉细涩等。

(3)肠脱滑泄证:利下无度,腹痛绵绵,喜温喜按,甚则脱肛,伴身体瘦削、神疲倦怠、气短懒言,舌淡苔薄白,脉沉细等。

11. 精宫　精宫病主要表现为:孕育维艰。男性精液质量改变,如精液量少、精子密度低、活力弱、畸形率高等;女性月经不调、卵子发育不良、无排卵,不孕、胚胎停育、流产等。常见的临床证候类型有:

(1)脾肾(精)匮乏证:男子精子密度低、活力弱,女子月经不调、卵子发育不良,伴身体瘦弱,食欲不振,腰膝酸软,性欲淡薄,大便稀溏,舌淡苔薄白,脉细尺弱等。

(2)肾虚湿热证:男子精子活动力弱,畸形率高,阴囊潮湿、坠胀不适;女子盆腔炎症,白带色黄,小便淋漓不爽,性欲亢进,或腰腿酸软,舌偏红苔薄黄腻,脉虚数等。

(3)痰湿滋扰证:体胖、少气、乏力、腰酸,女性卵子发育不良,或不排卵,月经稀少或闭经;男性精液稀薄或不液化,少精、弱精、畸形精子率高,舌淡胖苔腻,脉虚滑等。

(4)肝肾不足证:月经量少、色淡,排卵期无(少)拉丝状白带;男子性欲偏旺、早泄,精液量少、黏稠或不液化,伴口干、眠差、梦多、情绪急躁、身体瘦削等,舌偏红苔少,脉细数等。

(5)肾(阳)虚肝郁证:痛经、经期小腹隐冷、经量少、色深或黑,或夹有血块,经前乳房胀痛;男子性欲减退、勃起不佳,或交媾易痿,心烦易怒、眠差,舌淡紫苔薄,脉沉弦等。

12. 脑髓　脑髓病的主要表现为:发育障碍、智力低下,病邪滋扰、神志不清,以及滋养不足、衰老等。常见的临床证候类型有:

(1)先天不足证:小儿五迟(立迟、行迟、发迟、齿迟和语迟),生长发育延缓,囟门迟闭,常伴有智力低下。

(2)热极扰神证:壮热口渴、面红气粗、神昏谵语,甚或四肢抽搐、颈项强直、小便短赤、大便秘结,舌红绛苔黄,脉洪数或滑数等。

(3)阴虚阳亢证:头晕目眩、时或欲仆、五心烦热、腰膝酸软、情绪急躁、肢体颤(抽)动,甚则口角歪斜、流涎、面赤如醉、小便黄赤、大便易结,舌暗红苔少或薄黄腻,脉弦细数等。

(4)血(阴)虚生风证:素体虚弱,或长期消耗性疾病后,面色萎黄、肢体麻木、肌肉眴动,或手足抽掣、神倦体疲、潮热易汗、夜寐不实、大便干结，舌淡苔薄，脉弦细等。

（5）痰浊蒙窍证：头晕目眩、精神疲倦、嗜睡，或突然昏仆、半身不遂、肌肤不仁、口眼歪斜、言语不利，舌淡苔腻，脉弦滑等。

（6）血脉瘀阻证：多见于中风或脑外伤后。头痛，或肢体疼痛阵作，记忆力减退，或肢体无力，或偏枯不用，舌紫暗或见瘀斑，脉涩等。

（7）清空失养证：头晕耳鸣、记忆力减退、反应迟钝、神疲乏力、腰膝酸软、小便清长，舌淡苔薄，脉细迟弱等。

二、系统归属

1. 呼吸系统　呼吸系统病症主要表现为：咳嗽、气喘、胸痛、呼吸异常等。除肺脏本身病变外，并与肝、肾、脾、心等脏腑有关。临床可见的证候类型有：

（1）肝热扰肺证：呛咳阵作、时不能止、咳甚目胀、白睛红赤，痰黄而稠，胁痛，口干口苦，小便黄赤，大便秘结，舌红苔黄，脉弦数等。

（2）肺脾气虚证：咳喘已久、痰液稀薄、色白、少气乏力、懒言，面色萎黄，大便溏薄，小便清长，舌淡苔白，脉弱等。

（3）肺肾两虚证：咳声低微，喘息微弱，少气懒言，气短而浅，形寒肢冷，咳甚遗溺，面色淡白，舌淡胖苔白，脉沉迟无力等。

（4）饮停胸胁证：咳嗽气喘、胸胁胀满或痛，甚则转侧亦痛，或有头晕目眩，舌淡苔白滑，脉沉弦等。

（5）肺肾阴虚证：咳喘已久、痰少而黏或痰中带血，潮热盗汗，身体瘦削，失眠多梦，男性梦遗、早泄，女性月经量少，口干齿衄，舌红苔少，脉细数等。

2. 消化系统　消化系统病症主要表现为：食欲减退、脘腹不适、消化、吸收障碍、营养不良、大便异常等。除脾（胃）自身病变外，并与肝、肾、胆、大小肠等脏腑有关。

（1）肝胃不和证：胃脘胀满，脘痛连胁，胸闷嗳气，喜叹息，食欲不振，纳差，病情随情绪喜怒而消长，得嗳气、矢气稍舒，舌苔薄白，脉弦细等。

（2）肝脾失调证：食欲不振、腹胀便溏，或先腹部隐痛后出现腹痛腹泻、泻后痛减、旋又复作，病症与情绪关系密切，胸胁胀满、喜叹息，或急躁易怒，舌淡苔薄白，脉细弦等。

（3）脾肾阳虚证：腹泻，甚至完谷不化，或五更而泻，小腹冷痛，形寒肢冷，腰膝酸软，小便清长，舌淡胖苔白滑，脉沉细等。

3. 循环系统　循环系统病症主要表现为：心悸、怔忡、失眠、多梦、健忘、头痛、胸痛等。除心脏自身病变外，并与肺、肝、肾等脏腑有关。

（1）心肾失调证：心烦失眠，多梦，心悸，头晕，耳鸣，腰膝酸软，五心烦热，潮热盗汗，小便黄赤，舌尖红苔少，脉细数等。

（2）心肺阳虚证：心悸、胸闷气短，动则尤甚，咳喘吐痰稀薄，畏寒肢冷，神疲乏力，声息低微，面色淡白、唇乌，舌淡紫苔薄白，脉沉细或结代等。

（3）心肝火旺证：易出血，心烦失眠，易躁易怒，胁痛，头痛，噩梦，口苦，溲赤，或伴目赤、口腔溃疡，舌尖破碎，大便秘结，舌红苔薄黄，脉弦数等。

（4）心肾阳虚证：心悸怔忡，胸闷胸痛，形寒肢冷，肢体浮肿，小便不利，大便溏薄，腰膝酸软，神疲乏力，舌淡胖苔白滑，脉沉细等。

4. 免疫系统　免疫系统病症主要表现为：抵抗力下降、容易感冒、少气乏力、精神倦怠、脏腑功能下降等。与肺、脾、肝、肾等脏腑相关。

（1）肺脾两虚证：平素体质虚弱，或体胖而面色少华，或瘦而乏力，对气温及环境变化适应能力差，不耐疲劳,容易感冒、喷嚏、流涕,饮食稍不注意,易腹泻,舌淡苔薄,脉弱等。

(2)肺肾两虚证:身体素弱,容易感冒、咳、喘,动则喘甚,面色无华、少气懒言,自汗畏寒,腰膝酸软,小便频仍,或尿少浮肿,五更腹泻,舌淡苔薄白,脉沉细等。

(3)肝肾不足证:关节不利,皮肤潮红、瘙痒,或易生色斑、皮下(内)结节,低热,易汗,头晕耳鸣,腰膝酸软,舌偏红苔少,脉细弦数等。

5. 泌尿系统　泌尿系统病症主要表现为:小便量、色、质的改变,以及尿意变化(急迫、不尽、尿道不适等)等。除了膀胱自身的病变外,并与心、肝、肺、小肠、肾等脏腑相关。

(1)心热下移证:小便黄赤、灼热感,心烦、失眠、多梦,舌尖红赤或破碎、疼痛,舌苔薄,脉细数等。

(2)肝胆湿热证:小便黄浊、臊气重,外阴潮湿、黏腻感,口干口苦,少腹牵涉不适,男性精液色黄,或有结块,女性带下色黄、外阴瘙痒、异味重,舌偏红苔黄或黄腻,脉弦滑数等。

(3)脾肺气虚证:小便频仍、清长,余沥不尽,小腹坠胀感,或见咳时小便自遗,大便溏薄,倦怠乏力,少气懒言,舌淡胖苔薄白,脉细弱等。

(4)肾气不约证:小便频数,甚或起身、咳嗽等腹压增加时小便自遗,小腹坠胀、隐痛、冷感,腰膝酸软、倦怠乏力,舌淡苔白,脉沉细等。

6. 生殖系统　生殖系统病症主要表现为:性欲改变(淡漠、下降、厌恶、亢奋)、性交障碍(勃起障碍、早泄、性交痛、阴道痉挛)、生殖功能障碍等。主要与肝、脾、肾脏腑病变有关。

(1)肝郁肾虚证:性欲低下、性厌恶、性高潮缺失,男性勃起障碍、交媾易痿、功能性不射精,女性性欲低下、阴道痉挛、性交痛,情绪低沉,或抑郁、焦虑、失眠多梦,舌淡苔薄,脉细弦等。

(2)脾肾两虚证:体质素弱、食欲不振、纳少、便溏、少气懒言、性欲低下、阳痿早泄、腰膝酸软、精液稀薄、精子活动力弱,舌淡胖苔白,脉濡或细等。

(3)肾精匮乏证:男性精液质量低下(精液量少、精子浓度低、活力弱、畸形率高等),女性卵泡发育不良、黄体功能不健、排卵障碍、子宫内膜菲薄、腰膝酸软、记忆力减退、头晕耳鸣、倦怠乏力等,舌淡苔薄,或舌质偏红苔少,脉细或细数等。

(4)经血不足证:月经量少、色淡,排卵期白带量少,或无拉丝状改变,面色少华、失眠梦多、心悸健忘、易急躁、口干、齿衄,或见潮热盗汗,舌偏红苔少,脉细弦数等。

(5)肝郁宫寒证:小腹坠胀、隐痛,遇寒加重,男性睾丸、附睾隐痛,阴茎凉感,甚或内缩;女性痛经,经前乳房胀痛明显,月经色深,夹有血块,经期便溏或腹泻,形寒肢冷,小便清长、夜尿频仍,舌淡胖苔白,脉沉迟,或沉细等。

7. 感官系统　感官系统病症的主要表现为:视觉、听觉、味觉、触觉障碍。主要与肝、肾、脑、脾等脏腑相关。

(1)肝热滋扰证:目赤、视物不清,或耳鸣、眩晕、肢颤,情绪焦躁、易怒、口干口苦、小便黄赤、大便秘结,舌偏红苔薄黄,脉弦数等。

(2)脾(湿)热内蕴证:口泛甜味、食欲平平、肢体困倦,或大便溏薄、小便短赤,舌淡苔薄腻,脉濡或濡数等。

(3)精髓不足证:头晕目眩,记忆力减退,或视觉疲劳,听力下降,触觉、味觉迟钝,精神疲惫、少气懒言、腰酸膝软,舌淡苔薄,脉弱等。

(4)肾虚水泛证:头目晕眩、如坐舟车,闭目稍减、移动加重,泛泛欲吐,或碎步前行、步态不稳,面色淡白,疲倦乏力,听力下降,腰膝酸软,舌淡苔白,脉沉细等。

(5)脾(中)气不升证:头晕目眩,记忆力减退、少气懒言,或见眼睑下垂、视疲劳,或听力下降明显,或耳聋,或伴脏器下垂,舌淡苔薄,脉细等。

(6)肝肾不足证:目涩羞明、视物昏花,或听力下降、脑鸣、记忆力减退、潮热易汗、口干齿衄,小便黄赤、大便秘结,舌偏红苔少,脉细数等。

8. 运动系统　运动系统病症主要表现为:关节、肌肉、骨的病变,与肝、脾、肾脏腑有关,并与脑、肺等脏腑有关。

(1) 元神失司证:步态不稳,或发为偏枯、半身不遂,言语欠利、含混不清,或错乱,神志欠清或不清,近期记忆缺失,舌歪或活动不利、色暗或紫滞,脉涩等。

(2) 肺热津乏证:多见于久病、热病之后,肌肉萎缩或偏枯,口干舌燥,或咳嗽痰少、少气懒言、行走不利,或不任劳累、小便短少、大便干结,舌瘦、偏红苔少,脉细数等。

(3) 脾气失养证:肌肉萎缩、骨骼酸软、行走无力、食欲不振、脘腹痞胀、大便溏薄、少气懒言、倦怠乏力,舌淡胖苔薄白,脉细弱等。

(4) 瘀血阻络证:关节不利,肢体酸胀、刺痛、抽掣时作,或有中风、外伤史,头痛、头晕,劳后尤显,舌紫斑或暗苔薄,脉细弦等。

第三节　传统疾病辨别模式

疾病的传统辨别模式一般可分为伤寒、温病和脏腑体系三大类别。

一、伤寒体系

伤寒体系是在东汉时期,兵荒马乱、瘟疫、饥寒交迫等背景下发生数次流行性疾病过程中形成的,以张仲景(约150—219年)为代表的临床辨证体系。其当时中原地区的背景要素在于:① 气候因素:2世纪后半叶,全球气候变冷,地球处于寒冷周期。② 政治因素:幼年皇帝即位、北方游民入侵、黄巾农民起义。③ 自然灾害:150年出现严重洪水和干旱。④ 生存环境:兵荒马乱、民不聊生、饥寒交迫、体质屡弱。其疾病特征在于:① 起于感寒:体质稍强者可表现为表寒证;而体质较弱,特别是素体阳虚者易直接表现为里寒证。② 容易化热:疾病自身的发展与传变规律。③ 变化多端:主要是体质因素(如不同的体质类型,以及各自可能存在的不同基础疾病等),也不排除治疗过程中,方药失当及误治等因素的影响。

伤寒体系的临床辨治要点在于:① 以症状(主诉、主症)为着眼点,同时辨体质与病症属性(寒、热、虚、实)。② 急则治标原则,尽快解决当下的病症痛苦(恶寒、发热、咳喘、腹痛、便秘、痰、水、瘀、虫等),并注意应对疾病转归时可能出现的变证。③ 治疗中,既充分考虑患者既往体质特征,又注意中病即止、顾护正气,尤其是保护阳气。

1. 寒证初起　疾病初起多见于寒证。

(1) 表寒证:恶寒重,发热轻,无汗,身痛;或咳嗽、气喘,舌淡薄白,脉浮紧等。

(2) 里寒证:胃脘冷痛,恶心、呕吐;或腹痛、腹泻,畏寒、肢体不温,小便清长,舌淡苔白,脉沉等。

2. 热证传变　疾病在发展过程中,多发生热证转变。

(1) 肺热证:发热或高热,咳嗽、气喘,鼻翼扇动,咳痰黄稠,或咳血、咯血,舌红苔黄,脉滑数等。

(2) 胃热证:大热、大渴、大汗出,口干、口苦、溲赤、便秘,舌红苔黄燥,脉洪大等。

(3) 肝胆热证:黄疸,身目、皮肤俱黄,小便黄赤,胁痛、口苦、便秘,或便溏不爽、臭秽,舌红黄腻,脉弦数等。

(4) 心热证:烦热不宁,或失眠,小便黄赤、灼热、涩痛,或口腔溃疡,甚或高热神昏、谵语等。舌红苔黄,脉数等。

3. 变证多端　在寒证起端、化热传变的过程中,可在疾病的不同阶段因于体质、基础疾病、治疗等因素而出现一系列变证。

(1) 寒热往来证:往来寒热,胸胁苦满,嘿嘿不欲饮食,心烦喜呕,或胸中烦而不呕,或渴,或腹中痛,或胁下痞硬,或心下悸、小便不利,或不渴、身有微热,或咳,舌淡苔薄黄,脉细弦等(小柴胡汤)。

(2) 寒热错杂证:① 脾胃寒热错杂:心下痞,但满而不痛,或呕吐,肠鸣下利,舌苔腻而微黄(半夏泻心汤);或胃中有邪气,腹中痛,欲呕吐,或胸脘痞闷,烦热,气逆欲呕,腹中痛,或肠鸣泄泻,舌苔白滑,脉弦(黄连汤);或伤寒本自寒下,医复吐下之,寒格,更逆吐下,食入即吐(干姜黄芩黄连人参汤)。② 胃热肾寒错杂:伤寒心下痞,而复恶寒汗出者(脉沉,附子泻心汤)。③ 寒热错杂之蛔厥:伤寒,脉微而厥,至七八日肤冷,其人躁,无暂安时者,此为脏厥,非蚘(蛔)厥也。蚘厥者,其当吐蚘。令病者静,而复时烦者,此为脏寒。蚘上扰入其膈,故烦,须臾复止;得食而呕又烦者,蚘闻食臭出,其人常自吐蚘。蚘厥者,乌梅丸主之。又主久利。

(3) 虚实夹杂证:① 邪实为主:伤寒若吐若下后,七八日不解,热结在里,表里俱热,时时恶风,大渴,舌上燥而烦,欲饮水数升者;或服桂枝汤,大汗出后,大烦渴不解,脉洪大者;或伤寒无大热,口燥渴,心烦,背微恶寒者;或伤寒,脉浮,发热无汗,其表不解,不可与白虎汤;渴欲饮水,无表证者;若渴欲饮水,口干舌燥者;太阳中热者……汗出恶寒,身热而渴等(白虎加人参汤)。② 正虚为主:食谷欲呕,属阳明也,吴茱萸汤主之;少阴病,吐利,手足逆冷,烦躁欲死者,吴茱萸汤主之;太阳病,外证未除,而数下之,遂协热下利,利下不止,心下痞硬,表里不解者,桂枝人参汤主之。

(4) 心阳虚证:发汗过多,其人叉手自冒心,心下悸,欲得按者(桂枝加甘草汤)。

(5) 脾阳虚证:太阴之为病,腹满而吐,食不下,自利益甚,时腹自痛(理中、四逆辈);发汗后,腹胀满者,厚朴生姜半夏人参汤主之。舌淡胖苔白腻,脉濡。

(6) 肾阳虚证:下之后,复发汗,昼日烦躁不得眠,夜而安静,不呕、不渴、无表证,脉沉微,身无大热者,干姜附子汤主之;发汗,若下之,病仍不解,烦躁者,茯苓四逆汤主之;太阳病,发汗,汗出不解,其人仍发热,心下悸,头眩,身瞤动,振振欲擗地者,真武汤主之。

(7) 气血两虚证:伤寒二三日,心中悸而烦者,小建中汤主之;伤寒脉结代,心动悸,炙甘草汤主之。

二、温病体系

温病体系是在明清时期,康乾盛世、国泰民安、生活富饶背景下应对温疫流行过程中而形成的,以叶天士(1666—1745 年)为代表的临床辨证体系。其当时长江流域的背景在于:① 气候因素:长江流域气候处于从寒冷期向温暖期转换阶段。② 政治因素:康乾盛世,国泰民安。③ 生活因素:物产丰盛,生活富饶,有正氮平衡趋向。④ 学术氛围:中医学处于鼎盛时期,流派活跃,名医辈出,药材充裕,疗效突出,有良好的民众基础。其疾病特征在于:① 起于感温(热)。一者病邪温热(湿温)性质;二者体质、气候等因素容易形成热化。② 传变迅速。一多为流行病性质;二是指疾病的温热属性以致病变传变速度快。既有卫气营血传变规律,更有逆传特点。③ 病势凶险。易出现高热、神昏、谵语、出血等变症而危及生命。

温病体系的临床辨治要点在于:① 认识到疾病常具有流行性、传染性("邪之所着,有天受,有传染")特点,重视预防。病前防流行,病后防传染。② 洞识温病卫气营血传变规律和凶险特征,见微知著,治当下、防传变。③ 牢牢掌握温(湿)热疾病性质,散热、清热、泻热;凉血、止血、散血;处处顾护阴液。

1. 卫分证　发热,微恶风寒,口微渴,无汗或少汗,头痛,身疼,咳嗽,咽红肿痛,舌边尖红苔薄白或微黄,脉浮数等。

2. 气分证　壮热,不恶寒反恶热,汗出而热不解,舌红,苔黄,脉数。或汗出口渴,咳喘,胸痛,咯吐黄稠痰;或心烦懊恼,坐卧不安;或汗出,喘急,烦闷,渴甚,舌苔黄燥;或高热,午后尤甚,腹满疼痛拒按,大便秘结,甚则神昏谵语,苔黄厚,或焦燥起刺,脉沉实有力等。

3. 营分证　身热夜甚,口干不甚渴饮,心烦不寐,甚则神昏谵语,或见斑疹隐隐,舌质红绛,脉象细数。或身热灼手,时时昏谵,或昏聩不语,舌謇肢厥,舌红绛,脉细数等。

4. 血分证　身热,躁扰不安,或神昏谵狂,吐血、衄血、尿血、便血、斑疹密布,舌质深绛,脉细数等。

5. 其他变证　或高热神昏,四肢抽搐,颈项强直,甚则角弓反张,两目上视,牙关紧闭,舌红绛,脉弦数;或持续低热,暮热早凉,盗汗,心烦失眠,口干咽燥而饮水不多,手足心热及颧红,舌红少津,脉细数;或手足蠕动,或微有抽搐,伴有低热,消瘦,面色浮红,精神委顿,舌干红少津,脉虚数等。

三、脏腑体系

脏腑体系是中医自身独特的辨证体系,是以心、肝、脾、肺、肾等主要脏器为中心,以呼吸、消化、循环、免疫、泌尿、生殖、感官、运动等系统为架构,涵盖生理、病理、临床、康复、养生为一体的理论体系。在脏腑体系中,各脏腑、组织、器官间既相对独立,又互相联系。生理上自稳、自复功能在病理上并能产生替代、补充或株连的效应。因此,在脏腑体系中,脏腑、组织、器官病理上常遵循功能障碍和器质性损害的渐进式发展规律;病变过程中且易产生水、湿、痰、瘀、脓等病理产物;体质衰弱常呈现以气虚、阴(津液、血、精)虚为肇始的变化特征。

1. 功能性障碍　无论是外因还是内因致生疾病,也不分任何系统病症,初始阶段大部分都表现为脏腑、组织、器官的功能性障碍为主。如呼吸不利(鼻塞、咳嗽、气喘等),消化不良(食欲不振、厌食、嗳气、恶心呕吐、脘腹胀满、便秘或腹泻等),心悸失眠,体质下降,小便不利,性欲减退,视力、听力下降,记忆力减退等,以及少气懒言、倦怠乏力、趋静少动,舌脉无明显变化等基本特征。

2. 器质性损害　当致病因素持续存在,或脏腑、组织、器官的功能障碍未能自复,或治疗不当、无效,未能将疾病终止于功能障碍阶段而获临床治愈,则病症对于脏腑、组织、器官的损害将从功能性障碍发展为器质性损伤。具体既可表现为病症表现的持续存在并逐渐加重,也能从功能及器质性检查中得以证实。病进则脏腑、组织、器官的功能性障碍不仅依然存在,而且随着器质性损害的加深而变得加重和更为突出。系统、体质、舌脉的改变也日益明显。对于大部分器质性损害而言,理论上这种损伤是不可逆(不可能回复到病前的生理健康状态)的,但缘于系统的关联性、整体性特征,加之机体自稳、自复能力的加持,部分功能性障碍可以得到一定程度的缓解和代偿。

3. 病理产物　无论是功能障碍性阶段,抑或是器质性损害阶段,脏腑、组织、器官的功能障碍均可使机体的代谢过程受到影响。并表现为水、湿、痰、瘀、脓等病理产物的生成。而这些病理性产物,反过来又能成为致病因素对机体产生较为复杂且严重的二次伤害。

(1) 水:水的生理代谢主要在肾,与肺、脾、小肠、膀胱等协同相关。而水液代谢失常,形成病理性产物时,会表现为有形之水和无形之水两种形式。① 有形之水:积于肺,可表现为哮喘、胸闷、呼吸困难、胁肋胀满;壅于脾则表现为腹大如鼓、腹壁青筋暴露、便溏、腹泻、肌肉瘦削;病于肾则表现为肢体水肿、小便量少,甚或无尿;潴留于膀胱则表现为小便点滴而下、尿等待、尿线变细、夜尿频仍,甚或小腹坠胀、尿潴留。② 无形之水:肺失相傅,可出现心悸、怔忡、舌暗唇紫、胸闷、胸痛;肾虚水泛、脑失清灵,则表现为眩晕、头痛、喷射状呕吐、耳鸣、精神失养、意识淡薄,甚则昏迷、抽搐、四肢萎废等。

(2) 湿:湿主要是脾的代谢失常所生成的病理性产物。临床表现为有形与无形两种形式。① 有形之湿:主要表现为皮肤潮湿、浸渍、糜烂、流滋、破溃等,以下肢、阴部最为常见,多呈复发性、迁延性特征。如慢性湿疹类疾病等。② 无形之湿:常呈弥散性状态,壅遏于肌肤与筋脉,则见肥胖、倦怠、关节肿胀、运动不利等。或壅遏于脏腑,尤其是消化系统,表现为纳呆、脘腹胀满、大便溏薄、小便不利等。均可见舌淡苔腻,脉濡等征象。

(3) 痰:痰主要是脾的代谢失常所生成的病理性产物。临床表现为有形与无形两种形式。① 有形之痰:有形之痰主要有两种表现形式:其一是从口中吐出之痰,或稀或稠或白或黄。因于实者,痰多而稠;因于虚者,痰少而黏,或痰中带血。其二就是凝痰成块,与气胶结者多停于肝络(如甲状腺、乳腺、附睾、卵巢等);与瘀血互结者常随脉而滞,发为肿瘤,或良或恶,难以消弭。② 无形之痰:无形之痰常内扰脏腑,引起神志、情绪改变。若上蒙清窍,临床表现轻者如头晕、耳鸣、健忘,重则可出现意识淡薄、神志昏糊、不知人事、言语障碍、肢体运动障碍等。痰与热结,扰乱于心可表现为高热、神昏、谵语、出血等;胆虚痰郁可表现为喜静、抑郁、胆小怕事、焦虑、少言寡语、失眠健忘等。

(4) 瘀:瘀血形成与心脉相关,也与脾胃运化不健关系密切。前者或因搏血不力、脉道不畅,致使血流缓慢、血液瘀滞;后者则或因过食肥甘、甜腻,或因于脾虚分清泌浊功能不健,致使浊液入脉,导致血液质地改变(稠厚、痰瘀互结等)、流行不利、瘀滞成块。瘀血临床表现为有形与无形两种形式。① 有形之瘀:或可致脉中瘀滞、斑块形成,或阻塞脉道、血流不畅;体现于脉则涩、则结(代);体现于舌则舌下静脉迂曲、怒张、色暗而紫滞;瘀阻脉中,供养失职,多见刺痛、窒痛;或与痰浊互凝,则形成肿块(肿瘤)。② 无形之瘀:多指血液黏稠、流行不畅,或滞于脑络、心络,濡养失职,出现局部功能障碍,甚至形成器质性损害。无形之瘀临床表现较隐,而有形之瘀临床表现多显。瘀阻于脑,轻则表现为健忘、记忆力减退、耳鸣、头晕;重则表现为意识模糊、失忆、语言障碍、肢体运动不能,甚则二便失禁。瘀阻于心,轻则表现为心悸、怔忡、胸闷、气短;重则心前区(胸背、腋下、上臂,甚至腹部)窒痛、压榨感、冷汗、面色苍白、四肢厥冷,甚则呼吸、意识障碍、心跳、呼吸停止、濒亡。

(5) 脓:脓由邪毒入侵、壅滞气血,腐败脏腑、组织、器官所致。小则生于体表,形成小且局限性脓肿(如化脓性甲沟炎、脓性指头炎等);大则引起体表腺体(如淋巴结、皮脂腺、汗腺、乳腺、睾丸等)、组织(蜂窝组织等)的化脓性感染;甚至形成脏腑(如肺、肝、胆、胰腺等)、骨骼等化脓性感染。亦可因于体表浅在的化脓性感染治疗不及时,抑或处理不当,致使脓毒入血、随血而行,注于脏腑、组织器官等引起局灶性或全身性化脓性感染。在临床辨治过程中,一般须注重三个要素的处置。① 毒:毒邪(热毒、火毒)是形成脓的前提与根本因素,无毒(非化脓性感染)不会导致局部或全身病理朝着化脓性趋势发展及形成脓肿。② 热:脓之所以形成,一定经历腐肉成脓(毒邪入侵,引起局部组织器官经络壅阻、气血瘀滞,继则化热腐肉成脓)的过程。③ 脓:在脓形成之初,或使之吸收、消散;在脓毒既出之后,并需注意畅行其流、清其余毒(热毒、火毒),防止余烬复燃。

4. 虚证转变 在实病类疾病过程中,通常会在疾病的中后期便可能出现虚损类现象,或邪去正虚,或余邪未尽,正气已虚。诚然,对于体质素弱的病患而言,会在疾病之初即可因伴有虚弱现象而呈现虚实夹杂类病症表现。而虚证的临床表现,在机体系统性功能减退的同时多以气虚和阴虚二种基本形式为肇始并发生后续转化。

(1) 气虚转变:气虚的典型特征是出现明显的功能性减退。诸如:倦怠、乏力、少气懒言,精神不佳,抵抗力下降,舌淡苔薄,脉细等。而功能性减退的结果直接导致功能下降,并由此影响到呼吸系统气的生成、消化系统后天之精的生成、循环系统血的生成、生殖系统精的生成等。反过来,人体赖以生存和运转的精微物质的缺乏又进一步降低了生理功能。循环往复的结果便是功能减退、减少营养物质生成,而营养物质的缺乏进一步弱化机体的机能,并最终出现器质性损伤。气虚的转归便从功能性效能下降继而出现物质(气、血、津液、精)的产出不足[出现气虚向气阴(物质)两虚转变];而物质的匮乏失去对机体系统的保障和支撑又促使了功能性的显著下降。而此种程度的功能性下降不只是存在减少物质产出的改变,还会在此前共性基础上出现功能衰退的畏寒、蜷卧、不思饮食,舌淡胖苔腻,脉沉细等寒化、阳虚改变。且因为代谢能力失健而容易形成水、湿、痰、瘀等病理性产物,形成对机体的二次性损害。

（2）阴虚转变：阴虚的典型特征是在物质（主要是血、津液、精）匮乏的同时，机体会出现代偿性虚性亢奋性改变。比如：既有消瘦、皮肤干燥、口干、溲赤、便秘、舌偏红、干瘦苔薄少等虚损不足，又有低热、出汗、烦躁、失眠、多梦、多言、多动、脉象细数等虚性亢奋征象。物质的匮乏是根源，而虚性亢奋既是机体非理性自救的本能表现，更会因这种虚性亢奋不仅不能产生新的物质反而因为做功过度，加速物质消耗而致使阴虚加重。这种阴虚状态持续的结果不外两个方面：一是物质的持续消耗而呈灯油渐尽的衰竭趋势；二是虚性亢奋的功能特征会加重低（骨蒸潮热）热、消瘦，甚至出现动血（牙龈出血、尿血、便血）等热化改变。在物质持续消耗的同时，系统虚性亢奋势头也会逐渐衰减，皮肤、肌肉、筋脉等因失却濡润而出现干瘦、枯槁、瞤动、颤动，甚至是抽搐现象。阴虚最终的不良转归可能是气阴两虚、阴液枯涸、阴虚风动，或阴损及阳、阴阳两虚，甚至有病危之虞。

第五章

治疗方法

第一节 汗 法

汗法是指通过药物发汗作用,达到消除症状、解除病因的一种治疗方法。是针对表病的主要治法。

一、适应证

邪郁在表。常表现为:恶寒、发热,浑身疼痛,无汗,舌苔薄,脉浮。对于消化系统(如恶心、呕吐、脘腹胀痛、腹泻等)、呼吸系统(如鼻塞流涕、喷嚏、咽喉痒痛、咳嗽、胸痛等)、泌尿系统(如小便不利、面目浮肿等)、运动系统(如关节酸痛、运动不利等)、皮肤(如疮疡初起,或皮肤瘙痒、疹、痘等)等疾病初起伴有表象者均可以结合使用本法,冀在表之邪随汗而解,或使其他系统疾病在初起阶段得以遏制,或移深就浅、阻止其发展。

二、分类

1. 辛温解表　是指以辛温的药物为主要组成,发散风寒,解除表病的治疗方法。

(1)适应证:恶寒重、发热轻、无汗、浑身疼痛且呈紧束感,舌淡苔薄白,脉浮紧。亦常用于寒象表现不甚明显,但属于偏静型体质,或疾病趋势呈寒性疾病规律发生、发展者。

(2)常用方剂:麻黄汤、桂枝汤、葛根汤、九味羌活汤等。

2. 辛凉解表　是指以辛凉的药物为主要组成,发散风热,解除表病的治疗方法。

(1)适应证:发热重、恶寒轻、无汗或少汗、咽喉干或痛,舌边尖红苔薄少津,脉浮数。亦常用于热象表现不甚明显,但属于偏动型体质,或疾病趋势呈热性疾病规律发生、发展者。

(2)常用方剂:桑菊饮、银翘散、麻黄杏仁甘草石膏汤等。

3. 扶正解表　是指针对表病且伴有体质虚弱者,以发散表邪药物结合补益类药物同时运用的治疗方法。亦用于有基础性疾病、素体虚弱或年纪较大患表病(亦可暂时未有虚弱表现)时。

(1)适应证:表病症状通常比较轻微,气虚、血虚、阳虚、阴虚等伴有症状亦多不显著,或仅表现为平素体质较为虚弱,或有长期基础性疾病史者。

(2)常用方剂:人参败毒散、参苏饮、麻黄附子细辛汤、加减葳蕤汤等。

三、注意事项

表病既可以是单纯外感类疾病,也可以是多种疾病在发生、发展过程中的初期阶段。因此,在努力治疗表病的同时,也应注意观察疾病的发展趋势、脏腑与系统归属,尽快找出其发生与发展规律,对表病表象后的本质疾病及早做出正确诊断,在解表过程之后尽快进入下一阶段防御与治疗之中。

1. 汗出有度　表病是通过发汗将病邪从体表驱逐出去而治疗疾病。发汗是治疗手段,也是邪之出路。但发汗应做到汗出有度,既不能过汗,也不能无汗。以微汗出、全身透汗为佳。得汗须止后服,或及时调整药物剂量和服药频度。因剂量或体质等因素,不可过用发汗药者,可通过服药后啜饮热粥、热水、热鸡汤、盖被子揣汗等手段取得微出汗、出透汗效果。

2. 汗后避风　出汗是驱逐外邪、解除表病的主要手段与方法。但应该注意的是,药物发汗逐邪时,体表汗窍是处于开泄、疏漏状态的,在逐出病邪的同时,也会让新的外邪有可乘之机。因此,在发汗的同时须加强体表护理,尽快拭干汗液、更衣(事先预热内衣),或简短沐浴后更换内衣、吹干湿发。

3. 注意变化　使用发汗解表药后通常会有几种变化,应注意识别,及时应对。

(1)减轻与向愈:对于体质较好、应对及时、对药物应答反应佳、机体自稳、自愈能力强的患者,使用汗法后症状会明显减轻甚至消失。显著减轻者可行后续治疗。

(2)警惕表象后本质:临床疾病数以千计,而许多疾病在初起阶段常表现为表病特征。一旦未能在起始阶段得到有效遏制,或疾病程度较重、病患体质较弱等因素,均可进入疾病按自身规律发展、加重阶段。此时必须警惕与及时发现疾病去表病化后的本质特征,并借此寻找疾病发生、发展规律,早日做出疾病的正确诊断,为确立和进入下一阶段的治疗赢得时间和先机。

(3)关注体质因素:表病患者的体质因素除在确立治疗原则、处方择药时须予以考虑外,不同体质患者对不同药物的反应亦各有异。此外,不同基础性疾病,以及不同本质疾病转归等与体质亦密切相关,宜注意观察、随机应变。

第二节　清　法

清法是指通过寒凉类药物的清热作用,达到消除症状、解除病因的一种治疗方法。是针对热病的主要治法。

一、适应证

热蕴在里。常表现为:发热、面赤、口干,舌红,脉数。实热病可见:高热、大渴、口苦、小便黄赤、便秘,苔黄而干,脉滑数,或洪数,或弦数等。虚热病可见:低热(或五心烦热)、面色潮红(或颧红)、口干不甚,舌红而瘦苔薄少(或无苔),脉细数,或虚数等。实热病主要通过苦寒类药物,或直折其热,或从二便分导而出;虚热病则既要清泄其亢盛之热,更须滋养其阴液不足,苦寒、甘寒类药物斟酌配合、共成滋阴清热之功。

二、分类

1. 清气分热　气分热通常是指伤寒论辨证体系中的脏腑热证和温病学辨证体系中的气分证。常为热性病症中的热盛阶段。

（1）适应证：高热、口渴、便秘、溲赤，舌红苔黄，脉数实等。

（2）常用方剂：白虎汤、泻黄散、黄连解毒汤等。

2. 清营分热　清营分热是温病学辨证体系中热入营分时的治法。营分证的特点是既有高热烦躁之象，又有营阴受扰（损）之实。

（1）适应证：高热烦躁、夜不安寝、口干而不甚渴，舌红绛，脉细数等。

（2）常用方剂：清营汤等。

3. 清血分热　清血分热是温病学辨证体系中热入血分时的治法。血分证的特点是热势虽不及营分热甚，但动血、耗血明显。

（1）适应证：身热、谵语，皮肤瘀斑、色暗或紫，或见衄血、尿血、便血，舌绛而深，脉细数等。

（2）常用方剂：犀角地黄汤等。

4. 清热解毒　毒有脓毒与疫毒之别。

（1）适应证：脓毒，常发于皮肤、体表腺体，或脏腑。表现为肿胀、疼痛、化脓趋势者，大部分病症表现为阳热特征，常伴发热或高热、口渴、溲赤、便秘，舌红苔黄，脉数等；少部分病症表现为阴寒化热特征，常伴有神疲肢倦、或低热，或骨蒸潮热，舌偏红苔少，脉细数等。疫毒，常从口鼻、皮肤而入，发于脏腑。表现为发病急、流行广、变化快、病死率高、危害大等特征，常导致区域性大流行。起始可见短时间表病特征，但很快由表入里，出现高热、咳嗽、呼吸困难、胸闷、心悸、少尿无尿、神识昏糊，甚至死亡等特征。病患多有接触传染、群发、症状相似特点。舌红苔黄或浊腻，脉滑数或细数等。

（2）常用方剂：五味消毒饮（脓毒）、清瘟败毒药饮（疫毒）等。

5. 清心热　心热有本脏之热与心系之热区别。

（1）适应证：高热、心烦意乱、夜不安寝，甚或神志昏糊、谵语，舌红苔黄，脉数或促；或见心烦失眠、小便赤涩、尿道灼痛、舌尖（边）或口腔溃疡，舌红苔黄，脉数等。

（2）常用方剂：安宫牛黄丸、导赤散等。

6. 清肺热　肺热有本脏热与肺系热之别。

（1）适应证：发热、咳嗽、胸痛，或见气喘、鼻翼扇动，咯痰黄稠，甚或痰中带血、腥臭似脓，舌红苔黄或黄腻，脉洪数，或滑数等；或见发热恶风、口渴、眼睑或一身悉肿、小便不利、微咳、喉咙疼痛，或皮肤突发风瘙、丘疹、色红、瘙痒甚，舌淡红苔薄黄，脉浮数或滑数等；或鼻流浊涕、头痛、咽痛，或微咳，舌淡红苔薄黄，脉数或洪数等。

（2）常用方剂：清肺饮、越婢汤、消风散、苍耳子散等。

7. 清胃热　胃热有本脏热与胃系热之别。

（1）适应证：胃脘灼热、嘈杂、食后易饥，或呕吐物黄浊、腐臭、口干、口臭、口渴饮冷，舌红苔黄或黄腻，脉数，或滑数，或洪数；或见牙痛、牙龈红肿疼痛、眉棱骨痛、齿衄、龈腐、烦热、口干口渴等，舌红苔黄而干，脉数或细数等。

（2）常用方剂：清胃汤、玉女煎等。

8. 清肝热　肝热有本脏热与肝系热之别。

（1）适应证：高热、头痛、性情急躁、易怒、目赤、口干口苦，甚或抽搐、痉厥，舌红苔黄，脉弦数；或见头痛（巅顶、偏头痛）、眩晕、急躁易怒、失眠多梦、口干口苦、便秘溲赤，舌绛苔黄，脉弦，或弦数，或弦细数等；或见胁肋胀痛、灼痛，或目睛、皮肤黄疸，小便黄赤、口干口苦，舌红苔黄腻，脉滑数，或弦滑数等；或见两少腹胀痛、睾丸、附睾肿胀疼痛；或白带色黄、臭秽；或下肢皮肤糜烂、丹毒、皮肤或脚丫破溃、臋核肿痛，舌红苔黄或黄腻，脉滑数，或弦数，或濡数等。

（2）常用方剂：羚羊钩藤汤、天麻钩藤饮、龙胆泻肝汤、五神汤等。

9. 清肾热　肾热有本脏热与肾系热之别。

（1）适应证：温病后期，夜热早凉、热退无汗、舌红少苔，脉细数等；或见五心烦热，易躁易汗，性欲亢进，记忆力减退，体倦易乏，或脱发，牙齿松动，齿衄，或勃起不佳、早泄，或月经量少、先期而至，白带量少，舌偏红瘦小苔薄少，脉细数，或弦细数；或见夜寐盗汗、骨蒸潮热，低热不退，身体消瘦，精神亢奋，口干口臭，牙龈萎缩、发枯齿落，舌红苔少，脉细数等。

（2）常用方剂：青蒿鳖甲汤、清肾汤、二至丸、六味地黄丸、知柏地黄丸、清骨散等。

三、注意事项

1. 注意虚实　清热法应用时首须分辨热之属实属虚。热之外象仅是依据之一，实热未必高热、壮热；虚热未必低热、潮热。要在注意辨别：① 有无体虚之状：如疲倦乏力、口干夜甚、盗汗、心烦失眠，舌偏瘦苔薄少，脉虚数等。② 有无体虚之本：如年事已高、体质虚弱、素有它疾等。实热误作虚热治，不仅会延误治疗、贻误时机，并可能加速病症发展，犯实实之戒；虚热误作实热治，不仅可能越清越热（寒之不寒），并可能犯虚虚之戒。

2. 注意主次　清热法是治疗大法之一。对于直折病邪、扭转病势至关重要。在治疗中应注意：① 因症主次：疾病皆由特别病因而发，或有发病枢机之要。因此，对于病因明确，抑或枢机确凿之热证（无论虚实）均须实施针对性治疗。如疟疾之用青蒿、结核之用百部、阿米巴痢疾之用鸦胆子、砒霜制剂治疗急性早幼粒细胞白血病等。② 病症主次：热病症状与体征各异，但"热源"标志性症状与体征相对明确。因此，应集中力量主攻此类症状与体征，如肠道积热之便秘、灼热涩痛之热淋、初起红肿热痛之疮疡、烫伤后感染之创面等，施之以相应的大黄、鱼腥草、金黄散、虎杖制剂等多能从速退热愈病。

3. 注意体质　无论患者的体质状况如何，一定要注意清热药的适度性原则。随病症轻重及时调整方剂和药物，既要保持对病症的治疗力度，也要注意顾护患者体质，防止伤损正气。① 体质素强者：用药宜重（甚可重剂，亦可一日 2～3 剂，煎分四至六次服用），争取在尽可能短的时间内廓清热邪，减轻对机体的损害及持续时间。但应注意中病即止，或损其大半而止。② 体质素弱者：一般较难耐受清邪之剂攻伐，或施剂后易重创正气而致异端迭现。因此，对于体质素虚者，择处方不宜过，渐行、渐进；配制剂数宜少，方便及时中止和调整处方；对于伴有基础疾病者，即便未见体质虚弱之象亦不可恣意攻伐。须综合考虑基础疾病的病变脏腑对清热药物的耐受力，以及使用后可能出现的功能或器质性损伤，未雨绸缪，早作防范，活用治未病理念。

4. 注意善后　正确使用并达到清法治疗阶段性目的后，通常会有几种情况需要注意应对。① 病邪得到彻底遏制，疾病趋于康复中。通常无须后续治疗，注意观察，防止复发即可。② 在病邪得到戕伤的同时，机体正气、脏腑功能亦有所伤损。对于体质较好者，将养饮食，注意休息，假以时日，可自行康复；而体质较弱，抑或正气受损明显者，当根据情况分别处置，但补剂宜清轻为上，不可过于滋重，或补清相兼，并须警惕余烬复燃。③ 病邪虽得重创，但疾病之势未能得到有效遏制；抑或是正气已然不支。须重新评估，或中西医结合、综合施治。

第三节　温　法

温法，亦称温里法、祛寒法，是指通过温热类药物的温煦作用，达到消除症状、解除病因的一种治疗方法。是针对寒病的主要治法。

一、适应证

寒结在里。常表现为：畏寒、肢冷、小便清长，舌淡红苔白，脉迟。实寒病可见：畏寒甚、面色泛青或苍白，或见头痛、胸腹、肢体疼痛，多呈拘挛感，常拒按、得温稍缓，口淡不干，苔白或白厚，脉迟或沉迟有力等。虚寒病可见：畏寒、倦怠、喜静、神疲乏力、口淡不渴、大便溏薄，或便秘，解时无力努责，面色苍白，或脘腹隐痛，得按、得温痛减，或腰酸、肢痛，喜温、喜按，舌淡红而胖苔白，或薄白，脉沉细，或沉迟无力等。实寒病主要通过辛温（热）类药物驱逐其寒，鼓舞、振奋阳气；虚寒病则既要温散其寒，亦须益阳以顾护阳气不足，常辛温、甘温类药物配合应用，共收温阳散寒之功。

二、分类

1. 温心复脉

（1）适应证：畏寒、肢冷，心悸、怔忡，胸前、肩背等部闷、压迫、紧窄感，甚或疼痛、剧痛，或呈绞榨痛，平素倦怠、气短、胸闷等，运动则加重，舌淡紫苔薄白，脉结代，或细，或涩等。

（2）常用方剂：参附汤、四逆汤、炙甘草汤、桂枝加附子汤、芍药甘草加附子汤等。

2. 温胃散寒

（1）适应证：胃脘冷痛、畏寒肢冷、纳呆，或呕吐，舌淡红苔白，脉沉迟，或弦等。实寒病病程短且急，疼痛较甚，得温少减、拒按，或呕吐物量大、无食臭，或为痰涎、清水，或伴腹痛、腹泻，稀水便，舌淡红苔白或白厚，脉沉迟有力，或迟而有力等。虚寒病病程较长，疼痛较缓、绵延不绝，得温、得按痛减，身体消瘦，营养不良，倦怠易疲，食欲不振，大便干稀不定、多不成形，舌淡红苔薄白，脉沉细，或迟而无力等。

（2）常用方剂：厚朴温中汤、大建中汤、理中汤等。

3. 温脾助运

（1）适应证：腹痛绵绵、喜温喜按，畏寒肢冷、食欲不振、纳少、面色少华，或苍白，口不干、大便稀溏，或见肢体浮肿，舌淡胖边有齿印苔白，脉濡细，或沉迟无力等。

（2）常用方剂：小建中汤、附子理中汤等。

4. 温肺化饮

（1）适应证：实寒病病程较短、发病急。多见畏寒、肢冷、咳喘、痰涎清稀量多、咳甚干呕，或喘促而不得平卧，舌淡红苔白，或腻，或滑，脉实等。虚寒病病程较长、时轻时重、羔延未已。多见畏寒肢冷、倦怠乏力，咳喘无力、气短声低，痰涎清稀、夹有泡沫，甚者心悸、面浮肢肿，小便量小，舌淡紫胖苔白滑，舌下络脉迂曲、紫滞，脉沉迟细弱，或结代等。

（2）常用方剂：射干麻黄汤、小青龙汤、苓桂术甘汤、真武汤等。

5. 温肾助阳

（1）适应证：畏寒肢冷、腰膝酸软、记忆力减退、耳鸣、眩晕，或性欲低下、子嗣维艰、小便清长、夜尿频仍，舌淡红苔薄白，脉沉迟细，或沉迟无力等。

（2）常用方剂：金匮肾气丸、右归丸等。

6. 温经散寒

（1）适应证：手足厥寒，肘膝以下为甚，得温稍减，遇寒加重，肢端皮肤或呈苍白、瘀青样改变，或伴肢痛，夜间为甚，或为痛经、小腹坠胀不适、痛甚欲吐，舌淡红苔薄白，脉沉迟细涩，或沉迟无力等。

（2）常用方剂：当归四逆汤、阳和汤、黄芪桂枝五物汤、少腹逐瘀汤等。

三、注意事项

1. **注意虚实**　温法应用时首须分辨寒之属实属虚。实寒多为外侵;虚寒起自内生。实寒可骤然而至;虚寒常久久酿成。症状、体征突现者多为实寒,而绵绵起伏者常为虚寒。亦可从以下两点加以辨别:① 有无体虚之状:如疲倦乏力、气短懒言、不思饮食、大便溏薄、舌淡胖、脉虚等。② 有无体虚之本:如年事已高、体质虚弱、素有它疾等。

2. **注意主次**　温法是治疗大法之一。用于实寒病,可以直折寒邪,减轻其对机体的功能抑制,扭转疾病从功能性障碍向器质性损害的发展势头;对于虚寒病,在补充机体阳气、振奋器官功能的同时,消除寒邪,达到扶正与散寒并行的目的。

3. **注意体质**　无论寒证属虚属实,在使用温法时一定要兼顾患者的体质状况,注意用药的适度性原则。对于偏动型体质,因其有易热化的基本特点,所以,在使用温热类药物时要对药物品种和剂量有良好把握,留有余地,不可过剂;而对于偏静型体质,考虑到其易有寒化的基本特点,因此,在选择温热类药物及剂量时常需用加大力度、用好用足。其次,在病症的发展过程中,应随病症变化而及时调整药物和剂量,既要保持对病症的治疗力度,也要顾护患者体质,防止伤损阴津。

4. **注意善后**　① 无论是实寒病,抑或是虚寒病,均客观存在机体、器官功能抑制、障碍问题。因此,使用温法后要关注机体、器官机能的恢复状况。机体、器官的功能正常也是抵御外寒,抑制内寒发生的必要基础。② 在温法的使用过程中,对于机体阴液的损伤时有发生。对于体质较好、康复能力强的患者,通过机体的自复功能可以在一定的时段内得以修复。而体质较弱的患者,通常需要在后期恢复机体、器官功能的同时,注意对阴液的增益,恢复机体平衡。③ 寒病在对机体、器官的功能损害及器质性损伤的同时,并可能对水液代谢、血液流通、经络运行造成不良影响,如易导致痰湿、瘀血、痹症的发生。因此,在实寒或虚寒病症解除后,要重视对继发性病理损害的调治。

第四节　下　法

下法是指通过泻下、润下、攻逐类药物排便、利水等作用达到消除症状、解除病因的一种治疗方法。是针对便秘、积水等有形积滞病症的主要治法。

一、适应证

大便或水液积聚在里。常表现为:便秘,或胸腔、腹腔积水。实证便秘:便秘、腹胀、腹痛,舌苔厚,脉实;虚证便秘:便秘,无明显腹胀、腹痛,排便无力,脉虚。实证积水:通常病程较短,胸腔或腹腔积水、量多,体形壮实,舌苔厚腻,脉滑实;虚证积水:通常病程较长,积水或时有反复,体质虚弱,舌淡胖,脉虚。实证便秘主要通过泻下通便药,配合清热或温里药同用;虚证便秘常运用润下通便药,配合养阴增液,或益气温阳药共施。实证积水多使用攻下逐水类药径去其水;而虚证积水则须攻补兼施,或逐水与补益交替进行。

二、分类

1. 泻热通便

(1) 适应证:便秘、腹胀、腹痛拒按,口干、口苦、口臭,小便黄赤,舌红苔黄或黄腻,脉数实,或滑数,或沉实等。

（2）常用方剂：大承气汤、小承气汤、调胃承气汤等。

2. 祛寒通便

（1）适应证：便秘、腹胀、腹痛、拒按，肢冷、畏寒，口不干、小便清长，舌淡苔白腻，脉迟，或滑实等。

（2）常用方剂：大黄附子汤等。

3. 润肠通便

（1）适应证：便秘，常数日一行，甚状若羊屎，无明显腹胀、腹痛，口干、体瘦、小便短少，舌偏红苔少而干，脉细数，或虚数等。

（2）常用方剂：麻仁丸、济川煎、五仁丸等。

4. 温阳通便

（1）适应证：便秘，常数日一行，无明显腹胀、腹痛，排便无力，或需努责，便形始干、后软或溏，疲倦乏力、少气懒言、小便清长，舌淡或胖苔薄白，脉沉迟无力，或虚细等。

（2）常用方剂：温脾汤等。

5. 泻下逐水

（1）适应证：水积于胸腔，或咳或喘、难以平卧、咳痰清稀、胸胁胀满；水积于腹中，腹大如鼓、按之如囊裹水、侧卧则水随之偏移、肢体浮肿。舌苔腻，脉弦，或实等。

（2）常用方剂：控涎丹、葶苈大枣泻肺汤、十枣汤、疏凿饮子等。

三、注意事项

1. **注意虚实**　下法是针对实体病理产物（燥屎、积水等）运用攻逐类药物而设。燥屎的形成可因实而生，亦可因虚而生。因实而生者多有所苦；因虚而生者虽数日不行可无所苦或所若轻微。积水之生，亦有虚实之分，但无论盘踞于胸腔，抑或积聚于腹中，形实具现，于呼吸、消化均已贻害。因此，无论虚实，燥屎、积水既成，症状、体征俱（或）见，治当祛有形之实为先。区别在于，因实致生者攻之宜急、宜猛，中病为要；因虚致生者择药不宜峻，用量不宜大，形癥移行即可，不可但图爽捷。因实而生者除集中攻伐之外，尚可配用行气、导下等药；因虚而生者缓下、缓利之外，辨用养阴、益气等扶正之品。

2. **注意病位**　燥屎内结于肠；积水则胸腔、腹中有别。因此，燥屎径直涤肠、通滞即可；积水当分辨而施。胸腔积液因与肺、肝二脏关系密切，故在峻下逐水外，尚需结合宣肺、降气、和络等法；腹水则需辨明脾肾何脏主导，组方常需辨证燥湿、健脾、温肾等法兼施。

至于脑部积水、关节腔积水则非下法所宜。

3. **注意疗程**　燥屎、积水均有形癥之实，处方用药取效较易，但须注意的是：下法药物较为峻猛，对正气皆有一定程度的损伤，用不宜过、不宜久，须中病即止。

4. **注意善后**　燥屎、积水虽有形癥且为患者所苦，但常非病症肯綮所系。燥屎或因于胃肠实热，或囿于肠燥津枯，或缘于气虚推动无力。积水之胸腔积液或因于肺疾，或囿于痨瘵，或缘于肿瘤；腹水或因于肝，或囿于肾，或缘于脾气虚弱、运化不健。运用下法，燥屎、积水均可得以暂去，但是否复发则决定于成因消否，在于脏腑、系统、器官功能有无复常如旧。此外，下法使燥屎、积水得除，正气不同程度受损，脏腑功能渐次修复多为必然。或嘱咐患者小心将养，或益以丸剂缓图。旨在早日祛除病因，康复脏腑、系统功能，杜绝燥屎、积水重生。

第五节　和　法

和法,即调和之法,是为调理患者同时存在相反病理趋向病症所设的治法。如调和气机、调和表里、调和寒热、调和虚实等。

一、适应证

脏腑或系统气机有以升为顺者,有以降为顺者。肝郁不升则胁肋胀满、郁闷不舒、喜叹息;胃气不降而上逆则或嗳气,或呃逆,或呕吐,脘腹胀满。表里同病多见于病症发展过程中,由表入里阶段,表病未解,里病已现。亦可见于里病时不慎感受外邪,出现兼夹表病。如既有恶寒(风)发热、无(有)汗、项背酸楚、鼻塞流涕等表病现象;又有口干、咽痛、溲赤便秘、脘腹胀痛、下利等里病现象。寒热并存者,如既有心烦、失眠、口干口臭、咽喉燥痛等热病征象;又有腰酸膝冷、小便频数、大便溏薄等寒病征象。虚实并存者,虚可见食欲不振、倦怠乏力、少气懒言、咳喘气短、头晕耳鸣、记忆力减退、失眠多梦、容易感冒等病症;实可见痰多而稠、高热、胸腹积水、便秘等病症。

二、分类

1. 调和肝脾(胃)

(1) 适应证:胁肋胀痛、胸闷喜叹息、随喜怒而消长,食欲不振、脘腹胀满、嗳气频作,舌淡苔薄,脉细弦等。

(2) 常用方剂:柴胡疏肝散、逍遥散等。

2. 调和表里

(1) 适应证:恶寒发热、无汗、头痛、骨节酸痛,或伴咳嗽,哮喘,口干口臭、咽干咽痛、便秘溲赤,或见疮疡,舌边尖红苔薄黄,脉浮数或滑数;或身热下利,胸脘灼热,口干作渴,喘而汗出,舌红苔黄,脉数或促等。

(2) 常用方剂:防风通圣散、葛根黄连黄参汤等。

3. 调和寒热

(1) 适应证:寒热往来、胸胁苦满、默默不欲饮食、心烦喜呕、口苦咽干、目眩等。或见心烦失眠、口干咽燥、口舌生疮、腰膝酸冷、小便频数、大便溏薄、带下清稀等症,舌偏红苔薄少,脉细数,或细弦数,或沉细等。

(2) 常用方剂:小柴胡汤、黄连阿胶鸡子黄汤等。

4. 调和虚实

(1) 适应证:既有虚证表现,如:倦怠乏力、少气懒言、食欲不振、容易感冒,或见肢寒怕冷、性欲淡薄、勃起障碍、大便溏薄、小便频数等,或见口干咽燥、烦热易汗、性欲偏亢、阳痿早泄、便秘、溲赤等;又有实证表现,如:脘腹胀痛、呕吐,或咳嗽痰多、黏稠,或头目胀痛、耳鸣闭气,或心悸怔忡、胸闷、胸痛,或肢体水肿、胸腹积水等。舌淡或胖边有齿印苔薄白,或白,脉细,或沉细;或舌偏红而瘦苔薄少,脉细数,或细数无力等。

(2) 常用方剂:苏子降气汤、半夏泻心汤、镇肝息风汤、丹参饮合人参汤、参苓白术散、苓桂术甘汤、真武汤、三才封髓丹等。

三、注意事项

1. **注意甄别** 表里同病的客观情况多是病症发展较速,在表证未除之时已经转向里证阶段。换言之,表里同病客观上即使是表里同病而侧重表证表现时亦须注重里证的辨别与治疗。肝脾(胃)不和主要是气机不畅,枢机不利。肝喜升散而胃喜通降,调和失常则肝郁气滞与胃气上逆并存。寒热同在多为两种不同性质的表现形式:其一,是机体调控系统失调而出现的寒热症状交替,并非实质性的寒或热的病症并存,如经典的小柴胡汤证。其二,是在相对对立的层面,如上下、表里、肝胃等客观存在着寒、热并存状态。因此,在治疗处置上就需分别施治,在解决寒热自身问题的同时不加重对方的病势。虚实并存亦有两种不同的病症特点:其一是在机体的不同脏腑、组织、器官存在着性质相反的实病和虚病病症。在治疗时既不能顾此失彼,更应避免在获得疗效的同时加重对方既已损害。其二则是临床更多见的,在机体虚损状态下产生实形的病理产物。此时的虚实并存状态本质是虚,病理性的实形产物多是脏腑、组织、器官的功能性不健,抑或是器质性损伤后,系统功能低下,正常生理性新陈代谢障碍而产生了病理性的水、痰、瘀、宿便等有形产物。

2. **注意主次** 表里、肝脾(胃)不调、寒热、虚实同在,先当分清主次,弄清矛盾的主体何在?其次是病症的发展趋势为何?同时并须注意在治疗过程中的动态变化及矛盾主次地位可能发生转移的可能。

3. **注意缓急** 在注意主次的同时,并应注意患者所苦之在,要优先解决患者的当下痛苦(症状与体征)。如所急之苦与病症主要趋势吻合最好,治疗无需改变大的方向。若患者所苦与病症主要方面不甚吻合,甚至相悖,亦应急则治标,先行解决患者关切,缓解患者所苦。同时并需注意尽可能不加重病症的发展进程。一旦当下所苦得以解除或缓解,则仍应回归病症主要矛盾方向统筹处理。

4. **注意转归** 表里同病的转归通常除了表里同解、趋向痊愈外,最多的可能便是表证消除,转为里证。因此,在治疗时,要注意权衡疏表治里的孰轻孰重,切不可一味贪图理论上所谓完美地将里病从表导出、治愈病症的契机而罔顾里病主流趋势之实。肝脾(胃)失调临床虽最为常见,但治疗并非易事且常反复;临床遣方择药需注意肝易调而胃难理的病症特点。寒热同在的转归,因系统调控障碍而出现的寒热往来一般较为易治。而机体表里、上下寒热对峙的局面通常较为错综复杂,尤其是非外感引起的寒热错杂病症。对外感性寒热错杂,治寒不过于燥热,治热不过于苦寒。对内伤性寒热错杂,因寒多生于机体功能减退。因此,祛寒的同时尚应注重温补与健运,重振脏腑、组织、器官的功能;而热则多囿于有形物质的匮乏,或缘于虚性亢进。因此,在清热时应尽量少择苦寒之品,多任用甘寒类药物。必要时并需借助滋填、甘温类药物共行。虚实并存的转归,对于虚证体质并存实形病理产物患者,应注意病理产物去而复生的可能。在虚弱体质得以彻底纠正前,这种病理性实形产物的反复出现是有其病理基础的。

第六节 散 法

散法是针对气、血、痰、食等郁结病症通过非直接驱逐(如积水、便秘之利水、通便)方法而使其消散于无形的治法。

一、适应证

气滞、血瘀、痰凝、食积等病症通常有无形与有形两种表现形式。气滞既可以表现为脏腑、组织、器官的胀、闷、滞等无形可鉴的不适症状,也可表现为气瘿、乳房周期性肿块、脘腹出现结块等形态改变,且常时聚时散。其共性均在于胀、闷、胀痛为主,与情绪密切相关,随喜怒而消长。血瘀的本质在于血液黏稠、流动性差,脉管弹性差、硬化,以及心脏的功能性改变,导致血液、脉管、心脏局部或整体性功能障碍,出现局部或全身的血液循环不佳、血液瘀滞、供血不足,甚至栓塞等一系列病理改变。无形征改变(准确表述应该是微观状态改变时)多见于病症的初期,可表现为供养不佳,脏腑、组织、器官的功能轻度异常(如心悸、胸闷、头晕、失眠、肢端麻木等);有形改变时多表现为血液暗滞、脉管迂曲(外形增粗、内腔变窄)、脉中瘀血(斑块)积滞,甚至脏腑、组织、器官内血瘀、积块,功能障碍加重或缺失(如怔忡、胸前压迫感、剧痛、中风、肢端缺血坏死等),血瘀所致组织器官内肿块多质地坚韧或硬,触痛或刺痛。痰凝无形病症多表现为心、肝(胆)、脑等脏腑精神、情绪类功能障碍,如心慌、易惊、失眠、焦虑、胆怯、郁郁寡欢、头痛、头晕、记忆力减退等;有形征改变的主要表现为肿块的形成,肿块多软硬适中、边界清楚、无明显疼痛且发展缓慢。食积之无形者多因于脾胃功能虚弱,消化不良,表现为食后脘部胀满感,自觉有物堵积其中。有形之食积多见于伤食,或过食黏腻,不易消化之食物后复因受凉、少动等致食积胃肠。前者多伴有疲倦乏力、少气懒言、食欲不振、大便不调,舌淡胖苔白边有齿印,脉缓无力,或濡细等。后者多伴有脘腹胀痛,嗳腐吞酸,便秘或大便腐臭、味似败卵,舌苔浊腻,脉滑,或弦滑等。

二、分类

1. 气机郁滞

(1)适应证:多表现为胀、闷,伴脏腑功能障碍。如:胃脘胀,或胀痛,或嗳气、泛酸;或胁肋胀满,或胀痛,喜叹息;或腹胀、腹痛,矢气频仍等。诸症得嗳气、矢气稍舒,随喜怒而消长。舌淡苔薄,脉弦等。

(2)常用方剂:逍遥散、四逆散、香砂枳术丸等。

2. 血行瘀滞

(1)适应证:多表现为脏腑、组织、器官血液濡养不足所致功能失常。如头晕、头痛、心悸、胸闷、失眠、多梦、记忆力减退、指(趾)甲不荣等,舌质暗红苔薄,脉细涩,或结代,或细弦等。

(2)常用方剂:桃红四物汤、丹参饮等。

3. 血脉瘀阻

(1)适应证:多表现为脏腑、组织、器官因缺血而出现的功能障碍或器质性损伤。如老年智力障碍、言语障碍,或猝然昏倒、不省人事、半身不遂;或胁下、腹中结块,身体羸瘦,肌肤甲错;或胸闷胸痛、心悸怔忡、汗出肢冷,或肢端青紫、夜间痛剧,甚或变黑、坏死等,舌暗瘀斑,脉沉细或结代等。

(2)常用方剂:血府逐瘀汤、补阳还五汤、大黄䗪虫丸、速效救心丸、阳和汤、四妙勇安汤等。

4. 痰气郁结

(1)适应证:多见于中年女性。情绪低落、喜叹息、失眠、多梦、胸闷、心悸,或咽中如有物堵,吐之不出,吞之不下,或胆怯易惊,或为焦虑、忧郁,舌淡苔薄,脉细弦等。

(2)常用方剂:逍遥散、温胆汤、半夏厚朴汤、柴胡疏肝散、柴胡加龙骨牡蛎汤等。

5. 痰浊凝结

(1)适应证:多表现为体表腺体,或脏腑、组织内肿块,质地适中,或为囊性,活动度好、边缘清楚、生长缓慢、无明显不适,病理性质多为囊肿、腺体增生,或为腺瘤、囊腺瘤等。舌质、舌苔、脉象可无明显改变。

(2)常用方剂:消瘰丸、四海舒郁丸、海藻玉壶汤、瓜蒌牛蒡汤、内消瘰疬丸等。

6. 食滞胃脘

(1)适应证:多表现为食欲不振、纳呆、胃胀、嗳气等。伤食,或过食黏腻食物后,多见有嗳腐、胃脘胀痛,或泛酸、呕吐,大便滞而不爽、臭如败卵,舌苔厚腻,或浊腻,脉滑,或弦滑;体质素弱者饱食,或食用不易消化食物后,多见胃脘饱胀、便秘或大便溏薄,舌胖边有齿印苔薄,脉细,或濡细等。

（2）常用方剂:保和丸、枳术丸、枳实导滞丸、木香槟榔丸、香砂六君丸等。

三、注意事项

1. 注意形实　气滞、血瘀、痰凝、食积,从无形到成形,既是相对且由轻渐重的过程,也是机体相应从功能性障碍趋于器质性损害的病变过程。因此,抓住气滞、血瘀、痰凝、食积的苗头,及时调整和恢复相应脏腑、器官的功能状态,不仅能将气滞、血瘀、痰凝、食积治愈于相对无形状态,而且对于机体自复、自稳功能的恢复,避免器质性损害的发生与加重具有非常重要的临床意义。

2. 注意联系　气滞、血瘀、痰凝和食积的形成,基础层面均有气机失调、运化不健的因素存在。气滞以肝为主,肝气不舒,情绪郁滞,则导致气郁、气滞的发生。此外,肝为枢机之脏,对机体各系统的调节皆有影响。影响到消化系统,则胃脘、脘腹气机不利;影响到循环系统则血行不利;影响到呼吸系统、生殖系统亦各有变证。因此,应重视病患精神心理、情绪等对机体气机的影响,防止次生血瘀、痰凝、食积等病理变化。换句话说,无论是气滞,抑或是血瘀、痰凝和食积等病症,均需顾及气滞的治疗(如朱丹溪所创越鞠丸意)。其次,也应注意痰瘀胶结、痰食互结等复合性病理变化的客观存在,提高治疗效果。

3. 注意虚实　气滞、血瘀、痰凝、食积,无论是在相对无形阶段,抑或是有形阶段,均有正虚和标实同在的客观事实。实证时,即便是一过性的脏腑、组织、器官的功能性障碍,也是相对"正虚"的证据,因为运化不健才是导致病理产物发生的前提与基础。而当机体出现器质性损害时,正虚便是病理产物生成的客观存在。系统的功能障碍,导致脏气、津液、血液、饮食的代谢异常,产生相对无形或有形的气滞、血瘀、痰凝、食积等病理性改变。因此,在相对无形阶段注重行气、活血、化痰、消积的同时,应注重调整系统的功能状态,恢复和健全系统功能,减缓或遏制相对无形向有形阶段发展的趋势。而在有形病理产物形成的病症阶段,即使必须行(破)气、化瘀、软坚、消积,亦应循序渐进、灵活变通,或攻补兼施,或先补后攻,或先攻后补,不可一味剋伐。时时注意保护正气,维护机体良好功能状态,尽可能不再叠加器质性损害而造成康复困难。

第七节　补　法

补法是针对虚弱病症的治法。虚弱病症的形成不外几种可能:一是先天不足,二是后天失养,三是疾病所致。三者可以独立存在,亦可兼而有之。而从虚弱的类别而论,不外乎功能不健与物质匮乏。脏腑、组织、器官的功能不健,则不能胜任各自的生理作用;而机体营养物质匮乏,不仅不能维持正常机体生理机能运转所需能量供给,而且会加重业已存在的功能障碍。功能不健主要表现为气虚和阳虚;而物质匮乏则多为阴(血、精)虚。

一、适应证

多表现为体质虚弱、疲倦乏力、容易感冒、少气懒言等。或见畏寒肢冷、小便清长、大便溏薄,舌淡胖苔白,脉沉迟等;或见潮热、盗汗、咽干、齿衄,舌瘦红苔薄少,脉细数,或弦细数等;或见面色少华、萎黄、唇淡、头晕眼花、失眠多梦、月经量少、稀薄等,舌淡胖苔薄,脉细,或沉细等;或见婚后不孕不育,精液量少、精子浓度低、活动力弱、畸形率高;或月经不调、闭经、卵子生成或排出障碍、胚胎停育、习惯性流产等。

二、分类

1. 气虚

(1) 适应证:疲倦乏力、少气懒言、爬楼或负重后诸症加重明显。或短气自汗、咳嗽气喘、呼吸平浅、容易感冒;或食欲不振、纳少、形体消瘦、大便溏薄;或眩晕健忘、腰膝酸软、耳鸣、记忆力减退,舌淡胖苔薄,脉细,或沉细等。

(2) 常用方剂:四君子汤、玉屏风散、补中益气汤、参苓白术散等。

2. 阳虚

(1) 适应证:畏寒肢冷、口淡不渴、小便清长、夜尿频仍、大便溏薄等。或见心悸、心胸憋闷疼痛、面色苍白;或见性欲低下、阳痿早泄、白带清稀;或见面色萎黄、纳少便溏、腹痛肠鸣等,舌淡胖苔白,脉沉迟,或沉缓,或沉细等。

(2) 常用方剂:金匮肾气丸、保元汤、附子理中丸、右归丸等。

3. 阴虚

(1) 适应证:低热、手足心热、盗汗、口干咽燥、齿衄、唇红等。或见心烦失眠、小便短赤;或见干咳少痰、痰中带血、声音嘶哑;或胃中嘈杂、灼热感、大便干结、身形瘦削;或头晕、目涩、情绪急躁、胁肋灼胀、隐痛;或性欲偏亢、早泄、阴道干涩、性交疼痛等,舌红瘦苔薄少,脉细数,或弦细数等。

(2) 常用方剂:六味地黄丸、知柏地黄丸、二至丸、天王补心丹、玉女煎、百合地黄汤、一贯煎等。

4. 血虚

(1) 适应证:面色萎黄、唇淡、头晕眼花、视物模糊、失眠多梦、月经量少、皮肤干燥、瘙痒、大便干结等,舌淡苔薄,脉细,或涩等。

(2) 常用方剂:四物汤、当归补血汤、归芍地黄汤、十全大补汤、归脾汤、人参养荣汤等。

5. 精虚

(1) 适应证:婚后不孕不育,或性欲减退,男子勃起障碍、早泄、精液量少、精子浓度低、活动力弱、畸形率高;女子月经不调、闭经、卵子发育不良、不易受孕着床、胚胎停育、流产;或表现为记忆力减退、反应迟钝、头晕耳鸣、精力不济、腰膝酸软等,舌淡或瘦苔薄,脉细,或细弦,或细弱等。

(2) 常用方剂:梦熊丸、五子衍宗丸、赞育丹、七宝美髯丹、河车大造丸、资生大造丸、神仙不老丸、益寿固真丹等。

三、注意事项

1. **注意虚弱性质** 机体的虚弱状态不外两种情况:一是机体脏腑、组织、器官、系统的功能低下;一是机体所产生并赖以生存的精微物质的匮乏。临床上两者未必能截然分开,多呈主次不同、共同存续的状态。功能低下者多归属于气虚、阳虚,且应从不同脏腑辨而析之,予以相应处置;物质匮乏有津液、血、精亏之异同。气虚常是诸虚的基础,气虚患者出现畏寒等内生阳气不足时则多进入阳虚阶段;气虚,器官、脏腑、系统功能不健,津液、血、精等常物质匮乏、滋养失责,若出现内热则进入阴虚阶段。

2. **注意脏腑归属** 从理论而言,人体脏腑、组织、器官应该都可能出现气、血、津液、精、阴、阳虚弱的状态,但事实上,在中医发展过程中,已经习惯和人为地形成了一定的取向和约定俗成。气虽有物质与功能双重生理特征,但气虚只涉及功能不健。因此,气虚在任何脏腑、组织、器官都有其客观存在;血虚则多从循环系统中运行和贮藏的脏腑予以了认定,如心、肝血虚。至于影响血液生成的脾胃,则归之于气虚(或气血两虚),责之于功能不健、生血精微物质生产不足。而对于皮肤、指(趾)甲、毛发、月经等组织、器官和生理特征,则多作为血虚的证据链。津液不足多归属于受润泽影响最为密切之肺与胃,而对于津液生成的消化系统主导脏器脾则鲜被举证。咽喉、口鼻、皮肤亦只作为津液虚损的证据链而被罗列。精虚则专属于肾和脑,指向于生殖、思维、记忆等功能。对于生成后天之精并补充先天之精运营的消化系统(脾胃)则未入精虚之列。聪明、精明、性与生殖等依赖精供养的能力则作为精虚的证据链被呈现。阴虚多归属于心、肺、胃、肾、肝诸脏,脾阴虚近现代开始受到重视。阳虚则多归属于心、脾、肾诸脏,肺、胃阳虚亦在被逐渐认识中。

3. 注意方药特点　虚弱病症的处方用药不仅需要注意分别气、血、津液、精、阴、阳之不同,以及诸因素之间的互生、制约关系,而且还须注意顺应不同脏腑的生理特性。甘温益气,甘寒养血、滋阴、生津,温燥助阳,此为常法。而养血常须佐以益气(补气生血)、滋阴填精(阴精与血可以互化互生);滋阴常合苦寒(清热坚阴)等亦常有相得益彰之功。心主血,需维护其搏血功能和血液、脉管系统的完整、流畅特性;肺为娇脏,宜温宜润,须慎用苦寒和、燥热;脾喜温燥、胃喜甘润、肝喜条达、肾喜封藏。处方任药亦需审慎。此外,肺、胃、肝(胆)忌气机上逆,用药需注重通降;肝喜疏达、脾喜升散,择药多宜兼顾。益气、助阳类方药多温燥,应防伤阴;养阴、生津、填精类方药多滋腻,常有影响食欲、不利消化吸收、妨碍气机通畅之弊。

第八节　托　法

托法是用补益气血和透脓托毒类药物配伍,扶助正气、托毒外出,以免疮疡等毒邪扩散或内陷的治法。

托法总属扶正祛邪范畴,但特点在于扶助或振奋正气,所托之邪为疮疡毒邪。现代有将此法拓展用于癌症临床治疗。

一、适应证

疮疡,尤其是化脓性疮疡。或生于体表,或结于脏腑。毒邪侵袭,经络阻隔,气血壅滞,结肿成痈。初期未能消散,或肿块僵持不消,或成脓缓慢,或脓成难溃,或溃后腐脱不易。

二、分类

1. 透托

(1) 适应证:肿疡已成,未得消散,或难于溃破,或溃后脓出不畅,局部焮红、肿高、灼热、痛甚,边缘清楚或散漫,或溃后脓液黏稠、周肿不消,发热、口渴、溲赤,舌红苔薄黄,脉数等。

(2) 常用方剂:透脓散、仙方活命饮等。

2. 补托

(1) 适应证:肿疡已成,未得消散,或难于溃破,或溃后脓出不畅,局部红、肿、热、痛,边缘清楚或散漫,或溃后疮形平塌、出脓稀薄、周肿不消,发热或低热、疲倦乏力、面色少华、食欲不振,舌淡苔薄,脉虚数。或脓出灰薄,或偶带绿色,新肉不生、不知疼痛、自汗肢冷、腹痛腹泻、精神萎靡,舌淡胖苔薄,脉沉迟等。

(2) 常用方剂:托里消毒散、托里透脓汤、神功内托散等。

三、注意事项

1. **托之有时** 托法一般用于疮疡类疾病的中期阶段，目的在于扶助正气、托毒外出，使疮疡毒邪移深就浅、籫毒聚肿、趋于局限；或使僵持者早日消散，或早日液化成脓，或使脓成后不至旁窜深溃。

2. **透补有别** 托法分透托与补托。前者适用于毒邪鸱张、势头未减，正气相对不足之时；后者适用于邪毒已衰大半，但正气也颇受戕伤，无力托毒外出，却脓愈疮之候。透托法多在清热解毒、消肿散痈的基础上加用生黄芪、白芷、皂角刺、穿山甲诸品；而补托类方剂则根据病症气虚、血虚、阴虚、阳虚之别再与相应药物配伍。

3. **综合施治** 对于疮疡中期出现毒邪壅滞，结而不散；不易成脓，或脓成不溃，或溃后难以脱腐、新肉不生；或疮形散漫、肿势平塌、体质孱弱等应用托法不仅必须而且有效。但也必须清楚的是，疮疡之所以为患，抑或鸱张、出现内陷等变证，脓毒是其肯綮。相对于切开排脓、扩创引流等外治疗法，托法当在其次。内外合治，以外为主，径去脓毒乃第一要务与捷径。因此，外科之病重在外治，不可不知。

第九节 敛 法

敛法是收敛失散之气、血、津液、精等精华物质的一种治法。又称固涩法。

一、适应证

在疾病过程中，人体赖以生存的精华物质，如气、血、津液、精等，可出现骤然大量脱失，或长期慢性消耗。轻则影响身体健康，导致虚弱病症；重则危及生命。气脱多表现为：呼吸微弱、少气懒言；血脱多表现为：出血后面色苍白、萎黄、少华，头晕目眩、心悸、爪甲淡白、闭经等；津液脱失多表现为：汗出如油、腹泻如注、眼窝凹陷、皮肤干枯等；精脱多表现为：精液自流、稀薄似水；白带清稀量多等。

二、分类

1. 气脱

（1）适应证：呼吸微弱、少气懒言、精神萎靡，或久咳、哮喘，短气不足以吸等，舌淡红苔薄，脉微，或沉细等。

（2）常用方剂：独参汤、参附汤、四君子汤、九仙散等。

2. 血脱

（1）适应证：出血后面色苍白、萎黄、无华，爪甲无华、淡白，心悸，月经量多似崩或闭经等。舌淡苔薄，脉细，或涩等。

（2）常用方剂：十灰散、云南白药、固经丸、四物汤、当归补血汤等。

3. 津液脱失

（1）适应证：汗出如雨、如油，泻下如水、如米泔，眼窝凹陷、皮肤干瘪等，舌淡红苔薄，脉细数，或沉细欲绝等。

（2）常用方剂：牡蛎散、桃花汤、真人养脏汤、驻车丸等。

4. 精脱

(1) 适应证:精脱多见于慢性消耗类病症。精液自流、稀薄如水,或白带清稀量多、无色无臭,头晕耳鸣、腰膝酸软、子嗣维艰等,舌淡苔薄,脉沉细,或细等。

(2) 常用方剂:金锁固精丸、固经丸、固冲汤、完带汤等。

三、注意事项

1. 分清缓急　气、血、津液、精的脱失有急性暴脱与慢性耗脱之别。急性者有性命之虞,当急速施以中西医结合救治,不容怠慢;慢性发生者,虽不至于即刻危及性命,但不仅影响身体机能,并会降低病患的生活及生存质量。

2. 追根溯源　气、血、津液、精脱诸病症中,急性暴脱者常见于出血和津液的短期内大量丢失。血脱,内在病症可见于吐血、咯血和便血;外在病症则急性外伤最为常见。津液脱失多见短期内因为大汗、剧烈呕吐、泔米样腹泻时;气脱既可以见于缺氧及呼吸系统病症急性发作,也常并见于血、津液脱失时,使附着之之气随血(津液)而脱失。在慢性脱耗中,无非两种途径:一是生源不足,二是慢性耗损。生源不足又有二分:一是饮食偏嗜,或摄入不足;二是呼吸系统、消化系统功能不健,化生气、血、津液、精的能力不足;抑或肝肾精血互化机制不全。慢性耗损则可多因之于病症,亦可因于用之过度。如高声多语、久思久虑、运动过度、房事频仍等。因此,在慢性脱耗中,既有生成不足,又有慢性耗损并存者。

3. 施治原则　对于气、血、津液脱失之急性脱失者,关注生命体征、防止危及性命是第一要务。出血者,尤其是体表动脉损伤之出血要及时采取按压、加压包扎、结扎等急救措施,及时制止出血;而对于体内出血则非中医所长,当中西医结合救治;大汗出者,应及时降低或脱离环境热源;并补充液体,注意盐糖等平衡;呕吐、腹泻等病症应从病着手,及时治疗。对于口服补液无效或病患难以受纳者,应及时静脉输液并注意维持电解质平衡。

临床病症治疗的关键是在减轻病痛的同时祛除致病原因、阻止病理损害的发生与发展,尽早做到恢复组织、器官、脏腑功能,防止或修复结构损害,并使病患从躯体、精神心理以及社会适应性等诸方面能得以全面康复。

从数千年来人类与疾病的斗争史来看,一方面,人类在战胜一类疾病的同时,另一类疾病的挑战业已开始,并呈现一种螺旋式交替上升的状态;另一方面,现代科学技术在进步,检测、治疗手段在更新,但疾病也在变得越来越复杂、多变。即便是在与老对手的细菌、寄生虫等病原微生物的交手记录也显示:一边是不断升级的抗生素,一边是新的耐药菌株、超级细菌的不断涌现,更不用提现代医学一直比较棘手的病毒问题了。如再结合人类寿命在普遍延长、基础疾病不断增多以及精神心理问题日益突出问题等,确实有点应接不暇。

换个视角从我国医学发展史的研析中却又能欣喜地发现:中华民族的繁衍壮大、国民的良好身体素质和精神心理状态无疑都不能忽略中医的历史作用。诚然,一方面有人认为中医不"科学",另一方面也有人认为不能用所谓现代的"科学标准"来诠释中医的"科学道理"。但随着中医研究尤其临床研究的不断深入与规范,诸如硫黄治疥疮、青蒿素治疗疟疾、砒霜制剂治疗急性早幼粒细胞白血病等一系列举世瞩目成果的发现与确认,加之中医自身理论层面的全面更新且与现代医学接轨,没有理由不相信一个崭新的中医、中西医结合新医学体系必将呈现在人们面前,为人类的健康事业做出新的、更大的贡献。

第一节　发　热

正常人体的口腔温度(舌下测温)在 36.3～37.2 ℃之间,直肠内温度约高 0.3～0.5 ℃,腋窝温度约低 0.2～0.4 ℃。生理状态下,早晨的体温略低,下午略高;儿童比成人体温略高,老年人则相对稍低;妇女在排卵期和妊娠期体温较高,月经期较低。

在病理状态下,体温升高超过正常范围时称为发热。一般来说,口腔温度在 37.3 ℃以上,或直肠温度在 37.6 ℃以上可认为有发热。37.3～38 ℃之间称为低热;38.1～39 ℃之间称为中等度热;39.1～41 ℃称为高热;41 ℃以上则称为超高热。

一、低热

1. 阴虚发热

(1) 适应证：发热夜甚。伴晨时口干、口气重、牙龈易出血、皮肤干燥、心烦失眠、夜寐盗汗、小便黄赤短少、大便秘结，舌形瘦小、苔薄而干，脉细数等。

(2) 治疗原则：滋阴清热。

(3) 常用方药：知柏地黄汤、青蒿鳖甲汤、二至丸、当归六黄汤、清营汤等。药用：生地黄、生白芍、青蒿、地骨皮、牡丹皮、秦艽、黄芩、银柴胡、胡黄连、龟甲、麦冬、天冬、女贞子、墨旱莲等。

2. 气虚发热

(1) 适应证：发热劳甚。伴疲倦乏力、动则气短、自汗频出、食欲不振、大便溏泄，舌淡胖边有齿印，脉虚弱等。

(2) 治疗原则：益气除热。

(3) 常用方药：补中益气汤、当归补血汤等。药用：生黄芪、生晒参、党参、仙鹤草、生白术、制黄精、山药、刺五加、炙升麻、山茱萸、诃子、炙甘草等。

3. 湿郁发热

(1) 适应证：发热不扬，午后为显。伴胸脘痞闷、身体重着、食欲不振，苔白腻或薄黄腻，脉濡滑，或滑数等。

(2) 治疗原则：利湿清热。

(3) 常用方药：三仁汤、甘露消毒丹、藿朴夏苓汤、连朴饮等。药用：滑石、生苡仁、杏仁、竹叶、滑石、茯苓、青蒿、茵陈、木通、藿香、佩兰、白豆蔻、苏梗等。

二、中等度热

1. 表病发热

(1) 适应证：发热恶寒。表寒者，发热或轻或重、恶寒重、头痛、骨节酸楚、无汗，舌苔薄白，脉浮紧等；表热者，发热重、恶寒或恶风较轻、有汗、口干咽燥或咽痛，舌苔薄白而干或微黄，脉浮数等；风湿在表，发热缠绵、头重身楚、肢体困倦、食欲不振，舌苔白腻，脉浮滑等。

(2) 治疗原则：解表散热。

(3) 常用方药：麻黄汤、葛根汤、桂枝汤、九味羌活汤、桑菊饮、银翘散、麻黄加术汤、麻杏苡甘汤、羌活胜湿汤等。药用：麻黄、桂枝、羌活、防风、荆芥、白芷、川芎、香薷、薄荷、菊花、蔓荆子、柴胡、黄芩、菊花、连翘等。

2. 里病发热

(1) 适应证：壮热口渴。面色红赤、口干渴饮、小便短少黄赤、大便秘结，或心烦神乱，或气息喘粗，或口气臭秽，或燥屎数日未行，舌红苔黄燥，脉数等。

(2) 治疗原则：清泄里热。

(3) 常用方药：白虎汤、泻心汤、羚角钩藤汤、泻白散、导赤散、凉膈散等。药用：生石膏、知母、天花粉、黄连、黄芩、银花、连翘、山栀、大黄、桑白皮、竹叶等。

三、高热或超高热

1. 脏腑热盛

(1) 适应证：高热、面赤、喘粗、口干，舌红苔黄或灰黑焦燥，脉洪数等。

（2）治疗原则：直折其热。

（3）常用方药：黄连清心汤、降火清金汤、黄连解毒汤、大承气汤等。药用：黄连、黄芩、黄柏、山栀、穿心莲、生石膏、知母、天花粉、大黄、芒硝、连翘、竹叶、桑白皮、生甘草等。

2. 外感瘟疫

（1）适应证：疾病呈流行性、发病快、传变急、高重症率、高病死率等主要特征。开始憎寒壮热，旋即但热不寒、头身疼痛，或咳嗽喘急，或腹泻连连，或身出斑疹，或神昏谵语、意识迷糊，舌红绛苔厚，或黄浊腻，或白如积粉而干，或灰黑起刺，脉数或细数等。

（2）常用方药：银翘散、普济消毒饮、黄连解毒汤、清瘟败毒饮、蒿芩清胆汤、犀角地黄汤、白虎承气汤、安宫牛黄丸、紫雪、至宝丹等。药用：金银花、连翘、穿心莲、黄连、黄芩、黄柏、山栀、赤芍、牡丹皮、犀角、牛黄、寒水石、青蒿、茵陈、草果、草豆蔻、藿香、佩兰、厚朴、苍术、生甘草等。

发热是临床常见病症，涵盖表里、寒热、虚实类病症。发热的转归不仅由疾病的性质所决定，也与治疗干预及病患的体质状况密切相关。因此，及早、有效地解除发热之源，康复病患的抗病能力至关重要。

现代医学将发热分为感染性疾病和非感染性疾病两大类。其中感染性疾病约占 50%～60%。病原体有细菌、病毒、支原体、衣原体、立克次体、螺旋体、真菌及寄生虫等。非感染性疾病发热可见于物理和机械性损伤、血液系统疾病、肿瘤性疾病和血栓栓塞性疾病等引起的吸收热，变态反应性疾病、中枢性疾病及其他诸如甲状腺功能亢进、痛风、严重脱水、输液或输血反应等所致的发热等。

第二节 咳 嗽

咳嗽是呼吸系统的一种反射性动作。咳嗽既可以见于生理状况下咽喉、气管的分泌物或异物刺激，更常见的是呼吸系统疾病。其他诸如胃、肝、肾等脏腑之反胃、悬饮、水肿等累及于肺亦可出现咳嗽病症。病程超过三周者一般称为慢性咳嗽。

一、呼吸系统病症

1. 外感病邪

（1）适应证：急性咳嗽，有明显外感史。咳声重浊、痰多色白、鼻塞流涕、咽中痒涎，舌苔薄白而润，脉浮滑；或咳嗽频作、痰黏或黄、咽喉疼痛、口干，舌边尖红苔薄白而干或薄黄，脉浮数；或咳声嘶哑、痰少而黏或痰中带血、咽喉干燥，舌苔少而干，脉浮数等。

（2）治疗原则：祛邪止咳。

（3）常用方药：三拗汤、止嗽散、桑菊饮、杏苏散、桑杏汤、辛夷散等。药用：杏仁、桃仁、紫苏子、白前、前胡、桔梗、辛夷、苍耳子、贝母、紫菀、款冬花、金沸草、生甘草等。

2. 痰浊壅肺

（1）适应证：咳嗽频作，咯痰量多。痰白质稀、胸满痞闷，舌苔白滑，脉浮滑；或痰黄质稠、胸闷呕恶，舌苔黄腻，脉滑数等。

（2）治疗原则：祛痰止咳。

（3）常用方药：小青龙汤、射干麻黄汤、苓甘五味姜辛汤、泻白散、清气化痰丸、定喘汤、贝母瓜蒌散等。药用：法半夏、橘红、浙贝母、瓜蒌、旋覆花、麻黄、射干、干姜、细辛、杏仁、桃仁、马兜铃、枇杷叶、桑白皮、五味子、白果、生甘草等。

3. 肺虚不健

（1）适应证：久咳不愈。咳声低微，或为呛咳，痰少咽痒，或干痛，或痰中带血，舌红苔薄少，脉细数或细弦数；或咳而气短，甚咳而二便有遗，痰少色白或稀或稠，疲倦乏力，舌淡苔白，脉虚弱等。

（2）治疗原则：补肺止咳。

（3）常用方药：清燥救肺汤、养阴清肺汤、沙参麦冬汤、百合固金汤、苏子降气汤、都气丸、九仙散等。药用：川贝母、霜桑叶、沙参、炙百部、炙款冬花、白果、罗汉果、五味子、乌梅、诃子、石榴皮、马兜铃、洋金花、罂粟壳等。

二、其他系统病症

1. 肝热犯肺

（1）适应证：咳嗽阵作或呛咳，痰少而黄稠或痰中带血，甚则咯血，胁痛、咳时尤甚，烦躁易怒、口干溲赤、大便秘结，舌红苔薄黄，脉弦数等。

（2）治疗原则：清肝泄肺。

（3）常用方药：黛蛤散、清金化痰汤、降火清金汤、黄芩泻白散等。药用：黄芩、青黛、龙胆草、桑叶、桑白皮、马兜铃、黄药子、天竺黄、酒制大黄、生甘草等。

2. 胃浊上泛

（1）适应证：咳嗽夜作，或于平卧后发生。痰少、或见吐酸、胸脘不适、饱胀，舌淡苔薄或白腻，脉滑或细弦等。

（2）治疗原则：和胃止咳。

（3）常用方药：二陈汤、平胃散、厚朴温中汤、苏子降气汤等。药用：紫苏子、苏梗、姜半夏、陈皮、炒枳壳、杏仁、厚朴花、旋覆花、桔梗、生姜、竹茹等。

3. 寒水射肺

（1）适应证：咳嗽频作而喘、胁肋胀满，或咳时胁痛明显；或痰稀色白或呈泡沫状、胸闷、心悸、不能平卧；或头目晕眩、泛泛欲吐、面目或肢体浮肿、小便不利、畏寒肢冷，舌淡胖苔白滑，脉沉，或弦，或细，或结代等。

（2）治疗原则：温阳利（逐）水。

（3）常用方药：葶苈大枣泻肺汤、十枣汤、桂枝人参汤、参附汤、真武汤、苏子降气汤、金匮肾气丸、十补丸等。药用：葶苈子、芫花、大戟、牵牛子、紫苏子、法半夏、橘红、干姜、桑白皮、人参、刺五加、制附子、桂枝、肉桂、茯苓、泽泻、防己等。

咳嗽是临床常见病症，可见于表里、寒热、虚实类疾病，尤其是慢性咳嗽，治疗颇为棘手，有"诸病好医，咳嗽难疗"之说。咳嗽也是呼吸系统疾病的主要症状，痰是其重要病理特征。病有虚实之别；痰则因寒、因热、因燥之异。况肺宣发与肃降并存；喜温、喜润，恶寒（热）、恶燥分明。痰不易祛，成全其性更难。此外，"五脏六腑皆令人咳，非独肺也"。肝火上灼、心血瘀阻、胃浊上泛、肾水上射等皆是咳嗽之源。涉及肝肺枢机、心血管、消化、水液代谢等诸多系统，可谓难上加难。治宜分明主次、统筹兼顾。

现代医学认为慢性咳嗽原因复杂，常见于慢性肺部疾病，慢性支气管疾病，慢性鼻、咽、喉疾病，以及胃食管反流、药物性咳嗽、结缔组织病、尿毒症肺、热带嗜酸性粒细胞增多症、精神性咳嗽、不明原因咳嗽等。

第三节　呼吸困难

呼吸困难是指病患主观上有空气不足或呼吸费力的感觉,而客观上表现为呼吸频率、深度(如浅而速或深而慢)和节律性的改变。

一、呼吸系统病症

1. 外邪壅肺
(1) 适应证:呼吸喘促。伴恶寒(风)发热、咳嗽、无汗或汗出不畅;或晨起目窠肿如卧蚕,或一身悉肿,骨节疼痛;舌淡红苔薄白,脉浮紧或浮数等。
(2) 治疗原则:解表散邪。
(3) 常用方药:三拗汤、桂枝加厚朴杏子汤、越婢汤等。药用:麻黄、杏仁、桂枝、前胡、白前、旋覆花、金沸草、紫苏子、荆芥、牛蒡子、桔梗、石膏、生姜、白术等。

2. 肺热壅盛
(1) 适应证:喘促气粗。伴壮热、口干、大汗出、鼻翼扇动,或咯痰黄稠、量多,或痰带脓血、腥臭,舌红苔黄或黄腻,脉洪数,或弦数,或滑数等。
(2) 治疗原则:清肺泄热。
(3) 常用方药:麻杏石甘汤、桑白皮汤、泻白散、清金化痰汤、葶苈汤、桔梗汤等。药用:炙麻黄、生石膏、知母、桑白皮、黄芩、山栀、桔梗、鱼腥草、金荞麦、马兜铃、生苡仁、冬瓜仁、全瓜蒌、生甘草等。

3. 痰浊阻肺
(1) 适应证:呼吸喘呃,痰多色白稀薄,或黏稠量多。伴胸闷、胁胀、口黏不渴,舌淡苔白或白腻,脉浮滑,或滑等。
(2) 治疗原则:温化痰饮。
(3) 常用方药:小青龙汤、苓甘五味姜辛汤、射干麻黄汤、二陈汤、三子养亲汤等。药用:麻黄、射干、细辛、制南星、法半夏、橘红、紫苏子、白芥子、旋覆花、金沸草、干姜、桂枝、杏仁、五味子、乌梅等。

4. 肺气虚弱
(1) 适应证:呼吸不畅,气短懒言。伴体倦易疲、言语声低、自汗畏风、极易感冒,舌质淡红苔薄,脉细弱,或细数等。
(2) 治疗原则:补肺益气。
(3) 常用方药:补肺汤、内补黄芪汤、玉屏风散等。药用:黄芪、人参、党参、太子参、白术、仙鹤草、山药、百合、麦冬、五味子、诃子、白果、炙甘草等。

二、其他系统病症

1. 肝逆犯肺
(1) 适应证:呼吸急促,每发于情志刺激后,息粗气憋,咽中如窒;或胁下支满,喘息而不得平卧,舌淡苔腻,脉弦,或弦滑等。
(2) 治疗原则:开郁泻水。
(3) 常用方药:加减泻白散、葶苈大枣泻肺汤等。药用:桑白皮、知母、川楝子、黄芩、栀子、浙贝母、葶苈子、芫花、青黛、青木香等。

2. 心血瘀阻

（1）适应证：气促而喘，端坐呼吸。伴胸闷憋气、心悸、烦躁、面色发绀、肢冷欠温，甚或咳嗽、咯血，舌暗紫苔滑，脉细数等。

（2）治疗原则：益心行血。

（3）常用方药：参附汤、独参汤、桂枝人参汤、桂枝加桂汤等。药用：人参、制附子、万年青、刺五加、桂枝、鹿角胶、紫石英、丹参、川芎、苦参、赤芍、丹参、当归、钟乳石、山茱萸、五味子、诃子、炙甘草等。

3. 肾虚水泛

（1）适应证：呼吸浅促，呼多吸少。伴形瘦神疲、腰膝酸软；或久咳、咽干、潮热盗汗；或水肿、小便不利、畏寒肢冷，舌淡苔白，脉沉，或沉迟，或舌偏红瘦小苔薄少，脉细数等。

（2）治疗原则：补肾行水。

（3）常用方药：金匮肾气丸、济生肾气丸、七味都气丸、真武汤等。附子、桂枝、肉桂、乌药、川椒目、商陆、牵牛、茯苓、泽泻、猪苓、玉米须、益母草等。

呼吸困难可见于少气、短气、咳嗽、哮喘、水肿等病症中。主病脏腑在肺，但与心、肝、肾关系密切。既可以见于外感轻症类病症，也可见于多脏器关联、复杂性且较重类病症。

现代医学将呼吸困难依据发病机制不同而分为五种基本类型：① 肺源性呼吸困难（上呼吸道疾病、支气管与肺脏疾病、胸膜疾病、纵隔疾病、胸廓运动及呼吸肌功能障碍等）；② 心源性呼吸困难（充血性心力衰竭、动力不足性心力衰竭、心包积液等）；③ 中毒性呼吸困难（酸中毒、化学毒物中毒、药物中毒、毒血症等）；④ 血源性呼吸困难（重症贫血、大出血或休克等）；⑤ 神经精神性与肌病性呼吸困难（重症脑部疾病、癔症、高通气综合征、重症肌无力危象等）。

第四节　食欲异常

食欲异常包括食欲减退、食欲亢进和食欲反常等，是消化系统的主要病症之一。

一、食欲不振

1. 肝气郁滞

（1）适应证：不思饮食。伴情绪低下、胸胁胀满、稍食饱胀、嗳气则舒，舌淡苔薄，脉细弦等。

（2）治疗原则：疏肝理气。

（3）常用方药：逍遥散、半夏厚朴汤、柴胡疏肝散等。药用：柴胡、枳壳、制香附、郁金、麦芽、白芍、钩藤、青皮、陈皮、玫瑰花、合欢皮、远志、白术、茯苓、神曲、炙甘草等。

2. 胃气虚弱

（1）适应证：食欲不振。伴倦怠易疲、少气乏力、少食即胀、舌淡苔薄，脉细弱等。

（2）治疗原则：健脾益气。

（3）常用方药：四君子汤、六君子汤、香砂六君子汤等。药用：党参、太子参、白术、山药、人参、黄精、茯苓、法半夏、陈皮、砂仁、白豆蔻、焦谷芽等。

3. 脾肾阳虚

（1）适应证：不思饮食。伴畏寒肢冷、食少便溏、口泛清水、神疲乏力、腰膝酸软，舌淡胖苔白，脉沉细或沉迟等。

（2）治疗原则：温运脾肾。

（3）常用方药：理中汤、附子理中汤、四神丸等。药用：人参、党参、白术、山药、桂枝、肉桂、干姜、炮姜、吴茱萸、肉豆蔻、补骨脂、诃子等。

二、食欲亢进

1. 胃热壅盛

（1）适应证：食欲旺盛，善食易饥。伴胃中嘈杂，食后方舒，口干口臭，牙龈出血，小便黄赤、大便秘结，舌偏红苔薄黄或黄腻，脉滑数或弦数等。

（2）治疗原则：清泄胃热。

（3）常用方药：清胃散、左金丸等。药用：黄连、生石膏、知母、芦根、蒲公英、天花粉、升麻、山栀、生地黄、赤芍、生甘草等。

2. 阴虚阳亢

（1）适应证：食欲亢进，进食量大，形体消瘦。伴情绪急躁、心悸失眠、潮热易汗、口干口苦、小便黄赤、大便干结，舌红苔薄少，脉细数或细弦数等。

（2）治疗原则：养阴清胃。

（3）常用方药：玉女煎、沙参麦冬汤、知柏地黄丸、栀子豉汤等。药用：生地黄、生白芍、知母、黄柏、天花粉、麦冬、芦根、玉竹、沙参、竹茹、焦山栀、淡豆豉、山药、生甘草等。

三、食欲反常

1. 肝郁痰扰

（1）适应证：进食异常，或厌食，或狂食。伴情绪异常，或抑郁，或焦躁、易激动，或狂食不止，食后呕吐，吐后又食；或厌恶食物、食难下咽，或见之即恶心欲吐，心悸失眠、身体肥胖或消瘦，舌淡或偏红，苔薄少或浊腻，脉弦滑，或弦细数等。

（2）治疗原则：涤痰开郁。

（3）常用方药：温胆汤、导痰汤、涤痰汤、滚痰丸、桂枝加龙骨牡蛎汤、甘麦大枣汤等。药用：柴胡、郁金、黄芩、钩藤、龙胆草、山栀、胆南星、法半夏、枳实、大黄、芒硝、牵牛子、远志、石菖蒲、明矾、石决明、生龙骨、生牡蛎、珍珠母等。

2. 脾胃伏火

（1）适应证：进食偏嗜，或喜食异物。伴形体消瘦，口干口臭，日间弄舌，夜间磨牙，小便黄赤，大便秘结，舌偏红苔薄黄或薄腻，脉数或细弦数等。

（2）治疗原则：清泄伏火。

（3）常用方药：泻黄散、凉膈散、清脾饮等。药用：生石膏、黄连、胡黄连、藿香、防风、白芍、赤芍、天花粉、制大黄、升麻、山栀、知母、青皮、陈皮、生甘草等。

食欲异常是消化系统常见病症，多为内伤所致。亦见于其他系统疾病，并与精神心理等因素有关。

现代医学所列引起食欲不振的疾病常有：急慢性胃炎、溃疡病、胃痛、肠结核、胆囊炎、肝炎、肝硬化、肝癌、严重贫血、低钾血症、甲状腺功能减退、肾上腺皮质功能减退、脑垂体功能低下、药物作用、减肥强迫症等；引起食欲亢进的疾病常有：甲状腺功能亢进、糖尿病、下丘脑肿瘤等；异食癖则会出现食欲异常。

第五节 消化不良

消化不良是消化系统常见病症。主要表现为上腹痛、上腹部烧灼感、餐后饱胀和早饱感,或恶心、呕吐及嗳气等。

1. 胃气虚弱

(1) 适应证:胃脘不适,饥饿时明显,稍食即安;饱则不适加重,或胀,或闷塞感,有或泛酸,伴体倦易疲、少气乏力,舌淡苔薄或白,脉虚弱等。

(2) 治疗原则:健胃益气。

(3) 常用方药:四君子汤、六君子汤、香砂六君丸、香砂养胃丸、枳术丸等。药用:党参、太子参、白术、茯苓、白芍、山药、苏梗、枳壳、厚朴花、焦山楂、焦麦芽、焦谷芽、生姜、大枣等。

2. 肝胃不和

(1) 适应证:胃脘饱胀,嗳气,随喜怒而消长。伴胁肋胀满、得嗳气、矢气稍减,或呃逆、吞酸,舌淡苔薄,脉细弦等。

(2) 治疗原则:疏肝和胃。

常用方药:四逆散、柴胡疏肝饮、左金丸等。药用:柴胡、香橼、佛手、枳壳、玫瑰花、川楝子、黄连、吴茱萸、白芍、防风、苏梗、青皮、陈皮、生麦芽等。

3. 伤食积滞

(1) 适应证:食滞中脘,胀满不适,嗳腐吞酸,不思饮食,或泻而不爽,舌苔浊腻,脉滑等。

(2) 治疗原则:消食导滞。

(3) 常用方药:保和丸、木香顺气丸、枳实导滞丸、木香槟榔丸等。药用:焦山楂、焦麦芽、焦谷芽、神曲、莱菔子、木香、连翘、陈皮、砂仁、白豆蔻、青皮、半夏、茯苓、枳壳、枳实、槟榔等。

消化不良是消化系统常见病症,以脾胃病变为主,并与肝、胆、肠等相关。病初多为功能性障碍,症状较轻、反复,易与治疗;至器质性损害阶段,症状较重、持续、复杂且不易根治。

现代医学以持续至少4周以上或在12个月中有超过12周的病史方予以认定此诊断。并将消化不良分为功能性消化不良(溃疡样消化不良、动力障碍样消化不良、特异性消化不良等)和器质性消化不良(如肝病、胆道疾病、胰腺疾病、糖尿病等)。部分患者同时伴有失眠、焦虑、抑郁、头痛、注意力不集中等症状,与精神、心理及恐癌等因素有关。

第六节 呕 吐

呕吐是指胃失和降,气逆于上,迫使胃内容物从口中吐出的一种现象。大多数为消化系统病症所致,亦有因为误食毒物、身体引以自救的一种防御反射。呕吐多伴有恶心先兆。食管性反流多发生于食后一段时间且无恶心先兆。

一、外来因素

1. 外邪犯胃

(1) 适应证：恶心呕吐。伴有恶寒发热、胸脘满闷、不思饮食，舌淡苔薄白，脉浮或濡等。

(2) 治疗原则：解表和胃。

(3) 常用方药：藿香正气散、不换金正气散、香苏散、香苏饮等。药用：藿香、佩兰、荆芥、防风、姜半夏、陈皮、紫苏叶、苏梗、白豆蔻、苍术、生姜等。

2. 饮食积滞

(1) 适应证：呕吐食腐，嗳气吞酸，多有伤食史。伴有脘腹胀满、不思饮食，舌苔浊腻，脉滑等。

(2) 治疗原则：消食和胃。

(3) 常用方药：保和丸、四磨汤、木香顺气丸等。药用：焦山楂、焦麦芽、焦谷芽、神曲、木香、青皮、陈皮、枳实、枳壳、厚朴、槟榔、大腹皮、制大黄、连翘、生姜等。

二、内生因素

1. 胃寒凝滞

(1) 适应证：呕吐清水。伴脘痛拘挛、畏寒、不思饮食，舌淡苔白，脉沉或沉迟等。

(2) 治疗原则：温中止呕。

(3) 常用方药：小半夏汤、良附丸、厚朴温中汤、附子理中丸等。药用：生姜、干姜、姜半夏、高良姜、制香附、制附子、厚朴、苍术、桂枝、乌药、砂仁、草豆蔻、细辛、陈皮、苏梗等。

2. 胃热蕴结

(1) 适应证：呕吐吞酸。伴胁痛口苦、胃中嘈杂、口臭便秘，舌红苔黄，脉弦数等。

(2) 治疗原则：清肝和胃。

(3) 常用方药：左金丸、戊己丸、橘皮竹茹汤、清胃散等。药用：黄连、吴茱萸、炒白芍、生石膏、知母、山栀、连翘、夏枯草、代赭石、旋覆花、芦根、天花粉、竹茹、苏梗等。

3. 痰浊阻中

(1) 适应证：呕吐痰涎。伴胸脘满闷、头眩心悸、不思饮食，舌淡苔白腻，脉滑等。

(2) 治疗原则：温胃化饮。

(3) 常用方药：小半夏汤、苓桂术甘汤、旋覆代赭汤、平胃散、苓桂半夏汤、半夏厚朴汤等。药用：法半夏、橘红、枇杷叶、生姜、旋覆花、天南星、桂枝、茯苓、制香附、乌药、泽泻、竹茹等。

4. 瘀血阻络

(1) 适应证：恶心呕吐。伴脘腹刺痛、固定不移、胸胁胀闷、急躁易怒，舌暗红或有瘀斑，脉涩，或弦细等。

(2) 治疗原则：化瘀和胃。

(3) 常用方药：丹参饮、失笑散等。药用：檀香、砂仁、丹参、桃仁、红花、五灵脂、蒲黄、延胡索、白芍、赤芍、苏梗、川芎、桂枝、乳香、没药、枳壳、甘草等。

5. 脾胃虚弱

(1) 适应证：呕吐频作、量少、缠绵不愈。伴神疲倦怠、少气乏力、食欲不振、口淡不渴；或口干、嘈杂、口臭咽燥，舌淡胖边有齿印，脉虚弱；或舌偏红苔薄少，脉细数，或弦细数等。

(2) 治疗原则：养胃和胃。

(3) 常用方药：四君子汤、六君子汤、旋覆代赭汤、橘皮竹茹汤、麦门汤、沙参麦冬汤等。药用：党参、太子参、茯苓、白术、山药、麦冬、沙参、玉竹、石斛、姜半夏、旋覆花、竹茹、橘皮、枇杷叶、生姜、大枣、甘草等。

6. 肝逆犯胃

（1）适应证：呕吐吞酸，嗳气频作。伴胸胁胀满、烦闷不舒、每因情绪不佳而发作或加重，舌偏红苔薄黄，脉弦数，或弦细数等。

（2）治疗原则：疏肝和胃。

（3）常用方药：四逆散、气滞胃痛冲剂、左金丸、木香顺气丸、沉香化气丸、疏肝和胃丸等。药用：制香附、枳壳、木香、柴胡、黄芩、黄连、吴茱萸、郁金、槟榔、大腹皮、青皮、砂仁、厚朴花、佛手、香橼、沉香、麦芽等。

7. 肠腑壅滞

（1）适应证：呕吐腹胀。多先有腹胀、腹痛、大便不畅或不通，继则恶心欲吐或吐，甚至吐出物有粪臭味，可有腹部手术或腹膜炎病史，常反复发作，舌淡苔腻，脉弦，或沉迟，或滑等。

（2）治疗原则：通腑降逆。

（3）常用方药：枳实导滞丸、木香槟榔丸、调胃承气汤、大柴胡汤等。药用：大黄、芒硝、牵牛子、槟榔、枳实、枳壳、大腹皮、郁李仁、杏仁、桃仁、火麻仁、当归、木香、制香附、乌药、青皮、陈皮等。

8. 肾寒水泛

（1）适应证：恶心呕吐。伴全身水肿、面色㿠白、小便不利、不思饮食、畏寒肢冷，舌淡胖苔白，脉沉细，或沉迟等。

（2）治疗原则：温阳利水。

（3）常用方药：真武汤、济生肾气丸、大黄附子汤、小半夏汤、理中汤、附子理中汤、参附汤等。药用：大黄、制附子、细辛、姜半夏、茯苓、泽泻、益母草、薏苡仁、川牛膝、人参、桂枝、肉桂、防己、蝼蛄、玉米须等。

呕吐是临床常见病症，多见于里病。有寒热虚实之分。主要病变脏腑在胃，乃胃失和降、胃气上逆所致。其他脏腑及系统病变亦能犯胃而致生呕吐。

现代医学将呕吐分为反射性呕吐（消化系统疾病、急性中毒、呼吸系统疾病、泌尿系统疾病、循环系统疾病、妇科疾病、青光眼等）、中枢性呕吐（中枢神经疾病、药物毒性作用、代谢障碍、体内毒素刺激、放射性损害）、前庭障碍性呕吐（迷路炎、梅尼埃病、晕动病）和神经性呕吐、骨神经官能症、癔症等。

第七节 泄 泻

正常人的大便次数差异较大，每日1～3次或每周2～3次不等，一般重量在150～200克/日，含水量在60%～80%。泄泻是指排便次数增多、排粪量增加、粪质稀薄。

现代医学将病程在3周之内者称为急性腹泻，每日排便量超过1000克者称为严重腹泻。

一、外来因素

1. 外感表病

（1）适应证：泄泻。伴恶寒发热、胸膈满闷、恶心呕吐、腹痛肠鸣；或发热重、恶寒轻、口干口渴、汗出喘促，舌淡苔薄白或腻，脉浮或濡；或舌偏红苔薄黄或黄腻，脉浮数或数等。

（2）治疗原则：疏表祛邪。

（3）常用方药：藿香正气散、不换金正气散、葛根黄芩黄连汤等。药用：藿香、白芷、苏叶、佩兰、厚朴、苍术、半夏、陈皮、枳壳、葛根、黄连、黄芩、生薏苡仁、车前子等。

2. 饮食不洁

（1）适应证：泄泻。多有不洁饮食史，腹痛隐隐，泻后稍缓，恶心呕吐，舌苔薄白，脉濡数等。

（2）治疗原则：辟秽解毒止泻。

（3）常用方药：厚朴温中汤、葛根黄芩黄连汤、白头翁汤等。药用：厚朴、干姜、木香、黄连、黄芩、黄柏、山栀、白头翁、制大黄、枳壳、姜半夏、苏梗、陈皮等。

二、内伤病症

1. 湿热内蕴

（1）适应证：泄泻。泻下稀水、色黄而肛门灼热、口干口渴、发热、小便短赤，舌红苔黄腻，脉滑数等。

（2）治疗原则：清利湿热。

（3）常用方药：连朴饮、葛根黄芩黄连汤、黄芩滑石汤、四妙丸等。药用：黄连、黄芩、山栀、苦参、滑石、大青叶、滑石、车前子、生薏苡仁、厚朴、苍术、陈皮等。

2. 寒湿壅滞

（1）适应证：泄泻。便质清稀、腹痛隐隐、畏寒肢冷、倦怠乏力、恶心呕吐，舌淡苔白，脉濡或沉迟等。

（2）治疗原则：温中止泻。

（3）常用方药：纯阳正气丸、藿香正气散、实脾散等。药用：藿香、厚朴、苍术、草豆蔻、草果、丁香、肉桂、干姜、炮姜、黄连、秦皮、桂枝、附子、茯苓、炒薏苡仁等。

3. 伤食积滞

（1）适应证：泻下不爽，臭如败卵。多有伤食史，伴脘腹胀满、恶心呕吐，舌苔浊腻，脉滑等。

（2）治疗原则：消食导滞。

（3）常用方药：保和丸、枳实导滞丸、木香槟榔丸等。药用：大黄、槟榔、大腹皮、枳实、枳壳、杏仁、山楂、麦芽、神曲、连翘、苍术、厚朴、佛手、青皮、陈皮等。

4. 肝气郁滞

（1）适应证：腹痛即泻，泻后稍缓，且易反复。每在情绪紧张后发生，伴胸胁胀闷、嗳气食少、矢气频作，舌淡苔薄，脉弦细等。

（2）治疗原则：疏肝理脾。

（3）常用方药：痛泻要方、归芍六君子汤等。药用：柴胡、白芍、防风、白术、生黄芪、党参、茯苓、炒薏苡仁、苍术、厚朴花、苏梗、佛手、玫瑰花、乌梅、石榴皮、五倍子等。

5. 脾虚不运

（1）适应证：泄泻时作。多与饮食有关，进食油腻或辛辣刺激类食物后，大便次数明显增多、粪质变稀、常夹有不消化物，伴腹痛隐隐，神疲体倦，面色少华，舌淡胖边有齿印，脉细或细弱等。

（2）治疗原则：健脾止泻。

（3）常用方药：参术白术散、黄土汤、香砂六君子汤、理中汤、升阳益胃汤等。药用：党参、人参、灶心土、干姜、白术、茯苓、山药、煨葛根、黄芩、苍术、炒薏苡仁、木香、白豆蔻、羌活、防风、半夏、陈皮、炙甘草等。

6. 肾虚水泛

（1）适应证：五更泄泻。多在黎明时分腹痛、腹泻，常夹不消化食物，伴小腹冷痛，形寒肢冷，腰膝酸软，小便清长，舌淡苔白，脉沉或沉迟等。

（2）治疗原则：温肾止泻。

（3）常用方药：四神丸、附子理中汤、补脾益肠丸等。药用：制附子、干姜、吴茱萸、炮姜炭、补骨脂、赤石脂、肉豆蔻、桂枝、肉桂、乌药、茯苓、泽泻、木香、石榴皮、诃子、炙甘草等。

泄泻从外感受者通常比较急迫、次频、量大，应解毒止泻为先，兼顾外邪并寒热属性；内伤泄泻通常相对势缓、次疏、量少或中等，每易在触及诱发因素时发生或加重，治宜标本兼顾。

现代医学将腹泻依病程长短分为急性腹泻与慢性腹泻。急性腹泻有急性肠疾病（急性食物中毒、急性肠道感染、急性肠寄生虫病等）、急性中毒（植物性急性中毒、动物性急性中毒、化学毒剂急性中毒、药物刺激及毒性反应等）、全身性疾病（急性全身性感染、过敏性紫癜、变态反应性胃肠病、移植物抗宿主病、尿毒症、甲状腺危象等）；慢性腹泻有消化系疾病（肠道疾病、胃疾病、胰源性疾病、肝胆疾病等）、全身性疾病（内分泌代谢障碍性疾病、尿毒症、糙皮病、淀粉性变病、硬皮病、低丙种球蛋白血症、α-重链病、药源性腹泻、肠易激综合征、功能性腹泻等）。

第八节　痢　疾

痢疾是以大便次数增多、痢下赤白黏胨，伴腹痛、里急后重等临床特征为主的病症。常由毒邪经口而入所致；病位在肠；病性以湿热、疫毒为主；有寒、热、虚、实之别。好发于天气炎热的夏秋季节。

1. 湿热痢

（1）适应证：发病急迫，痢下赤白黏胨，腹痛，里急后重，肛门灼热，伴发热、口干口苦，舌红苔黄，脉滑数等。

（2）治疗原则：清热利湿。

（3）常用方药：葛根黄芩黄连汤、芍药汤等。药用：黄连、黄芩、黄柏、山栀、连翘、虎杖、秦皮、马齿苋、赤芍、白芍、木香、槟榔、地榆、枳壳、陈皮等。

2. 疫毒痢

（1）适应证：痢下急迫、腹痛急剧、寒战壮热。伴神情萎靡、肢体厥冷、头痛烦躁，甚则神志不清、抽搐等，舌红绛苔黄腻或焦黑起刺，脉弦数或微细欲绝等。

（2）治疗原则：解毒止痢。

（3）常用方药：白头翁汤、清瘟败毒饮等。药用：白头翁、黄连、穿心莲、大黄、苦参、山栀、金银花、连翘、犀角、羚羊角、钩藤、生地黄、升麻、大青叶、生甘草等。

3. 寒湿痢

（1）适应证：痢下赤白，赤少白多。伴腹痛隐隐、里急后重、脘腹胀满、头身困重，舌淡苔白腻，脉濡等。

（2）治疗原则：温化寒湿。

（3）常用方药：不换金正气散、连理汤等。药用：黄连、藿香、苏梗、苍术、厚朴、木香、槟榔、枳壳、桂枝、干姜、乌药、陈皮、神曲等。

4. 休息痢

（1）适应证：痢下时作时止，日久未愈。伴腹痛隐隐、里急后重、赤白黏胨量少、食欲减退、体倦易疲，舌质淡苔白腻，脉濡或虚弱等。

（2）治疗原则：扶正祛邪。

（3）常用方药：乌梅丸、连理汤等。药用：黄连、黄柏、虎杖、秦皮、乌梅炭、干姜、炮姜炭、细辛、桂枝、人参、苍术、白术、木香、白豆蔻、枳壳、陈皮、炙甘草等。

5. 阴虚痢

（1）适应证：痢下日久未愈，量少但赤脓为多，或痢下血色暗红、紫红或鲜红，或痢下与便秘交替。伴里急后重、腹痛、心烦口干、舌红绛苔腻或花剥，脉细数等。

（2）治疗原则：和血解毒。

（3）常用方药：驻车丸、黄连阿胶鸡子黄汤等。药用：黄连、黄柏、秦皮、鸦胆子、白芍、赤芍、当归、阿胶、川芎、熟地黄、石榴皮、五倍子、虎杖等。

6. 虚寒痢

（1）适应证：痢下赤白清稀、腹痛隐隐、肛门坠胀。伴畏寒肢冷、体倦乏力、少气懒言、不思饮食，舌淡胖苔薄白，脉沉细弱等。

（2）治疗原则：温脾涩肠。

（3）常用方药：赤石脂禹余粮汤、桃花汤、黄土汤、连理汤、真人养脏汤等。药用：人参、党参、灶心土、白术、茯苓、黄连、桂枝、肉桂、肉豆蔻、干姜、乌梅、五倍子、诃子、石榴皮、木香、乌药、陈皮、山楂炭等。

痢疾是感染性疾病，关键在于防住病从口入。黄连、黄芩、黄柏、穿心莲、白头翁、金银花、连翘、大蒜、鸦胆子（阿米巴）、重楼（蚤休）等对痢疾杆菌均有良好的抑制作用，宜早用、重用，即便是寒病、虚病亦应通过去性存用方法加以配伍应用。

现代医学认为细菌性痢疾是志贺菌（痢疾杆菌）引起的肠道传染病。志贺菌属分为 4 个群，其中的痢疾志贺菌引起的感染症状较重，易导致儿童及体质较弱老人出现中毒性菌痢；宋内志贺菌感染的病情较轻；福氏志贺菌感染症状则介于两者之间。根据病程长短分为急性菌痢与慢性菌痢（病程超过 2 个月）。此外，阿米巴肠病亦有类似临床表现。

第九节　便　秘

每周排便次数少于 2～3 次，且粪质燥结、量少、排便费力者称为便秘。便秘持续时间超过 12 周者称为慢性便秘。偶尔出现便秘现象可能与生活习惯临时改变等因素相关，常不作病态论。

1. 实寒便秘

（1）适应证：大便艰涩。伴腹痛拘挛、胀满，畏寒肢冷，食欲不振，舌淡苔白，脉弦紧等。

（2）治疗原则：散寒通便。

（3）常用方药：大黄附子汤等。药用：制附子、干姜、桂枝、乌药、大黄、郁李仁、杏仁、小茴香、厚朴、制香附、枳壳等。

2. 实热便秘

（1）适应证：大便干结。伴口干口臭，腹胀腹痛，心烦焦躁，小便短赤，舌红苔黄燥，脉滑数或弦数等。

（2）治疗原则：泻热通便。

（3）常用方药：调胃承气汤、大黄通便颗粒、清泻丸、三黄片、新复方芦荟胶囊等。药用：大黄、芒硝、芦荟、瓜蒌仁、知母、黄芩、芦根、生地黄、天花粉、枳实等。

3. 津亏便秘

(1) 适应证:粪如羊屎,可数日无所苦。伴口干、口臭、溲少黄赤,舌偏红苔薄黄少津,脉细数或虚数等。

(2) 治疗原则:润肠通便。

(3) 常用方药:麻子仁丸、五仁丸、通幽润燥丸等。药用:郁李仁、火麻仁、杏仁、桃仁、松子仁、柏子仁、瓜蒌仁、麦冬、生地黄、制大黄、白芍、枳壳、陈皮、蜂蜜等。

4. 气虚便秘

(1) 适应证:大便不甚干结,或仅初始干结,中后段正常或不成形。伴排便努责、费力,短气汗出,便后疲倦明显,舌淡苔白,脉细弱等。

(2) 治疗原则:补气通便。

(3) 常用方药:黄龙汤、黄芪汤、补中益气汤、益气通便颗粒等。药用:黄芪、火麻仁、蜂蜜、何首乌、肉苁蓉、当归、制大黄、白术、制黄精、陈皮、山药、仙鹤草、麦冬、松子仁、柏子仁等。

5. 阴虚便秘

(1) 适应证:大便干结。伴形体消瘦、潮热盗汗、心烦失眠、晨时口干明显、口臭、牙龈出血、舌红苔少而干,脉细数等。

(2) 治疗原则:滋阴通便。

(3) 常用方药:增液汤、增液承气汤、新加黄龙汤、济心丹、滋阴润肠口服液等。药用:生地黄、麦冬、玄参、玉竹、石斛、天花粉、制大黄、火麻仁、杏仁、柏子仁、桃仁、知母、地骨皮、肉苁蓉、海参、蜂蜜等。

6. 阳虚便秘

(1) 适应证:大便秘结,或干结不甚,但排便费力。伴畏寒肢倦、少气乏力、面色少华、神疲、小便清长、腰膝冷痛,舌淡苔白,脉沉迟或沉细等。

(2) 治疗原则:温阳通便。

(3) 常用方药:温脾汤、济川煎、半硫丸等。药用:肉苁蓉、制大黄、杏仁、桃仁、当归、干姜、桂枝、肉桂、川牛膝、木香、枳壳、陈皮、小茴香等。

便秘是临床常见病症,病位在肠。既可以单独出现,也常是其他病症的伴有表现。临床有寒、热、虚、实之别,除内服药物外,并有《伤寒论》蜜煎导法等可以配合使用。此外,养成定时排便习惯,多饮水,多吃蔬果等亦非常必要。

现代医学将便秘分为器质型便秘(如直肠、肛门等肠道疾病,精神神经系统疾病,内分泌系统疾病,药物性便秘等)和功能性便秘(如不良生活习惯、饮食习惯及排便习惯、精神压力所致等)两大类。从病理生理机制又可分为排便障碍型便秘(如盆底功能障碍或盆底协调运动障碍等,导致粪便堆积肠内而不能顺利从肛门排出)、慢传输型便秘(如肠内容物从近端结肠向远端结肠和直肠运动的速度低于正常人等),以及混合型便秘(兼具前二者原因和特点)。

第十节 腹 痛

腹痛是临床常见的病症。从发病缓急而论有急性腹痛与慢性腹痛之分;从病变脏器而论有腹内脏器与腹外脏器或全身病变所致不同;就腹内脏器而言,又有器质性疾病与功能性疾病区别。

一、右上腹痛

1. 急性疼痛

(1) 适应证:疼痛急性发作,常与进食油腻相关。伴口干口苦、胁肋胀满、泛恶欲吐,或呈绞痛,伴黄疸,舌偏红苔薄黄腻,脉滑数或弦数等。

(2) 治疗原则:清肝利胆。

(3) 常用方药:金铃子散、龙胆泻肝汤、凉膈散等。药用:黄芩、山栀、夏枯草、枳壳、郁金、川楝子、制香附、赤芍、虎杖、茵陈、金钱草、制大黄、天花粉、玄参、生甘草等。

2. 慢性疼痛

(1) 适应证:胁肋疼痛隐隐,每与情志不舒相关。喜叹息、呃逆、嗳气、食欲不振或厌食油腻,舌淡苔薄,脉弦或弦细等。

(2) 治疗原则:疏肝理气。

(3) 常用方药:四逆散、柴胡疏肝饮、丹栀逍遥丸等。药用:柴胡、枳壳、青皮、白芍、陈皮、制香附、郁金、佛手、玫瑰花、香橼、槟榔、大腹皮、生麦芽、青木香、延胡索、生甘草等。

二、上中腹及脐部疼痛

1. 急性疼痛

(1) 适应证:胃脘痛甚,多有饮食不当史。常既往有慢性胃脘痛史,因饮食不当或情绪紧张、或突然刺激而诱发,平卧或饮用温糖水后减轻,伴面色苍白、少气懒言、泛恶欲吐或呕吐,舌淡苔薄白或白滑,脉细弦,或虚数等。

(2) 治疗原则:温中止痛。

(3) 常用方药:良附丸、大建中汤、正气天香散、芍药甘草汤等。药用:高良姜、干姜、乌药、制香附、苏梗、生姜、吴茱萸、白芍、延胡索、桂枝、炙黄芪、饴糖、蜂蜜、炙甘草等。

2. 慢性疼痛

(1) 适应证:脘痛隐隐。多病史缠绵,反复发作。常少食即舒、多食胀满,伴面色少华、消瘦、食欲不振、短气乏力,舌淡或胖边有齿印苔薄,脉细或沉迟等。

(2) 治疗原则:益气安中。

(3) 常用方药:小建中汤、理中丸、四君子汤、香砂六君汤等。药用:人参、党参、黄芪、桂枝、白芍、饴糖、白术、山药、干姜、生姜、制香附、乌药、枳壳、苏梗、砂仁、炙甘草等。

三、腰腹部痛

1. 急性疼痛

(1) 适应证:疼痛急骤而至,或为绞痛。常伴有小便不利,尿频、尿急、尿痛,或见血尿、呕吐,肋脊角叩痛明显,平素饮水少、小便黄赤、短少,舌偏红苔薄黄,脉弦数,或滑数等。

(2) 治疗原则:排石利尿。

(3) 常用方药:排石颗粒、石韦散等。药用:金钱草、海金沙、鸡内金、滑石、乌药、白芍、延胡索、制香附、生地黄、赤芍、乳香、没药、川芎、白芷、蒲黄、滑石、生甘草等。

2. 慢性疼痛

(1) 适应证:疼痛隐隐,时有歇止。伴腰膝酸软、劳累尤甚,小便不利或清长,余沥不尽,舌淡苔薄白,脉沉或沉细等。

（2）治疗原则：温肾益气。

（3）常用方药：乌药散、独活寄生汤等。药用：独活、羌活、乌药、干姜、肉桂、细辛、桑寄生、杜仲、巴戟天、川牛膝、白术、黄芪、益智仁、山药、炙甘草等。

四、右下腹痛

1. 急性疼痛

（1）适应证：转移性右下腹痛，蹲卧稍舒。伴恶心呕吐，腹软，痛点固定、按之疼痛、无明显腹肌紧张，舌淡红或偏红苔薄白，或薄黄，脉弦数或滑数等。

（2）治疗原则：通腑消痈。

（3）常用方药：大黄牡丹汤、阑尾清化汤等。药用：大黄、芒硝、蒲公英、金银花、牡丹皮、赤芍、败酱草、红藤、生薏苡仁、冬瓜仁、桃仁、生甘草等。

2. 慢性疼痛

（1）适应证：疼痛隐隐，常反复发作。部位固定、间歇性隐痛或胀痛，饱餐、运动、受凉、劳累及长期站立后易致发作或加重，伴食欲不振、形体消瘦，或大便秘结，舌淡苔薄，脉涩等。

（2）治疗原则：活血通瘀。

（3）常用方药：金铃子散、阑尾化瘀汤、桃核承气汤、薏苡附子败酱散等。药用：桃仁、败酱草、黄芩、川楝子、延胡索、薏苡仁、制附子、桂枝、制大黄、牡丹皮、五灵脂、蒲黄、白芷、枳壳、制香附、青皮、陈皮等。

五、下腹部痛

1. 急性疼痛

（1）适应证：疼痛紧急。女性多见于痛经，男性多见于睾丸、附睾病症。常与受凉有关，多呈拘挛、牵拉感，得温稍缓，伴面色青白、畏寒肢冷、小便清长、大便溏薄，舌淡苔薄白，脉细弦或沉细等。

（2）治疗原则：温经散寒。

（3）常用方药：温经汤、天台乌药散、金铃子散等。药用：吴茱萸、桂枝、制附子、肉桂、细辛、乌药、巴戟天、川芎、干姜、生姜、小茴香、制香附、枳壳、川楝子、延胡索、炒白芍、生甘草等。

2. 慢性疼痛

（1）适应证：疼痛隐隐，常遇劳而作。或伴小腹坠胀、痛连腰骶，小便淋沥、涩痛，带下色黄瘙痒，舌偏红苔薄黄或薄黄腻，脉滑数或弦细数等。

（2）治疗原则：清利湿热。

（3）常用方药：易黄汤、当归拈痛汤、四妙丸、橘核丸等。药用：黄柏、黄芩、黄柏、生薏苡仁、车前子、虎杖、碧玉散、苍术、白芷、苦参、知母、秦皮、乌药、制香附、青皮、荔枝核、橘核、生甘草等。

六、弥漫性或不固定腹痛

1. 急性疼痛

（1）适应证：腹痛阵作，攻窜作痛、游走不定，得矢气则舒。常与情绪变化有关，或见于腹部手术后，常伴大便秘结，或嗳气，或呃逆，腹软，按之无块，舌暗或有瘀斑苔薄，脉涩或弦细等。

（2）治疗原则：理气活血。

（3）常用方药：芍药甘草汤、金铃子散、少腹逐瘀汤、调胃承气汤等。药用：川楝子、延胡索、制香附、乌药、柴胡、桂枝、白芍、赤芍、五灵脂、泽兰、桃仁、红花、制大黄、当归、生甘草等。

2. 慢性疼痛

(1) 适应证：腹部隐痛，每遇劳、遇寒而作。痛无定处，得温、得揉可减，伴面色少华、畏寒肢冷、饮食少思、大便溏薄、夜尿频仍，舌淡苔白，脉沉或沉细等。

(2) 治疗原则：益气温经。

(3) 常用方药：当归汤、温经止痛汤、乌药散等。药用：人参、当归、黄芪、干姜、制附子、桂枝、肉桂、川椒、艾叶、细辛、木香、制香附、枳壳、白芍、饴糖、制黄精、白术、炙甘草等。

腹痛是临床常见病症，多见于里病，气、血、痰、湿、寒、热、虚、实均可产生腹痛。腹痛有势缓缠绵者，亦有急骤而作者，更有性命攸关之痛，不可掉以轻心。

现代医学将腹痛分为急性腹痛与慢性腹痛两大类，并按疼痛部位加以归纳。

急性腹痛有发于右上腹（肝、胆囊与胆管、结肠肝曲病变以及右膈胸膜、右肋间神经、急性心肌梗死、急性右心衰竭等）、上中腹及脐部（胃十二指肠、胰腺、小肠、肠系膜、腹主动脉与门静脉病变以及急性心肌梗死、急性心包炎、脊髓痨胃肠危象等）、左上腹（脾、结肠脾曲病变以及左胸膈膜炎、左肋间神经痛等）、腰腹部（肾、输尿管病变等）、右下腹（阑尾、回肠以及脊柱病变、带状疱疹等）、下腹部（急性盆腔炎、异位妊娠破裂、妊娠子宫扭转、痛经病变等）、左下腹（结肠、卵巢、输卵管病变等）、弥漫性或部位不定（腹膜、肠、大网膜病变以及慢性铅中毒、尿毒症、糖尿病酮中毒、神经官能性腹痛等）；慢性腹痛有发于右上腹（肝脏、慢性胆道、肝曲结肠病变等）、中上腹（食管、胃十二指肠、胰腺、空、回肠憩室与憩室炎、原发性小肠肿瘤、肠系膜淋巴结结核、肠系膜动脉硬化、腹主动脉瘤病变等）、左上腹［胰腺、结肠、脾（肝曲综合征）、慢性脾周围炎病变等］、左右腰腹（肾下垂与游动肾、慢性肾盂肾炎与泌尿道结石、结肠癌病变等）、右下腹（慢性痢疾、慢性阑尾炎、肠结核、阑尾结核、局限性肠炎、白塞病、盲肠癌、慢性右侧输卵管卵巢炎病变等）、下腹（慢性膀胱炎、慢性前列腺炎、精囊炎、慢性盆腔炎病变等）、左下腹（慢性细菌性痢疾、溃疡性结肠炎、直肠、乙状结肠癌、结肠憩室与憩室炎、慢性左侧输卵管卵巢炎等病变）、慢性广泛与不定位性（结核性腹膜炎、消化道多发性息肉综合征、慢性假性肠梗阻、肠寄生虫病、肠易激综合征、功能性腹痛病变等）。

第十一节 头 痛

头痛是指枕、眼眶、耳窍连线之上部位的疼痛。头痛通常可有单侧或双侧、前头或后头、局部或弥漫、表浅或深在等区别；头痛可以呈尖锐性或钝性疼痛特征；亦可有搏动性、紧缩性、压迫样、空洞感、雷击或电击样疼痛等特点；头痛可轻可重，可持续数秒、数分钟、数日、数月，甚至数年不定。

一、外源性头痛

1. 外感头痛

(1) 适应证：头痛突然发作，伴恶寒（风）、发热。偏于风寒者，疼痛多有紧束感，肩颈挛急不舒；偏于风热者，疼痛或有搏动感；偏于风湿者，疼痛多有重着感。

(2) 治疗原则：疏风止痛。

(3) 常用方药：川芎茶调散、芎芷石膏汤、菊花茶调散、羌活胜湿汤等。药用：川芎、桂枝、防风、荆芥穗、羌活、白芷、细辛、薄荷、石膏、蔓荆子、藁本、白芍、生甘草等。

2. 外伤头痛

(1) 适应证:常有外伤或跌仆史,伤时无意识丧失或丧失少于30分钟。头部轻度外伤性头痛多始发于伤后一周内并可持续超过3个月。疼痛可呈多种表现形式,常因疲劳、睡眠不足等诱发或加重,多伴有头晕、精神难以集中、记忆力减退等。舌或有瘀斑,脉涩等。

(2) 治疗原则:祛瘀止痛。

(3) 常用方药:通窍活血汤、血府逐瘀汤等。药用:参三七、桃仁、红花、蒲黄、五灵脂、䗪虫、川芎、桂枝、桔梗、丹参、川牛膝、白芷、羌活、葱白等。

二、内源性头痛

1. 肝火上炎

(1) 适应证:急性头痛,多呈偏头痛,搏动性特征。性情急躁、易怒,目赤、口苦,胁痛,舌红苔黄,脉弦数等。

(2) 治疗原则:清泄肝火。

(3) 常用方药:龙胆泻肝汤、羚角钩藤汤等。药用:钩藤、羚羊角、黄芩、石决明、夏枯草、龙胆草、川楝子、桑叶、菊花、僵蚕、生白芍、生麦芽、川芎、全蝎、蜈蚣、生甘草等。

2. 肝阳上亢

(1) 适应证:头痛多呈胀痛感,常见于中老年人,与血压、情绪、睡眠等因素相关。伴头晕,目胀,视力减退,脚步空虚感,腰酸膝软,舌暗红苔薄,脉弦等。

(2) 治疗原则:平肝潜阳。

(3) 常用方药:镇肝息风汤、建瓴汤、大定风珠等。药用:代赭石、石决明、龟甲、桑寄生、杜仲、怀牛膝、桑叶、菊花、枸杞子、女贞子、墨旱莲、山药、熟地黄、山茱萸、川芎等。

3. 肝寒浊泛

(1) 适应证:巅顶头痛,痛时欲吐,或吐涎沫。伴畏寒肢冷、脘腹不适、大便溏泄,舌淡苔白而滑,脉沉弦或迟等。

(2) 治疗原则:温肝祛寒。

(3) 常用方药:吴茱萸汤、当归四逆加吴茱萸生姜汤等。药用:吴茱萸、生姜、桂枝、白芷、川芎、细辛、羌活、藁本、苍耳子、制香附、炒白芍等。

4. 痰瘀阻窍

(1) 适应证:头痛时作,呈刺痛特点。多见于中老年病患,或有中风或其他脑血管病史。伴头晕、胸闷,或有半身不遂、肢体活动不利,舌暗红或瘀斑,脉细涩等。

(2) 治疗原则:活血通窍。

(3) 常用方药:补阳还五汤、通窍活血汤等。药用:生黄芪、桃仁、红花、石菖蒲、天麻、川芎、桂枝、葛根、䗪虫、赤芍、地龙、当归尾、川牛膝、五灵脂、蒲黄、桑叶、菊花等。

5. 血虚头痛

(1) 适应证:头痛隐隐,空痛而晕,直立起身时尤易发作。伴面色少华,心悸失眠,记忆力减退,舌淡苔薄,脉细弦等。

(2) 治疗原则:养血和络。

(3) 常用方药:四物汤、当归补血汤、十全大补汤等。药用:熟地黄、白芍、炙黄芪、刺五加、龙眼肉、鹿角胶、阿胶、当归、川芎、白术、制黄精、仙鹤草、炙升麻、大枣等。

6. 气虚头痛

（1）适应证：头痛绵绵，疲劳尤甚。伴神倦乏力、短气懒言、食欲不振、大便溏薄，舌淡胖苔薄，脉细弱等。

（2）治疗原则：补气升阳。

（3）常用方药：四君子汤、补中益气汤、半夏白术天麻汤等。药用：人参、黄芪、党参、天麻、太子参、刺五加、白术、黄精、山药、葛根、炙升麻、川芎、柴胡、蔓荆子等。

头痛是临床常见病症，可见于表、里、寒、热、虚、实类疾病。既可以是头部及其邻近组织、器官所致，更多则是全身脏腑、系统疾病的局部反应。因此，在治疗的同时，需注意标本同求。

现代医学将头痛分为原发性头痛、继发性头痛、脑神经及中枢性痛三大类。具体原因可归结于以下几个方面：① 血管改变（血管被伸展、移动、挤压；颅内、外动脉高度扩张，血液冲击松弛的血管壁，刺激痛觉神经末梢使血管壁发生震动；颅内静脉扩张；血管炎症；颅内小血管收缩或痉挛等）；② 脑膜病变；③ 肌肉病变（额、颞、枕、颈后、头顶和肩背诸肌因各种原因出现的收缩）；④ 神经病变（因激惹、挤压、绞榨、牵引等）；⑤ 五官与颈椎病变；⑥ 生化改变（如 5-羟色胺、降钙素基因相关肽等）；⑦ 内分泌改变（如绝经期、月经期、性交等）；⑧ 其他（如遗传、食物、过敏等）。

第十二节　胸　痛

胸痛是临床常见病症，既可以见于胸廓自身的病变，亦可以是内脏病变的局部表现。尤其是应对后者要保持足够的警惕与重视。

一、胸廓自身病变

1. 疮疡

（1）适应证：胸痛，局部或见红肿、灼热，或有成簇水疱，或肋骨扪之粗大，轻度压痛，舌淡苔薄，脉数或弦等。

（2）治疗原则：消散疮疡。

（3）常用方药：五味消毒饮、龙胆泻肝汤、病毒性肋软骨炎方等。药用：金银花、连翘、龙胆草、栀子、钩藤、白芷、蒲公英、赤芍、皂角刺、天花粉、大青叶、板蓝根、贯众、穿山甲、生甘草等。

2. 外伤

（1）适应证：胸痛或因于跌仆，或因于用力拉伤。胸肋疼痛，深呼吸或咳嗽时尤甚，痛有定处，拒按，或伴便秘，舌暗或有瘀斑，脉弦涩等。

（2）治疗原则：活血通络。

（3）常用方药：复元活血汤、圣愈汤等。药用：柴胡、枳壳、天花粉、赤芍、当归、川芎、延胡索、乳香、没药、威灵仙、骨碎补、续断、蟅虫、自然铜、生甘草等。

二、内脏病变

1. 肺虚络损

（1）适应证：胸痛隐隐，多与咳嗽相伴。或见于久咳之后，咯痰不多，咳则胸痛，口干咽燥、气短不匀，舌偏红苔薄或少,脉细数等。

(2) 治疗原则:润肺和络。

(3) 常用方药:养阴清肺汤、百合固金汤等。药用:霜桑叶、麦冬、黄芩、桑白皮、白芍、款冬花、炙百部、炙枇杷叶、当归、杏仁、丝瓜络、瓜蒌皮、桔梗、五味子、诃子、罂粟壳、生甘草等。

2. 肝经瘀滞

(1) 适应证:胸痛憋闷、走窜。伴情绪不稳、急躁,口干口苦,小便黄赤,舌红苔薄黄,脉弦或弦数等。

(2) 治疗原则:清肝宁络。

(3) 常用方药:芍药甘草汤、金铃子散、丹栀逍遥散、一贯煎等。药用:玄胡索、川楝子、黄芩、桑叶、菊花、钩藤、石决明、夏枯草、白芍、山栀、牡丹皮、青皮、乌梅、当归、川芎、生甘草等。

3. 心脉瘀阻

(1) 适应证:胸痛剧烈,如绞如窒。常伴肢凉、气短,舌暗或瘀斑苔薄腻或浊腻,脉涩或结、代、促等。

(2) 治疗原则:活血通脉。

(3) 常用方药:丹参饮、血府逐瘀汤、速效救心丸、冠心苏合丸等。药用:丹参、三七、桃仁、红花、川芎、桂枝、人参、刺五加、乳香、没药、五灵脂、蒲黄、枳实、枳壳、薤白、半夏、砂仁、山楂等。

胸痛是临床常见病症。可以是胸廓病症,更多见于廓内脏器病症。其中真心痛为危重急症,有生命之虞,需正确应对。

现代医学将胸痛分为胸壁疾病(皮肤及皮下组织病变、神经系统病变、肌肉病变、骨骼及关节病变等)、胸腔脏器疾病(心血管疾病、呼吸系统疾病、食管疾病、胸腺疾病、纵隔疾病)、肩关节及其周围组织疾病、腹部脏器疾病及其他类疾病等。其中急性冠脉综合征(ACS)、主动脉夹层、肺栓塞(PE)等为致死性胸痛的主要疾病。

第十三节 心 悸

心悸是病患主观感觉上对心脏跳动的一种不舒服感觉,常被描述为心慌、心乱等。客观上也可以是心脏自身或其他脏器病变所导致心脏的功能性或器质性病变的临床表现。

1. 心虚胆怯

(1) 适应证:心悸不宁。平素善惊易恐,失眠多梦,喜静恶吵,食欲不振,舌淡苔薄白,脉细弦或细数等。

(2) 治疗原则:宁心安神。

(3) 常用方药:温胆汤、安神定志丸、远志汤等。药用:远志、郁金、半夏、枳实、刺蒺藜、琥珀、龙齿、酸枣仁、茯神、百合、莲子、刺五加、天冬、生姜、大枣、炙甘草等。

2. 心脾两虚

(1) 适应证:心悸气短。体质孱弱,食欲不振,消化不良,体倦易疲,少气懒言,大便溏薄,舌淡胖边有齿印苔薄,脉细或细弱等。

(2) 治疗原则:补益心脾。

(3) 常用方药:归脾汤、炙甘草汤等。药用:人参、黄芪、桂枝、天冬、当归、龙眼肉、五味子、酸枣仁、远志、茯神、莲子、百合、茯苓、炙甘草等。

3. 心阳不振

(1) 适应证:心悸。伴形寒肢冷,少气乏力,倦怠易疲,面色青白,舌淡苔白,脉虚弱或沉细无力等。

(2) 治疗原则:温补心阳。

(3) 常用方药:桂枝甘草龙骨牡蛎汤、参附汤等。药用:制附子、高丽参、桂枝、干姜、白芍、五味子、丹参、天冬、吴茱萸、诃子、薤白、法半夏、枳壳、砂仁、炙甘草等。

4. 阴虚火旺

(1) 适应证:心悸易惊。伴潮热盗汗、心烦失眠、夜梦纷呈、口干口臭、牙龈出血、腰膝酸软、小便黄赤、大便秘结,舌偏红苔薄少,脉细数等。

(2) 治疗原则:滋阴养心。

(3) 常用方药:天王补心丹、黄连阿胶汤、生脉饮等。药用:生地黄、天冬、麦冬、百合、西洋参、阿胶、熟地黄、石斛、竹叶、五味子、黄连、钩藤、莲子心、珍珠母、石决明、柏子仁、酸枣仁、远志、炙甘草等。

5. 心血瘀阻

(1) 适应证:心悸胸痛。伴胸部憋闷,或有压迫感,痛如针刺,舌暗或有瘀斑苔薄,脉涩或弦细,或结或代等。

(2) 治疗原则:活血化瘀。

(3) 常用方药:丹参饮、桃仁红花煎、血府逐瘀汤等。药用:丹参、桃仁、红花、枳实、枳壳、薤白、川芎、当归、赤芍、参三七、乳香、没药、五灵脂、蒲黄、延胡索、制香附、青皮、陈皮、炙甘草等。

6. 水气凌心

(1) 适应证:心悸、时有气上冲胸(奔豚)。伴胸闷痞满,头晕目眩,泛恶欲吐,小便不利,舌淡苔白,脉沉细而滑等。

(2) 治疗原则:温阳行水。

(3) 常用方药:桂枝加桂汤、苓桂术甘汤、真武汤等。药用:桂枝、生黄芪、人参、制附子、白术、茯苓、泽泻、防己、丹参、沉香、生姜、大枣、炙甘草等。

7. 痰火扰心

(1) 适应证:心悸、惊惕。伴烦躁易怒,或言语过激,失眠多梦,口干口臭,大便臭秽,舌红苔黄腻,脉滑数或弦滑数等。

(2) 治疗原则:清心化痰。

(3) 常用方药:清心涤痰汤、黄连温胆汤、滚痰丸等。药用:黄连、山栀、黄芩、礞石、胆南星、半夏、枳实、石菖蒲、竹沥、天竺黄、郁金、大黄、珍珠母、石决明、百合、麦冬、生甘草等。

心悸是内伤病症,多见于心脏自身疾病,亦常是胸痛、失眠、健忘、眩晕、水肿、哮喘等其他病症伴有的临床表现。

现代医学认为健康人仅在剧烈运动、精神高度紧张或高度兴奋时才有可能出现生理性心悸。但在心律失常(期前收缩、心动过速、心动过缓)、高动力循环状态(高热、贫血、甲状腺功能亢进、低血糖、缺氧、嗜铬细胞瘤等)、器质性心脏病(高血压性心脏病、风湿性心脏病、原发性心肌病、先天性心脏病等)和心脏神经官能症等病理状态下都可以出现心悸。

第十四节　失　眠

　　失眠是指病患对睡眠时间和(或)睡眠质量不满足并影响日间社会功能的一种主观体验。具体表现为：入睡困难(＞30分钟不能入睡)；睡眠质量下降(睡眠维持障碍,整夜觉醒次数≥2次,早醒)；总睡眠时间减少(通常少于6小时)。同时可伴有日间功能障碍：① 疲劳或全身不适；② 注意力、注意维持能力或记忆力减退；③ 学习、工作和(或)社交能力下降；④ 情绪波动或易激惹；⑤ 日间思睡；⑥ 兴趣、精力减退；⑦ 工作或驾驶过程中错误倾向增加；⑧ 紧张、头痛、头晕,或与睡眠缺失有关的其他身体症状；⑨ 对睡眠过度关注。根据病程可分为：① 急性失眠,病程＜1个月；② 亚急性失眠,病程≥1个月,＜6个月；③ 慢性失眠,病程≥6个月。

　　1. 心火偏亢

　　(1) 适应证：心烦不寐。伴性急易躁、口干口苦、小便黄赤,或口舌生疮,舌尖红苔薄黄,脉细数等。

　　(2) 治疗原则：清心宁神。

　　(3) 常用方药：朱砂安神丸、泻心汤、导赤散等。药用：黄连、黄芩、山栀、淡豆豉、朱茯神、生地黄、竹叶、连翘、莲心、赤芍、生甘草等。

　　2. 心脾两虚

　　(1) 适应证：多梦易醒。伴神倦乏力,少气懒言,头晕目眩,面色少华,大便溏薄,舌淡苔薄,脉细等。

　　(2) 治疗原则：补益心脾。

　　(3) 常用方药：归脾汤、天王补心丹、人参养荣汤等。药用：人参、白术、太子参、刺五加、茯神、当归、白芍、酸枣仁、五味子、龙眼肉、百合、柏子仁、炙甘草等。

　　3. 阴虚火旺

　　(1) 适应证：不寐、心烦、心悸。伴潮热盗汗、头晕耳鸣、口干齿衄、舌红苔少,脉细数等。

　　(2) 治疗原则：滋阴清热。

　　(3) 常用方药：知柏地黄丸、大补阴丸、黄连阿胶汤等。药用：生地黄、白芍、天冬、麦冬、枸杞、知母、黄柏、地骨皮、龟甲、黄连、肉桂、酸枣仁、五味子、煅龙骨、生甘草等。

　　4. 胃失和降

　　(1) 适应证：脘胀不寐。伴胃脘胀满、不易消化,或嗳腐吞酸、大便溏泄、气味酸臭,舌淡苔薄腻或浊腻,脉滑等。

　　(2) 治疗原则：和胃安神。

　　(3) 常用方药：保和丸、半夏秫米汤等。药用：神曲、焦山楂、焦谷芽、莱菔子、连翘、枳实、大腹皮、槟榔、郁李仁、杏仁、制大黄、青皮、陈皮、法半夏、生甘草等。

　　5. 心胆气虚

　　(1) 适应证：夜寐不实,易惊、多梦。伴心悸、胆怯,多愁善感,胸胁胀满,喜叹息,舌淡苔薄,脉细弦等。

　　(2) 治疗原则：开郁安神。

　　(3) 常用方药：温胆汤、安神定志丸、甘麦大枣汤等。药用：合欢皮、郁金、柴胡、桂枝、煅龙骨、煅牡蛎、远志、石菖蒲、五味子、酸枣仁、浮小麦、龙眼肉、当归、刺五加、茯神、钩藤、生姜、红枣、炙甘草等。

6. 痰热内扰

(1) 适应证:不寐易惊。伴烦躁易怒,口干口苦,头痛,耳鸣,胁痛,舌红苔黄,脉弦或弦滑等。

(2) 治疗原则:清肝化痰。

(3) 常用方药:黄连温胆汤、栀子豉汤、涤痰丸等。药用:龙胆草、夏枯草、钩藤、羚羊角、栀子、淡豆豉、黄芩、赤芍、青黛、白芍、川楝子、菊花、决明子、制大黄、竹茹、天竺黄、石菖蒲、浙贝母、生甘草等。

失眠是临床常见病症,除了生理性、病理性特征外,并和缺乏良好的睡眠习惯、用脑过度、用体(运动)不足等息息相关。

现代医学将失眠分为原发性失眠和继发性失眠两大类。原发性失眠通常缺少明确病因,或在排除可能引起失眠的病因后仍遗留有失眠症状。主要包括心理生理性失眠、特发性失眠和主观性失眠。一般缺乏特异性指标,通常只是一种排除性诊断。继发性失眠包括身体疾病、精神障碍、药物滥用等引起的失眠,以及与睡眠呼吸紊乱、睡眠运动障碍等相关性失眠。

第十五节 健 忘

健忘是以记忆力差、遇事易忘为特征的一种临床常见病症。属于内伤类病症,多见于年老体弱或大病后病患。

1. 脑髓不充

(1) 适应证:健忘时作。伴头晕耳鸣,腰膝酸软,头发花白,牙齿松动,小便清长,舌淡苔薄,脉沉或沉细等。

(2) 治疗原则:填精补髓。

(3) 常用方药:河车大造丸、龟龄集、全鹿丸等。药用:龟甲、熟地黄、天冬、紫河车、山茱萸、诃子、肉苁蓉、鹿角胶、菟丝子、枸杞、菊花、杜仲、怀牛膝、人参、刺五加、远志、炙甘草等。

2. 心脾两虚

(1) 适应证:健忘。伴神疲倦怠,少气乏力,食欲不振,形体消瘦,脘腹胀满,大便溏薄,舌淡胖苔薄白,脉细或虚弱等。

(2) 治疗原则:补益心脾。

(3) 常用方药:益气聪明丸、归脾汤、十全大补汤等。药用:人参、黄芪、仙鹤草、党参、白术、制黄精、葛根、当归、龙眼肉、远志、菖蒲、茯神、五味子、陈皮、炙甘草等。

3. 脑络瘀阻

(1) 适应证:健忘。伴头痛、头晕,思维迟钝,言语不敏,或有中风等病史,舌淡暗或瘀斑,脉涩或细弦涩等。

(2) 治疗原则:活血通络。

(3) 常用方药:补阳还五汤、血府逐瘀汤、通窍活血汤等。药用:生黄芪、桃仁、红花、川芎、当归、赤芍、丹参、枳壳、乳香、没药、葱白、参三七、柴胡、桂枝、枳壳、炙甘草等。

4. 痰浊上扰

(1) 适应证:健忘。伴精神抑郁、喜静、嗜卧,头晕泛恶,食欲不振,舌淡苔白腻,脉滑或弦滑等。

(2) 治疗原则:化痰醒窍。

（3）常用方药：温胆汤、菖蒲汤等。药用：石菖蒲、矾郁金、法半夏、竹茹、橘红、远志、天竺黄、朱茯神、钩藤、人参、白术、防风、桂枝、茯苓、僵蚕、炙甘草等。

现代医学将健忘分为功能性健忘与器质性健忘两大类。

第十六节 眩 晕

眩晕有广义和狭义之分。狭义的眩晕指病患有头旋欲仆（躯体不稳、倾斜甚至欲倾倒）的感觉，同时伴有恶心、呕吐、出汗、面色苍白等临床表现；头晕仅表现为头轻目眩感、空虚感、脚步漂浮感，而无旋转、倾斜欲倒的特征。广义的眩晕包括狭义的眩晕和头晕。眩晕多见于内伤类病症且以虚病为主。

1. 肝火上炎

（1）适应证：头晕且胀或痛。伴面红目赤，情绪急躁，口干口苦，胸胁胀痛，小便黄赤，大便干结，舌红苔黄，脉弦数等。

（2）治疗原则：清肝泻火。

（3）常用方药：羚角钩藤汤、龙胆泻肝汤等。药用：羚羊角、钩藤、龙胆草、黄芩、山栀、石决明、夏枯草、川牛膝、菊花、桑叶、白芍、生地黄、赤芍、薄荷、生甘草等。

2. 肝阳上亢

（1）适应证：头晕且眩。伴面色如醉，目胀羞明，情绪不稳，失眠多梦，肢麻手颤，舌暗红苔薄，脉弦等。

（2）治疗原则：平肝潜阳。

（3）常用方药：天麻钩藤饮、镇肝息风汤等。药用：天麻、钩藤、桑叶、菊花、决明子、车前子、生地黄、赤芍、僵蚕、蝉蜕、防风、枸杞、桑寄生、怀牛膝、代赭石、杜仲等。

3. 痰浊蒙蔽

（1）适应证：头晕且眩。多见于中老年人，血压不稳，腰膝酸软，发时泛恶，呕吐痰涎，舌淡苔腻，脉弦滑等。

（2）治疗原则：化痰息风。

（3）常用方药：半夏白术天麻汤、升发二陈汤等。药用：天麻、法半夏、橘红、竹茹、白术、茯苓、泽泻、川芎、柴胡、防风、怀牛膝、桑寄生、杜仲、代赭石、旋覆花、胆南星、僵蚕等。

4. 气血两虚

（1）适应证：头晕且昏。体质孱弱，倦怠乏力，少气懒言，心悸失眠，大便溏薄，舌淡苔薄，脉细等。

（2）治疗原则：补益气血。

（3）常用方药：当归补血汤、归脾汤、八珍汤、十全大补汤等。药用：炙黄芪、当归、熟地黄、白芍、阿胶、鹿角胶、人参、刺五加、仙鹤草、白术、山药、茯苓、龙眼肉、酸枣仁、百合、莲子、炙甘草、红枣等。

5. 瘀血阻窍

（1）适应证：头晕或有刺痛。失眠健忘、记忆力减退、心悸胸闷、耳鸣耳聋，舌暗红或瘀斑，脉涩或弦涩，或细涩等。

（2）治疗原则：化瘀通络。

（3）常用方药：通窍活血汤、血府逐瘀汤、补阳还五汤等。药用：丹参、川芎、桃仁、红花、桂枝、赤芍、川牛膝、枳壳、砂仁、五灵脂、蒲黄、䗪虫、乳香、没药、炙甘草等。

6. 肾虚水泛

（1）适应证：头目眩晕。发时如坐舟车、天旋地转、恶心呕吐，舌淡苔薄腻，脉滑等。

（2）治疗原则：益肾利水。

（3）常用方药：泽泻汤、五苓散、苓桂术甘汤、济生肾气丸等。药用：泽泻、生苡仁、茯苓、猪苓、防己、桂枝、葛根、川芎、川牛膝、车前子、钩藤、代赭石、桑寄生、杜仲、续断、山茱萸、肉桂等。

眩晕多见于内伤病症，以成年后特别是中老年人为主，临床以虚病或虚实夹杂类病症为多。

现代医学将眩晕分为耳性眩晕（前庭及耳蜗病变、前庭病变）、前庭神经病变（前庭神经元炎、前庭神经中毒、外伤）、脑性眩晕（脑血管病、脑肿瘤、颅内感染、头颈外伤、脱髓鞘病、先天疾病、癫痫性、颅内压增高）、颈源性眩晕（椎动脉压迫综合征）、全身性疾病（如心血管病、血液病、内分泌代谢疾病、感染及中毒类疾病）和眼源性眩晕（眼肌麻痹、Cogan 综合征）等。

第十七节　黄　疸

黄疸是指血清中胆红素浓度升高，致使巩膜、皮肤和黏膜发黄的症状与体征。临床将起病急、病程短、黄色鲜明如橘色且伴有明显湿热者称之为阳黄；而将起病缓、病程长、黄色晦暗如烟熏且伴有寒湿者称为阴黄。阳黄中起病急骤、黄疸迅速加深、其色如金且伴有壮热神昏、吐血、衄血等危重见症者被称为急黄；而病势凶险且伴有流行病学特点的黄疸称为疫黄。

一、阳黄

1. 湿热兼表

（1）适应证：黄疸初起，目睛微黄或不明显、小便黄、脘腹痞闷，伴恶寒、发热、头身酸楚，舌苔薄黄腻，脉浮弦或弦数等。

（2）治疗原则：解表祛湿。

（3）常用方药：麻黄连轺赤小豆汤、蒿芩清胆汤等。药用：麻黄、连翘、赤小豆、青蒿、黄芩、茵陈、梓白皮、半夏、陈皮、茯苓、竹茹、碧玉散等。

2. 热重于湿

（1）适应证：目睛及全身发黄、色泽鲜明，右侧胁肋部胀满疼痛，小便黄赤，大便秘结，舌红苔黄腻，脉弦滑或滑数等。

（2）治疗原则：清热利湿。

（3）常用方药：茵陈蒿汤、栀子柏皮汤等。药用：茵陈、山栀、黄柏、大黄、郁金、黄芩、大青叶、鸡骨草、垂盆草、车前子、茯苓、生薏苡仁、生甘草等。

3. 湿重于热

（1）适应证：身目发黄，发热不盛或低热缠绵、右胁胀满、脘闷身重、食欲不振、纳呆便溏、恶心呕吐，舌苔厚腻微黄，脉濡缓或弦滑等。

（2）治疗原则：利湿清热。

（3）常用方药：茵陈四苓汤、黄芩滑石汤等。药用：茵陈、黄芩、滑石、茯苓、猪苓、大腹皮、生薏苡仁、苍术、竹茹、厚朴、郁金、生甘草等。

4. 胆腑郁热

(1) 适应证:身目黄色鲜明,右胁肋胀满、疼痛、壮热或寒热往来、口干口苦、恶心呕吐、厌闻油腻、小便黄赤、大便秘结,舌红苔黄,脉弦滑数等。

(2) 治疗原则:通腑利胆。

(3) 常用方药:大柴胡汤、清胰汤1号等。药用:柴胡、黄芩、大黄、芒硝、枳实、半夏、连翘、山栀、赤芍、白芍、木香、延胡索、郁金、金钱草、生甘草等。

5. 瘟毒发黄

(1) 适应证:多见于流行性病症,发病急骤,黄疸迅速加深,黄色深沉,壮热,烦躁,胁痛,疼痛拒按,呕吐频作,尿少便秘,或神昏谵语,或衄血,便血,皮下瘀斑,或有腹水,舌质红绛苔黄燥或焦黑起刺,脉洪数或弦数,或细数等。

(2) 治疗原则:辟秽解毒。

(3) 常用方药:千金犀角散、当归龙荟丸、龙胆泻肝汤等。药用:犀角、茵陈、大黄、山栀、黄芩、黄连、黄柏、龙胆草、芦荟、青黛、当归、木香、升麻、赤芍、麝香、牛黄、生甘草等。

二、阴黄

1. 寒湿阻遏

(1) 适应证:身目俱黄,黄色晦暗不泽或如烟熏,右胁胀满,食欲不振,泛恶欲吐,口淡不渴,舌淡苔白腻,脉濡缓或沉迟等。

(2) 治疗原则:祛寒化湿。

(3) 常用方药:茵陈术附汤等。药用:茵陈、制附子、白术、苍术、厚朴、苏梗、虎杖、郁金、制香附、青皮、陈皮、焦山楂、茯苓、生甘草等。

2. 脾虚湿郁

(1) 适应证:多见于黄疸久延者。身目俱黄、黄色较淡而不鲜明,胁肋隐隐胀痛且多发于进食油腻食物后,倦怠乏力,纳呆食少,大便溏薄,舌淡胖苔薄白腻,脉濡或细等。

(2) 治疗原则:健脾利湿。

(3) 常用方药:茵陈橘皮汤、参苓白术丸等。药用:茵陈、白术、党参、茯苓、泽泻、山药、橘皮、半夏、郁金、枳壳、佛手、大腹皮、乌药、制香附、炒麦芽、炙甘草等。

黄疸是临床常见病症,病位虽在肝胆,但与外感疫毒、湿热内蕴、瘀热、虫石互结等密切相关。

现代医学将黄疸除先天性因素外分为三大类,即:溶血性黄疸、肝细胞性黄疸(黄疸型病毒性肝炎、黄疸型传染性单核细胞增多症、巨细胞病毒感染、钩端螺旋体病、其他急性全身性感染所致黄疸、妊娠急性脂肪肝、药物和毒物性肝损伤、酒精性肝炎、自身免疫性肝炎、肝硬化、心源性黄疸等)和胆汁瘀积性黄疸(肝内胆汁瘀积性黄疸、肝外胆汁瘀积性黄疸等)。

第十八节 水 肿

水肿是临床常见病症,是水液在人体脏腑、组织、器官等发生过量滞留所致。临床有阳水、阴水、风水、皮水、石水及五脏水等不同分类方法。

一、阳水

1. 风水泛滥

（1）适应证：水肿起于眼睑，继则四肢及全身皆肿，发病急、变化快。常伴恶寒发热、肢节酸楚、小便短少，舌淡苔薄，脉浮或浮紧，或浮数等。

（2）治疗原则：解表行水。

（3）常用方药：麻黄汤、越婢加术汤、防己茯苓汤等。药用：麻黄、香薷、桂枝、杏仁、赤小豆、生石膏、防己、浮萍、茯苓、泽泻、生薏苡仁、白术、苍术、生甘草等。

2. 湿毒浸淫

（1）适应证：水肿多继发于疮痈之后，或咽喉肿痛、糜烂，或体疮破溃、流滋，先肿于眼睑，次及周身，伴恶风发热、小便不利，舌淡苔薄，脉浮数等。

（2）治疗原则：解毒利水。

（3）常用方药：麻黄连轺赤小豆汤、五味消毒饮等。药用：麻黄、连翘、金银花、梓白皮、桑叶、菊花、升麻、牛蒡子、赤小豆、土茯苓、车前子、山栀、生薏苡仁等。

3. 水湿浸渍

（1）适应证：全身水肿、按之没指，起病缓、病程较长，伴小便短少、肢体困重、胸闷腹胀、纳呆、泛恶，舌淡胖苔白腻，脉沉缓等。

（2）治疗原则：温阳利水。

（3）常用方药：五苓散、五皮饮等。药用：茯苓、猪苓、桂枝、泽泻、防己、木通、生薏苡、川椒目、桑白皮、大腹皮、杏仁、生姜皮等。

4. 湿热壅盛

（1）适应证：遍体浮肿、皮色光亮、紧绷，多呈急性发作。常伴胸脘痞闷，口苦口黏，小便短赤，大便秘结，或咳喘气促，舌红苔黄腻，脉滑数或沉数等。

（2）治疗原则：分利湿热。

（3）常用方药：疏凿饮子、己椒苈黄丸、葶苈大枣泻肺汤等。药用：商陆、木通、川椒目、茯苓、泽泻、大腹皮、防己、葶苈子、杏仁、桑白皮、桔梗、赤小豆、制大黄、牵牛子、车前子、生薏苡仁等。

二、阴水

1. 脾阳虚衰

（1）适应证：全身水肿，以腰以下为甚，起病缓、病程较长。常伴脘腹胀闷、纳减便溏、面色少华、神疲倦怠、小便短少，舌淡胖苔白腻或白滑，脉沉缓或沉细等。

（2）治疗原则：健脾利水。

（3）常用方药：实脾饮、苓桂术甘汤、防己黄芪汤等。药用：炒白术、苍术、厚朴、干姜、制附子、桂枝、生黄芪、防己、泽泻、茯苓、猪苓、炒薏苡仁、人参、党参、刺五加、仙鹤草、炙甘草等。

2. 肾阳衰微

（1）适应证：面浮身肿，腰以下为甚，按之凹陷难起，起病缓慢、病程较长。常伴心悸、气促、面色㿠白或暗滞、腰膝酸软、肢冷畏寒、神疲乏力、倦怠懒动、小便短少，舌淡胖苔白，脉沉细或沉迟无力等。

（2）治疗原则：温肾行水。

（3）常用方药：真武汤、济生肾气丸、参附汤等。药用：制附子、人参、刺五加、肉桂、桂枝、茯苓、泽泻、猪苓、车前子、白术、生姜、泽兰、制大黄、杏仁、桃仁、益母草、川牛膝、川芎、仙鹤草、山茱萸等。

水肿是肺、脾、肾三脏对水液代谢失常所致的水液潴留。发病急、病程短、病位浅者相对较轻,预后良好;而久肿不消、病程缠绵、深于脏腑、并发症多者较重,预后欠佳。

现代医学认为形成水肿的主要因素有:① 钠和水的异常潴留;② 毛细血管滤过压升高;③ 毛细血管渗透性增加;④ 血浆胶体渗透压降低;⑤ 淋巴回流受阻碍;⑥ 组织压力降低。并将水肿分为全身性水肿(心病性水肿、肾病性水肿、肝病性水肿、营养缺乏性水肿、妊娠中毒症所致的水肿、结缔组织病所致的水肿、血清病所致的水肿、内分泌障碍疾病所致的水肿、药物所致的水肿、特发性水肿、其他原因所致的功能性水肿等)、局限性水肿(局部炎症所致的水肿、肢体静脉血栓形成及血栓性静脉炎、下肢静脉曲张所致的水肿、慢性上腔静脉阻塞综合征、慢性下腔静脉阻塞综合征、淋巴回流受阻所致的象皮肿、流行性腮腺炎并发胸骨前水肿、血管神经性水肿、神经营养障碍所致的局限性水肿、局部黏液性水肿等)。

第十九节　小便异常

健康成人每日尿量在 1 000～2 000 ml 之间[日尿量与夜尿量之比约为(2∶1)～(3∶2)]。24 小时内尿量少于 400 ml 或每小时尿量少于 17 ml 者称为少尿;24 小时内尿量少于 100 ml,或 12 小时内完全无尿者称为无尿;而 24 小时尿量经常(非过多饮水)超过 2 500 ml 者称为多尿。

一、尿量异常

1. 少尿

(1) 适应证:小便量少。多见于热病后,口干口渴、大便秘结、皮肤干燥,舌红苔少,脉细数等;或见于水肿,常伴头面或肢体浮肿,体倦易疲、少气乏力,舌淡苔薄,脉缓或细等。

(2) 治疗原则:滋阴利尿/温化利水。

(3) 常用方药:增液汤、猪苓汤/苓桂术甘汤、五苓散等。药用:生地黄、天花粉、玄参、麦冬、猪苓、滑石、阿胶、桂枝、茯苓、泽泻、乌药、白术、生黄芪、防己、生薏苡仁等。

2. 多尿

(1) 适应证:小便量多。常伴畏寒肢冷、腰膝酸软、神疲乏力、食欲不振、大便溏薄,舌淡胖苔白,脉沉或沉细等。

(2) 治疗原则:温肾制水。

(3) 常用方药:缩泉丸、济生肾气丸、真武汤等。药用:益智仁、山药、乌药、山茱萸、诃子、制附子、桂枝、肉桂、茯苓、白果、山药、车前子、白芍、金樱子、芡实等。

二、尿色异常

1. 血尿

(1) 适应证:血尿。小便色赤或镜下血尿,或血红蛋白尿,神疲倦怠、少气乏力、腰骶酸痛、面色少华,舌淡苔薄,脉细或沉细无力等。

(2) 治疗原则:补气摄血。

(3) 常用方药:圣愈汤、归脾汤等。药用:炙黄芪、当归、熟地黄、生地黄、人参、刺五加、仙鹤草、参三

七、白芍、川芎、灶心土、炒白术、炮姜、血余炭、炙甘草等。

2. 脓尿

(1) 适应证:尿液中白细胞增多或肉眼脓尿,伴腰骶酸楚、小腹坠胀、体倦易疲,或有低热,舌淡或偏红苔薄,脉细或细数等。

(2) 治疗原则:滋肾清利。

(3) 常用方药:知柏地黄丸、二妙丸、五神汤等。药用:知母、黄柏、生地黄、连翘、鸭跖草、鱼腥草、金银花、车前子、紫花地丁、川牛膝、赤芍、生甘草、茯苓、山药、女贞子、墨旱莲等。

3. 乳糜尿

(1) 适应证:小便混浊如米泔,呈乳白色、乳酪样,或色泽稍浑浊,或带淡红、粉红色,小便静置可见沉淀物或絮块状物。常伴形体消瘦、神疲乏力、腰酸膝软,舌淡苔薄腻,脉细弱无力等。

(2) 治疗原则:益肾固涩。

(3) 常用方药:膏淋汤、易黄汤等。药用:山药、芡实、白果、龙骨、牡蛎、白芍、益智仁、金樱子、覆盆子、山茱萸、黄柏、车前子、萆薢、川牛膝、茯苓、生薏苡仁等。

4. 蛋白尿

(1) 适应证:尿有蛋白。伴头身浮肿、面色少华、畏寒肢冷、腰膝酸软、夜尿频仍、尿易起沫,舌淡胖苔白,脉细或沉细等。

(2) 治疗原则:温肾固涩。

(3) 常用方药:桑螵蛸散、易黄汤、缩泉丸等。药用:桑螵蛸、龟甲、益智仁、山药、芡实、山茱萸、人参、茯神、生黄芪、白术、冬虫夏草、金樱子、覆盆子、菟丝子、白果等。

三、尿感异常

1. 尿频

(1) 适应证:尿意频仍,尿量偏少且无明显不适。多伴焦虑、忧郁,失眠多梦,尿意急迫,常有尿之不及而遗之虞,舌淡苔薄白,脉细弦或沉细等。

(2) 治疗原则:宁心温胆。

(3) 常用方药:安神定志丸、温胆汤、甘麦大枣汤等。药用:人参、茯神、茯苓、远志、钩藤、白芍、郁金、合欢皮、石菖蒲、龙齿、酸枣仁、法半夏、橘皮、竹茹、百合、莲子、五味子、灵磁石、生麦芽、炙甘草等。

2. 尿痛

(1) 适应证:小便疼痛。尿道灼热疼痛,或刺痛,或涩痛,或隐痛,常伴尿频、尿急、尿色黄赤,或血尿,或有砂石,舌偏红苔薄黄,脉滑数或弦数等。

(2) 治疗原则:清热通淋。

(3) 常用方药:八正散、排石冲剂、碧玉散等。药用:生地黄、木通、瞿麦、萹蓄、金钱草、海金沙、车前子、滑石、青黛、白茅根、鱼腥草、淡竹叶、鸭跖草、赤芍、制大黄、山栀、生甘草等。

3. 余沥不净

(1) 适应证:小便余沥不净。男性常伴有精浊(慢性前列腺炎)、小腹或睾丸坠胀不适、尿末滴白,女性则多见于年老体弱或多产、腰膝酸软、小腹坠胀,或宫颈脱垂、脱肛,舌淡苔薄,脉弦细或沉细等。

(2) 治疗原则:滋肾清利/补脾益气。

(3) 常用方药:萆薢分清饮、消瘰丸、知柏地黄丸/补中益气汤、缩泉丸等。药用:萆薢、菟丝子、浙贝母、玄参、赤芍、石菖蒲、乌药、益智仁、益母草、人参、白术、黄芪、党参、仙鹤草、炙升麻、枳壳、山药、茯苓、炙甘草等。

小便异常是临床常见病症,既可以单独出现,也是许多疾病的伴有症状。除了寒、热、虚、实等区别外,也有精神心理等因素掺杂其中。

现代医学将少尿或无尿分为肾前性少尿或无尿、肾原性少尿或无尿(肾小球疾病、肾小管—间质性疾病、肾血管疾病、急性肾衰竭、慢性肾衰竭等)和肾后性少尿或无尿(梗阻性肾衰竭等);将多尿分为内分泌代谢障碍疾病(尿崩症、糖尿病、原发性甲状旁腺功能亢进症、原发性醛固酮增多症、Wolfram综合征、韩-薛-柯综合征等)、肾脏疾病(慢性肾炎、慢性肾盂肾炎、高血压肾病、肾小管疾病、失钾性肾病、高血钙性肾病、干燥综合征等)和精神性多尿症等;将血尿分为泌尿生殖系疾病(非感染性炎症、感染性炎症、结石、肿瘤、损伤、遗传性疾病、血管性疾病、其他病变和异常、理化因素等)、全身性疾病(血液病、感染性疾病、免疫性疾病、心血管疾病、内分泌代谢疾病等)、尿路邻近器官疾病(炎症或肿瘤等)和其他原因疾病(运动或其他未明原因)等;将脓尿分为泌尿系统疾病所致脓尿(上尿路疾病、下尿路疾病)、生殖系统疾病所致的脓尿(前列腺炎、前列腺脓肿、前列腺肿瘤合并感染等)和泌尿生殖系统邻近器官和组织疾病所致的脓尿(肾周围蜂窝织炎和肾周围脓肿、输尿管周围炎和输尿管周围脓肿、阑尾周围脓肿、输卵管卵巢炎和输卵管卵巢脓肿、盆腔脓肿等);将乳糜尿分为寄生虫性和非寄生虫两大类;将蛋白尿分为功能性蛋白尿、体位性(或直立性)蛋白尿(胡桃夹现象)、病理性蛋白尿(原发性肾小球疾病、继发性肾小球疾病、肾小管间质疾病、遗传性肾病、高原性蛋白尿等)。

第二十节　出汗异常

出汗异常是指在没有明显其他病症的情况下有频繁出汗现象。异常出汗有自汗和盗汗之别,"夫自汗者,朝夕汗自出也;盗汗者,睡而出,觉而收,如寇盗然,故以名之"。

1. 肺卫不固

(1) 适应证:汗出恶风、稍劳汗出尤甚,体倦神疲、容易感冒、面色少华,舌淡苔薄,脉细等。

(2) 治疗原则:益气固表。

(3) 常用方药:牡蛎散、玉屏风散等。药用:生黄芪、麻黄根、煅牡蛎、白术、防风、人参、仙鹤草、刺五加、五味子、糯稻根、浮小麦、炙甘草等。

2. 营卫不和

(1) 适应证:汗出恶风、周身酸楚、时寒时热,或局部出汗,或半身出汗,舌淡苔薄白,脉浮或缓等。

(2) 治疗原则:调和营卫。

(3) 常用方药:桂枝汤、桂枝加龙骨牡蛎汤、黄芪建中汤等。药用:桂枝、白芍、黄芪、生姜、大枣、煅龙骨、煅牡蛎、麻黄根、诃子、山茱萸、白术、茯苓、山药、炙甘草等。

3. 心血不足

(1) 适应证:自汗或盗汗,心悸失眠、神疲乏力、少气懒言、面色少华,舌淡苔薄,脉细等。

(2) 治疗原则:调益心脾。

(3) 常用方药:归脾汤、十全大补汤、生脉散等。药用:人参、黄芪、刺五加、白术、茯苓、当归、龙眼肉、五味子、酸枣仁、煅牡蛎、钩藤、浮小麦、麦冬、诃子、远志、生姜、大枣、炙甘草等。

4. 阴虚火旺

(1) 适应证:夜寐盗汗或有自汗,伴心烦易躁、午后潮热、口干齿衄、小便黄赤、大便秘结,舌偏红苔薄少而干,脉细数等。

(2)治疗原则:滋阴清热。

(3)常用方药:秦艽鳖甲散、当归六黄汤等。药用:秦艽、鳖甲、地骨皮、牡丹皮、龟甲、生地黄、黄芩、黄柏、生黄芪、青蒿、白薇、银柴胡、麦冬、五味子、山茱萸、诃子、煅牡蛎等。

出汗异常是临床常见病症,多见于病后体质虚弱者,少数病患可有余邪未尽之虞,故治疗时当辨清原委。

第二十一节 出 血

人体皮肤、黏膜、组织、器官自发性出血或轻微损伤后出血不止称为出血或出血倾向,是临床常见病症。可见于外感、内伤,寒、热、虚、实类多种症候。

一、鼻衄

1. 风热犯肺

(1)适应证:鼻腔干燥、出血。伴有发热、恶寒,或咳嗽少痰,舌偏红苔薄干,脉浮数或细数等。

(2)治疗原则:疏风清肺。

(3)常用方药:疏风清热饮、桑菊饮等。药用:桑叶、菊花、连翘、薄荷、黄芩炭、山栀、杏仁、玄参、赤芍、桔梗、生甘草等。

2. 胃热上冲

(1)适应证:鼻衄,血色鲜红、量多。伴有口干、口苦、口臭、烦躁、便秘,舌红苔黄,脉数等。

(2)治疗原则:清胃泻火。

(3)常用方药:清胃散、玉女煎等。药用:黄连、石膏、知母、生地黄、升麻、牡丹皮、天花粉、芦根、麦冬、川牛膝、制大黄、藿香、陈皮、生甘草等。

3. 肝火上炎

(1)适应证:鼻衄。伴头痛、烦躁,性急易怒,面目红赤,胁肋胀满或疼痛,舌红苔黄,脉弦数等。

(2)治疗原则:清泄肝火。

(3)常用方药:左金丸、龙胆泻肝汤等。药用:黄连、龙胆草、黄芩炭、山栀、夏枯草、钩藤、菊花、桑叶、薄荷、青黛、赤芍、制大黄、决明子、石决明、生甘草等。

4. 脾不统血

(1)适应证:鼻衄,或有其他出血。伴神疲乏力、少气懒言、面色少华,头晕、心悸、失眠、健忘,形体消瘦,食欲不振,大便溏薄,舌淡胖苔薄或白,脉细等。

(2)治疗原则:补脾摄血。

(3)常用方药:归脾汤、当归补血汤等。药用:黄芪、人参、白术、仙鹤草、龙眼肉、当归、丹参、川芎、黄精、阿胶、炮姜炭、酸枣仁、炙甘草等。

二、齿衄

1. 胃火炽盛

(1)适应证:齿衄。伴牙龈肿痛、口干、口臭、大便秘结,舌苔黄,脉洪数或弦数等。

（2）治疗原则：清胃泻热。

（3）常用方药：清胃散、玉女煎、调胃承气汤等。药用：生石膏、知母、黄连、芦根、连翘、山栀、川牛膝、制大黄、芒硝、升麻、薄荷、生地黄、牡丹皮、赤芍、生甘草等。

2. 阴虚火旺

（1）适应证：齿衄，晨起明显，伴口中异味，潮热易汗，牙齿松动，腰膝酸软，心烦失眠，舌偏红苔薄少而干，脉细数或细弦数等。

（2）治疗原则：滋阴降火。

（3）常用方药：二至丸、知柏地黄丸、玉女煎等。药用：女贞子、墨旱莲、生地黄、熟地黄、白芍、赤芍、龟甲、知母、黄柏、地骨皮、仙鹤草、茜草炭、川牛膝、益母草、钩藤、石决明、生石膏、生甘草等。

三、咳血

1. 燥热伤肺

（1）适应证：咳嗽痰中带血、量少。伴口干咽燥、小便黄赤、大便秘结，舌红苔薄黄，脉浮数或细数等。

（2）治疗原则：清燥润肺。

（3）常用方药：桑杏汤、泻白散等。药用：桑叶、杏仁、沙参、浙贝母、麦冬、桑白皮、地骨皮、黄芩炭、梨、天花粉、玄参、五味子、诃子、白及、参三七等。

2. 肝火犯肺

（1）适应证：呛咳或咳嗽阵作，痰中带血或咳血。伴急躁易怒、胸胁灼痛、口干口苦、舌红苔黄，脉弦数等。

（2）治疗原则：清肝泻火。

（3）常用方药：黛蛤散、黄芩泻白散等。药用：青黛、蛤粉、山栀、黄芩炭、大青叶、桑白皮、地骨皮、钩藤、菊花、桑叶、赤芍、牡丹皮、决明子、青葙子、旋覆花、川牛膝、制大黄、生甘草等。

3. 阴虚肺燥

（1）适应证：咳嗽痰少，或干咳带血，病程较长。常伴潮热盗汗、形体消瘦、失眠多梦、口干、口中血腥味，舌红苔薄少而干，脉细数或细弦数等。

（2）治疗原则：滋阴润肺。

（3）常用方药：养阴清肺汤、二至丸、百合固金汤等。药用：生地黄、熟地黄、麦冬、川贝母、百合、白及、白茅根、鱼腥草、桑白皮、地骨皮、黄芩、玄参、白芍、女贞子、墨旱莲、侧柏炭、仙鹤草、五味子、诃子、生甘草等。

四、吐血

1. 胃热壅盛

（1）适应证：脘腹胀闷，甚则作痛，吐血色红或紫黯，夹有食物残渣，多伴口干口臭、大便秘结或色黑而软，舌红苔黄，脉滑数或弦数等。

（2）治疗原则：清胃泻火。

（3）常用方药：泻心汤、清胃汤等。药用：生石膏、黄连、大黄炭、生地黄、山栀、黄芩炭、赤芍、知母、浙贝母、芦根、参三七、白及、牡丹皮、升麻、棕榈炭、麦冬、白芍、生甘草等。

2. 肝火犯胃

（1）适应证：吐血色红量多，或色呈紫黯。多伴急躁易怒，胸胁灼痛，口干口苦，舌红苔黄，脉弦数或弦滑数等。

（2）治疗原则：清肝泻火。

（3）常用方药：当归龙荟丸、龙胆泻肝汤、泻心汤等。药用：龙胆草、黄连、山栀、黄芩炭、穿心莲、钩藤、青黛、芦荟、大黄炭、白芍、赤芍、虎杖、车前子、川牛膝、青皮、生甘草等。

3. 脾不统血

（1）适应证：吐血久延未止，时作时休、多见于疲劳后。常伴神倦乏力，少气懒言，面色少华，心悸、失眠，舌淡苔薄，脉细弱或沉细等。

（2）治疗原则：补气摄血。

（3）常用方药：归脾汤、黄土汤、当归补血汤等。药用：人参、黄芪、党参、灶心土、仙鹤草、炮姜炭、血余炭、白术、茯苓、黄精、山药、龙眼肉、当归、阿胶、熟地黄、陈皮、炙甘草等。

五、便血

1. 肠道湿热

（1）适应证：便血色红，大便不畅或稀溏，或有腹痛，口苦而黏，小便黄赤，舌红苔黄腻，脉滑数或濡数等。

（2）治疗原则：清化湿热。

（3）常用方药：约营煎、槐花散、地榆散等。药用：地榆、槐花、荆芥炭、制大黄、虎杖、黄连、黄芩、白芍、当归、枳壳、生地黄、赤芍、茜草炭、生甘草等。

2. 脾不统血

（1）适应证：便血不多、色淡红或黯。伴神疲气短、头晕乏力、食欲不振、心悸失眠，舌淡苔薄，脉细或虚弱等。

（2）治疗原则：健脾摄血。

（3）常用方药：归脾汤、当归补血汤等。药用：人参、黄芪、白术、黄精、炮姜炭、阿胶、地榆炭、棕榈炭、石榴皮、五倍子、茯苓、龙眼肉、当归、川芎、白芍、炙甘草等。

3. 脾胃虚寒

（1）适应证：便血色黯。伴有腹痛隐隐，畏寒肢冷，倦怠乏力，面色少华，少气懒言，大便溏薄，舌淡胖苔白，脉细或沉细等。

（2）治疗原则：温脾收涩。

（3）常用方药：黄土汤、附子理中汤等。药用：灶心土、阿胶、制附子、炮姜炭、黄芩炭、花蕊石、白及、藕节炭、地榆炭、棕榈炭、陈皮、山楂炭、炒白术、熟地黄、炙甘草等。

六、尿血

1. 下焦湿热

（1）适应证：小便色赤。伴尿道灼热、心烦口渴、夜寐不安，或口舌生疮，舌质红苔薄黄，脉细数等。

（2）治疗原则：清热利湿。

（3）常用方药：小蓟饮子、碧玉散、导赤散等。药用：小蓟、生地黄、蒲黄、滑石、青黛、淡竹叶、山栀、木通、白茅根、车前子、虎杖、鱼腥草、黄连、莲子心、生甘草等。

2. 阴虚火旺

（1）适应证：小便短赤带血，伴潮热盗汗、腰酸膝软、头晕耳鸣、失眠多梦、口干齿衄，舌红苔薄黄，脉细数或细弦数等。

（2）治疗原则:滋阴降火。

（3）常用方药:知柏地黄丸、猪苓汤、二至丸等。药用:知母、黄柏、茯苓、猪苓、阿胶、女贞子、墨旱莲、茜草炭、滑石、牡丹皮、地骨皮、白茅根、竹叶、莲心、白芍、车前子、生甘草等。

3. 脾不统血

（1）适应证:久病尿血,或伴肌衄、齿衄,神疲乏力,气短懒言,面色少华,食欲不振,大便溏薄,舌淡胖苔白,脉细或沉细等。

（2）治疗原则:补脾摄血。

（3）常用方药:归脾汤、当归补血汤等。药用:熟地黄、当归、车前子、白茅根、仙鹤草、参三七、炮姜炭、侧柏炭、灶心土、川芎、人参、白芍、山药、黄芪、炙甘草等。

七、紫斑

1. 血热妄行

（1）适应证:皮肤紫斑,或伴齿衄、鼻衄等出血,口干口渴、小便黄赤、大便秘结,舌红苔黄,脉弦数或滑数等。

（2）治疗原则:解毒凉血。

（3）常用方药:凉血解毒汤、犀角地黄汤、清营汤等。药用:生地黄、赤芍、紫草、金银花、连翘、黄连、玄参、制大黄、当归、红花、茜草、丹参、犀角、槐花、大青叶、生甘草等。

2. 阴虚火旺

（1）适应证:紫斑时发时止,常伴鼻衄、齿衄等,潮热、盗汗、口干、手足心热、失眠、心悸、小便短赤、大便秘结,舌红苔黄,脉弦数或弦细数等。

（2）常用原则:滋阴降火。

（3）常用方药:滋阴降火汤、茜根散、二至丸等。药用:生地黄、紫草、茜草、侧柏炭、益母草、知母、黄柏、白芍、赤芍、女贞子、旱莲草、大青叶、玄参、麦冬、牡丹皮、龟甲、地骨皮、阿胶、当归、丹参、生甘草等。

3. 气不摄血

（1）适应证:紫斑反复出现,疲劳及稍有触碰易作。常伴神疲乏力、头晕目眩、气短懒言、食欲不振、形体消瘦、面色萎黄,舌淡苔薄,脉细弱等。

（2）治疗原则:补气摄血。

（3）常用方药:归脾汤、当归补血汤等。药用:人参、黄芪、白术、仙鹤草、侧柏炭、棕榈炭、血余炭、阿胶、山药、黄精、山茱萸、诃子、远志、酸枣仁、陈皮、焦山楂、炙甘草等。

出血是临床常见病症,虽可见于外感与内伤类疾病,但以内伤病症最为常见。致生出血的机理不外热迫血行和气不摄血。火热之中有实火、虚火之别;而气不摄血除脾气不摄之外,并有气损及阳之途。

现代医学将出血性疾病分为血管外异常[先天性(遗传性)、获得性]、血管壁异常[先天性(遗传性)、免疫性血管性紫癜等]、血小板因素(血小板减少性紫癜、血小板功能异常等)、血液凝固异常(先天性凝血因子缺陷、获得性凝血因子缺陷、血循环抗凝物质等)。

第二十二节 关节疼痛

关节疼痛是临床常见病症。有红、肿、热、痛与功能障碍之急性发作者;更多则是经年未愈之慢性病痛者。

一、急性关节疼痛

1. 热毒蕴结

(1)适应证:关节红、肿、热、痛与关节活动受限。发病急骤、恶寒发热或寒战高热,以髋、膝等负重关节较为常见,多有感染性疾病病史,或邻近存在附骨疽等病灶,舌红苔黄,脉洪数或滑数等。

(2)治疗原则:清热解毒。

(3)常用方药:五味消毒饮、黄连解毒汤、五神汤等。药用:金银花、野菊花、紫背天葵子、紫花地丁、蒲公英、黄连、黄芩、黄柏、山栀、连翘、桑枝、生薏苡仁、木通、车前子、虎杖、川牛膝、生甘草等。

2. 风湿热痹

(1)适应证:关节红、肿、热、痛与活动受限。伴恶寒发热、烦闷不安、口渴不欲饮、小便黄赤,舌红苔黄腻,脉濡数或滑数等。

(2)治疗原则:清热除湿。

(3)常用方药:宣痹汤、白虎加桂枝汤等。药用:防己、杏仁、连翘、滑石、山栀、生薏苡仁、赤小豆、蚕沙、茯苓、生石膏、知母、桂枝、秦艽、桑枝、黄芩、泽泻、羌活、生甘草等。

二、慢性关节疼痛

1. 肩颈痛

(1)适应证:肩颈疼痛、活动不利,每于伏案工作后加重,或伴一侧上肢麻痹、疼痛,活动不利,或兼见胸、背痛,舌淡苔薄,脉弦或细弦等。

(2)治疗原则:温经活络。

(3)常用方药:桂枝加葛根汤、葛根汤等。药用:葛根、桂枝、白芍、炙麻黄、细辛、川芎、羌活、白芷、防风、当归、蔓荆子、苍术、生姜、大枣、生甘草等。

2. 腰背痛

(1)适应证:腰背疼痛,受寒及劳累后发作或加重,转侧不利,或伴痛处固定、痛如锥刺,或腰膝酸软、喜温喜按,舌淡或有瘀斑苔薄,脉弦或涩,或沉细等。

(2)治疗原则:益肾强腰。

(3)常用方药:肾着汤、身痛逐瘀汤、独活寄生汤等。药用:制附子、白术、苍术、薏苡仁、干姜、桂枝、杜仲、续断、桑寄生、狗脊、威灵仙、川芎、当归、牛膝、独活、乳香、没药、地龙、秦艽、白芍、甘草等。

3. 四肢痛

(1)适应证:四肢关节游走性疼痛。常伴关节、肌肉酸楚、拘挛,每遇阴雨天发作或加重,舌淡苔薄或白腻,脉浮或浮紧,或濡缓等。

(2)治疗原则:祛风除痹。

(3)常用方药:防风汤、关节炎汤1号、黄芪桂枝五物汤等。药用:防风、秦艽、葛根、麻黄、黄芪、桂枝、白芍、赤芍、细辛、乌梢蛇、桑枝、威灵仙、羌活、姜黄、川芎、当归、甘草等。

关节疼痛是临床常见病症,无论是急性化脓性关节炎,抑或是风湿性关节炎、类风湿性关节炎,如诊断、治疗不及时、不恰当,可致生关节功能障碍等后遗病症。

现代医学将急性关节痛为分急性感染性关节炎与感染变应性关节炎、自身免疫性与变态反应性关节炎、代谢障碍性急性关节炎和原因不明的急性关节炎等;将慢性关节炎分为慢性关节炎与关节病(自身免疫性慢性关节炎、骨性关节病、代谢障碍性关节病、慢性感染性关节炎、血液病所致的关节病、神经源性关节病、外伤性关节炎等)、慢性关节周围疾病〔肩痛症、桡肱滑囊炎(肱上髁炎)、氟骨症、特发性尿钙增多症、流波状骨质硬化症、原发性甲状旁腺功能亢进症、糖皮质激素治疗所致的股骨头坏死、其他骨病等〕;将腰背痛分为脊椎疾病(强直性脊柱炎、增殖性脊椎炎、颈椎病、感染性脊椎炎、脊椎骨折、腰椎间盘脱出、脊椎肿瘤、脊椎转移癌、其他脊椎疾病等)、脊椎旁软组织疾病(腰肌劳损、纤维织炎、梨状肌综合征、风湿性多发性肌痛症等)、脊神经根及皮神经病损所致的腰背痛(脊髓压迫症、急性脊椎炎、蛛网膜下腔出血、腰骶神经根炎、带状疱疹、臀上皮神经损伤等)、内脏疾病所致的腰背痛(腹腔和腹膜后器官疾病、盆腔器官疾病、胸腔脏器疾病等)。

第二十三节　皮肤瘙痒

皮肤瘙痒是临床常见病症。既可以见于表病,也可以见于里病;有风、湿、热、虫、虚等区分。

现代医学将皮肤瘙痒分为全身性瘙痒症和局限性瘙痒症两大类。

1. 外感风邪

(1)适应证:皮肤瘙痒。起病急,搔后流滋或留有血痕,或伴恶寒发热、咳嗽、鼻塞等,舌淡苔薄,脉浮或浮数等。

(2)治疗原则:疏风祛邪。

(3)常用方药:蝉蜕散、消风散等。药用:蝉蜕、薄荷、生地黄、当归、防风、知母、苦参、荆芥穗、牛蒡子、生石膏、升麻、菊花、玄参、赤芍、生甘草等。

2. 阴虚肺燥

(1)适应证:皮肤瘙痒、搔抓起痕。伴皮肤干燥、咽干口燥、眼鼻干燥、口渴、溲赤、便秘,舌偏红苔薄少而干,脉细弦或细数等。

(2)治疗原则:养肺润燥。

(3)常用方药:桑杏汤、养阴清肺汤等。药用:桑叶、桑白皮、杏仁、沙参、浙贝母、山栀、梨、麦冬、玄参、天花粉、牡丹皮、地骨皮、秦艽、石膏、知母、竹叶、生甘草等。

3. 肝经湿热

(1)适应证:皮肤湿痒,滋水淋漓,以肛门、外阴及下肢等较为常见。伴性情急躁、口干口苦、面红目赤、小便黄赤,舌红苔黄腻,脉弦数或弦滑数等。

(2)治疗原则:清肝泄热。

(3)常用方药:龙胆泻肝汤、四妙丸、五神汤等。龙胆草、黄芩、山栀、黄柏、钩藤、石决明、灵磁石、土茯苓、木通、生地黄、夏枯草、车前子、虎杖、青黛、连翘、生薏苡仁、赤芍、生甘草等。

4. 血虚失养

(1)适应证:皮肤瘙痒夜甚,皮肤干燥、起屑,伴潮热、易汗、烦躁、口干、失眠、大便秘结,舌红苔薄少而干,脉细数或细弦数等。

(2)治疗原则:滋阴润燥。

(3)常用方药:养血润肤饮、知柏地黄丸、二至丸等。药用:当归、熟地黄、生地黄、女贞子、墨旱莲、鸡血藤、丹参、知母、黄柏、龟甲、天冬、麦冬、升麻、黄芩、桃仁、红花、天花粉、钩藤、灵磁石、石决明、决明子、槐花、生甘草等。

5. 虫毒浸淫

(1)适应证:皮肤奇痒无比,夜间为甚,难以入寐,好发于皮肤皱襞(指缝、手腕、腋下、乳房下、大腿内侧、外生殖器等)处,搔后流血、流滋,可寻见虫窠(隧道),多为直接或间接染易。

(2)治疗原则:杀虫止痒。

(3)常用方药:硫黄软膏(外用)。

皮肤瘙痒是临床常见病症,既可以是皮肤疾病的病症表现,也常是脏腑病变的体表特征。

现代医学将皮肤瘙痒分为全身性瘙痒症(老年性瘙痒症、冬季瘙痒症、夏季瘙痒症等)和局限性瘙痒症(肛门瘙痒症、阴囊瘙痒症、女阴瘙痒症等)两大类。全身性瘙痒常为许多全身性疾病的伴发或首发症状,如尿毒症、胆汁性肝硬化、甲状腺功能亢进或减退、糖尿病、恶性肿瘤及神经精神性瘙痒等。并与环境因素、外用药物、洗涤用品以及病患皮脂腺与汗腺分泌功能减退致皮肤干燥等有关。局限性瘙痒症有时与全身性瘙痒症相同,如糖尿病。但更多则与局部病症相关:如肛门瘙痒多与蛲虫病、痔核、肛瘘等相关;女阴瘙痒常与白带、阴道滴虫病、阴道真菌病、淋病及宫颈癌等相关;阴囊瘙痒常与局部皮温高、多汗、摩擦以及真菌感染等相关。

第二十四节 甲乳肿块

甲状腺和乳房肿块是临床常见病症,多见于女性。

现代医学将甲状腺肿瘤和乳房肿瘤分为良性与恶性两大类。

一、甲状腺肿块

1. 风热痰凝

(1)适应证:甲状腺肿块突现,触痛明显,常伴恶寒发热、咽喉疼痛、小便短赤,舌偏红苔薄黄,脉浮数或洪数等。

(2)治疗原则:疏风清热。

(3)常用方药:牛蒡解肌汤、银翘散、消瘰丸等。药用:牛蒡子、薄荷、蝉蜕、僵蚕、金银花、连翘、柴胡、黄芩、大青叶、板蓝根、贯众、浮萍、玄参、浙贝母、生牡蛎、竹叶、桔梗、生甘草等。

2. 气郁痰阻

(1)适应证:甲状腺弥漫性肿大,质软不痛,皮色如常,肿块随吞咽上下移动,胸闷、喜叹息,或兼胸胁窜痛,病情波动常与情绪相关,舌淡苔薄白,脉弦等。

(2)治疗原则:理气消瘿。

（3）常用方药：四海舒郁丸、昆布丸等。药用：海藻、昆布、青皮、陈皮、海蛤粉、羊靥、玄参、生牡蛎、制香附、郁金、佛手、枳壳等。

3. 痰瘀互结

（1）适应证：甲状腺肿块，按之质韧或有结节，随吞咽上下移动，伴胸闷、纳差、舌淡苔薄白，脉弦或弦滑等。

（2）治疗原则：化痰消瘿。

（3）常用方药：海藻玉壶汤、消瘰丸等。药用：海藻、昆布、浙贝母、法半夏、制南星、玄参、生牡蛎、僵蚕、青皮、陈皮、当归、川芎、桔梗等。

4. 肝火炽盛

（1）适应证：甲状腺轻度或中度肿大，质地柔软、光滑，随吞咽上下移动，急躁易汗、心烦、烘热、口干口苦，舌红苔薄黄，脉弦数等。

（2）治疗原则：清肝泄火。

（3）常用方药：栀子清肝汤、藻药散等。药用：山栀、黄芩、天花粉、夏枯草、海藻、昆布、玄参、钩藤、赤芍、牡丹皮、川楝子、柴胡、白芍、川芎、当归、菊花、牛蒡子等。

5. 阴虚火旺

（1）适应证：甲状腺肿块或大或小，质软，随吞咽上下移动，常伴形体消瘦、潮热易汗、心悸、烦躁、口干、目涩羞明、手指颤动、神疲倦怠，舌红苔少，脉细数或细弦数等。

（2）治疗原则：滋阴降火。

（3）常用方药：天王补心丹、杞菊地黄丸、生脉散、消瘰丸等。药用：西洋参、生地黄、麦冬、五味子、浙贝母、生牡蛎、玄参、枸杞、菊花、龟甲、鳖甲、钩藤、牡丹皮、地骨皮、天花粉、远志、酸枣仁、茯神、生甘草等。

二、乳房肿块

1. 肝气郁结

（1）适应证：乳房肿块、大小不一，或圆或扁、质韧，可分布于整个乳房，亦可局限于乳房一隅，乳房胀痛以经前最为明显，经后减轻，每与情绪相关，伴胸闷胁胀、喜叹息，舌淡苔薄，脉细弦等。

（2）治疗原则：疏肝理气。

（3）常用方药：逍遥蒌贝散、柴胡疏肝散等。药用：柴胡、制香附、薄荷、当归、川芎、白芍、赤芍、枳壳、佛手、瓜蒌、浙贝母、法半夏、青皮、陈皮、川楝子、生麦芽、生甘草等。

2. 痰郁凝结

（1）适应证：乳房肿块，常为单发性，或多个在单侧或双侧乳房内出现，好发于 20～30 岁的青年女性，肿块形似丸卵、表面光滑、活动度好、质地坚韧，与皮肤无粘连，无明显疼痛，舌淡苔薄，脉缓等。

（2）治疗原则：化痰散结。

（3）常用方药：消瘰丸、二陈汤、逍遥丸等。药用：浙贝母、玄参、生牡蛎、柴胡、枳壳、法半夏、橘皮、茯苓、天花粉、当归、川芎、黄芩、淫羊藿、生麦芽、生甘草等。

3. 冲任失调

（1）适应证：乳房肿块伴月经失调、量少淋漓，胀痛经前为甚，经后减轻，伴烦躁易怒、腰酸膝软、失眠多梦、潮热盗汗、口干齿衄、大便秘结，舌红苔薄少，脉弦细或弦细数等。

（2）治疗原则：调摄冲任。

（3）常用方药：二仙汤、知柏地黄丸、消瘰丸等。药用：淫羊藿、仙茅、巴戟天、黄柏、知母、生地黄、熟地黄、地骨皮、钩藤、橘核、川楝子、白芍、赤芍、当归、川芎、浙贝母、玄参、生牡蛎、陈皮、生麦芽、生甘草等。

4. 肝郁化火

（1）适应证：乳窍溢血、色鲜红或暗红、量少，无明显疼痛，或在乳晕部扪及肿物，质软、推之可移，常伴失眠多梦、心烦易躁、口干口苦、胸胁满闷或灼痛，舌红苔薄黄，脉细数或细弦数等。

（2）治疗原则：清肝凉血。

（3）常用方药：丹栀逍遥散、二至丸、消瘰丸等。药用：焦山栀、牡丹皮、夏枯草、黄芩、女贞子、墨旱莲、侧柏炭、生地黄、赤芍、浙贝母、玄参、生牡蛎、连翘、生甘草等。

甲状腺、乳房肿块是临床常见病症，多为良性病变，与气、血、痰、瘀等病理因素关系较密，然亦有少数恶性者。

现代医学对于甲状腺肿首先区分其有痛与无痛性。痛性甲状腺肿见于急性甲状腺炎、亚急性非化脓性甲状腺炎。而甲状腺癌发生转移侵犯或压迫神经也可出现疼痛。其他原因所致甲状腺肿多无疼痛。甲状腺肿可为弥漫性或结节状。结节又可为单个（单发性）或多个（多发性）。弥漫性单纯性甲状腺肿、甲状腺功能亢进症、亚急性非化脓性甲状腺炎、慢性淋巴细胞性甲状腺炎常呈弥漫性对称性肿大，并保持正常的甲状腺外形；不规则的或局限性甲状腺肿，则见于结节型单纯性甲状腺肿、结节性甲状腺功能亢进症、甲状腺腺瘤、甲状腺癌、慢性侵袭性纤维性甲状腺炎、甲状腺结核、甲状腺树胶肿等。甲状腺腺瘤的轮廓清楚，表面平滑而呈球形，触之有弹性感，而甲状腺癌则硬实而表面不平滑。单纯性甲状腺肿、甲状腺功能亢进症的腺体较软，后者常有震颤与血管杂音而前者无；甲状腺癌、亚急性非化脓性甲状腺炎、慢性淋巴性甲状腺炎的腺体则显得硬实；慢性侵袭性纤维性甲状腺炎则可质硬如石。

乳房肿块绝大多数都是良性病变，如乳腺腺病、乳腺纤维瘤、乳腺囊肿、导管内乳头状瘤、乳腺导管扩张症和乳腺结核等。乳腺腺病也就是乳腺增生，常同时或相继在两侧乳房发现多个大小不等、界限不清的结节，可被推动；乳腺纤维瘤多为单发，境界清楚、边缘整齐、表面光滑、活动度良；乳腺囊肿为乳腺组织老化时形成肿大的小叶、肿块光滑且可移动；乳腺导管内乳头状瘤常在乳晕下或乳晕边缘摸到一圆形、质地较软的肿物，直径一般在 0.3～1 厘米，多数伴有乳头溢液或溢血；乳腺导管扩张症又名浆细胞性乳腺炎，常以肿块为首发症状，边缘不整、表面欠光滑、多位于乳晕深处，大小常在 3 厘米以内；乳腺结核初起时多为孤立结节，逐渐形成一个至数个肿块、边界不甚清楚、易于皮肤粘连；乳腺癌肿块多为单发结节、边缘不规则、多数质地较硬、常与皮肤粘连。

第二十五节　性功能障碍

医学上将性反应过程中性兴奋（男性勃起、女性阴道润滑）、性高潮（男性射精、女性阴道收缩）等各个环节发生异常而影响正常性生活者称为性功能障碍。男性性功能障碍包括性欲减退或亢进、阴茎勃起障碍、射精障碍等；女性性功能障碍包括性欲（唤起）障碍、插入障碍、性交痛、性高潮障碍等。

一、男性性功能障碍

1. 性欲减退

（1）适应证：性欲减退，对过往能引起性欲的性刺激因素反应淡漠，或维系时间短暂，或性交次数每月不足 2 次，甚至无性交。伴情绪低沉、易怒、失眠多梦，舌淡苔薄，脉细弦等。

（2）治疗原则：调和肝肾。

（3）常用方药：四逆散、柴胡疏肝散、二仙汤等。药用：柴胡、白芍、枳壳、羌活、桂枝、淫羊藿、仙茅、川芎、当归、巴戟天、钩藤、蜈蚣、九香虫、生甘草等。

2. 性欲亢进

（1）适应证：性欲亢进，对视觉、触觉、嗅觉及幻觉等所有性刺激元素反应敏感，性兴奋频繁发生，性行为要求异常迫切、同房频率增加，甚至每天要求数次性生活。情绪容易激动、口干易汗，舌红苔薄黄，脉弦数或细数等。

（2）治疗原则：滋阴清心。

（3）常用方药：黄连清心汤、知柏地黄丸、三才封髓丹等。药用：黄连、知母、黄柏、莲心、生地黄、天冬、牡丹皮、地骨皮、竹叶、龟甲、石决明、钩藤、生甘草等。

3. 勃起障碍

（1）适应证：勃起困难，或勃起硬度不足以插入阴道，或勃起维持时间不足以完成性交，以致不能达到或不能维持充分的勃起以获得满意的性生活。伴情绪低沉、神疲乏力、腰膝酸软，舌淡苔薄，脉细或沉细等。

（2）治疗原则：温肾益阳。

（3）常用方药：亢痿灵、茸附煎丸、暖肾丸等。药用：蜈蚣、白芍、柴胡、桂枝、川芎、当归、鹿茸、羌活、制附子、肉苁蓉、淫羊藿、仙茅、锁阳、九香虫、蜈蚣、韭菜子、熟地黄、山茱萸、菟丝子等、生甘草。

4. 射精障碍

（1）适应证：射精障碍以射精延迟、功能性不射精与早泄较为常见。前者常伴有性欲或勃起状态欠佳，虽能插入阴道，但高潮不易产生，神疲乏力、腰膝酸软、记忆力减退，舌淡苔薄，脉细或沉细等；后者常伴有性欲旺盛，容易激动、口干易汗、小便频数，舌偏红苔薄黄，脉细数或弦数等。

（2）治疗原则：益气温阳/滋阴降火。

（3）常用方药：桂枝加龙骨牡蛎汤、麻附细辛汤/知柏地黄丸、龙胆泻肝汤、三才封髓丹等。药用：桂枝、煅龙骨、煅牡蛎、炙麻黄、制附子、细辛、川芎、蜈蚣、九香虫，龙胆草、山栀、知母、黄柏、地骨皮、白芍、五味子、山茱萸、石榴皮、金樱子、芡实、刺猬皮、生甘草等。

二、女性性功能障碍

1. 性欲障碍

（1）适应证：性欲淡漠，性欲难以唤起，甚至无性欲。常伴喜静厌闹、体倦易疲、腰酸背痛、失眠多梦、心烦易躁、小便清长，舌淡或暗红苔薄，脉弦细或沉细等。

（2）治疗原则：疏肝温肾。

（3）常用方药：二仙汤、丹栀逍遥散、全鹿丸等。药用：淫羊藿、仙茅、巴戟天、黄柏、知母、当归、白芍、柴胡、桂枝、羌活、菟丝子、鹿角霜、陈皮、制香附、远志、炙甘草等。

2. 性交障碍

（1）适应证：性交时插入阴道困难或性交过程中有明显的外阴或盆腔疼痛，或性高潮缺失。常伴阴道干涩、口干口苦、牙龈出血、心烦耳鸣、潮热盗汗、腰膝酸软、便秘溲赤，舌偏红苔薄少，脉细数或细弦数等。

（2）治疗原则：益肾养阴。

（3）常用方药：六味地黄丸、知柏地黄丸、柴胡疏肝散、甘麦大枣汤等。药用：生地黄、熟地黄、知母、黄柏、龟甲、女贞子、墨旱莲、山茱萸、白芍、天冬、菟丝子、石楠叶、肉苁蓉、川芎、柴胡、枳壳、百合、浮小麦、钩藤、远志、合欢皮、炙甘草等。

3. 高潮缺失

（1）适应证：性交过程中较少或没有性高潮体验。常伴性欲低下、阴道干涩、手足不温、畏寒肢冷、神疲体倦、少气乏力，舌淡苔薄白，脉沉或沉细等。

（2）治疗原则：温肾益阳。

（3）常用方药：右归丸、沉香鹿茸丸等。药用：制附子、肉桂、淫羊藿、巴戟天、仙茅、肉苁蓉、锁阳、羌活、川芎、鹿茸、蜈蚣、九香虫、熟地黄、当归、续断、菟丝子、川芎、石楠叶、山茱萸、诃子、川牛膝、生甘草等。

性功能障碍既有生理性的，也有心理性的，更多的则是病理性的。性常识缺乏、性生活双方配合与协调不佳等都可能是潜在因素。因此，在药物治疗之外，夫妻间的交融、配合，尤其是性感集中训练等行为治疗亦十分重要。

第二十六节　不孕（育）症

性生活正常一年以上且未采取任何避孕措施而没有成功妊娠者称为不孕（育）症。从发生原因可分为男性不育和女性不孕；从有无生育史又可分为原发性不孕（育）和继发性不孕（育）。发生率约占生育人口的 10%～15%。

一、女性不孕

1. 卵子因素

（1）适应证：卵子生成、成熟或排出障碍。常伴月经稀疏、量少，甚或闭经，或潮热、易汗、口干、齿衄、多毛、白带量少或缺乏拉丝状（排卵期）白带、腰膝酸软，舌偏红苔少，脉细数或弦细数等。

（2）治疗原则：益肾填精/滋阴填精。

（3）常用方药：养精种玉汤、育麟汤等。药用：紫河车、熟地黄、山茱萸、龟甲、女贞子、墨旱莲、白芍、山药、淫羊藿、菟丝子、楮实子、覆盆子、当归、川芎、石楠叶、枸杞、陈皮、炙甘草等。

2. 输卵管因素

（1）适应证：输卵管炎症或通而不畅。常伴少（小）腹不适、经痛或胀满感、经期加重、经行不畅或淋漓难尽、畏寒肢冷，舌淡苔薄白，脉沉细等；或形体肥胖、经期延后或闭经、带下黏稠、疲倦易乏、头晕泛恶、性欲淡漠、面色㿠白，舌淡胖苔白腻，脉滑等。

（2）治疗原则：温经通瘀/祛痰燮宫。

（3）常用方药：少腹逐瘀汤、桂枝茯苓丸/启宫丸等。药用：桃仁、穿山甲、益母草、皂角刺、川牛膝、续断、川芎、赤芍、制香附、茯苓、橘红、桂枝、乌药、法半夏、胆南星、枳实、石菖蒲、厚朴、苍术、青皮、陈皮、仙茅、淫羊藿、巴戟天、石楠叶、生甘草等。

3. 免疫性因素

（1）适应证：体内存在抗精子抗体，或抗子宫内膜抗体，或抗透明带抗体，或抗卵巢抗体，或抗磷脂抗体等，常伴有疲倦易乏、自汗、盗汗、失眠多梦、心烦、易躁、口干、齿衄，舌偏红苔薄少，脉细数或细弦数等。

（2）治疗原则：扶正祛邪。

（3）常用方药：当归六黄汤、玉屏风散、黄芪桂枝五物汤、知柏地黄丸等。药用：生黄芪、白术、防风、知母、白芍、山药、瘪桃干、仙鹤草、钩藤、黄芩、生地黄、赤芍、女贞子、墨旱莲、龟甲、生麦芽、山栀子、淡豆豉、生甘草等。

4. 胚胎停育

（1）适应证：无染色体及子宫发育异常。常伴平素体质孱弱、神倦乏力、容易感冒、腰膝酸软、大便稀溏等，舌淡苔薄，脉细或沉细等。

（2）治疗原则：温肾和血。

（3）常用方药：寿胎丸、桃红四物汤、泰山磐石散等。药用：菟丝子、桑寄生、续断、杜仲、淫羊藿、石楠叶、山茱萸、川牛膝、益母草、茜草、丹参、赤芍、红花、川芎、龟甲、阿胶、熟地黄、紫河车、鹿角霜、人参、白术、制黄精、黄芩、制香附、苏梗、陈皮、炙甘草等。

二、男性不育

1. 精液异常

（1）适应证：精液量少、少精、弱精、畸形精子率高等较为常见。常伴体疲易倦、腰膝酸软、性欲平平；或体虚易汗、心烦易躁、阳痿早泄，舌淡或偏红，苔薄或薄少，脉缓或细数等。

（2）治疗原则：益肾康精。

（3）常用方药：聚精散、五子衍宗丸、赞育丹等。药用：生地黄、熟地黄、山药、白术、制黄精、淫羊藿、续断、菟丝子、刺五加、诃子、白芍、山茱萸、女贞子、墨旱莲、覆盆子、紫河车、龟甲、生麦芽、知母、黄柏、煅牡蛎、生甘草等。

2. 其他因素

（1）适应证：精液正常或异常伴精索静脉曲张或（和）慢性前列腺炎等。睾丸质地松软、精索静脉曲张明显，或前列腺质地不匀、有散在结节、按摩不畅、腰膝酸软、潮热易汗、阴囊潮湿、性欲偏亢、早泄、小便余沥不爽、口干口臭、牙龈出血，舌偏红苔薄少，脉细数或细滑数等。

（2）治疗原则：滋肾和血。

（3）常用方药：益母胜金丹、二至丸、知柏地黄丸等。药用：生地黄、牡丹皮、益母草、川牛膝、川芎、当归、丹参、白芍、赤芍、制香附、龟甲、女贞子、墨旱莲、知母、黄柏、浙贝母、玄参、生牡蛎、覆盆子、诃子、钩藤、生甘草等。

不孕症是临床常见病症。其中男女方因素各约占30%，男女双方共同因素约占20%。问题的复杂性和疑难性还在于不孕夫妇即便无任何临床异常，却亦会不能受孕，抑或受孕后胚胎不能正常发育直至分娩。

因此，除却社会、环境等影响因素外，备孕夫妇各自良好的精神心理状态、充足的睡眠、均衡的营养、适当的户外运动，以及掌握备孕常识、良好的性生活习惯、质量与频度等都是不可或缺的前提条件。有学者从精子与卵子发生、发育、成熟过程的角度将备孕准备期提升至孕前3~9个月亦不无道理。

第二十七节　虚　劳

虚劳又称虚损，是以五脏虚弱、气血阴阳不足现象为主要临床特征的多种虚弱病症的总称。既可以缘于先天不足、禀赋薄弱，也可以因于后天失养及外感、内伤疾病消耗所致。

一、气虚

1. 肺气虚

(1) 适应证:呼吸气短、动则尤显,少气懒言、疲倦乏力,或自汗、畏风、容易感冒,或咳喘无力、吐痰清稀,舌淡苔白,脉弱等。

(2) 治疗原则:补益肺气。

(3) 常用方药:补肺汤、补肺散等。药用:人参、黄芪、五味子、紫菀、白术、山药、茯苓、百合、蛤蚧、钟乳石、麦冬、桑白皮、炙甘草等。

2. 心气虚

(1) 适应证:心悸、怔忡、胸闷气短、动则加重,神疲体倦、自汗、面色淡白,舌质淡胖,脉虚等。

(2) 治疗原则:益气养心。

(3) 常用方药:宅中汤、七福饮等。药用:人参、天冬、茯神、柏子仁、丹参、远志、莲子、黄芪、刺五加、熟地黄、当归、川芎、桂枝、龙眼肉、酸枣仁、炙甘草等。

3. 脾气虚

(1) 适应证:食欲不振、腹胀纳少、大便稀溏、少气懒言、神疲乏力、消瘦、面色萎黄或浮肿,或脘腹、肛门坠胀,或脱肛、便意频仍,或见胃、肾、子宫、眼睑等下垂,舌淡苔白,脉缓弱等。

(2) 治疗原则:健脾益气。

(3) 常用方药:六君子汤、补中益气汤等。药用:人参、党参、黄芪、白术、山药、茯苓、白术、仙鹤草、半夏、陈皮、枳壳、炙升麻、煨葛根、木香、大枣、炙甘草等。

4. 肝气虚

(1) 适应证:胁肋隐隐不适、劳累后加重,精神疲惫、易忧郁、胆怯,不耐劳累、食欲不振、自汗、眠差、多梦、面色暗滞无华,舌淡苔薄白,脉弦细无力等。

(2) 治疗原则:补益肝气。

(3) 常用方药:归芍六君子汤、桂枝甘草龙骨牡蛎汤等。药用:当归、白芍、人参、西洋参、桂枝、白术、茯苓、煅龙骨、煅牡蛎、木瓜、川楝子、生麦芽、五味子、诃子、山茱萸、合欢皮、陈皮、枳壳、半夏、炙甘草等。

5. 胆气虚

(1) 适应证:胆怯怕事、心时悸动、虚烦不眠、口苦、喜叹息、神疲乏力、言语低微、食欲不振、大便时溏,舌淡苔白,脉细弦等。

(2) 治疗原则:温胆益气。

(3) 常用方药:无忧散、温胆汤等。药用:人参、酸枣仁、半夏、陈皮、竹茹、枳实、茯神、木瓜、山茱萸、五味子、郁金、远志、合欢花、白术、苍术、炒薏苡仁、百合、炙甘草等。

6. 肾气虚

(1) 适应证:腰膝酸软、听力减退、记忆力下降、倦怠乏力、气短自汗、小便余次频而清、白带清稀,舌淡苔薄白,脉细弱等。

(2) 治疗原则:益气补肾。

(3) 常用方药:龟龄集、大补元煎、金匮肾气丸等。药用:人参、熟地黄、鹿茸、杜仲、枸杞、锁阳、补骨脂、菟丝子、肉苁蓉、淫羊藿、巴戟天、仙茅、韭菜子、胡桃肉、山药、炙甘草等。

二、血虚

1. 心血虚
(1) 适应证：心悸、失眠、多梦、健忘、面色少华、头晕眼花，舌淡苔薄，脉细无力等。
(2) 治疗原则：养血宁心。
(3) 常用方药：养心汤、归脾汤等。药用：人参、黄芪、柏子仁、五味子、川芎、远志、茯神、酸枣仁、龙眼肉、白芍、天冬、百合、麦冬、熟地黄、当归、鹿角胶、炙甘草等。

2. 肝血虚
(1) 适应证：视物昏花、模糊，或为夜盲，女性月经量少、色淡，甚则闭经；男性勃起功能障碍，或肢体麻木、关节不利、爪甲不荣，或肢体震颤、麻木、拘急，皮肤瘙痒，舌质淡苔少，脉弦细或弦细数等。
(2) 治疗原则：补血养肝。
(3) 常用方药：四物汤、杞菊地黄丸、补肝行血汤等。药用：当归、川芎、白芍、生地黄、熟地黄、制首乌、山茱萸、五味子、枳壳、青皮、陈皮、刺蒺藜、菟丝子、枸杞、菊花、生甘草等。

三、阴虚

1. 心阴虚
(1) 适应证：心悸怔忡、心中烦热、失眠多梦、形体消瘦、潮热盗汗、手足心热，或口舌生疮，舌偏红苔少，脉细数等。
(2) 治疗原则：滋阴养心。
(3) 常用方药：天王补心丹、柏子养心丸等。药用：西洋参、天冬、生地黄、麦冬、五味子、柏子仁、酸枣仁、石斛、川芎、当归、茯神、阿胶、龙眼肉、灵磁石、陈皮、炙甘草等。

2. 肺阴虚
(1) 适应证：干咳，痰少而黏、不易咯出，或见痰中带血、声音嘶哑、口干口渴、咽燥、大便干结，舌红少津苔少，脉细弦数等。
(2) 治疗原则：养阴润肺。
(3) 常用方药：沙参麦冬汤、养阴清肺汤、百合固金汤等。药用：北沙参、麦冬、天冬、玉竹、百合、白及、炙百部、西洋参、生地黄、当归、山药、五味子、诃子、阿胶、川贝母、地骨皮、生甘草等。

3. 脾阴虚
(1) 适应证：食欲不振、纳食不化、食后腹胀、大便干结、小便短赤、肌肉瘦削、口干口渴、肌肤干燥、手足烦热、唇红燥裂，舌淡红苔少，脉细弱而数等。
(2) 治疗原则：益阴和中。
(3) 常用方药：中和理阴汤等。药用：太子参、西洋参、山药、扁豆、莲肉、陈米、生白术、石斛、玉竹、麦冬、芦根、橘皮、生麦芽、生甘草等。

4. 肝阴虚
(1) 适应证：头晕目眩、目睛干涩、视觉疲劳、面部烘热、胁肋灼痛、烦躁、耳鸣、口干、齿衄，女性月经量少、色深；男性性欲亢奋、早泄，舌偏红苔少，脉细弦数等。
(2) 治疗原则：滋养肝阴。
(3) 常用方药：补肝汤、一贯煎、杞菊地黄丸等。药用：白芍、当归、丹参、川芎、沙参、麦冬、枸杞、菊花、五味子、诃子、山茱萸、熟地黄、生地黄、牡丹皮、木瓜、酸枣仁、川楝子、地骨皮、青皮、陈皮、甘草等。

5. 肾阴虚

(1) 适应证:腰膝酸软、眩晕耳鸣、记忆力减退、齿松、发白、健忘、失眠、性与生殖能力减退、潮热盗汗、五心烦热,舌红苔少而干,脉细数或沉细等。

(2) 治疗原则:滋补肾阴。

(3) 常用方药:六味地黄丸、知柏地黄丸、左归丸等。药用:熟地黄、山药、山茱萸、龟甲、枸杞、知母、黄柏、菟丝子、覆盆子、金樱子、女贞子、墨旱莲、制首乌、黑芝麻、胡桃仁、诃子、紫河车、生甘草等。

6. 胃阴虚

(1) 适应证:胃脘隐隐灼痛、饥不欲食、食入不舒、胀痛,或表现为嘈杂、口燥咽干、小便短赤、大便秘结,或见牙龈肿痛、萎缩、齿衄,舌红苔少,脉细数,或弦细数等。

(2) 治疗原则:益胃生津。

(3) 常用方药:益胃汤、玉女煎等。药用:沙参、麦冬、生地黄、石斛、玉竹、芦根、天花粉、白芍、冰糖、黄连、石膏、知母、升麻、川牛膝、生甘草等。

四、阳虚

1. 心阳虚

(1) 适应证:心悸、怔忡、胸中憋闷、气短、自汗、畏冷、肢凉、神疲乏力、面色㿠白、唇色紫暗,舌质淡胖或紫暗苔白滑,脉细弱或沉迟,或结代等。

(2) 治疗原则:益气温阳。

(3) 常用方药:桂枝加桂汤、参附汤、保元汤等。药用:人参、刺五加、制附子、桂枝、黄芪、天冬、五味子、当归、川芎、龙眼肉、鹿茸、鹿角胶、苦参、枳壳、炙甘草等。

2. 脾阳虚

(1) 适应证:面色萎黄、食少纳呆、腹痛绵绵、喜温喜按、畏寒肢冷、腹泻或完谷不化、神疲倦怠、口淡不渴,或见肢体浮肿、小便短少,舌淡胖边有齿印苔白滑,脉沉迟无力等。

(2) 治疗原则:温中健脾。

(3) 常用方药:理中汤、小建中汤、附子理中汤等。药用:党参、人参、桂枝、黄芪、白术、干姜、山药、茯苓、制香附、乌药、砂仁、陈皮、白豆蔻、苏梗、炙甘草等。

3. 肾阳虚

(1) 适应证:腰膝酸软、畏寒肢冷,尤以小腹以下为甚。性欲减退,男性阳痿精薄,女性宫寒不孕,夜尿频仍、大便稀薄,或五更泄泻、头晕耳鸣、记忆力明显衰退、面色淡白或黧黑,舌淡苔白滑,脉沉细无力或沉迟等。

(2) 治疗原则:温补肾阳。

(3) 常用方药:金匮肾气丸、右归丸等。药用:制附子、肉桂、鹿茸、鹿角霜、仙茅、九香虫、淫羊藿、巴戟天、肉苁蓉、补骨脂、菟丝子、锁阳、沙苑子、续断、乌药、益智仁、蛤蚧、冬虫夏草、炙甘草等。

主要参考书目

［1］国家中医药管理局《中华本草》编委会. 中华本草［M］. 上海：上海科学技术出版社，1999.

［2］高学敏. 中药学［M］. 北京：中国中医药出版社，2019.

［3］王绵之著. 王绵之方剂学讲稿［M］. 北京：人民卫生出版社，2015.

［4］邓中甲. 方剂学［M］. 北京：中国中医药出版社，2010.

［5］祁友松. 中医名方药理作用［M］. 北京：中国中医药出版社，2012.

［6］邝贺龄，胡品津. 内科疾病鉴别诊断学［M］. 6 版. 北京：人民卫生出版社，2014.